Neonatologische und pädiatrische Intensiv- und Anästhesiepflege

Hannah Tönsfeuerborn · Nadja Krause ·
Dagmar Teising · Heike Jipp

Neonatologische und pädiatrische Intensiv- und Anästhesiepflege

7. Auflage

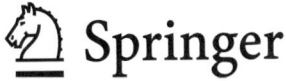

Hannah Tönsfeuerborn
Hannover, Deutschland

Nadja Krause
Uetersen, Deutschland

Dagmar Teising
Todesfelde, Schleswig-Holstein
Deutschland

Heike Jipp
Hasenmoor, Deutschland

ISBN 978-3-662-62901-7   ISBN 978-3-662-62902-4 (eBook)
https://doi.org/10.1007/978-3-662-62902-4

Die Deutsche Nationalbibliothek verzeichnet diese Publikation in der Deutschen National-bibliografie; detaillierte bibliografische Daten sind im Internet über ▶ http://dnb.d-nb.de abrufbar.

© Springer-Verlag GmbH Deutschland, ein Teil von Springer Nature 1997, 2001, 2005, 2009, 2012, 2016, 2021
Das Werk einschließlich aller seiner Teile ist urheberrechtlich geschützt. Jede Verwertung, die nicht ausdrücklich vom Urheberrechtsgesetz zugelassen ist, bedarf der vorherigen Zustimmung des Verlags. Das gilt insbesondere für Vervielfältigungen, Bearbeitungen, Übersetzungen, Mikroverfilmungen und die Einspeicherung und Verarbeitung in elektronischen Systemen.
Die Wiedergabe von allgemein beschreibenden Bezeichnungen, Marken, Unternehmensnamen etc. in diesem Werk bedeutet nicht, dass diese frei durch jedermann benutzt werden dürfen. Die Berechtigung zur Benutzung unterliegt, auch ohne gesonderten Hinweis hierzu, den Regeln des Markenrechts. Die Rechte des jeweiligen Zeicheninhabers sind zu beachten.
Der Verlag, die Autoren und die Herausgeber gehen davon aus, dass die Angaben und Informationen in diesem Werk zum Zeitpunkt der Veröffentlichung vollständig und korrekt sind. Weder der Verlag noch die Autoren oder die Herausgeber übernehmen, ausdrücklich oder implizit, Gewähr für den Inhalt des Werkes, etwaige Fehler oder Äußerungen. Der Verlag bleibt im Hinblick auf geografische Zuordnungen und Gebietsbezeichnungen in veröffentlichten Karten und Institutionsadressen neutral.

Umschlagfoto: © pingpao/stock.adobe.com

Planung: Sarah Busch
Springer ist ein Imprint der eingetragenen Gesellschaft Springer-Verlag GmbH, DE und ist ein Teil von Springer Nature.
Die Anschrift der Gesellschaft ist: Heidelberger Platz 3, 14197 Berlin, Germany

Vorwort zur 7. Auflage

In dieser nunmehr 7. Auflage sind unter neuer Autorenschaft alle Kapitel umfassend überarbeitet und aktualisiert worden. Dabei wurden Empfehlungen medizinischer Fachgesellschaften, des Robert-Koch-Instituts, pflegewissenschaftliche Erkenntnisse sowie nationale und internationale Literatur einbezogen.

Viele Kapitel sind umstrukturiert und ergänzt worden. Um die Inhalte anschaulich zu gestalten, sind besonders im Kapitel Kardiologie mehrere Abbildungen hinzugekommen. Ferner wurde diese Ausgabe u. a. um folgende Themen ergänzt:

- Möglichkeiten des erweiterten Monitorings
- Formeln und Normalwerte (zum schnellen Nachschauen)
- Infusionsmanagement
- Pädiatrisches Delir
- Palliative-Care-Konzept in der Intensivpflege
- Pflege nach Transplantationen
- Regionalanästhesieverfahren in der Pädiatrie

Die Lernbereiche und Themenfelder der Weiterbildung für Pädiatrische Intensiv- und Anästhesiepflege der deutschen Krankenhausgesellschaft finden weiterhin Berücksichtigung.

Neben den Wiederholungsfragen am Ende des Kapitels finden sich auch Literaturhinweise zum Nachschlagen und Weiterlesen, die teilweise frei im Internet zugänglich sind.

Das Thema Reanimation basiert auf den aktuellen ERC-Leitlinien von 2021. Auf der Internetseite des ERC und GRC sind die aktuellen Entwicklungen jederzeit einsehbar.

Medizin ist eine Wissenschaft des stetigen Wandels und der wachsenden Ansprüche. Mit dieser Überarbeitung haben wir versucht, professionell Pflegenden in Einarbeitung, Alltag und Weiterbildung einen praxisnahen Leitfaden an die Hand zu geben, der ihnen besonders in Zeiten des akuten Personalmangels die Neugier auf Lesen, Lernen und Lehren in ihrem Beruf wecken soll.

Ganz besonderer Dank gilt Frau Clara Luise Plötner, Studentin der Biochemie an der Leibniz Universität in Hannover, die mit großem künstlerischem Geschick und Sachverstand u. a. die Zeichnungen der Herzfehler angefertigt hat. Frau Ulrike Harnisch, M.A. aus Halle an der Saale, gilt Dank für die große Geduld und Unterstützung beim finalen Korrekturlesen.

Gern möchten wir uns auch bei Frau Sarah Busch, Frau Dr. Ulrike Niesel und dem Team des Springer-Verlags sowie dem Lektorat für die außerordentlich gute und konstruktive Zusammenarbeit bedanken.

Bei Irrtümern oder Ergänzungsvorschlägen würden wir, und auch der Verlag, uns über Rückmeldungen aus dem Benutzerkreis freuen, um sie künftig ebenso zu verarbeiten, wie wir die hilfreichen Hinweise früherer Benutzer in diese Auflage übernommen haben.

Vorbemerkung

In dieser Überarbeitung des Buches werden zur besseren Orientierung für Lehrende und Teilnehmer der Fachweiterbildung für Pädiatrische Intensiv- und Anästhesiepflege die einzelnen Kapitel den Lernbereichen und Themenfeldern zugeordnet, wie sie von der Deutschen Krankenhausgesellschaft (DKG) am 18.6.2019 als „DKG-Empfehlung zur pflegerischen Weiterbildung vom 29.09.2015 – geändert am 17.9.2018" verabschiedet wurden.

Weiterhin werden aktuelle Empfehlungen und Leitlinien von Fachgesellschaften (AWMF-Leitlinien), der Bundesärztekammer (BÄK) sowie Hygienerichtlinien des Robert Koch Instituts (RKI) berücksichtigt und pflegewissenschaftliche Erkenntnisse mit einbezogen. In diesem Buch wurde Literatur berücksichtigt, die bis Frühjahr/Sommer 2020 erschienen ist, einzelne AWMF-Leitlinien befanden sich zu diesem Zeitpunkt gerade in der Überarbeitung.

- **Klassifikation der AWMF-Leitlinien**

S1	Handlungsempfehlung von Expertengruppen, Konsensfindung in einem informellen Verfahren
S2k	Konsensbasierte Leitlinie erstellt von einem repräsentativen Gremium im Rahmen einer strukturierten Konsensfindung
S2e	Evidenzbasierte Leitlinie nach systematischer Recherche, Auswahl und Bewertung der Literatur
S3	Evidenz- und konsensbasierte Leitlinie erstellt von einem repräsentativen Gremium im Rahmen einer strukturierten Konsensfindung nach systematischer Recherche, Auswahl und Bewertung der Literatur

Quelle: AWMF-Regelwerk Leitlinien: Stufenklassifikation; online unter ▶ http://www.awmf.org/leitlinien/awmf-regelwerk/ll-entwicklung/awmf-regelwerk-01-planung-und-organisation/po-stufenklassifikation.html

- **Kategorien in der Richtlinie für Krankenhaushygiene und Infektionsprävention (RKI)**

Kategorie IA	Diese Empfehlung basiert auf gut konzipierten systematischen Reviews oder einzelnen hochwertigen randomisierten kontrollierten Studien
Kategorie IB	Diese Empfehlung basiert auf klinischen oder hochwertigen epidemiologischen Studien und strengen, plausiblen und nachvollziehbaren theoretischen Ableitungen
Kategorie II	Diese Empfehlung basiert auf hinweisenden Studien/Untersuchungen und strengen, plausiblen und nachvollziehbaren theoretischen Ableitungen
Kategorie III	Maßnahmen, über deren Wirksamkeit nur unzureichende oder widersprüchliche Hinweise vorliegen, deshalb ist eine Empfehlung nicht möglich

Kategorie IV	Anforderungen, Maßnahmen und Verfahrensweisen, die durch allgemein geltende Rechtsvorschriften zu beachten sind

Quelle: RKI (2010) Die Kategorien in der Richtlinie für Krankenhaushygiene und Infektionsprävention – Aktualisierung der Definitionen; Bundesgesundheitsblatt – Gesundheitsforschung – Gesundheitsschutz 53:754–756; ▶ https://doi.org/10.1007/s00103-010-1106-z Online publiziert: 30. Juni 2010 © Springer-Verlag Berlin Heidelberg

- **Kategorien nach dem Healthcare Infection Control Practices Advisory Committee (HICPAC)**

Evidenzbasierte Leitlinien, die vom Healthcare Infection Control Practices Advisory Committee (HICPAC) im Auftrag der US-amerikanische Gesundheitsbehörde CDC erarbeitet wurden.

Updated HICPAC Categorization Scheme for Recommendations (2009)	
Category IA	A strong recommendation supported by high to moderate quality evidence suggesting net clinical benefits or harms
Category IB	A strong recommendation supported by low quality evidence suggesting net clinical benefits or harms, or an accepted practice (e.g., aseptic technique) supported by low to very low quality evidence
Category IC	A strong recommendation required by state or federal regulation
Category II	A weak recommendation supported by any quality evidence suggesting a trade-off between clinical benefits and harms
No Recommendation	An unresolved issue for which there is low to very low quality evidence with uncertain trade-offs between benefits and harms

Quelle: Centers for Disease Control and Prevention (CDC) (2009) Updating the Guideline Methodology of the Healthcare Infection Control Practices Advisory Committee (HICPAC); im Internet unter ▶ http://www.cdc.gov/hicpac/

- **Fachmodule Weiterbildung Pädiatrische Intensiv- und Anästhesiepflege nach den DKG-Richtlinien 2015**

F PIA M I Kernaufgaben in der pädiatrischen Intensivpflege wahrnehmen		
F PIA M I ME 1	Strukturelle und organisatorische Prozesse im pädiatrischen Intensivpflegebereich gestalten	▶ Abschn. 1.1, 1.2, 1.3 und 1.4 ▶ Abschn. 1.11
F PIA M I ME 2	Pädiatrische Patienten überwachen, Ergebnisse bewerten, Notfallsituationen erkennen und angemessen handeln	▶ Kap. 2
F PIA M I ME 3	Hygienerichtlinien umsetzen	Richtlinien des RKI Hausinterne Hygienepläne

F PIA M I Kernaufgaben in der pädiatrischen Intensivpflege wahrnehmen		
F PIA M I ME 4	Rechtliche Vorgaben berücksichtigen	▶ Kap. 24
F PIA M I ME 5	Aufgaben bei diagnostischen und therapeutischen Maßnahmen übernehmen	▶ Kap. 3 ▶ Abschn. 5.3 ▶ Abschn. 9.4, 9.7 und 9.8 ▶ Abschn. 15.1, 15.2 und 15.3 ▶ Abschn. 16.5
F PIA M I ME 6	Fördernde Konzepte in der Betreuung von pädiatrischen Patienten umsetzen	▶ Abschn. 1.9 und 1.10 ▶ Abschn. 11.8
F PIA M I ME 7	Pädiatrische Patienten und deren Bezugspersonen in der letzten Lebensphase begleiten	▶ Abschn. 6.6
F PIA M I ME 8	Handeln in ethischen Konfliktsituationen	▶ Abschn. 11.9

F PIA M II Pädiatrische Patienten mit intensivpflichtigen Erkrankungen und Traumata betreuen		
F PIA M II ME 1	Die Situation des atmungsbeeinträchtigten pädiatrischen Patienten einschätzen und folgerichtig handeln	▶ Abschn. 1.6 und 1.7 ▶ Abschn. 9.9 ff.
F PIA M II ME 2	Die Situation des herzkreislaufbeeinträchtigten pädiatrischen Patienten einschätzen und folgerichtig handeln	▶ Kap. 10
F PIA M II ME 3	Die Situation des pädiatrischen Patienten mit Störungen des Stoffwechsels und der Ausscheidung einschätzen und folgerichtig handeln	▶ Kap. 12 ▶ Kap. 14
F PIA M II ME 4	Die Situation des pädiatrischen Patienten mit Störungen des blutbildenden Systems einschätzen und folgerichtig handeln	▶ Kap. 13
F PIA M II ME 5	Die Situation des pädiatrischen Patienten mit neurologischen Störungen einschätzen und folgerichtig handeln	▶ Kap. 11
F PIA M II ME 6	Die Situation des traumatologischen Patienten in der Pädiatrie einschätzen und folgerichtig handeln	▶ Kap. 16
F PIA M II ME 7	Die Situation eines pädiatrischen, an einer Infektion erkrankten Patienten einschätzen und folgerichtig handeln	▶ Abschn. 11.3

Vorwort zur 7. Auflage

F PIA M III Pflegerische Aufgaben in der Anästhesie wahrnehmen		
F PIA M III ME 1	Grundlagen der Anästhesie anwenden	▶ Kap. 17
F PIA M III ME 2	Perioperative Abläufe sicher gestalten	▶ Kap. 18 ▶ Kap. 19 ▶ Abschn. 21.1 und 21.2 ▶ Kap. 22
F PIA M III ME 3	Aufgaben im Rahmen bestimmter Anästhesieverfahren wahrnehmen	▶ Kap. 20 ▶ Kap. 23
F PIA M III ME 4	Aufgaben im Rahmen der fallorientierten Anästhesie wahrnehmen	▶ Abschn. 21.3

F PIA M IV Früh- und kranke Neugeborene betreuen		
F PIA M IV ME 1	Früh- und kranke Neugeborene postnatal betreuen und in Notfallsituationen adäquat handeln	▶ Abschn. 7.1, 7.2 und 7.3 ▶ Abschn. 7.5
F PIA M IV ME 2	Früh- und kranke Neugeborene familienorientiert und entwicklungsfördernd pflegen	▶ Abschn. 7.4 ▶ Abschn. 6.2 und 6.3
F PIA M IV ME 3	Früh- und kranke Neugeborene mit komplexen Erkrankungen situationsbezogen pflegen	▶ Abschn. 7.5 ▶ Kap. 8

Quelle: DKG-Empfehlung zur pflegerischen Weiterbildung vom 18.06.2019, Anlage VIII, im Internet unter: ▶ https://www.dkgev.de/fileadmin/default/Mediapool/2_Themen/2.5._Personal_und_Weiterbildung/2.5.11._Aus-_und_Weiterbildung_von_Pflegeberufen/Paediatrische_Intensiv-_und_Anaesthesiepflege/01_Anlage_VIII_Paed.pdf

Inhaltsverzeichnis

1	**Intensivpflege**	1
	Dagmar Teising und Hannah Tönsfeuerborn	
1.1	Patientenplatz	3
1.2	Aufnahme	4
1.3	Übergabe	4
1.4	Routineversorgung	4
1.5	Körperpflege	6
1.6	Absaugen	13
1.7	Prophylaxen	18
1.8	Positionierung	26
1.9	Basale Stimulation	30
1.10	Kinästhetik	33
1.11	Transport kritisch kranker Kinder	36
	Nachschlagen und Weiterlesen	39
2	**Normalwerte, Formeln, Reanimation und Monitoring**	41
	Dagmar Teising und Hannah Tönsfeuerborn	
2.1	Normalwerte und Formeln	42
2.2	Reanimation im Kindesalter	42
2.3	Intraossärer Zugang	52
2.4	Monitoring	55
	Nachschlagen und Weiterlesen	74
3	**Invasive Maßnahmen, Katheter und Drainagen**	75
	Dagmar Teising und Hannah Tönsfeuerborn	
3.1	Nabelarterienkatheter	76
3.2	Nabelvenenkatheter	78
3.3	Arterieller Katheter	79
3.4	Pulmonalarterienkatheter	80
3.5	Zentralvenöse Katheter	83
3.6	Drainagen	88
3.7	Punktionen	103
3.8	Bronchoskopie	105
	Nachschlagen und Weiterlesen	109
4	**Infusionsmanagement und Medikamente**	111
	Dagmar Teising und Hannah Tönsfeuerborn	
4.1	Infusionsmanagement	112
4.2	Medikamente – eine Übersicht	114
	Nachschlagen und Weiterlesen	146

5	**Schmerzmanagement, Sedierung und Delir**................	147
	Dagmar Teising und Hannah Tönsfeuerborn	
5.1	Schmerzmanagement	148
5.2	Analgosedierung auf der Intensivstation	153
5.3	Relaxierte Patienten..	154
5.4	Delir	157
	Nachschlagen und Weiterlesen......................................	160

6	**Psychosoziale Aspekte der Intensivversorgung**	163
	Dagmar Teising und Hannah Tönsfeuerborn	
6.1	Gesundheit und Krankheit im Kulturvergleich	164
6.2	Eltern, Angehörige und Geschwisterkinder	164
6.3	Das Intensivtagebuch	168
6.4	Krisenbegleitung auf der Intensivstation	168
6.5	Palliativversorgung...	169
6.6	Sterbebegleitung/End-of-Life Care..................................	169
	Nachschlagen und Weiterlesen......................................	175

7	**Versorgung von Früh- und Neugeborenen**	177
	Dagmar Teising und Hannah Tönsfeuerborn	
7.1	Neonatologischer Transport und Erstversorgung	178
7.2	Reanimation von Früh- und Neugeborenen......................	186
7.3	Aufnahme von Früh- und Neugeborenen	188
7.4	Betreuung von Früh- und Neugeborenen	189
7.5	Probleme des Frühgeborenen.......................................	192
	Nachschlagen und Weiterlesen......................................	208

8	**Kinderchirurgische Intensivpflege**.............................	211
	Dagmar Teising und Hannah Tönsfeuerborn	
8.1	Nekrotisierende Enterokolitis (NEC)	212
8.2	Ileus/Neugeborenenileus...	212
8.3	Bauchwanddefekte...	216
8.4	Ösophagusatresie	223
8.5	Kongenitale Zwerchfellhernie/-defekt	226
8.6	Blasenekstrophie	230
8.7	Vesikointestinale Fissur	232
8.8	Gallengangsfehlbildungen..	233
	Literatur	235

9	**Intensivpflege bei Erkrankungen der Lunge**	237
	Hannah Tönsfeuerborn und Nadja Krause	
9.1	Atmung..	239
9.2	Blutgasanalyse	240
9.3	Atemtherapie..	243
9.4	Sauerstofftherapie	245
9.5	Nasaler CPAP, CPAP und High Flow Nasal Cannula (HFNC)	251
9.6	Maskenbeatmung/NIV	255
9.7	Invasive Beatmung	257
9.8	Pflege beatmeter Patienten	283
9.9	Erkrankungen der Lunge..	289

Inhaltsverzeichnis

9.10	Lungenersatzverfahren	313
9.11	Lungentransplantation	318
	Nachschlagen und Weiterlesen	321

10 Intensivpflege in der Kardiologie und Kardiochirurgie ... 323
Dagmar Teising und Hannah Tönsfeuerborn

10.1	Herzinsuffizienz	325
10.2	Herzrhythmusstörungen	327
10.3	Herzkatheteruntersuchung	331
10.4	Angeborene Herzfehler	333
10.5	Pflege Neugeborener mit Prostaglandin-E-Therapie	346
10.6	Pflege eines kardiochirurgischen Patienten	347
10.7	Postoperative Schrittmachertherapie	350
10.8	Mechanische Kreislaufunterstützung	352
10.9	Herztransplantation	354
10.10	EMAH – Erwachsene mit angeborenen Herzfehlern	356
	Nachschlagen und Weiterlesen	357

11 Neurologische/neurochirurgische Intensivpflege und Frührehabilitation ... 359
Dagmar Teising und Hannah Tönsfeuerborn

11.1	Glasgow Coma Scale	361
11.2	Hydrozephalus	362
11.3	Meningitis/Enzephalitis (Infektionen des ZNS)	363
11.4	Demyelinisierende Erkrankungen	364
11.5	Status epilepticus	365
11.6	Myelomeningozele	365
11.7	Pflegeprobleme querschnittsgelähmter Patienten	369
11.8	Frührehabilitation	375
11.9	Hirntod und Organspende	376
	Nachschlagen und Weiterlesen	384

12 Intensivpflege bei Erkrankungen der Niere ... 387
Dagmar Teising und Hannah Tönsfeuerborn

12.1	Niereninsuffizienz/Nierenversagen	388
12.2	Hämolytisch-urämisches Syndrom (HUS)	390
12.3	Nierenersatztherapie/Dialyse	391
12.4	Nierentransplantation	399
	Nachschlagen und Weiterlesen	400

13 Pflege bei hämatologisch-/onkologischen Erkrankungen ... 401
Dagmar Teising und Hannah Tönsfeuerborn

13.1	Umgang mit Blutprodukten	403
13.2	Gerinnungsstörungen	411
13.3	Hämatologische und onkologische Intensivpflege	411
13.4	Komplikationen nach KMT/Stammzelltransplantation	419
	Nachschlagen und Weiterlesen	420

14	**Endokrinologie und Stoffwechsel**		421
	Dagmar Teising und Hannah Tönsfeuerborn		
14.1	Diabetisches Koma/Ketoazidose		422
14.2	NNR-Insuffizienz		424
14.3	Diabetes insipidus und SIADH		425
	Literatur		426

15	**Ernährung, Gastroenterologie und Hepatologie**		427
	Dagmar Teising und Hannah Tönsfeuerborn		
15.1	Ernährung auf Intensivstation		428
15.2	Umgang mit Ernährungssonden		428
15.3	Gastrostoma		429
15.4	GI-Blutungen		435
15.5	Leberversagen		436
15.6	Leberersatzverfahren		438
15.7	Lebertransplantation (LTx)		438
	Nachschlagen und Weiterlesen		440

16	**Unfälle und Verletzungen im Kindesalter**		441
	Dagmar Teising und Hannah Tönsfeuerborn		
16.1	Polytrauma		442
16.2	Schädel-Hirn-Trauma		442
16.3	Ertrinkungsunfall		450
16.4	Verbrennung, Verbrühung		454
16.5	Ingestionsunfälle und Intoxikationen		461
16.6	Battered Child – Gewalt gegen Kinder im häuslichen Umfeld		463
	Nachschlagen und Weiterlesen		465

17	**Anästhesie: Einführung**		467
	Heike Jipp und Nadja Krause		
17.1	Komponenten der Narkose		468
17.2	Anatomisch-physiologische Besonderheiten des kindlichen Patienten		468
17.3	Erwartungshaltungen		470
17.4	Temperaturregulation im OP		471

18	**Präoperative Vorbereitung**		473
	Heike Jipp und Nadja Krause		
18.1	Präoperative Informationssammlung		474
18.2	Nahrungskarenzzeiten		475
18.3	Prämedikation		476
18.4	Standardüberwachung		478
18.5	Zubehör und Material		481

19	**Narkoseeinleitung**		489
	Heike Jipp und Nadja Krause		
19.1	Inhalationseinleitung		490
19.2	Intravenöse Einleitung		492
19.3	Rektale Einleitung		493
19.4	Intramuskuläre Einleitung		493
19.5	Nicht-nüchtern-Einleitung/Rapid Sequence Induction		493

19.6	Intubation: Pflegerische Tätigkeit	495
19.7	Venenpunktion	503

20 Narkoseführung — 507
Nadja Krause

20.1	Totale intravenöse Anästhesie (TIVA)	508
20.2	Balancierte Anästhesie	509
20.3	Volatile Anästhetika	510
20.4	Neuroleptanästhesie	511
20.5	Analgosedierung	511
20.6	Kontrolle der Narkosetiefe	512

21 Ausleitung einer Narkose — 515
Nadja Krause

21.1	Ablauf einer Ausleitung	516
21.2	Extubation in der Anästhesie	518
21.3	Zwischenfälle in der Anästhesie	520

22 Postoperative Phase und Aufwachraum — 531
Heike Jipp und Nadja Krause

22.1	Ansprüche an einen Aufwachraum	532
22.2	Verlegung des Kindes in den Aufwachraum	532
22.3	Postoperative Pflege und Überwachung	534
22.4	Typische Ereignisse im Aufwachraum	537
22.5	Betreuung von Eltern und Kindern im Aufwachraum	544

23 Schmerztherapie und Regionalanästhesieverfahren in der pädiatrischen Kinderanästhesie — 547
Nadja Krause

23.1	Perioperative Schmerztherapie	548
23.2	Regionalanästhesieverfahren im Kindesalter	548
23.3	Neuroaxiale Verfahren	550
23.4	Peniswurzelblock (PWB)	552
23.5	Bauchwandblockaden	552
23.6	Blockaden der unteren Extremität	554
23.7	Blockaden der oberen Extremität	555

24 Auswahl rechtlicher Aspekte — 557
Dagmar Teising und Hannah Tönsfeuerborn

24.1	Medizinproduktegesetz (MPG)	558
24.2	Dokumentation	558
24.3	Schweigepflicht	559
24.4	Arbeitsteilung im Gesundheitswesen und Delegation	560
24.5	Haftung des Pflegepersonals	560
24.6	Einwilligung Minderjähriger	561
24.7	Transplantationsgesetz	562
	Nachschlagen und Weiterlesen	564

Serviceteil
Stichwortverzeichnis ... 567

Abkürzungsverzeichnis

A.(a)	Arteria(e)	AIS	Amnioninfektionssyndrom
AC	Assist Control	AK	Antikörper
ABO	Blutgruppenbestimmung	AKI	akute Nierenschädigung
ABCDE	A – airway (Atemweg) / B – breathing (Beatmung) / C – circulation (Kreislauf) / D – disability (Defizit, neurologisches) / E – exposure/environment (Exploration)	AKS	abdominelles Kompartmentsyndrom
		AKS	Antikörpersuchtest
		ALI	Acute Lung Injury
		ALS	Advanced Life Support (erweiterte Wiederbelebungsmaßnahmen)
ABHS	Apnoe-Bradykardie-Hypoxämie-Symptomatik	ALT	Alanin-Aminotransferase
ABS	Apnoe-Bradykardie-Syndrom	ALV	akutes Leberversagen
ACC	Acetylcystein	AMV	Atemminutenvolumen
ACE	Angiotensin-Converting-Enzym	ANS	Atemnotsyndrom des Neugeborenen
ACH	Acetylcholin		
ACT	Activated coagulation time	ANV	akutes Nierenversagen
ACTH	adrenokortikotropes Hormon	APD	abdomineller Perfusionsdruck
ADEM	akute disseminierte Enzephalomyelitis	APD	automatisierte Peritonealdialyse
		APGAR	Gesundheitscheck des Neugeborenen von Dr. Virginia Apgar
ADH	antidiuretisches Hormon		
AED	automatisierter externer Defibrillator	APP	abdomineller Perfusionsdruck
aEEG	amplitudenintegriertes Elektroenzephalogramm	ARDS	Acute Respiratory Distress Syndrome
		AS	Aortenstenose
AEP	akustisch evozierte Potenziale	ASA	American Society of Anaesthesiology
AF	Atemfrequenz		
AHF	angeborener Herzfehler	ASB	Assisted Spontaneous Breathing

Abkürzungsverzeichnis

ASD	Atriumseptumdefekt (Vorhofseptumdefekt)	CAPD-Score	Cornell Assessment of Pediatric Delirium
ASS	Acetylsalicylsäure	CAVH	kontinuierliche arteriovenöse Hämofiltration
AST	Aspartat-Aminotransferase		
AT	Adenotomie	CBF	zerebraler Blutfluss
AT	Antithrombin		
ATP	Adenosintriphosphat	CCAM	kongenitale zystische-adenomatoide Malformation der Lunge
AV	atrioventrikulär; arteriovenös		
avDO$_2$	arteriovenöse Sauerstoffdifferenz	CCPD	kontinuierliche zyklische Peritonealdialyse
AVO	ärztliche Verordnung	cCT	kraniale Computertomografie
AVSD	atrioventrikulärer Septumdefekt	CF	zystische Fibrose
AZ	Allgemeinzustand	cGMP	zyklisches Guanosinmonophosphat
AZV	Atemzugvolumen		
BB	Blutbild	Ch	Charrière (Maß für Innendurchmesser)
BE	Base Excess (Basenüberschuss)		
BGA	Blutgasanalyse	chILD	Children's Interstitial Lung Disease
BI	Barthel-Index		
BIPAP	Biphasic Intermittent Positive Airway Pressure	CI	Cardiac Index
		CK	Creatinkinase
		CK-mb	Kreatinkinase – muscle-brain type
BIS	Bispektral-Index (2-Punkt-EEG)	CMV	Controlled Mandatory Ventilation
BK	Blasenkatheter		
BLS	Basic Life Support	CMV	Zytomegalievirus
BPD	bronchopulmonale Dysplasie	CNI	chronische Niereninsuffizienz, Calcineurininhibitor
BSN	Berner Schmerzscore für Neugeborene		
		CNL(D)	chronische neonatale Lungenkrankheit
BtMG	Betäubungsmittelgesetz		
BURP	backward-upward-rightward pressure	CNV	chronisches Nierenversagen
BZ	Blutzucker	CO	Cardiac Output
C	Compliance (Dehnbarkeit)	CO	Kohlenstoffmonoxid
cAMP	zyklisches Adenosinmonophosphat	CO$_2$	Kohlendioxid
		COPD	chronisch obstruktive Lungenerkrankung
CAPD	kontinuierliche ambulante Peritonealdialyse		

CPAP	Continuous Positive Airway Pressure (kontinuierlicher positiver Atemwegsdruck)	DT	Dauertropf
		DU	Druckunterstützung (auch PS/ASB)
		E. coli	Escherichia coli
CPP	zerebraler Perfusionsdruck	EA	Emergence Agitation (Aufwachdelir)
CPR	kardiopulmonale Reanimation	EBI	Erweiterter Barthel-Index
CRP	C-reaktives Protein	EBV	Ebstein-Barr-Virus
CTG	Kardiotokografie		
(c)cTGA	(kongenitale) korrigierte Transposition der großen Arterien	EC	Electrical Cardiometry
		ECLS	Extracorporeal Life Support (externe Lungen- und Kreislaufunterstützung)
CVVHD	kontinuierliche venovenöse Hämodialyse		
CVVHDF	kontinuierliche venovenöse Hämodiafiltration	ECMO	extrakorporale Membranoxygenierung
CVVH	kontinuierliche venovenöse Hämofiltration	ED	Einzeldosis
		EEG	Elektroenzephalogramm
DBS	Double-Burst-Stimulation	EFIB	entwicklungsfördernde familienzentrierte individuelle Betreuung von Frühgeborenen
DDS	Duodenalsonde		
DGAI	Deutsche Gesellschaft für Anästhesie und Intensivmedizin		
		EHEC	enterohämorrhagischer E. coli
DIC	disseminierte intravasale Gerinnung, Verbrauchskoagulopathie	EK	Erythrozytenkonzentrat
		EKG	Elektrokardiogramm
DNS	Desoxyribonukleinsäure (Träger der genetischen Information)	EMAH	Erwachsene mit angeborenem Herzfehler
		EOS	Early-onset-Sepsis
		EP	evozierte Potenziale
DNQP	Deutsches Netzwerk für Qualitätssicherung in der Pflege	EPALS	European Pediatric Advanced Life Support
		EPH	Edema-Proteinurie-Hypertension
DORV	Double Outlet Right Ventricle	ERC	European Resuscitation Council
DSO	Deutsche Stiftung für Organtransplantation		
		Erw.	Erwachsener

Abkürzungsverzeichnis

ESF	erythrozytenstimulierender Faktor	G	Gauge (Maßeinheit für Verweilkanülen)
ESPGHAN	Europäische Gesellschaft für pädiatrische Gastroenterologie, Hepatologie und Ernährung	GABA	Gamma-Aminobuttersäure
		GALD	gestational alloimmune liver disease; schwangerschaftsinduzierte alloimmune Hepatopathie
$etCO_2$	end-tidal CO_2		
ETT	Endotrachealtubus		
EU	Europäische Union	GBA	Gemeinsamer Bundesausschuss
EVD	externe Ventrikeldrainage	GBS	Guillain-Barré-Syndrom
EXIT	ex-utero intrapartum treatment	GCS	Glasgow Coma Scale
exsp.	exspiratorisch	GFP	gefrorenes Frischplasma
EZ-IO	Intraosseous Vascular Access System	GFR	glomeruläre Filtrationsrate
FAEP	frühe akustische evozierte Potenziale	GGA	Gallengangsatresie
		GGT	γ-Glutamyltransferase
$FeCO_2$	Fraction of exspired CO_2	GK	Granulozytenkonzentrat
FETO	Fetal Endoscopic Tracheal Occlusion	GLHD	Glutamatdehydrogenase
FFP	Fresh Frozen Plasma	GÖR	gastroösophagealer Reflux
FG	Frühgeborenes	GOT	Glutamat-Oxalacetat-Transaminase
FIM	Functional Independence Measure		
F_iO_2	Fraction of inspired oxygen concentration (O_2-Konzentration in der Einatemluft)	GPT	Glutamat-Pyruvat-Transaminase
		GRAVITAS	gravitational autoposition for staged closure
		GvHD	Graft-versus-Host Disease
FIP	fokale intestinale Perforation	h	Stunde (lat. hora)
FKJ	Feinnadel-Katheter-Jejunostomie	H^+	Wasserstoff
		H_2CO_3	Kohlensäure
FLACC-Skala	Face – Legs – Activity – Cry – Consolability	HA	Humanalbumin
		Hb	Hämoglobin
		HbF	fetales Hämoglobin
FQ	Frequenz		
FRC	funktionelle Residualkapazität	HCO_3	Standardbikarbonat

HCV	Hydrocolloidverband	HLM	Herz-Lungen-Maschine
HD	Hämodialyse	HME	Heat and Moisture Exchanger
HDM	Herzdruckmassage	HMV	Herzminutenvolumen
HELLP	haemolysis, elevated liver enzyme levels, low platelet count (Hämolyse, Transaminasenanstieg, Thrombozytopenie)	HNO	Hals-Nasen-Ohren
		HOCM	hypertrophe obstruktive Kardiomyopathie
		HSV	Herpes-simplex-Virus
HES	Hydroxyethylstärke	HTx	Herztransplantation
HF	Herzfrequenz	HUS	hämolytisch-urämisches Syndrom
HF	Hämofiltration		
HFNC	High Flow Nasal Cannula, High-Flow-Nasenbrille	HWS	Halswirbelsäule
		HWZ	Halbwertzeit
		HZV	Herzzeitvolumen/ Herzminutenvolumen (auch HMV)
HFO(V)	High Frequency Oscillation (Ventilation), Oszillationsbeatmung	I:E	Verhältnis von Inspirations- zu Exspirationszeit
HFV	Hochfrequenzbeatmung	i.m.	intramuskulär
		i.o.	intraossär
Hg	Quecksilber	i.n.	intranasal
HH	Heated Humidifyer	i.v.	intravenös
		IAD	intraabdomineller Druck
HHFNC	Humidified High Flow Nasal Cannula	IAH	intraabdominelle Hypertonie
HHV	humanes Herpesvirus	IAP	intraabdomineller Druck (p = pressure)
HIB	Haemophilus influenza B	IAT	intraoperative Autotransfusion
HICPAC	Healthcare Infection Control Practices Advisory Committee	ICD	implantierbarer Cardioverter-Defibrillator
HIE	hypoxisch-ischämische Enzephalopathie	ICH	intrakranielle Hämorrhagie
		ICP	intrakranieller Druck; intrazerebraler Druck
HIT	heparininduzierte Thromozytopenie		
HIV	Human Immunodefiency Virus	ICR	Interkostalraum
		ICUAW	Intensive Care Unit-Acquired Weakness
Hkt	Hämatokrit		
HLHS	hypoplastisches Linksherzsyndrom	ID	Innendurchmesser

Abkürzungsverzeichnis

IE	internationale Einheit		Outcomes Quality Initiative
Ig	Immunglobulin	KG	Körpergewicht
IgA	Immunglobulin A	KI	Kurzinfusion
IgG	Gammaglobulin/ Immunglobulin G	KLRT	kontinuierliche laterale Rotationstherapie
IgM	Immunglobulin M		
IHB	Iliophypogastricusblock	KMT	Knochenmarktransplantation
IL	Interleukin	KOF	Körperoberfläche
ILCOR	International Liaison Committee on Resuscitation	KRS	Koma-Remissionsskala
IMV	Intermittent Mandatory Ventilation (intermittierende kontrollierte Beatmung)	KUSS	kindliche Unbehagen- und Schmerzskala
		K-Wert	Wärmedurchgangskoeffizient
		LA	linkes Atrium (linker Vorhof)
INR	International Normalized Ratio	LAF	Laminar Air Flow
IPD	intermittierende Peritonealdialyse	LAP	linksatrialer Druck (Druck im linken Vorhof)
IPK	intermittierende pneumatische Kompression	LCOS	Low-cardiac-output-Syndrom
IPPV(B)	Intermittent Positive Pressure Ventilation (Breathing)	LJ	Lebensjahr
		LM	Lebensmonat
		LOS	Late-onset-Sepsis
		LP	Lumbalpunktion
IQP	Institut für Pflegequalität	LTx	Lebertransplantation
IRDS	Idiopathic Respiratory Distress Syndrome	LVAD	Left Ventricular Assist Device
		MAC	minimal alveoläre Konzentration
IRV	Inverse Ratio Ventilation	MAD/MAP	mittlerer arterieller Druck oder mittlerer Atemwegsdruck (mean arterial pressure)
ISTA	Aortenisthmusstenose		
ITP	Immunthrombozytopenie		
IVIG	intravenöse Immunglobulingabe	MARS	Molecular Adsorbent Recirculation System
J.	Jahre		
JET	junktional ektope Tachykardie	MAS	Mekoniumaspirationssyndrom
JET-PEG	Jejunal tube through PEG	MDI	metered dose inhaler, Dosieraerosol
K^+	Kalium	MDP	Magen-Darm-Passage
KDOQI	Kidney Disease		

MedGV	medizinische Geräteverordnung	NG	Neugeborenes
MH	maligne Hyperthermie	NHF	nasaler High Flow
min	Minute	NiBP	noninvasive blood pressure (noninvasiv gemessener Blutdruck)
mind.	mindestens		
MMC	Myelomeningozele	NIDCAP	Newborn Individualized Development Care and Assessment Program
MMN	multifokale motorische Neuropathie		
mmol	Millimol – Maßeinheit für Stoffmenge	NIPD	nächtliche intermittierende Peritonealdialyse
MMV	Mandatory Minute Volume	NIPPV	Noninvasive Positive Pressure Ventilation/Breathing
MODY	Maturity Onset Diabetes of the Young	NIPS	Neonatal Infant Pain Score
MOV	Multiorganversagen	NIRS	Nahinfrarotspektroskopie (Messung der regionalen SO_2)
MPBetreibV	medizinische Betreiberverordnung		
MP	Medizinprodukt	NIV	nichtinvasive Ventilation
MPG	Medizinproduktegesetz	NLA	Neuroleptanästhesie
MRT	Magnetresonanztomografie (auch NMR)	nm	Nanometer
		NMH	niedermolekulares Heparin
mTOR	mechanistic Target of Rapamycin	NMT	neuromuskuläre Transmission
MTPS	Medizinische Thromboseprophylaxestrümpfe	NNR	Nebennierenrinde
		NO	Stickoxid
N.	Nervus	NPO	nil per os
Na^+	Natrium	NRR	Nasen-Rachen-Raum
NaCl	Natriumchlorid/Kochsalz	NRS	numerische Ratingskala
$NaHCO_3$	Natriumbikarbonat	NTx	Nierentransplantation
NAK	Nabelarterienkatheter	NVK	Nabelvenenkatheter
NAW	Notarztwagen	NYHA	New York Heart Association
NBP	non blood pressure, nichtblutiger Blutdruck	O_2	Sauerstoff
		OI	Oxygenierungsindex
NCA	Nurse-Controlled Analgesia	ONK	Oxford Non-Kinking (Tubus)
nCPAP	nasaler CPAP		
NEC	nekrotisierende Enterokolitis	OP	Operation

Abkürzungsverzeichnis

OPAL	Open-Albumin-Dialyse	PEG(J)	perkutan endoskopisch angelegtes Gastrostoma (Jejunostoma)
OSAS	obstruktives Schlafapnoe-Syndrom		
P	pressure (Druck)	PET	Positronenemissionstomografie
PA	Pulmonalarterie	PFIC	progressives familiäres intrahepatisches Cholestasesyndrom
$paCO_2$	arterieller Kohlendioxidpartialdruck		
PAED	Pediatric Anaesthesia Emergence Delirium Scale	PFO	persistierendes Foramen ovale
PAH	pulmonalarterielle Hypertonie	pH-Wert	Maß dafür, wie sauer oder basisch eine Lösung ist
paO_2	arterieller Sauerstoffpartialdruck	PICC	peripher eingeführter zentralvenöser Katheter
PAP	Pulmonalarteriendruck		
PAV	Proportional Assist Ventilation	PiCCO	Pulskonturanalyse
		PICS	Post-Intensive-Care-Syndrom
PCA	patientenkontrollierte Analgesie	PID	primäres Immundefektsyndrom
pCO_2	Kohlendioxidpartialdruck	P_{insp}	Inspirationsdruck
PCR	Polymerasekettenreaktion für humanpathogene Viren	PIP	positive inspiration pressure (positiver inspiratorischer Druck)
PCV	Pressure-controlled Ventilation	PIPP	Premature Infant Pain Profile
PCWP	pulmonal capillary wedge pressure (pulmonalkapillärer Verschlussdruck)	(P)IVH	peri-/intraventrikuläre Hämorrhagie
		PMP	Polymethylpentene
		PNZ	Perinatalzentrum
PEA	pulslose elektrische Aktivität	pO_2	Sauerstoffpartialdruck
pECLA	pumpless extracorporeal lung assist	PONV	postoperative nausea and vomiting (postoperative Übelkeit und Erbrechen)
PD	Peritonealdialyse		
PDA	persistierender Ductus arteriosus (Botalli)	POV	postoperative vomiting (postoperatives Erbrechen)
PDT	perkutane Dilatationstracheotomie		
		POVOC	Postoperative Vomiting in Children Score
PEEP	positiver endexspiratorischer Atemwegsdruck		

PPHN	persistierende pulmonale Hypertension des Neugeborenen	RASS	Richmond Agitation-Sedation Scale
ppm	parts per million (= 10^{-6} bzw. mg/l)	RDS	Respiratory Distress Syndrome
		resp.	respiratorisch
PRIS	Propofol-Infusionssyndrom	RF	relative Feuchte
		Rh	Rhesusfaktor
PRVC	Pressure-regulated Volume Control	RKI	Robert Koch-Institut
		Rö	Röntgen
PS	Pulmonalstenose	ROP	Retinopathia praematurorum (Frühgeborenenretinopathie)
PS(V)	Pressure Support (Ventilation); Druckunterstützung = DU/ASB		
		ROSC	Return of Spontaneous Circulation (Wiederkehr des Spontankreislaufs)
PSVT	paroxysmale supraventrikuläre Tachykardie		
		RR	Blutdruck nach Riva Rocci
PTBS	posttraumatische Belastungsstörung	RSI	Rapid Sequence Induction (Nicht-nüchtern-Einleitung)
ptiO$_2$	intrazerebraler Sauerstoffpartialdruck		
		rSO$_2$	regionale Sauerstoffsättigung
PTLD	Post-Transplant Lymphoproliferative Disorder		
		RSV	Respiratorisches Synzytial-Virus
PTP	posttransfusionelle Purpura		
		RTW	Rettungswagen
PTT	partielle Thromboplastinzeit	RVP	rechtsventrikulärer Druck
		s	Sekunde
PU(R)	Polyurethan	s.c.	subkutan
PV	Pulmonalvene	s.l.	sublingual
PVC	Polyvinylchlorid	S$_a$O$_2$	arterielle O$_2$-Sättigung
PVL	periventrikuläre Leukomalazie		
PWB	Peniswurzelblock	SAS	Smiley-Analog-Skala
QFR-RL	Qualitätssicherungs-Richtlinie für Früh- und Reifgeborene	SBH	Säure-Basen-Haushalt
		SBK	suprapubischer Blasenkatheter
R	Resistance (Widerstand)	SEP	somatosensorisch evozierte Potenziale
RAE	Ring-Adir-Elwyn (Tubus)		
RAP	rechtsatrialer Druck	SER	systemische Entzündungsreaktion

Abkürzungsverzeichnis

SGA	small for gestational age	TAC	Truncus arteriosus communis
Sgl.	Säugling	TACO	transfusionsassoziierte zirkulatorische Überladung
SHT	Schädel-Hirn-Trauma		
SIADH	Syndrom der inadäquaten ADH-Sekretion	TAP	Transversus-abdominis-plane-Block
		Tbc	Tuberkulose
SCID	schwerer kombinierter Immundefekt	TBK	transurethraler Blasenkatheter
		TCD	transkranielle Dopplersonografie
SIDS	Sudden Infant Death Syndrome (plötzlicher Kindstod)	TCPC	totale cavopulmonale Anastomose
		$tcpCO_2$	transkutaner Kohlendioxidpartialdruck
SIMV	synchronisiertes IMV		
SIP	singuläre intestinale Perforation	$tcpO_2$	transkutaner Sauerstoffpartialdruck
SIPPV	synchronisiertes IPPV	TE	Tonsillektomie
		T_e/T_{exsp}	Exspirationszeit
SIRS	systemisches inflammatorisches Response-Syndrom	TGA	Transposition der großen Gefäße
		THAM	Tris-(hydroxymethyl)-aminomethan, auch Trometamin, Trometamol
SMZ	Sulfamethoxazol		
SNSS	Swiss Neonatal Skin Score		
SOS	sinusoidales Obstruktionssyndrom	T_i/T_{insp}	Inspirationszeit
		TIVA	totale intravenöse Anästhesie
SPAD	Single-pass Albumin Dialysis	TK	Thrombozytenkonzentrat
SPZ	Sozialpädiatrisches Zentrum		
		TK	Totalkapazität
SSEP	somatosensibel evozierte Potenziale	TMP	Trimethoprim
		TOF	Fallot-Tetralogie; Train of Four (Viererreiz)
SSW	Schwangerschaftswoche		
STK	sicherheitstechnische Kontrolle	TORCH	Toxoplasmose, Others (Syphilis, HIV, HZV, Parvo B19 u. a.), Röteln, Zytomegalie, Herpes simplex
SV	Schlagvolumen		
$SvjO_2$	jugularvenöse Sauerstoffsättigung		
SVT	supraventrikuläre Tachykardie	Tr.	Tropfen
		TRALI	transfusionsinduzierte akute Lungeninsuffizienz
T	Temperatur		
t	Zeit		

TRIS	Kurzbezeichnung für Tris-aminomethan, auch Tromethamin, Trometamol genannt	VK	Vitalkapazität
		VOD	veno-occlusive disease, Lebervenenverschlusskrankheit
TSH	Thyreoidea-stimulierendes Hormon	VS/VU	volume support (Volumenunterstützung)
TTM	Targeted Temperature Management (zielgerichtetes Temperaturmanagement bzw. Temperaturkontrolle)	VSD	Ventrikelseptumdefekt
		V_t	Tidalvolumen (Atemzugvolumen)
TW	Twitch (Einzelreiz)	VT	ventrikuläre Tachykardie
UFH	unfraktioniertes Heparin	VV-ECMO	venovenöse ECMO
V. a.	Verdacht auf	VW	Verbandwechsel
V.	Vena	VZV	Varizella-Zoster-Virus
VAD	Ventricular Assist Device	WAKA	Wissenschaftlicher Arbeitskreis Kinderanästhesie
VA-ECMO	venoarterielle ECMO		
VAP	ventilatorassoziierte Pneumonie	WPW	Wolf-Parkinson-White Syndrom
VAS	visuelle Analogskala	ZNS	zentrales Nervensystem
VC	volumenkontrolliert	ZVD	zentraler Venendruck
VEGF	Vascular endothelial growth factor	ZVK	zentraler Venenkatheter
VEP	visuell evozierte Potenziale	δ-T	Delta-T = Temperaturdifferenz
VES	ventrikuläre Extrasystole		
VF	ventrikuläres Flimmern (Kammerflimmern)		

Intensivpflege

Dagmar Teising und Hannah Tönsfeuerborn

Inhaltsverzeichnis

1.1	Patientenplatz	– 3
1.2	Aufnahme	– 4
1.3	Übergabe	– 4
1.4	Routineversorgung	– 4
1.5	**Körperpflege**	**– 6**
1.5.1	Hautpflege	– 6
1.5.2	Wiegen des Patienten	– 8
1.5.3	Kopf- und Haarpflege	– 8
1.5.4	Augenpflege	– 8
1.5.5	Mund- und Lippenpflege	– 9
1.5.6	Nasenpflege	– 12
1.5.7	Ohrenpflege	– 12
1.5.8	Nabelpflege	– 13
1.6	**Absaugen**	**– 13**
1.6.1	Endotracheales Absaugen	– 13
1.6.2	Subglottisches Absaugen	– 16
1.6.3	Orales und nasales Absaugen	– 17
1.7	**Prophylaxen**	**– 18**
1.7.1	Pneumonieprophylaxe/VAP	– 18
1.7.2	Dekubitusprophylaxe	– 19
1.7.3	Kontrakturenprophylaxe	– 24
1.7.4	Thromboseprophylaxe	– 25

▶ Abschn. 1.8 unter Mitarbeit von Frau Sabine Hartz (Kinderkrankenschwester, Lehrerin für Pflegeberufe, Trainerin für Kinästhetik – Infant Handling)

© Springer-Verlag GmbH Deutschland, ein Teil von Springer Nature 2021
H. Tönsfeuerborn et al., *Neonatologische und pädiatrische Intensiv- und Anästhesiepflege*,
https://doi.org/10.1007/978-3-662-62902-4_1

1.8	**Positionierung – 26**	
1.8.1	Rückenlage – 28	
1.8.2	Seitenlage – 28	
1.8.3	Bauchlage – 28	
1.8.4	Modifizierte Trendelenburg-Positionierung – 29	
1.8.5	Herzbett-/Cardiac-Position – 29	
1.8.6	**MIS-**Mikrostimulationssysteme – 29	
1.8.7	Mikrolagerungen – 29	
1.8.8	Spezielle Positionierung bei Frühgeborenen – 30	
1.9	**Basale Stimulation – 30**	
1.10	**Kinästhetik – 33**	
1.10.1	Konzepte der Kinästhetik in der Pflege – 34	
1.10.2	Kinaesthetics Infant Handling (KIH) – 35	
1.10.3	Weitere *Kinaesthetics*-Programme – 36	
1.11	**Transport kritisch kranker Kinder – 36**	
	Nachschlagen und Weiterlesen – 39	

1.1 Patientenplatz

Nach den Grundregeln der Hygiene gehört der Bettplatz zur unmittelbaren Patientenumgebung. Zusätzlich zu der einmal pro Schicht durchzuführenden Desinfektion der Arbeitsflächen erfolgt vor und nach Kontakt mit Oberflächen der Patientenumgebung eine hygienische Händedesinfektion.

■ **Grundausstattung Intensivbettplatz**
- Multiparametermonitor mit der Möglichkeit der Erweiterung (z. B. Steckmodule)
- Beatmungsgerät (altersentsprechend gerüstet erst vor Aufnahme)
- Infusions- und Spritzenpumpen (z. B. 4+10)
- Sauerstoffmischer voreingestellt auf 100 % (zur Verabreichung unterschiedlicher Konzentrationen)
- Stethoskop
- Nachtschrank mit ausklappbarem Betttisch für Pflegeutensilien (nur das Notwendigste)
- Elektroden und Sättigungssensor für das Basismonitoring (in Originalverpackung)
- Absaugvorrichtung eingestellt auf –0,2 bar, Befestigungsklemme für Absaugschlauch
- Sekretsammelbehälter (optimalerweise geschlossener Einwegbehälter mit integriertem Überlaufschutz, Bakterienfilter sowie Rücklaufventil) und Spülbehälter für Wasser bzw. Flasche mit Aqua dest. (erst vor Gebrauch öffnen)
- Katheterkorb für Absaugkatheter (entsprechende Katheter erst unmittelbar vor Aufnahme richten)
- Spender für alkoholisches Händedesinfektionsmittel
- 2 Abfalleimer (jeweils rechts und links vom Bett)
- Patientenleuchte (Punktleuchte)

■ **Zur Patientenaufnahme zu richten**
- Falls notwendig ein Bett der entsprechenden Größe bestellen/bereitstellen und ggf. vorwärmen
- Beatmungsgerät aufrüsten (< 15 kgKG kleine Schläuche, >15 kgKG große Schläuche) und testen
- 1 l Aqua ad injectabila, falls das Atemgas aktiv befeuchtet werden soll (sonst HME-Filter [HME = Heat and Moisture Exchanger])
- Beatmungsbeutel mit Reservoir und Maske passender Größe (angeschlossen an Sauerstoffmischer und getestet)
- Sauerstoffmischer bei entsprechender Indikation evtl. auf 21 % stellen (Vitien mit Überperfusion der Lunge)
- Ggf. Notfallintubationsequipment (Tuben, Magill-Zange, Laryngoskopspatel, Lichtquelle erreichbar, PEEP-Ventil für den Beatmungsbeutel)
- Absaugkatheter (größenadaptiert)
- Grundinfusion nach Standardinfusionsregime
- RR-Manschette entsprechender Größe
- Digitales Fieberthermometer mit Schutzhüllen
- Basispflegeutensilien (Windeln, Unterlagen, Nierenschalen, Mundpflegezubehör) je nach Hausstandard
- Diagnose-/eingriffbezogenes Material (Drainageeinheit, Magenablaufbeutel, Schienen, etc.)
- Pflegekittel und unsterile Handschuhe nach Hygienestandard

Das Notfallzubehör sollte gut erreichbar sein und die Geräte übersichtlich und gut einsehbar angeordnet. Von der Seite, von der im Allgemeinen gearbeitet wird, sollte es möglich sein, alle Alarme zu quittieren – hier können Fernbedienungen hilfreich sein. Alle Zu- und Ableitungen sollten beschriftet sein.

Der Dokumentationsplatz ist von dem Platz zu trennen, an dem Injektionen oder Infusionen zubereitet werden oder saubere Materialien (z. B. Laryngoskop) abgelegt werden. Alle Oberflächen müssen regelmäßig mit einem Flächendesinfektionsmittel desinfiziert werden.

1.2 Aufnahme

Die Patientenaufnahme ist, soweit möglich, gut zu planen und vorzubereiten, um den Patienten und Angehörigen ein Gefühl von Sicherheit zu vermitteln.

Zur Vorbereitung einer Aufnahme gehören:
- Absprachen über geplante Aufnahmen und Verlegungen
- Eventuell Einplanung von Ressourcen für Notfallaufnahmen

Sowohl geplante als auch Notfallaufnahmen laufen nach dem gleichen (stationsinternen) Prozess ab. Bei telefonischer Ankündigung des Patienten werden therapierelevante Daten erfragt. Den reibungslosen Ablauf der Aufnahme gewährleisten zwei Pflegekräfte und ein Arzt.
- Kontaktaufnahme und Information an den Patienten, dabei auch klinische Beurteilung des Allgemeinzustandes
- Monitoring etablieren (periphere Sauerstoffsättigung, RR, EKG)
- Sauerstoffversorgung sichern/Respirator anschließen
- Zugangssituation optimieren (Anzahl PVK?, ZVK, arterieller Zugang)
- Blutentnahme (BGA, Labor), Röntgen, Ultraschall, EKG
- Infusionsregime nach Klinikstandard
- Sonden und Drainagen anschließen/ableiten
- Positionierung des Patienten (wenn möglich)
- Dokumentation (zeitnah)

1.3 Übergabe

Die Patientenübergabe dient dem unterbrechungsfreien Informationsfluss und soll damit einen reibungslosen Ablauf des Pflegeprozesses ermöglichen. Eine kurze Übergabe der gesamten Station an das Team der folgenden Schicht verschafft einen Überblick. Anschließend folgt die Zuteilung der verantwortlichen Pflegenden auf die Patienten.

In der Praxis hat sich bewährt, die Patientenübergabe nach einem vorgegebenen Schema am Bett ablaufen zu lassen. Folgendes Schema könnte dabei zur Anwendung kommen:
- Patientenname, Alter, Aufnahmegrund und -datum, Eingriffe
- Übergeordnetes Ziel (Nahziel für die Schicht und ggf. Fernziele für den Aufenthalt auf der Intensivstation)
- Aktuelle Ereignisse
- Überblick geordnet nach Organsystemen:
  - Lunge
  - Herz-Kreislauf
  - Neurologie
  - Niere/Bilanz
  - Infektiologie/Hämatologie
  - Ernährung
  - Haut/Extremitäten
- „Auf-/Abrüstung" (Katheteranlagen, Intubation, Extubation etc.)
- Soziales
- Diskussionspunkte/Weiteres (falls notwendig)

1.4 Routineversorgung

- **Routinekontrollen nach der Übergabe am Bett – Platzcheck**
- Aktuelle Beatmungsparameter mit dem Beatmungsprotokoll vergleichen und protokollieren bzw. gegenzeichnen, Alarmgrenzen des Respirators sowie Befeuchtung und Temperatur des Atemgases überprüfen
- Mit dem zuständigen Arzt absprechen, wann die nächste Blutgasanalyse (BGA) entnommen werden soll bzw. ob weitere Maßnahmen geplant sind, die mit der pflegerischen Versorgung koordiniert werden können
- An eine Sauerstoffinsufflation angeschlossenen Beatmungsbeutel auf Funktionalität (Druckaufbau, Öffnen des Überdruckventils bei Erreichen des Maximaldrucks, Füllen des Reservoirs) und Dichtigkeit prüfen (dazu Überdruckventil und Patientenadapter verschließen), eine dem Kind angepasste Maske muss am Platz liegen

- Stethoskop vorhanden?
- Überprüfen der Absaugpumpe: Sog auf –0,2 bar eingestellt
- Passende Absaugkatheter und Zubehör zum Absaugen vorhanden?
- Abgleichen der Infusionslösungen mit der Verordnung (Name des Patienten, Datum, Inhalt) und Überprüfen der Beschriftung, Laufgeschwindigkeiten sowie der Restmengen; Einstichstelle der i.v.-Zugänge und Verlauf beurteilen
- Alle Zu- und Ableitungen sowie Eintrittsstellen/Verbände überprüfen, bei Drainagen ggf. die Sogeinstellung, Drainagenstand dokumentieren
- Alarmgrenzen am Monitor kontrollieren: sollten dem Alter und Zustand des Kindes angepasst sein
- Temperatur des Inkubators, der offenen Einheit oder des Wärmebetts, ggf. auch Feuchte und Sauerstoffgehalt kontrollieren und dokumentieren
- Spätestens bei der ersten Versorgungsrunde des Kindes Lage des Tubus/der Trachealkanüle sowie Fixierung und ggf. Cuffdruck kontrollieren bzw. bei nichtinvasiver Beatmung Sitz von Prongs/Maske
- Auskultation der Lunge, Belüftung, Atemgeräusche, Seitengleichheit
- Allgemeine Krankenbeobachtung: Aussehen, Bewusstseinslage, Thoraxhebungen etc.
- Verordnung auf aktuelle Veränderungen durchsehen
- Unsterile Handschuhe, Patientenpflegekittel sowie sonst notwendige Materialien vorhanden?

Kontinuierlich überwachte Parameter werden stündlich in der Kurve dokumentiert; alle weiteren Parameter werden je nach Allgemeinzustand und Verordnung überwacht. Vorzugsweise sollten alle Vitalparameter, Beatmungseinstellungen und -messwerte, Infusionen, Laborwerte, Bildgebungen u.v.m. von einem elektronischen Patientendatenmanagementsystem übernommen werden.

■ **Normaler Ablauf**
Die pflegerische Versorgung sollte sich nach dem Rhythmus der Kinder richten, d. h. schlafende Kinder nicht stören, es sei denn, es handelt sich um einen pathologisch bedingten Schlafzustand. Ist aus bestimmten Gründen eine Analgosedierung notwendig, z. B. bei Unruhe des Kindes oder für diagnostische bzw. therapeutische Maßnahmen, sollte diese auch für die pflegerische Versorgung genutzt werden, damit das Kind anschließend eine längere Ruhephase hat. Generell sollten Untersuchungen, wie Röntgen, Sonografie etc., mit der versorgenden Pflegekraft abgesprochen werden und in Zusammenhang mit der Patientenversorgung erfolgen. Das Monitoring sollte auf die wirklich notwendigen Überwachungsparameter beschränkt werden, so muss z. B. die RR-Manschette nicht kontinuierlich am Kind belassen werden, wenn die Messintervalle gestreckt werden; eine rektale Temperatursonde ist nur bei spezieller Indikation einzusetzen.

Vor der Versorgung sollten alle Arbeitsflächen sowie mögliche Kontaktflächen, wie z. B. Alarmtasten am Monitor und Beatmungsgerät, desinfizierend gereinigt werden, um das Kontaminationsrisiko zu reduzieren. Weiterhin sind alle notwendigen Utensilien vorzubereiten und in Reichweite zu legen, damit die Belastungsdauer für den Patienten nicht durch mögliche Unterbrechungen erhöht wird. Der Ablauf einer „einfachen" Versorgung könnte folgendermaßen aussehen:
- Überwachung (Ruheparameter)
- Wickeln, Messen der Körpertemperatur
- Bilanzierung der Urinmenge je nach Verordnung
- Umlagern
- Absaugmaßnahmen individuell einschätzen und anpassen (oral, nasal, endotracheal), dem Patienten Erholungspausen einräumen
- Mund- und Nasenpflege
- Medikamente laut Pflegeplan i.v. oder per os verabreichen
- Magenrest bestimmen, Nahrung sondieren bzw. anreichen; bei Früh- und Neugeborenen kann die Mundpflege auch in Zusammenhang mit dem Sondieren erfolgen, um dabei den Saug-Schluck-Reflex zu stimulieren

Während der pflegerischen Versorgung ist eine sorgfältige und genaue Krankenbeobachtung notwendig, um den aktuellen Zustand des Patienten optimal einschätzen zu können. Alle Zwischenfälle, wie Brady- oder Tachykardie, erhöhter Sauerstoffbedarf, Zyanose und Blässe, müssen dem zuständigen Arzt mitgeteilt und dokumentiert werden. Abschließend sind alle Kontaktflächen wieder zu reinigen, falls es während der Versorgung zu einer Verschmutzung gekommen ist.

Die Eltern sollten nach entsprechender Anleitung so weit wie möglich in die Pflege ihres Kindes einbezogen werden. Elemente der Basalen Stimulation (▶ Abschn. 1.9) sowie der Kinästhetik (▶ Abschn. 1.10) können sehr gut in die normale pflegerische Versorgung integriert werden, sofern das Personal entsprechend geschult ist. Die Versorgung sollte so angenehm wie möglich für das Kind gestaltet werden. Dafür sind Informationen seitens der Eltern wie Lieblingslagerung und feste Rituale sehr wichtig; Eltern sollten auch eigene Pflegeartikel mit bekannten Düften, eigene Kleidung und Bettwäsche, eigenes Kuscheltier und bekanntes Spielzeug sowie die vertraute Spieluhr mitbringen dürfen. Zwischen den Versorgungsrunden sollte für ausreichende Ruhe im Zimmer gesorgt und der Tag-Nacht-Rhythmus eingehalten werden, evtl. Zimmer oder Bett abdunkeln.

1.5 Körperpflege

Die Grundpflegemaßnahmen in der Versorgung eines Intensivpatienten unterscheiden sich nur geringfügig von denen, welche in der allgemeinen Patientenversorgung Anwendung finden. Dennoch gibt es einige Aspekte, die besonderes Augenmerk verdienen.

1.5.1 Hautpflege

Je schwerer die Erkrankung des Patienten, desto höher ist das Risiko, dass die natürliche Hautbarriere Schaden nimmt.
Ursachen hierfür sind:
— Schlechte Gewebeperfusion
— Nährstoffmangel
— Längere Perioden der Immobilität
— Urin- und Stuhlinkontinenz
— Gebrauch von Inkontinenzmaterialien
— Größere Anzahl von Kathetern, Drainagen und „Kabeln"

Es ist unerlässlich, den Hautzustand regelmäßig zu erheben und zu dokumentieren. Hilfreich ist hierbei ein validiertes Assessment-Instrument, auf dessen Basis ein individualisierter Pflegeplan erstellt werden kann.

Die Durchführung einer Ganzkörperwaschung ist immer abhängig vom Zustand des Patienten.

> Instabile Patienten, z. B. Früh- und Neugeborene am Tag der Aufnahme, oder Patienten, bei denen aufgrund der Schwere der Erkrankung Minimal Handling angeordnet ist, dürfen durch solche Maßnahmen nicht zusätzlich belastet werden.

Der Umfang sowie die Reihenfolge der Körperpflege müssen individuell angepasst werden. Patienten mit Fieber und stark schwitzende Patienten müssen häufiger gewaschen und umgezogen werden. In der Regel erfolgt die Körperpflege einmal am Tag, bei Neugeborenen alle 2 Tage. Bei Frühgeborenen gibt es Empfehlungen, diese stark belastende Maßnahme ohne negative Auswirkung auf die Keimbesiedlung nur alle 4 Tage durchzuführen. Der Tag-Nacht-Rhythmus sollte möglichst berücksichtigt werden und Eltern das Angebot erhalten, beim Waschen/Baden ihres Kindes mitzuhelfen oder dieses selbstständig zu übernehmen, wenn es möglich ist und sie entsprechend angeleitet wurden.

Die Körperpflege sollte nicht nur der Reinigung dienen, sondern auch das Wohlbefinden fördern und das Bedürfnis nach Körperkontakt befriedigen. Nach der Basalen Stimulation wird z. B. zwischen einer stimulierenden und einer beruhigenden Körperpflege unterschieden (▶ Abschn. 1.9). Es sollten auch möglichst patienteneigene Seifen und Pflegemittel verwendet werden, da die Haut des Patienten daran gewöhnt ist und der bekannte Geruch das Wohlbefinden steigern kann.

1.5 · Körperpflege

◘ Tab. 1.1 Swiss Neonatal Skin Score (SNSS). (Erstellt durch A. Körner und Projektgruppe UKBB 2009 in Anlehnung an Lund et al. 2001)

Kategorie	Indikator
0	Normale, intakte, feuchte Haut
1	Leicht trockene Haut, leichtes Erythem (= Hautrötung)
2	Trockene, schuppige Haut, Erythem, raue Hautstruktur, oberflächliche Fissuren (= Risse)
3	Sehr trockene, sehr schuppige Haut, Dermatitis (= Hautentzündung), tiefe Fissuren

Eine gute Vorbereitung ist wichtig, um alle Maßnahmen zügig und damit für den Patienten weniger belastend durchzuführen. Positionierungsmittel sind vorher aus dem Bett zu räumen, wobei räumlich bzw. körperlich desorientierten Patienten sowie Früh- und Neugeborenen auch während des Waschvorgangs durch kontinuierlichen Kontakt bzw. begrenzende Maßnahmen Sicherheit geboten werden sollte. Um nicht zu unterbrechen, sind alle benötigten Materialien vollständig vorbereitet in Reichweite zu legen.

Zur Vermeidung von nosokomialen Infektionen sollten Ablageflächen sowie Bedienelemente vom Monitor und Beatmungsgerät vorab desinfizierend gereinigt und zur Patientenversorgung Handschuhe getragen werden. Als Waschwasser empfiehlt das Robert Koch-Institut (RKI), bei immunsupprimierten Patienten steriles oder sterilfiltriertes Wasser zu verwenden, die Stationen sollten daher mit endständigen Wasserfiltersystemen ausgestattet sein (RKI IB). Zu Beginn der Körperpflege ist dafür zu sorgen, dass Beatmungsschläuche, Tubus oder Trachealkanüle, alle Infusionszugänge, Drainagen, Sonden, Urinkatheter und Ähnliches gesichert sind.

- **Allgemeines zur Durchführung**
- Starke Verunreinigungen zuerst beseitigen.
- Grundsätzlich von oben nach unten waschen, den Genitalbereich von vorn nach hinten. Individuelle Abweichungen können sinnvoll und notwendig sein. Patienten gut abtrocknen, besonders die Hautfalten, und je nach Beurteilung des Hautzustands mit allgemeinen oder speziellen Pflegemitteln dünn eincremen. Ob natürliche Präparate wie Sonnenblumen-/Olivenöl oder auch Gemische mit Lanolin die Barrierefunktion der unreifen Haut von Frühgeborenen verbessern, wird unterschiedlich bewertet. Der Hautzustand sollte möglichst anhand z. B. des Neonatal Skin Condition Score oder des daran angelehnten Swiss Neonatal Skin Score (◘ Tab. 1.1) erhoben und entsprechende Hautpflegemaßnahmen abgeleitet werden.
- Patienten immer an der Überwachung belassen und gut beobachten. Bei Verschlechterung des Allgemeinzustands (AZ), z. B. Brady- oder Tachykardie, Blässe oder Zyanose, den Waschvorgang abbrechen, evtl. notwendige Maßnahmen einleiten, den zuständigen Arzt informieren und besondere Vorkommnisse dokumentieren.
- Auskühlen vermeiden und nur den zu waschenden Körperteil freimachen, evtl. externe Wärmequelle benutzen.
- Während des gesamten Waschvorgangs die patienteneigenen Ressourcen nutzen und fördern.
- Das Schamgefühl sollte altersentsprechend beachtet werden.
- Verbandwechsel und Erneuerung von Pflastern, z. B. Tubuspflastern, sollten erst nach der Erholungsphase des Patienten durchgeführt werden.
- Magensondenwechsel: PVC-Sonden nach 7 Tage entfernen, phthalatfreie Sonden alle 4 Wochen wechseln; Sonden aus Polyurethan (PUR) oder Silikon können laut Herstellerangaben 6 bzw. 8 Wochen liegen bleiben.

Um die Hautintegrität größerer Kinder einschätzen zu können, kann die Braden-Q

Skala (◘ Tab. 1.4) adaptiert an die Pädiatrie zu Hilfe genommen werden.

1.5.2 Wiegen des Patienten

Grundsätzlich gilt Gewicht vor Bilanz. Jedoch muss immer eine Nutzen-Risiko-Bewertung erfolgen, bevor der Patient auf die Waage mobilisiert wird.

> Auch beim Wiegen muss der Patient an den ihn überwachenden Geräten verbleiben.

Kabel und Zugänge sind zu sortieren und zu sichern; es muss genügend Spielraum vorhanden sein, sodass eine Zugwirkung während des Wiegens vermieden wird.

Kleine Frühgeborene sollten in Inkubatoren mit integrierter Waage versorgt werden, sodass das Wiegen keine so große Belastung darstellt. Bei einer externen Waage ist die Gefahr der Auskühlung sehr groß, weshalb auf die Wiegefläche ein dickes angewärmtes Tuch gelegt und so schnell wie möglich vorgegangen werden sollte. Instabile Kinder sollten nur wenn zwingend notwendig gewogen werden. Hierfür wird mit zwei Pflegekräften auf die Waage umgelagert, wobei die eine Pflegekraft das Kind mit dem Beatmungsbeutel beatmet. Während das Kind auf der Waage liegt, kann das jeweilige Bett von innen gereinigt und frisch bezogen werden.

Auch bei größeren Kindern sollte das Wiegen sowie der Bettwäschewechsel durch zwei Pflegekräfte erfolgen. In der Regel nimmt eine Pflegekraft das Kind auf den Arm und setzt sich auf die (Sitz-)Waage, während die 2. Pflegekraft die Zu- und Ableitungen sichert und das Gewicht abliest. Bei instabilen Patienten ist es sinnvoll, eine Bettenwaage oder einen Patientenlifter mit Wiegevorrichtung zu verwenden.

1.5.3 Kopf- und Haarpflege

- Ziel
- Reinigung
- Inspektion auf Druckstellen Dekubiti
- Förderung der Durchblutung und des Wohlbefindens

Zur täglichen Haarpflege gehört das Bürsten und Kämmen der Haare. Lange Haare sollten nicht aufgesteckt, Kämme und Spangen nicht benutzt werden. Besser ist es, die Haare zu scheiteln und seitlich zusammenzubinden oder zu Zöpfen zu flechten.

In der Akutphase wird auf das Waschen der Haare verzichtet, später wird dies vom AZ des Patienten abhängig gemacht. Eine Haarwäsche sollte immer zu zweit vorgenommen werden. Während einer den Kopf hält, wäscht die zweite Pflegeperson die Haare. Der Kopf des Kindes kann dazu mithilfe eines Keilkissens frei gelagert werden oder er wird über das Kopfende des Bettes hinweg gehalten. Vereinfacht wird die Haarwäsche durch die Verwendung von speziellen Haarwaschbecken, bei denen das Wasser über einen Abflussschlauch in einen Eimer fließt. Als Alternative zur Nasswäsche können auch Einmalhaarwaschhauben („Shampoo Cap") oder Trockenshampoos, z. B. „No Water Shampoo", verwendet werden.

> Bei Patienten mit Erkrankungen/Verletzungen im Bereich des Kopfes oder der Halswirbelsäule darf die Kopfwäsche nur nach ärztlicher Rücksprache erfolgen.

1.5.4 Augenpflege

- Ziel
- Reinigung
- Schutz der Hornhaut vor Austrocknung und Ulzeration
- Vermeidung von Infektionen
- Erhalten des Sehvermögens

Bei allen Patienten mit geringem oder fehlendem Lidschlag sowie mit nicht ausreichendem oder fehlendem Lidschluss, z. B. sedierten und/oder relaxierten Patienten, wird das Auge nicht ausreichend befeuchtet und gereinigt; es fehlt die bakteriostatische Wirkung der Tränenflüssigkeit, sodass die Gefahr von Infektionen besteht. Dies betrifft auch

1.5 · Körperpflege

Patienten, die Medikamente (z. B. Thiazid-Diuretika, Antihistaminika) erhalten oder an Krankheiten leiden (z. B. hohe Querschnittslähmung), die mit einer Verminderung der Tränenflüssigkeit einhergehen.
Die Häufigkeit der Augenpflege hängt vom Krankheitsbild des Patienten ab und sollte 2- bis 6-stündlich vorgenommen werden.

- **Material**
- Sterile Kompressen, mindestens 2 für jedes Auge
- NaCl 0,9 % (angewärmt, wenn möglich)
- Augensalbe/-tropfen je nach Indikation, z. B. Dexpanthenol-Augen- und Nasensalbe zur Heilungsförderung, filmbildende Gels oder Tropfen als Tränenersatz und bei Augeninfektionen antibiotikahaltige Salben oder Tropfen nach ärztlicher Anordnung
- Einmalhandschuhe

- **Durchführung**
- Patienten in Rückenlage lagern bzw. im Sitzen Kopf leicht nach hinten neigen.
- Alte Salbenreste oder Verkrustungen entfernen:
  - Augenlider spreizen, etwas Kochsalz ohne Druck einträufeln; Augenlider schließen, die Augen vorsichtig vom äußeren zum inneren Augenwinkel mit angefeuchteten Kompressen reinigen, anschließend den gleichen Vorgang mit trockenen Kompressen wiederholen.
  - Augenspülung mit Kochsalz immer von außen nach innen, anschließend Auge reinigen.
- Nach Abschluss der Reinigung das untere Augenlid leicht herunterziehen und Augensalbe (ca. 0,5–1 cm langer Salbenstrang) von innen nach außen, oder Augengels/-tropfen in beide Bindehautsäcke einbringen; anschließend geschlossene Augenlider vorsichtig bewegen (die Salbe muss glasig werden). Bei Augensalben ist zu bedenken, dass die Pupillen nicht mehr so gut zu beurteilen sind bzw. das Sehvermögen der Patienten vorübergehend beeinträchtigt wird.

- Sind sowohl Augentropfen als auch -salben verordnet, sollten zuerst die Tropfen verabreicht werden. Bei der Verabreichung von 2 unterschiedlichen Augentropfen wird ein Abstand von ca. 5 min empfohlen.
- Bei Problemfällen kann das Anlegen eines Uhrglasverbands indiziert sein.

> **Wichtig**
> - Die Austrittsöffnungen der Tuben/Tropfflaschen dürfen nichts berühren – Kontaminationsgefahr.
> - Bei Augeninfektionen immer von innen nach außen arbeiten.

1.5.5 Mund- und Lippenpflege

- **Ziel**
- Reinigung der Mundhöhle und der Zähne, mechanisches Entfernen von Plaque (Biofilm)
- Inspektion der Mundhöhle
- Sekretentfernung
- Anfeuchten der Schleimhäute, Förderung der Speichelproduktion bei Mundtrockenheit (Xerostomie)
- Aspirationsprophylaxe
- Vermeidung von Mundgeruch (Halitosis)
- Aufrechterhaltung der physiologischen Mundflora, Vermeidung von Infektionen
- Verbesserung des Geschmacks
- Geschmeidige intakte Lippen

> Durch eine sorgfältige Mund- und Zahnpflege kann das Risiko für ventilatorassoziierte Pneumonien gesenkt werden.

- **Veränderungen und Erkrankungen**
- Soor: Candida-Infektion, vor allem bei geschwächter Abwehrkraft oder bei Antibiotikagabe, grauweiße, haftende Beläge
- Stomatitis: sehr schmerzhafte Entzündung der Mundschleimhaut mit starkem Mundgeruch, schlechtem Geschmack und Trockenheitsgefühl
- Aphten: schmerzhafte Schleimhautdefekte, einzelne oder gehäufte kleine ovale

Tab. 1.2 Assessment „BRUSHED Teeth"

B = Bleeding (Blutung)	Zahnfleisch, Schleimhaut, Heparin, Gerinnungsstatus?
R = Redness (Rötung, Entzündung)	Stomatitis, Zunge, Gingivitis?
U = Ulceration (Geschwür)	Größe, Ausprägung, Anzahl, Lokalisation, Herpes, Infektion?
S = Salvia (Speichel)	Menge, Konsistenz, Mundtrockenheit?
H = Halitosis (Mundgeruch)	Charakteristika, Azidose, Infektion?
E = External Factors (externe Faktoren)	Rhagaden im Mundwinkel, Brackets, orale Intubation?
D = Debris (Beläge)	Charakteristika, Soor, Fremdkörper, sichtbare Plaques?
T = Teeth	Locker, Karies, Abszesse?

Erosionen an der Zunge, dem Zahnfleisch, Gaumen und den Wangen
- Parotitis: schmerzhafte Entzündung der Ohrspeicheldrüse (erkennbar am abstehenden Ohr und der Kiefersperre) durch mangelnde Kautätigkeit und reduzierten Speichelfluss
- Rhagaden: Hautschrunden, mikrotraumatische Risse, z. B. am Mundwinkel
- Herpes labialis: durch Herpesviren hervorgerufene schmerzhafte Lippenbläschen
- Gingivitis: Zahnfleischentzündung

- **Risikofaktoren**
- Immunabwehrschwäche (auch Frühgeborene)
- Parenterale Ernährung
- Sondenernährung
- Dysphagie (Schluckstörung)
- Lang andauernde Antibiotikatherapie
- Vitamin-B- und Eisenmangel
- Bewusstseinsstörungen
- Intubation

Die Mundhöhle mindestens einmal pro Schicht mit Lichtquelle und Spatel inspizieren. Die Beurteilung sollte anhand einer Checkliste, z. B. „Oral Assessment Guide" oder Assessment „BRUSHED Teeth" (Tab. 1.2), erfolgen. Die Mundpflege ca. alle 4–6 h durchführen, dabei sollte nie mit Gewalt, sondern mit viel Einfühlungsvermögen vorgegangen werden, da der Mund ein sehr sensibles Organ ist. Öffnet der Patient den Mund nicht freiwillig, kann mit Maßnahmen der Basalen Stimulation wie Umstreichen der Lippen, Massieren der Wangenmuskulatur oder vorsichtigem Klopfen auf die Wange in Höhe des Kiefergelenks evtl. eine Mundöffnung erreicht werden. Zu häufiges orales Absaugen und/oder eine unsachgemäße Mundpflege können zu oralen Irritationen mit nachfolgenden Trink-/Essstörungen führen.

Zur Mundpflege gehört 2-mal täglich das Zähneputzen, besonders auch bei beatmeten Kindern. Die Eltern können Zahnpasta und Zahnbürste von zu Hause mitbringen, vor allem wenn zu Hause elektrische verwendet werden, da diese sich als effektiver erwiesen haben. Um einer Aspiration beim Zähneputzen und beim anschließenden Spülen vorzubeugen, wird gleichzeitig dabei abgesaugt. Erleichtert werden kann die Zahnpflege durch den Einsatz von Einmal-Absaugzahnbürsten. Vorsicht ist bei Kindern mit Blutungsneigung geboten, hier eignen sich für die Mund- und Zahnpflege Schwammstäbchen bzw. Absaugschwämmchen.

Bei Kindern mit Brackets sollte die Zahnpflege mithilfe einer Munddusche durchgeführt werden. Die Interdentalräume werden mit entsprechenden Zahnbürsten gereinigt. Um einer Parotitis vorzubeugen, wird die Kautätigkeit passiv angeregt, z. B. durch passives Bewegen des Unterkiefers oder Massage der Wangenmuskulatur.

- **Material**
- Absaugkatheter
- Unsterile Handschuhe
- Große Watteträger, Schwammstäbchen oder Absaugtupfer
- Evtl. spezieller Zungenreiniger

1.5 · Körperpflege

- Unsterile Kompressen
- Holzspatel, Lichtquelle
- Evtl. Guedel-Tubus oder Mullbindenrollen in einem Fingerling
- Nierenschale
- Lösung zum Reinigen, z. B. sterilfiltriertes Wasser oder spezielle Mundpflegemittel
- Panthenolsalbe, Lippenpflegestift
- Evtl. weiche Absaug-/Zahnbürste, fluoridhaltige Zahnpasta, 20-ml-Spritze mit steril filtriertem Leitungswasser zum Spülen

■ **Durchführung**
- Wenn möglich Oberkörperhochlagerung
- Spritzschutzserviette auf den Oberkörper des Patienten legen
- Rachenraum und Wangentaschen absaugen
- Mund- und Rachenraum inspizieren
- Bei Bedarf Zahnpflege mit weicher Zahnbürste
- Mundhöhle von hinten nach vorn, Zunge, Zungenboden, Wangentaschen, Wangeninnenflächen, harten und weichen Gaumen gründlich auswischen, dabei jedes Mal einen neuen Watteträger benutzen
- Beläge mit einem Zungenreiniger oder weicher Zahnbürste entfernen
- Evtl. erneut absaugen
- Lippen mit Panthenolsalbe oder Lippenpflegestift pflegen

Oral intubierte Kinder benötigen eine besonders intensive Mundpflege. Muss der Tubus neu fixiert werden, sollte dabei der Mundwinkel gewechselt werden, um Dekubiti und Rhagaden zu vermeiden.

■ **Mundpflegemittel**
Bei der Zubereitung von Tees zur Mundpflege ist auf Dosierungen und Ziehzeiten zu achten. Zum Aufgießen kochendes Wasser und (thermisch) desinfizierte Gerätschaften verwenden, die Standzeit sollte maximal 6–8 h betragen (RKI IB).

- Dexpanthenol: enthält das Vitamin Pantothensäure, wundheilend und granulationsfördernd
- Kamillentee: entzündungshemmend, wundheilend und granulationsfördernd, antibakteriell, austrocknend, daher nicht für längere Anwendung geeignet
- Pfefferminztee: schwach desinfizierend, sehr erfrischend, cave: regt Gallenfluss und -entleerung an
- Salbeitee: desinfizierend, entzündungshemmend, gerbend, sekretionshemmend; unangenehmer Geschmack, stark austrocknend, daher nicht für längere Anwendung geeignet (< 14 Tage)
- Fencheltee: gerbend; austrocknend, daher nicht für längere Anwendung geeignet
- Myrrhentinktur: desinfizierend, entzündungshemmend, granulationsfördernd bei Stomatitis und Aphthen, haftet gut, betroffene Stellen bepinseln, für Mundspülungen 1:50 verdünnen
- Nystatin (z. B. Candio-Hermal Suspension) oder Miconazol (z. B. Daktar-Mundgel): zur Soorprophylaxe bei Antibiotikatherapie (bei sehr unreifen Frühgeborenen empfohlen, RKI II), bei Verdacht auf eine Soorinfektion
- Chlorhexidin (0,12–0,2 %) bzw. Hexetidin: antiseptisch, enthält Alkohol, Anwendung nur bei Stomatitis und Aphthen, cave: Geschmacksveränderungen, Zahnverfärbungen
- Octenidin, z. B. *Octenidol* 0,1 %: ist alkoholfrei und chlorhexidinfrei und daher auch für Frühgeborene geeignet, breites Wirkspektrum
- „Thesitlösung": Mischung aus Hexetidin (desinfizierend), Panthenol (heilungsfördernd) und Polidocanol (schmerzstillend) sowie Wasser zur Therapie bei Stomatitis und Aphthen
- Künstlicher Speichel (z. B. Glandosane): bei Mundtrockenheit; unangenehmer Geschmack
- Lokalanästhetika, z. B. Xylocain viskös, Dynexan, Kamistad-Gel (enthält zusätzlich Kamille): bei Schmerzen, vor dem Essen oder der Mundpflege bei Stomatitis
- Zitronenstäbchen (z. B. Pagavit): enthalten Glyzerin; geschmacksverbessernd, Zitrone regt die Speichelsekretion an, der Speichel wird jedoch vom Glyzerin gleich wieder gebunden; die Zitronensäure greift den Zahnschmelz an und kann Erosionen fördern

1.5.6 Nasenpflege

- **Ziel**
- Reinigung und Anfeuchten der Schleimhäute zur Erhaltung des Selbstreinigungsmechanismus
- Inspektion
- Freihalten der Atemwege
- Vermeidung von Druckulzera
- Infektionsprophylaxe

Fremdkörper, die in der Nase liegen, wie z. B. Magensonde oder Tubus, fördern die Schleimproduktion.

Tubus und Magensonde dürfen keinen Zug auf die Nase und keinen Druck auf die Nasenwand und das Septum ausüben und müssen so fixiert werden, dass sie als Verlängerung in der Linie des Nasenbeins verlaufen. Die Beatmungsschläuche abstützen, sodass sie keinen Zug auf den Tubus ausüben. Bei Sauerstoffbrillen bzw. binasalen Prongs die Größe so wählen, dass kein Druck auf den Nasensteg ausgeübt wird und die Nasenstutzen frei in den Nasenlöchern positioniert sind.

Durch Verwendung von hautfreundlichen Pflastern, Hautschutzlösungen (Cavilon®) oder von Hautschutzplatten wird die Haut, besonders der kleinen Frühgeborenen, geschont. Auf die Altersbeschränkung von Hilfsmitteln und das eventuell schnellere Loslösen mancher Fixierungen ist zu achten.

- **Material**
- Absauggerät
- Absaugkatheter
- Unsterile Handschuhe
- NaCl 0,9 %
- Dünne Watteträger oder Zellstofftupfer
- Ggf. pflegende Nasensalbe, z. B. Dexpanthenol bzw. Nasensalbe/-tropfen laut Verordnung
- Hautfreundliches Pflaster bei Sondenträgern
- Evtl. dünner Hydrokolloidverband zum Hautschutz/Cavilon®

- **Durchführung**
- Die Nase nur bei Bedarf absaugen, dabei den Absaugkatheter vorsichtig drehen
- Borken mit NaCl 0,9 % aufweichen
- Lösen der Verkrustungen und anschließende Reinigung der Nasengänge mit Watteträgern (Achtung: Verletzungsgefahr) oder Zellstofftupfern
- Schleimhaut mit NaCl 0,9 % anfeuchten bzw. mit Nasensalbe pflegen, dazu die Watteträger unter leicht drehender Bewegung in die Nase einführen
- Ggf. Verabreichen von verordneten Nasensalben/-tropfen
- Wechsel der Fixierung von Sonden, dabei evtl. Hydrokolloidverband als Hautschutz verwenden

Besonders empfindlich sind die Nasen der Kinder mit Nasen-CPAP. Die Häufigkeit der Nasenpflege sollte individuell dem Patienten angepasst sein, mindestens aber einmal pro Schicht erfolgen. Allerdings sollten dann keine Nasensalben verwendet werden, die das Hin- und Hergleiten des Tubus/der Prongs und damit das Entstehen von Schleimhautschäden begünstigen. Bei Sauerstoffbrillen oder Sonden aus PVC kann durch fetthaltige Salben der Weichmacher herausgelöst werden, daher sollten diese spätestens nach 7 Tagen gewechselt werden. Die Herstellerangaben zur Verwendung von öl- oder fetthaltigen Salben im Zusammenhang mit einer Sauerstofftherapie sind kontrovers, sie reichen von „unbedenklich" bis „keinesfalls verwenden".

> Bei Verdacht auf bzw. bestätigter Schädelbasisfraktur darf keine Nasenpflege durchgeführt werden. Nasenöffnungen nur mit sterilen Kompressen vorsichtig reinigen.

1.5.7 Ohrenpflege

Die Ohrmuschel und der Bereich hinter dem Ohr werden besonders bei der Seitenlagerung belastet. Dekubiti können entstehen und hinter dem Ohr kann sich eine feuchte Kammer bilden, die Entzündungen begünstigt.

- **Ziel**
- Reinigung der Ohrmuschel
- Inspektion, besonders der Auflagefläche und der Haut hinter dem Ohr

- Vermeidung einer Gehörgangverstopfung

- **Material**
- Wattestäbchen oder Mullkompressen, ggf. Waschlappen
- Klares Wasser, evtl. milde Waschlotion, pflegende Creme oder Lotion

- **Durchführung**
- Nur den äußeren Gehörgang mit Mullkompressen oder Watteträgern reinigen
- Den Bereich hinter dem Ohr waschen und gut abtrocknen
- Ggf. Ohrmuschel und Haut hinterm Ohr cremen
- Ohr evtl. entlasten oder abpolstern
- Beim Lagern ein Abknicken der Ohrmuschel vermeiden

Auf Flüssigkeitsaustritt (Blut, Liquor) ist zu achten, besonders bei Patienten, die am Kopf verletzt sind.

1.5.8 Nabelpflege

Wenn der Nabelschnurrest nicht kontaminiert wurde und unauffällig ist, ist eine prophylaktische antiseptische Behandlung nicht notwendig, er sollte möglichst nur an der Luft trocknen, bis er abfällt. Wenn der Nabelgrund gerötet oder der Nabelschnurrest schmierig ist, sollte nach Abnahme eines Abstrichs zur Erregerdiagnostik eine Nabelpflege mit einem Antiseptikum mindestens einmal pro Schicht durchgeführt werden.

- **Ziel**
- Schnelles Abheilen des Nabels und des Nabelschnurgrundes
- Vermeidung von Infektionen

- **Material**
- 2 sterile Kompressen oder sterile Stieltupfer
- Hautdesinfektionsmittel, z. B. *Octenisept*, wobei für Frühgeborene Octenidin 0,1 % ohne Phenoxyethanol empfohlen wird (RKI II)
- Einmalhandschuhe

- **Durchführung**
- Mit einer feuchten Kompresse/Stieltupfer kreisförmig um den Nabelgrund wischen
- Vorgang mit der zweiten Kompresse bzw. Stieltupfer wiederholen
- Nabel an der Luft trocknen lassen
- Windel unterhalb des Nabels schließen

Die Nabelklemme kann bei trockenem Nabelschnurrest nach 48 h entfernt werden. In Bauchlage sollte die Nabelklemme mit einer sterilen Kompresse unterpolstert werden, damit es keine Dekubiti gibt. Neugeborene mit unauffälligem Nabel bzw. Nabelschnurrest können gebadet werden.

Bei leichten Blutungen aus dem Nabel einen leichten Druckverband mittels einer sterilen Kompresse anlegen. Kind nicht auf dem Bauch lagern, Verband regelmäßig kontrollieren.

Bei nässendem Nabelgrund Nabel mit steriler Kompresse abdecken, ggf. mit Silbernitrat („Höllenstein-Stift") verätzen. Nässt der Nabelgrund weiterhin, kann eine Urachusfistel (embryonaler Gang zu Blase) bestehen. Nabelgranulome werden ebenfalls geätzt oder mit einem scharfen Löffel entfernt.

1.6 Absaugen

1.6.1 Endotracheales Absaugen

Das endotracheale Absaugen des Bronchialsekrets dient der Vermeidung von Atelektasen und Infektionen durch Sekretansammlung und dem Offenhalten des Tubus oder der Trachealkanüle. Ziel ist die Aufrechterhaltung und Verbesserung der Ventilationsverhältnisse. Mithilfe von Sekretprobenbehältnissen kann Sekret zu Untersuchungszwecken gewonnen werden.

- **Voraussetzungen**
- Immer unter sterilen Bedingungen arbeiten, auch in Notfallsituationen.
- Absaugen nur nach Auskultation der Lunge: bei unreinem, ungleichem Atemgeräusch wird abgesaugt, bei freiem

Atemgeräusch sollte ggf. bei Tuben mit kleinem Durchmesser einmal pro Schicht abgesaugt werden, da sehr zähes Sekret evtl. nicht auskultierbar ist und es zu einer Tubusobstruktion kommen kann.
- Das Absaugen sollte nur unter Monitorüberwachung (EKG, Sauerstoffsättigung, evtl. transkutane pO_2-/pCO_2-Messung) erfolgen, um bei Bradykardien und Sättigungsabfällen entsprechend reagieren zu können.
- Genaue Beobachtung des Hautkolorits, der Thoraxexkursion und des Verhaltens des Kindes vor und nach dem Absaugen.
- Kinder, die beim Absaugen instabil sind und mit Bradykardien und Zyanosen reagieren, werden präoxygeniert (meist 10 % über dem aktuellen Sauerstoffbedarf) oder nach ärztlicher Absprache auch leicht hyperventiliert. Die meisten Beatmungsgeräte verfügen über die Möglichkeit, manuelle Beatmungshübe (mit den Einstellungen der kontrollierten Atemhübe) auszulösen und/oder einen O_2-Flush zu applizieren, wobei Dauer und Sauerstoffkonzentration individuell eingestellt werden können. (bei Patienten mit pulmonal-arterieller Hypertonie [PAH] oder Kindern mit zyanotischen Vitien unbedingt Rücksprache halten, ob präoxygeniert werden muss oder nicht darf)
- Instabile Patienten sollten, sofern kein geschlossenes Absaugsystem verwendet wird, zu zweit abgesaugt werden.
- Bei zähem Sekret ist es sinnvoll, vor dem Absaugen das Sekret inhalativ, z. B. mit hypertoner NaCl-Lösung, zu verflüssigen bzw. mit physiotherapeutischen Maßnahmen zu mobilisieren.
- In der Regel wird der Patienten erst komplett versorgt, umgelagert und dann am Ende der Versorgungsrunde endotracheal abgesaugt, da währenddessen das Sekret mobilisiert wird.
- Möglichst vor dem Verabreichen der Nahrung absaugen, da die Patienten sonst leicht spucken oder erbrechen müssen, evtl. Magensonde offen hochhängen, sodass der Druck entweichen kann.

Tab. 1.3 Größe des Absaugkatheters (*ID* Innendurchmesser, *Ch* Charrière)

Tubus	Absaugkatheter
ID 2,0	Ch 5
ID 2,5	Ch 6
ID 3,0	Ch 6 (nur in Ausnahmefällen Ch 8)
ID 3,5	Ch 8
ID 4,0	Ch 8
ID 4,5–5,0	Ch 10
ID 5,0	Ch (10) – 12 – 14

- **Größe des Absaugkatheters**

Die Größe des Absaugkatheters ist abhängig vom Durchmesser des Tubus (Tab. 1.3).

Die Katheterdicke sollte maximal $1/3$ des Tubusinnendurchmessers (ID) betragen.

Formel: Tubus ID × 2 = Größe des Absaugkatheters in Ch

- **Instillation**

Eine Instillation sollte nur bei zähem Sekret erfolgen. Instilliert wird üblicherweise mit angewärmtem NaCl 0,9 %. Die Instillationsmenge ist vom Alter und Gewicht der Kinder abhängig (0,1–0,2 ml/kgKG):
- Frühgeborene: 0,3–0,5 ml
- Neugeborene: 0,5–1,0 ml
- Säuglinge: 1,0–2,0 ml
- Kleinkinder: 2,0–3,0 ml
- Schulkinder, Erwachsene: 5,0–10 ml

- **Durchführung**
- Die Patienten dem Alter angepasst vor dem Absaugen aufklären
- Bei entsprechender Indikation müssen Patienten zum Absaugen sediert oder evtl. sogar relaxiert werden
- Beatmungsbeutel mit PEEP-Ventil und Maske müssen griffbereit, der Beatmungsbeutel muss mit dem Sauerstoffanschluss verbunden sein
- Hygienische Händedesinfektion
- Bei entsprechender Indikation Mundschutz anlegen und evtl. Schutzbrille aufsetzen (z. B. HIV / AIDS, Hepatitis C/B, offene Lungen-Tbc); besser: geschlossenes Absaugsystem verwenden

1.6 · Absaugen

- Lunge des Kindes auskultieren: Sind die Atemgeräusche unrein, muss das Kind abgesaugt werden
- Sog an der Absaugpumpe einstellen (–0,2 bar, bei Größeren –0,3 bar), bei Verwendung atraumatischer Absaugkatheter –0,4 bar
- Betreffende Kinder präoxygenieren und/oder hyperventilieren
- Sterilen Handschuh vorbereiten, Innenseite der Verpackung als sterile Unterlage für die Beatmungsschläuche nutzen
- Verpackung des Absaugkatheters öffnen
- Bei entsprechender Indikation evtl. Instillationsflüssigkeit steril aufziehen
- Anspülen mit der Instillationsflüssigkeit, das Kind wieder mit dem Beatmungsgerät verbinden oder mit dem Handbeatmungsbeutel durch eine zweite Person beatmen
- Sterilen Handschuh über die Hand ziehen und Absaugkatheter steril aus der Verpackung in/um die Hand wickeln
- Absaugkatheter mit dem Absaugschlauch verbinden
- Beatmungsschläuche vom Tubus diskonnektieren und auf dem Handschuhpapier ablegen
- Katheter abwickeln und ohne Sog vorsichtig, aber zügig in den Tubus einführen, Sog aufbauen, unter drehenden Bewegungen den Katheter aus dem Tubus ziehen (Gefahr von Schleimhautschäden, Bronchospasmen und Bradykardien); lässt sich der Katheter nur unter Schwierigkeiten einführen, kann dieser mittels eines sterilen Gleitmittels gleitfähig gemacht werden oder man instilliert NaCl 0,9 % während des Einführens
    - Die Katheterspitze sollte maximal 0,5–1 cm über die Tubusspitze vorgeschoben werden zur Vermeidung von Schleimhautschäden, diese können durch Verwendung von sog. atraumatischen Kathetern (z. B. Aero-Jet) ebenfalls vermieden werden, diese Katheter haben seitliche Öffnungen an der Katheterspitze, sie werden unter Sog eingeführt, wobei sich ein Luftpolster an der Katheterspitze bildet
    - Bestimmung des Absaugmaßes: Tubuslänge einschließlich Konnektor + 0,5(–1) cm; graduierte Absaugkatheter werden bis zur ermittelten cm-Markierung eingeführt, nichtgraduierte müssen vorher mit einem Stift markiert werden und werden dann bis zur Markierung eingeführt (je nach Hausstandard)
- Das Kind wieder mit dem Beatmungsgerät (bei niedrigen Frequenzen evtl. ein paar manuelle Atemzüge verabreichen) oder dem Beatmungsbeutel konnektieren
- Material entsorgen, Handschuh über den Katheter ziehen, Absaugschlauch mit Wasser durchspülen
- Erneute Händedesinfektion
- Die Lunge auskultieren
- Evtl. verstellte Beatmungsparameter wieder zurückstellen

> Der Absaugvorgang soll nicht länger als 10(–15) s dauern. (Tipp: selbst die Luft anhalten).

Tracheal sollte nur einmal mit demselben Katheter abgesaugt werden. Muss der Absaugvorgang wiederholt werden, sollten ein neuer Handschuh und Katheter benutzt werden. Es ist in den meisten Fällen nicht notwendig, mehr als einmal anzuspülen, zum erneuten Anspülen sollte jedoch neue Spülflüssigkeit aufgezogen werden. Mehr als 3- bis 4-mal nacheinander sollte nicht abgesaugt werden, dem Kind sollte dann erst einmal eine Ruhepause gegeben werden, und es muss überlegt werden, durch welche Maßnahmen das Sekret verflüssigt und mobilisiert werden kann.

Verschlechtert sich der Zustand des Kindes während des Absaugvorgangs, muss dieser unterbrochen und das Kind sofort wieder durch den Respirator oder mit dem Handbeatmungsbeutel beatmet werden.

■ Geschlossenes Absaugsystem

Bei Kindern mit Tröpfchen- und aerogen übertragbaren Erkrankungen (Tbc, Windpockenpneumonie) sowie Besiedlung der Atemwege mit multiresistenten Erregern, Beatmung mit hohem PEEP (> 10 cmH$_2$O), Hochfrequenz-Oszillationsventilation (HFOV),

NO-Beatmung, AnaConda-Sedierung und/oder voraussichtlicher Beatmungsdauer von >24 h sollten geschlossene Absaugsysteme verwendet werden, die direkt am Tubuskonnektor in das Beatmungssystem integriert werden. Mit diesen Systemen kann abgesaugt werden, ohne die Beatmung zu unterbrechen. Die Systeme gibt es z. T. auch mit integriertem Aerosolport, mit dünnem zweitem Lumen für gezielte Medikamentenapplikation oder Bronchiallavage und als kurze Systeme für tracheotomierte Patienten. Die Wechselintervalle des geschlossenen Absaugsystems richten sich nach den Herstellerangaben (24–72 h).

Bei Verwendung geschlossener Absaugsysteme wird für den Absaugvorgang nur eine Pflegekraft und insgesamt weniger Zeit benötigt, da keine größeren Vorbereitungen zu treffen sind. Eine Präoxygenierung ist meist nicht notwendig, es kommt seltener zu Bradykardien und Sättigungsabfällen und ein Kollaps der Lunge wird vermieden, da der PEEP und alle anderen Beatmungsparameter weitgehend unverändert bleiben. Für die Patienten ist der Absaugvorgang wesentlich angenehmer, sie bekommen keine Luftnot und sind weniger gestresst. Bei NO-Beatmung ist die Verwendung eines geschlossenen Absaugsystems unverzichtbar.

Bei Geräten ohne Continuous Flow muss der Beatmungsmitteldruck während des Absaugens beobachtet werden, da es zu einem Abfall kommen kann. Daher den Sog möglichst nur während der Inspiration für wenige Sekunden aufbauen und intermittierend absaugen. Der Katheter wird dabei langsam unter mehrfachem Sogaufbau aus dem Tubus gezogen.

- **Dokumentation**
  - Menge, Konsistenz und Farbe des Trachealsekrets
  - Belastbarkeit des Patienten, Notwendigkeit der Veränderung der Beatmungsparameter
  - Auftreten außergewöhnlicher Komplikationen beim Absaugen

- **Komplikationen**
  - Trachealverletzungen
  - Veränderungen der Kreislaufverhältnisse → Bradykardie
  - Schwankungen des Kohlendioxid- und Sauerstoffpartialdrucks (pCO_2/pO_2) und ein Anstieg des Blutdrucks nach dem Absaugen (stressbedingt) sind besonders bei kleinen Frühgeborenen auslösende Faktoren einer Hirnblutung
  - Dislokation des Tubus bis zur Extubation
  - Pneumonie
  - Atelektase
  - Pneumothorax
  - Tubusobstruktion = Verlegung des Tubus mit Sekret: Atemgeräusch ist sehr leise, der Thorax hebt sich kaum, das Kind ist zyanotisch und evtl. auch bradykard → eine erfahrene Pflegeperson und den Arzt rufen, mit Beatmungsbeutel und Sauerstoff beatmen, erneutes Absaugen (evtl. mit Sekretolytika) oder Tubus entfernen, Maskenbeatmung, Reintubation
  - Bronchospasmus = dahinter liegende Lungenareale werden nicht belüftet, Thorax hebt sich nicht, kein Atemgeräusch zu auskultieren; Kind bietet Zyanose und Bradykardie → eine erfahrene Pflegeperson und den Arzt rufen; Versuch, mit dem Beatmungsbeutel und Sauerstoff zu beatmen; Gabe von Bronchospasmolytika, z. B. Salbutamol (z. B. Sultanol) inhalativ oder Terbutalinsulfat (z. B. Bricanyl) s.c.; Sedierung der Kinder

1.6.2 Subglottisches Absaugen

Zur Prävention ventilatorassoziierter Pneumonien wird die subglottische Absaugung bei Patienten mit einer Beatmungsdauer >72 h empfohlen. Dazu sind spezielle Tuben notwendig, die erst ab einem ID von 6,0 mm erhältlich sind und oberhalb des Cuffs eine zusätzliche seitliche Öffnung besitzen. Über einen im Tubus integrierten Absaugkanal, an den ein Absaugschlauch angeschlossen werden kann, kann Sekret, welches sich oberhalb des Cuffs befindet, abgesaugt werden. Bei diesem Sekret handelt es sich um Speichel, der sich aufgrund des fehlenden oder behinderten Schluckreflexes im Rachen ansammelt und dann neben einem nicht abdichtenden Tubus durch den Larynx in die Trachea gelangt. Da es sich bei diesen Mikroaspirationen meist um kontaminiertes Sekret aus dem oropharyngealen Bereich handelt, steigt die Gefahr von Pneumonien, wenn dieses Sekret in die Lunge gelangt. Daher wird neben einem ausreichenden Cuffdruck das intermittierende oder kontinuierliche Absaugen des subglottischen Raums empfohlen.

- **Empfehlungen zur subglottischen Absaugung**
- Eine intermittierende Absaugung ist aufgrund der höheren Komplikationsrate der kontinuierlichen vorzuziehen, auch wenn diese insgesamt effektiver ist.
- Der Sog sollte bei –0,2 bar eingestellt werden, bei sehr zähem Sekret bis –0,3 bar.
- Wenn möglich, sollte eine elektrische Absaugpumpe angeschlossen werden, an der neben genauer Sogstärke auch Zeitintervall und Saugdauer eingestellt werden können. Zu den Einstellungen gibt es bisher kaum Empfehlungen, in einem Beispiel werden ein Intervall von 20 s und eine Sogdauer von 8 s angegeben.
- Absaugpumpe und Absaugkanal sollten ein geschlossenes System bilden. Häufige Diskonnektion sollten vermieden werden, da dadurch die Kontaminationsgefahr erhöht wird.
- Sogeinstellung und Cuffdruck sollten regelmäßig kontrolliert werden.
- Komplikationen:
  - Ansaugen der Trachealschleimhaut und Entstehung von Ulzerationen
  - Verlegung des Absaugkanals durch angesaugte Schleimhaut oder zähes Sekret
  - Lagebedingte Verlegung der Öffnung vor allem in Seitenlage
  - Bildung von Trachealfisteln

1.6.3 Orales und nasales Absaugen

Der Nasen-Rachen-Raum muss immer dann abgesaugt werden, wenn durch Sekretansammlungen die Atmung behindert wird und/oder die Gefahr von Aspirationen oder Mikroaspirationen besteht. Bei intubierten Patienten ist das orale und nasale Absaugen in der Regel wegen des gestörten Schluckreflexes und der vermehrten Sekretion der Nasenschleimhäute nötig. Bei Früh- und Neugeborenen sowie bewusstseinsgestörten Patienten sollte der Mund möglichst vorsichtig mit nicht zu dünnen Kathetern abgesaugt werden, um eine orale Irritation zu vermeiden. Diese Patienten könnten später jegliche orale Manipulation ablehnen und dadurch auch die selbstständige orale Nahrungsaufnahme verweigern.

- **Indikation bei nicht intubierten Patienten**
- Gestörter oder fehlender Schluckreflex
- Vermehrte Speichelproduktion
- Fehlende oder eingeschränkte Durchgängigkeit des Ösophagus (z. B. Ösophagusatresie)
- Verlegung der Nasenatmung durch vermehrte Schleimsekretion

- **Wichtige Hinweise**
- Immer erst oral und dann nasal absaugen
- Die Größe des Absaugkatheters ist von der Größe der Nasenlöcher und der Menge und Konsistenz des Sekrets abhängig; es kann schonender sein, zähes Sekret einmal mit einem dicken Absaugkatheter abzusaugen als mehrere Male mit einem kleinen Katheter
- Grundsätzlich sollte auch oral/nasal mit Handschuhen abgesaugt werden, es reichen unsterile
- Katheter immer ohne Sog einführen, um die Schleimhäute nicht zu verletzen
- Maß für Absaugtiefe:
  - Oral: Mundwinkel bis Ohrläppchen
  - Nasal: Nasenspitze bis Ohrläppchen

- Sog von –0,2 bar aufbauen und den Katheter unter drehenden Bewegungen herausziehen
- Katheter am Ende des Absaugvorgangs in den Handschuh wickeln, diesen darüber ziehen und entsorgen
- Absaugschlauch mit Wasser durchspülen
- Kinder während des Absaugens genau beobachten; auf Bradykardien und Zyanosen achten
- Den Kindern Erholungspausen einräumen

1.7 Prophylaxen

1.7.1 Pneumonieprophylaxe/VAP

- **Ziel**
- Freie Atemwege und gleichmäßige Belüftung der Lungen
- Fördern der Sekretolyse und der Expektoration
- Aufrechterhalten des Selbstreinigungsmechanismus der Atemwege, Sekretmobilisation
- Vermeiden einer (ventilatorassoziierten) Pneumonie (VAP) durch pathogene Erreger des Nasenrachenraums infolge von Mikroaspirationen in den subglottischen Bereich
- Minimieren der Aspirationsgefahr
- Verbesserung der Lungendurchblutung und des Ventilations-Perfusions-Verhältnisses

> **Definition**
>
> **Ventilatorassoziierte Pneumonie:** Infektion der tiefen Atemwege, die bei mechanisch beatmeten Patienten mindestens 48 h nach der Intubation unter Einbeziehung klinischer Kriterien sowie laborchemischer und radiologischer Befunde diagnostiziert wird.

- **Risikofaktoren**
- Intensivbehandlung
- Intubation und Tracheostomie/invasive Beatmung
- Sedierung, Analgesie und Relaxierung
- Thoraxdrainagen
- Neurologische/neuromuskuläre Grunderkrankungen, Querschnittslähmung
- Schluckstörungen, Aspiration
- Chronische Lungenerkrankungen (bronchopulmonale Dysplasie – BPD, Asthma, zystische Fibrose)
- Operationen im Thorax- und Bauchbereich
- Infektionen der oberen Atemwege
- Sauerstofftoxizität (Bildung freier Radikale)
- Trachealschleimhautschäden durch endotracheales Absaugen

- **Maßnahmen**
- Verbesserung der Ventilation:
  - Nicht beatmete Patienten anregen, tief ein- und auszuatmen, z. B. einen Luftballon aufblasen oder Seifenblasen blasen lassen, dosierte Lippenbremse, Einsatz von Atemtrainer, z. B. *Flow-Ball*, *Mediflo duo*, Patienten zum Abhusten anregen, dabei evtl. vorhandene Operationswunden oder Drainagen mit der Handfläche fixieren, um Schmerzen zu reduzieren
  - Absaugen oral, nasal und endotracheal nach Bedarf
  - Kontaktatmen: Der Patient soll die Atmung in Richtung der Hände vertiefen, z. B. Hände auf den Bauch → Bauchatmung, Hände seitlich am Thorax → Thoraxatmung, Hände in der Nierengegend → Flankenatmung
  - Atemerleichternde Positionierungen, z. B. Oberkörperhochlagerung, Stufenlagerung
  - Häufige Lagewechsel, möglichst auch Bauchlage
  - Gezielte Atemtherapie durch Krankengymnasten
  - Dehnlagerungen: V – Belüftung der oberen Lungenabschnitte, A – Förderung der Flankenatmung, T/I – Belüftung aller Lungenbezirke
- Unterstützung der Sekretolyse und der Sekretmobilisation:
  - Vibrationsmassage (▶ Abschn. 9.3)

1.7 · Prophylaxen

- Inhalationen mit NaCl 0,9 % oder hypertoner Kochsalzlösung, Sekretolytika oder Broncholytika
- Anwärmen und Anfeuchten der Atemgase bzw. des Sauerstoffs
- Häufige Lagewechsel
- Einsatz von sekretmobilisierenden Atemphysiotherapiegeräten, z. B. *Acapella, Flutter, Shaker*
- Drainagelagerungen nach „Thatcher" zur Förderung des Sekretabflusses (▶ Abschn. 9.3)
- Heiße Brustwickel
- Ausreichende Flüssigkeitszufuhr
— Vermeidung einer Aspiration:
  - Seitenlagerung oder 30°-Oberkörperhochlagerung (wird unterschiedlich bewertet, RKI III), sofern es keine medizinische Kontraindikation gibt
  - Regelmäßiges orales Absaugen bei gestörtem Schluckreflex
  - Verwenden von Tuben mit Cuff, Cuffdruck 20–30 cm H2O (RKI IB)
  - Verwenden von Tuben oder Trachealkanülen mit subglottischer Absaugmöglichkeit und regelmäßiges Absaugen des subglottischen Bereichs bei Kindern > 12 Jahren mit einer voraussichtlichen Beatmungsdauer > 72 h (RKI IA) (▶ Abschn. 1.6.2)
  - Magensonde an eine offene Spritze anschließen und über Patientenniveau hängen, sodass Luft entweichen bzw. beim Würgen Nahrung hochgedrückt werden kann; oder Sonde offen ableitend
  - Verwenden von Tuben bzw. Trachealkanülen mit „high-volume"; bei Kindern „low pressure cuff" mit einem Cuffdruck bei 20 cm H2O (RKI III)
— Vermeidung einer Keimübertragung:
  - Auswechseln der Vernebler- und Inhalationssysteme alle 24 h, Beatmungssysteme alle 7 Tage (bzw. nach hausinternem Hygieneplan und Herstellerinformation) wechseln außer bei Verschmutzung; ein häufigerer Wechsel senkt die VAP-Rate nicht (RKI IA)
  - Steriles endotracheales Absaugen bzw. Einsatz von geschlossenen Absaugsystemen
  - Sorgfältige Händedesinfektion vor bzw. Tragen von Handschuhen bei Maßnahmen an den Atemwegen (einschließlich oralen und Manipulationen an der Magensonde) (RKI IA)
  - Mundpflege mit Antiseptika alle 6 h bzw. orale Dekontamination (▶ Abschn. 1.5.5)
  - Vermeiden von Kondenswasser in den Beatmungsschläuchen durch Verwendung beheizter Schlauchsysteme oder Entleeren der Beatmungsschläuche alle 4 h bzw. vor einem Lagewechsel des Patienten

Als VAP-Bundle werden Maßnahmenbündel bezeichnet (in der Regel mindestens drei Maßnahmen), die der Prophylaxe ventilatorassoziierter Pneumonien dienen. Zu den wichtigsten Maßnahmen bei Kindern gehören:
— Hygienische Händedesinfektion bzw. Tragen von Einmalhandschuhen bei Manipulationen an oder im Zusammenhang mit den Atemwegen und der Magensonde (RKI IA)
— Ggf. tägliche Sedierungspausen, Weaning-Bereitschaft, frühe Extubation und ggf. nichtinvasive Beatmung (RKI II)
— Prävention einer Aspiration von kontaminiertem Sekreten (RKI IA)
— Verwenden geschlossener Absaugsysteme oder steriles Arbeiten bei offener Absaugung (RKI IA)

1.7.2 Dekubitusprophylaxe

Im Expertenstandard „Dekubitusprophylaxe in der Pflege" des Deutsches Netzwerks für Qualitätsentwicklung in der Pflege (DNQP) wurde 2017 der Dekubitus in Anlehnung an die internationale Definition des National Pressure Ulcer Advisory Panel, des European Pressure Ulcer Advisory Panel und der Pan Pacific Pressure Injury Alliance (NPUAP/EPUAP/PPPIA 2014) folgendermaßen definiert:

> Ein **Dekubitus** ist eine lokal begrenzte Schädigung der Haut und/oder des darunterliegenden Gewebes, typischerweise über knöchernen Vorsprüngen, infolge von Druck oder in Verbindung mit Scherkräften. Es gibt eine Reihe weiterer Faktoren, welche tatsächlich oder mutmaßlich mit Dekubitus assoziiert sind, deren Bedeutung aber noch zu klären ist.

Hoher Druck schädigt direkt das Fett- bzw. Muskelgewebe über Knochen-/vorsprüngen. Scherkräfte bewirken eine Schädigung in tieferen Hautschichten und führen dort zu Bildung von „Taschen", da die Verbindung von sonst aneinanderhaftenden Hautschichten gelöst wird. Zugkräfte setzen an Stellen an, wo Knochen aufeinandertreffen, und schädigen das Gewebe, indem es auseinandergezogen wird.

Zusätzliche Risikofaktoren können die Entstehung eines Dekubitus begünstigen.

- **Risikofaktoren**
- Sedierte und relaxierte Patienten
- Kachexie
- Adipositas
- Ödeme
- Durchblutungsstörungen
- Inkontinenz
- Paresen, Lähmungen
- Vorbestehende Hautschäden
- Mechanische Läsionen, z. B. durch Kabel, Schläuche
- Reduzierter Allgemeinzustand
- Schlechter Ernährungszustand
- Immobilität
- Sensibilitätsstörungen

- **Einteilung (NPUAP/EPUAP 2014)**

Die Einteilung des Dekubitus erfolgt in Kategorien (Schweregraden), wobei davon ausgegangen wird, dass jede Kategorie unabhängig auftreten kann und nicht als Verschlechterung/Verbesserung einer niedrigeren/höheren Kategorie anzusehen ist.
- Kategorie 1: nicht wegdrückbare umschriebene Hautrötung bei intakter Epidermis, in der Regel über einem Knochenvorsprung lokalisiert; sie kann schmerzempfindlich, verhärtet oder weich bzw. wärmer oder kälter als die umgebende Haut sein
- Kategorie 2: Teilverlust der Haut; Zerstörung bis in die Dermis/Lederhaut; manifestiert sich als flaches, offenes, feuchtes/trockenes Ulkus mit rot bis rosafarbenem Wundbett ohne Beläge bzw. als intakte oder offene/rupturierte serumgefüllte Blase ohne Nekrosen oder Bluterguss; als Ursache sind verbands- oder pflasterbedingte Hautschädigungen, feuchtigkeitsbedingte Läsionen, Mazerationen oder Abschürfungen auszuschließen, da es sich dann nicht um einen Dekubitus handeln würde
- Kategorie 3: Verlust der Haut mit Zerstörung aller Hautschichten; subkutanes Fettgewebe kann sichtbar sein, jedoch keine Knochen, Sehnen oder Muskeln
- Kategorie 4: vollständiger Haut- oder Gewebeverlust; angrenzende Muskeln, Faszien, Sehnen oder Gelenkkapseln können mitbetroffen sein; Tunnel oder Unterminierungen treten häufig auf; Knochen, Sehnen und Muskeln sind sichtbar; eine begleitende Osteomyelitis oder Ostitis ist möglich
- Unstageable: teilweiser Hautverlust, Tiefe nicht feststellbar
- Vermutete tiefe Gewebeschädigung: Schädigung tiefer Gewebe unter intakter Haut

Zur Beurteilung und Dokumentation eines Dekubitus gehören die Kategorisierung nach EPUAP, die Lokalisation und Größe (Volumen) sowie Angaben zur Schmerzhaftigkeit. Es gibt diverse Skalen zur Einschätzung der Dekubitusgefahr, z. B. Norton-Skala, Braden-Skala. Skalen dienen nur als Hilfsmittel, maßgeblich ist immer die individuelle Beurteilung der Gesamtsituation eines Patienten. Die wichtigsten Faktoren, die beurteilt werden, sind:
- Mobilität des Patienten
- Mechanische Belastung durch Druck, Reibung, Zug- und Scherkräfte
- Durchblutung
- Sensorische Wahrnehmung und Fähigkeit, Schmerzen zu äußern

1.7 · Prophylaxen

- Hautzustand, Nässeeinwirkung
- Ernährungsstatus (Albumingehalt im Plasma)
- Körpertemperatur
- Individuelle Anfälligkeit bzw. Reparaturfähigkeit für Dekubitus

Im Unterschied zu Erwachsenen besteht bei Kindern und vor allem Neugeborenen ein erhöhtes Dekubitusrisiko durch Sonden, Katheter, Kabel, Tuben, Blutdruckmanschetten etc. Dieses erhöht sich noch durch Ödeme, Sedierung, Relaxierung, arterielle Hypotonie oder Katecholamintherapie.

Bei der Aufnahme eines Patienten sollte das Dekubitusrisiko und der Hautzustand beurteilt werden. Bei der Hautinspektion ist besonders auf Hautrötungen („Fingertest"), lokale Erwärmungen, Ödeme, Gewebeverhärtungen, Hautläsionen sowie Hinweise auf verheilte Dekubiti zu achten. Notwendige Maßnahmen zur Dekubitusprophylaxe sowie Zeiten für die Wirksamkeitsprüfung der eingeleiteten Maßnahmen sind individuell festzulegen. Weiterhin ist bei jeder Veränderung des Zustands des Patienten das Dekubitusrisiko neu zu beurteilen.

Für Kinder eignet sich die modifizierte Braden-Q-Skala (◘ Tab. 1.4).

- **Gefährdete Stellen**
- Ohrmuscheln
- Hinterkopf
- Wirbelsäule (Dornfortsätze)
- Schulterblätter
- Ellbogen
- Brustbein
- Rippen
- Beckenkamm
- Steißbein
- Knie
- Wadenbeinköpfchen
- Knöchel
- Ferse
- Ränder von Gipsverbänden

Bei Säuglingen und Kleinkindern ist der Hinterkopf aufgrund der anderen Körperproportion die am meisten gefährdete Stelle, bei größeren Kindern dagegen sind Sakralbereich und Fersen häufiger betroffen.

- **Vorbeugende Maßnahmen**
- Druckentlastung
- Druckverteilung
- Hautpflege, -schutz

- **Möglichkeiten**
- Regelmäßige Hautbeobachtung, auffällige Hautrötungen mittels Fingertest prüfen, bei nicht wegdrückbaren Rötungen sollte eine weitere Druckbelastung vermieden werden
- Haut trocken und sauber halten, bei der Reinigung reibende Bewegungen vermeiden, keine Hautmassagen
- Trockene Haut bei Bedarf mit W/Ö-Präparaten vorsichtig eincremen
- Möglichst nur eine Stoffschicht auf der Matratze (die meisten Klinikmatratzen sind viskoelastische Antidekubitussysteme, deren Wirkung mit mehr als einer Auflage erlischt)
- Haut darf nicht auf Haut liegen, direkten Hautkontakt mit Plastik oder Gummi vermeiden, da sich feuchte Kammern bilden können, Gefahr von Hautmazerationen
- Gewährleisten, dass Luft an alle Körperpartien gelangt
- Keine Positionierung auf Zu- und Ableitungen, Position von Sauerstoffsättigungsabnehmer und Blutdruckmanschetten regelmäßig wechseln
- Waschen mit körperwarmem Leitungswasser, bei Bedarf mit pH-neutralen rückfettenden Wasch-Syndets
- Druckentlastung der gefährdeten Stellen durch häufigen Lagewechsel (Intervall je nach persönlicher Toleranz); 30°-Oberkörperhochlagerung oder -Seitenlage sind gegenüber 90°-Positionierungen zu bevorzugen, Bewegungsplan erstellen; bei instabilen Patienten sind ggf. nur Mikrobewegungen möglich, dann sollte der Einsatz von aktiven druckverteilenden Unterlagen oder speziellen Bettsystemen überlegt werden.
- Weichlagerung bzw. Druckverteilung mithilfe von:
  - weichen Kissen, wasser-/luftdurchlässigem elastischem Polyestervlies (z. B. Vala Comfort), Schaumstoffwürfel- oder

Tab. 1.4 Modifizierte Braden-Q-Skala

Kriterien	Beschreibung	Punkte
Mobilität Fähigkeit, eigenständig die Körperposition zu verändern	Vollständige Immobilität: führt keine Lagewechsel des Körpers oder einzelner Gliedmaßen ohne Unterstützung aus	1
	Stark eingeschränkt: führt gelegentlich geringfügige Lagewechsel des Körpers oder einzelner Gliedmaßen aus, ist aber unfähig, sich selbstständig zu drehen	2
	Leicht eingeschränkt: führt häufig, jedoch nur geringfügige Lagewechsel des Körpers oder einzelner Gliedmaßen aus	3
	Nicht eingeschränkt: führt häufig große Lagewechsel ohne Unterstützung aus; Säugling bewegt sich altersentsprechend	4
Aktivität Fähigkeit, sich von einem Ort zu einem anderen zu bewegen	Bettlägerigkeit: kann/darf das Bett nicht verlassen	1
	An Stuhl/Rollstuhl gebunden: Gehfähigkeit ist eingeschränkt oder nicht vorhanden; kann das Eigengewicht nicht tragen und/oder braucht Hilfe, sich in den Stuhl/Rollstuhl zu setzen	2
	Geht gelegentlich: geht ab und zu kurze Strecken mit oder ohne Hilfe; verbringt die meiste Zeit im Bett oder im Stuhl	3
	Für Kinder, die zu jung zum Laufen sind **oder** öfter gehen: tagsüber wenigstens 2-mal/Tag außerhalb des Zimmers bzw. alle 2 h innerhalb des Zimmers	4
Sensorische Wahrnehmung	Vollständig ausgefallen: reagiert nicht auf Schmerzreize (kein Stöhnen, Zurückzucken, Greifen) infolge verminderter Wahrnehmung bei Bewusstlosigkeit/Sedierung oder eingeschränktes Schmerzempfinden über den größten Anteil der Körperoberfläche	1
	Stark eingeschränkt: reagiert nur auf schmerzhafte Reize; kann Unbehagen nicht äußern außer durch Unruhe/Stöhnen oder hat Sinnesstörungen mit herabgesetzter Fähigkeit über mehr als der Hälfte des Körpers, Schmerz oder Unbehagen zu empfinden	2
	Geringfügig eingeschränkt: reagiert auf Ansprache, kann Unbehagen bzw. Wunsch nach Lagewechsel aber nicht immer mitteilen oder hat leichte Sinnesstörungen mit herabgesetzter Fähigkeit in einem oder zwei Gliedmaßen, Schmerz oder Unbehagen zu empfinden	3
	Nicht eingeschränkt: reagiert auf Ansprache; hat keine sensorischen Defizite, die die Fähigkeit herabsetzen, Schmerz oder Unbehagen zu empfinden und mitzuteilen	4
Nässe Ausmaß, in dem die Haut der Nässe (Schweiß, Urin) ausgesetzt ist	Permanent feucht: die Haut ist ständig feucht durch Schweiß, Urin oder Drainageflüssigkeit; Feuchtigkeit wird jedes Mal festgestellt, wenn der Patient bewegt oder gedreht wird	1
	Sehr feucht: die Haut ist oft, aber nicht ständig feucht; Wäschewechsel mindestens alle 8 h	2
	Gelegentlich feucht: Haut ist hin und wieder feucht; Wäschewechsel alle 12 h	3
	Selten feucht: Haut ist meist trocken, routinemäßiger Windelwechsel; Wäschewechsel alle 24 h	4

1.7 · Prophylaxen

Tab. 1.4 (Fortsetzung)

Kriterien	Beschreibung	Punkte
Reibung- und Scherkräfte Entstehen, wenn Haut sich gegen Auflageflächen bewegt oder gegen darunterliegende Knochen verschiebt	Erhebliches Problem: Spastik, Kontraktur, Juckreiz oder Unruhe verursachen fast ständiges Herumwerfen, Umsichschlagen und Reiben	1
	Bestehendes Problem: braucht mittlere bis maximale Unterstützung beim Lagewechsel; vollständiges Anheben, ohne über die Laken zu rutschen, ist nicht möglich; rutscht im Bett oder Stuhl/Rollstuhl oft nach unten und braucht maximale Hilfe, um zurückgesetzt zu werden	2
	Mögliches Problem: bewegt sich schwach oder benötigt geringe Hilfe; während des Lagewechsels schleift die Haut etwas über Laken, Stuhl, Kopfstützen oder anderes Zubehör; behält die meiste Zeit relativ gut die Position im Stuhl/Rollstuhl oder Bett, rutscht aber gelegentlich herab	3
	Kein auftretendes Problem: bewegt sich in Bett und Stuhl unabhängig und hat ausreichend Muskelkraft, um sich während des Lagewechsels komplett zu heben; kann Position im Stuhl/Rollstuhl und Bett gut halten; Lagewechsel bei Säugling ist durch guten Muskeltonus ohne Probleme möglich	4
Ernährung	Sehr schlecht: keine orale Ernährung und/oder nur klare Flüssigkeitszufuhr, intravenöse Flüssigzufuhr über mehr als 5 Tage **oder** Eiweißzufuhr < 2,5 mg/dl **oder** isst nie eine ganze Mahlzeit; isst selten mehr als die Hälfte der angebotenen Mahlzeit; Eiweißzufuhr beträgt nur 2 fleischhaltige Portionen bzw. Milchprodukte täglich; trinkt wenig; erhält keine Nahrungssupplemente	1
	Nicht ausreichend: erhält flüssige Nahrung **oder** Sondenkost/intravenöse Ernährung, die eine für das Alter nicht ausreichende Menge an Kalorien und Mineralien enthält, **oder** Eiweißzufuhr < 3 mg/dl, oder isst selten eine ganze Mahlzeit und überhaupt nur die Hälfte aller angebotenen Mahlzeiten; die Eiweißzufuhr umfasst nur 3 fleischhaltige Portionen bzw. Milchprodukte täglich; gelegentlich werden Nahrungssupplemente eingenommen	2
	Ausreichend: erhält flüssige Nahrung oder Sondenkost, die eine für das Alter ausreichende Menge an Eiweiß und Mineralien enthält, **oder** isst mehr als die Hälfte jeder Mahlzeit; isst insgesamt 4 oder mehr fleischhaltige bzw. eiweißhaltige Portionen täglich; lehnt gelegentlich eine Mahlzeit ab, nimmt aber ein Nahrungssupplement, sofern es angeboten wird	3
	Sehr gut: nimmt eine normale Ernährung ein, die genügend Kalorien für das Alter enthält; isst fast jede Mahlzeit vollständig auf, lehnt keine Mahlzeit ab; isst normalerweise 4 und mehr Portionen täglich, die Fleisch oder Milchprodukte enthalten; isst gelegentlich zwischen den Mahlzeiten; braucht kein Nahrungssupplement	4
Durchblutung und Sauerstoffversorgung	Extrem gefährdet: Hypotonie, MAP = mittlerer arterieller Blutdruck < 50 mmHg (< 40 mmHg bei Neugeborenen); **oder** der Patient toleriert keinen Positionswechsel	1
	Gefährdet: Sauerstoffsättigung ggf. < 95 %, Hämoglobin ggf. < 10 mg/dl, kapilläre Wiederauffüllzeit ggf. > 2 s, Serum-pH < 7,40	2
	Ausreichend: Sauerstoffsättigung ggf. < 95 %, Hämoglobin ggf. < 10 mg/dl, kapilläre Wiederauffüllzeit etwa 2 s, Serum-pH normal	3
	Sehr gut: Normotonie; Sauerstoffsättigung > 95 %, Hämoglobin normal, kapilläre Wiederauffüllzeit < 2 s	4

28–24 Punkte: kein – geringes Risiko; 23–7 Punkte: mittleres – hohes Risiko; < 7 Punkte: sehr hohes Risiko
Bei < 24 Punkten Maßnahmen ergreifen, tägliche Risikoeinschätzung, Dokumentation der Punkte sowie der ergriffenen Maßnahmen auf der Kurve
Bei ≥ 24 Punkten erneute Einschätzung nur bei AZ-Verschlechterung

Schaumstoffmatratzen (Kaltschaum, Polyurethan, Polyester)
- viskoelastischen Schaumstoffmatratzen: gute Druckverteilung, da sie auf Druck oder Wärme reagieren und sich dem Körper anpassen, allerdings sinkt der Patient ein, wodurch die Eigenbewegung eingeschränkt wird
- aktiven Wechseldruckmatratzen oder -auflagen: die luftgefüllten Kammern werden über ein Aggregat wechselseitig gefüllt und entleert, wodurch einzelne Areale druckentlastet werden; sie sollten nicht zu kleinzellig sein, bei kleinen Kindern aber auch nicht zu groß, da diese sonst in die Lücken „hineinrutschen" können; bei Wechseldruckmatratzen ist der Druck im Bereich des Kopfteils häufig etwas höher eingestellt, was bei Kleinkindern die Entstehung eines Dekubitus am Hinterkopf begünstigen kann
- MIS (Mikrostimulations*systeme*/-*matratzen*): unter der Matratze befindet sich eine sensible mechanische Konstruktion, deren Federn bewirkt, dass die Matratze sich dem Körper anpasst, wodurch die Auflagefläche vergrößert wird, außerdem reagieren die Federn auf kleinste Eigenbewegungen des Patienten mit Mikrobewegungen, die die Körperwahrnehmung und die Eigenmotorik verbessern; einige Systeme lassen sich individuell einstellen, sodass bestimmte Körperareale mehr entlastet werden können
- Gelmatten: meist in Verbindung mit Wärme- oder Kühlsystemen, der Auflagedruck ist höher als bei Schaumstoff
- Schwenkmatratzen oder Rotationssysteme: werden aufgrund der hohen Kosten nur selten eingesetzt
— Felle, Watte- oder Wasserkissen/-ringe sollten wegen fehlender Wirksamkeit nicht mehr zum Einsatz kommen
— Evtl. zeitweilige Freilagerung z. B. der Ferse (allerdings z. T. hohe Druckbelastung einzelner Stellen)
— Beim Lagewechsel/Transfer den Patienten nicht über die Unterlage ziehen, sondern ihn anheben oder Reibungs- und Scherkräften durch den Einsatz von Gleithilfen oder Rollbrettern minimieren
— Ausgewogene eiweiß- und vitaminreiche Ernährung
— Ausreichende Flüssigkeitszufuhr
— Aktive und passive Bewegungsübungen zur Druckentlastung und Anregung der Blutzirkulation

1.7.3 Kontrakturenprophylaxe

Kontrakturen werden definiert als eine Funktions- und Bewegungseinschränkung von Gelenken aufgrund.
— verkürzter Muskeln, Sehnen und Bänder und/oder
— geschrumpfter Gelenkkapseln und/oder
— verwachsener Gelenkflächen.

Infolgedessen sind Bewegungen nur eingeschränkt möglich und mit Schmerzen verbunden. Als Hauptrisiko gilt die Immobilität. Daher wurde vom DNQP ein Entwurf für einen Expertenstandard „Erhaltung und Förderung der Mobilität in der Pflege" erarbeitet.

■ **Pathophysiologie bei Immobilität**
Ausgehend vom Gewebe:
— Pathologische Neubildung von elastischem Bindegewebe in den extraartikulären Weichteilen
— Verkürzung und Fibrosierung von Muskeln, Sehnen und Bändern
— Bindegewebige Vernarbungen der Gelenkkapsel und der umgebenden Weichteile

Ausgehend vom Gelenk:
— Verhaften der beiden Gelenkflächen miteinander
— Bindegewebige Versteifung bis hin zur Bildung einer knöchernen Überbrückung des Gelenkspalts (= Ankylose)

■ **Einteilung der Kontrakturen**
Zum einen erfolgt entsprechend der Richtung der Bewegungseinschränkung eine Einteilung in Adduktions-, Abduktions-,

Flexions-, Extensions- und Rotationskontrakturen. Im Schultergelenk können Kontrakturen die Ante- und Retroversion des Arms betreffen und beim Fuß die Pro- und Supination. Insgesamt treten Flexions- und Adduktionskontrakturen häufiger auf, da dort die Muskulatur kräftiger entwickelt ist.

Zum anderen erfolgt die Einteilung nach der Gewebeart, die geschädigt ist:
— Muskulär: durch Immobilität, Ruhigstellung von Gelenken oder unphysiologische Positionierung
— Dermatogen: durch Narbenbildung nach Verbrennungen, Verätzungen oder Operationen
— Neurogen: durch Schädigung oder Ausfall steuernder zentraler oder peripherer Nerven nach Trauma, Hypoxie oder degenerativen Prozessen
— Fasziogen: bei Schädigung von Sehnen/Bändern durch Entzündungen, Verletzung oder Ruhigstellung
— Arthrogen: nach Gelenkentzündungen

Darüber hinaus werden noch psychische oder schmerzbedingte Kontrakturen unterschieden.

- **Ziel**
— Erhaltung der funktionellen Gelenkstellung und Vermeiden von Gelenkfehlstellungen
— Erhaltung der Beweglichkeit des Gelenks
— Vermeidung von Bänder-, Sehnen- und Muskelverkürzungen
— Vermeidung von kontrakturbedingten Komplikationen wie Fehl- und Überlastungen des Bewegungsapparats, Schmerzen, Pneumonien, Dekubitus, Inkontinenz

- **Maßnahmen**
— Möglichst frühe Mobilisierung des Patienten im Bett unter Einbeziehung von Bewegungskonzepten wie Kinästhetik (▶ Abschn. 1.10) oder Bobath
— Aktive Dehnübungen (Institut für Pflegequalität – IQP Evidenzgrad 1–2)
— Aktivierende-rehabilitierende Pflege (IQP Evidenzgrad 2)
— Lagewechsel und Positionierungen, so wie sie zur Dekubitusprophylaxe eingesetzt werden, sie dienen gleichzeitig der Kontrakturenprophylaxe
— Dürfen bei einem Patienten keine Lagewechsel durchgeführt werden, möglichst physiologische Gelenkstellung im Ruhezustand und Mikrolagerungen durchführen (▶ Abschn. 1.7.2)

Cave: Bei Maßnahmen wie passiven Bewegungsübungen, Lagerungsschienen oder speziellen Positionierungen konnte die Wirksamkeit bisher nicht nachgewiesen werden; bei passiven Bewegungen können durch Überdehnung Läsionen gesetzt werden, daher sollte diese Maßnahme nur von Physiotherapeuten durchgeführt werden. Generell ist Vorsicht geboten bei Patienten, die keine Schmerzen äußern können, ggf. sollte eine adäquate Schmerztherapie angeordnet werden.

> Die Hauptursache von Kontrakturen ist die Immobilität, daher sind Positionierungswechsel und Mobilisieren die wichtigsten Maßnahmen, sofern es keine Kontraindikationen gibt.

1.7.4 Thromboseprophylaxe

Thrombosen treten am häufigsten in der Neugeborenenzeit (1/20.000 Lebendgeborenen) und zu Beginn der Pubertät (1/5000) auf. Bei Jugendlichen mit Pubertätszeichen nach Tanner II sollte entsprechend der AWMF-S. 3-Leitlinie „Prophylaxe der venösen Thromboembolie" vorgegangen werden.

- **Ursachen**
Virchow-Trias:
— Verlangsamung der Blutströmung
— Gesteigerte Gerinnbarkeit des Blutes
— Schädigung der Gefäßwand

- **Risikofaktoren bei Kindern**
— Zentraler Venenkatheter
— Sepsis

- Maligne Erkrankungen, Chemotherapie
- Gefäßanomalien und Herzfehler mit Strömungsverlangsamung und Turbulenzen
- Flüssigkeitsmangel
- Angeborene Thrombophilie wie Faktor-V-Leiden-Mutation, Prothrombinmutation, Antithrombin-, Protein-C- und Protein-S-Mangel
- Adipositas
- Operationen, Traumen im Bereich der Wirbelsäule, des Beckens und der unteren Extremitäten
- Größere Eingriffe in Bauch- und Beckenregion bei vorliegender Entzündung oder malignen Tumoren
- Größere Operationen in Brust-, Bauch- und/oder Beckenregion
- Medikamente: Antikonzeptiva, Diuretika, Steroide, Hormontherapie bei Hochwuchs
- Stoffwechselstörungen, z. B. Diabetes mellitus, Leberzirrhose, nephrotisches Syndrom (Eiweißverlust), Fettstoffwechselstörungen

- **Zeichen einer beginnenden Thrombose**
- Schmerzen entlang der Beinvenen oder im Bereich der Fußsohlen
- Palpationsschmerz im Bereich der Kniekehle
- Überwärmung, Rötung und Schwellung der Extremität
- Evtl. bläuliche Verfärbung der Extremität durch gestörten venösen Rückstrom

- **Maßnahmen**
- Frühzeitige Mobilisation und aktive Bewegungsübungen (Fußkreisen, Pedaltreten, Fahrradfahren)
- Ausreichende Flüssigkeitszufuhr
- Zur Verbesserung des Rückstroms aus der Peripherie die Beine leicht angewinkelt hochlagern
- Ggf. individuell angepasste medizinische Thromboseprophylaxestrümpfe (MTPS)
- Ggf. Kompressionsverband (sollte nur durch darin geübtes Personal angelegt werden) oder intermittierende pneumatische Kompression (IPK)
- Bei hohem Risiko sollte immer eine Therapie mit unfraktioniertem Heparin (UFH) i.v. bzw. niedermolekularem Heparin (NMH) s.c. (z. B. Clexane) erfolgen:
    - Heparin ist nur wirksam bei Antithrombin-Plasmaspiegeln von > 80 %
    - Eine Kombination mit Basis- und/oder Kompressionsmaßnahmen kann sinnvoll sein
    - Nebenwirkung: Blutungen, heparininduzierte Thrombozytopenie (HIT)
- Alternativ gibt es orale direkte Thrombinhemmer wie Dabigatran oder Rivaroxaban, die zur Thromboseprophylaxe nach elektivem chirurgischen Knie- oder Hüftgelenksersatz sowie bei Gefäßanomalien und Herz-/Klappenfehlern oder zur Akut- und Langzeitbehandlung von Patienten mit tiefen Beinvenenthrombosen und Lungenembolien zugelassen sind

> Bei Kindern sollte über eine Thromboseprophylaxe ab einem Gewicht von über 50 kg bzw. mit Zeichen der beginnenden Pubertät nachgedacht werden.

1.8 Positionierung

Intensivpatienten sind meist nicht fähig, selbstständig ihre Lage zu verändern. Durch einseitige oder falsche Positionierung können jedoch Positionierungsschäden an Knochen, Gelenken, Muskeln, Sehnen, Haut und anderen Organen entstehen sowie periphere Durchblutungsstörung auftreten, die das Thromboserisiko erhöhen. Außerdem werden durch die Störung des Ventilations-Perfusions-Verhältnisses in der Lunge die Atelektasenbildung sowie das Auftreten von Hypoxämien und Pneumonien begünstigt, da die unteren Lungenanteile vermehrt durchblutet, aber weniger belüftet bzw. die oberen belüfteten Lungenareale weniger durchblutet werden. Insgesamt ist eine Oberkörperhochpositionierung von 30–45° vorteilhaft für die Atmung und die Nahrungsaufnahme, die Gefahr von Mikroaspirationen wird gesenkt und somit auch die Pneumonie-Inzidenz. Allerdings muss bedacht werden, dass bei dieser Positionierung die Dekubitusgefahr im Bereich des Steißbeins aufgrund von Scherkräften

1.8 · Positionierung

und erhöhtem Auflagedruck steigt und die Aufrechterhaltung der korrekten Positionierung sich oft als problematisch erweist. Bei Patienten mit erhöhtem Hirndruck wird meist ein Winkel von nur 15–30° empfohlen, um den venösen Rückstrom aus dem Gehirn zu gewährleisten.

- **Ziel**
- Dekubitusprophylaxe durch Druckentlastung bzw. großflächigere Druckverteilung
- Herabsetzen von Muskelspannungen
- Pneumonieprophylaxe bzw. Atemerleichterung bei Bronchial- und Lungenerkrankungen durch Drainagelagerungen und gleichmäßige Belüftung aller Lungenareale bzw. Verbesserung des Ventilations-Perfusions-Verhältnisses
- Kontrakturenprophylaxe durch Lagern in physiologischer Gelenkstellung bzw. Mobilisation der Gelenke beim Lagewechsel und während der Patientenversorgung
- Förderung des venösen Rückstroms zur Thromboseprophylaxe und Unterstützung der Herz-Kreislauf-Funktion durch Hochlagerung der Extremitäten
- Wohlbefinden bzw. Schmerzlinderung durch entspannende Positionierungen
- Erweiterung und Veränderung des Gesichtsfeldes und Förderung der optischen Wahrnehmung
- Erleichterung der Essensaufnahme, Vermeidung von Mikro-/Aspirationen und Unterstützung von Aktivitäten
- Verbesserung der Magen-Darm-Funktion, geringere Neigung zu Nieren-/Blasensteinbildung

- **Ursachen der Immobilität**
- Schmerzen durch Verletzungen und nach Operationen (Schonhaltung)
- Bewusstseinstrübung bis Koma
- Sedierung und Relaxierung
- Schock
- Schlechter Allgemeinzustand
- Paresen
- Neuromuskuläre Erkrankungen mit muskulärer Hypo- bzw. Hypertonie

- **Allgemeine Regeln**
- Lagewechsel nach individuellem Bewegungs-/Positionierungsplan spätestens nach 4 h, bei Bedarf auch 1- bis 2-stündlich, bei instabilen Patienten sind häufig nur Mikrolagerungen möglich
- Beim Lagewechsel nach kinästhetischen Prinzipien vorgehen (▶ Abschn. 1.10)
- Bei größeren Patienten den Lagewechsel mit 2 Personen vornehmen, dies entlastet die Pflegenden und ist schonender für den Patienten, außerdem kann die Patientensicherheit besser gewährleistet werden
- Zur Reduktion von Reibungs- und Scherkräften beim Lagewechsel sollten Hilfsmittel wie Gleitmatten, Gleit- oder Wendelaken bzw. Rollbretter verwendet werden
- Extremitäten und Gelenke in physiologischer Stellung positionieren
- Nie Haut auf Haut und nicht auf wasserdichten Unterlagen lagern, es können sich feuchte Kammern bilden, Gefahr von Hautmazerationen
- Nicht auf Zu- und Ableitungen etc. lagern, diese sollten frei liegen und auch keinen Zug ausüben
- Nur eine Stoffschicht auf der Matratze, nicht mehr Hilfsmittel als nötig benutzen
- Extremitäten leicht erhöht lagern, damit der venöse Rückstrom verbessert wird, gute Überwachung und Beobachtung des Patienten während und kurz nach dem Lagewechsel (Gefahr von Herz-Kreislauf-Störungen, Hypoxämien, Nachblutungen, Diskonnektion von Zugängen und Drainagen, Orientierungsverlust des Patienten mit Verwirrtheit und Unruhe)

- **Hilfsmittel**
- Antidekubitusmatratze
- Schaumstoffwürfelmatratze
- MIS-Mikrostimulationssysteme
- Verschiedene Kissen: spezielle Lagerungskissen (z. B. Corpomed), Kopfkissen, Kuscheltiere Schaumstoffunterlagen, elastisches Polyestervlies (z. B. Vala Comfort)

– Lochmatratzen = Schaumstoffmatratzen mit individuell eingeschnittenen Löchern zur Hohllagerung

Je nach Indikation kommen die folgenden Positionierungsarten zum Einsatz:

1.8.1 Rückenlage

– Kopf achsengerecht in Mittelstellung auf einem Kissen positionieren, *cave:* Dekubitusgefahr am Hinterhaupt
– Evtl. Nacken- oder Schulterrolle, um physiologische Lordose der HWS zu unterstützen
– Arme in leichter Abduktion, die Unterarme leicht erhöht und Ellbogen frei lagern
– Handgelenke in Mittelstellung oder leicht überstrecken, Finger wechselnd strecken oder beugen (nicht bei Spastik)
– Beine in Hüftbreite auf ein Kissen lagern, sodass sie nicht zur Seite wegkippen können (Froschbeinstellung vermeiden), Fersen und Knie frei lagern, Knie leicht anwinkeln
– Füße im 90°-Winkel lagern zur Spitzfußprophylaxe (nicht bei Spastik)
– Den Oberkörper erhöht lagern

1.8.2 Seitenlage

– Abwechselnd rechts und links lagern; angekippte/30°-Positionierung (90°-Positionierung erhöht Auflagedruck)
– Rücken abstützen, Gesäß bleibt frei
– Kopf achsengerecht auf ein Kissen lagern
– Untere Schulter nach vorn und unten ziehen
– Unteren Arm leicht abduzieren und beugen, auf ein Kissen lagern
– Beim oberen Arm den Ellbogen nach hinten ziehen und Unterarm auf ein Kissen lagern
– Unteres Bein gestreckt nach hinten lagern, evtl. den Knöchel mit Kissen abpolstern
– Oberes Bein angewinkelt nach vorn auf ein Kissen lagern
– Beine hüftbreit auseinander lagern
– Füße zur Spitzfußprophylaxe rechtwinklig lagern

Alternative:
– Kopf auf ein dickes Kissen lagern
– Körper auf eine dicke Decke oder eine dünne Matratze lagern, sodass die untere Schulter frei hängt

1.8.3 Bauchlage

– Kopf zur Seite, evtl. auf ein dünnes Kissen lagern
– Arme leicht angewinkelt neben dem Kopf oder zur Seite lagern
– Unterschenkel auf ein Kissen lagern, sodass die Füße frei nach unten hängen können
– Bei Tracheostoma-Patienten den Kopf auf ein dickes Kissen und den Körper auf eine dicke Decke oder dünne Matratze lagern, sodass im Halsbereich ein Zwischenraum frei bleibt und die Füße am Fußende frei nach unten hängen können

Alternative:
– 135°- oder auch inkomplette Bauchlagerung
– Positionierung wie bei der stabilen Seitenlage
– Kopf auf einem dünnen Kissen lagern
– Unteren Arm angewinkelt nach hinten und unten lagern
– Oberen Arm angewinkelt nach vorn lagern
– Unteres Bein gestreckt lagern
– Oberes Bein angewinkelt nach vorn auf einem Kissen lagern

Auch wenn ein Lagewechsel schwierig ist, sollten Kinder regelmäßig auf den Bauch gedreht werden, da viele es gewohnt sind und sich wohler fühlen. Außerdem dient es der vollständigen Entlastung von Rücken, Hinterkopf und Steiß. Durch die bessere Belüftung dorsaler Lungenabschnitte und wird das Ventilations-Perfusions-Verhältnis und damit die Oxygenierung verbessert. Bei bestimmten Krankheitsbildern, wie z. B. dem ARDS, ist die Bauchlagerung oder aber auch die kontinuierliche laterale Rotationstherapie (KLRT), für die Spezialbetten benötigt werden, Teil des Therapiekonzepts. (▶ Abschn. 9.9.5).

1.8.4 Modifizierte Trendelenburg-Positionierung

Kann zur Verbesserung des venösen Rückflusses (außer im kardiogenen Schock!) eingesetzt werden.
- Hochlagerung der Beine um 30–45°
- Flachlagerung des Rumpfes
- Leichte Hochlagerung des Kopfes

> Die traditionelle Trendelenburg-Positionierung hat nach neuesten Erkenntnissen mehr Nachteile als Vorteile und sollte daher nicht mehr eingesetzt werden.

1.8.5 Herzbett-/Cardiac-Position

- Halbaufrechte Position mit Hochlagern des Oberkörpers → verbessert die Ventilation und entlastet die Pulmonalgefäße
- Tieflagern der Beine → entlastet das Herz durch Senkung des venösen Rückstroms und damit der Vorlast

- **Indikation**
- Herzinsuffizienz
- Endo-/Myokarditis
- Lungenödem

> Nach jedem Lagewechsel ist eine Inspektion der Haut und vor allem der gefährdeten Stellen auf Rötung und Dekubiti notwendig, evtl. müssen die Positionierungsintervalle verkürzt werden. Entsprechend der Positionierung muss auf ein ansprechendes Gesichtsfeld geachtet werden, evtl. Bilderbücher, Spielzeug etc. umstellen oder durch anderes ersetzen.

1.8.6 *MIS*-Mikrostimulationssysteme

- **Ziel**
- Förderung der Körperwahrnehmung
- Unterstützung und Förderung von Eigenbewegungen
- Reduktion von Schmerzen
- Vorbeugung von Spastiken und Kontrakturen
- Dekubitusprophylaxe/-therapie
- Entwicklung eines physiologischen Schlafmusters

- **Indikation**
- Schmerzpatienten
- Patienten mit Wahrnehmungsstörungen, z. B. Schädel-Hirn-Trauma, Zerebralparese, Wachkoma/Koma
- Patienten mit Bewegungsstörungen/-einschränkungen, z. B. Spastiken, Kontrakturen, Spina bifida, Deformitäten, Muskelerkrankungen

- **Funktionsweise**
- Gleichmäßige Druckverteilung
- Anatomisch korrekte Positionierung
- Erhalt und Förderung von Eigenbewegungen durch direkte Rückkopplung der MIS (Flügelfedern passen sich den Körperkonturen optimal an)

- **Komponenten**
- Schaumstoffmatratze
- Unterfederung aus flexiblen, unterschiedlich einstellbaren Glasfaserleisten mit Flügelfedern

1.8.7 Mikrolagerungen

Bei Patienten, die keine größeren Lagewechsel vertragen, können Mikrolagerungen angewendet werden. Dieses sind kleinste sanfte Schwerpunktverlagerungen, die der Dekubitus- und Kontrakturenprophylaxe dienen sowie die Wahrnehmung des Körpers fördern.

- **Durchführung**
- Bei jedem Patientenkontakt

- Lageveränderungen jeweils nur an einzelnen Körperteilen
- Lageveränderungen an beiden Körperseiten nacheinander durchführen, um nicht eine Wahrnehmungsveränderung der Körpermitte hervorzurufen, z. B. Hinterkopf – links, Schulter – links, Hüfte – links, Knie – links, Ferse – links, Ferse – rechts, Knie – rechts, Hüfte – rechts, Schulter – rechts, Hinterkopf – rechts
- Materialien: kleine gefaltete (nicht gerollte) Handtücher, kleine Kissen

1.8.8 Spezielle Positionierung bei Frühgeborenen

- **Ziel**
- Milieuanpassung
- Begrenzung schaffen, Kontakt der Fußsohlen mit Positionierungshilfen ermöglichen
- Erleichterung der physiologischen Beugehaltung (Vermeiden der „Frosch-" und „W-Haltung")
- Förderung der sensorischen Entwicklung durch Ertasten von verschiedenen Materialien, Körperkontakt
- Erleichterung und Förderung der Atmung

- **Rückenlage**
- Kopf in Mittelstellung oder 30° zur Seite lagern, um den langen schmalen Frühgeborenenschädel zu vermeiden (Muskelverspannungen im Nacken- und Halsbereich können auch zu Trinkschwierigkeiten, Gleichgewichtsstörungen und Wirbelsäulenverkrümmungen führen)
- Überstreckung des Kopfes vermeiden
- Nestlagerung mithilfe von Nestchen, Handtuchrolle oder U-Kissen eng ums Kind
- Evtl. kleine Nacken- oder Schulterrolle
- Begrenzung nach kranial z. B. durch eine Spieluhr und nach kaudal durch eine kleine Rolle
- Stabile Frühgeborene können in Rückenlage mithilfe eines Pucktuchs/-sackes auch gepuckt werden

- **Seitenlage**
- Abwechselnd rechts und links lagern (richtige Seitenlage)
- Kopf auf einem dünnen Kissen lagern, sodass er achsengerecht und die untere Schulter frei liegt; bei Verwendung eines U-Kissens den Kopf auf ein dünnes Ende legen und das Kissen weiter am Rücken entlang, zwischen den Beinen hindurch und hoch zwischen die Arme führen
- Begrenzung für den Kopf nach kranial und die Füße nach kaudal durch Spieluhr, Kissen oder Kuscheltiere schaffen

- **Bauchlage**
- Das Becken leicht erhöhen
- Evtl. unter den oberen Brustbereich eine kleine Rolle legen, sodass der Bauch frei hängt
- Beim Kopf auf Seitenwechsel achten
- Steglagerung: mit einer Stoffwindel/einem Lagerungskissen werden Kopf und Stamm unterlagert, sodass die Extremitäten seitlich davon auf der Matratze abgelegt werden können

1.9 Basale Stimulation

Die *Basale Stimulation* wurde von Professor Andreas Fröhlich (Sonderpädagoge und heilpädagogischer Psychologe) vor allem für Kinder mit Wahrnehmungs- und Aktivitätsstörungen entwickelt und ist ein kommunikations- und entwicklungsförderndes Angebot an die Kranken, sodass sie ihre körperliche und geistige Persönlichkeit besser ausleben und ausformen können.
- „Basal" = voraussetzungslos, grundlegend
- „Stimulation" = gefühlsausgerichtete Anregung, Herausforderung für Eigentätigkeit

Von der Krankenschwester Christel Bienstein wurde dieses Konzept zusammen mit Prof. Fröhlich für Erwachsene fortgeführt und in die Intensivpflege integriert. Außerdem wurden Prinzipien für Frühgeborene entworfen und ihren eingeschränkten

1.9 · Basale Stimulation

Wahrnehmungsmöglichkeiten angepasst, indem versucht wurde, an die frühen elementaren somatischen, vestibulären und vibratorischen Wahrnehmungen im Mutterleib anzuknüpfen.

- **Ziel**
- Förderung der Entwicklung, speziell im Hinblick auf Wahrnehmung, Bewegung und Kommunikation
- Schutz vor sensorischer Deprivation einerseits, vor Überreizung andererseits (bei Intensivpatienten meist Reizüberflutung)
- Anbieten positiver Erfahrungen im Gegensatz zum Schmerz, z. B. durch Blutentnahmen, oder zum Unbehagen durch ständige Lärmkulisse und hohen Lichtpegel

- **Wahrnehmung**

Scheinbar Bewusstlose oder Komapatienten sind bedingt durch die Umgebung kaum fähig, zu kommunizieren; sie nehmen wahrscheinlich alles wahr, können aber ihre Wahrnehmungen vielleicht nur nicht zuordnen und fühlen sich deshalb bedroht, weshalb sie nicht reagieren.

Daneben kann die Wahrnehmung beeinflusst werden durch
- Medikamente, z. B.:
  - *Nifedipin* → Schwindelgefühl, Tremor
  - Atropin → Verwirrtheit
  - Diazepam → Beeinträchtigung der Koordination
  - ASS → Unruhe, Parästhesien
  - Digitoxin → visuelle Halluzinationen
- Erkrankungen bzw. Störungen, z. B.:
  - Dehydratation
  - Hyperkaliämie
  - Hyperkalzämie
  - Azidose
  - Harnstoffanstieg
  - Hypoxie
  - Hypotonie
  - Extreme Hypo-/Hyperglykämie

- **Patientenkreis im Intensivbereich**

Die *Basale Stimulation* ist z. B. geeignet für:
- Frühgeborene
- Immobile, schwerkranke Patienten
- Bewusstlose, Komapatienten
- Patienten mit Hirnschädigungen, z. B. nach Schädel-Hirn-Trauma, Hypoxie
- Patienten mit Einschlafproblemen
- Patienten mit Schmerzen
- Patienten mit zentralen Unruhezuständen, Hyperaktivität
- Patienten mit Morbus Alzheimer
- Patienten mit Wahrnehmungsstörungen allgemein

Wichtigste Voraussetzung für die *Basale Stimulation* ist jedoch, dass der Patient und die Pflegeperson bereit sind, sich auf eine Beziehung einzulassen, denn die nonverbale Kommunikation steht im Vordergrund. Dabei werden immer wieder die gleichen Reize über einen gewissen Zeitraum gesetzt, damit der Patient sich an sie erinnern und gewöhnen kann.

- **Möglichkeiten der Stimulation**

Bei der *Basalen Stimulation* können Reize auf die verschiedenen Sinne ausgeübt werden. Man unterscheidet daher folgende Arten der Stimulation:
- Auditive Stimulation durch Geräusche, Stimmen oder Musik: Die Reize sollten für den Patienten klar und eindeutig sein, damit er sie gut einordnen kann.
- Anwendung: pflegerische Maßnahmen immer mit einfachen Worten ankündigen; bekannte Geräusche aus bekanntem Umfeld vorspielen oder Stimmen von Bezugspersonen, den Früh- und Neugeborenen den Herzschlag der Mutter; Lieblingsmusik abspielen; die gezielte Musiktherapie durch entsprechende Therapeuten gehört ebenfalls hierher.
- Taktil-haptische Stimulation (haptisch = greifbar): Der Tast- und Greifsinn kann angeregt werden durch das Erfühlen verschiedener Gegenstände mit unterschiedlichen Formen; dabei sollten die Gegenstände klare Konturen haben. Die Fuß- und Handinnenflächen sind besonders geeignet für diese Art der Reizanbietung.
- Oral gustatorische/olfaktorische Stimulation: Der Geschmackssinn kann angeregt werden, wenn in den Mund vertraute Flüssigkeiten geträufelt werden bzw. bei

der Mundpflege die Watteträger entsprechend getränkt sind; da der Mund ein besonders intimer Bereich ist, muss sehr vorsichtig dabei vorgegangen werden. Durch Bestreichen erst der Wange im Bereich des Mundwinkels und dann der Lippen sollte versucht werden, dass der Patient den Mund von sich aus öffnet. Eine olfaktorische Stimulation kann z. B. durch Verwendung der persönlichen Pflegemittel des Patienten mit dem ihm bekannten Duft erreicht werden.
— Vibratorische Stimulation: Sie erfolgt über Schwingungen (z. B. vorsichtiges Klopfen), über Vibrationsgeräte bei der physikalischen Therapie und auditiv-vibratorisch durch bestimmte Töne, Stimmen oder Musik, die über Luft- oder Knochenleitung auf den Körper übertragen werden. Es sollte dabei stets von peripher nach zentral, bei Hemiplegie von der nicht betroffenen zur betroffenen Seite gearbeitet werden.
Kontraindikation: Hirndruck, evtl. Spastiken.
— Visuelle Stimulation durch Angebote von Farbkontrasten: dabei möglichst wenige, aber klare Farben verwenden. Dazu eignen sich übers Bett gehängte, einfache Mobiles, farbige Zimmerdecken, Poster über dem Bett oder ein Betthimmel, vor allem wenn der Patient ständig in Rückenlage verbleiben muss.
— Vestibuläre Stimulation: Hierbei soll der Gleichgewichtssinn angeregt und eine Orientierung im Raum ermöglicht werden, denn Patienten, die lange bettlägerig sind, verlieren die Fähigkeit, veränderte Körperpositionen einzuordnen; daher die Patienten möglichst häufig umlagern oder in eine andere Stellung bringen, auch einmal in eine sitzende Position, ebenso die Lage der Extremitäten immer wieder verändern. Kleine Kinder, vor allem Neugeborene und Säuglinge, sollten geschaukelt, in einen Wipper gesetzt oder in eine Hängematte gelegt werden, nicht zu vergessen das sog. „Känguruhen". Vor dem Umlagern sollte zunächst der Kopf vorsichtig bewegt werden, um den Patienten vorzubereiten. Um die Fähigkeiten des Patienten so weit wie möglich zu nutzen, sollten Bewegungen stets geführt und langsam vorgenommen werden, sodass der Patient Zeit hat, zu folgen und sich zu orientieren.
— Somatische Stimulation: Über Streicheln, Massage und Halten von Körperteilen kann der eigene Körper erfahren werden. Ebenfalls fördert es die Wahrnehmung, wenn die Patienten ihre eigenen Körpergrenzen spüren können, z. B. durch Nestlagerung, durch Kissen an den Seiten und im Rücken und durch abwechselndes Lagern auf einer harten bzw. weichen Unterlage; eine kontinuierliche Weichlagerung (z. B. Clinitron-Bett) führt zum Verlust des eigenen Körpergefühls.

■ **Basal stimulierende Pflege**
Die *Basale Stimulation* sollte möglichst in die tägliche Pflege integriert werden. Im Voraus sollten Informationen von Angehörigen eingeholt werden hinsichtlich biografischer Anamnese, Körperbild, Lebensgewohnheiten, Bezugspersonen, Tätigkeiten und Umwelt. Hier sind standardisierte Fragebögen hilfreich.

Wichtig ist die Beobachtung des Patienten und seiner Reaktion auf die verschiedenen Reize. Zunächst muss herausgefunden werden, welche Stimulation, welche individuelle Initialberührung oder welche Reihenfolge, z. B. bei der Körperpflege, der Patient als angenehm empfindet. Eine Überstimulation sollte vermieden werden, auf ausreichende Ruhezeiten ist zu achten. Die initiale Berührung und die Stimulationsreihenfolge sollten schriftlich fixiert werden, damit jede Person, die mit dem Patienten zu tun hat, sich danach richten kann (Pflegekräfte, Ärzte, Physiotherapeuten etc.).

■ **Ablauf**
— Alle benötigten Materialien in Reichweite bereitstellen, um während der Versorgung den Kontakt zum Patienten nicht zu unterbrechen
— Begrüßung des Patienten verbal und durch Berührung an immer der gleichen Stelle = Initialberührung; geeignet sind

Kopf, Thorax und Füße (wenn keine Spastik dadurch ausgelöst wird)
— Alle Maßnahmen mit einfachen Worten ankündigen
— Während der Versorgung möglichst immer mit einer Hand Kontakt zum Patienten halten; dies signalisiert dem Patienten, dass etwas mit ihm geschieht, und hält die Aufmerksamkeit aufrecht; muss der Kontakt unterbrochen werden, kann der Handkontakt z. B. durch ein Kuscheltier „ersetzt" werden
— Dem Patienten bei der Versorgung Zeit lassen, auf Kontakte und Bewegungen zu reagieren
— Berührungen sollten nie flüchtig, sondern flächig umfassend sein, intensiv und langsam erfolgen, damit der Patient seinen Körper erfahren kann
— Am Ende der Versorgung ein „Nest" mit entsprechenden Lagerungskissen bauen, damit sich der Patient selbst spüren und seine Grenzen wahrnehmen kann
— Die Versorgung mit der „Initialberührung" beenden

Den Übergang zur Ruhephase z. B. durch Aufziehen der Spieluhr oder Abspielen einer bestimmten Musik kennzeichnen. Die meisten Patienten, die so versorgt werden, sind anschließend zufrieden und müde. Die Eltern sollten möglichst entsprechend angeleitet und in die tägliche Pflege ihres Kindes integriert werden.

- **Ganzkörperwaschung**

Gerade die Körperpflege bietet eine gute Möglichkeit, die *Basale Stimulation* anzuwenden, wobei zwischen verschiedenen Methoden der Körperpflege unterschieden wird.

Bei allen Varianten wird jedoch nicht im Gesicht begonnen, sondern am Körperstamm und in Richtung der Peripherie gewaschen bis hin zu den einzelnen Finger- und Fußspitzen. Durch geführte Bewegungen kann der Patient bestimmte Waschhandlungen, evtl. mit Unterstützung, selbst ausführen; dazu wird dem Patienten ein Waschhandschuh oder auch Socken über eine Hand gezogen und seine Hand geführt.

Waschreihenfolge z. B. Thorax, Arme, Kopf, Oberbauch, Beine, Rücken.

- ■ **Methoden der Körperpflege**
— Beruhigende Ganzkörperwaschung (z. B. bei Unruhezuständen, Einschlafstörungen): mit weichem Waschlappen, Wassertemperatur von 37–40 °C, Zusatz von Lavendel- oder Rosenöl, Waschen in Richtung des Haarwuchses, Abtrocknen mit weichem Handtuch → Entspannung des Körpers, Beruhigung der Haut
— Stimulierende Ganzkörperwaschung (z. B. bei inaktiven, bewusstlosen Patienten): Waschen mit rauem Waschlappen gegen die Haarwuchsrichtung unter Zusatz z. B. von Zitronenöl oder Rosmarinmilch, Abtrocknen mit rauem Handtuch
Mit atemstimulierenden Einreibungen kann Einfluss auf die Atmung genommen werden (► Abschn. 9.3).
— Fiebersenkende Körperpflege: gegen die Haarwuchsrichtung mit einer Wassertemperatur von 10°C unterhalb der Körpertemperatur unter Zusatz von Pfefferminztee
— Schmerzreduzierende Körperpflege: nur oberflächlich den Waschlappen führen, um Nerven und Hautsensoren zu stimulieren; Zusatz von „Echt Mädesüss" (*Filipendulae ulmariae herba*), das antibakteriell und antirheumatisch wirkt

1.10 Kinästhetik

Definition

Das Wort Kinästhetik setzt sich aus den griechischen Wörtern *kinesis* (κινήσεις), Lehre von der Bewegung, und *aistesis* (αισθήσεις), Lehre von der Sinneswahrnehmung/Empfindung zusammen. Es ist kein Pflegemodell, sondern ein Handlungskonzept, das sich mit der menschlichen Bewegung auseinandersetzt und dabei unterschiedliche andere Wissenschaften mit einbezieht wie Verhaltenskybernetik, Embryologie, Physik, Psychologie, Ökologie, Biologie etc.

1.10.1 Konzepte der Kinästhetik in der Pflege

Kinästhetik umfasst 6 Konzepte, die Bewegungssituationen analysieren, beeinflussende Bedingungen aufzeigen und (daraus resultierend) entsprechende Bewegungsangebote entwickeln. Für Pflegende ist es wichtig, diese Konzepte zu kennen, um Anstrengungen für sich und den Patienten zu verringern, selbst ökonomischer zu arbeiten und die Motivation und Mobilität der Pflegebedürftigen zu verbessern.

▪ 1. Konzept: Interaktion, Kommunikation

Die Grundpfeiler der Kinästhetik sind Berühren, Bewegen und Kommunikation. Durch Berühren und Bewegen können bewusste (z. B. Aufsetzen) und unbewusste (z. B. Atmen) Funktionen gesteuert werden. Durch Verlangsamen und/oder Richtungswechsel kann eine Funktion erleichtert oder zum Selbermachen angeregt werden.

- Einseitige Interaktion: Pflegender und Pflegebedürftiger handeln unabhängig voneinander.
- Schrittweise Interaktion: Auf die Aktion des Pflegenden erfolgt eine positive Bewegungsreaktion des Patienten.
- Gemeinsame Interaktion: Der Idealfall ist eine wechselseitige Interaktion.

Ist ein Pflegebedürftiger sediert, beatmet, dement oder tracheostomiert, kann der Pflegende sich nur mittels nonverbaler Kommunikation, vorzugsweise durch Berühren, mit ihm verständigen. Gewohnte taktile oder andere sensorische Informationen geben dem Patienten Vertrauen, nehmen ihm die Angst vor Veränderung und lassen ihn bereitwilliger den angedeuteten Bewegungsanregungen folgen. Beginn und Ende einer Aktion werden durch eindeutigen Druck möglichst mit der ganzen (warmen) Handfläche auf eine der „Massen" (nicht „Zwischenräume"!) angezeigt.

▪ 2. Konzept: Funktionale Anatomie

Die wichtigsten Faktoren sind die Knochen durch ihre tragende Funktion, die Muskeln durch ihre bewegende Funktion und die Sinne durch ihr Unterscheidungsvermögen. Außerdem spielen Zeit und Raum (äußerer Raum und innerer Raum, abhängig vom Spielraum der Gelenke) eine Rolle.

- „Massen", d. h. Kopf, Brust, Becken, Arme und Beine: stabile Ebenen, die bewegt werden, auf die sich das Gewicht verteilt und von denen es an die Umgebung abgegeben wird
- „Zwischenräume", d. h Hals, Taille, Hüft- und Schultergelenke: instabile Ebenen, die die Massen verbinden, Bewegungen ermöglichen und das Gewicht im Körper weiterleiten

▪ 3. Konzept: Menschliche Bewegung

Das Verhältnis von Muskelanspannung und Bewegungsmöglichkeiten der Gelenke bestimmt die Zeit, die jemand für Bewegungen benötigt. So braucht ein Spastiker mit hoher Muskelanspannung viel Zeit, aber wenig Raum für Bewegungen, ein hypotones Neugeborenes dagegen braucht aufgrund der geringen Muskelanspannung viel Zeit und viel Raum. Pflegende müssen deshalb bei der Versorgung ihr Handeln diesen Aspekten anpassen. Dabei sollten sich Richtungsangaben und Bewegungsangebote immer auf den Patienten und dessen Körper beziehen, z. B. sich kopfwärts/fußwärts bewegen/gehen.

▪ 4. Konzept: Anstrengung

Zug und Druck (statt Heben und Tragen) sollten die Anstrengung/Muskelanspannung bedingen. Durch das Zusammenspiel der stabilen (Massen) und instabilen (Zwischenräume) Ebenen werden spiralförmige Bewegungen wie Drehen-Beugen oder Drehen-Strecken ermöglicht. Sie erlauben eine bessere Kontrolle, die Massen zu halten und zu bewegen, und erfordern eine geringere Anstrengung, da der räumliche Aspekt von Bewegung besser ausgenutzt wird und Gewicht von einer Masse zur nächsten fließen kann.

Parallelbewegungen dagegen erfordern mehr Anstrengung, da mehr Gewicht gleichzeitig bewegt werden muss und die räumlichen Ressourcen nicht ausgenutzt werden. So benötigt eine Person z. B. sehr viel

Bauchmuskelkraft, um sich aus der Rückenlage gerade aufzusetzen. Einfacher ist es, wenn sie den (Ober-)Körper erst zur Seite dreht und ihn etwas beugt, im Beugen etwas Gewicht auf den unteren Arm verlagert und sich dann mit Unterstützung des Armes aufrichtet.

- **5. Konzept: Menschliche Funktion**

Dies Konzept analysiert die aktive (z. B. Bewegung) und passive (z. B. Positionierung) Körpersituation, um Belastungen zu minimieren und Mobilität zu maximieren. Je höher (aufrechter) ein Mensch sich im Raum befindet (z. B. beim Stehen), desto tiefer liegt sein Gewichtsschwerpunkt und umso mehr Kontrollfähigkeit für das Gleichgewicht wird bei Bewegungen benötigt; je tiefer (waagerechter) er sich befindet (z. B. bei Bettlägerigkeit), desto weniger Hilfe benötigt er, um sich selbstständig bewegen zu können.
Man unterscheidet:

— Einfache Funktionen – darunter wird z. B. das Halten einer der 7 Grundpositionen verstanden wie Rückenlage, Bauchlage, Sitzen, Hand-Knie-Stand, Einbein-Knie-Stand, Einbeinstand und Stehen
— Komplexe Funktionen – darunter fallen z. B. Bewegungen am Ort und Fortbewegungen
— Unter Bewegungen am Ort versteht man das Halten einer Position, während eine Aktivität ausgeführt wird, z. B. Nahrungsaufnahme, Ausscheiden, Schlafen
— Unter einer Fortbewegung versteht man das Verlagern von Gewicht von einer Körpermasse auf die andere, wobei der freiwerdende Körperteil an einen anderen Ort verlagert wird, z. B. gehen, sich im Bett kopfwärts bewegen, Aufnehmen von Neugeborenen aus dem Bett; auch der Wechsel von einer Grundposition in die nächste; zur nächsten Position gelangt man am einfachsten über Spiralbewegungen, d. h. entweder durch Strecken-Drehen oder Beugen-Drehen

- **6. Konzept: Umgebungsgestaltung**

Durch eine patientenorientierte Veränderung der Umgebung kann die Wahrnehmung bezüglich des eigenen Körpers verbessert werden. Indem die Massen gezielt unterstützt und die Zwischenräume freigelassen werden, wird die Mobilität des Patienten gefördert. Um dagegen zu verhindern, dass Kinder sich z. B. den Tubus oder andere Kabel oder Schläuche ziehen, können durch Unterlagerung von Zwischenräumen Bewegungen eingeschränkt werden, wodurch u. U. eine Fixierung oder sogar Sedierung überflüssig wird.

Andererseits werden Zwischenräume durch das Lagern auf einer superweichen Antidekubitusmatratze blockiert, sodass der Patient dabei jegliches Gefühl für seinen Körper verliert. Aus kinästhetischer Sicht können gefährdete Körperstellen durch Verteilung des Gewichts auf eine größere Auflagefläche entlastet werden.

1.10.2 Kinaesthetics Infant Handling (KIH)

Bereits im Mutterleib beginnt ein Kind, seine Sinne (Hören, Schmecken, Sehen, Fühlen/Spüren) auszubilden und die unterschiedlichsten Bewegungsmöglichkeiten zu erproben. Ebenso entwickelt sich durch Berühren der Uteruswand eine Interaktion mit der Mutter. Nach der Geburt jedoch unterliegt das Neugeborene der Schwerkraft, die gegensätzlichen Gewichts- und Größenverhältnisse von Kopf und Gliedmaßen schränken seine Bewegungsautonomie ein. Um seine Bewegungsabläufe zu organisieren und in der Schwerkraft zu agieren, braucht das Kind Unterstützung. Die Bezugspersonen müssen Bewegungsangebote machen, die es dem Säugling ermöglichen, wieder Eigenaktivität zu entwickeln und sich als selbstkontrolliert zu erfahren.

- **Beispiel Hinlegen**

Die Pflegekraft lässt zunächst das Kind mit den Füßen die Unterlage berühren (Gewichtsverlagerung), legt es dann langsam über eine angedeutete Sitzhaltung auf die Seite und rollt es anschließend auf den Rücken. Der ständige Kontakt mit der Unterlage sowie die langsame Bewegung ermöglicht es dem Säugling, sich im Raum zu orientieren und dem Bewegungsablauf zu folgen.

- **Beispiel Windeln**

Statt das Gesäß durch Zug an den Beinen nach oben in Richtung Kopf anzuheben, wird in der Rückenlage die Windel geöffnet, das Kind auf die Seite gerollt, das Gesäß gesäubert, die Windel entfernt und eine neue untergelegt und das Kind anschließend zurück auf den Rücken gedreht. Neben den kinästhetischen spielen aber auch pathophysiologische Überlegungen dabei eine Rolle. Durch Zug an den Beinen nach oben erhöhen sich zum einen der Auflagedruck an Hinterkopf und oberen Rücken und zum anderen der abdominelle Druck, wodurch das Zwerchfell in Richtung Thorax gedrückt wird. Dadurch werden die Atemexkursionen eingeschränkt und der venöse Rückfluss durch die thorakale Druckerhöhung behindert. Dies kann bei unreifen Frühgeborenen den Gefäßdruck im Gehirn erhöhen.

1.10.3 Weitere *Kinaesthetics-Programme*

Da *Kinaesthetics Infant Handling* Bewegungskompetenz und Körperwahrnehmung unterstützt und weiterentwickelt, ist es auch auf die Pflege Erwachsener übertragbar, denn Bettlägerigkeit, z. B. durch Schwäche oder Körperschäden, schränkt Patienten in ihrer Bewegungsfähigkeit ein und Bewusstseinsstörungen oder Sedierung beeinträchtigen die Körperorientierung. So wurden die Konzepte *Kinaesthetics in der Pflege* und *Kinaesthetics und Pflegende Angehörige* entwickelt. Im Bereich der Erwachsenenpflege z. B. „zwingt" uns das Gewicht des Patienten, ihn zur Gesäßpflege auf die Seite zu drehen. Dabei behält dieser die Orientierung und kann ggf. seinen Ressourcen entsprechend mithelfen.

Für die Pflegenden bedeutet Kinästhetik eine Erleichterung bei physischen Tätigkeiten, denn sie lernen auch, den eigenen Körper zu erfahren und ihn so einzusetzen, dass sie mit viel weniger Kraftanstrengung und sehr viel rückenschonender arbeiten können. Durch intensivere Kommunikation mit den Pflegebedürftigen erfahren die Pflegenden meist auch eine höhere Akzeptanz. Für den Patienten bedeutet Kinästhetik, dass er seine eigenen Ressourcen besser einbringen kann, ihm seine Mobilität und die Funktionsfähigkeit seines Körpers bestätigt wird, wodurch er häufig zufriedener, ruhiger und entspannter ist.

Neben den bereits genannten wurden weitere Programme entwickelt, die in entsprechenden Kursen vermittelt werden:
- Kinaesthetics in der Erziehung
- Kinaesthetics Kreatives Lernen
- Kinaesthetics Lebensqualität im Alter
- Kinaesthetics Gesundheit am Arbeitsplatz

1.11 Transport kritisch kranker Kinder

In der Regel handelt es sich bei den Transporten von beatmeten Kindern nicht um Notfalleinsätze, sondern um geplante Verlegungstransporte in eine andere Klinik zur Weiterbehandlung oder zu speziellen Untersuchungen bzw. um innerklinische Transporte. Der Patient wird immer von einem Arzt und einer Pflegeperson begleitet.

Die technische Ausstattung ist im Wesentlichen die Gleiche wie beim neonatologischen Transport:
- Trage aus dem RTW, evtl. mit vorgewärmten Decken zudecken
- Akkubetriebener Monitor mit Messmöglichkeiten für EKG, Respiration, Sauerstoffsättigung und ggf. Blutdruck (evtl. auch arterielle Druckmessung), endexspiratorische CO_2-Messung etc.
- Infusions- oder Infusionsspritzenpumpe mit ausreichender Akkukapazität; werden mehrere benötigt, möglichst Infusionsmodul mit entsprechend vielen Kontaktmöglichkeiten verwenden
- Transportables Beatmungsgerät
- Sauerstoffflasche(n) (vorher Bedarf ermitteln, immer für die doppelt vorgesehene Transportzeit kalkulieren)
- Mobile Absaugung einschließlich Absaugmaterial
- Maske und Handbeatmungsbeutel des Kindes

1.11 · Transport kritisch kranker Kinder

- Stethoskop
- Notfallkoffer für große Kinder mit passendem Intubationszubehör
- Transportprotokoll

Je nach Art des Transports: Transportschein(e) für RTW/NAW, medizinische Unterlagen (Akte, Bilder/CD, Laborbefunde, Verlegungsbrief), Anforderungsscheine und ggf. Einwilligung der Angehörigen.

Die aufnehmende Klinik und das komplette Transportteam müssen über die Erregersituation des Patienten informiert sein (Unterlassung kann in einigen Bundesländern mit Bußgeld geahndet werden!).

- **Vorbereitung des Patienten**
- Einwilligung der Angehörigen sollte eingeholt werden (außer in lebensbedrohlichen Notfällen)
- Ggf. Patienten aufklären
- Sichere Fixierung des Tubus, der Magensonde und aller Zugänge, Katheter und Drainagen
- Letzte Nahrungsgabe sollte mindestens 1–2 h vorher erfolgt sein
- Venöser Zugang
- Infusionen bis auf dringend benötigte Medikamente (Katecholamine, Sedativa) abstöpseln
- Bei längeren Transporten auch die Grundinfusion zur Deckung des Elektrolyt-, Glukose- und Flüssigkeitsbedarfs oder ggf. auch enterale Nahrung mitnehmen
- Evtl. prophylaktische Sedierung und/oder Analgesierung
- Überwachungskabel, z. B. EKG, S_aO_2, RR/arterielle Druckmessung oder weitere an den Transportmonitor anschließen, Grenzwerte einstellen
- Urinauffangsystem oder Drainagen, wenn möglich vor dem Umlagern entleeren, damit kein Sekret zum Patienten zurückläuft, ggf. zum Umlagern abklemmen und anschließend unter Niveau des Patienten an der Trage ableiten, alle Klemmen wieder öffnen
- Eine Thoraxdrainage sollte mit einem geschlossenen System mit Wasserschloss versehen sein, sie sollte nicht abgeklemmt werden, ggf. transportable Sogquelle mitnehmen; alternativ Heimlich-Ventil und sterilen Ablaufbeutel anschließen; Drainage an der Trage unter Patientenniveau sicher befestigen
- Bedarfsmedikamente vorher aufziehen sowie ausreichend NaCl 0,9 % zum Nachspülen; in Transportrucksack/-tasche mitführen, z. B. Sedativa bei Patienten mit Schädel-Hirn-Trauma, Antikonvulsiva bei Patienten mit bekannten Krampfanfällen
- Schonendes Umlagern mithilfe eines Rollbretts oder anderer Gleithilfen; die Lagerung während des Umlagerns und auf der Trage sollte der des Patienten im Bett entsprechen, besonders bei Patienten mit Hirnödemprophylaxe

> Für Transporte hat die Deutsche Interdisziplinäre Vereinigung für Intensiv- und Notfallmedizin (DIVI) Material zusammengestellt, welches unter ▶ www.divi.de abgerufen werden kann.

- **Vorbereitung des Transportteams**
- Warm genug angezogen? Sicheres Schuhwerk?
- Hunger?
- Durst?
- Toilettengang?
- Mobiltelefon, Geld und Kreditkarte für den Notfall nicht vergessen

- **Durchführung des Transports**
- Kind in speziellem Rückhaltesystem sichern
- Den gefederten Tragetisch (funktioniert optimal erst ab ca. 70 kg) nur bei Traumapatienten oder schweren Kindern lösen, kann sonst zu Schwindel, Übelkeit und Erbrechen führen
- Engmaschiges Kreislaufmonitoring
- Nur mit sicherem Atemweg auf Transport gehen, evtl. elektive Intubation vor Fahrtantritt nötig
- Transportprotokoll führen (Dokumentation)
- Bei Lufttransporten:
  - Ggf. zweiten Sättigungssensor vor Transport fixieren (Wechsel bei Bewegungsartefakten möglich)

- Mit zunehmender Höhe nehmen die Gaspartialdrücke ab: auf Erhöhung des FiO_2 vorbereitet sein (im Helikopter meist kein Problem);
- Kind mit Gehörschutz versehen (laute Motorengeräusche im Helikopter)
- Vor Transportbeginn die Zielklinik nochmals informieren

- **Innerklinische Transporte**
- Werden im Idealfall bei beatmeten Patienten von einem erfahrenen Anästhesieteam durchgeführt
- Es werden nur notwendige Spritzenpumpen mitgegeben (z. B. Katecholamine, Arterienspülung)
- Monitoring über Transportsystem
- Beatmung über Transportrespirator
- Notfallequipment (Notfalltasche) mitgeben (sollte wenigstens Intubationsmaterial und Reanimationsmedikamente enthalten)
- Analgosedierung nach Anordnung des begleitenden Arztes
- Der Patientenplatz sollte während der Abwesenheit des Kindes grundgereinigt und aufgeräumt werden

Überprüfen Sie Ihr Wissen

Zu 1.1
- Wie sieht die Grundausstattung eines Patientenplatzes aus?
- Welche Basishygienemaßnahmen sind am Patientenplatz zu beachten?

Zu 1.2
- Wie könnte die „ideale" Patientenaufnahme ablaufen?

Zu 1.3
- Was sind die Vor- und Nachteile einer standardisierten Patientenübergabe?
- Welche Formen der Übergabe kennen Sie?

Zu 1.4
- Beschreiben Sie die Grundversorgung eines Patienten unter Berücksichtigung seiner Grunderkrankung.

Zu 1.5
- Welche allgemeinen Prinzipien müssen bei Intensivpatienten hinsichtlich der Körperpflege und des Wiegens beachtet werden?
- Wann ist eine Augenpflege notwendig und wie wird sie durchgeführt?
- Auf welche Veränderungen und Erkrankungen muss bei der Mundinspektion geachtet werden?
- Welche 8 Parameter werden bei der Beurteilung der Mundhöhle nach dem „BRUSHED-Teeth"-Assessment erfasst?
- Wie wird die Mundpflege beim beatmeten Patienten durchgeführt?
- Welche allgemeinen Prinzipien müssen bei der Nasenpflege beachtet werden?
- Wann ist eine Nabelpflege notwendig?

Zu 1.6
- Welche allgemeinen Prinzipien sollten vor und während des endotrachealen Absaugens berücksichtigt werden?
- Wann ist eine subglottische Absaugung sinnvoll und wie wird sie durchgeführt?
- Nennen Sie die Vorteile eines geschlossenen Absaugsystems und die Indikationen für seine Verwendung.
- Was ist bei nasalem Absaugen zu beachten? Was bei oralem Absaugen?

Zu 1.7
- Nennen Sie die Maßnahmen und Möglichkeiten der Pneumonieprophylaxe.
- Was wird unter einem „VAP-Bundle" verstanden und was kann dies enthalten?
- Was ist ein Dekubitus und in welche Kategorien wird er unterteilt?
- Nennen Sie die Hauptfaktoren, die die Entstehung eines Dekubitus fördern.
- Nennen Sie die Maßnahmen und Möglichkeiten der Dekubitusprophylaxe.
- Nennen Sie Ziele und Maßnahmen der Kontrakturenprophylaxe.
- Erklären Sie die Virchow-Trias! – Welche Maßnahmen dienen der Vermeidung?
- Was wissen Sie über die aktuellen Empfehlungen zur Anwendung von MTPS?

Zu 1.8
- Nennen Sie Ziele der Positionierung und allgemeine Regeln, die dabei zu beachten sind.
- Was wird unter Mikrolagerungen verstanden?

Zu 1.9
- Welches sind die Ziele der *Basalen Stimulation*?
- Welche Möglichkeiten der *Basalen Stimulation* gibt es?
- Wie könnte eine Pflegerunde unter Einbeziehung der *Basalen Stimulation* aussehen?
- Welche Arten der Körperpflege werden nach der *Basalen Stimulation* unterschieden, und wie werden sie durchgeführt?

Zu 1.10
- Welches ist das Ziel der Kinästhetik?
- Was sollte aus kinästhetischer Sicht bei der Versorgung von Kindern beachtet werden?
- Welche Kinaesthetics-Programme kennen Sie?

Zu 1.11
- Was müssen Sie für einen innerklinischen Transport vorbereiten und beachten?
- Was müssen Sie für einen Transport in eine andere Klinik vorbereiten und beachten?
- Nennen Sie die Besonderheiten des luftgebundenen Transports.

Nachschlagen und Weiterlesen

AWMF (2015, in Überarbeitung) S2e-Leitlinie: „Lagerungstherapie und Frühmobilisation zur Prophylaxe oder Therapie von pulmonalen Funktionsstörungen"; AWMF-Register Nr. 001/015; im Internet unter: ▶ https://www.awmf.org/uploads/tx_szleitlinien/001-015l_S2e_Lagerungstherapie_Frühmobilisation_pulmonale_Funktionsstörungen_2015-05.pdf

Deutsches Netzwerk für Qualitätsentwicklung in der Pflege (DNQP Hrsg) (2017) Literaturanalyse zur Dekubitusprophylaxe bei Kindern; im Internet unter: ▶ https://www.dnqp.de

Deutsches Netzwerk für Qualitätsentwicklung in der Pflege (DNQP Hrsg) (2014) Entwurf „Expertenstandard Erhaltung und Förderung der Mobilität in der Pflege"; im Internet unter: ▶ https://www.gkv-spitzenverband.de/pflegeversicherung/qualitaet_in_der_pflege/expertenstandards/expertenstandards.jsp

European Pressure Ulcer Advisory Panel and National Pressure Ulcer Advisory Panel. Prevention and Treatment of pressure ulcers (2014) Leitlinie Dekubitus Prävention – Eine Kurzanleitung (deutsche Fassung des „quick reference guide"). Washington DC: National Pressure Ulcer Advisory Panel; im Internet unter: ▶ https://www.epuap.org/wp-content/uploads/2016/10/german_quick-reference-guide.pdf

Koch F Bewegung mit kinästhetischen Instrumenten wahrnehmen, fördern und gestalten; Download 25.06.2020; im Internet unter: ▶ https://docplayer.org/18148822-Bewegung-wahrnehmen-foerdern-und-gestalten-ein-beitrag-zur-systemischen-pflegepraxis-mit-kinaesthetischen-instrumenten.html

Lund C, Osborne J, Kuller J, Lane A, Wright J, Raines D (2001) Neonatal skin care: clinical outcomes of the AWHNN/NANN evidence-based clinical practice guidelines. J Obstet Gynecol Neonatal Nurs. [Internet]. [cited 1 Feb 2010]; 30(1)41–51

McManus Kuller, J. (2019) Neonatal Skin Care: Evidence-Based Clinical Practice Guideline, zu finden im Internet unter: ▶ https://pdfs.semanticscholar.org/cd8c/80bb380733e877a08998c3d2ce68509ff07f.pdf

RKI (2007) Empfehlung zur Prävention nosokomialer Infektionen bei neonatologischen Intensivpflegepatienten mit einem Geburtsgewicht unter 1500 g; Bundesgesundheitsblatt – Gesundheitsforschung – Gesundheitsschutz, Heft 50: 1265–1303; Springer Berlin Heidelberg; im Internet unter: ▶ https://www.rki.de/DE/Content/Infekt/Krankenhaushygiene/Kommission/Downloads/Neo_Rili.pdf?__blob=publicationFile

RKI (2013) Prävention der nosokomialen beatmungsassoziierten Pneumonie; Bundesgesundheitsblatt – Gesundheitsforschung – Gesundheitsschutz. Heft 56:1578–1590. ▶ https://doi.org/10.1007/s00103-013-1846-7 Onlinepubliziert:16.10.2013 Springer-Verlag,BerlinHeidelberg

Röpke O (2012) Augenpflege auf der Intensivstation. Kann man da nicht mal ein Auge zudrücken? Bachelorarbeit Winterthur: ZHAW Departement Gesundheit; im Internet unter: ▶ https://digitalcollection.zhaw.ch/bitstream/11475/261/1/Oliver_Roepke_BA_2012.pdf

Schulz-Stübner S, Kniehl E, Sitzmann F (2010) Die Rolle der Mundpflege bei der Prävention beatmungsassoziierter Pneumonien; Krankenhaushygiene up2date, Heft 3: 177–192. Georg Thieme Verlag KG, Stuttgart

Normalwerte, Formeln, Reanimation und Monitoring

Dagmar Teising und Hannah Tönsfeuerborn

Inhaltsverzeichnis

2.1   **Normalwerte und Formeln – 42**

2.2   **Reanimation im Kindesalter – 42**
2.2.1   Basismaßnahmen (BLS – Basic Life Support). – 43
2.2.2   Erweiterte Maßnahmen (ALS – Advanced Life Support) – 45
2.2.3   Ausrüstung eines Notfallplatzes – 52
2.2.4   Ablauf einer Reanimation – 52

2.3   **Intraossärer Zugang – 52**

2.4   **Monitoring – 55**
2.4.1   Standardüberwachung – 55
2.4.2   Transkutane Sauerstoff-/Kohlendioxid-Überwachung – 59
2.4.3   Kapnometrie – 63
2.4.4   Arterielle Druckmessung – 64
2.4.5   Zentraler Venendruck – 65
2.4.6   Intrakranielle Druckmessung – 67
2.4.7   NIRS – Nahinfrarotspektroskopie – 68
2.4.8   aEEG – amplitudenintegriertes EEG und Narcotrend® – 69
2.4.9   BIS-Monitoring – 69
2.4.10 Relaxometrie/Neuromuskuläre Transmission (NMT) – 70
2.4.11 IAD – intraabdominelle Druckmessung – 70

        Nachschlagen und Weiterlesen – 74

© Springer-Verlag GmbH Deutschland, ein Teil von Springer Nature 2021
H. Tönsfeuerborn et al., *Neonatologische und pädiatrische Intensiv- und Anästhesiepflege*,
https://doi.org/10.1007/978-3-662-62902-4_2

2.1 Normalwerte und Formeln

Die folgenden Tabellen enthalten die Normal- bzw. Richtwerte für Herz- und Atemfrequenz (◐ Tab. 2.1), Blutdruck (◐ Tab. 2.2), Flüssigkeitsbedarf (◐ Tab. 2.3) und Urinausscheidung (◐ Tab. 2.4).

- **Verschiedene Formeln**

Perspiratio insensibilis:	300–400 ml/m² KOF (+ 0,42 ml/kg und h für jedes °C > 37,0 °C)
Flüssigkeitsbedarf pro Tag	1500 ml/m² KOF
Körperoberfläche (KOF)	$\frac{4 \times kg\,KG + 7}{90 + kg\,KG}$
Gewicht (kg) > 1 Jahr	(Alter + 4) × 2
Endotrachealtubus (ETT) Größe (mmID) > 1 Jahr	(Alter / 4) + 4
ETT Einführtiefe (cm)	(Alter / 2) + 12 [für orale Intubation]
ETT Einführtiefe (cm)	(Alter / 2) + 15 [für nasale Intubation]
Größe Absaugkatheter	2 × ETT Innendurchmesser (mmID)
Highflow-PEEP (cmH$_2$O)	2,6 + (0,8 × Flow in Liter) – (1,4 × KG in kg)
ZVK Einführtiefe (V. jug.int. rechts)	(Größe in cm /10) – 1 für Patienten < als 100 cm
	(Größe in cm / 10) – 2 für Patienten > als 100 cm

ICP (intrakranieller Druck)	0–5–10 mmHg
CPP (zerebraler Perfusionsdruck)	MAD – ICP
	Kleinkinder → 25–40 mmHg
	Schulkinder → 50–55 mmHg

2.2 Reanimation im Kindesalter

Ein Reanimationsereignis ist mit einer Häufigkeit von 0,6/1000 Kinder und Jugendliche ein eher seltenes Ereignis. Häufigste Ursache ist im Gegensatz zum kardialen Notfall des Erwachsenen ein Ereignis, welches eine Hypoxie verursacht (respiratorische Erkrankung, Sudden Infant Death Syndrome – SIDS, Ertrinken). Der Mangel an Sauerstoff führt über eine Bradykardie in die Asystolie.

Entscheidend für den Erfolg einer Reanimation im Kindesalter ist ein frühzeitiger Beginn der Atemspende und die rasche Wiederherstellung eines Kreislaufs. Jeder Arzt und jede Pflegekraft muss den grundlegenden Ablauf einer Reanimation beherrschen. Auf den Intensivstationen benötigt das Personal zusätzlich Kenntnisse zum Advanced-Life-Support-Algorithmus (◐ Abb. 2.4), dessen Inhalte und Abläufe auch immer wieder im Team trainiert werden sollten, da ein koordiniertes und effektives Eingreifen die Überlebenschancen der Notfallpatienten wesentlich verbessert. Als teamfördernd und qualitätssteigernd hat sich das Absolvieren eines Kurses (European Pedi-

◐ **Tab. 2.1** Herz- und Atemfrequenz: Richtwerte für Herz- und Atemfrequenz pro Minute

Alter	Herzfrequenz wach	Herzfrequenz im Schlaf	Atemfrequenz
Neugeborenes	100–205	90–160	30–53
Säugling	100–180	90–160	30–53
Kleinkind	98–140	80–120	22–37
Vorschulalter	80–120	65–100	20–28
Schulkind	75–118	58–90	18–25
Jugendlicher	60–100	50–90	12–20

Tab. 2.2 Blutdruck: Norm- und Grenzwerte

Alter	Systole (mmHg)	Diastole (mmHg)	MAD[a] (mmHg)	Systolische Grenzwerte für Hypotension (mmHg)
Neugeborenes (12 h, 3 kg)	60–76	31–45	48–57	< 50
Neugeborenes (96 h)	67–84	35–53	45–60	< 60
Säugling (1–12 Monate)	72–104	37–56	50–62	< 70
Kleinkind (1–2 Jahre)	86–106	42–63	49–62	< 70 (+ 2 × Alter)
Vorschulkind (3–5 Jahre)	89–112	46–72	58–69	< 70 (+ 2 × Alter)
Schulkind (6–7 Jahre)	97–115	57–76	66–72	< 70 (+ 2 × Alter)
Vorpubertät (10–12 Jahre)	102–120	61–80	71–79	< 90
Heranwachsender (12–15 Jahre)	110–131	64–83	73–84	< 90

[a]MAD = mittlerer arterieller Druck = (1,5 × Alter) + 40 mmHg

Tab. 2.3 Flüssigkeitsbedarf: Berechnung des Erhaltungsbedarfs von Flüssigkeiten nach Holliday und Segar

Gewicht	Flüssigkeitsmenge/Tag	Flüssigkeitsmenge/h
1–10 kg	100 ml/kg KG und Tag	4 ml/kg und h
11–20 kg	1000 ml/Tag + 50 ml/kg KG und Tag für jedes kg KG > 10 kg	40 ml/h + 2 ml/h für jedes kg KG > 10 kg
> 20 kg	1500 ml/Tag + 20 ml/kg KG und Tag für jedes kg KG > 20 kg	60 ml/h + 1 ml/h für jedes kg KG > 20 kg
Erwachsener	1500 ml/Tag + 20 ml/kg KG und Tag für jedes kg KG > 20 kg	60 ml/h + 1 ml/h für jedes kg KG > 20 kg

KG Körpergewicht

Tab. 2.4 „Normale" Urinausscheidung

Säugling	2 ml/kg und h
Kind	1–2 ml/kg und h
Jugendlicher	0,5–1 ml/kg und h

atric Advanced Life Support – EPALS) für die Mitarbeiter erwiesen. Hier kann gelernt, geübt, gefragt und das Handeln aus der Sicht der jeweils anderen Berufsgruppe simuliert/ trainiert werden.

2.2.1 Basismaßnahmen (BLS – Basic Life Support).

- **Ziel**
- Frühzeitiges Erkennen eines Notfalls
- Frühzeitige initiale Atemspende bei kindlichen Notfällen
- Frühzeitiger Beginn der Thoraxkompressionen
- Aktivierung von Hilfe für erweiterte Maßnahmen

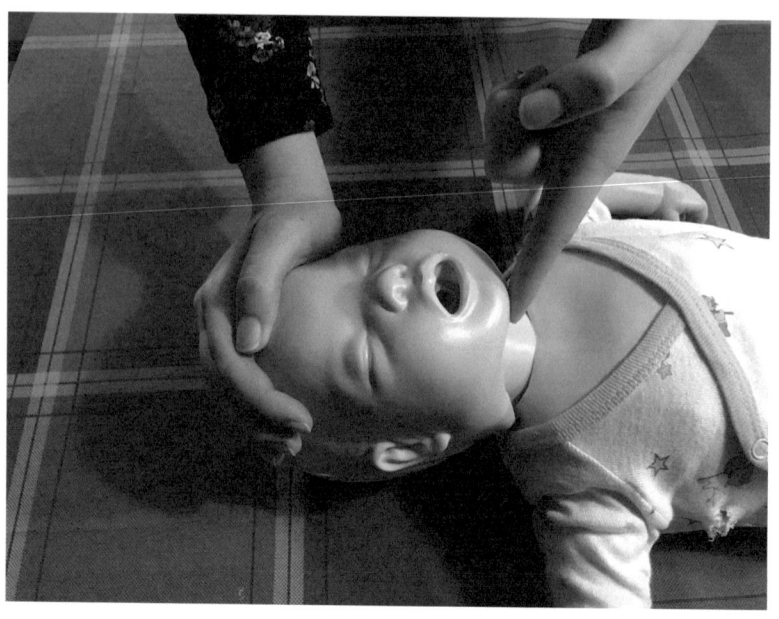

  Abb. 2.1 Öffnen der Atemwege und Kopfpositionierung beim Säugling

- **Ablauf**
- Für Sicherheit von Helfer und Kind sorgen
- Bewusstsein überprüfen (akustischen und taktilen Reiz setzen)
- Reagiert das Kind nicht, wird ungezielt nach Hilfe gerufen und mit „A" fortgefahren

2.2.1.1 A – Atmung/Atemwege

- Atemwege durch leichtes Überstrecken des Kopfes und Anheben des Unterkiefers öffnen (ggf. Esmarch-Handgriff) (Abb. 2.1)
- Cave: Mundboden nicht komprimieren
- „Sehen-Hören-Fühlen" zur Überprüfung der Atmung (10 s) ⇒ Infektionsschutz / Eigenschutz beachten
- Setzt suffiziente Eigenatmung ein, kann das Kind unter fortlaufender Kontrolle in stabiler Seitenlage gelagert werden

❗ Schnappatmung ist keine suffiziente Atmung!

2.2.1.2 B – Beatmung

- **Atemspende bei Kindern < 1 Jahr**
- Atemwege öffnen (s. oben) → Mund-zu-Mund- und -Nase-Beatmung bzw.:
- Beatmungsbeutel mit Reservoir, Sauerstoff und passender Maske nutzen (Abb. 2.2)
- Insufflation ca. 1 s, Thorax soll sich heben
- Für Ausatmung Mund des Kindes komplett freigeben

- **Atemspende Kinder > 1 Jahr**
- Nase zuhalten und Mund-zu-Mund beatmen bzw.:
- Beatmungsbeutel mit Reservoir, Sauerstoff und passender Maske nutzen

❗ Hebt sich der Thorax trotz Korrektur der Kopfposition nicht, muss an eine Verlegung der Atemwege gedacht werden!

Ziel der Beatmung ist eine moderate Hebung des Thorax, unter Vermeidung einer Hyperventilation.

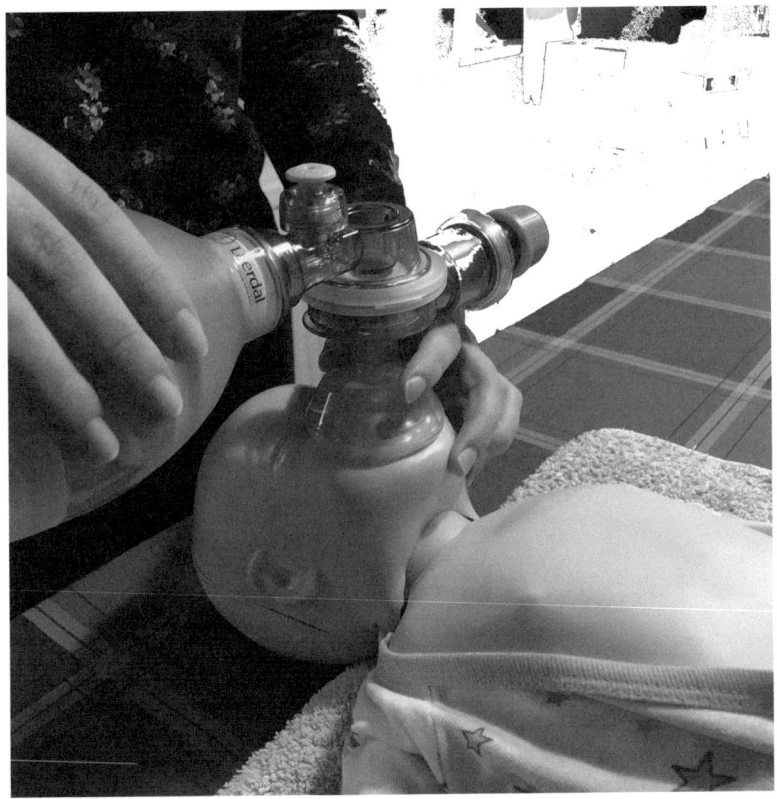

 Abb. 2.2 Beutel-Masken-Ventilation

2.2.1.3 C – Zirkulation

- Entscheidung zur Herzdruckmassage darf nicht länger als 10 s dauern
- Ein bewusstloses Kind, das nicht atmet, kann auch keinen suffizienten Kreislauf haben
- Immer den Gesamteindruck des Kindes beurteilen und keine Zeit mit Pulssuche verschwenden
- Druckpunkt bei allen Kindern: untere Sternumhälfte (Abb. 2.3)
- Drucktiefe 1/3 des Thoraxdurchmessers (nicht tiefer als 6cm! = Daumenlänge eines Erwachsenen)
- Kompressions- und Entlastungsphase sollen gleich lang sein
- Kompressionsfrequenz bei allen Kindern 100–120/min
- Verhältnis Thoraxkompression zu Beatmung 15:2
- Drucktechnik ist abhängig von der Größe des Kindes und des Helfers (kleine Hände?)
  - 2-Finger/2-Daumen-Methode
  - 1-Hand-Methode
  - 2-Hand-Methode
  - ▸ Entscheidend ist immer eine ausreichende Drucktiefe!

2.2.2 Erweiterte Maßnahmen (ALS – Advanced Life Support)

Unter laufenden BLS-Maßnahmen werden ein automatisierter externer Defibrillator (AED), Defibrillator oder EKG angelegt, ein Venenzugang gelegt (maximal 2 Versuche!, dann intraossär ▶ Abschn. 2.3) und die Atemwege gesichert.

Alle weiteren Entscheidungen basieren auf dem EKG-Befund:

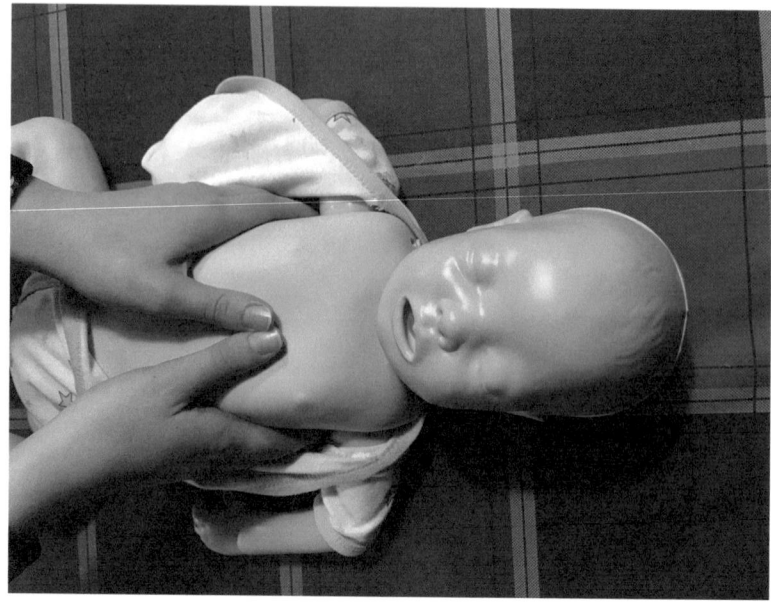

Abb. 2.3 Herzdruckmassage beim Säugling (Zangengriff/2-Daumen Methode)

- **Nicht defibrillierbarer Rhythmus (Asystolie, pulslose elektrische Aktivität = PEA)**
- Kardiopulmonale Reanimation (CPR) fortsetzen → Adrenalin 10 μg/kg i.v./i.o. → wiederhole Adrenalin alle 3–5 min (keine Dosissteigerung)

Ändert sich der Rhythmus in eine defibrillierbare Rhythmusstörung, wird nach folgendem Algorithmus weiter verfahren:

- **Defibrillierbarer Rhythmus (ventrikuläre Tachykardie = VT, ventrikuläres Flimmern = VF)**
- Bei Kindern nur sehr selten
- Defibrillieren mit 4 J/kg KG → sofort weiter CPR für 2 min („No-Flow-Phasen" für Myokardgewebe / Koronargefäße minimieren!) → EKG-Beurteilung (wenn weiter VF) → Adrenalin (10 μg/kg i.v./i.o.) → 2 min CPR → Defi 4 J/kg KG → 2 min CPR
- Dieser Algorithmus wird 3-mal durchlaufen, nach der 3. erfolglosen Defibrillation (weiter VF) werden 5 mg/kg KG i.v./i.o. Amiodaron verabreicht und unmittelbar danach defibrilliert (4 J/kg KG) → dann weiter CPR
- Bei refraktärem Kammerflimmern / pulsloser Kammertachykardie (≥ 5 Defibrillationsversuche) kann die Energie schrittweise bis auf 8 J/kgKG erhöht werden

Während der Reanimationsmaßnahmen reversible Ursachen für das Ereignis suchen und behandeln (4 „H" und „HITS").

Kehren Lebenszeichen zurück (ROSC – **R**eturn **o**f **S**pontaneous **C**irculation) wird das Kind engmaschig überwacht und einer intensivmedizinischen Nachbehandlung zugeführt (Abb. 2.4).

2.2.2.1 D – Drugs/Medikamente

Für die Verabreichung von Medikamenten und Infusionen muss nach 2 Versuchen ein i.v.-Zugang etabliert sein. Gelingt dieses nicht, muss eine intraossäre Kanüle (▶ Abschn. 2.3; oder ein ZVK bzw. beim Neugeborenen ein NVK) gelegt werden. Eine intratracheale Medikamentengabe wird nicht mehr empfohlen.

- **Notfallmedikamente**

Folgende Verabreichung wird empfohlen:
- Über einen venösen/intraossären Zugang
- Nach jeder i.v.-Medikamentengabe müssen ausreichende Mengen NaCl 0,9 % (5–10–20 ml, je nach Alter) nachgespritzt werden

2.2 · Reanimation im Kindesalter

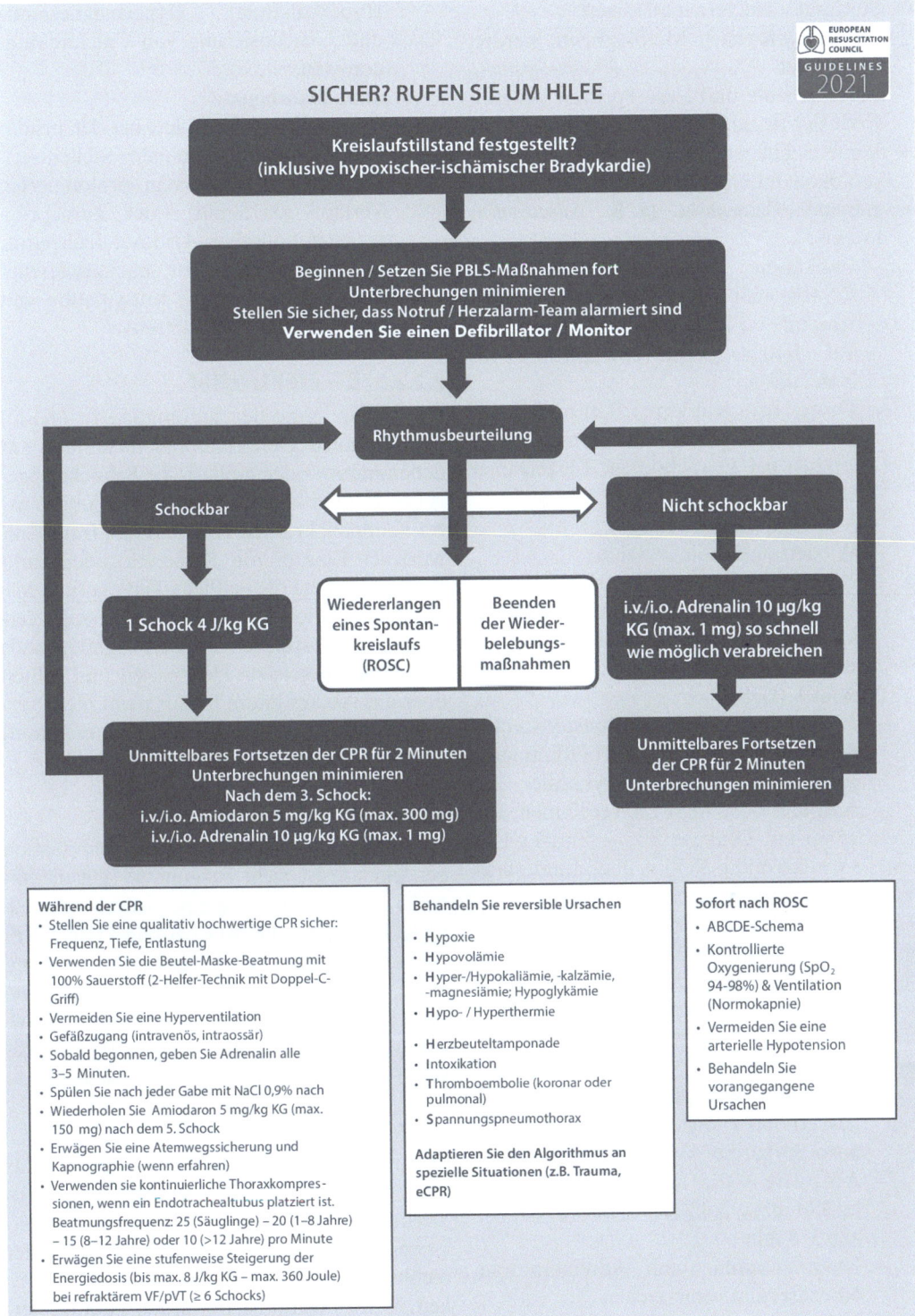

◘ Abb. 2.4 Flowchart Reanimation

- Sterilität nicht vernachlässigen
- Alle aufgezogenen Medikamente werden beschriftet
- Medikamente und leere Spritzen bis zum Ende der Reanimation aufbewahren
- Verabreichungen auf dem Reanimationsprotokoll dokumentieren, ggf. nachträglich
- **Adrenalin/Epinephrin (z. B. *Suprarenin*) i.v., i.o.:**
  - Indikation: Bradykardie, Asystolie, schwere anaphylaktische Reaktionen
  - Ampulle = 1 mg/ml 1:1000 verdünnen auf 1:10.000 (1 ml Epinephrin + 9 ml NaCl 0,9 %)
  - Dosis bei Kindern: 0,01 mg/kg KG i.v. = 0,1 ml/kg KG i.v. (Halbwertzeit 2 min); bei Erwachsenen: Einzelgaben von 1 mg
  - Max. Einzeldosis: 1 mg
  - Wiederholung alle 3–5 min
  - Nicht gleichzeitig mit Natriumbikarbonat verabreichen, da Adrenalin im alkalischen Milieu nicht wirken kann
- **Amiodaron (z. B. *Cordarex*) nach dem 3. Schock (Defi):**
  - Indikation: defibrillationsresistentes Kammerflimmern, Vorhofflimmern, pulslose ventrikuläre Tachykardie
  - Ampulle = 150 mg/3 ml verdünnen auf 15 ml mit Glukose 5 % → 5 mg/kg KG i.v. = 0,5 ml/kg KG i.v. über mindestens 3 min, 2. Gabe nach dem 5. Schock
  - Maximaldosis 15 mg/kg und Tag
  - Bei Neugeborenen kontraindiziert
  - Bei Erwachsenen: 300 mg als Bolus, ggf. Wiederholung mit 150 mg gefolgt von Infusion von 900 mg/24 h
- **Atropin:**
  - Indikation: Bradykardien aufgrund eines erhöhten vagalen Tonus, z. B. Sinusbradykardie! AV-Block, Intoxikation
  - Ampulle = 0,5 mg/ml → 0,02 mg/kg KG bzw. 0,02(–0,06) ml/kg KG i.v. alle 3–5 min
  - Nicht zusammen mit Adrenalin und Noradrenalin verabreichen
- **Calciumglukonat 10 %:**
  - Eine routinemäßige Gabe von Calcium wird heute nicht mehr empfohlen, sie ist vielmehr auf spezielle Indikationsstellungen begrenzt: Hyperkalzämie, Hyperkaliämie, Hypermagnesiämie und Überdosierung von Calciumantagonisten
- **Natriumbikarbonat:**
  - Natriumbikarbonat hat bei der primären Reanimation keinen Stellenwert, sondern erst bei einem prolongierten Verlauf (> 15 min) oder ausgeprägter metabolischer Azidose; frühzeitige Gabe allerdings bei nachgewiesener Hyperkaliämie oder Intoxikation mit trizyklischen Antidepressiva

2.2.2.2 E – Elektrizität

Es werden entweder automatisierte (AED) oder manuelle Defibrillatoren verwendet, mit denen mono- oder biphasische Schocks abgegeben werden können. Für Kinder gibt es extra Kinderelektroden bzw. Paddles. Insgesamt wird der Einsatz von Klebeelektroden empfohlen, da diese die zeitliche Verzögerung bis/ab Defibrillation zur Herzdruckmassage verkürzen. Selbstklebende Defibrillationspads haben eine begrenzte Haltbarkeit und sollten über das Ablaufdatum hinaus nicht mehr verwendet werden, da sie austrocknen und damit die Defibrillation beeinträchtigen können.

- **Energiedosis**

Die ideale Energiedosis für eine Defibrillation bei Kindern ist nicht bekannt. Es gilt die aktuelle Empfehlung, eine Energiedosis von 4 J/kg KG (bis zu 8 J/kgKG bei refraktärem VF/pVT nach $\geq$ 5 Schockabgaben) zu wählen, wenn ein manueller Defibrillator (monophasisch oder biphasisch) eingesetzt wird. Maximal werden für den ersten Schock 200 J (biphasisch) und 360 J (monophasisch) verabreicht.

- **Elektrodenposition**

Die Defibrillationselektroden sollten das Herz von zwei Seiten „umfassen", um einen direkten Stromfluss zu ermöglichen. Normalerweise wird eine Elektrode unterhalb der rechten Klavikula und die andere in der linken Axilla positioniert. Werden Paddles verwendet, sollten die größtmöglichen (altersentsprechend) gewählt werden, um eine ausreichend große Kontaktfläche mit der Brustwand zu erreichen. Die Defi-Elektroden dürfen sich nicht berühren. Wird die

Defibrillation mit Paddles durchgeführt, so ist ein fester Anpressdruck zur Verringerung des elektrischen Widerstandes zwischen Haut und Elektrode notwendig. Im Allgemeinen werden Paddles mit einem Durchmesser von etwa 4,5 cm für Kinder < 10 kg Körpergewicht verwendet. Stehen keine Kinder-Defibrillationselektroden zur Verfügung, kann es erforderlich sein, jeweils eine Elektrode auf dem Rücken und auf der Brust des Kindes zu positionieren (anteroposteriore Position).

> **Sicherheitshinweise**
> - Offene Sauerstoff führende Systeme (Sauerstoffmaske, Nasensonde, Sauerstoffschläuche) um mindestens 1 m vom Kind entfernen. Beatmungsbeutel oder Beatmungsschläuche, die am Trachealtubus konnektiert sind, sollten belassen werden.
> - Trockene Oberfläche: Vorsicht bei nasser Kleidung und nassen Oberflächen! Falls nötig, den Thorax des Patienten vor der Defibrillation abtrocknen.
> - Berührung: Während der Schockabgabe darf kein Umstehender weder direkt noch indirekt den Patienten berühren. Dies schließt auch das Bett oder Infusionen mit ein.
> - Die Paddles/Pads dürfen kein Metall (z. B. Schmuck) oder transdermal applizierte Medikamente oder Diathermieelektroden berühren.
> - Bei Patienten mit Herzschrittmacher oder implantiertem Defibrillator (ICD) sollen die Paddles mindestens 12 cm vom implantierten Gerät entfernt platziert werden, um das Risiko von Verbrennungen des Myokards zu verringern. Eine anteroposteriore Position der Defibrillationselektroden kann notwendig sein.

Sicherheitsanweisungen müssen während des Vorgangs der Defibrillation klar und deutlich an das gesamte Team und andere Anwesende weitergegeben werden.

Jeder Defibrillator muss nach hausinternen Richtlinien regelmäßig getestet werden.

- **Defibrillation**
Wirkung:
- Asynchrone Depolarisation aller Myokardfasern
- Erlaubt dem Sinusknoten, die Kontrolle zu übernehmen
- Eine Defibrillation bei einer Körpertemperatur < 32 °C ist wenig wirksam (Patient erwärmen)

- **Indikation**
- Primäres Kammerflimmern (3–19 % im Kindesalter)
- Sekundäres Kammerflimmern (tritt bei CPR in 27 % der Fälle auf und hat ein schlechteres Outcome als das primäre Kammerflimmern)
- Bestimmte tachykarde Rhythmusstörungen, z. B. polymorphe ventrikuläre Tachykardien, pulslose Kammertachykardie

> Wird der Kollaps eines Patienten direkt beobachtet und innerhalb von 3 min defibrilliert, so steigen die Überlebensraten auf über 50 %. Entscheidend ist also die Zeit bis zur ersten Defibrillation!

- **Kardioversion**
R-Zacken-gesteuerte Defibrillation bei paroxysmalen supraventrikulären Tachykardien, monomorphen ventrikulären Tachykardien und Vorhofflimmern, dazu muss die Synchronisationstaste des Defibrillators eingeschaltet sein. Eine elektrische Kardioversion ist indiziert bei dekompensiertem Schock bzw. eingetrübtem Bewusstsein, bei fehlendem i.v.-Zugang oder aber, wenn Adenosin keine Wirkung zeigt.
- EKG-Ableitung über den Defibrillator ist notwendig
- Sonstiges Vorgehen wie bei der Defibrillation, Synchronisationstaste aktivieren (sie muss bei jedem Versuch erneut aktiviert werden)
- Dosis: 1 J/kg KG, 2. Dosis: 2 J/kg KG
- Vor dem 3. Versuch Amiodaron/Procainamid oder Verapamil bei älteren Kindern erwägen
- Bei ansprechbarem Patienten nur in i.v.-Kurznarkose

Eine Alternative zur Kardioversion bei supraventrikulären Tachykardien bietet das Medikament Adenosin (z. B. *Adrekar*), Dosierung: initial 0,1–0,2 mg/kg KG i.v. (maximal 6 mg), möglichst schnelle herznahe Injektion und rasches Nachspülen mit mindestens 10 ml NaCl 0,9 % über einen 3-Wege-Hahn. Ggf. Wiederholung mit höherer Dosis: 0,3 mg/kg KG i.v. (maximal 12–18 mg).

- **Schrittmachertherapie/Pacing**

Mit dem Defibrillator ist auch ein externes Pacen möglich (▶ Abschn. 10.7). Dazu müssen die Paddles entfernt und die Klebeelektroden für das transthorakale Pacen bzw. die Ösophaguselektrode mit dem entsprechenden Anschluss am Defibrillator verbunden werden.

- **Indikation**
- Sinusbradykardie
- AV-Block
- Paroxysmale supraventrikuläre Tachykardie (externes Overdrive Pacing)
- Ventrikuläre Tachykardie (externes Overdrive Pacing)

- **Einstellungen**
- Art: Fixed- (ständig) oder Demand-Pacing (bei Unterschreiten einer vorgegebenen Herzfrequenz)
- Impulsintensität: initial 2 mA/kg KG, erhöhen, bis Herzkontraktion erfolgt
- Frequenz: altersabhängig

2.2.2.3 F – Fluids

Flüssigkeitsdefizite sollen zügig mit bilanzierten kristalloiden Lösungen, Vollelektrolytlösungen oder einer NaCl-0,9 %-Lösung (Erwachsene / Neugeborene) behoben werden. Vermieden werden sollen Glukoseinfusionen, da eine Hyperglykämie das neurologische Outcome verschlechtert.

- **Indikation, Art der Lösung, Verabreichung**
- Blutverlust, Volumenmangelschock
- **Isotone kristalloide** Lösungen 10 ml/kg KG i.v. über 30–60 min, z. B. Stero ISO
- wiederholte Bolusgaben bis 40–60 ml / kg KG können in der ersten Behandlungsstunde eines Schocks notwendig sein
- **Vorsichtige** Volumengabe bei kardiogenem Schock
- Keine schnellen Bolusgaben bei Neugeborenen wegen der Hirnblutungsgefahr
- **Nach jedem Volumenbolus sollte ein erneuter Check (ABCD) erfolgen und der Einsatz von Inotropika erwogen werden**
- Transfusion bei hämorrhagischem Schock

2.2.2.4 G – Gespräch

- Grunderkrankung des Patienten
- Ursache des Herz-Kreislauf-Stillstands
- Die **4 Hs** und **HITS** (reversible Ursache eines Kreislaufstillstands):
  - Hypoxie
  - Hypovolämie
  - Hypo-/Hyperkaliämie, -calcämie, -magnesiämie; Hypoglykämie
  - Hypothermie / Hyperthermie
  - Herzbeuteltamponade
  - Intoxikation
  - Thromboembolie (kardial, pulmonal)
  - Spannungspneumothorax
- Zwischenbilanz, Verlauf, Dauer, Prognose

Ein Abbruch der Reanimation kann und muss nach einer gewissen Reanimationszeit in Erwägung gezogen werden. Alle Informationen und vorliegenden Werte sollten zusammengefasst und bewertet werden im Hinblick auf die bereits erfolgten Interventionen, Dauer der Reanimation und mögliche Prognose. Jeder der an der Reanimation Beteiligten sollte mit der Beendigung der Maßnahmen einverstanden sein. Die Maßnahmen sollten erst dann beendet werden, wenn die Eltern anwesend sind und wenn mit ihnen über die Prognose gesprochen wurde. Sind die Eltern nicht zugegen, so bestimmt das Team das Ende der Reanimation nach Entscheidungsfindung.

2.2.2.5 H – Hypothermie/ therapeutische Hypothermie – (TTM: targeted temperature management)

- Fieber verringert die Ischämietoleranz des Gehirns und muss nach einem Kreislaufstillstand aggressiv behandelt werden.
  - Angewandt wird ein gezieltes Temperaturmanagement (TTM); Niedrigere Zieltemperaturen ($\leq$ 34 °C) erfordern spezielle Systeme z. B. selektive

2.2 · Reanimation im Kindesalter

Kopfkühlung beim Neugeborenen oder kontrollierte Ganzkörperkühlung jenseits des Neugeborenenalters für 24 h auf 34–36 °C mittels Kühlmatten/-systemen, anschließend Erwärmung um 0,25–0,5 °C/h (Gefahr: plötzliche Öffnung der Peripherie, Volumen versackt → Kreislaufversagen) ▶ Abschn. 7.2
- Vermeidung von Fieber: Zieltemperatur ≤ 37,5 °C und Einhalten von vordefinierten Temperaturen durch externe Kühlung
- Bei Kindern erfolgt eine kontrollierte Normothermie (36–37 °C); in jedem Fall sollten Temperaturen von > 37,5 °C für mind. 72 h und schwere Hypothermien < 32 °C vermieden werden
- Neugeborene nach erfolgreicher Reanimation und einem signifikanten Risiko für die Entwicklung einer HIE (hypoxisch – ischämische – Enzephalopathie) sollen (72 h) auf eine Körpertemperatur von 33–34 °C gekühlt werden; Studien laufen derzeit mit Ganzkörperkühlung bzw. isolierter Kühlung nur des Kopfes über Kühl-/Gelhauben und anschließender Erwärmung um 0,5 °C/h (▶ Kap. 7)
- Sedierung! Kontrolle des Shivering
- Überwachung der Hirnfunktion über einen aEEG-Monitor (amplitudenintegriertes Elektroenzephalogramm; Brainz®, Narcotrend®, Braintrend®)
- Komplikationen: Bradyarrhythmien, arterielle Hypotension, Gerinnungsstörungen
— Atemgastemperatur 1 °C über der Kerntemperatur einstellen (falls möglich) und entsprechend nachregulieren (cave: thermische Schäden an der Trachea), aber nicht < 35 °C
— Kontinuierliche Temperaturüberwachung über Temperatursonde

2.2.2.6 I – Intensivtherapie und Überwachung

Das sog. Postreanimationssyndrom ist gekennzeichnet durch folgende Störungen:
— Zerebrale Schäden (hypoxische Enzephalopathie) → Optimierung der zerebralen Perfusion durch Vermeiden von Hyperventilation und Positionierung des Patienten
— Kardiale Dysfunktion → Kreislauftherapie, um Minderperfusion des ZNS durch niedrige Drücke zu vermeiden
— Systemische Antwort auf Ischämie und Reperfusion
— Pathologie, die durch einen Kreislaufstillstand ausgelöst wurde

Um diese durch die Reanimation ausgelösten Schäden bzw. Störungen nicht zu verschlimmern, ist eine engmaschige Überwachung auf einer Intensivstation unbedingt erforderlich. Die professionelle Behandlung nach einer Reanimation beeinflusst signifikant das allgemeine Outcome.

- **Überwachung und Behandlung**
— EKG, Herzfrequenz, Herzrhythmus kontinuierlich über Monitor
— MAD, Kolorit, Rekapillarisierungszeit
— Lungenprotektive Beatmung (Normoventilation, Normokapnie) mit Ziel S_aO_2: 94–98 %
— BZ (Normoglykämie), Laborparameter
— Diurese (mind. 1 ml/kg und h)
— Normovolämie
— Normothermie (kein Fieber über 72 h):
  - Neugeborene nach Hypothermiebehandlung langsam um 0,5–1 °C/h erwärmen, Kontrolle über Temperatursonde, reaktive Hyperthermie vermeiden
— Neurologische Überwachung:
  - Das Gehirn reagiert am empfindlichsten auf den Sauerstoffmangel, je nach Dauer der Hypoxie kann der Patient sofort nach der Reanimation wieder erwachen, nach kurzer Wachphase wieder eintrüben oder nach der Reanimation bewusstlos bleiben
  - Gefürchtetste Komplikation ist das Hirnödem → engmaschige Überwachung der zerebralen Funktion u. a. über Glasgow Coma Scale (GCS), Neurostatus, Pupillengröße und Pupillenreaktion, aEEG
  - Weiteres ▶ Abschn. 11.2

> Voraussetzung für eine effektive Reanimation ist, dass sie regelmäßig unterrichtet und trainiert wird und entschlossen begonnen und durchgeführt wird.

2.2.3 Ausrüstung eines Notfallplatzes

- Funktionsfähiges Absauggerät mit Zubehör
- Notfallwagen mit Medikamenten, Spritzen, Kanülen
- Beatmungsbeutel mit Sauerstoffanschluss und Reservoirschlauch/-beutel, Masken
- Intubationszubehör in verschiedenen Größen
- Ggf. Larynxtubus und Larynxmasken in unterschiedlichen Größen
- Monitor für EKG, Atmung, Blutdruck (peripher/invasiv), Sauerstoffsättigung, endexspiratorisches CO_2, Temperaturmessung, entsprechendes Zubehör in verschiedenen Größen
- Stethoskop
- Defibrillator mit Klebeelektroden (oder Gel für die Paddles)
- Infusionszubehör
- Perfusoren, Infusomat
- Pflaster zum Fixieren von venösen Zugängen und Tuben
- Guedel-/Wendl-Tuben
- Reanimationsbrett
- Set zur Anlage einer Pleuradrainage
- Intraossäre Kanüle; EZ-IO®-Bohrer
- Notfalltracheotomie-Set
- Reanimationsprotokoll, Kurven
- (Röntgengerät und BGA-Gerät verfügbar)

Die für eine Reanimation benötigten Instrumentarien müssen regelmäßig kontrolliert werden.

2.2.4 Ablauf einer Reanimation

Die Reanimation eines Kindes ist mit hohem Stress verbunden und muss möglichst rasch erfolgen. Der reibungslose Ablauf basiert nicht nur auf technischen Fertigkeiten und Wissen zur optimalen Betreuung des Kindes, sondern in besonderem Maße auf
- Teamarbeit,
- effizienter Kommunikation,
- Situationsbewusstsein,
- Aufgabenverteilung,
- Kommunikation innerhalb der Teammitglieder.

Während der laufenden Reanimation halten klare Anweisungen direkt an die einzelnen Personen gerichtet das Team konzentriert.

Um sicherzugehen, dass eine Maßnahme ausgeführt wurde, sollte die geschlossene Kommunikationstechnik verwenden werden (z. B. „Blut abgenommen, mit Blutgasanalyse und Kreuzblut für 4 Erythrozytenkonzentrate.").

Es kann hilfreich sein, abwechselnd die Teammitglieder nach den einzelnen Befunden des Atemwegs, dann der (Be)Atmung und dann des Kreislaufs (ABC-Schema) zu befragen und jedes Problem anzusprechen, sobald dieses erkannt wird.

Möglichst noch am gleichen Tag, spätestens aber am darauffolgenden Tag findet eine Reflexion der Reanimation innerhalb des Behandlungsteams statt. In dieser Runde soll Lob und Kritik geäußert werden, organisatorische Hindernisse sollen identifiziert und im Anschluss behoben werden. Besteht weiterer Gesprächsbedarf, so kann jederzeit eine erneute Reflexion oder Supervision stattfinden.

2.3 Intraossärer Zugang

Besteht eine vitale Indikation für einen venösen Zugangsweg, muss die intraossäre (i.o.) Injektion bzw. Infusion inzwischen als unverzichtbare Alternativtechnik in der Notfallmedizin angesehen werden, wenn periphere Venenpunktionsversuche gescheitert sind. Die intraossäre Kanüle gehört dementsprechend in jede Notfalltasche bzw. jeden Notfallkoffer und sollte auf der Station griffbereit im Reanimationswagen liegen. Nach den ERC-Richtlinien 2021 (European Resuscitation Council) sollte bei kritisch kranken Kin-

2.3 · Intraossärer Zugang

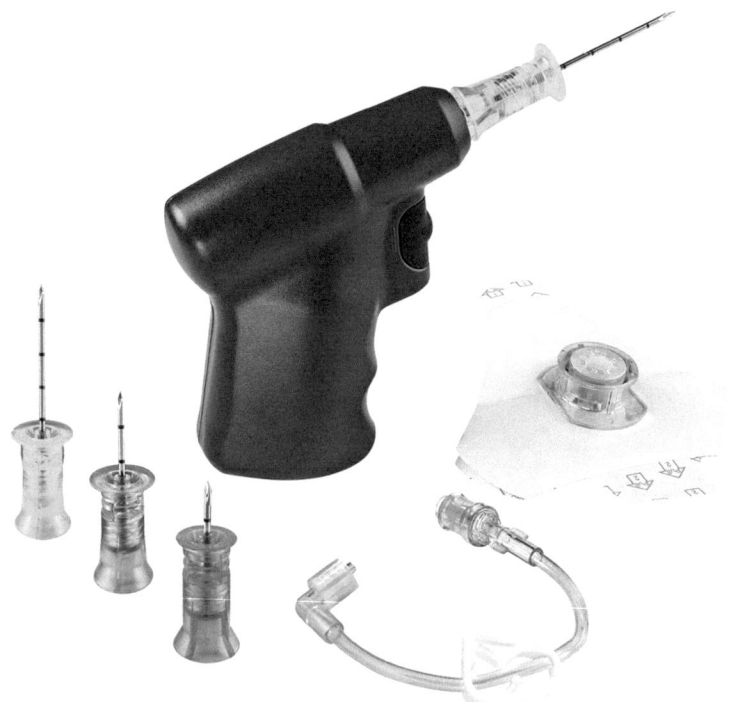

◘ **Abb. 2.5** Arrow EZ-IO® Intraossäres Gefäßzugangssystem der Firma Teleflex

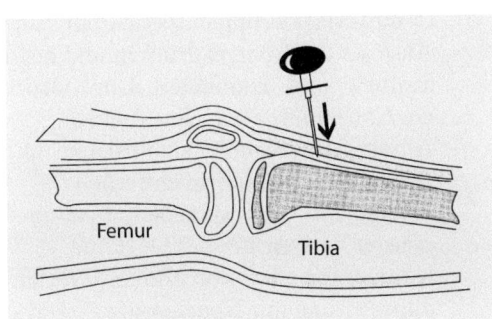

◘ **Abb. 2.6** Punktionsstelle für intraossäre Kanüle an der proximalen Tibia. (Aus der Gebrauchsanleitung zur intraossären Kanüle der Firma Cook)

Die intraossäre Punktion ist vor allem im Säuglings- und Kleinkindalter sinnvoll, da das Tibiamark noch blutbildend und stark vaskularisiert ist, während das der Erwachsenen fettreicher ist. Trotzdem wird die i.o.-Punktion inzwischen in allen Altersgruppen als alternativer venöser Zugang empfohlen. Wirkungseintritt und das Erreichen wirksamer Medikamentenspiegel entspricht denen einer zentralvenösen Gabe.

> Der Zeitaufwand für die Durchführung liegt bei unter 1 min.

dern eine i.o.-Kanüle gelegt werden, wenn es nicht gelingt, mit max. 2 Versuchen einen venösen Zugang zu etablieren.

Bei diesem Prinzip wird die Tibia mit einer nach *Dieckmann* modifizierten Nadel (mit seitlichen Zusatzöffnungen) punktiert. Inzwischen gibt es i.o.-Kanülen in verschiedenen Größen und Längen sowie unterschiedlichen Applikationsvorrichtungen, die das Legen einfacher und sicherer machen (◘ Abb. 2.5).

- **Punktionsstellen**
- Proximale mediale Tibia, 2–3 cm unterhalb des Tibiakopfes (◘ Abb. 2.6)
- Mediale Oberfläche der distalen Tibia, 3 cm oberhalb des Malleolus medialis (◘ Abb. 2.7)
- Bei Erwachsenen auch der proximale Humerus

- **Kontraindikation**
- Hautinfektionen

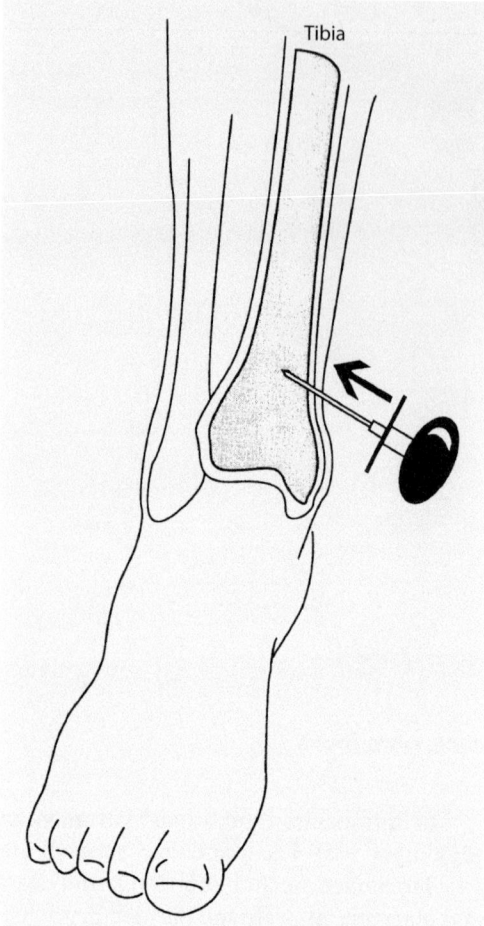

Abb. 2.7 Punktionsstelle für intraossäre Kanüle an der distalen Tibia. (Aus der Gebrauchsanleitung zur intraossären Kanüle der Firma Cook)

- Osteomyelitis
- Septikämie
- Knochenerkrankungen wie Osteogenesis imperfecta
- Tibiafraktur, Oberschenkelfraktur
- Vorpunktionen

■ **Durchführung der Punktion**
- Möglichst unter sterilen Bedingungen (Hautdesinfektion, sterile Handschuhe, Lochtuch)
- Bei wachen oder bewusstseinsklaren Patienten unter Lokalanästhesie mit Lidocain (einschließlich des Periostes)
- Stabilisierung der Extremität
- Einstichwinkel ca. 80°, leicht nach kranial bzw. distal geneigt je nach Punktionsstelle, senkrecht zur Längsachse des Knochens
- Die Kanülenspitze muss vom Gelenkspalt und der Epiphysenplatte weg zeigen
- Die weitere Punktionstechnik richtet sich nach der Art der Nadel bzw. dem Applikationssystem;
  - Ohne Applikator: Intraossärnadel im Pinzettengriff halten (bessere Führung, geringere Gefahr des Verbiegens und der Dislokation, Stopperfunktion durch Daumen und Zeigefinger)
  - Unter Dreh- und Schraubbewegungen (im Uhrzeigersinn) in den Knochen „einarbeiten"
  - Nach 1–2 cm „Widerstandsverlust" und „Hineinfallen" ins Knochenmark
  - Die Kanüle sollte ohne Stützung aufrecht im Knochen stehen
  - Ggf. sterile Umpolsterung der Nadel
- Mit EZ-IO-System:
  - Mit der Nadel die Haut punktieren, bis die Nadelspitze den Knochen erreicht (5-mm-Markierung muss sichtbar sein)
  - Auslöser des Bohrers drücken und unter sanftem und kontinuierlichem Druck die Nadel in den Knochen drehen
  - Ansatz der Kanüle stabilisieren und Bohrer sowie Mandrin entfernen
  - Kanüle mit dem speziellen Fixationspflaster fixieren
  - Konnektion der vorgefüllten Verbindungsleitung mit Nadelansatz
- Überprüfen, ob sich die Kanülenspitze im Knochenmark befindet:
  - Aspiration von Knochenmark (dicke, serös-blutige Flüssigkeit)
  - Testinjektion steriler Kochsalzlösung (muss leicht injizierbar sein, es darf keine Schwellung auftreten) und Aspiration von Knochenmark (Knochenmark lässt sich oft erst nach Anspülung mit einer Infusions- oder Kochsalzlösung zum Aufdehnen der Knochenkanälchen aspirieren)
  - Nach Aspiration von Knochenmark Kanüle wieder freispülen
- Druckinfusion über Druckbeutel (Infusionspumpe und Spritzenpumpen sind

evtl. nicht in der Lage, den notwendigen Druck aufzubauen), Infusionsschlauch am Patienten fixieren, um Zug an der Kanüle zu vermeiden
— Bein ruhigstellen

- **Komplikationen**
— Schmerzen bei der Punktion, Aspiration und/oder Infusion
— Fehllage (subkutan, intramuskulär, subperiostal)
— Gewebsnekrosen
— Infektion (Osteomyelitis, Abszess etc.), bei kurzer Liegedauer unter 1 %
— Verletzung der Epiphysenfuge
— Fraktur
— Fett- und Markembolie

> Die intraossäre Injektion ist deutlich komplikationsärmer als der zentralvenöse Zugang!

- **Pflege**
— Bein frei lagern, nicht mit einer Decke zudecken
— Regelmäßige Kontrolle der Fußpulse, z. B. Sättigungsabnehmer an den Zehen befestigen
— Bei Schmerzen während der Infusion ggf. Lidocain 1 % (0,5 mg/kg) über den i.o.-Zugang langsam verabreichen, ggf. systemische Analgesie
— Bei Medikamentenapplikation ggf. das Füllungsvolumen von Punktionskanüle und Verbinder berücksichtigen
— Alle i.v. verabreichbaren Substanzen wie Vasokonstriktoren, Analgetika, Narkotika, Infusionslösungen und Blutkomponenten sind intraossär applizierbar

- **Entfernen der Kanüle**
— Extremität fixieren
— Luer-Lock-Spritze anschließen
— Im Uhrzeigersinn drehen und gleichzeitig gerade herausziehen
— Hin- und Herbewegen der Nadel beim Entfernen vermeiden
— Katheter unmittelbar nach dem Entfernen in einem geeigneten Behälter für scharfe Gegenstände entsorgen
— Einstichstelle mit sterilem Druckverband bedecken
— Liegezeit so kurz wie möglich, meist nur bis ein zentraler Zugang gelegt wurde; die Kanüle sollte nicht länger als 24 (–72) h verbleiben
— Auf Infektionszeichen wie Rötung, Schwellung und/oder Erwärmung achten

2.4 Monitoring

Das Basismonitoring umfasst die grundlegenden Vitalparameter wie Herzfrequenz bzw. EKG, Atmung, (nichtinvasiver) Blutdruck und Temperatur. Blutgaswerte (O_2 und CO_2) können transkutan oder bei Beatmeten über die Kapnometrie (nur CO_2) gemessen werden, wodurch weniger Blutentnahmen für Blutgasanalysen (BGA) notwendig sind. Zu den häufigen invasiven Messmethoden bei kritisch Kranken gehören die arterielle Blutdruck- und die zentrale Venendruckmessung. Der intrakranielle Druck dagegen wird bei Schädel-Hirn-verletzten Kindern erfasst, z. B. bei Schädel-Hirn-Trauma (SHT)-Patienten nach Bohrlochtrepanation und Einbringen einer Parenchymsonde oder bei liegender externer Ventrikeldrainage. Erweiternd können ein aEEG / Narcotrend®, der BIS (Bispektral-Index) zur Erfassung der Sedierungstiefe oder eine NIRS-Messung (Nahinfrarotspektroskopie) zur Messung der regionalen Sauerstoffsättigung (rSO_2) Anwendung finden.

2.4.1 Standardüberwachung

2.4.1.1 Allgemeines

Neben der klinischen Beobachtung und Überwachung spielt die apparative Überwachung auf den Intensivstationen eine überaus wichtige Rolle. Jede Überwachung muss geplant und gezielt erfolgen, denn sie dient dem frühzeitigen Erkennen von Störungen. Die Ergebnisse müssen zuverlässig sein. Dies alles setzt einen geübten und bewussten Umgang mit den Geräten voraus, deshalb muss jeder neue Mitarbeiter auf einer Intensivstation zu Beginn in die Funktion aller Geräte eingewiesen werden

(Medizinprodukte-Betreiberverordnung – MPBetreibV/Medizinproduktegesetz – MPG).

In der Regel sind moderne Monitore mit mehreren Überwachungsmöglichkeiten ausgestattet; durch spezielle Einschübe lassen sie sich beliebig erweitern. Die Monitore sollten defibrillationsgeschützt sein, sodass eine Defibrillation unter laufender Monitorüberwachung erfolgen kann.

- **Mögliche Überwachungsparameter**
- EKG
- Atmung
- Blutdruck, peripher nichtinvasiv (NIBP)
- Sauerstoffsättigung
- Transkutaner Sauerstoff-/Kohlendioxidpartialdruck ($tcpO_2$/$tcpCO_2$)
- Endexspiratorischer CO_2
- Temperatur
- Arterielle Druckmessung
- Zentraler Venendruck
- Diverse invasive Druckmessungen (Pulmonalarteriendruck – PAP, linksatrialer Druck – LAP, intraabdomineller Druck – IAP usw.)
- Intrakranieller Druck (ICP)
- BIS
- TOF – „Train of Four"
- aEEG
- NIRS

> Die Funktionen EKG, Atmung, Sauerstoffsättigung und NIBP werden bei jedem Intensivpatienten kontinuierlich überwacht. Alle weiteren Überwachungsparameter sind vom Zustand des Patienten abhängig.

2.4.1.2 EKG-Überwachung

- **EKG-Monitor**

Er ermöglicht eine Beurteilung der Herzfrequenz, des Herzrhythmus sowie von deren Störungen (Bradykardie, Tachykardie, Asystolie, Kammerflimmern, supraventrikuläre und ventrikuläre Extrasystolen = Arrhythmie-Erkennung), kardialer Auswirkungen von Medikamenten (z. B. Katecholamine) und Elektrolytentgleisungen (z. B. Hyperkaliämie).

Frequenz und Rhythmus können durch Lautstellen des QRS-Tons akustisch überwacht werden. Dies kann wichtig sein bei vom Kind abgewandten Tätigkeiten und bei besonderen Eingriffen wie Intubation, Punktionen oder Absaugen. Im Normalfall ist der Ton leise gestellt, um eine unnötige Geräuschkulisse zu vermeiden. Die Herzfrequenz wird digital angezeigt. Die Alarmgrenzen werden dem Alter entsprechend eingestellt.

Für die Ableitung der Herzfrequenz werden Klebeelektroden unterschiedlicher Größe aus hautfreundlichen Materialien verwendet, die bereits mit Elektrodengel versehen und möglichst röntgendurchlässig sind. Bei Verwendung von 3 Elektroden wird je eine im Bereich der rechten (rot) und linken (gelb) Klavikula sowie die dritte (grün) oberhalb des linken Rippenbogens aufgeklebt (Ableitung II). Ist eine genauere EKG-Überwachung erforderlich, erfolgt die Ableitung über 5 Elektroden: rot, gelb und grün wie beschrieben, schwarz – oberhalb des rechten Rippenbogens, weiß – links neben dem Sternumende. Die Haut sollte vorher entfettet werden. Um die Haut zu schonen, erfolgt ein Wechsel der Elektroden nur, wenn sie nicht mehr gut haften. Dann sollten auch die Klebestellen gewechselt und es sollte auf Läsionen oder allergische Reaktionen geachtet werden.

Die Monitore verfügen über einen –24-h-Speicher, sodass alle Ereignisse zurückverfolgt werden können. Einige Monitore sind mit einem Schreiber ausgestattet, der entweder kontinuierlich oder alarmaktiviert das EKG oder Kardiorespirogramm des betreffenden Patienten (vor allem bei Frühgeborenen) aufzeichnet. Auf kardiologischen Stationen sollten die Monitore mit einer Pacer-Erkennung ausgestattet sein, um Schrittmacherimpulse zu registrieren.

- **Mögliche Fehlerquellen der EKG-Überwachung (Auswahl)**
- Grundlinie wackelt oder fehlt:
  - Evtl. ist die Sensibilität des Geräts zu niedrig eingestellt
  - Kein richtiger Kontakt zwischen Patienten- und Elektrodenkabel
  - Unruhiger Patient
  - Ungenügende Vorbereitung der Haut
  - Elektrodengel ist ausgetrocknet

- EKG-Amplitude zu klein:
  - Ungünstige Ableitung gewählt
  - Größe falsch eingestellt
- Ständiger Alarm, Artefakte:
  - Patientenkabel oder Elektrodenkabel defekt
  - Alarmgrenzen sind nicht dem Patienten angepasst
  - Schlechte Ableitung gewählt
  - Elektroden falsch angebracht
  - Bewegungsartefakte

■ **Klinische Überwachung**

Neben der EKG-Überwachung sollte regelmäßig der Puls manuell hinsichtlich Qualität, Rhythmus und Frequenz kontrolliert und beurteilt werden. Der zentrale Puls kann an großen herznahen Gefäßen (A. carotis, A. subclavia, A. femoralis, A. brachialis) gut getastet werden und entspricht in der Regel der Herzfrequenz (HF). Bei der Auskultation des Herzens werden HF, Rhythmus, Herztöne und -geräusche (Blutfluss, Klappenbewegung) beurteilt. Über die Phonokardiografie können mittels eines Mikrophons Puls- oder Herzaktionen akustisch verstärkt werden, um sie besser beurteilen zu können.

Die Pulswelle hängt ab von:
- Frequenz, Rhythmus
- Blutmenge und Schlagvolumen (Füllung der Arterien)
- Kontraktionskraft des Herzens
- Elastizität der Gefäßwände

■■ **Pulsdefizit**

Bei einem Pulsdefizit ist der peripher getastete Puls niedriger als die Herzfrequenz. Ursachen können Herzinsuffizienz, Herzrhythmusstörungen (Kammerkontraktion nicht kräftig genug, geringe Auswurfleistung) oder Aortenklappeninsuffizienz (Rückstrom in den Ventrikel), Durchblutungsstörungen (Thrombosen), angeborene Herzfehler (z. B. Aortenisthmusstenose) oder starker Volumenmangel sein, sodass nicht jede Pulswelle in der Peripherie tastbar ist.

■■ **Druckpuls**

Unter einem Druckpuls wird ein langsamer, aber kräftiger Puls verstanden, der mit einer Hypertonie einhergeht. Ursache ist häufig ein erhöhter Hirndruck.

2.4.1.3 Atmung

Veränderungen des transthorakalen Widerstands während der Atembewegung werden über 2 Elektroden aufgezeichnet = Impedanzmessung. Bei der Einatmung entfernen sich die Elektroden voneinander und bei der Ausatmung nähern sie sich wieder an, was zu Veränderungen des elektrischen Widerstands zwischen den Elektroden führt und als Atemkurve dargestellt werden kann. Am Monitor wird die Empfindlichkeit so eingestellt, dass die angezeigte Atemfrequenz der aktuell am Kind beobachteten entspricht. Ist die Empfindlichkeit zu hoch eingestellt, werden auch EKG-Impulse registriert; andererseits sollen auch flache Atemzüge erfasst werden. Die obere Alarmgrenze richtet sich nach der Atemtätigkeit des Patienten, die untere wird durch die Apnoezeit bestimmt (im Allgemeinen 20 s).

Die Atemmodule geben keine Auskunft über die Qualität der Atmung. Hinweise für das Vorliegen einer Atemnot können nur mittels Beobachtung durch das Pflegepersonal erfasst werden. Zusätzlich gibt die Auskultation der Lungen mit dem Stethoskop Auskunft zur Lungenbelüftung, Sekret und Luftfluss in den Atemwegen.

- Rhythmus: Biot, Kussmaul, Cheyne-Stokes, Schnappatmung, periodische Atmung
- Atemmechanik: Bauch- oder Zwerchfellatmung, Brust- oder Rippenatmung, Einsatz von Atemhilfsmuskulatur (Einziehungen), Nasenflügeln, paradoxe oder inverse Atembewegungen, Seitendifferenz
- Tiefe/Intensität
- Geräusche: Stridor, Knörksen, Keuchen, Giemen/Brummen, Schnarchen, Rasseln, Schluckauf
- Geruch: Azeton, Urin, Ammoniak, Fäulnis, Leber, Foetor ex ore (Mund oder Rachen)
- Zeichen der Anstrengung oder Schmerzen: Unruhe, Schwitzen, Gesichtsausdruck
- Hautfarbe: Blässe, Zyanose

- Reflexe: Husten
- Sekret/Sputum: Farbe, Geruch, Menge, Konsistenz, Beimengungen
- Thoraxveränderungen: Fassthorax, Trichter-/Hühnerbrust

Die weitere Kontrolle der Atmung und des Gasaustausches ist über Blutgasanalysen (möglichst arteriell), transkutane Sonden und endexspiratorische CO_2-Messung möglich (▶ Abschn. 2.4.3).

2.4.1.4 Blutdruckmessung

Der arterielle Blutdruck ergibt sich aus der Auswurfleistung der linken Herzkammer im Zusammenspiel mit dem Gefäßwiderstand, der Speicherkapazität des Gefäßsystems und dem zirkulierenden Volumen. Beurteilt werden der systolische (Herzmuskelkontraktion), diastolische (Erschlaffung des Herzmuskels) und mittlere arterielle Druck (rechnerischer Wert, Maß für die Organperfusion) sowie die Blutdruckamplitude (Volumensituation).

- **Mittlerer arterieller Druck (MAD)**
- Für herzferne Arterien: MAD = Diastole + $\frac{1}{3}$ (Systole – Diastole)
- Für herznahe Arterien: MAD = Diastole + $\frac{1}{2}$ (Systole – Diastole)

Die manuelle Messung des Blutdrucks erfolgt im Allgemeinen nach Riva-Rocci. Wichtig bei der Blutdruckmessung ist die richtige Manschettengröße, die Manschette sollte zwei Drittel des Oberarmes bedecken. Die Manschettenbreite kann auch folgendermaßen berechnet werden: Oberarmumfang × 0,6 – 1,2 cm (Herstellerangaben beachten).

Die arterielle unblutige Messung erfolgt über elektronische Blutdruckmessgeräte mittels Oszillationsmethode. Dabei wird die Manschette über den systolischen Wert aufgeblasen, beim Ablassen des Drucks werden die Amplituden der pulsatorischen Druckschwankungen/Schwingungen der Arterienwand zur Bestimmung der Werte herangezogen. Diese nehmen bis zum Erreichen des MAD zu und anschließend wieder ab. Neben den systolischen und diastolischen Werten wird auch der Mitteldruck angezeigt, der meist der genaueste Wert und für die Organdurchblutung besonders wichtig ist. Die Perfusion des Herzens selber hängt allerdings vom diastolischen Blutdruck ab. Die Messung sollte in Ruhe erfolgen, im Allgemeinen am Oberarm, andere Möglichkeiten sind der Ober-/Unterschenkel, wobei der Messpunkt sich in Herzhöhe befinden sollte. Die Blutdruckmanschette sollte zur Vermeidung von Druckstellen nach jeder Messung wieder entfernt werden. Sind häufige Messungen notwendig, kann die Manschette umgelassen werden, damit das Kind nicht jedes Mal gestört wird. Am Monitor kann dann eine automatische Intervallmessung mit unterschiedlichen Zeiträumen eingestellt werden. Der Messort muss regelmäßig gewechselt werden, als Hautschutz kann ein dünner Schlauchverband über die Extremität gezogen werden (darf keine Falten werfen).

- **Mögliche Fehlerquellen**
- Zu große bzw. kleine Manschette → falsche niedrige bzw. hohe Werte
- Messpunkt oberhalb oder unterhalb der Herzhöhe: pro 10 cm ober- oder unterhalb der Herzhöhe fällt der Blutdruck um 7–8 mmHg niedriger oder höher aus
- Muskelanspannung während der Messung → falsche hohe Werte
- Zu niedriger Manschettendruck („Aufblasdruck") → keine Messung möglich
- Manschette falsch platziert: Pfeil bzw. Schlauchanschluss nicht über der Arterie
- Falscher Patientenmodus am Monitor, z. B. Neonatenmodus statt Pädiatrie → keine bzw. falsche Messwerte
- Manschette nicht komplett leer vor der Messung
- Kleidung unter der Blutdruckmanschette
- Gerätefehler, nicht geeicht (alle 2 Jahre)

Arterielle Blutdruckmessung ▶ Abschn. 2.4.4

2.4.1.5 Temperatur

Die Temperaturkontrolle erfolgt möglichst rektal über ein digitales Thermometer. Bei Kontraindikationen (nekrotisierende Enterokolitis – NEC) oder wenn das Kind nicht gestört werden soll, kann die Temperatur auch sublingual oder axillar erfasst werden. Neben der Intervallmessung mittels digitalem Thermometer gibt es auch bei der Temperaturüberwachung die Möglichkeit der kontinuierlichen Messung über eine rektale Temperatursonde, deren ermittelte Daten digital am Monitor abzulesen sind. Des Weiteren gibt es Hauttemperatursensoren, die in Kombination mit rektalen Sonden verwendet werden. Ein Vergleich beider Temperaturen (= [delta] δT, normal < 3 °C) gibt zusätzlich Auskunft über die Kreislaufsituation (Zentralisation). Die Messung mit dem Infrarot-Tympanon-Thermometer erfordert vor allem bei kleinen Kindern etwas Übung, zeigt sich aber in der Akzeptanz durch das Kind überlegen.

Die Indikation für eine kontinuierliche rektale Temperaturüberwachung sollte eng gestellt werden, da die Sonden aus relativ hartem Material bestehen und gerade bei Frühgeborenen leicht zu Läsionen führen.

Die einfachste Methode der kontinuierlichen Temperaturüberwachung ist die mittels einer im Blasenkatheter integrierten Thermistorsonde. Diese Katheter sind ab einer Größe von Ch 8 erhältlich. Ferner wird in seltenen Fällen die Temperatur über die Thermistorsonde einer Ösophagussonde oder eines Pulmonalarterienkatheters überwacht (z. B. bei kardiochirurgischen oder polytraumatisierten Patienten).

- **Indikation für eine kontinuierliche Überwachung**
— Patienten mit starken Temperaturschwankungen (z. B. Sepsis)
— Kardiochirurgische Patienten nach größeren Eingriffen
— Schock, Verbrennungen
— Schädel-Hirn-Trauma
— Ertrinkungsunfall
— Neurologische Störungen
— Kleine Frühgeborene, besonders bei der Aufnahme

Neben der Körpertemperatur werden die Hauttemperatur, die Schweißsekretion (einschließlich Geruch), Haut- und Schleimhautbeschaffenheit, Hautfarbe, Hautturgor sowie Begleiterscheinungen wie Schmerzen oder Bewusstsein beurteilt.

2.4.2 Transkutane Sauerstoff-/Kohlendioxid-Überwachung

2.4.2.1 Allgemeines

- **Indikation**
— Beatmung
— Sauerstoffbedarf
— Instabiler Allgemeinzustand
— Abfall des Sauerstoffpartialdrucks
— Apnoen
— Narkosen
— Postoperativ

- **Grundbegriffe**
— Hypoxämie = Sauerstoffmangel im Blut
  Folgen:
  – Ductus arteriosus Botalli des Früh-/Neugeborenen bleibt offen
  – Lungengefäße, besonders des Neugeborenen, verengen sich → fetale Kreislaufverhältnisse bleiben erhalten (persistierende pulmonale Hypertension des Neugeborenen – PPHN)
— Hypoxie = Sauerstoffmangel in den Zellen
  Folgen:
  – Anaerober Zellstoffwechsel → Bildung von Laktat → Azidose → Zelluntergang auch von Hirnzellen; Gefahr von Hirnschädigungen; anaerober Stoffwechsel verbraucht viel Energie
— Hyperoxie nur möglich, wenn $F_iO_2 > 21\%$
  Folgen:
  – Bei Frühgeborenen Retinopathia praematurorum
  – Entwicklung einer chronischen neonatalen Lungenkrankheit (CNL) / bronchopulmonalen Dysplasie (BPD)
  – Toxische Schädigung des Flimmerepithels von Trachea und Bronchien
— Hyperkapnie = hoher Kohlendioxidgehalt des Blutes
  Folgen:
  – Steigerung der Hirndurchblutung und des Hirndrucks → Krämpfe, CO_2-Narkose

- Erhöhung des Lungengefäßwiderstands
- Azidose
- Ausschüttung von Adrenalin und Noradrenalin
- Hypokapnie: niedriger Kohlendioxidgehalt des Blutes
  Folgen:
  - Senkung der Hirndurchblutung und damit auch des Hirndrucks
  - Verminderung des Lungengefäßwiderstands
  - Atemdepression
  - Alkalose

■ **Partialdruck**

Die Luft besteht aus einem Gasgemisch: Stickstoff, Sauerstoff, Kohlendioxid, Edelgase und Wasser. Diese Gase liegen in unterschiedlichen Konzentrationen vor und üben jeweils einen spezifischen Druck aus, den Teildruck oder Partialdruck (Luftdruck: ca. 760 mmHg = 100 %, Partialdruck des Sauerstoffs: 159 mmHg = 21 %).

In den Alveolen sind die Gase des Luftgemisches durch Membranen vom Lungenkapillarblut getrennt. Sie diffundieren aufgrund des Partialdruckgefälles zwischen Alveolen und Blut, bis ein Gleichgewichtszustand zwischen den Gasen der Alveolarluft und des Lungenkapillarblutes eingetreten ist.

Die Konzentration der im Blut gelösten Gase hängt nicht nur von der Partialdruckdifferenz ab, sondern auch von der Diffusionsfähigkeit der Gase, so z. B. diffundiert Sauerstoff schlechter durch die kapillaralveoläre Membran hindurch. Ein weiterer Faktor ist die Löslichkeit der Gase im Blut, Kohlendioxid z. B. löst sich besser als Sauerstoff.

■ **Abkürzungen**

- p_aO_2 – partieller Sauerstoffdruck im arteriellen Blut
- p_aCO_2 – partieller Kohlendioxiddruck im arteriellen Blut
- F_iO_2 – Sauerstoffgehalt der Inspirationsluft („Fraction of inspired oxygen")
- $tcpO_2$ – transkutaner Sauerstoffpartialdruck
- $tcpCO_2$ – transkutaner Kohlendioxidpartialdruck
- S_aO_2 – arterielle Sauerstoffsättigung

2.4.2.2 Pulsoxymetrie

Das Pulsoxymeter zeigt die arterielle Sauerstoffsättigung des Blutes an, d. h. wie viel des gesamten Hämoglobins mit Sauerstoff beladen ist. Sie wird über verschiedene, dem Anlageort angepasste Hautsensoren gemessen: Ohr-, Finger- und Fußsensoren. Neben der Pulsoxymetrie kann die Sauerstoffsättigung auch über andere Methoden gemessen werden (▶ Abschn. 2.4.7).

Die Sonde besteht aus einer Lichtquelle, die im raschen Wechsel Licht zweier unterschiedlicher Wellenlängen, dem roten (660 nm) und infraroten (940 nm) Bereich, aussendet, und aus einem Detektor, der die durch das Hämoglobin absorbierte Lichtmenge einfängt und in ein elektrisches Signal umwandelt. Um zuverlässige arterielle Sättigungswerte zu erreichen, müssen Störungen ausgefiltert werden, die durch den venösen Anteil des Blutes und durch andere Einflüsse (Gewebe, Streulicht) entstehen.

Oxyhämoglobin und reduziertes Hämoglobin lassen unterschiedliche Lichtmengen zum Fotodetektor. Oxyhämoglobin absorbiert dabei rotes Licht kaum bzw. infrarotes stark und sieht daher rot aus, während es bei ungesättigtem bzw. desoxygeniertem Hb genau umgekehrt ist, wodurch das Blut dunkler wirkt. Arterielles Blut verursacht eine pulssynchrone Volumenänderung des durchstrahlten Gewebes. Um die arterielle Sauerstoffsättigung zu erfassen, erfolgt daher die Messung nur, wenn eine Pulswelle erfasst wird. Das Pulsoxymeter verstärkt das empfangene elektrische Signal, die Information wird durch rechnerische Verarbeitung im Gerät in Werte für Sättigung und Puls umgewandelt und im Display des Pulsoxymeters digital angezeigt.

Bei der Interpretation der gewonnenen Werte ist zu beachten, dass bei schlechter peripherer Durchblutung, peripherer Vasokonstriktion oder erheblicher Anämie die so gemessenen Werte eingeschränkt verwertbar sind.

2.4 · Monitoring

> Lichtsensor und Detektor müssen sich gegenüberliegend fixiert werden. Da die Messung im Kapillarbett erfolgt, darf der Sensor weder um das Handgelenk noch um zwei Finger gleichzeitig angelegt werden.

Im Neonatalmodus werden Störartefakte besser gefiltert und die automatischen Grenzen an die Patientengruppe angepasst.

- **Vorteile**
- Schnelle Reaktion bei Veränderung des Sauerstoffgehalts
- Schmerzlos, keine Verbrennungsgefahr
- Lange Liegedauer
- Sofort einsatzbereit, Kalibrieren nicht notwendig
- Hypoxämische Zustände werden angezeigt
- Zusätzlich durch Plethysmografie: Überwachung der Pulsfrequenz; über den Vergleich mit dem EKG ist eine Aussage über ein peripheres Pulsdefizit möglich

- **Nachteile**
- Störung bei Bewegungen des Patienten (Bewegungsartefakte) und bei Lichteinfall (Fototherapie, Infrarotheizröhren) → Abdunkeln des Sensors
- Hyperoxämien sind nicht sicher zu erkennen (nur über pO_2 möglich)
- Ungenaue Messung bei Hypoxämien mit Sättigungswerte < 70 %
- Falsche Messergebnisse bei starker peripherer Vasokonstriktion, peripherer Minderdurchblutung und Anämie → die Pulswelle und die Pulsfrequenz im Vergleich zur Herzfrequenz helfen bei der Beurteilung
- Fälschlich hohe Werte bei Met-Hb, NO-Beatmung, CO-Hb (Rauchgasvergiftung, CO hat eine 300-fach höhere Affinität zum Hb als O_2) oder HbF (fetalem Hb)
- Anomale venöse Pulsationen können falsche niedrige Werte erzeugen, z. B. Trikuspidalinsuffizienz, arteriovenöse Shunts
- Druckstellen → Wechsel der Messstelle alle 4 h, evtl. häufiger, Fixierung nicht zirkulär anbringen, Kabel unterpolstern

- Messfehler → sichere Fixierung des Senders und Empfängers genau gegenüber, auf gute Durchblutung der Extremität achten (Fixierung, Mikrozirkulation)
- *Cave:* vermittelt falsche Sicherheit, da Messwerte angezeigt werden, auch wenn sich der Abnehmer gelöst hat

- **Alarmgrenzen**

Eine enge situationsangepasste Einstellung der Alarmgrenzen ist notwendig.
- Früh-/Neugeborene:
    - In den ersten Lebenstagen unter Sauerstofftherapie: untere Alarmgrenze 85 %
    - obere Alarmgrenze 95 %
    - Ohne zusätzlichen Sauerstoffbedarf: untere Alarmgrenze 85 % – obere Alarmgrenze 100 %
    - Wird die Sauerstoffkonzentration auf > 21 % erhöht, muss die obere Alarmgrenze neu eingestellt werden
- Säuglinge/Kinder:
    - Grenzen auf Basis der Grunderkrankung ggf. ärztlich verordnen lassen

2.4.2.3 Transkutane Messung des pO_2 und des pCO_2

Die transkutanen Sonden ermöglichen eine gleichzeitige Messung des pO_2 und pCO_2 (Kombisonde). Die Messelektrode wird auf 43–44 °C zur lokalen Hyperämisierung der Haut aufgeheizt, wobei die Temperatur der Elektrode abhängig von der Dicke der Epidermis des betreffenden Kindes ist. Bei kleinen Frühgeborenen können schon 43 °C zu Verbrennungen der Haut führen. Durch die lokale Erwärmung der Haut wird die Durchblutung gesteigert, Sauerstoff und Kohlendioxid aus den Kapillaren diffundieren durch die Haut und können an der Elektrode gemessen werden, die von einer Elektrolytlösung und 2 gasdurchlässigen Membranen eingeschlossen ist. Bei Kontakt des O_2 bzw. CO_2 mit der Elektrolytlösung findet eine chemische Reaktion statt.

Die Kombisonde misst O_2- bzw. CO_2-Gehalt über 2 verschiedene Elektroden:
- O_2-Elektrode (Clark-Sonde): negativer Pol, der positive O_2-Moleküle anzieht

- CO_2-Elektrode = Kapnode (Stow-Severinghaus-Elektrode): CO_2 reagiert mit $H_2O \rightarrow H_2CO^-_3 \rightarrow H^+ + HCO^-_3$, die Wasserstoffionen werden von der pH-empfindlichen Elektrode gemessen und in nummerische Werte umgerechnet

Der transkutan gemessene $tcpCO_2$ ist durch die Hyperämisierung höher als der p_aCO_2 bei einer Körpertemperatur von 37 °C. Der gemessene Wert muss daher mit einem Korrekturfaktor umgerechnet werden, der sich aus der Heizleistung der Elektrode ergibt. Die Kalibrierung der Kapnode erfolgt mithilfe eines Gases.

- **Gründe für ungenaue Messergebnisse**
- Gestörte Mikrozirkulation
- Vitien
- Therapie mit Vasodilatatoren
- Ausgeprägte Ödeme
- Hypothermie
- Zerkratzte Elektroden, aufgebrauchte Elektrolytlösung
- Heiztemperatur falsch eingestellt
- Luft unter der Elektrodenmembran
- Nicht entfettete Haut

- **Durchführung**
- Messtemperatur wählen
- Kalibrierung:
  - Bei jedem Wechsel der Messstelle
  - Nach einem Membranwechsel
  - Nach Änderung der Heiztemperatur
- Geeignete Messstelle auswählen: nicht über Knochen, Gelenken, Ödemen, Hautdefekten
- Kontaktgel auftragen und Sensor auf der entfetteten Haut mit dem Klebering so befestigen, dass keine Luft dazwischen ist
- Anlaufzeit des Sensors abwarten, erst nach der Stabilisierungszeit sind die gemessenen Werte aussagekräftig
- Wechsel der Messstelle spätestens nach 4 h bzw. nach Bedarf früher; bei Verbrennungen der Haut evtl. niedrigere Temperatur wählen oder Sonde häufiger umkleben (bei < 43 °C werden die Messungen ungenau)
- Sonde nie vor Manipulationen am Kind wechseln
- Genaue Dokumentation
- Alarmgrenzen sollten dem Kind angepasst eingestellt werden:
  - Frühgeborene unter Sauerstofftherapie: untere Alarmgrenze: 30 mmHg – obere Alarmgrenze: 50 mmHg
  - Neugeborene unter Sauerstofftherapie: untere Alarmgrenze: 40 mmHg – obere Alarmgrenze: 60 mmHg

- **Vorteile**
- Erkennen von Hypoxämien und Hyperoxämien
- BGA sind seltener notwendig
- Kontinuierliche Überwachung

- **Nachteile**
- Lange Stabilisationszeit
- Langsame Reaktion auf Veränderung
- Lokale Verbrennungen
- Rekalibrierung ist häufig notwendig
- Evtl. wegen der Kleberinge nur eingeschränkte Positionierung der Kinder möglich bzw. müssen die Ringe zum Positionswechsel entfernt werden

Es empfiehlt sich, die gemessenen Werte in Abständen durch eine arterielle Blutgasanalyse überprüfen zu lassen. Stimmen die Werte der transkutanen Messungen nicht mit den Blutwerten überein und lassen sie sich nicht mehr entsprechend kalibrieren, muss der Sondenkopf neu bezogen werden; dafür gibt es spezielle Beziehsets. Der Umgang mit der Sonde sollte sehr vorsichtig erfolgen, da der Elektrodenkopf sehr stoßempfindlich ist.

- **Membranwechsel**

Dabei sind die Herstellerangaben zu beachten.
- Entfernen der alten Membranen
- Vorsichtiges Reinigen des Elektrodenkopfes mit einem Filterpapier, um Reste der alten Elektrolytflüssigkeit zu entfernen
- Neue Elektrolytlösung (Haltbarkeitsdatum beachten) auf den Sondenkopf tropfen

2.4 · Monitoring

- Neue Membran aufbringen, dabei darauf achten, dass keine Luftblasen eingeschlossen werden
- Bei Nicht-Gebrauch Membran entfernen, Elektrolytlösung auf den Sondenkopf tropfen und Schutzkappe darauf schrauben

2.4.3 Kapnometrie

Messung des endexspiratorischen oder auch endtidalen CO_2 ($_{et}CO_2$) am Ende des Tubus. Die Werte werden entweder in mmHg, in Vol% oder als F_eCO_2-Wert (Fraction of exspired CO_2) angegeben (0,01 F_eCO_2/1 Vol% = 7 mmHg oder 1 mmHg = 0,15 Vol%/0,015 F_eCO_2). Dadurch ist ohne eine Blutgasanalyse eine Aussage über die Ventilation des Patienten möglich. Die CO_2-Konzentration am Ende der Exspiration entspricht bei Lungengesunden der CO_2-Konzentration in den Alveolen. Diese wiederum entspricht dem arteriellen pCO_2 (maximal 1 mmHg Unterschied). Die Messung erfolgt über Infrarotspektroskopie, dabei wird infrarotes Licht einer Wellenlänge von 426 nm ausgesandt, das von CO_2-Molekülen absorbiert wird. Da die absorbierte Lichtmenge proportional zu der Menge an CO_2-Molekülen ist, lässt sich die Konzentration im Gasgemisch errechnen (F_eCO_2). Neben dem CO_2-Wert werden auch die Atemfrequenz und das Kapnogramm (Verlaufskurve) angezeigt.

- **Allgemeine Vorteile**
- Nichtinvasive Messung
- Schnell einsetzbar
- Einfache Handhabung
- Kontinuierliche Messung
- Einsparen von BGA
- Kontrolle der Tubuslage

Der endexspiratorische CO_2-Wert wird durch folgende Faktoren beeinflusst, die bei der Interpretation der angezeigten Werte herangezogen werden müssen:

- CO_2-Elimination – Möglichkeit, durch Ventilation das anfallende CO_2 abzuatmen:
  - CO_2-Abfall: Hyper-/Hypoventilation, Atemstillstand, Obstruktion, Tubusdislokation, Pneumothorax, Tubusleckage
  - CO_2-Anstieg: zu Beginn einer Hypoventilation
- CO_2-Transport – in Abhängigkeit von der Blutzirkulation wird das CO_2 zur Lunge transportiert:
  - CO_2-Abfall: Schock, Herzstillstand, Thromboembolie
- CO_2-Produktion – stoffwechselbedingter erhöhter oder verminderter Anfall von CO_2:
  - CO_2-Abfall: Hypothermie, Multiorganversagen, tiefe Sedierung/Analgesie
  - CO_2-Anstieg: Hyperthermie, Schmerzen, Krampfanfälle, Bikarbonat-Gabe, exzessive Kohlenhydratzufuhr

- **Gründe für ungenaue Messwerte**
- Verstopfte oder diskonnektierte Messleitung, Feuchtigkeit in der Messkammer
- Verschmutzte oder feuchte Küvette (Messfenster)
- Fehlende Rekalibration
- Verwendung von Lachgas → falsch hohe Werte

- **Möglichkeiten**

Je nach Alter bzw. Größe der Patienten gibt es Messküvetten in verschiedenen Größen bzw. unterschiedlichen Toträumen. Grundsätzlich eignet sich diese Methode auch bei Frühgeborenen ab ca. 2000 g.

- Im Hauptstrom: Messküvette wird direkt zwischen Tubus und Beatmungssystem patientennah angebracht:
  - Nachteil: Messküvetten sind schwer (enthalten Sender, Detektor und Heizung); der Totraum ist relativ groß; falsche Werte entstehen, wenn sich Wasserdampf niederschlägt → Erwärmung der Messküvette; Nullkalibrierung erfolgt in der Inspiration
- Im Nebenstrom: ein Adapter wird patientennah angebracht, über einen dünnen

Schlauch (1,5–3 m lang) wird ständig ein Teil der Ausatmungsluft (20–200 ml Atemgas/min) in ein Analysegerät gesaugt, diese Luft wird anschließend in die Exspiration zurückgeführt oder an die Raumluft abgegeben:
- Vorteil: leichter Adapter mit geringem Totraum; höhere Genauigkeit durch Referenzgasmessung, neben der Messkammer gibt es eine Referenzkammer mit CO_2-freiem Gas als Nullwert für die Kalibrierung
- Nachteil: die Messung erfolgt etwas verzögert, da die Gasprobe erst angesaugt werden muss; Verstopfung der Leitung durch Ansaugen von Feuchtigkeit, daher muss der Abgang der Gasleitung immer nach oben zeigen; Verfälschung des exspiratorischen Atemzug-/Atemminutenvolumens bei kleinen Volumina, wenn die Probe an die Raumluft abgeführt wird; ungenaue Messwerte bei hohen Atemfrequenzen

Nicht eingesetzt werden kann die Kapnometrie bei:
- HFO-Beatmung: Atemzugvolumina < Totraum
- NO-Beatmung: ähnliches Absorptionsspektrum

Bei Neugeborenen mit hohen Atemfrequenzen und kleinen Tidalvolumina kann die Messung meist nur im Hauptstromverfahren erfolgen, wobei die Lagerung des Tubus durch die schwere Küvette erschwert wird → Extubationsgefahr.

2.4.4 Arterielle Druckmessung

Messung des Blutdrucks direkt im arteriellen Gefäßsystem über einen flüssigkeitsgefüllten Katheter oder eine Kanüle, die über einen Druckaufnehmer/-wandler mit dem Überwachungsmonitor verbunden ist. Die Blutdruckwerte werden kontinuierlich als Kurve dargestellt sowie als numerische Werte und zusätzlich kann die Herzfrequenz angezeigt werden. Der arterielle Blutdruck ist ein Indikator für die Durchblutung der Organe und ist abhängig vom Herzzeitvolumen, peripheren Gesamtwiderstand und dem Volumenstatus.

- **Vorteile**
- Kontinuierliche Blutdruckmessung ohne wiederholte Störung des Patienten
- Rasches Erkennen hämodynamischer Abweichungen
- Messgenauigkeit auch bei niedrigen Werten
- Zugang für arterielle Blutgasanalysen
- Zuverlässige Messung bei nichtpulsatilem Blutfluss (z. B. Herz-Lungen-Maschine – HLM, extrakorporale Membranoxygenierung – ECMO)
- Atmungsabhängige Kurvenveränderungen ermöglichen Rückschlüsse auf Volumenstatus

- **Indikation**
- Alle Schockformen
- Hypertensive Krisen
- Gabe von Katecholaminen oder Vasodilatatoren
- Nach Reanimation
- Nach großen Operationen, z. B. einer Herzoperation

- **Zugangswege**
- A. radialis (am häufigsten)
- A. brachialis (nur über *Seldinger*-Technik punktierbar, ▶ Abschn. 3.4)
- **brachialis nur bei sehr harter Indikation → funktionelle Endarterie!**
- A. dorsalis pedis (Puls gegenüber der A. radialis um 0,1 s verzögert und der Druck um 5–10 mmHg höher, Pulskurve zeigt keine Inzisur, nicht punktieren bei peripheren Durchblutungsstörungen oder Diabetes)
- A. tibialis posterior
- A. femoralis (nur in Ausnahmefällen, z. B. bei langer Liegedauer oder Verbrennung des Armbereichs; Nachteile: schlechte Beurteilbarkeit, Infektions- und Thrombosegefahr)
- Nabelarterie bei Neugeborenen (▶ Abschn. 3.1)
- Selten A. ulnaris, A. axillaris oder A. temporalis

2.4 · Monitoring

In Fachkreisen gehen die Meinungen auseinander, ob vor der Punktion der Kollateralkreislauf z. B. an der A. radialis durch den Allen-Test zu prüfen ist. Bei diesem Test werden die A. radialis und ulnaris manuell komprimiert, bis die Handfläche weiß wird, bei Freigabe der A. ulnaris sollte die Handfläche innerhalb von 7–10 s gut durchblutet sein. Zur Prüfung der A. ulnaris benutzt man ein entsprechendes Vorgehen mit Freigabe der Radialis. Bei der A. dorsalis pedis wird der Kollateralkreislauf über die A. tibialis posterior geprüft.

- **Messverfahren**

Der Druck in der Arterie wird über die Flüssigkeitssäule des arteriellen Drucksystems auf einen Druckaufnehmer/-wandler übertragen. Eine Membran nimmt die Druckschwankungen auf, indem sie sich durchbiegt. Diese Bewegung ist proportional zum einwirkenden Druck. Im Druckwandler werden diese Bewegungen in elektrische Signale umgewandelt, verstärkt und im Monitor zu einem analogen Kurvenzug und einer digitalen Druckanzeige umgewandelt. Es empfiehlt sich, als Drucksystem ein geschlossenes System (RKI IB) zu verwenden, da die Gefahr arterieller Fehlinjektionen sowie das Kontaminationsrisiko und damit die Gefahr von nosokomialen Infektionen bei der Blutentnahme geringer ist, Blutverluste, auch unbeabsichtigte durch z. B. Diskonnektion, reduziert bzw. vermieden werden, was besonders bei Frühgeborenen wichtig ist.

- **Störungen der Druckmessung**
— Schleuderzacken: kleine Kanüle; pflegerische Maßnahmen (z. B. Betten)
— Druck zu niedrig, gedämpfte Kurve: Luftblasen, Blutgerinnsel in der Kanüle oder dem System, Arterienspasmus, anliegende Kanülenspitze, abgeknickte Kanüle, überlange/elastische Zuleitung, Transducer über Patientenniveau platziert; kein korrekter Nullabgleich, Undichtigkeiten
— Druck zu hoch: Transducer unter Patientenniveau platziert; kein korrekter Nullabgleich

— Bei lageabhängigen Kanülen ist generelles Misstrauen angesagt.

- **Vergleich zum NIBP**

Die direkte Messung erfolgt anders als bei der nichtblutigen Blutdruckmessung (NBP), daher stehen beide Messverfahren in keinem Verhältnis zueinander. Der Manschettendruck kann nicht zur Überprüfung des arteriellen Blutdrucks herangezogen werden. Bei guter Kurve ist die direkte Messung genauer, besonders bei Hypotension, niedrigem Herzzeitvolumen und peripherer Vasokonstriktion. Allerdings können hohe Katecholamingaben die Messung beeinflussen (Druck in der A. radialis ist niedriger als zentral).

2.4.5 Zentraler Venendruck

Das ist der Druck in den herznahen, intrathorakal gelegenen klappenlosen Hohlvenen, der in etwa dem Füllungsdruck der rechten Herzkammer (Vorlast) gleichzusetzen ist. Er ist abhängig vom intravasalen Volumen, von der Funktion und Dehnbarkeit der rechten Herzkammer, vom intrathorakalen Druck und vom Venentonus. Zusätzliche Faktoren, die den zentralen Venendruck (ZVD) beeinflussen können, sind intraabdominelle Druckverhältnisse, Herzfrequenz, Körperposition, Beatmung und vasoaktive Medikamente sowie Katecholamine. Zur Messung ist ein zentraler Venenkatheter (ZVK, kein Einschwemmkatheter) oder Nabelvenenkatheter (NVK) nötig.

- **Indikation**
— Überwachung und Steuerung einer Volumensubstitution bei Störungen des Flüssigkeitshaushalts, z. B. Verbrennungen, Niereninsuffizienz, septischer Schock, hypovolämischer Schock, Hydrops; aufgrund seiner Komplexität ist die Interpretation des ZVD sehr schwierig, sodass die Empfehlungen der verschiedenen Fachgesellschaften, den ZVD als einen von mehreren Parametern zur Volumensteuerung einzusetzen, voneinander abweichen

- Störung der Myokardfunktion, z. B. bei dekompensierten Herzvitien, postoperativ, kardiogenem Schock

- **Normalwerte**
- 1 mmHg = 1,36 cmH$_2$O, 1 cmH$_2$O, = 0,74 mmHg
- Neugeborene: 0–4 cmH$_2$O oder 0–3 mmHg
- Kinder: 3–8 cmH$_2$O oder 1–5 mmHg
- Erwachsene: 6–12 cmH$_2$O oder 1–10 mmHg

- **Anstieg**
- Hypervolämie, z. B. bei rascher Infusionstherapie, Niereninsuffizienz
- Herzbeuteltamponade, z. B. Perikarderguss
- Rechtsherzinsuffizienz, z. B. nach einer Operation am rechten Herzen, fixiertem pulmonalem Hochdruck
- Intrathorakale Drucksteigerung, z. B. Überdruckbeatmung, PEEP, Spannungspneu
- Intraabdominelle Drucksteigerung
- Lungenembolie
- Gesteigerter Venentonus bei Noradrenalin- und Dopamingabe
- Nullpunkt zu niedrig, z. B. nach Umlagern, Höhenverstellung des Bettes

- **Abfall**
- Hypovolämie
- Akuter oder chronischer Blutverlust
- Gabe von Vasodilatatoren
- Reduktion der Beatmungsdrücke, Beendigung der Beatmung
- Nullpunkt zu hoch

- **Messmöglichkeiten**

Die Messungen sollten immer in der gleichen Lage durchgeführt werden, am besten in Rückenlage und Flachlagerung sowie während der Exspirationsphase. Der Nullpunkt des Thorax liegt in Höhe des rechten Vorhofs und in Mamillenhöhe bei 2/5:3/5 zwischen Sternum und Rücken.

■ ■ **ZVD-Messung**

Je nach Bedarf stehen für die elektronische ZVD-Messung unterschiedliche Systeme zur Verfügung:
- System mit der Möglichkeit der kontinuierlichen Spülung: ähnelt dem arteriellen Drucksystem (blaue Markierung statt rote), Einsatz z. B. an einem mehrlumigen ZVK, bei dem der distale Schenkel nur für die ZVD-Messung genutzt werden kann → kontinuierliche Messung und Kurvendarstellung
- System mit Druckaufnehmer mit Spülsystem (Spülung ist wegen der Volumenbelastung bei Kindern nicht immer gewünscht → Indikationsstellung): wird zwischen ZVK-Ansatz und Infusionssystem über einen 3-Wege-Hahn angeschlossen, sodass die Infusion kontinuierlich laufen kann, der ZVD wird punktuell gemessen
- System ohne eigenen Druckaufnehmer: besteht nur aus einer druckstabilen Leitung, die auf der einen Seite an einen ZVK angeschlossen wird (s. oben) und auf der anderen Seite an den 3-Wege-Hahn für den Nullabgleich eines arteriellen Systems → punktuelle Messung über das arterielle System mit Unterbrechung der arteriellen Druckmessung

■ ■ **Vorbereitung und Durchführung**
- Monitor mit Druckmodul und Druckkabel
- Halterung zur Fixierung des Druckaufnehmers in Höhe des rechten Vorhofs (Nullpunkt, s. oben)
- ZVD-System luftfrei mit NaCl 0,9 % durchspülen
- ZVD-System steril über einen 3-Wege-Hahn patientennah am ZVK anschließen
- Druckaufnehmer in Höhe des thorakalen Nullpunktes am Bett befestigen
- Nullpunkteichung: 3-Wege-Hahn zur Luft und dem Druckaufnehmer öffnen – zum Patienten schließen, Verschlusskappe lockern (muss meist nicht entfernt werden),

am Monitor die Nullkalibrierung starten und warten, bis der ZVD-Wert „0" anzeigt, 3-Wege-Hahn anschließend zur Luft hin schließen, Verschlusskappe wieder festdrehen, (Atmosphärendruck nun als „0" definiert)
- Ggf. zur punktuellen Messung Infusion stoppen, den 3-Wege-Hahn am ZVK-Ansatz zur Infusion schließen und zum Druckaufnehmer und zum ZVK öffnen
- Warten, bis der Druckwert sich stabilisiert hat (kann 1–2 min dauern) und Wert am Monitor ablesen (in der Exspiration), anschließend 3-Wege-Hahn zum Druckaufnehmer wieder schließen und Infusion wieder anstellen
- Manipulationen am ZVK oder dem Drucksystem nach der No-Touch-Methode bzw. mit sterilen Handschuhen (hausinterne Standards und Hygienepläne beachten)
- Routinemäßiger Wechsel des Infusionssystems sollte nicht häufiger als alle 96 h, spätestens aber nach 7 Tagen erfolgen (Healthcare Infection Control Practices Advisory Committee – HICPAC Kat. IA) bzw. laut RKI alle 96 h (RKI IA), Anschlüsse sollten vor Konnektion desinfiziert werden (HICPAC Kat. IA)
- Vorteil: Eine kontinuierliche Messung ist möglich
- Nachteil: keine genaue Messung bei laufenden Infusionen, ggf. muss der ZVK vor der punktuellen Messung mit NaCl 0,9 % gespült werden

- **Fehlerquellen**
- Fehllage der ZVK-Katheterspitze (nicht im klappenlosen Teil)
- Fehlerhafte Nullpunktbestimmung
- Thrombosierung der Katheterspitze
- Abknicken des Katheters oder Druckschlauchs
- Lageveränderungen des Patienten
- Beeinträchtigung der Werte durch hochprozentige Lösungen (wenn keine Spülung)
- Vorzeitiges Ablesen ohne Druckangleichung abzuwarten
- Luftblasen oder Blutkoagel im Schlauchsystem
- Messung in der Inspiration, Beatmung

2.4.6 Intrakranielle Druckmessung

Hirndruckzeichen und neurologische Pflege ▶ Kap. 11.

- **Indikation**
- Schweres SHT
- Schwere Subarachnoidalblutung
- Hypoxisch-ischämische Enzephalopathie
- Intrakranielle Operationen, z. B. Operationen im Bereich der hinteren Schädelgrube, Ventrikeltumoren, Meningeom, Gefäßmalformationen

- **Messmöglichkeiten**
- Ventrikelsonde (externe Ventrikeldrainage [EVD] mit Druckaufnehmer)
- Intraparenchymale Sonde
- Epidurale Sonde (Spiegelberg®)

- **Intraparenchymatöse Druckmessung**

Ist die am häufigsten angewendete Methode und lässt sich auch auf der Station durchführen. Evtl. Platzierung von 2 Sonden, jeweils eine im gesunden und eine im geschädigten Bereich.
- Anbringen eines Bohrloches mittels eines Handbohrers
- Durchstechen der Dura und Platzierung des Transducer-Katheters im Hirnparenchym
- Vorteil: gibt die zuverlässigsten Werte, da die Messung direkt in der Gehirnsubstanz erfolgt, insgesamt geringe Komplikationsrate
- Nachteil: Infektionsgefahr durch Eröffnung der Dura, teuer
- Benötigtes Material:
  - Steriler Handbohrer
  - Intraparenchymatöse Hirndrucksonde
  - Sterile Schale mit sterilem NaCl 0,9 % zur Nulleichung der Sonde
  - Hautdesinfektionsmittel, sterile Kompressen

- Nahtmaterial und Nadelhalter
- Verbandsmaterialien

▪▪ Ventrikeldruckmessung

Gemessen wird bei offener Ventrikeldrainage (▶ Abschn. 3.6).
- Einbringen eines Katheters in einen Seitenventrikel über ein Bohrloch
- Vorteil: Bei Hirndruckerhöhung kann gleich eine Druckentlastung erfolgen; Liquorentnahme zur Diagnostik möglich; preiswerte Methode
- Nachteil: hohes Infektionsrisiko (Ventrikulitis); Verlegung des Katheters durch Blut und Gewebe
- Die Messung erfolgt mithilfe einer Messlatte (in cmH_2O) oder über ein mit dem Monitor verbundenes Drucksystem in mmHg

▪▪ Subdurale oder subarachnoidale Schraube (selten angewendet)

Es handelt sich dabei um eine Hohlschraube mit Gewinde.
- Anbringen eines Bohrlochs und Fixierung der Schraube in der Kalotte; nach Eröffnung der Dura ragt das distale Ende 1 mm in den Subduralraum (zwischen Dura und Arachnoidea) oder in den Subarachnoidalraum (Arachnoidea und Pia mater) hinein
- Vorteil: Bei der Subarachnoidalschraube ist eine Liquorentnahme möglich
- Nachteil: hohes Infektionsrisiko durch die Eröffnung der Dura; für Kinder unter 6 Jahren ungeeignet, da die Kalotte eine bestimmte Stärke aufweisen muss; eine Messung ist nur bei geschlossenem Schädel möglich
- Messung: s. oben

▪▪ Epidurale Druckmessung (selten angewendet)

Zum Beispiel über Spiegelberg®-Sonde.
- Anbringen eines Bohrlochs und Einbringen des Druckaufnehmers in den Epiduralraum (zwischen Kalotte und Dura)
- Vorteil: geringe Infektionsgefahr
- Nachteil: unzuverlässige Werte; keine Liquorentnahme möglich; Transducer darf die Dura nur berühren und nicht eindrücken

▪ Normalwerte
- Neugeborene: 0–5 mmHg
- Kinder: 5–10 mmHg
- Erwachsene: 6–15 mmHg

$1\ mmHg = 1{,}36\ cmH_2O$ bzw. $1\ cmH_2O = 0{,}74\ mmHg$.

Die ICP-Kurve ist abhängig vom Blutdruck und der Atmung. Die Amplitude beträgt normalerweise 2–4 mmHg, bei hohem ICP auch 10–40 (–100 mmHg).

▪ Pathologische Werte

Für Kinder gelten folgende Werte:
- >11–20 mmHg = leicht erhöht
- 21–40 mmHg = stark erhöht
- >40 mmHg = extrem erhöht mit Gefahr der Hirnstammeinklemmung

▪ Versorgung
- Manipulationen an den Systemen so gering wie möglich halten
- Beobachtung der Eintrittsstellen auf Entzündungszeichen
- Verbandwechsel je nach Verband, Gazeverbänden alle 2 Tage (HICPAC II), Folienverbände alle 7 Tage (HICPAC IB)
- Entfernen der Messsonden so früh wie möglich
- Engmaschige Überwachung des Patienten auf weitere Hirndruckzeichen

> Wird der ICP und gleichzeitig der mittlere arterielle Blutdruck gemessen, kann bei den modernen Monitoren der CPP automatisch errechnet und angezeigt werden.

2.4.7 NIRS – Nahinfrarotspektroskopie

Nichtinvasive Messung des Sauerstoffgehaltes und Blutvolumens in regionalen Geweben (rSO_2). Licht im Nahinfrarotspektrum gelangt durch das Gewebe und wird dort absorbiert, gebrochen und reflektiert. Anhand der reflektierten Photonen erfolgt ein

Rückschluss auf die Oxygenierung des Hämoglobins im gemessenen Gewebevolumen, wodurch ein Monitoring der regionalen Sauerstoffversorgung ermöglicht wird.

Die Messung wird vorwiegend zerebral durchgeführt, kann aber auch über Niere, Leber und an Extremitäten (frühes Erkennen eines Kompartmentsyndroms) erfolgen.

- **Pflegerische Besonderheiten**
- Reinigen Haut und evtl. Auftragen eines Schutzfilms vor Applikation des Sensors
- Man kann den Schutzfilm auf dem Sensor belassen und diesen mit Fixiervlies versehen, so besteht die Möglichkeit, den Sensor umzupositionieren, ohne einen Neuen verwenden zu müssen (Kosten- und Dekubitusvermeidung)
- Sensorposition:
  - Kopf: rechte und/oder linke Stirnseite (mittig bei großen Elektroden)
  - Abdominelle Messung: M. obliquus externus abdominis (äußerer schräger Bauchmuskel) oberhalb der Hüfte
  - Niere: M. latissimus dorsi, seitlich der Wirbelsäule zwischen Th12 und L2

- **Bewertung der Parameter**
- Ermittlung einer Baseline in wachem, stabilem Zustand wäre wünschenswert, ist aber in der Regel nicht möglich (evtl. prä-OP)
- Interpretation der Abweichung der Messwerte von der Baseline unter Intensivtherapie
- Abdominelle rSO_2: 60–80 %
- Renale rSO_2: 5–20 Punkte mehr als abdominell
- Maßnahmen sind bei Abweichungen zu treffen:
  - $rSO_2 < 50\,\%$ oder Abweichung um 20 % zur Baseline
  - Kritischer Bereich: rSO_2 25 % bzw. Abweichung um 45 % von der Baseline

- **Maßnahmen zur Verbesserung der rSO_2**
- Steigern des Perfusionsdruckes
  - Blutdruck ↑
  - Systemischer Gefäßwiderstand ↑
  - Herzzeitvolumen (HZV) verbessern
  - ZVD ↓
- paO_2 optimieren
  - Beatmung optimieren
  - Hb anheben
- Sauerstoffverbrauch senken
  - Vermeidung von Hyperthermie und Hyperglykämie
  - Sedierung
- Gefäßwiderstand senken
  - pCO_2 im Normbereich halten

2.4.8 aEEG – amplitudenintegriertes EEG und Narcotrend®

- Das amplitudenintegrierte EEG (aEEG) ist noninvasiv ableitbar und gibt einen komprimierten Überblick über den Langzeitverlauf des Elektroenzephalogramms (EEG) (◘ Abb. 2.8)
- Fortlaufende Anzeige der höchsten und niedrigsten Signalamplituden
- aEEG-Darstellung nach Filterung, Gleichrichtung und Glättung des Original-EEG-Signals (damit auf der Intensivstation einsetzbar)
- Als 1- und 2-Kanal-Messung möglich
- Anwendung auch mit Nadelelektroden möglich (invasiv, cave! Verletzungsgefahr bei Manipulation am Kind)

2.4.9 BIS-Monitoring

- Bispektral-Index (BIS) als Option in manchen Intensivmonitoren wählbar, ► Abschn. 20.6
- Der BIS-Wert soll zusätzliche Informationen über die Narkosetiefe liefern, die gemeinsam mit anderen Daten für die Patientenbeurteilung herangezogen werden können
- Nachteil: sehr artefaktanfällig
- Messung über spezielle Klebesensoren über der Stirn und Schläfe des Patienten
- Dimensionsloser Parameter zwischen 100 und 0 (100 = wacher Patient und 0 = Nulllinien-EEG)
- BIS-Stadien (evtl. höhere Werte im Alter von 0,5–1,5 Jahre):

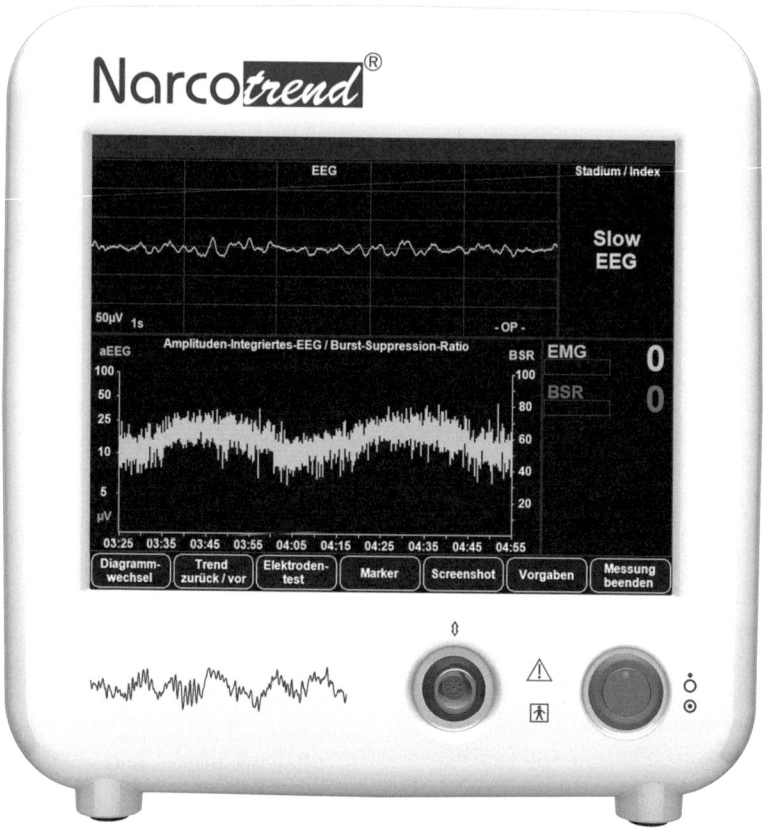

Abb. 2.8 Narcotrend® aEEG: zyklische Veränderungen des EEG im Sinne einer Schlafzyklik (Patient 5 Wochen alt, nach Beendigung der postoperativen kontinuierlichen Sedierung). Mit freundlicher Genehmigung von PD Dr. Barbara Schultz und PD Dr. Dr. Arthur Schultz. (Projektentwickler Narcotrend®)

- 0 → Isoelektrisches EEG
- Bis 40 → tiefe Hypnose
- 40–60 → Vollnarkose
- 60–70 → tiefe Sedierung
- Ab 70 → leichte/mittlere Sedierung
- 100 → wach

2.4.10 Relaxometrie/Neuromuskuläre Transmission (NMT)

- Relaxometrie als Modul für das kontinuierliche Monitoring auf der Intensivstation möglich
- NMT: neuromuskuläre Transmission (Übertragung eines Impulses am neuromuskulären Übergang zwischen Nerv und Muskel)
- Mechanosensor quantifiziert die evozierte mechanische Reaktion, indem er die Daumenbewegung mithilfe eines piezoelektrischen Sensors misst, der die mechanische Bewegung in ein elektrisches Signal umwandelt
- Sensor steht in verschiedenen Ausführungen für Erwachsene und Kinder zur Verfügung
- Stimulation standardmäßig im Train-of-Four-Modus (TOF), ► Abschn. 18.4
- Weitere ergänzende Parameter sind ablesbar

2.4.11 IAD – intraabdominelle Druckmessung

Eine Vielzahl an Erkrankungen können eine Erhöhung des intraabdominellen Druckes bis hin zum intraabdominellen Kompartmentsyndrom (AKS) verursachen (▶ Kap. 8), welches zu akuter Minderdurchblutung der abdominellen Organe mit entsprechenden Funktionsausfällen führen kann.

2.4.11.1 Allgemeines

- **Einteilung intraabdominelle Druckerhöhung – intraabdominelle Hypertonie (IAH)**
- **Primär:** IAD-Erhöhung aufgrund einer direkten abdominellen Raumforderung
- **Sekundär:** IAD-Erhöhung auf Basis einer initial extraabdominalen Organ- oder Gewebeerkrankung, meist in Verbindung mit einer generalisierten Ödemneigung
- Wiederholt auftretend **(rekurrierend):** rezidivierende/persistierende, therapieresistente IAD-Erhöhung

- **Risikofaktoren für das Auftreten eines AKS**

Primäre IAH	Sekundäre IAH
– Gastroschisis/Omphalozele	– Volumentherapie/Positivbilanz
– Zwerchfellhernie	– Sepsis/SIRS/Kapillarlecksyndrom
– NEC/Volvulus	– Polytransfusion
– Gastroparese	– Koagulopathie
– Obstruktion/Obstipation/Ileus	– Polytraumatisierung
– Darmischämie/-infarzierung	– Azidose/Hypothermie/Hypotension
– Aganglionose/Morbus Hirschsprung/toxisches Megakolon	– Respiratorisches Versagen/ARDS
– Peritonitis/Pankreatitis	– „Failing Fontan"
– Abdominelle Raumforderung/Tumor	– (Rechts-)Herzinsuffizienz mit erhöhtem ZVD-Niveau
– Abdominelles Trauma/Blutung	– Olig-/Anurie, Nierenversagen
– Aszites	– Extrakorporale Zirkulation
– Organtransplantation	– Höhergradige Verbrennung
– Komplikationen nach Bauchchirurgie	– Knochenmarktransplantation

Regelmäßiges IAD-Monitoring ist bei Vorliegen eines der Risikofaktoren empfohlen.

- **Klassische Symptomtrias**
- Oligurie/Anurie (renale Insuffizienz)
- Steigender Beatmungsbedarf (respiratorische Insuffizienz)
- Sinkendes Herzzeitvolumen (Herz-Kreislauf-Insuffizienz)

- **Therapie**
- Entleerung intraluminaler Inhalte (Magen, Darm) mittels
  - Magensonde (Ablauf; nur Trophic Feeding zur Zottenpflege)
  - Einlauf/Darmrohr
  - Dekompression durch Gastro-/Koloskopie
- Aszites mittels Drainage entlasten
- Bauchwandspannung senken
  - Entsprechende Positionierung des Kindes
  - Analgesie und ggf. Sedierung
  - Relaxierung falls notwendig
- Optimierung der Flüssigkeitsbilanz
  - Einfuhrreduktion
  - Diuretika
  - Ggf. Dialyse
- Optimierung der systemischen Perfusion
  - Zielgerichteter Einsatz von Volumen und Katecholaminen
  - Falls notwendig Laparotomie/Abdomen apertum

- **Letalität des AKS**
- Primäres AKS 30 %
- Sekundäres AKS 60 %
- Wiederholt auftretendes (rekurrierendes) AKS 90–100 %

- **Grenzwerte eines pathologisch erhöhten IAD**
- Säuglinge > 6–8 mmHg
- Kinder > 10 mmHg
- Erwachsene > 12 mmHg

Zur Vermeidung einer druckbedingten Minderperfusion abdomineller Organe sollten altersabhängige abdominelle Perfusionsdruckgrenzen nicht überschritten werden.
- Säuglinge → 35 mmHg
- Kleinkinder → 45 mmHg
- Schulkinder → 50 mmHg
- Jugendliche → 60 mmHg

> **Definition**
>
> Der **abdominelle Perfusionsdruck (APP oder APD)** ist definiert als:
> APP = MAD (mittlerer arterieller Druck) − IAD (intraabdomineller Druck).

Durch Messung des Magen- oder Blasendruckes kann auf pathologische Veränderungen frühzeitig reagiert werden. Die intraabdominelle Hypertonie wird in vier Schweregrade eingeteilt. Bei zusätzlichem Auftreten einer neuen oder schweren Organdysfunktion spricht man von einem abdominellen Kompartmentsyndrom – AKS.

Beurteilung der gemessenen Drücke
- Physiologisch: IAD bis 10 mmHg
- IAH I°: 10–12 mmHg
- IAH II°: 13–15 mmHg
- IAH III°: 16–18 mmHg
- IAH IV°: >18 mmHg
- AKS: IAH + neu auftretende oder schwere Organdysfunktion

2.4.11.2 Blasendruckmessung

Die Blasendruckmessung gilt als Goldstandard der intraabdominellen Druckmessung bei Kindern. Sie ist einfach durchzuführen und erfordert strikt aseptisches Vorgehen, um in die Harnblase aufsteigende Infektionen zu vermeiden.

Material
- Blasenkatheter (plus steriles Katheteranlageset und Abdecktücher)
- 3er-Hahnenbank oder 3 Dreiwegehähne in Serie
- 1 Luerlock – konisch, Adapter („männlich")
- 1 Luerlock – konisch, Adapter („weiblich")
- 1 große Spritze (z. B. 20 ml)
- 1 Druckaufnahmesystem (Transducer, wie für ZVD-Messung)
- 1 Urinablaufsystem mit Stundenurimeter

Vorbereitung und Messvorgang
- Die Hahnenbank (Dreiwegehähne) werden mit den Adaptern verbunden und zwischen den liegenden Blasenkatheter und das Urinablaufsystem konnektiert (◘ Abb. 2.9)
- Transducer (entlüftet mit NaCl 0,9 %) an den patientennahen Dreiwegehahn anschließen
  - Bezugspunkt für den Nullabgleich mit dem Monitor ist die mittlere Axillarlinie

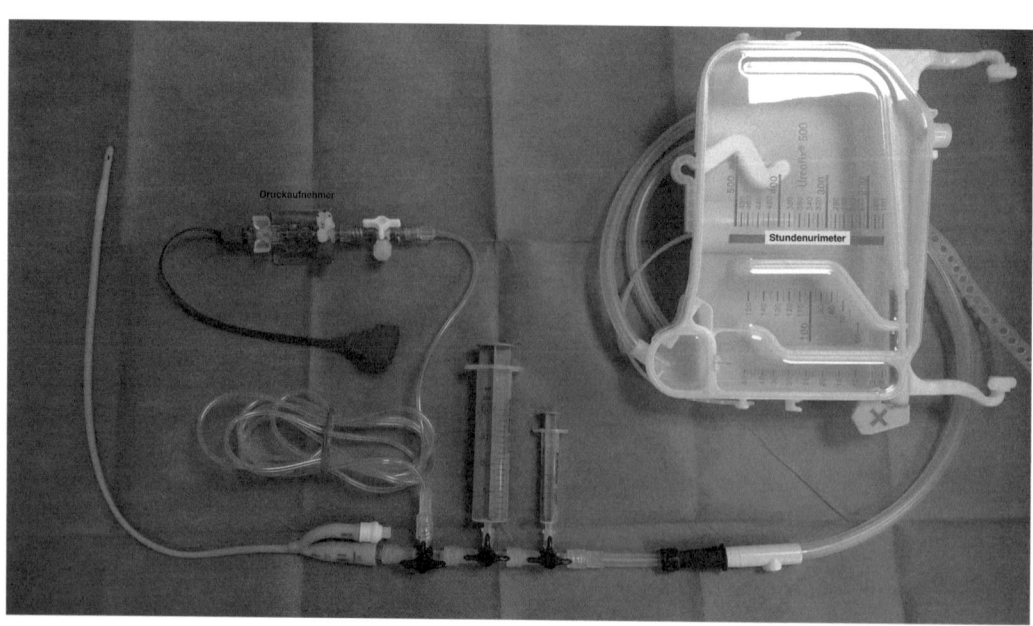

◘ Abb. 2.9 Aufbau Messsystem zur Blasendruckmessung

2.4 · Monitoring

- Das Kind sollte möglichst flachgelagert und entspannt auf dem Rücken liegen
- Durch vorsichtige Aspiration mit der kleinen Spritze am distalen Dreiwegehahn sicherstellen, dass die Blase entleert ist
- Sterile Applikation von 1 ml/kg KG (max. 25 ml) NaCl 0,9 % (auf 30–33° C angewärmt) über den mittleren Dreiwegehahn
- Patientennahen Dreiwegehahn zur Messung entsprechend stellen (offen zwischen Transducer und Patient)
- Bei korrekter Messung (luftblasenfreies System) zeigt sich ein sinusartiger Kurvenverlauf (atemsynchron verursacht durch die Bewegungen des Zwerchfells)
- Appliziertes Volumen vollständig wieder entfernen oder von der Ausfuhr subtrahieren, um die Bilanz nicht zu verfälschen

2.4.11.3 Magendruckmessung

Im Gegensatz zur Messung über die Harnblase ist die IAD-Messung über eine Magensonde indirekt und kontinuierlich möglich.

■ **Vorbereitung und Messvorgang**

ACM-IGP-System („air-capsule-based measurement of intra-gastric pressure"):
- Anlage einer speziellen Magensonde, über welche neben den üblichen Funktionen mittels eines dünnlumigen kleinen Luerlock-Konnektors Drücke gemessen werden können (spezielle Magensonden mit Druckaufnehmern, die nach dem Luftkapsel-Messprinzip messen; die Luftkapsel befindet sich am proximalen Ende der Sonde im Magen)
- Anschluss des Messschenkels der Sonde an den Monitor (z. B. Spiegelberg®: ICP-Monitor)
- Anschalten des Monitors (kalibriert sich automatisch und wiederholt die Kalibration 1-mal/h)
- Ein Nullabgleich ist nur erforderlich, wenn der Monitor mit dem Multimonitor des Patienten verbunden wird

Überprüfen Sie Ihr Wissen

Zu 2.2
- Nennen Sie mögliche Ursachen, die eine Reanimation zur Folge haben könnten.
- Auf welche Weise erfolgt die Beurteilung der Bewusstseinslage?
- Woran kann man erkennen, dass es sich um eine Verlegung der Atemwege handelt und nicht um einen Atemstillstand?
- Wie kann ein Herz-Kreislauf-Stillstand festgestellt werden?
- Erläutern Sie die Beatmung ohne Hilfsmittel.
- Was muss bei der Beatmung mit dem Beatmungsbeutel alles beachtet werden?
- Was bewirkt die Herzdruckmassage, wie wird sie durchgeführt?
- Nennen Sie die wichtigsten Reanimationsmedikamente, ihre Indikation und Dosierung.
- Was ist bei Verabreichung von Notfallmedikamenten zu berücksichtigen?
- Wann wird eine Defibrillation durchgeführt und wie wirkt sie?
- Wie unterscheidet sich eine Defibrillation von einer Kardioversion, wann wird Letztere eingesetzt?
- Wie sollte ein Patient nach einer Reanimation überwacht werden?
- Wie sollte ein Notfallplatz ausgerüstet sein?
- Schildern Sie den Ablauf einer Reanimation auf Ihrer Station.

Zu 2.3
- Welche Möglichkeiten der intraossären Punktion kennen Sie?
- Nennen Sie die Indikationen für die Anlage einer intraossären Nadel.
- Welche Nebenwirkungen können auftreten?
- Wann und wie soll ein intraossärer Zugang entfernt werden?
- Welche Medikamente können über einen intraossären Zugang verabreicht

werden und wie wird die Injektion durchgeführt?

Zu 2.4
- Erläutern Sie das Prinzip der Pulsoxymetrie.
- Was sagt die Temperaturdifferenz δT aus?
- Warum müssen die Transducer der invasiven Druckmessungen genullt werden?
- Was können Sie an der Kapnometriekurve des Monitors erkennen?
- Was sagt die Kurvenform der arteriellen Messkurve aus?
- Wie berechnet sich der CPP (zerebrale Perfusionsdruck)?
- Was wissen Sie über die NIRS-Messung und wo findet sie Anwendung?
- Welche Indikationen zur aEEG-Messung kennen Sie?
- Welche Methoden zur Messung des IAD kennen Sie?
- Bei welchen Erkrankungen erachten Sie eine IAD-Messung für sinnvoll?
- Was sind die Risikofaktoren für die Entstehung eines AKS?

Nachschlagen und Weiterlesen

Bischoff P., Geffers C., Gastmeier P. (2015) Hygienemaßnahmen auf der Intensivstation. In: Janssens U, Joannidis M, Mayer K (Hrsg) Weiterbildung Intensivmedizin und Notfallmedizin. Springer, Berlin. ▶ https://doi.org/10.1007/978-3-662-46521-9_9

Bruns N, et al (2018) Amplitude-integrated EEG for neurologicalaAssessment and seizure detection in a German pediatric intensive care unit. *Front Pediatr.* 2019;7:358. Published 2019 Aug 28. doi:▶ https://doi.org/10.3389/fped.2019.00358

Deutscher Rat für Wiederbelebung – German Resuscitation Council e.V. Hrsg (2021) Reanimation 2021, Leitlinien Kompakt, 1. Auflage, Ulm; in Internet unter: ▶ https://www.grc-org.de/files/ShopProducts/download/Leitlinien%20kompakt_final.pdf

Hoffmann JN, Ertel W (2013) Abdominelles Kompartmentsyndrom. In: Jauch KW, Mutschler W, Hoffmann J, Kanz KG (Hrsg) Chirurgie Basisweiterbildung. Springer, Berlin. ▶ https://doi.org/10.1007/978-3-642-23804-8_86

Kirkpatrick AW et al (2013) Intra-abdominal hypertension and the abdominal compartment syndrome: updated consensus definitions and clinical practice guidelines from the World Society of the Abdominal Compartment Syndrome. Intensive Care Med. 39(7):1190–1206. ▶ https://doi.org/10.1007/s00134-013-2906-z

Knapp J et al (2018) Invasive Blutdruckmessung; in Kardiologie up2date 2018; 14: 296–303: DOI ▶ https://doi.org/10.1055/a-0770-3407; Georg Thieme Verlag KG Stuttgart New York

Kochs, Eberhard et al (2015) Nichtinvasive und invasive Blutdruckmessung; in: Anästhesievorbereitung und perioperatives Monitoring; DOI: ▶ https://doi.org/10.1055/b-0034-101484; Thieme Verlagsgruppe, Stuttgart, New York, Delhi, Rio

Krug J (2005) Blutentnahmen aus einem Nabelarterienkatheter bei sehr kleinen Frühgeborenen reduzieren das zerebrale Blutvolumen und die zerebrale Oxygenierung: Einfluss des Blutentnahmevolumens, Dissertation Medizinische Fakultät Universität Duisburg-Essen; im Internet unter: ▶ https://duepublico.uni-duisburg-essen.de/servlets/DerivateServlet/Derivate-16081/Diss.pdf

RKI (2018) Prävention von Gefäßkatheter-assoziierten Infektionen bei Früh- und Neugeborenen; Bundesgesundheitsbl 61, 608–626 (2018). ▶ https://doi.org/10.1007/s00103-018-2718-y; Springer-Verlag GmbH Deutschland

RKI (2017) Prävention von Infektionen, die von Gefäßkathetern ausgehen; Bundesgesundheitsbl 2017 · 60:171–206 DOI ▶ https://doi.org/10.1007/s00103-016-2487-4; Springer-Verlag Berlin Heidelberg; im Internet unter: ▶ https://www.rki.de/DE/Content/Infekt/Krankenhaushygiene/Kommission/Downloads/Gefaesskath_Inf_Teil1.pdf?__blob=publicationFile

Wietasch J. (2013) Erweitertes hämodynamisches Monitoring. In: Wilhelm W (Hrsg) Praxis der Intensivmedizin. Springer, Berlin. ▶ https://doi.org/10.1007/978-3-642-34433-6_16

Steinau G, Kaussen T et al (2011) (2011) Abdominal compartment syndrome in childhood: diagnostics, therapy and survival rate. Pediatr Surg Int 27(4):399–405

Wöll-Reichert I, (2009) Temperaturmessmethoden in der Kinderkrankenpflege – Die Umsetzbarkeit einer forschungsgestützten Handlungsrichtlinie und Erhebung der Entscheidungsfindungspraxis, im Internet unter: ▶ https://othes.univie.ac.at/4880/1/2009-04-23_8905352.pdf

Invasive Maßnahmen, Katheter und Drainagen

Dagmar Teising und Hannah Tönsfeuerborn

Inhaltsverzeichnis

3.1 **Nabelarterienkatheter** – 76

3.2 **Nabelvenenkatheter** – 78

3.3 **Arterieller Katheter** – 79

3.4 **Pulmonalarterienkatheter** – 80

3.5 **Zentralvenöse Katheter** – 83
3.5.1 Zentraler Venenkatheter – 83
3.5.2 Implantierbare Kathetersysteme – 87
3.5.3 Dialysekatheter – 88

3.6 **Drainagen** – 88
3.6.1 Thoraxdrainage – 88
3.6.2 Externe Ventrikeldrainage/Rickham-Reservoir – 95
3.6.3 Intraabdominelle Drainagen – Übersicht – 97
3.6.4 Drainagen für Weichteilgewebe – Übersicht – 97
3.6.5 Blasenkatheter, transurethral (TBK) – 98
3.6.6 Blasenkatheter, suprapubisch (SBK, Cystofix®) – 101

3.7 **Punktionen** – 103
3.7.1 Lumbalpunktion – 103
3.7.2 Aszitespunktion – 104
3.7.3 Pleurapunktion – 105
3.7.4 Perikardpunktion – 105

3.8 **Bronchoskopie** – 105

Nachschlagen und Weiterlesen – 109

© Springer-Verlag GmbH Deutschland, ein Teil von Springer Nature 2021
H. Tönsfeuerborn et al., *Neonatologische und pädiatrische Intensiv- und Anästhesiepflege*,
https://doi.org/10.1007/978-3-662-62902-4_3

3.1 Nabelarterienkatheter

In der Nabelschnur verlaufen drei Gefäße, zwei Arterien (klein, weiß mit fester Wand), die zur A. iliaca interna führen, und eine Nabelvene (größer, quer-ovale Öffnung, dünnere Wand), die in die Pfortader mündet.

Ein Nabelarterienkatheter (meist aus PUR oder PVC) wird von einer Nabelarterie aus über die A. iliaca interna weiter zur A. iliaca communis bis in die Aorta geschoben. Da die Arterien zum Spasmus neigen, sollte der Nabelstumpf möglichst wenig berührt werden. Soll auch die Nabelvene katheterisiert werden, ist daher zuerst der Nabelarterienkatheter (NAK) zu legen. Dies ist meist in den ersten Lebensstunden recht leicht möglich, wenn der Nabel noch feucht ist. Ist der Nabel eingetrocknet, kann ein NAK ca. bis zum 4. Lebenstag unter Sondierung des Nabels gelegt werden.

- **Indikation**
- Kontrolle der arteriellen Blutgasanalyse bei zusätzlichem Sauerstoffbedarf (> 40 %) über mehrere Stunden
- Arterielle Druckmessung
- Blutentnahmen

- **Katheterposition**

In sicherem Abstand zum Nierenarterienabgang:
- Zwischen dem 6. und 9. Brustwirbel = hohe Lage (Länge bei 1500 g: 15 cm, und je ± 300 g: ± 1 cm)
- Zwischen dem 3. und 4. Lendenwirbel = tiefe Lage

- **NAK-Set**
- 1 große anatomische Pinzette
- 1 gebogene anatomische Irispinzette
- 1 kleine chirurgische Pinzette
- 1 feine anatomische Pinzette
- 1 Stickschere
- 1 Arterienklemmchen
- 1 gebogene Schere, spitz-stumpf
- 1 anatomischer Nadelhalter
- 1 Nabelbändchen
- 1 kleines Vogelschälchen
- Mehrere Kompressen
- Evtl. Doppelknopfsonden und Metallmaßband

Anstelle von selbst zusammengestellten Sets können fertige Sets, z. B. *Nabelkatheter-Platzierungs-Set Neonatologie,* verwendet werden.

- **Richten**
- Instrumententisch
- Steriles NAK-Set
- Steriles Lochtuch und Abdecktuch
- Mundschutz und Haube, auch für die Pflegekraft
- Steriler Kittel, sterile OP-Handschuhe
- Ein-, zwei- oder dreilumiger NAK, Größe (2,5/3,5/5 Ch) je nach Kind
- 5-ml-Spritze, Aufziehkanüle
- NaCl 0,9 % oder Glukose 5 % zum Durchspülen des Katheters, ggf. Heparin
- Haut- oder Schleimhautdesinfektionsmittel bei unreifen Frühgeborenen
- Nahtmaterial oder Pflasterstreifen zur Fixierung
- Aufkleber, beschriftet in Rot mit „NAK"
- Vorbereitetes geschlossenes arterielles Drucksystem (▶ Abschn. 2.4.4) verbunden mit einer Infusionsspritze zur Spülung (50 ml NaCl 0,9 % und ggf. 0,25–1 IE Heparin/ml NaCl 0,9 %; RKI III), Laufgeschwindigkeit 0,5–1 ml/h

- **Vorbereitung**
- Gute Lichtquelle, z. B. OP-Lampe
- Ausreichende Wärmequelle
- Vermeiden von Zugluft
- Sedierung und Analgesierung des Kindes
- Fixieren des Kindes in der Rückenlage
- Automatische Blutdruckmessung in kurzen Intervallen
- EKG, zusätzliche Überwachung mit S_aO_2 oder $tcpO_2$, evtl. Temperatursonde
- Keine Elektroden oder andere Überwachungssensoren im Bereich des Nabels oder über dem linken Thorax
- Ggf. Urinbeutel ankleben, oberen Rand vom Nabel weg kleben
- Evtl. Röntgenplatte unter das Kind legen
- Nasalen CPAP (nCPAP) bzw. Tubuslage oder -fixierung kontrollieren

3.1 · Nabelarterienkatheter

- **Vorgehen**
  - Desinfektion des Nabels (*cave:* toxische Dermatitis mit Nekrosen bei Verwendung von zu nassen Kompressen, bei offenen Einheiten oder bei Verwendung von farbigen Desinfektionsmitteln in Verbindung mit Fototherapie)
  - Nabelbändchen um den Hautnabel legen und leicht festziehen
  - Abschneiden des Nabels 0,5–1 cm oberhalb vom Hautrand, nicht unter Spannung abschneiden, da die Arterien spiralig gedreht im Nabel liegen
  - Arzt kleidet sich steril an
  - Nabelstumpf mit dem Lochtuch abdecken
  - Katheterisierung des Nabels mit dem vorgefüllten Katheter, dabei den Nabel nach oben ziehen
  - Röntgenkontrolle
  - Fixierung des NAK mit einer Tabaksbeutelnaht und Knoten des Fadens mit „NAK-Pflaster" am Katheter fixieren; alternative Fixierung mit Pflastersteges rechts und links vom Nabel und einer Pflasterquerverbindung ca. 1 cm über Hautniveau
  - Anschluss des arteriellen Druck- bzw. Infusionssystems, bei sehr kleinen Frühgeborenen ggf. roten 3-Wege-Hahn patientennah für Blutentnahmen anbringen (über selbstschließenden Verschlussstopfen); wenn der Abstand zum Entnahmeport des Drucksystems zu groß ist → Entnahme des Vorlaufs führt zu großen Volumenverschiebungen → Druckschwankungen können Hirnblutungen auslösen
  - Dokumentation

- **Pflege und Überwachung**
  - Zimmeranwesenheit wegen der Blutungsgefahr
  - Keine Bauchlage, außer bei entsprechender ärztlicher Anordnung
  - Beobachtung der Beine und des Rumpfes (Durchblutung, Farbe, Temperatur), Beine nicht abdecken
  - Auf Nachblutungen und Rötungen im Bereich des Nabels achten
  - Fußpulse stündlich kontrollieren und dokumentieren; Sättigungssensor am Fuß anbringen
  - Lage des Katheters kontrollieren
  - Auf Diskonnektion und Luft im System achten
  - Wechsel des arteriellen Druckmesssystems nach Herstellerangaben (RKI IV) spätestens nach 96 h
  - Blutentnahme über den Entnahmeport des arteriellen Drucksystems oder:
  - Blutentnahme über den selbstschließenden Verschlussstopfen eines patientennahen 3-Wege-Hahns: Verschlussstopfen desinfizieren (Einwirkzeit beachten) (HICPAC IA), Blutentnahme und anschließende Spülung des Verschlussstopfens mit NaCl 0,9 %
  - Manipulationen am System und am Katheter nur unter aseptischen Bedingungen (No-Touch-Methode) oder mit sterilen Handschuhen (RKI IV); Ansätze vor dem Konnektieren desinfizieren (HICPAC IA)
  - Schlauchklemme muss für Notfälle am Bett sein, beim Wechsel des Systems Katheter mit der Schiebeklemme abklemmen, Ansätze desinfizieren (s. oben), altes System entfernen und neues anschließen, Schiebeklemme wieder öffnen
  - Bei Kindern < 1500 g Blutentnahme sehr langsam durchführen – Verschiebung von intravasalen Volumina ist ein Risikofaktor für Hirnblutungen
  - Nabelstumpf reinigen mit sterilen Stieltupfern und NaCl 0,9 %, lokale Schleimhautdesinfektion (RKI IB)
  - Über den NAK möglichst kein Fresh Frozen Plasma (FFP) oder Blut geben (erhöhte Infektionsgefahr), keine Medikamenteninjektion

- **Komplikationen**
  - Fehlsondierung der Nabelvene
  - Fehllagen
  - Gefäßperforation
  - Periphere Ischämie durch Arterienspasmus mit prärenalem Nierenversagen und Gangrän der unteren Extremitäten

- Thrombose oder Embolie
- Luftembolie
- Blutung bei Diskonnektion
- Intraarterielle Injektion
- Systemische Infektion
- Katheterabriss
- Nekrotisierende Enterokolitis
- Renovaskuläre Hypertension

- **Entfernen des Katheters**
- So früh wie möglich, spätestens am 5. Tag
- Abstöpseln des NAK
- Katheter mit einer Pinzette langsam bis auf 2 cm herausziehen → es kommt zum Spasmus der Arterie nach ca. 2–5 min
- Wenn im Katheter keine Pulsationen zu sehen sind bzw. sich kein Blut mehr aspirieren lässt → Katheter ziehen
- Spitze ggf. in die Bakteriologie schicken
- Nabelbändchen zur Sicherheit noch belassen
- Auf Nachblutungen achten, ggf. mit adrenalingetränkten Kompressen stillen
- Fußpulse noch für 24 h kontrollieren und dokumentieren
- Keine Bauchlage für 24 h

3.2 Nabelvenenkatheter

Beim Nabelvenenkatheter (NVK, meist aus Silikon) wird ein Katheter von der Nabelvene aus in die Pfortader und über den Ductus venosus Arantii in die untere Hohlvene vorgeschoben. Das distale Ende sollte im Thoraxröntgenbild 1 cm oberhalb des Zwerchfells sichtbar sein. Eine Katheterisierung der Nabelvene kann auch noch einige Tage postpartal gelingen, wenn der Nabel vor der Mumifizierung geschützt wird, ggf. ist eine verzögerte Katheterisierung bis zum 14. Lebenstag möglich, sofern der Nabelstumpf von Thromben befreit wird.

Soll auch die Nabelarterie katheterisiert werden, erst den NAK legen, da die Nabelarterien leicht spastisch werden.

> In Notfallsituationen unter der Erstversorgung ist eine NVK als venöser Zugang schnell gelegt.

- **Indikation**
- Blutaustauschtransfusion
- Notfallversorgung im Kreißsaal
- Keine Möglichkeit eines peripheren Zugangs
- ZVD-Messung bei schweren Erkrankungen
- Herzkatheter
- Angiografie
- Gabe von Katecholaminen
- Parenterale Ernährung, hochosmolare Lösungen

- **Richten und Vorbereitung des Patienten**
- ▶ Abschn. 3.1
- Silastikkatheter oder 1-, 2- oder 3-lumiger Nabelvenenkatheter
- Aufkleber mit blauer Aufschrift „NVK"
- Infusion evtl. mit Heparinzusatz, ggf. blauer 3-Wege-Hahn mit selbstverschließender Verschlusskappe für Blutentnahmen patientennah anbringen

- **Vorgehen**
- ▶ Abschn. 3.1
- Bei Silastikkathetern erfolgt das Legen des Katheters über spezielle Einführschleusen
- Vorschieben des Katheters über den Ductus venosus Arantii in die V. cava inferior, dabei Nabel nach unten ziehen, die Katheterspitze sollte ca. 1 cm oberhalb des Zwerchfells liegen
- Problem: Katheterspitze gelangt in die Leberpforte → Katheter 3–4 cm zurückziehen und fixieren. *Cave:* Liegt die Katheterspitze in der Leberpforte, dürfen keine Medikamente oder hochkonzentrierte Infusionslösungen verabreicht werden → Lebernekrose

- **Überwachung und Pflege**
- Keine Bauchlage, außer bei entsprechender ärztlicher Anordnung
- Beine beobachten auf Durchblutung, Hautfarbe und Temperatur
- Rücken und Katheterumgebung auf evtl. Perfusionsstörungen kontrollieren
- Auf Nachblutungen achten
- Katheterlage kontrollieren

- Auf Diskonnektion achten
- Manipulationen am System und am Katheter nur unter aseptischen Bedingungen (No-Touch-Methode) oder mit sterilen Handschuhen (RKI IB), Konnektionsstellen und Ansätze müssen vorher desinfiziert werden (▶ Abschn. 3.1)
- Nabelstumpf reinigen mit sterilen Stieltupfern und NaCl 0,9 %, lokale Schleimhautdesinfektion (RKI IB)
- Klemme am Bett für Notfälle anbringen
- Wechsel des Infusionssystems (▶ Abschn. 3.1)

- **Komplikationen**
- Infektion, Sepsis
- Fehlsondierung der Arterie
- Fehlpositionen vor der Leberpforte mit Lebernekrosen, Pfortaderthrombosen und späterer portaler Hypertension
- Katheterabriss
- Blutungen nach Diskonnektion

- **Entfernen des Katheters**
- Ab 5.–7. Anwendungstag durch PICC (peripher eingeführten zentralvenösen Katheter) ersetzen
- Katheter abstöpseln und Infusion umhängen (auf die Konzentration achten)
- Vorsichtig ziehen
- Spitze in die Bakteriologie einschicken
- Tabaksbeutelnaht zuziehen
- Sterilen Druckverband anlegen
- Auf Nachblutungen achten

3.3 Arterieller Katheter

▶ Abschn. 2.4.4

- **Vorbereitung der arteriellen Punktion**
- Sterile Einmalhandschuhe
- Sterile Tupfer
- Unterlage für das Bett
- Desinfektionsmittel
- Pflaster zum Fixieren
- Gaze- oder Folienverband
- Aufkleber rot beschriftet mit „Arterie"
- 5-ml-Spritze mit NaCl 0,9 %
- Verweilkanüle (kleine Kinder 20–22 Gauge, Erwachsene 18 Gauge) bzw.
- Arterienset (*Microseld®*)
- Evtl. Schiene und Fixationspflaster
- Vorgefülltes arterielles Drucksystem
- Halterung für Druckdom in Herzhöhe des Patienten
- Monitorkabel mit dem Druckmodul des Monitors verbinden
- Menü für die Druckmessung am Monitor aufrufen, ggf. Alarme und Skalierung für die Kurvendarstellung anpassen

- **Arterielle Punktion**
- Information des Patienten
- Ggf. Überprüfung des Kollateralkreislaufs, z. B. Allen-Test
- Hautdesinfektion (Einwirkzeit beachten)
- Punktion der A. radialis unter aseptischen Bedingungen (dabei das Handgelenk überstrecken)
- Ziehen des Mandrins
- Durchspülen mit NaCl 0,9 %
- Sichere Fixierung der Kanüle mit Pflasterstreifen (möglichst nicht direkt an der Einstichstelle), Abdecken der Einstichstelle mit sterilem Gaze- oder Folienverband (RKI IB/HICPAC IA Gazeverband als primären Verband) und Kennzeichnung des Zugangs mit dem Aufkleber
- Anschluss des Drucksystems
- Evtl. Fixierung des Handgelenks in Supinationsstellung auf einer Schiene oder freie Positionierung, dabei das Handgelenk leicht überstrecken
- Fixierung des Druckaufnehmers in Patientenhöhe (Herzhöhe)
- Nullabgleich des Systems am druckdomnahen 3-Wege-Hahn: Öffnen des 3-Wege-Hahns zur Luft und zum Druckdom bzw. zum Patienten verschließen, Verschlusskappe des 3-Wege-Hahns lockern (Kappe muss nicht entfernt werden), Nullabgleich am Monitor starten, warten, bis alle Druckwerte „0" anzeigen
- Öffnen des 3-Wege-Hahns zum Patienten und zum Druckdom → Druckkurve erscheint
- Verschlusskappe wieder zudrehen

- Kontrolle der Alarmgrenzen
- Dokumentation

- **Klinische Überwachung**
- Zimmeranwesenheit wegen Blutungsgefahr
- Hand und Druckdom müssen gut sichtbar sein, nicht abdecken
- Beobachtung der Punktionsstelle (Schwellung, Rötung, Schmerzen)
- Verbandwechsel bei Gazeverbänden alle 2 Tage (HICPAC II), Folienverbände alle 7 Tage (HICPAC IB) mittels No-Touch-Technik oder mit sterilen Handschuhen (RKI), ggf. Einstichstelle mit sterilem NaCl 0,9 % reinigen (RKI IB)
- Beobachtung der Finger (rosig, warm)
- Sichere Fixierung
- System: luftleer, sicher konnektiert
- Dokumentation der Fingerpulse (Sättigungsabnehmer an den Fingern)
- Beurteilung der Druckkurve
- Wechsel der Spüllösung und des gesamten Drucksystems nach 96 h (RKI IB)
- Nullpunkteichung einmal pro Schicht, nach dem Wechsel des Systems und bei falschen Werten bzw. untypischer arterieller Druckkurve
- Höhe des Druckdoms bei Lageänderungen anpassen
- **Wichtig:** bei einer Bilanzierung müssen kontinuierliche Spülung (ml/h) und ggf. punktuelle Spülmengen mit in die Bilanz aufgenommen werden

- **Komplikationen**
- Blutungen bei Diskonnektion
- Hämatome nach dem Entfernen der Verweilkanüle → Gefahr von Nervenschäden
- Thrombosen (können durch möglichst kleine Verweilkanülen und kurze Verweildauer vermieden werden)
- Periphere Ischämien mit notwendiger chirurgischer Intervention
- Arterienspasmus
- Infektion
- Gangrän nach versehentlicher arterieller Injektion (Katheter *auf keinen Fall* entfernen, Spülen mit NaCl 0,9 %, ggf. Lidocain 1 % und Prednisolon arteriell injizieren, Heparinisierung)
- Luftembolie
- Arteriovenöse Fistel
- Nervenschäden (Positionierungsschaden durch Überstrecken des Handgelenks)

- **Entfernen der arteriellen Kanüle**
- Möglichst früh
- Ziehen unter Aspiration (kleine Thromben werden mit entfernt)
- Manuelle Kompression für 3–5 min
- Druckverband
- Pulskontrolle und -dokumentation noch über 24 h
- Beobachtung hinsichtlich möglicher Nachblutungen

3.4 Pulmonalarterienkatheter

In der Pädiatrie wird ein Pulmonalarterienkatheter (PA-Katheter, auch Swan-Ganz-Katheter nach dem Erfinder) aufgrund der Komplikationsraten eher selten eingesetzt und dann meistens bei Patienten mit angeborenen Herzfehlern.

- **Indikation**
- Diagnostische Zwecke, z. B. bei angeborenen Herzfehlern
- Überwachung des Herzkreislaufs und/oder der respiratorischen Funktion bei schweren Erkrankungen, z. B. Polytrauma, Herzinsuffizienz, kardiogener Schock, Sepsis, ARDS
- Intra- und postoperative Überwachung bei kardiochirurgischen Eingriffen bei angeborenen Herzfehlern mit erhöhten PA-Drücken (Ventrikelseptumdefekt [VSD], Atrioventrikular[AV]-Kanal, Transposition der großen Gefäße [TGA], Lungenvenenfehlmündungen, ▶ Kap. 4)
- Überwachung und Steuerung der medikamentösen Therapie bei schwerster Herzinsuffizienz

- **Messmöglichkeiten: Normalwerte**
- Pulmonalarteriendruck (PAP): Nachlast des rechten Ventrikels, Aussage über Widerstand in den Lungengefäßen und Funktion des linken Herzens (im Zusammenhang mit PCWP)

3.4 · Pulmonalarterienkatheter

◻ Tab. 3.1 Normalwerte

Messgröße	Werte
RAP = Rechtsatrialer Druck	3 mmHg
RVP = Rechtsventrikulärer Druck	25/3 mmHg
PAP = Pulmonalarterieller Druck	25/10 mmHg
PCWP = Pulmonalkapillärer Verschlussdruck	9 (± 4) mmHg
HMV = Herzminutenvolumen	3,5 l/min und m^2 KOF (± 0,7)

— Pulmonalkapillärer Verschlussdruck (PCWP; PC-Wedge-Pressure): entspricht im Allgemeinen dem linken Vorhofdruck, Vorlast des linken Ventrikels, Aussage über Funktion des linken Herzens
— Herzminutenvolumen = HZV/HMV, auch Cardiac Output (CO): Messung über die Thermodilutionsmethode und Berechnung in l/min über den angeschlossenen Computer; daraus lässt sich dann der Herzindex (CI) berechnen (Körperoberfläche: HMV)
— Gemischtvenöse Sauerstoffsättigung im Bereich der A. pulmonalis: gibt Auskunft über den O$_2$-Verbrauch im Körper durch Vergleich mit der arteriellen Sättigung
— ZVD: Vorlast des rechten Ventrikels (▶ Kap. 10)

Die Werte (◻ Tab. 3.1) erlauben Aussagen hinsichtlich:
— Lungengefäßwiderstand
— Herzkreislauffunktion

▪ Aufbau des Katheters
Der Katheter besteht aus 4 Schenkeln:
— Distales Lumen: Mit endständiger Öffnung für Messung des PA-Druckes; es wird ein Druckmesssystem mit Spülung angeschlossen (NaCl 0,9 % mit Heparin); hierüber kann auch Blut zur Bestimmung der gemischtvenösen Sättigung entnommen werden.
— Proximales Lumen: Mit 1–2 seitlichen Öffnungen in 30 cm Abstand von der Spitze (bei Erwachsenenkatheter) zur Messung des ZVD und zur Infusions- oder Medikamentenverabreichung.
— Lumen zur Füllung des Ballons: Der Ballon befindet sich an der Katheterspitze und wird zur Messung des PCWP benötigt.
— Lumen für Thermistorsonde: Der Temperaturfühler zur Messung der Bluttemperatur, die zur Berechnung des HZV benötigt wird, liegt kurz vor der Katheterspitze; für die Berechnung muss die Sonde mit einem entsprechenden Computer verbunden werden.

Neben dem 4-lumigen Katheter gibt es 5-lumige (rechtes Atrium) und 6-lumige (rechter Ventrikel) Katheter.

▪ Geeignete Zugangswege
— V. jugularis interna
— V. subclavia
— V. basilica
— V. brachialis
— V. Femoralis

Bei den Armvenen kann die Katheterspitze ihre Lage evtl. bei Lageveränderung des Patienten bzw. Bewegen des Armes verändern.

Der Zugang sollte über eine möglichst großlumige Vene erfolgen, daher wird vor allem bei Neugeborenen und kleinen Säuglingen die V. femoralis bevorzugt. Durch Bewegen der Beine kann es zu einer Lageveränderung der Spitze kommen, daher muss darauf geachtet werden, dass die Kinder nicht strampeln.

▪ Legen eines PA-Katheters
— Überwachung(▶ Abschn. 3.5.1)
— Analgosedierung des Patienten

- Altersentsprechende Aufklärung des Patienten
- Lagerung je nach Punktionsstelle (▶ Abschn. 3.5.1)
- Vorbereitung des Materials (▶ Abschn. 3.5.1); alle Lumen des Katheters sollten gefüllt bzw. angeschlossen sein; der Ballon muss getestet und anschließend wieder vollständig entleert werden
- Bereithalten von Notfallmedikamenten (Lidocain, Suprarenin, Atropin) und des Defibrillators im Falle von Komplikationen
- Legen des Katheters über *Seldinger*-Technik (▶ Abschn. 3.5.1)
- Das distale Ende sollte an ein Druckmesssystem angeschlossen und kalibriert sein, um während des Kathetervorschubs die Druckkurve und das EKG beobachten zu können (gibt Aussage darüber, in welchem Abschnitt man sich befindet = typische Druckkurven)
- Befindet sich die Katheterspitze im rechten Vorhof, wird der Ballon mit 1 ml CO_2 bzw. physiologischer Lösung aufgeblasen; vorher muss sichergestellt sein, dass er luftleer ist (*cave:* Luftembolie beim Platzen des Ballons und bestehendem Rechts-links-Shunt); der Ballon dient als Schutz vor Verletzungen durch die Katheterspitze und bewirkt, dass der Katheter eingeschwemmt werden kann
- Unter genauer Beobachtung des EKG und der Druckkurven wird der Katheter vorsichtig in den rechten Ventrikel und weiter in die A. pulmonalis (Hauptstamm bzw. Ast der A. pulmonalis) vorgeschoben bzw. mit dem Blutfluss eingeschwemmt, bis er die Wedge-Position erreicht (erkennbar an der typischen Kurve)
- Nach Ablesen des PCWP muss der Ballon sofort vollständig entlastet werden, um die Lungendurchblutung zu gewährleisten (Gefahr des Lungeninfarkts)
- Fixierung des Katheters und Röntgenkontrolle
- An das distale Lumen Infusion anschließen bzw. ZVD-Messung (→ Nullpunkteichung)

■ **Komplikationen**
- Herzrhythmusstörungen: supraventrikuläre Extrasystolen, ventrikuläre Extrasystolen, Kammerflimmern
- Ballonruptur mit Luftembolie (gefährlich vor allem bei Rechts-links-Shunt, da Luft ins Gehirn gelangen kann → Hirninfarkt)
- Lungeninfarkt durch Wedge-Position des Ballons oder auch der Katheterspitze (bei entlastetem Ballon), daher muss sichergegangen werden, dass die Katheterspitze vor allem bei kleinen Kindern nicht zu tief liegt, ggf. Katheter zurückziehen
- Schädigung des Herzklappenendokards durch den Ballon
- Knotenbildung, Schlingenbildung des Katheters
- Ruptur der A. pulmonalis (Symptome: Husten, Bluthusten, blutiges Absaugsekret tracheal) bei Messung des PCWP bzw. bei bestehenden Vorschäden wie pulmonale Hypertonie, Infektionen, Kathetersepsis
- Thrombosen, Thromobophlebitiden durch Schädigung der Gefäßwand, Lungenembolie
- Infektion, Pneumothorax

Wegen der Komplikationen sollte ein PA-Katheter möglichst nach 96 h entfernt werden.

■ **Messung des HZV**
- Über Indikatorverdünnungsmethode = Thermodilution.
- Injektion einer definierten Menge einer physiologischen Lösung, z. B. 5–10 ml NaCl 0,9 %/G5 %, mit einer bestimmten Temperatur von z. B. 10 °C in den rechten Vorhof in möglichst kurzer Zeit (< 5 s).
- Die kalte Flüssigkeit vermischt sich mit dem Blut und gelangt innerhalb einer bestimmten Zeit, je nach Herzfunktion und Lungenwiderstand, über den rechten Ventrikel in die A. pulmonalis.
- Der Temperaturfühler an der Katheterspitze misst kontinuierlich die Bluttemperatur und registriert die Veränderung; die Temperaturveränderung wird als Kurve

dargestellt; anhand dieser Kurve kann der Computer das HZV errechnen und daraus weiter den Cardiac Index (CI).

- **Pflege und Überwachung**
- Die Pflege gleicht weitgehend der bei einem ZVK (▶ Abschn. 3.5)
- Zimmeranwesenheit und kontinuierliche Überwachung der PA-Kurve (Gefahr, dass die Spitze oder der Ballon in Wedge-Position gerät)
- Apparative Standardüberwachung (EKG, Atmung, S_aO_2, arterieller Blutdruck!, Temperatur)
- Enge Alarmgrenzen, vor allem EKG und PA-Druck
- Beobachtung der Punktionsstelle auf Entzündungszeichen
- Umgang mit PA-Katheter nur unter sterilen Kautelen
- Überwachung und Handhabung des Drucksystems (▶ Abschn. 2.4.4)
- Keine Medikamentenapplikation, Ausnahme sind lungengefäßwirksame Medikamente nach ärztlicher Verordnung
- Außer BGA möglichst keine Blutentnahmen → Gefahr der Luftembolie
- Infusionssystem muss unbedingt luftfrei sein → Gefahr der Luftembolie
- Nach dem Ziehen des intraoperativ eingelegten Katheters können Blutungen auftreten → Gefahr der Herztamponade
- Bei gleichzeitig liegender Mediastinaldrainage sollte diese nicht vor dem PAK gezogen werden

- **Alternative Messmöglichkeiten**

Da bei kleinen Kindern der 4-lumige Katheter aufgrund seines Durchmessers (kleinster verfügbarer Katheter 5 F) und der Komplikationsraten nicht geeignet ist, müssen/können zur Messung des HZV andere Messmethoden angewendet werden.
- Dünnerer pulmonalarterieller Thermistorkatheter mit 2 lm (PA-Druckmessung, Thermistorsonde), Kältebolus wird über einen ZVK appliziert und in der PA gemessen.
- Arterielle oder transpulmonale Thermodilution: Benötigt werden eine ZVK und ein arterieller Katheter mit Thermistor (z. B. in der A. femoralis); der Kältebolus wird über den ZVK appliziert und die Temperaturänderung am Thermistor gemessen.
- Pulskonturanalyse (PiCCO): Anhand der abgeleiteten arteriellen Blutdruckkurve wird in einem speziellen Gerät durch mathematische Verfahren das Schlagvolumen des Herzen (linker Ventrikel) geschätzt, Voraussetzung ist die intermittierende Kalibrierung über die Thermodilutionsmethode (es muss daher eine der oben genannten Verfahren zur HZV-Bestimmung vorhanden sein).
- Electrical Cardiometry™ (EC™): Verfahren zur nichtinvasiven Bestimmung des Schlagvolumens (SV), des Herzzeitvolumens (HZV) und anderer hämodynamischer Parameter bei Erwachsenen, Kindern und Neugeborenen mittels Klebeelektroden.

3.5 Zentralvenöse Katheter

3.5.1 Zentraler Venenkatheter

Der zentrale Venenkatheter (ZVK) ist ein Dauerkatheter, dessen Spitze im klappenlosen Teil der oberen Hohlvene liegt, unmittelbar vor der Einmündung in den rechten Vorhof.

- **Indikation**

Wegen möglicher Komplikationen sollte er nur nach strenger Indikationsstellung gelegt werden:
- Parenterale Ernährung (wegen hoher Osmolarität)
- Zufuhr hochwirksamer Medikamente, z. B. Katecholamine, Zytostatika
- Sicherer venöser Zugang über längere Zeiträume bei schlechten Venenverhältnissen
- Häufige Blutentnahmen
- Messung des ZVD bei Schockzuständen etc.
- Sofern ein anderer Zugang nicht möglich ist, z. B. bei starker Zentralisation, Verbrennung

- **Katheterarten**
  - Silastikkatheter aus Silikon (Einschwemmkatheter für Frühgeborene und Neugeborene) → Blutentnahmen und ZVD-Messung sind nicht möglich
  - Einlumige Katheter aus PUR oder Silikon in verschiedenen Größen
  - Mehrlumige Katheter mit 2–4 lm (nur bei besonderer Indikationsstellung, wie z. B. viele verschiedene nicht kompatible Infusionslösungen); das distale Lumen mit der endständigen Öffnung sollte dann für die ZVD-Messung und Blutentnahmen verwendet werden
  - Zur Infektionsreduktion gibt es antimikrobiell beschichtete Katheter, deren Verwendung besondere Indikationsstellung erfordert (RKI IB und II)

- **Zugangswege**
  - V. jugularis interna und externa
  - V. subclavia – ist aus hygienischer Sicht der V. jugularis vorzuziehen (HICPAC IB)
  - V. femoralis – sollte aus hygienischer Sicht vermieden werden (HICPAC IA)
  - V. cephalica (NG und PICC-Line, Oberarm)
  - V. basilica (PICC-Line, Ellenbeuge)
  - V. saphena magna (NG, Knöchel)
  - Nabelvene (Neugeborene)

- **Vorbereitung**
  - Information des Patienten
  - Gute Sedierung und Analgesierung
  - Überwachung (EKG → QRS-Ton laut stellen, S_aO_2, peripherer Blutdruck auf Intervallmessung einstellen, bei Frühgeborenen evtl. Temperatursonde)
  - Evtl. schon Röntgenplatte unterlegen (bei Frühgeborenen vorher anwärmen)
  - Abmessen der ungefähren Länge vom Punktionsort zum Vorhof
  - Lagerung/Fixierung des Patienten

- **Besondere Lagerungen**
  - V. jugularis: Kopftieflage wegen der Emboliegefahr; Schulter unterpolstern, Kopf zur Gegenseite; zur besseren Füllung die Vene fingerbreit über der Klavikula abdrücken
  - V. subclavia: Oberkörper tieflagern wegen der Emboliegefahr; Schultern unterpolstern, Kopf leicht zur Gegenseite, evtl. beim Vorschieben des Katheters in Richtung der Punktionsseite drehen; Anheben der Schulter und leichte Außenrotation des dem Thorax anliegenden Arms
  - V. basilica, V. cephalica und V. axillaris: Kopf zur Punktionsseite, Schulter leicht überstrecken

- **Richten**
  - Steriler Katheter (Größe richtet sich nach den anatomischen Gegebenheiten und der zu punktierenden Vene)
  - Steriler Kittel und OP-Handschuhe
  - Mundschutz und Haube
  - Steriles Lochtuch und 3 Abdecktücher
  - Hautdesinfektionsmittel
  - NaCl 0,9 % zum Spülen
  - Spritze je nach Größe des Kindes; Aufziehkanüle
  - Evtl. steriles Zentimetermaß
  - Evtl. Lokalanästhetikum (Mepivacain 0,5 %, Prilocain 0,1 %), Spritze und 17er-Kanüle
  - Falls kein Katheterset vorhanden:
    - Sterile Kompressen
    - Sterile Pinzette, Klemme und Skalpell
    - Nahtmaterial und Nadelhalter (nicht bei Silastikkatheter)
  - Verbandsmaterial:
    - Zur Fixierung vom Silastikkatheter z. B. *Steristrips*
    - Gaze- oder Folienverband zum Abdecken der Punktionsstelle (Gazeverbände werden von der HICPAC als Primärverband empfohlen)
  - Gute Lichtquelle, z. B. OP-Lampe

Direkt benötigtes Material wird auf dem Instrumententisch auf einem sterilen Tuch gerichtet (◘ Abb. 3.1).

- **Vorgehen bei Silastikkatheter/Einschwemmkatheter**

Anlage unter sterilen Bedingungen (HICPAC IA).
  - Hautdesinfektion
  - Arzt zieht sich steril an

3.5 · Zentralvenöse Katheter

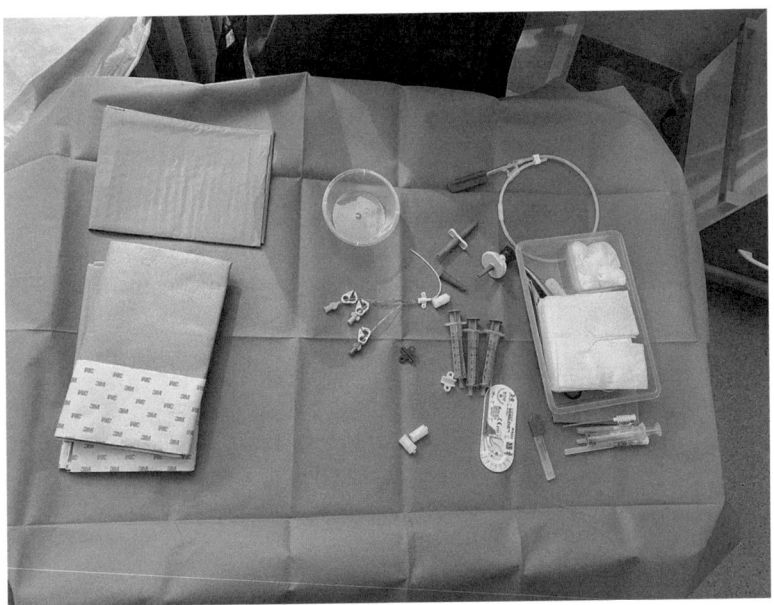

Abb. 3.1 Steriler Tisch zur ZVK Anlage

- Nochmalige Desinfektion
- Lochtuch auflegen
- Stauung der Vene
- Je nach Katheter Punktion mit:
  - Stahlpunktionskanüle (Flügelkanüle): Vorschieben des Katheters über die Punktionskanüle und anschließendes „Einschwemmen" bis ca. 1–2 cm über die gemessene Länge hinaus, dabei auf Extrasystolen achten (QRS-Ton am Monitor laut stellen), nach Lagekontrolle/-korrektur Punktionskanüle ziehen und vorsichtig über den Katheter zum Katheteransatz zurückziehen und entfernen, speziellen Adapter als Verbinder zum Infusionssystem am Katheteransatz fixieren
  - Spaltbarer Stahlpunktionskanüle (Flügelkanüle): Vorschieben des Katheters über die Kanüle, nach Platzierung des Katheters Stahlkanüle ziehen und durch Zusammendrücken der Flügel Stahlkanüle brechen
  - Kunststoffkanüle/spaltbarer Kunststoffkanüle und innenliegender Stahlpunktionskanüle: nach der Punktion Entfernen der innenliegenden Stahlpunktionskanüle und Vorschieben des Katheters über die verbleibende Kunststoffkanüle, zum Abschluss Kunststoffkanüle ziehen und über den Katheter zurückziehen bzw. Spaltkanüle brechen
- Einige Katheter haben zum besseren Einführen einen Führungsdraht, der erst nach radiologischer Kontrolle und evtl. notwendiger Lagekorrektur gezogen wird
- Nach Einschwemmen des Katheters provisorische Fixierung z. B. mit *Steristrips*
- Thoraxröntgen ggf. mit Kontrastmittel zur Kontrolle der Lage und ggf. Abflussrichtung, dabei Sterilität wahren (Kontrastmittel möglichst wieder abziehen)
- Evtl. Lagekorrektur
- Fixierung des Katheters z. B. mit *Steristrips*
- Gazeverband als primärer Verband (HICPAC IA) auf die Punktionsstelle kleben (meist noch geringe Nachblutungen); Folienverband erst, wenn die Eintrittsstelle absolut trocken ist, sonst bildet sich eine feuchte Kammer
- Anschluss des Infusionssystems

■ **Legen eines Katheters über Seldinger-Technik**

- Punktion der Vene mit der Einführungskanüle

- Vorschieben eines feinen Drahtes über die Einführungskanüle bis zur geschätzten Katheterlänge
- Entfernen der Punktionskanüle über den Draht, der Draht verbleibt als Führung
- Evtl. Vergrößern der Punktionsstelle mithilfe eines Dilatators, der über den Draht geschoben wird
- Vorschieben des Katheters über den Draht bis zur gewünschten Tiefe
- Draht entfernen und durch Aspiration von Blut die Katheterlage überprüfen
- Provisorische Fixierung des Katheters mit z. B. *Steristrips*
- Röntgenkontrolle (Katheter sind röntgendicht); Spritzen von Kontrastmittel ist nur zur Darstellung der Abflussrichtung notwendig
- Evtl. Lagekorrektur
- Fixieren des Katheters mit einer Naht
- Verband anlegen (s. oben) und Infusion anschließen

- **Venae sectio**
- Eine Venae sectio wird immer dann gemacht, wenn es nicht möglich ist, eine Vene perkutan zu punktieren, um eine Verweilkanüle oder einen ZVK zu legen.
- Die Venae sectio wird von Chirurgen durchgeführt, wobei diese über einen kleinen Hautschnitt, der quer zur Vene liegt, freipräpariert wird. Die Vene wird dann unter Sicht mit einer Gefäßschere eröffnet und ein Katheter eingeführt. Dieser kann nur wenige Zentimeter (= periphere Lage) oder bis vor den rechten Vorhof (= zentrale Lage) vorgeschoben werden. Liegt der Katheter korrekt, wird er über eine Schlinge locker an der Vene fixiert, ohne dass dabei dessen Lumen eingeengt werden darf. Die Lagekontrolle erfolgt über Thoraxröntgen, evtl. Lagekorrektur. Anschließend wird der Hautschnitt zugenäht und mit einem Verband abgedeckt.

- **Zugangswege**
- V. Basilica
- V. cephalica
- V. antebrachii radialis
- V. supramalleolaris tibialis
- V. saphena magna

- **Pflegerische Maßnahmen**
- Tägliche Inspektion der Kathetereintrittsstelle (auf Rötung, Schwellung, Stauungen und Sekret achten)
- Kontrolle der Katheterlage (cm-Angabe)
- Es darf kein Zug auf den Katheter ausgeübt werden, deshalb ist eine zusätzliche Fixierung am Patienten nötig
- Katheter dürfen nicht abknicken
- Verbandswechsel:
  - Gazeverbände alle 2 Tage erneuern (HICPAC II)
  - Wechsel der Verbandsfolie 1-mal pro Woche (HICPAC IB) bzw. wenn sich eine feuchte Kammer gebildet hat oder bei grober Verunreinigung
  - Desinfektion der Eintrittsstelle beim Verbandwechsel (HICPAC IA, RKI IB))
- Manipulationen unter sterilen Kautelen mit sterilen Handschuhen (RKI IB) oder No-Touch-Methode
- Zuspritzstellen oder Ansätze vor Manipulation desinfizieren (HICPAC IA)
- Wechsel der Infusionssysteme:
  - Nicht häufiger als alle 96 h (RKI IA)
  - Lipidlösungen nach Herstellerangaben aber mindestens alle 24 h (RKI IB)
  - Blutprodukte alle 6 h (RKI IV nach Transfusionsrichtlinie BÄK)

- **Dokumentation**
- Legen des Katheters
- Lokalisation
- Liegedauer
- Manipulationen, z. B. Flicken des Silastikkatheters
- Inspektionsbefund, Verbandwechsel
- Grund für die Entfernung

- **Komplikationen**
- Fehllagen
- Infektionen
- Blutungen, Hämatothorax
- Pneumothorax, Infusionsthorax
- Arterienpunktion
- Rhythmusstörungen
- Kathetersepsis
- Thrombosen, Embolien
- Katheterabriss
- Vorhofperforation

- Chylothorax
- Nervenschädigungen
- Luftembolien
- Katheterverschluss

Entfernen des Katheters
- So früh wie möglich
- Bei Verdacht einer Infektion aufgrund des Katheters, z. B. bei unklarem Fieber
- Bei Rötung, Schwellung, Sekretaustritt aus der Einstichstelle
- Ggf. Einschicken der Katheterspitze in die Bakteriologie
- Einstichstelle gut komprimieren, sterilen Verband anlegen

3.5.2 Implantierbare Kathetersysteme

3.5.2.1 Port

Vollständig implantiertes venöses Dauerkathetersystem.

Der Port besteht aus einer Portkammer (Keramik, nichtmagnetische Titan-Polylegierungen, Epoxidkunststoffe, Silikonseptum) und dem eigentlichen Katheter (Polyurethan, Silikon), welcher über z. B. die V. jugularis interna oder V. subclavia in die V. cava superior vorgeschoben wird (◘ Abb. 3.2).

3.5.2.2 Broviac®-/Hickman®-/Groshong®-Katheter

Partiell implantierte venöse Dauerkatheter, welche im OP angelegt werden.

Die Verweildauer kann bis ≥ 6 Monate betragen. Die Kinder können mit diesem Katheter nach Hause entlassen und dort weiterversorgt werden. Die Namen der getunnelten Katheter sind in der Regel auf ihre Entwickler zurückzuführen. Groshong®-Katheter (doppellumig) werden häufiger bei Erwachsenen, Hickman®-Katheter (ein- bis dreilumig) häufiger bei Kindern eingesetzt. Zum Einsatz kommen auch die Typen Broviac®- (dünne Einzellumenkatheter) oder Leonard®-Katheter (dickere Doppellumenkatheter).

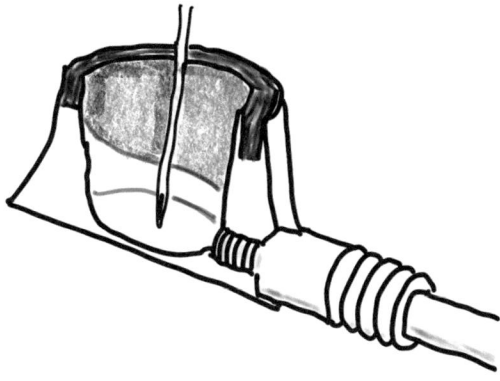

◘ Abb. 3.2 Schematischer Querschnitt durch ein Portsystem mit Nadel

Die Pflege dieser Kathetersysteme erfolgt bis zum Einheilen des intrakutanen Cuffs unter sterilen Kautelen wie beim ZVK mit einer zusätzlichen Sicherung des Katheterlumens in einer zugstabilen Schlaufe. Je nach Hausstandard können die Katheteransätze in einer kleinen Tasche verstaut werden, damit das Kind nicht daran manipuliert oder beim Spielen hängen bleibt. Ist der Katheter gut eingewachsen, kann der Verbandwechsel weniger aufwendig, aber dennoch unter Beachtung der Hygieneregeln erfolgen.

Hickman®-Katheter
- Getunnelter Katheter
- Intrakutane Muffe aus antimikrobiell imprägniertem Material
- Ein- bis dreilumig

Broviac®-Katheter
- Getunnelter Katheter
- Intrakutane Muffe aus antimikrobiell imprägniertem Material
- Einlumig

Groshong®-Katheter
- Getunnelter Katheter
- Intrakutane Muffe aus antimikrobiell imprägniertem Material
- Ein- bis zweilumig mit stumpfer geschlossener Spitze und seitlichen Ventilöffnungen (keine Verschlussklemmen nötig)

3.5.3 Dialysekatheter

Erfolgt die Dialyse (noch) nicht über einen operativ angelegten Shunt, finden gestochene oder partiell implantierbare Kathetersysteme Anwendung. Die pflegerischen Maßnahmen entsprechen denen am ZVK, wobei bei Konnektion und Dekonnektion des Dialysegerätes unter sterilen Kautelen gearbeitet wird (▶ Abschn. 3.5.1).

3.5.3.1 Shaldon-Katheter
— Dialysekatheter
— Doppellumig (ein dünnes drittes Lumen zur Medikamentenapplikation ist nur bei großem Katheterdurchmesser möglich)
— Anlage in Seldinger Technik
— Kurzzeit-/Notfalldialysekatheter

3.5.3.2 Demers-Katheter®
— Dialysekatheter
— Getunnelter Vorhofkatheter
— Doppellumig
— Zur Überbrückung längerer Zeiträume bis zur Anlage eines Dialyseshunts

3.6 Drainagen

3.6.1 Thoraxdrainage

■ **Physiologie und Anatomie**

Die Lunge wird von außen von der Pleura pulmonalis/visceralis (Lungen-/Brustfell) bedeckt, welche fest mit dem Lungengewebe verbunden ist. Die umliegenden Organe (Rippen und Zwerchfell) dagegen werden von der Pleura parietalis (Rippenfell) überzogen. Zwischen den beiden Pleurablättern befindet sich der Pleuraspalt, der mit einem dünnen Flüssigkeitsfilm gefüllt ist und durch dessen Adhäsionskraft die beiden Pleuren fest aneinanderhaften. Dadurch folgt bei einer Inspiration die Lunge den Bewegungen der Rippen und/oder des Zwerchfells und wird gedehnt. Durch die Dehnung der Lunge entsteht ein Unterdruck in den Alveolen und es fließt Luft in die Atemwege. Da die Lunge aufgrund ihrer Eigenelastizität (hoher Anteil an elastischen Fasern) das Bestreben hat, sich zusammenzuziehen, wird die Atemluft während der Exspiration wieder nach außen gedrückt. Durch den ständigen Zug der Lunge auf die Pleura pulmonalis entsteht ein Unterdruck im Pleuraspalt (negativer Druck gegenüber der Umgebung), der am Ende der Exspiration ca. −4 mmHg beträgt und während der Inspiration bis −12 mmHg ansteigt. Sobald Luft oder vermehrt Flüssigkeit in den Pleuraspalt gelangt und die Pleuren nicht mehr aneinanderhaften, wird die Ventilation und damit der Gasaustausch nicht mehr gewährleistet.

■ **Indikation**
— Absaugen von Luft beim Pneumothorax:
  – Spontanpneumothorax (ohne äußere Ursache)
  – Äußere Ursache (Thoraxtrauma) mit Verletzung der Pleura parietalis: Messerstich, Geschoss, Rippenfraktur, Unfälle
  – Thoraxchirurgischer Eingriff mit Eröffnung der Pleura
  – Pulmonale Erkrankungen mit Einrissen der Pleura pulmonalis: Emphysem, chronische Lungenerkrankungen, Pneumonie
  – Iatrogen durch positive Druckbeatmung, Fehlpunktion der V. subclavia
— Ableiten von Flüssigkeiten:
  – Blut (Hämatothorax) oder nach Thoraxtraumen oder thoraxchirurgischen Eingriffen mit Eröffnung der Pleura
  – Wundsekret (Exsudat, eiweißreich) nach Thoraxtraumen, thoraxchirurgischen Eingriffen oder Infektionen
  – Eiter (Pleuraempyem) bei Infektionen
  – Chylus (Chylothorax) (milchige Lymphflüssigkeit, reich an Fetten) bei Verletzung des Ductus thoracicus: angeboren, linkseitige Thoraxeingriffe (z. B. Ösophagusatresie-OP), Punktion linksseitiger V. subclavia
  – Transsudat (Zusammensetzung ähnelt dem Serum) bei Herzinsuffizienz, Leberzirrhose, hochgradigem Eiweißmangel
  – Infusionsthorax bei ZVK-Fehllage

3.6 · Drainagen

● **Pneumothorax**

Durch Lungenverletzungen (Beatmung, Infektionen, Operationen) oder äußere Brustkorbverletzungen gelangt Luft in den Pleuraspalt. Aufgrund der Eigenelastizität der Lunge kollabiert die betroffene Seite.

● **Spontanpneumothorax**

Im Pleuraspalt befindet sich Luft ohne nachweisbare Ursache. Es besteht keine Verbindung zwischen Pleuraraum und Außenluft. Im Thoraxröntgenbild ist oft ein dünner Saum Luft entlang des gesamten Pleuraspalts zu sehen (= Mantelpneu). Häufig gibt es eine Spontanheilung durch Resorption der Luft. 1–2 % aller Neugeborenen sind betroffen.

Der Mantelpneu kann konservativ behandelt werden, wenn keine relevanten Symptome vorliegen, d. h., wenn das Kind stabil ist.

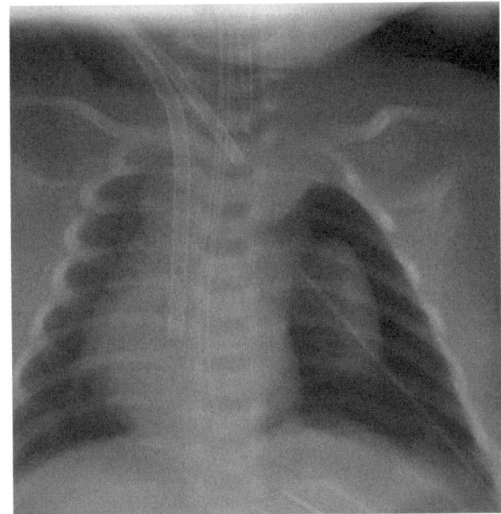

● **Abb. 3.3** Spannungspneumothorax links mit Mediastinalshift

■■ **Konservative Therapie**
— Konsequente Lagerung auf der betroffenen Seite
— Erhöhung der inspiratorischen Sauerstoffkonzentration auf ca. 30 % durch Einleitung von Sauerstoff in das Wärmebett oder den Inkubator bzw. über Sauerstoffbrille → bessere Resorption des Pneumothorax
— Evtl. Sedierung der Kinder zur Reduktion des Sauerstoffverbrauchs und der Atemarbeit

■■ **Pflege und Überwachung**
— Überwachung der Sauerstoffzufuhr
— Apparative Überwachung: EKG, Atmung, Sauerstoffsättigung, tcpO$_2$/tcpCO$_2$, Blutdruck
— Beobachtung von Atmung, Aussehen, Schmerzreaktionen
— Optimal Handling → Stressminimierung, evtl. auch Nahrung sondieren und nicht füttern
— Gute Dekubitus- und Pneumonieprophylaxe, da einseitige Lagerung

● **Spannungspneumothorax**

Luft tritt bei jeder Inspiration in die Pleurahöhle und kann dort durch einen Ventilmechanismus in der Exspiration nicht entweichen (● Abb. 3.3). Durch die Luftansammlung steigt der Druck im Pleuraspalt, die betroffene Lungenseite kollabiert und verschiebt das Mediastinum, in dem sich das Herz und die großen Gefäße befinden, zur Gegenseite, wodurch das Herz und die gesunde Lunge komprimiert werden. Die Folgen sind schwerste Störungen der Atmung und der Herz-Kreislauf-Funktion.

● **Ursachen eines Pneumothorax**
— Wiederbelebungsmaßnahmen
— Aspiration (Blut, Schleim, Mekonium)
— Unkontrollierte Beatmung mit dem Beatmungsbeutel
— CPAP-Beatmung
— Kontrollierte Beatmung mit hohen Drücken bzw. verlängerter Inspirationszeit – Air Trapping
— Gegenatmen bei Beatmeten
— Einseitige Intubation
— Staphylokokkenpneumonie
— Zwerchfellhernie
— Lungenhypoplasie
— Legen eines ZVK (Subclavia)
— Endotracheales Absaugen
— Lungenunreife, ANS, Surfactantgabe
— Thoraxtrauma bzw. thoraxchirurgische Eingriffe

- **Symptome**
  - Plötzliche Verschlechterung
  - Dyspnoe oder Tachypnoe, Apnoe
  - Einziehungen, Stöhnen
  - Paradoxe Atmung bei Rippenserienfraktur: Thorax dehnt sich während der Einatmung nicht aus, ggf. kommt es zur Einziehung der gebrochenen Rippenabschnitte, asymmetrische Thoraxstellung, die Rippen der betroffenen Seite stehen hoch, da die Pleurablätter nicht mehr aneinanderhaften
  - „Geblähtes" Abdomen, da das Zwerchfell tief steht
  - p_aO_2-Abfall, p_aCO_2-Anstieg; endexspiratorisches CO_2 fällt ab, da CO_2 nicht abgeatmet werden kann, Blässe bis Zyanose
  - Stauung der Halsvenen durch den verminderten venösen Rückstrom infolge des positiven Drucks im Thorax → Blutdruckabfall, Tachykardie, ZVD-Anstieg
  - Unruhe, Angstzustände, stechender Schmerz im Brustkorb
  - Verlagerung der Herztöne bei Mediastinalverschiebung
  - Abgeschwächte Herztöne, evtl. Bradykardie bei kardialer Kompression
  - Erhöhter Inspirationsdruck bei volumenkontrollierter Beatmung bzw. Volumenabfall bei druckkontrollierter Beatmung

- **Diagnosestellung**

Tubusobstruktion oder andere Ursachen für die Verschlechterung müssen ausgeschlossen sein. Während der diagnostischen Maßnahmen muss für eine ausreichende Sauerstoffzufuhr gesorgt werden.
  - Auskultation: fehlendes oder abgeschwächtes Atemgeräusch, hörbare Seitendifferenz, Verlagerung der Herztöne bei Lokalisation links
  - Thorakale Diaphanoskopie (Ohrenspiegel, Kaltlicht): betroffener Hemithorax leuchtet; bei sehr kleinen Frühgeborenen unzuverlässig, da der gesamte Thorax noch sehr durchscheinend ist
  - Probepunktion (NaCl 0,9 %, 5-ml-Spritze, 14er-Kanüle oder 24er-Verweilkanüle):
  - Aspiration: Luftblasen steigen auf = Befund positiv
  - Thoraxröntgen = sichere Diagnose, Ausdehnung der Luftansammlung ist gut erkennbar

Ein Thoraxröntgenbild ist bei jedem Kind mit einer Atemstörung notwendig, um einen Pneumothorax auszuschließen. Die Entscheidung, ein Röntgenbild zu machen, hängt vom Zustand des Patienten ab, evtl. wird sofort eine Probe- und Entlastungspunktion durchgeführt. Stabilisiert sich der Patient, kann dann in Ruhe eine Thoraxdrainage gelegt werden.

- **Material**
  - Sterile OP-Handschuhe, Kittel
  - Mundschutz, Haube
  - Sterile Kompressen, Desinfektionsmittel
  - Steriles Lochtuch, Abdecktuch
  - Sedativum, Analgetikum
  - Lokalanästhetikum, Spritze, Kanüle
  - Trokarkatheter oder Seldinger-Katheter, Ch je nach Größe des Patienten
  - Spitzes Einmalskalpell
  - Nadelhalter, Nahtmaterial
  - Sterile Schere, anatomische und chirurgische Pinzette
  - 2 Schlauchklemmen
  - Sterile 10-ml- und 20-ml-Spritze
  - Fixations- und Verbandsmaterial
  - Pflasterstreifen zur zusätzlichen Fixierung
  - Schraubsteckverbindung oder Ansatzstücke je nach Katheter und Ableitungssystem
  - Geschlossenes 3-Kammer-System, z. B. *Pleur-Evac*-Einheit (◘ Abb. 3.4)
  - Externe Sogquelle und Verbindungsschlauch zum Drainagesystem:
    - Absaugung mit Vakuumanschluss für zentrale Vakuumanlage
    - Absaugung mit Druckluftanschluss für zentrale Druckluftanlage (= Injektorpumpe: Sogaufbau über Venturi-Prinzip)
    - Elektropumpe zum Absaugen (z. B. Medela Topaz™)

3.6 · Drainagen

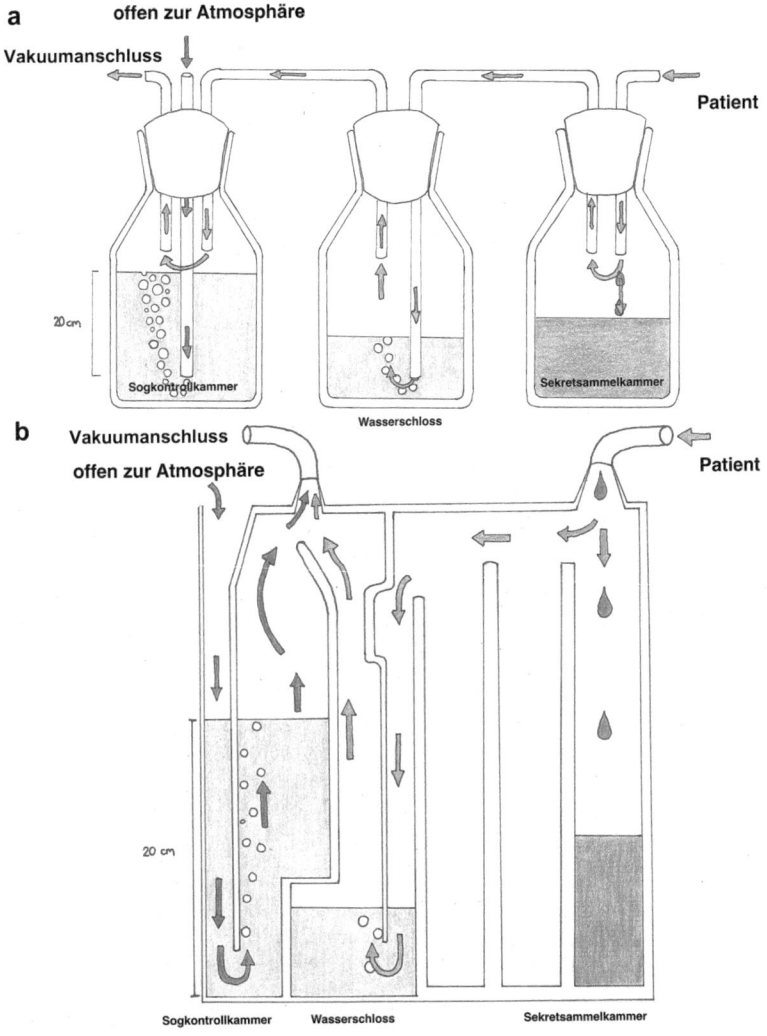

☐ **Abb. 3.4** Thoraxdrainage: **a** 3-Flaschen-System und **b** Pleur-Evac

- **Aufbau des 3-Kammer-Systems**
- Geschlossenes System (☐ Abb. 3.4) → Schutz vor Infektionen
- Sekretsammelkammer:
  - Zum Sammeln der Drainagenflüssigkeit
  - Skaliert zum exakten Abmessen
  - Sekretentnahmeport für diagnostische Zwecke (zweiter Entnahmeport patientennah am Drainageschlauch)
- Wasserschloss/Wasserverschlusskammer:
  - Muss mit Wasser bis 2 cmH$_2$O aufgefüllt werden (Kinder < 10 Jahre bis 1 cm!)
  - Zeigt das Entweichen von Luft aus dem Pleuraspalt an → Luftblasen steigen auf
  - Verhindert, dass Luft von außen beim Einatmen in den Pleuraspalt gelangt → ein Abklemmen der Drainage beim Transport ist nicht notwendig
  - Visuelles Erfassen von Leckagen des Systems → „Sprudeln" im Wasserschloss
  - Ablesen des intrapleuralen Drucks am Manometer
  - Atemsynchrone Bewegungen des Wasserspiegels bei Durchgängigkeit der Drainage

- Sogkontrollkammer:
  - Wird über einen Schlauch an die Sogquelle angeschlossen
  - Wasserpegel zeigt den eingestellten Sog ($-cmH_2O$) an
  - Je nach Art des Systems sollte hier ein mäßiges Sprudeln sichtbar sein (1 Luftblase/s)
  - Kann ohne Sog als Ablaufdrainage genutzt werden, einfach Verbindung zur Sogquelle lösen → *cave:* Schlauch nicht abklemmen oder Öffnung verschließen, dient dem Druckausgleich in der Drainage, Luft aus dem geschlossenen System/vom Patienten kann sonst nicht nach außen entweichen, ggf. vorhandenen Unterdruck durch Betätigen des Belüftungsventil abbauen
- Schutzfunktionen (je nach Hersteller):
  - Schutz vor Überdruck: bei Entstehen eines positiven Drucks (Husten, Versagen der Sogquelle) öffnet sich automatisch ein Entlastungsventil
  - Rückschlagventil: Schutz vor einem zu starken Unterdruck (bei tiefer oder verlängerter Einatmung) → Ventil verhindert Rückfluss aus der Sekretkammer zum Patienten bzw. aus dem Wasserschloss in die Sekretkammer (z. B. auch beim Umfallen des Drainagekastens)
  - Unterdruck-Sicherheitsventil: durch Betätigen kann ein zu hoher Unterdruck abgebaut werden (Luftfilter verhindert Eindringen von Erregern)
  - Unterdruckindikator zeigt an, ob ein Unterdruck im Pleuraspalt vorliegt
- Drainagesystem kann am Bett angehängt (für Transporte) oder auf den Boden gestellt werden (ausklappbarer Standfuß)

▪▪ Besonderheit Pleur-Evac Sahara

Kann „trocken" verwendet werden → keine Gefahr, dass die Funktion beeinträchtigt wird, wenn beim Umkippen das Wasser aus der Sogkontrollkammer und/oder dem Wasserschloss ausfließt (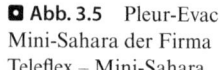 Abb. 3.5).
- Regulation des Unterdrucks über mechanischen Regler
- Unterdruckanzeige: muss „Yes" anzeigen, dann wird der eingestellte Unterdruck in der Kammer aufgebaut

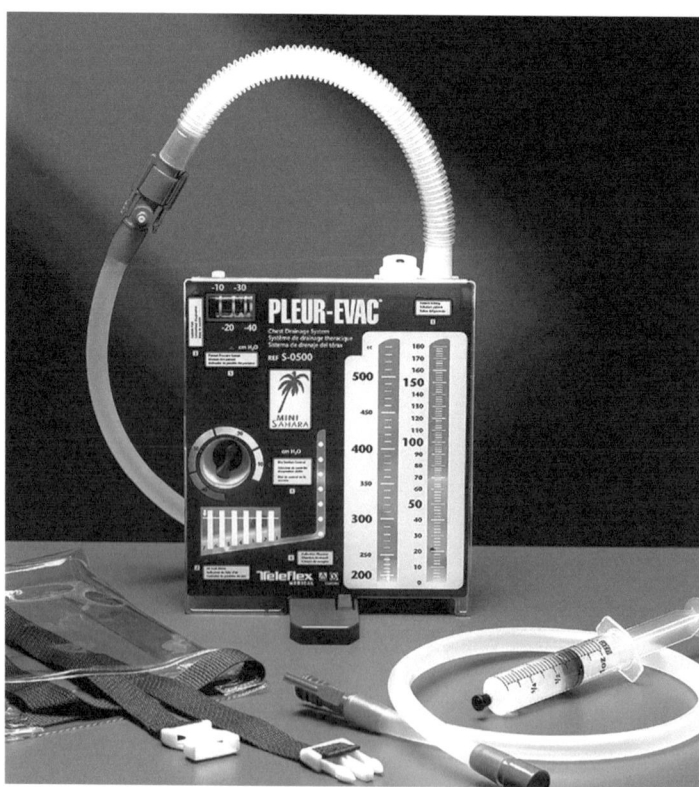

■ Abb. 3.5 Pleur-Evac Mini-Sahara der Firma Teleflex – Mini-Sahara

3.6 · Drainagen

- Wasserschloss muss nicht mit Wasser befüllt werden, der Patient ist trotzdem vor Lufteintritt geschützt → keine Gefahr, wenn beim Transport der Drainagekasten umkippt
- Wasserschloss kann mit Wasser befüllt werden → optische Kontrollmöglichkeiten können genutzt werden
- *Mini-Sahara:* für Neugeborene geeignet, da Sog stufenlos einstellbar, kleinere Sekretkammer, kann auch bei mobilen Patienten genutzt werden → Patienten-Tragebeutel

▪▪ Digitales Drainagesystem (z. B. Medela Thopaz™)
- Unabhängig von stationärem Vakuumanschluss
- Akkukapazität ermöglicht einfache Mobilisierung des Patienten
- Kontinuierliche Bereitstellung von relevanten Daten
  - Luftleckage
  - Flüssigkeitstrends
- Präzise Regulierung und Aufrechterhaltung des Intrapleuraldrucks (Sog)
- Alarmfunktionen (optisch und akustisch)
  - Systemblockade (Drainage verstopft, verclottet)
  - Leckage (übermäßige)
  - Akkukapazität
  - Behälter voll

▪ Durchführung
- Ältere Kinder informieren
- Sauerstoffvorlage zur Sicherheit
- Analgosedierung verabreichen
- Elektroden evtl. umkleben, vorzugsweise auf die nicht betroffene Thoraxseite
- Kind fixieren (Rückenlage, Arm der zu punktierenden Seite nach oben, Schultergürtel und Beckenkamm stabilisieren, Oberkörper hochlagern)
- Desinfektion der Punktionsstelle
- Lokalanästhesie
- Arzt zieht sich steril an
- Punktionsstelle steril abdecken (Lochtuch):
  - Bei Pneumothorax 2.–3. oder 3.–4. Interkostalraum (ICR) in Medioklavikularlinie → Drainagespitze wird zur Pleurakuppel vorgeschoben = Monaldi-Drainage
  - Bei einem Erguss: 4.–5. ICR in der hinteren oder mittleren Axillarlinie → Drainage wird nach hinten oben bzw. unten geschoben = Bülau-Drainage
- Arzt prüft, ob der Mandrin leicht im Trokar gleitet
- Hautinzision am Oberrand der den ICR nach unten begrenzenden Rippe, ca. 2–3 mm tief, sonst besteht die Gefahr der Gefäßverletzung
- Stabilisierung des Thorax durch Halten und Gegendruck durch die Pflegekraft
- Trokarkatheter kurzfassen, senkrecht die Muskelwand durchstoßen (Gefahr der Organverletzung bei ruckartigem Durchstoßen – Hand sorgfältig abstützen)
- Mandrin entfernen, Spritze aufsetzen
- Katheter vorschieben
- Kontrolle der richtigen Lage durch Aspiration von Luft
- Liegt ein großer Erguss vor, muss das Sekret fraktioniert abgezogen werden, da die Kreislaufbelastung sonst zu groß sein kann
- Anschluss an die Saugdrainage (Schlauch evtl. kürzen, muss aber lang genug bleiben, um das Kind lagern zu können), Sogstärke nach Anordnung des Arztes (ein zu großer Sog kann den Defekt offen halten, es reicht aus, wenn im Sogkontrollgefäß 1 Luftblase/s aufsteigt), Steckverbindungen nicht zusätzlich mit Pflaster sichern, da sich die Verbindung unbemerkt unter dem Pflaster lösen kann!
- Fixierung durch Naht oder z. B. mit *Steristrips,* Verband
- Äußere Fixierung am Patienten und am bzw. im Bett (Vorsicht beim Lagern und Betten)
- Radiologische Kontrolle zur Lageüberprüfung

▪ Überwachung und Pflege
- Aussehen des Kindes, auf Schmerzäußerungen (Schmerzeinschätzung), Unruhe, Angstzeichen achten

- Überwachung:
    - Atmung
    - Herzfrequenz und Rhythmus
    - Blutdruck
    - Sauerstoffsättigung
    - Evtl. transkutane pO_2-/pCO_2-Messung bzw. bei Beatmung endexspiratorischer CO_2
- 2 Schlauchklemmen müssen immer griffbereit liegen; dicht beieinander eine Klemme von rechts und die andere von links körpernah (Abstand 10–15 cm) ansetzen
- Sammelkammer sollte unter Patientenniveau angebracht werden (nicht nötig bei elektrischer Pumpe)
- Die ableitenden Schläuche dürfen nicht abknicken oder durchhängen, um den Abfluss zu gewährleisten; sie müssen sicher fixiert sein
- Förderung von Luft beobachten; bei Ergüssen den Sekretfluss, die Konsistenz, Menge und das Aussehen des Sekrets beobachten, evtl. bakteriologische Untersuchungen veranlassen
- Ableitende Schläuche regelmäßig durchkneten/ausstreichen, um Koagelbildung zu vermeiden
- Einstichstelle beobachten (Entzündungszeichen, Austritt von Luft oder Sekret → kann auf eine Fehllage hinweisen) und palpieren (Knistern kann auf ein Hautemphysem deuten), regelmäßiger Verbandwechsel je nach Verbandsart alle Gazeverbände alle 2, Folienverbände alle 7 Tage, bei stark sezernierenden Wunden saugenden Hydropolymerverband verwenden
- Sogeinstellung (Saugkontrolle) und Wassermenge im Wasserschloss regelmäßig kontrollieren, ggf. Wasser auffüllen
- Manipulation an der Drainage nur unter strenger Asepsis
- Vorsichtiges Anspülen der Drainage mit NaCl 0,9 % unter sterilen Kautelen, wenn der Verdacht besteht, dass sie verstopft ist
- Bei Verdacht auf Leckage (Wasserschloss sprudelt) alle Konnektionsstellen, Sogeinstellung (auch an der externen Sogquelle), Eintrittsstelle und Katheter (Dislokation) kontrollieren, ggf. Kammer austauschen (Defekt?)
- Regelmäßige Schmerzerfassung, Analgesie nach Schema
- Wechsel des Drainagekastens, wenn die Sekretsammelkammer voll ist, dabei den Schlauch zum Patienten **kurz** abklemmen

❗ Bei Patienten mit einer Überdruckbeatmung (positiver Druck verhindert das Eindringen von Luft in den Thorax) sowie bei einem Spannungspneumothorax (schnelle Verschlechterung) sollte die Drainage **nicht** abgeklemmt werden.

- Die Patienten neigen häufig zur Schonatmung, daher schonende Atemtherapie durchführen, Oberkörperhochlagerung und regelmäßiger Lagewechsel (auch auf die Seite mit der Drainage → Eintrittsstelle frei lagern, Schläuche dürfen nicht abknicken), beim Husten Druck auf die Punktionsstelle ausüben → Schmerzreduktion
- Sorgfältige Dekubitusprophylaxe, da die Bewegungsmöglichkeiten eingeschränkt sind → Patienten sollten soweit möglich mobilisiert werden

- **Dokumentation**
- Zeitpunkt des Legens der Drainage
- Lage der Drainage
- Liegedauer fortlaufend dokumentieren
- Sogstärke
- Verbandwechsel
- Bakteriologische Untersuchungen
- Manipulationen an der Drainage, z. B. Anspülen
- Menge, Beschaffenheit, Farbe des geförderten Sekrets
- Analgetikagaben
- Zeitpunkt des Entfernens der Drainage

- **Entfernen der Drainage**
- Die Drainage sollte frühestens 24 h nach Legen der Drainage entfernt werden, wenn nur wenig oder keine Luft mehr gefördert wird bzw. Sekret abläuft
- Ein Abklemmen der Drainage ist nicht nötig, wird aber von den meisten Ärzten angeordnet, ggf. Thoraxröntgen ca. 4 h nach Abklemmen

- Bei unauffälligem Befund den Katheter unter Sog und während der Exspiration bei kooperativen Patienten (einatmen/ausatmen/nicht mehr atmen!) ziehen
- Sterilen Dachziegelverband anlegen oder das Loch mit Tabaksbeutelnaht bzw. *Steristrips* und Betaisodona®-Salbenkompresse verschließen
- Nach Ziehen der Drainage sollte weiterhin eine gute Beobachtung des Patienten erfolgen
- Engmaschige Atem- und Kreislaufüberwachung
- Thoraxröntgen ca. 12 h nach dem Entfernen der Drainage, bei klinischer Verschlechterung sofort

- **Komplikationen**
- Perforation von Lunge, Zwerchfell, Mediastinum, Ösophagus und Herz
- Verletzung der Interkostalgefäße mit Blutungen
- Infektion
- Lage im Bronchus → anhaltende, sehr heftige Förderung von Luft
- Fehllagen (wenn der Pneumothorax nach dem Anlegen der Drainage nicht beseitigt ist)
- Verstopfung
- Ansaugen von Luft von außen bei Diskonnektion
- Herzrhythmusstörungen bei Kontakt der Drainage mit dem Herzen bei links liegender Pleuradrainage
- Chylothorax bei Verletzung von Lymphgefäßen
- Hautemphysem im Bereich der Eintrittsstelle, kann aber auch im Schulter- oder Halsbereich der punktierten Körperhälfte auftreten

3.6.2 Externe Ventrikeldrainage/ Rickham-Reservoir

3.6.2.1 Externe Ventrikeldrainage (EVD)

Dabei handelt es sich um einen Katheter, der intraoperativ über ein Bohrloch in einen Seitenventrikel eingesetzt und über einen subkutanen Tunnel (Infektionsschutz, Fixation) nach außen geführt wird. An den Katheter wird ein geschlossenes Liquorauffangsystem angeschlossen:
- Leitung, die lang genug ist, um Spielraum bei der Lagerung zu haben
- Patientennahe Klemme/3-Wege-Hahn zum Abklemmen/temporären Schließen des Systems
- Möglichkeit der sterilen Liquorentnahme für Diagnostik und intrathekale Injektionen (selten!)
- Patientennaher 3-Wege-Hahn zur intraventrikulären Medikamentenapplikation und zum Anschluss einer kontinuierlichen intraventrikulären Druckmessung, z. B. ZVD-System zum Anschluss an ein Druckmodul
- Skalierte Tropfkammer zur genauen Abmessung der Liquormenge, mit einem Ventil zur Atmosphäre zum Druckausgleich (mit Schlauchklemme und einem Luftfilter versehen), über Antirefluxventil entleerbar in einen Auffangbeutel
- Entleerbarer Auffangbeutel (evtl. auch mit Druckausgleichsventil)
- Zentimetermaß am System zur Fixierung auf richtigem Niveau oder Komplettsystem mit Messeinheit

- **Indikation**
- Hydrozephalus mit Infektionen des VP- (ventrikuloperitonealen) oder VA-(ventrikuloatrialen) Shuntsystems (zur vorübergehenden Liquordrainage bis zum Ausheilen der Infektion und Einsetzen eines neuen Shuntsystems)
- Postoperativ nach Operationen im Bereich der hinteren Schädelgrube, z. B. Medulloblastom (vorübergehende Schwellung mit Abflussbehinderung)
- Posthämorrhagischer Hydrozephalus (bis Liquoreiweiß Implantation eines Ventils zulässt), Entleerung von Hygromen
- Hydrozephalus mit erhöhtem Liquoreiweiß (bis Liquoreiweiß Implantation eines Ventils zulässt)
- Intrakranielle Druckentlastung bei SHT oder Hirnschwellung anderer Genese

- Vorübergehende Senkung des Liquordrucks zur Behandlung einer Liquorfistel (nasal, aus dem Ohr, spinal)
- Kopfumfang > 97 Perzentile bzw. Abweichen von der Vorperzentile
- Liquordruck > 20 cmH$_2$O (▶ Abschn. 2.4.6)

Angaben der Chirurgen
- Niveau der Drainage zur Flusssteuerung – Angaben erfolgen in cm über dem Nullpunkt (meist 5–20 cm über Nullpunkt), Nullpunkt des Patienten kann die Nasenwurzel (in Seitenlage), der äußere Gehörgang/Tragus (in Rückenlage) oder das Ventrikelniveau (Mittellinie des Patientenkopfes) sein (je nach Neurochirurg bzw. Lagerung des Patienten), der aktuelle Hirndruck lässt sich ermitteln, indem das Niveau des Liquorspiegels im Ableitungsschlauch über dem Nullpunkt gemessen wird
- Lagerung des Patienten: Flachlagerung oder Oberkörperhochlagerung
- Liquormenge, die abfließen darf (ggf. über Niveauänderung Flussmenge steuern)
- Spezielle Therapie

Pflege und Überwachung
- Sichere Fixierung des Auffangbehälters auf angegebenem Niveau; die Drainage darf nie unter Niveau befestigt sein, da Gefahr der Überdrainage besteht
- Bei Lageänderungen das Niveau neu anpassen
- Zug und Abknicken des ableitenden Systems vermeiden
- Abklemmen des Systems nur bei Manipulationen am Patienten, die zu größeren Höhendifferenzen führen, z. B. Heben, Wiegen, da sonst zu viel Liquor abläuft (aber dann auch auf Hirndruckzeichen achten)
- Liquormenge dokumentieren, auf Mengenvorgaben der Chirurgen achten (normale Liquorproduktion: Neugeborene: 30 ml/Tag, Kinder: ca. 10 ml/kg KG und Tag)
- Beim Ablassen des Liquors aus der Tropfkammer in den Auffangbeutel Drainage patientennah abklemmen – sonst Sogwirkung
- Luftfilter zur Atmosphäre an der Tropfkammer und dem Auffangbeutel dürfen nicht feucht werden → kein Druckausgleich möglich
- Beobachtung von Aussehen und Konsistenz des Liquors
- Regelmäßige Laborkontrollen des Liquors, bakteriologische Untersuchung
- Beurteilung der Fontanelle bei Neugeborenen und Säuglingen
- Gute neurologische Beurteilung des Patienten (Pupillenreaktion und GCS, ▶ Abschn. 11.1)
- Manipulation an der Drainage nur unter strenger Asepsis mit sterilen Handschuhen, Konnektionsstellen desinfizieren
- Auf Leckagen und Bildung von Liquorkissen achten
- Verbandwechsel an der Eintrittsstelle je nach Verband, Gaze alle 2 und Folienverbände alle 7 Tage → auf Infektionszeichen, Liquorkissen und -austritt achten
- Regelmäßige Kontrolle der Vitalzeichen und der Temperatur
- Kontrolle der Infektionsparameter
- Antibiotische Behandlung i.v.
- Bei ICP-Messung: regelmäßiger Nullabgleich – besonders nach Lagewechsel, Beobachtung der Druckkurve (atem- und pulssynchrone Schwankungen sollten sichtbar sein), Dokumentation der Werte, Kennzeichnung von Druckspitzen im Rahmen pflegerischer Maßnahmen
- Fortlaufende Dokumentation der Liegedauer der Drainage
- Muss das System aus der Halterung herausgenommen werden, z. B. für Transport, evtl. Klemmen kurzfristig schließen (auch die zu den Druckausgleichventilen, damit der Liquor nicht herausfließt und der Filter feucht wird), *cave:* Hirndruckgefahr

Komplikationen
- Verstopfung des Katheters durch Fibrin oder Koagel

3.6 · Drainagen

- Abknicken oder Abriss des Katheters/Schlauchs
- Schlauchfehllagen
- Überdrainage → Drainage abklemmen, Kopftieflagerung, Volumensubstitution
- Infektionen (Liegedauer möglichst maximal 3 Wochen, sonst starke Zunahme der Infektionen)
- Akzidentelles Herausrutschen oder Ziehen des Katheters
- Blutungen beim Legen der Drainage

3.6.2.2 Rickham-Reservoir (auch Ommaya-Reservoir)

Kann aufgrund abdomineller Probleme (Aszites, Peritonitis) vorübergehend kein ventrikuloperitonealer Shunt gelegt werden, kann anstelle einer externen Liquorableitung auch ein Rickham-Reservoir operativ gelegt werden. Dieses ist möglich, wenn der zu erwartende Liquorfluss nicht so groß ist. Es wird ebenfalls bei sehr kleinen Frühgeborenen eingesetzt, bei denen noch keine Implantation eines internen Shunts möglich ist.

Hierzu wird operativ ein Katheter in einen der Seitenventrikel gelegt. Der Katheter führt zu einem Reservoir, das subkutan liegt. Dieses Reservoir kann intermittierend von außen perkutan unter sterilen Kautelen punktiert und später mit einem Ventil für eine ventrikuloperitoneale oder -atriale Liquorableitung verbunden werden.

3.6.3 Intraabdominelle Drainagen – Übersicht

- **Penrose-Drainage**
- Offene Drainage → Infektionsgefahr
- Sekret wird mittels Kapillarkraft in den Verband geleitet
- Verhindert vorzeitigen Wundverschluss

- **Easy-Flow-Drainage**
- Offene Drainage → Infektionsgefahr
- Dünner, flacher Schlauch mit wellenförmiger Innenwand
- Funktion durch Kapillarkraft

- **Wellendrainage**
- Offene Drainage → Infektionsgefahr
- Wellenförmige Silikonplatte in verschiedenen Größen
- Soll die Wundränder offen halten
- Spülbehandlung ist möglich

- **Robinson-Drainage**
- Geschlossene Drainage
- Beutelwechsel unter sterilen Kautelen (nur wenn nötig)
- Silikonschlauch mit abgerundeter Spitze und seitlich versetzten trichterförmigen Drainageöffnungen
- Einsatz z. B. subphrenisch, suphepatisch, Douglas-Raum

- **T-Drainage**
- Geschlossene Drainage
- Ende des Drainageschlauches in „T"-Form
- Zur Galleableitung im Ductus choledochus bei Galleabflussbehinderung durch z. B. postoperative Schleimhautschwellung

- **Perkutane transhepatische Drainage**
- Geschlossene Drainage
- Wird über durch die Bauchdecke in einen gestauten Gallengang eingebracht
- Zum Beispiel bei Verschlussikterus

3.6.4 Drainagen für Weichteilgewebe – Übersicht

- **Redon-Drainage**
- Zweiteilig
- Geschlossene Saugdrainage mit nicht einstellbarem Sog (900 mbar)
- Lage im Unterhautfettgewebe oder subfaszial
- Liegedauer 24–48 h
- Wechsel bei vollem Auffangbehälter oder Vakuumverlust und Abklemmen des Schlauches und aseptischen Bedingungen
- Erst die Flasche, dann patientennah die Klemmen öffnen

- **Jackson-Pratt-Drainage**
  - Geschlossene Drainage bei arrosionsgefährdeten Strukturen
  - Silikonkautschukdrain, welcher über ein Lippenventil mit einem Niederdruck-Vakuumsystem (Flasche) verbunden ist (10–150 mbar)
  - Vakuum kann durch Kompression der angeschlossenen Flasche erzeugt werden

3.6.5 Blasenkatheter, transurethral (TBK)

Es besteht die Möglichkeit, je nach Indikationsstellung die Blase einmal zu katheterisieren oder einen Dauerkatheter zu legen. Muss ein Patient regelmäßig einmalkatheterisiert werden, übernimmt das Pflegepersonal im Allgemeinen diese Aufgabe, sonst ist der Arzt dafür zuständig.

3.6.5.1 Einmalkatheter

- **Indikation**
  - Harnverhalten, z. B. Postoperativ
  - Intermittierendes Katheterisieren z. B. bei neurologischen Erkrankungen mit Miktionsstörungen (Myelomeningozele [MMC], Querschnittslähmungen, Reflux etc.)
  - Sterile Gewinnung von Urin für bakteriologische Untersuchungen
  - Blasenmanometrie, Restharnbestimmung (bis 20 % der Blasenkapazität normal)
  - Nierenfunktionsprüfung
  - Blasenspülung
  - Medikamenteninstillation

- **Kontraindikation**
  - Verdacht auf Harnröhrenverletzungen, -strikturen (relativ)
  - Urethritis (relativ)
  - Priapismus (Dauererektion)

- **Material**
  - 4–6 sterile Tupfer
  - Octenidin bzw. bei Frühgeborenen wird Octenidin 0,1 % ohne Phenoxyethanol empfohlen (RKI IB)
  - 3 sterile Handschuhe
  - Evtl. Nierenschale oder Ablaufbeutel zum Auffangen des Urins
  - Kurze Katheter, Art und Größe je nach Patient
  - Je nach Katheter zusätzlich steriles Gleitgel oder Aqua (bei LoFric-Kathetern) als Gleitmittel
  - Wasserdichte Unterlage
  - Evtl. steriles Lochtuch
  - Evtl. Urinröhrchen, Medikamente oder weiteres Material je nach Untersuchung

- **Vorbereitung des Patienten**
  - Altersentsprechende Aufklärung
  - Für Sichtschutz sorgen
  - Genitalbereich säubern
  - Patienten auf der Unterlage lagern: Rückenlage, Beine leicht angewinkelt und gespreizt
  - Für gutes Licht sorgen

- **Vorgehen**
  - Katheter bereitlegen (bei LoFric-Kathetern Aqua in die Packung geben)
  - Tupfer mit Desinfektionsmittel tränken
  - Sterile Handschuhe anziehen
  - Evtl. steriles Lochtuch über die Harnröhrenmündung und Vagina, bei Jungen über den Penis legen
  - Desinfektion bei Mädchen sollte von vorn nach hinten erfolgen:
    - 1. und 2. Tupfer für die großen Schamlippen
    - 3. und 4. Tupfer für die kleinen Schamlippen
    - 5. Tupfer für die Harnröhrenmündung
    - 6. Tupfer als Schutz zwischen die kleinen Schamlippen bzw. vor die Scheidenöffnung legen
  - Zur Desinfektion bei Jungen die Vorhaut leicht zurückziehen:
    - 1. und 2. Tupfer für die Eichel rechts und links der Harnröhrenmündung
    - 3. Tupfer für die Harnröhrenmündung von vorne nach hinten
    - 4. Tupfer zum Ablegen des Penis
  - Den Handschuh, mit dem desinfiziert wurde, wechseln
  - Katheter steril nehmen bzw. Schutzhülle an der Perforation öffnen und Hülle etwas

3.6 · Drainagen

- zurückschieben (kein weiteres Gleitmittel notwendig)
- Je nach Katheter evtl. mit Gleitgel gleitfähig machen oder Gleitmittel direkt aufs Orifizium geben (Einwirkzeit von 1 min abwarten); bei Jungen dazu Konus leicht in die Harnröhre einführen, Penis strecken und Gleitmittel (bei Erwachsenen ca. 11 ml) vorsichtig instillieren; bei Mädchen evtl. 3 ml Gleitmittel direkt in die Harnröhre einführen
- Katheter ohne großen Druck steril einführen, bis Urin kommt; bei Jungen Penis strecken und nach oben vorn halten, die physiologische Enge mit leichtem Druck und drehenden Bewegungen überwinden, anschließend Penis horizontal halten zur Überwindung des Schließmuskels (umstritten); bei Mädchen Schamlippen spreizen, Tupfer entfernen und Katheter einführen (bei einem federnden Widerstand ist der Katheter wahrscheinlich in der Vagina)
- Sterilen Urinablaufbeutel anschließen, evtl. Urin für Untersuchungen abfüllen
- Bei starkem Blasenhochstand Urin fraktioniert ablassen, um intraabdominellen Druckausgleich zu ermöglichen → Blutdruckabfall
- Beobachtung des Urins: Aussehen, Farbe, Ausflockungen, Menge, Geruch
- Kommt kein Urin mehr, zur vollständigen Entleerung vorsichtig mit einer Hand Druck oberhalb der Symphyse auf die Bauchdecke ausüben (cave: nicht bei Reflux)
- Entfernen des Katheters und Entsorgung
- Genitalbereich vom Desinfektionsmittel reinigen
- Beim nächsten Spontanurin auf Blutbeimengungen oder Veränderungen des Urins achten
- Urinkontrollen nur bei entsprechenden Auffälligkeiten bzw. laut ärztlicher Verordnung (AVO)

3.6.5.2 Dauerkatheter

- **Indikation**

Strenge Indikationsstellung wegen der Gefahr aufsteigender Infektionen, evtl. ist das Einmalkatheterisieren dem Dauerkatheter vorzuziehen. Außerdem besteht die Möglichkeit, einen suprapubischen Katheter (▶ Abschn. 3.6.6) zu legen, wenn eine länger währende Urinableitung notwendig ist (z. B. nach Operationen im Bereich der ableitenden Harnwege). Es gibt auch Blasenkatheter mit einer integrierten Temperatursonde, die gleichzeitig eine kontinuierliche Temperaturüberwachung ermöglichen und bei entsprechender Indikation verwendet werden sollten.

- Genaue Flüssigkeitsbilanzierung
- Harnableitung bei tiefer Sedierung bzw. Relaxierung
- Ruhigstellung der Blase nach operativen Eingriffen
- Organische Abflusshindernisse z. B. Urethralklappen
- Schienung der Urethra nach Operationen
- Verletzungen am Beckenring/-boden
- Länger andauerndes Harnverhalten
- Neurogene Blasenentleerungsstörung

- **Material**
- 4–6 sterile Tupfer
- Operationshandschuhe
- Sterile Einmalhandschuhe, evtl. steriles Lochtuch
- *Nelathon*-Dauerkatheter (möglichst aus Silikon oder Hydrogel-beschichtetem Latex wegen Allergiegefahr; können 4–6 Wochen liegen bleiben, evtl. Katheter mit Silberbeschichtung verwenden → hemmt Erregerwachstum), blockbar, Größe je nach Patient, für sehr kleine Frühgeborene kann alternativ ein NVK / MS Ch 5 verwendet werden, **für Spülungen Blasenkatheter mit separatem Spülkanal**
- Blockerspritze, Aqua oder eine sterile 8–10 %ige Glyzerin-Wasser-Lösung zum Blocken (cave: nicht mit NaCl 0,9 % → kann auskristallisieren mit der Folge, dass sich der Ballon nicht mehr vollständig entblocken lässt!)
- Steriles Gleitgel
- Schleimhautdesinfektionsmittel zum Desinfizieren, bei Frühgeborenen wird Octenidin 0,1 % ohne Phenoxyethanol empfohlen (RKI IB)
- Z. B. steriles geschlossenes Urinauffangsystem mit Tropfkammer, Rücklaufventil

Luftausgleichventil, Ablassventil, Probenentnahmestelle (RKI II)
- Saubere Unterlage
- Steriles Vogelschälchen für Desinfektionsmittel
- Evtl. sterile Pinzette

- **Vorbereitung des Patienten**
▶ Abschn. 3.6.5.1

- **Vorgehen**
- Der Arzt zieht sich die Operationshandschuhe an, über eine Hand wird der sterile Einmalhandschuh zum Desinfizieren gezogen
- Desinfektion ▶ Abschn. 3.6.5.1
- Einmalhandschuhe abziehen lassen
- Überprüfen der Blockung (Flüssigkeit vollständig wieder abziehen)
- Auf die Katheterspitze Gleitgel geben, bei Jungen evtl. Gleitmittel direkt in die Urethra einführen
- Einführen des Katheters ▶ Abschn. 3.6.5.1
- Ziehen des Führungsfadens
- Wenn Urin fließt, Katheter noch weitere Zentimeter einführen
- Blockung des Katheters mit der auf dem Katheter angegebenen Menge Aqua (bei Neugeborenen und kleinen Säuglingen wird der Katheter wegen der großen Verletzungsgefahr nicht geblockt)
- Zurückziehen des Katheters bis zum Anschlag
- Anschließen des Urinauffangsystems, Befestigen unter Patientenniveau
- Befestigung des Katheters zusätzlich mit einem Pflasterstreifen auf dem Unterbauch in Richtung Leiste, um direkten Zug zu vermeiden (nie am Oberschenkel wegen der Zuggefahr bei Bewegungen)

- **Pflege**
- Beim Umgang mit einem Blasenkatheter sollten immer Handschuhe getragen und alle hygienischen Vorsichtsmaßnahmen beachtet werden
- Mindestens einmal täglich Reinigung des Genitals mit Wasser und parfumfreier pH-neutraler Seife (RKI II). Keine Desinfektionsmittel, da sie die Normalflora und den Säureschutzmantel zerstören und Infektionen und Resistenzbildung fördern
- Reinigung der Harnröhrenmündung und des Katheters an der Eintrittsstelle von Verkrustungen mit sterilen Kompressen und NaCl 0,9 % oder lauwarmem Wasser, bei Infektionszeichen mit Schleimhautdesinfektionsmittel; nach Stuhlgang und bei Bedarf zusätzlich reinigen; Harnröhrenmündung auf Rötung, Schwellung und Verletzungen kontrollieren, auf Sekret- und Eiteraustritt achten
- Evtl. sterile Kompresse um die Kathetereintrittsstelle legen, um Sekret aufzunehmen → häufiger Wechsel
- Wechsel des Urinauffangsystems alle 2 Wochen bzw. laut Herstellerangaben, Diskonnektion vermeiden (RKI II) → ggf. Konnektionsstellen mit Hautdesinfektionsmittel desinfizieren (RKI II); System muss immer unter Niveau des Patienten hängen, damit kein Urin aus dem Schlauch in die Blase zurückläuft; Schlauch darf nicht durchhängen, da infolge der Syphonwirkung der Urin sonst nicht abläuft (RKI II); Schlangenbildung und Zug auf den Katheter vermeiden
- Urinkontrolle ▶ Abschn. 3.6.5.1; ggf. Entnahme an der vorgesehenen Entnahmestelle am Schlauch nach vorheriger Desinfektion; bei Multistix-Untersuchungen ist evtl. eine Urinentnahme aus dem Sammelbehälter ausreichend. Alkalischer Urin begünstigt Harnwegsinfektionen und Salzbildung (evtl. Vitamin-C-Zufuhr)
- Beobachtung des Urins ▶ Abschn. 3.6.5.1
- Bei Verstopfung des Katheters Spülung mit NaCl 0,9 % unter sterilen Bedingungen, evtl. neuen Katheter legen
- Patienten zur Förderung der Selbstreinigung ausreichend Flüssigkeit zuführen
- Häufiger Wechsel der Bettwäsche
- Kein routinemäßiger Wechsel des Katheters (RKI II), bei einer katheterassoziierten Infektion Blasenkatheter entfernen bzw. neu legen → neues Urinauffangsystem
- Katheter nie abstöpseln → Infektionsgefahr (RKI II)

- Wegen der einfacheren Handhabung für die chirurgische Station, wenn die Kinder mobilisiert werden, ist nach chirurgischen Operationen bei den Patienten häufig ein einfacher steriler Auffangbeutel an den Katheter angeschlossen. Diese Beutel sollten nicht ausgewechselt werden, um Diskonnektionen zu vermeiden. Der Ablassstutzen darf nicht mit dem Urinauffanggefäß in Berührung kommen und sollte nach dem Ablassen des Urins desinfiziert werden

- **Ziehen des Katheters**
- So früh wie möglich
- Blockung vollständig entfernen
- Langsam und vorsichtig ziehen
- Auf die erste spontane Urinausscheidung achten
- Sorgfältige Beobachtung der ersten Urine

- **Komplikationen**
- Katheterverlegungen
- Schleimhautläsionen bis zu Drucknekrosen der Urethra, Blasenhalsdekubitus bei starkem Zug (*cave:* Fixierung)
- Blutungen
- Lokale und aszendierende Infektionen durch urethrale Ischämien und mechanische Verlegung des Sekretabflusses → Urethritis, Zystitis, Prostatitis, Nephritis evtl. mit Abszessbildung (nach ca. 6 Tagen bei 50–90 % Bakteriurie)
- Blasenschrumpfung
- Harninkontinenz
- Blasen- und Nierensteine
- Harnröhrenstriktur beim Jungen durch Urethritis
- Durchstechen der Blasenwand mit Verletzung, z. B. des Darms und des Peritoneums
- Verletzung der Urethra durch falsches Blocken oder Ziehen eines geblockten Katheters

3.6.6 Blasenkatheter, suprapubisch (SBK, Cystofix®)

Der suprapubische Blasenkatheter wird perkutan durch die Bauchwand gelegt. Dies ist eine ärztliche Aufgabe und darf nicht an Pflegepersonal delegiert werden.

- **Indikation**
- Wenn eine transurethrale Katheterisierung nicht möglich ist oder nicht gelingt
- Bei Harnröhrenverletzungen und -strikturen
- Verletzungen und Fehlbildungen im Genitalbereich
- Bei dauerhaften Blasenentleerungsstörungen, z. B. neurogen bedingt bei MMC (▶ Abschn. 11.6)

Es sollte grundsätzlich ein suprapubischer Katheter gelegt werden, wenn eine Urinableitung über einen längeren Zeitraum erforderlich ist, z. B. bei Patienten mit Verbrennungskrankheit, nach Operationen im Urogenitalbereich (dann wird der Katheter intraoperativ gelegt).

- **Kontraindikation**
- Gerinnungsstörungen
- Aszites
- Verwachsungen, Narben im Unterbauch
- Ileussymptomatik
- Blasentumor
- Schwangerschaft
- Schrumpfblase
- Hauterkrankungen im Punktionsbereich
- Evtl. Meteorismus, Ileus

- **Vorteile**
- Verringerung des Infektionsrisikos bei langer Liegedauer
- Vermeidung von Schleimhautläsionen der Urethra
- Spontanausscheidung weiterhin möglich
- Bessere Toleranz; außerdem sind die Patienten leichter zu mobilisieren

- **Vorbereitung des Patienten**
- Einwilligung der Eltern
- Patienten altersentsprechend aufklären
- Für Sichtschutz sorgen
- Bei Jugendlichen in der Pubertät ggf. Rasur der Schambehaarung bis zum Nabel
- Reinigung des Genitalbereichs
- Blase auffüllen:
  - Viel trinken lassen

- Schnelle Infusion größerer Flüssigkeitsmengen
- Blase (wenn möglich) transurethral katheterisieren und Instillation von NaCl 0,9 %, anschließend Blasenkatheter wieder entfernen
- Wenn die Blase voll ist, Patienten in Rückenlage bringen, Becken leicht hochlagern und Beine strecken

- **Richten des Materials**
- Punktionsbesteck, z. B. Cystofix-System (Größe dem Patienten angepasst), bestehend aus:
  - Spaltbarem Punktionstrokar, Pigtail-Katheter, Schiebeklemme und Fixierplatte, Urinauffangbeutel mit Antirefluxventil und Ablassmöglichkeit, Naht- und Verbandsmaterial, Abfallsack
  - Alternativ kann auch ein Set mit einem Ballonkatheter gewählt werden
- Lokalanästhetikum, z. B. Xylocain 0,5 %, 12er-Kanüle und 2-ml-Spritze
- Hautdesinfektionsmittel
- Mundschutz, Haube
- Sterile Handschuhe und Kittel
- Steriles Lochtuch
- Steriles Schälchen und Kompressen
- Einmalskalpell
- Steriler Nadelhalter, sterile Pinzette
- Ggf. geschlossenes Urinablaufsystem zur genauen Bilanzierung

- **Durchführung**
- Desinfektion
- Lokalanästhesie und Probepunktion:
  - Punktionsstelle 2 Patientenfinger quer oberhalb der Symphyse in Mittellinie
  - Punktionsrichtung senkrecht zur Bauchdecke
- Hautinzision mittels Skalpell
- Punktion der Blase mit dem spaltbaren Trokar und Entfernen der inneren Kanüle
- Einführen des Katheters mit angeschlossenem Auffangbeutel über den Trokar in die Blase, bis die Kathetermarkierung auf Hautniveau liegt
- Zurückziehen und Spalten des Trokars zum Entfernen

- Fixieren des Katheters an der Bauchwand mit einer Naht
- Katheter in die beiliegende Fixierplatte einklemmen → verhindert das Abknicken
- Drainkompresse zwischen Bauchwand und Fixierplatte legen
- Sterilen Verband anlegen
- Evtl. Katheter mit Pflasterstreifen zusätzlich auf der Bauchwand fixieren
- Auffangbeutel oder Ablaufsystem unter Patientenniveau anbringen

- **Pflege**
- Verbandwechsel alle 2–3 Tage bis zur Wundheilung bzw. bei Entzündungen (bei Durchfeuchten muss der Verband entsprechend häufiger erneuert werden):
  - Reinigen und Desinfizieren der Punktionsstelle, dabei immer von der Eintrittsstelle weg arbeiten
  - Reinigen der Fixierplatte und des Katheters im Bereich der Eintrittsstelle, Entfernen von Krusten mit NaCl 0,9 %
- Nach Wundheilung und unauffälliger Eintrittsstelle ist eine Reinigung mit Wasser und Seife ausreichend, ggf. Anlage eines trockenen Verbands, wenn Urin neben dem Katheter austritt (AWMF-LL 029/007)
- Palpation und Beobachtung der Eintrittsstelle auf Entzündungszeichen, Krustenbildung, Hautirritationen, Urinaustritt
- Auf Schmerzäußerungen des Patienten achten
- Bei Verstopfung des Katheters Spülung mit NaCl 0,9 % unter sterilen Bedingungen
- Urinkontrollen nur bei Auffälligkeiten bzw. laut AVO
- Bilanzierung und Beurteilung des Urins (Trübung, Hämaturie, Flocken?)
- Umgang mit dem Urinauffangsystem (▶ Abschn. 3.6.5)
- Wechsel des Urinablaufsystems lt. Hersteller
- Wechsel des Katheters über Seldinger-Technik, verschiedene Hersteller bieten entsprechende Wechselsets an:
  - Latexkatheter alle 4 Wochen
  - Silikonkatheter alle 8 Wochen

- Anstelle des Cystofix-Katheters können auch übliche Ballonkatheter verwendet werden, der Ballon verhindert das Herausrutschen aus der Blase
- Dokumentation:
  - Legen des Katheters
  - Größe des Katheters
  - Verbandwechsel, Beobachtungen
  - Wechsel des Katheters

- **Entfernen des Katheters**
- Intermittierendes Abklemmen des Katheters, dabei auf spontane Urinausscheidung achten
- Ziehen des Katheters
- Anlegen eines sterilen Verbands
- Auf spontane Urinausscheidung achten
- Verbandwechsel und Beobachtung der Kathetereintrittsstelle, bis sie sich vollständig geschlossen hat

- **Komplikationen**
- Verletzung der Bauchorgane und/oder Gefäße bei der Punktion
- Infektionen
- Dislokation des Katheters
- Herausrutschen des Katheters
- Blasentamponade und Urinstau bis in die Niere

3.7 Punktionen

3.7.1 Lumbalpunktion

Die Lumbalpunktion (LP) ist eine Punktion des Subarachnoidalraums in Höhe der lumbalen Wirbelsäule.

- **Indikation**
- Liquorgewinnung für diagnostische Zwecke (Zellzahl, Tumorzellen, Keime, Blutung)
- Entlastung bei Hydrozephalus
- Spinalanästhesie
- Injektion von Medikamenten (Antibiotika, Zytostatika, Analgetika)

- **Kontraindikation**
- Erhöhter Hirndruck, da durch die plötzliche Entlastung im Lumbalbereich das verlängerte Rückenmark nach kaudal gezogen wird und die Gefahr der Einklemmung im Hinterhauptsloch besteht
- Gerinnungsstörungen mit Thrombozyten < 50.000/µl oder einem Quick < 50 %, INR > 1,7
- Hautveränderungen im Punktionsbereich
- Bei Bewusstseinsstörungen oder neurologischen Ausfällen muss vor der Punktion ein erhöhter Hirndruck mittels kranialer Computertomografie (cCT) oder Magnetresonanztomografie (MRT) ausgeschlossen werden. Die früher übliche Augenhintergrundspiegelung ist nicht ausreichend.

- **Punktionsstellen**

Zwischen dem 3. und 4. bzw. dem 4. und 5. Lendenwirbel.

- **Richten**
- Sterile OP- und Einmalhandschuhe
- Mundschutz, Kittel
- Butterfly Nr. 25 (nur Frühgeborene und Neugeborene); LP-Kanülen, möglichst atraumatische Sprotte-Nadeln je nach Patient
- Evtl. z. B. *Microcath* als Steigleitung zur Messung des ICP
- 5 sterile Kompressen
- Hautdesinfektionsmittel
- Steriles Lochtuch
- Liquorröhrchen (für das Labor)
- 1–2 sterile Röhrchen (für Bakteriologie und evtl. Virologie)
- Gazeverband
- Laborzettel und Aufkleber
- Bei wachen Patienten evtl. Lokalanästhetikum, 2-ml-Spritze, 17er-Kanüle oder aber *EMLA-Pflaster* auftragen, ggf. Sedierung des Patienten

- **Vorbereitung**
- Information des Patienten
- Bei geplanter LP Patient nüchtern lassen, ggf. Nahrung über eine liegende Magensonde abziehen

- Beatmungsbeutel (muss an Sauerstoff angeschlossen sein) und Maske müssen bereitliegen
- Bei beatmeten Patienten muss das Tubuspflaster gut fixiert sein
- EKG-, Atmungs- und S_aO_2-Überwachung
- Lagerung des Patienten in sitzender oder liegender Position auf sauberer Unterlage (bei Intubierten wird die liegende Position bevorzugt)
- Bei instabilen Patienten evtl. Beatmungsfrequenz und F_iO_2 erhöhen
- Gute Beobachtung

- **Durchführung**
- Patient lagern, Kinn auf die Brust, Katzenbuckel (Dornfortsätze müssen auseinandertreten)
- Punktionsstelle desinfizieren, dazu Einmalhandschuhe verwenden
- Evtl. Lokalanästhetikum injizieren
- Nochmalige Desinfektion
- Lochtuch
- Sterile OP-Handschuhe anziehen
- Punktion des Lumbalkanals:
- Entfernen des Mandrins, evtl. Messung des Hirndrucks
- Röhrchen füllen (erst für Bakteriologie, dann für weitere Untersuchungen)
- Mandrin einführen und Ziehen der Punktionsnadel
- Punktionsstelle mit steriler Kompresse abdecken, Verband anlegen

- **Nachsorge**
- Patient flach lagern, bis sich der Kreislauf stabilisiert hat
- Bei beatmeten Patienten evtl. verstellte Beatmungsparameter zurückstellen
- Kontrolle des Verbands auf Nachblutungen und Liquoraustritt, Entfernen des Verbands nach 24 h
- Mobilisation des Patienten nach Kreislaufstabilisation
- Auf mögliche Nebenwirkungen achten: Kopfschmerzen, Übelkeit und Erbrechen, Schmerzen an der Punktionsstelle, ziehender Schmerz in die Beine
- Bei Kopfschmerzen Bettruhe und ggf. Analgetikagabe

- **Komplikationen**
- Fehlpunktion mit Verletzung des Rückenmarks und der Gefäße
- Einklemmen des Hirnstamms bei Hirndruck mit Atem- und Herzstillstand
- Infektion

3.7.2 Aszitespunktion

Die Aszitespunktion ist durch den Einsatz von Diuretika eher selten geworden. Entschieden werden muss, ob eine Einmalpunktion stattfinden soll oder eine Aszitesdrainage geplant ist.

- **Indikation**
- Entlastung bei ausgedehntem Aszites
- Einmalpunktion zu diagnostischen Zwecken

- **Vorbereitung**
- Instrumententisch
- Abdecktücher und Lochtuch
- Sterile Handschuhe (evtl. 2 Paar)
- Mundschutz, Kittel
- Sterile Kompressen
- Hautdesinfektionsmittel (*Octeniderm* bzw. nach Hausstandard)
- Evtl. Probenröhrchen, steril
- Pigtail- oder Cook®-PD-Katheter zur Anlage in Seldinger-Technik
- Evtl. vorkonfektioniertes Set zur Drainageanlage
- Naht- und Verbandmaterial
- Bei wachen Patienten evtl. Lokalanästhetikum, 2-ml-Spritze, 17er-Kanüle oder aber *EMLA-Pflaster* auftragen, ggf. Sedierung des Patienten

Sind große Mengen Flüssigkeit abzulassen, sollte dies fraktioniert erfolgen, um den Kreislauf des Patienten nicht unnötig zu belasten. Aszitesflüssigkeit in die kolloidale Bilanz aufnehmen und Eiweißverluste ggf. mit

3.7.3 Pleurapunktion

Siehe ▶ Abschn. 3.6.1.

Einmalpunktionen der Pleura bleiben diagnostischen Zwecken und Notfallsituationen vorbehalten. Vorbereitung und Durchführung entsprechen größtenteils der Anlage einer Pleuradrainage. Zur Punktion finden Verweilkanülen Anwendung, deren Größe dem Zweck der Punktion angemessen sein sollte.

3.7.4 Perikardpunktion

Entwickelt der Patient einen Perikarderguss (Flüssigkeit im Herzbeutel, welche die physiologische Menge von 15–50 ml übersteigt), kann es zu einer sog. Herzbeuteltamponade und damit einer Notfallsituation kommen.

Die Punktion erfolgt im Idealfall im Herzkatheterlabor oder aber auf der Station unter Ultraschallkontrolle und ggf. mit Anlage einer ausreichend großen Drainage (> 5 F) in Seldinger-Technik.

3.8 Bronchoskopie

Auf jeder Intensivstation sollte es die Möglichkeit der Bronchoskopie geben. Sie ist eine wichtige therapeutische und diagnostische Maßnahme. Es wird zwischen der starren und der flexiblen Bronchoskopie unterschieden, wobei bei der flexiblen Bronchoskopie die Verletzungsgefahr geringer ist und auch die subsegmentalen Bronchien erreicht werden können. Bei einer starren Bronchoskopie ist eine Beatmung und gleichzeitig das Einführen größerer Instrumente oder das Absaugen über das Bronchoskop möglich.

Das flexible Bronchoskop besteht aus Fiberglas, die Spitze kann gesenkt oder gehoben werden, sodass das Einführen eines dünnen flexiblen Bronchoskops in stark abgewinkelte Abgänge möglich ist und Segmentbronchien der 4.–5. Ordnung eingesehen werden können. Über einen Versorgungskanal ist es möglich, Medikamente zu instillieren oder z. B. eine Fasszange zum Entfernen von Fremdkörpern oder für Biopsien einzuführen. Es gibt schon Bronchoskope, die bei Frühgeborenen eingesetzt werden können, dann aber meistens keinen Versorgungskanal besitzen.

■ **Möglichkeiten**
- Flexible Endoskopie über einen liegenden endotrachealen Tubus bzw. eine Trachealkanüle: Beurteilung der distalen Trachea und des Bronchialsystems ab Tubus- bzw. Kanülenende
- Die kleinsten Bronchoskope (Außendurchmesser 2,2 mm) mit sehr kleinem Arbeitskanal sind bei 3,0er-Tuben und ohne Arbeitskanal auch bei 2,5er-Tuben einsetzbar; sie werden weitgehend für diagnostische Zwecke eingesetzt
- Ab einer Tubusgröße von 4,0 bzw. besser noch 4,5 sind Bronchoskope (Außendurchmesser ca. 3,4 mm) mit einem ausreichend großen Arbeitskanal für Absaugung, Medikamenteninstillation, Gewinnung von Sekret, bronchoalveoläre Lavage und Schleimhautbiopsien einsetzbar:
  – Zwischen Tubus bzw. Kanüle und Beatmungssystem wird ein Winkeladapter eingesetzt, der oben eine Membran mit einer zentralen Öffnung hat, über die das Bronchoskop eingeführt wird, wobei die Membrane sich luftdicht ans Bronchoskop anlegt; seitlich wird die Beatmung angeschlossen, sodass die Beatmung während der Untersuchung fortgeführt werden kann
- Flexible Endoskopie bei sedierten spontanatmenden Patienten ermöglicht die beste Beurteilung auch funktioneller Störungen:
  – Bei reiner Spontanatmung wird das Bronchoskop über den Mund oder die Nase eingeführt
  – Bei zusätzlich maskenbeatmeten Patienten: Einführung des Endoskops über den Port einer Spezialmaske oder eines Winkeladapters, der zwischen Maske

und Ansatz der Beatmung eingesetzt wird
- Beim starren Bronchoskop handelt es sich um ein Hohlrohr, über das der Patient auch beatmet werden kann. Es ist immer eine Narkose erforderlich, und bei der Beatmung ist ein PEEP notwendig, da sonst die Gefahr besteht, dass die oberen Luftwege zusammenfallen:
  - Vorteile: gute bildliche Darstellung, ein großer Arbeitskanal ermöglicht z. B. das Einführen von großlumigen Absaugern, Zangen zur Fremdkörperentfernung oder eines Lasers
  - Nachteile: Verletzungen der Zähne und der Atemwege; *cave:* bei Kindern im Zahnungsalter nach lockeren Zähnen schauen

- **Indikation**
- Entfernen von Fremdkörpern
- Öffnen ausgeprägter Atelektasen durch gezieltes Absaugen von Sekretpfropfen
- Bronchiale und alveoläre Lavage bei Sekretverhalten, Aspiration (z. B. Mekonium, Magensaft)
- Intubation bei schwierigen anatomischen Verhältnissen (Halstumoren, Skoliose, Mikrognathie, Spaltbildungen)
- Durchführung einer einseitigen Intubation bei großem Pneumothorax oder starker Überblähung, um die betroffene Lungenhälfte stillzulegen
- Stillen bronchialer Blutungen
- Koagulation von Hämangiomen oder Zysten mittels Laser
- Beurteilung der Verhältnisse bei Stridor, Atemnot, Apnoe- und Bradykardieneigung bei reifen Neugeborenen und älteren Kindern bzw. bei rezidivierenden Obstruktionen/Atelektasen/Infektionen, anhaltenden Schluckbeschwerden, Überblähungen, Mediastinalverlagerung, unklarem Husten, unerklärlicher Opisthotonushaltung:
  - Mögliche Ursachen: Tracheo-/Bronchomalazie, Einschnürungen durch atypische und/oder atypisch verlaufende Gefäße, Stenosen, tracheoösophageale Fisteln, Granulome, Tumoren, Hämangiome, Zysten, weicher Kehlkopf, Stimmbandlähmung
- Schleimhautbiopsien bei Verdacht auf mukoziliäre Störungen oder Tumoren
- V. a. Lymphknotentuberkulose mit Atemwegskompression/bronchialem Einbruch
- Beurteilung der Atemwege hinsichtlich Intubationsschäden (subglottische Stenose) oder Schleimhautschädigungen durch Absaugen (Granulombildung, Blutungen) vor einer Extubation
- Beurteilung der Atemwege bei Inhalationstrauma, Atemwegtrauma
- Lagekontrolle einer Trachealkanüle

- **Relative Kontraindikation**
- Ausgeprägte Hyperkapnie
- Ausgeprägte Hypoxämie
- Instabile Kinder mit ausgeprägter Neigung zu Bronchospasmen, Bradykardien und Sättigungsabfällen
- Blutungsneigung

> Die Risiken sind gegenüber dem eventuellen Nutzen der Bronchoskopie genau abzuwägen.

- **Material**
- Einwilligung der Eltern außer in Notfallsituationen
- Starres oder flexibles (fiberoptisches) Bronchoskop (Art und Größe nach Absprache mit dem Arzt)
- Bronchoskopieturm mit Lichtquelle, Monitor, Kameraeinheit und Videogerät
- 2 funktionstüchtige Absaugungen (fürs Endoskop und für orales/nasales Absaugen) und Zubehör
- Altersentsprechender Beatmungsbeutel (an Sauerstoffinsufflation angeschlossen) und Maske
- Bei Beatmung spezieller Bronchoskopieadapter (Winkeladapter mit Bronchoskopdurchlass)
- Intubationsmaterial, Notfalltracheotomieset und Notfallmedikamente leicht erreichbar
- Beißschutz, z. B. Guedel-Tubus
- Gleitmittel

3.8 · Bronchoskopie

- Bei spontan atmenden Patienten Sauerstoffbrille/-Nasensonde
- Schleimfalle für Erregernachweis
- Evtl. Infusions-/Spritzenpumpe

■ **Vorbereitung des Patienten**
- Altersentsprechende Aufklärung
- Patient muss nüchtern sein, evtl. Ersatzinfusion, Magensonde offen ablaufend
- Venöser Zugang muss vorhanden sein bzw. entsprechend gelegt werden
- Evtl. fehlende Überwachung noch anschließen: Sauerstoffsättigung immer, evtl. zusätzlich (bei Narkosen zwingend) EKG, Atmung, Blutdruck auf Intervallmessung, evtl. transkutane pCO_2- oder endexspiratorische CO_2-Messung
- Evtl. Fixierung des Patienten

■ **Vorbereitung der Medikamente**
- Zerstäuber mit Lokalanästhetikum, z. B. *Xylocainspray 2%* zum Betäuben der Mund- und Rachenschleimhaut
- Evtl. Nasentropfen, wenn das Bronchoskop nasal eingeführt werden soll
- Atropin: 0,01–0,03 mg/kg
- Sedierung und Analgesie je nach Anordnung:
  - Midazolam 0,1 mg/kg (mehrere Spritzen)
  - Propofol 0,5 mg/kg
  - Piritramid: 0,05 mg/kg
  - Evtl. S-Ketamin (ggf. in Kombination mit Diazepam/Midazolam)
  - Bei intubierten Patienten: Fentanyl 5 µg/kg oder Thiopental 0,5 mg/kg
- 10 Spritzen z. B. mit *Xylocain 1%* 0,5 ml + 4,5 ml Luft in 5-ml-Spritzen oder 0,5–1 ml + 9 ml Luft in 10-ml-Spritzen zur Instillation unter der Bronchoskopie zur Lokalanästhesie (Unterdrückung des Hustenreizes)
- Zur Instillation für Bronchiallavage:
  - 3 Spritzen mit Acetylcystein 1:10 verdünnt mit NaCl 0,9% in 10-ml-Spritzen
  - 6 Spritzen mit NaCl 0,9% in 10-ml-Spritzen
- Ggf. Infusionslösung, vor allem bei kleinen Patienten (Nüchternzeiten)

■ **Ablauf der Bronchoskopie**
- Bei Spontanatmung Lokalanästhesie, evtl. Nasentropfen verabreichen (wenn das Bronchoskop nasal eingeführt werden soll):
- Bei Intubierten Anbringen des Bronchoskopieadapters zwischen Tubus und Beatmungssystem
- Ggf. Gabe von Atropin
- Gabe der Analgosedierung
- Präoxygenierung
- Einführen des Bronchoskops oral oder nasal bzw. über den Tubus/Trachealkanüle:
  - Bei Tuben oder Trachealkanülen lässt sich das Bronchoskop besser führen, wenn etwas NaCl 0,9% instilliert wird, um die Wandreibung zu vermindern, Tuben sollten möglichst gerade gehalten werden
- Evtl. Absaugen von Sekret über die an den Arbeitskanal angeschlossene Absaugung, wenn das Sekret die Sicht behindert
- Beurteilung von Kehlkopf, Trachea, Bifurkation und der Bronchien → Videoaufzeichnung zur Dokumentation und späteren genauen Auswertung
- Medikamentengabe i.v. nach Bedarf
- Bei auftretendem Hustenreiz z. B. *Xylocain* instillieren
- Weitere Maßnahmen richten sich nach dem Befund bzw. Zweck der Bronchoskopie
- Bei Bedarf muss die Beatmung unter der Bronchoskopie verändert werden:
- Evtl. Erhöhung der Sauerstoffkonzentration bzw. Sauerstoffgabe bei spontanatmenden Patienten
- Unterbrechung oder Abbruch der Untersuchung bei Verschlechterung des Kindes, z. B. bei Sättigungsabfällen, Bradykardien, Rhythmusstörungen, ausgeprägter Hyperkapnie

■ **Nachsorge**
- Verstellte Beatmungsparameter evtl. wieder zurückstellen, Kontrolle der Blutgase
- Bronchoskop nach Herstellerangaben desinfizieren und reinigen:

- Anschließend durch Luftinsufflation den Versorgungskanal gut trocknen
- Funktion überprüfen und sorgfältig lagern
— Entsorgung der Materialien
— Patienten weiterhin gut überwachen: Wachheitszustand, Aussehen, Atmung, Körpertemperatur (Anstieg z. B. durch Atropingabe, nach Bronchiallavage, als Zeichen einer Infektion), Sauerstoffsättigung, Schmerzäußerungen
— Ist der Patient ausreichend wach und hat keine Schluckbeschwerden, kann er wieder trinken und, wenn dieses gut vertragen wird, auch wieder essen

- **Komplikationen**
— Hypoxämien, Hyperkapnien
— Bradykardien, Herzrhythmusstörungen
— Blutdruckschwankungen
— Blutungen
— Laryngo-/Bronchospasmus
— Pneumothorax
— Pneumonien
— Ödembildung
— Kehlkopfverletzungen
— Perforation
— Fieber
— Anstieg des pulmonalarteriellen Drucks
— ICP-Anstieg

Überprüfen Sie Ihr Wissen

Zu 3.1
— Nennen Sie Indikationen für einen NAK.
— Was muss bei der Pflege und Überwachung berücksichtigt werden?

Zu 3.2
— Nennen Sie Indikationen für einen NVK.
— Welche Komplikationen bei NVK-Fehllagen können auftreten und wie sind sie zu erkennen?

Zu 3.3
— Erläutern Sie das Messverfahren der arteriellen Druckmessung.
— Erläutern Sie die Überwachung eines Patienten mit arteriellem Zugang.
— Welche Besonderheiten ergeben sich bei der Entfernung eines arteriellen Zugangs?

Zu 3.4
— Welche Messungen sind mithilfe eines PA-Katheters möglich?
— Erläutern Sie den Aufbau eines PA-Katheters.
— Nennen Sie die Komplikationen eines PA-Katheters.
— Wie wird das HMV gemessen und welche alternativen Messmöglichkeiten gibt es?

Zu 3.5
— Nennen Sie Indikationen für einen ZVK.
— Schildern Sie die besonderen Positionierungen beim Legen eines ZVK.
— Erklären Sie die Seldinger-Technik.
— Welche pflegerischen Maßnahmen sind bei einem ZVK zu beachten?
— Welche Kathetersysteme kennen Sie und worin liegen die Unterschiede?

Zu 3.6
— Nennen Sie die Indikationen für eine Thoraxdrainage.
— Was ist ein Spontanpneumothorax, wie kann er konservativ behandelt werden?
— Was ist ein Spannungspneumothorax, wie äußert er sich?
— Wie kann ein Pneumothorax diagnostiziert werden?
— Was muss bei der Überwachung und Pflege beachtet werden?
— Nennen Sie die Indikationen für eine externe Ventrikeldrainage.
— Was muss bei der Pflege und Überwachung beachtet werden?
— Was ist ein Rickham-Reservoir?

Zu 3.7
— Nennen Sie Indikationen für eine Lumbalpunktion (LP) und schildern Sie den Ablauf.

- Wie ist der Patient nach einer LP zu betreuen?
- Was ist beim Ablassen einer großen Menge Aszites zu beachten?
- Wann ist eine Perikardpunktion indiziert?
- Welche Symptome einer Herzbeuteltamponade kennen Sie?

Zu 3.8
- Welche Möglichkeiten der Bronchoskopie gibt es?
- Nennen Sie therapeutische und diagnostische Indikationen einer Bronchoskopie.
- Schildern Sie den Ablauf einer Bronchoskopie.

Nachschlagen und Weiterlesen

AWMF (2015) S1 Leitlinie zur Hygiene in Klinik und Praxis – Die Harndrainage; im Internet unter: ▶ https://www.awmf.org/fileadmin/user_upload/Leitlinien/029_AWMF-AK_Krankenhaus-_und_Praxishygiene/HTML-Dateien/029-007l_S1_Harndrainage_2015-02.htm

Brandhofer F (2020) Pflegerische Maßnahmen bei pädiatrischen Patienten mit implantierbaren Kathetersystemen, JuKiP – Ihr Fachmagazin für Gesundheits- und Kinderkrankenpflege 2020; 09(04): 162–172, DOI: ▶ https://doi.org/10.1055/a-1186-7743

Pulsion Medical Systems SE PiCCO Technologie, im Internet unter: ▶ https://www.getinge.com/siteassets/products-a-z/picco/de/picco-technology-brochure-de_r07-screen.pdf?disclaimerAccepted=yes. Zugegriffen: 25. Sep 2020

RKI (2017) Prävention von Infektionen, die von Gefäßkathetern ausgehen, Teil 1 – Nichtgetunnelte zentralvenöse Katheter; Bundesgesundheitsbl 2017 · 60:171–206 DOI ▶ https://doi.org/10.1007/s00103-016-2487-4 Online publiziert: 16. Januar 2017; Springer-Verlag, Berlin 2017

RKI (2018) Prävention von Gefäßkatheterassoziierten Infektionen bei Früh- und Neugeborenen; Bundesgesundheitsbl 2018 · 61:608–626; ▶ https://doi.org/10.1007/s00103-018-2718-y; Springer-Verlag GmbH Deutschland, ein Teil von Springer Nature 2018

Tumani H, Petereit H-F et al (2019) Lumbalpunktion und Liquordiagnostik, S1-Leitlinie, 2019, in: Deutsche Gesellschaft für Neurologie, Deutsche Gesellschaft für Liquordiagnostik und Klinische Neurochemie (Hrsg.), Leitlinien für Diagnostik und Therapie in der Neurologie. ▶ www.dgn.org/leitlinien. Zugegriffen: 25. Sept. 2020

Infusionsmanagement und Medikamente

Dagmar Teising und Hannah Tönsfeuerborn

Inhaltsverzeichnis

4.1   Infusionsmanagement – 112
4.1.1   Flüssigkeitstherapie – 112
4.1.2   Volumentherapie – 112
4.1.3   Erhaltungsinfusion – 112
4.1.4   Trägerlösungen – 112
4.1.5   Inkompatibilitäten – 112
4.1.6   Beispielzuordnung ZVK-Lumina (3 lm) – 114

4.2   Medikamente – eine Übersicht – 114
4.2.1   Anästhetika, volatile – 114
4.2.2   Analgetika – nichtopioide/nichtsteroidale Antirheumatika (NSAR) – 116
4.2.3   Analgetika –Opioide – 118
4.2.4   Antiinfektiva – 122
4.2.5   Diuretika – 126
4.2.6   Herz-Kreislauf-Medikamente – 127
4.2.7   Hypnotika, Sedativa, Antikonvulsiva – 133
4.2.8   Muskelrelaxanzien – 138
4.2.9   Medikamente in der Behandlung von Lungenerkrankungen – 141
4.2.10 Immunsuppressiva – 143
4.2.11 Sonstige Arzneimittel – 144

Nachschlagen und Weiterlesen – 146

© Springer-Verlag GmbH Deutschland, ein Teil von Springer Nature 2021
H. Tönsfeuerborn et al., *Neonatologische und pädiatrische Intensiv- und Anästhesiepflege*,
https://doi.org/10.1007/978-3-662-62902-4_4

4.1 Infusionsmanagement

Der Umgang mit Infusionen und Medikamenten stellt für die Pflege eine gewohnte Routine genauso wie eine große Herausforderung dar. Kein Bereich ist mit mehr möglichen Fehlerquellen behaftet als die Vorbereitung und Verabreichung von Infusionen und Injektionen. Eine Standardisierung der Maßnahmen führt zur Minimierung von Risiken für Patienten und Pflegende.

Zu den grundlegenden Dingen gehört nicht nur das Wissen um die Art der zu verabreichenden Substanz. Auch Lösungsmittel und ggf. Trägerlösung (bei aufzulösenden Medikamenten), Verabreichungsort (zentralvenös/peripher), Dauer (Kurzinfusion [KI]/ i.v.), Wirkung und unerwünschte Wirkungen, Kompatibilität (der Substanz + Hilfsstoffe + Trägerlösung) und vieles mehr gilt es zu kennen und zu beachten.

4.1.1 Flüssigkeitstherapie

- Ziel: Wiederherstellen des extrazellulären Flüssigkeitsvolumens
- Verwendung isotoner balancierter Lösungen, die wie die Extrazellulärflüssigkeit zusammengesetzt sein sollte
- Keine Anwendung von glukosehaltigen oder hypotonen Lösungen (Verursachung von Hyperglykämien bzw. Hyponatriämien möglich)
- Keine Anwendung von NaCl 0,9 % (*cave:* kann hyperchlorämische Azidose verursachen) nur bei Anordnung (z. B. Hypochlorämie)

4.1.2 Volumentherapie

- Zusätzliche Verwendung kolloidaler Lösungen (z. B. *Gelafundin ISO*) bei schwerer Hypovolämie mit hämodynamischer Instabilität
- Keine Verwendung von HES (Hydroxyethylstärke) bei Kindern mit Sepsis, Verbrennung, Niereninsuffizienz, Hyper- und Dehydratation, Leberfunktionsstörungen und schwerer Gerinnungsstörung
- Blutprodukte werden nur bei tatsächlichen Mangelzuständen verabreicht
- In der Neonatologie wird aufgrund der mangelnden Datenlage weiterhin NaCl 0,9 % verwendet

4.1.3 Erhaltungsinfusion

- Isotone balancierte Lösung mit 1–5 % Glukose
  - Normale Erhaltung: isotone balancierte Lösung mit 5 % Glukose (z. B. *E153 G5*)
  - In der Postaggressionsphase: isotone balancierte Lösung mit 1 % Glukose (z. B. *E148 G1*)
- Neonatologie: Glukose 10 %

4.1.4 Trägerlösungen

- Zum Lösen von Trockensubstanzen stehen nach Herstellerangaben NaCl 0,9 %, G 5 % und Aqua ad. inj. zur Verfügung
- Weitere Verdünnung entsprechend der Kompatibilität mit NaCl 0,9 % oder G 5 %
- Das Verwenden unterschiedlicher Trägerlösungen bei gleichzeitiger Applikation mehrerer Substanzen über einen Zugang/ ein ZVK-Lumen sollte aufgrund unterschiedlicher pH-Werte vermieden werden

Trägerlösung ≠ Lösungsmittel
- Lösungsmittel nur zur Rekonstitution eines Medikaments verwenden
- Trägerlösung zur Weiterverdünnung

4.1.5 Inkompatibilitäten

- **Definition**
- Unerwünschte physikalisch-chemische Reaktion des Wirkstoffs mit dem Lösungsmittel, dem Behälter oder einem anderen Wirkstoff [Josephson 2006, RCN 2005, Douglas et al. 2001]
- Sie können sichtbar oder larviert (versteckt) auftreten, wobei die sichtbaren Inkompatibilitäten häufiger auftreten

4.1 · Infusionsmanagement

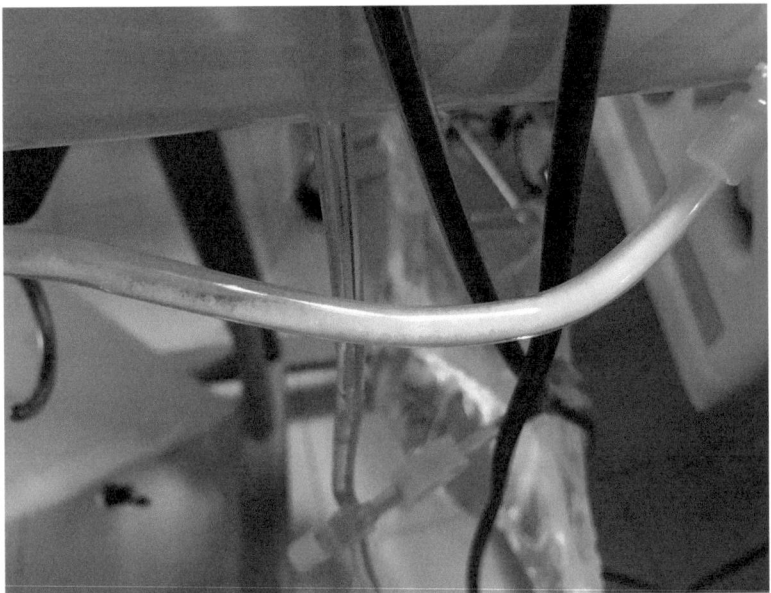

Abb. 4.1 Ausfällung von Dialysat durch Produktionsfehler im Schlauchsystem

- **Formen von Inkompatibilitäten**
- Physikalisch
  - Treten als Separation (Trennung) oder Präzipitation (Ausfällung, Abb. 4.1) auf
  - Verursacht durch unterschiedliche pH-Werte oder Pufferkapazität
  - Sichtbar als Kristalle, Schleierbildungen oder Trübungen
  - Larviertes Auftreten zwischen Arzneistoffen und Kunststoffmaterialien (Adsorptionseffekt) oder Absorption (Eindringen von Wirkstoffen in Materialien z. B. Nitroglycerin in PVC)
- Chemisch
  - Abbau eines Arzneistoffs durch
    - Oxidation
    - Reduktion
    - Hydrolyse
    - Zersetzung
  - Reaktionen optisch oft nicht erkennbar
  - Verursacht Verringerung der wirksamen Arzneistoffmenge und/oder Bildung von toxischen Nebenprodukten

- **Ursachen**
- Inkompatible Wirkstoffkombination
- Ungeeignetes Lösungsmittel
- Nichtkompatibles Material
- Mischung inkompatibler Arzneistoffe
  - Simultane Verabreichung über denselben Zugang
  - Verabreichung hintereinander ohne Zwischenspülen
  - Mischen in einem Infusionsbehälter

- **Folgen**
- Schädigung durch toxische Produkte
- Partikeleintrag in das Gefäßsystem des Patienten
- Therapieversagen

- **Prävention**
- Standardisierte Planung des vorgesehenen Infusionsregimes mit zeitlicher und/oder örtlicher Trennung der Arzneistoffgaben
- Prüfung der Kompatibilität anhand von Datenbanken, Software, Fachinformation
- Einsatz von ausreichender Anzahl von Kathetern, Verendung von Mehrlumenkathetern
- Einsatz von Inlinefiltern zum Schutz vor Partikeln

> Ein Verstopfen des Inlinefilters darf nicht als Fehlfunktion des Filters interpretiert

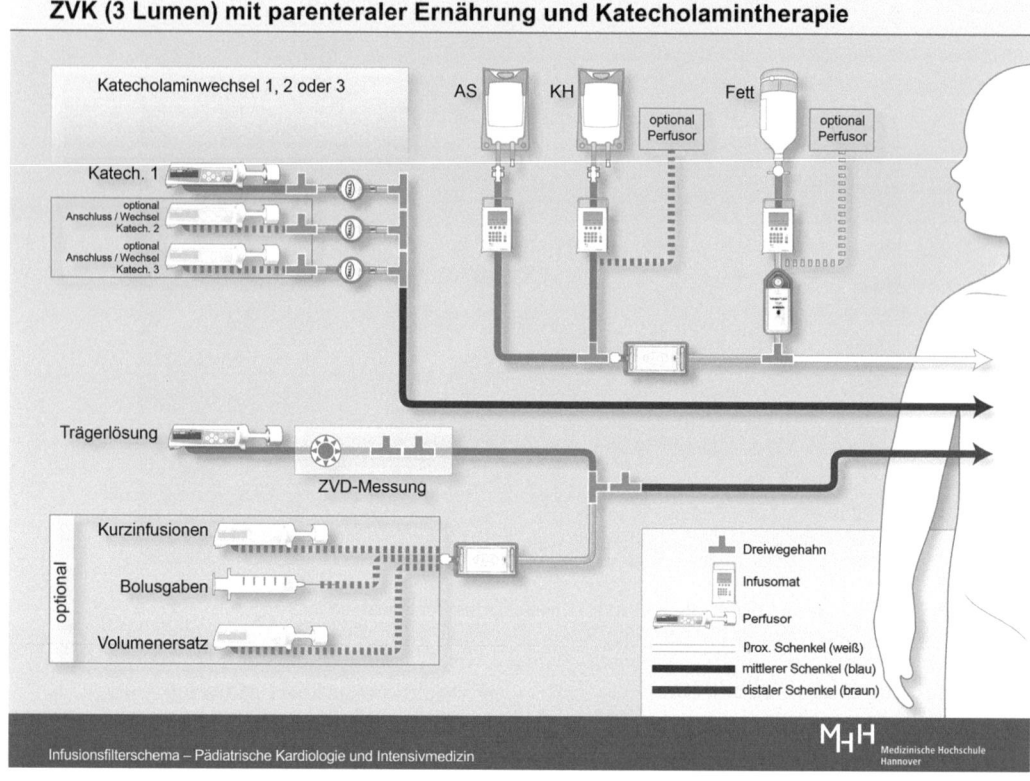

◘ **Abb. 4.2** Infusionsschema der Medizinischen Hochschule Hannover – MHH. (*AS* Aminosäuren, *KH* Kohlenhydrate)

werden, sondern sollte Anlass für eine Überprüfung der Medikation sein, um Inkompatibilitäten auszuschließen.

4.1.6 Beispielzuordnung ZVK-Lumina (3 lm)

Siehe ◘ Abb. 4.2.
— Distaler Schenkel: ZVD-Messung, Blutentnahmen, Kurzinfusionen/i.v. Gaben (falls kein PVK verfügbar)
— Medialer Schenkel: Katecholamine
— Proximaler Schenkel: Erhaltungsinfusion/parenterale Ernährung
— Separat peripher zu verabreichen:
  – Sedierung
  – Heparinperfusor
  – Furosemidperfusor (kann notfalls nur mit Heparinperfusor über einen Zugang laufen)

4.2 Medikamente – eine Übersicht

❯ Die folgende Auflistung von Medikamenten und Umgang mit diesen erhebt nicht den Anspruch auf Vollständigkeit und Richtigkeit. Ausschlaggebend sind immer die entsprechende Fachinformation und die ärztliche Verordnung.

4.2.1 Anästhetika, volatile

4.2.1.1 Sevofluran
Beispiel: *Sevorane*

- **Wirkung**
— Lipidlösliches Pharmakon, das im ZNS reversibel Bewusstsein und Empfindungen ausschaltet
— Verursacht vorübergehende Veränderungen an den Zellmembranen und hemmt die Weiterleitung von Nervenimpulsen

4.2 · Medikamente – eine Übersicht

- Bewirkt Bewusstlosigkeit, Muskelerschlaffung und Dämpfung der vegetativen Reflexe
- Niedriger Blut-Gas-Verteilungskoeffizient (0,7)
- Atemdepression (zentraler Antrieb wird gedämpft)
- Nicht atemwegsirritierend
- Muskelrelaxation (Dämpfung zentraler Neurone)
- Hämodynamische Stabilität
- Bronchodilatation bei obstruktiven Erkrankungen allerdings nicht bei gesunden Kindern

■ **Anwendungsgebiet**
- Inhalative Einleitung einer Narkose
- Inhalative Aufrechterhaltung einer Narkose

■ **Unerwünschte Wirkungen**
- Strenger Geruch
- Potenzial zu epileptiformen Episoden mit Veränderungen im EEG
- Postoperative Agitation
- Wirkung nichtdepolarisierender Relaxanzien wird verstärkt
- Vasodilatation
- Leichte bis mäßige Steigerung des intrakraniellen Drucks

■ **Gegenanzeigen**
- Nachgewiesene maligne Hyperthermie
- Disposition zur malignen Hyperthermie

■ **Verabreichung**
- Vapor auf 6 %, 100 % Sauerstoff
- Dichtsitzende Maske
- Zur Intubation reichen endtidal 4 % (= 1,5 MAC [minimale alveoläre Konzentration])
- Anwendung auf der Intensivstation über *AnaConDa* ® (selten)

4.2.1.2 Isofluran
Beispiel: *Forene*

■ **Wirkung**
- Bewirkt Bewusstlosigkeit, Muskelerschlaffung und Dämpfung der vegetativen Reflexe

- Atemdepressive Wirkung
- Hoher Blut-Gas-Verteilungskoeffizient (1,4)
- Geringe Metabolisierungsrate
- Kaum Einfluss auf Organfunktion
- Schwache analgetische Wirkung
- Gute muskelrelaxierende Wirkung

■ **Anwendungsgebiet**
- Narkoseführung bei inhalativer Narkose
- Nicht für Inhalationseinleitungen geeignet

■ **Unerwünschte Wirkungen**
- Negativ-inotrop
- Starke Vasodilatation
- Stechender Geruch
- Schleimhautreizung
- Leichte bis mäßige Steigerung des ICP
- Nicht zur Inhalationseinleitung geeignet → Patient würde bei einer Inhalationseinleitung mit Husten oder Laryngospasmus reagieren

■ **Gegenanzeigen**
- Nachgewiesene maligne Hyperthermie
- Disposition zur malignen Hyperthermie
- Nachgewiesene frühere Hepatitis nach Halothannarkosen

■ **Verabreichung**
- Nach Narkoseeinleitung mittels Beatmungsflow über Vapor zuzumischen
- Anwendung auf der Intensivstation über *AnaConDa* ®

4.2.1.3 Desfluran
Beispiel: Suprane

■ **Wirkung**
- Bewirkt Bewusstlosigkeit, Muskelerschlaffung und Dämpfung der vegetativen Reflexe
- Geringster Blut-Gas-Verteilungskoeffizient (0,45)
- Ultraschnelles An- und Abfluten
- Exzellente Steuerbarkeit
- Niedrigste Metabolisierungsrate

■ **Anwendungsgebiet**
- Narkoseführung bei inhalativer Narkose

- Nicht für Inhalationseinleitungen geeignet

- **Unerwünschte Wirkungen**
- Stechender Geruch
- Stark schleimhautreizend
- Kurzfristige Tachykardie in der Anflutungsphase

- **Gegenanzeigen**
- Nachgewiesene maligne Hyperthermie
- Disposition zur malignen Hyperthermie

- **Verabreichung**
- Nach Narkoseeinleitung mittels Beatmungsflow über Vapor zuzumischen
- Notwendig ist der Gebrauch eines speziellen Vapors, in dem das Desfluran vorgewärmt wird, da Desfluran einen niedrigen Siedepunkt und einen hohen Dampfdruck aufweist

4.2.1.4 Lachgas/N_2O/Stickoxydul

- **Wirkung**
- Niedriger Blut-Gas-Verteilungskoeffizient (0,47)
- Schnell anflutend
- Geringer hypnotischer Effekt
- Guter analgetischer Effekt
- Keine muskelrelaxierende Wirkung
- Anosmie
- Amnesie
- Wird fast vollständig abgeatmet, daher kein Abbau im Körper notwendig

- **Anwendungsgebiet**
- Kombinationsgas bei inhalativen Narkosen
- Verringerung des MAC-Wertes → Zweitgaseffekt
- Nicht als Monoanästhetikum geeignet

- **Unerwünschte Wirkungen**
- Negativ-inotrop
- α-adrenerg (Gefäßwiderstand steigt)
- Tendenz zur Bildung von Atelektasen
- Pulmonalarterieller Widerstand steigt
- Zunahme der zerebralen Durchblutung → ICP steigt

- Diffusion in luftgefüllte Körperhöhlen → *cave:* Diffusion auch in den Cuff des endotrachealen Tubus
- „Diffusionshypoxie"
- Bei Anwendung länger als 6 h kann es zu Störungen der Granulozyten- und Erythrozytenbildung kommen

- **Gegenanzeigen**
- Pneumothorax
- Pneumenzephalon
- Ileus
- Perforierende Augenverletzungen mit Lufteinschlüssen
- Schwangerschaft

- **Verabreichung**
- Über die Maske zu inhalieren, bevor Sevofluran zugemischt wird
- Kontinuierlich als Zweitgas während der Narkose zumischbar

4.2.1.5 *LIVOPAN*® („relieve of pain")

- Inhalatives Analgetikum aus
  - 50 % Distickstoffmonoxid (N_2O) und
  - 50 % Sauerstoff (O_2)
- Anwendung in der schnellen nichtinvasiven Schmerztherapie für kurze Prozeduren von leichter bis mittlerer Schmerzintensität (Punktionen, Verbandswechsel, Biopsien)
- Mobiles Therapiesystem
- Patient bleibt ansprechbar und „kontrolliert" die Dosierung durch seine Atmung (Demandventil)
- Schnelles An- und Abfluten, dadurch gut steuerbar
- Zugelassen für Kinder ab 1 Monat
- Analgetisch, sedierend, beruhigend

4.2.2 Analgetika – nichtopioide/ nichtsteroidale Antirheumatika (NSAR)

- **Wirkung allgemein**
- Hemmung der Synthese von Prostaglandinen
- Schmerzstillend, fiebersenkend, entzündungshemmend

- Hemmung der Thrombozytenaggregation (Infarktvorbeugung)

4.2.2.1 Acetylsalicylsäure (NSAR)

Beispiel: *Aspirin, Aspisol*

- **Anwendungsgebiet**
- Fiebersenkung
- Rheumabehandlung
- Schmerzbehandlung
- Prophylaxe bei thromboembolischen Erkrankungen im arteriellen Gefäßgebiet

- **Unerwünschte Wirkungen**
- Übelkeit, Brechreiz, Magenbluten, erosive Gastritis
- Hepatopathie
- Bei Virusinfektionen (z. B. Windpocken) und Kindern <12 Jahren Gefahr des Reye-Syndroms
- Asthmaähnliche Atembeschwerden
- Erhöhte Blutungsneigung

- **Verabreichung**
- Oral als Tabletten
- 3–6 mg/kg KG i.v. alle 6 h

4.2.2.2 Ibuprofen

- **Anwendungsgebiet ab 3.–6. Lebensmonat**
- Fieber
- Leichte bis mittlere Schmerzen
- In Diskussion: Verschluss eines symptomatischen persistierenden Ductus arteriosus (PDA) des Frühgeborenen = hämodynamisch relevanter PDA

- **Unerwünschte Wirkungen**
- Magen-Darm-Geschwüre
- Übelkeit, Erbrechen, Durchfall
- Überempfindlichkeitsreaktionen mit Hautausschlägen, Hautjucken und Asthmaanfällen (evtl. mit Blutdruckabfall)

- **Dosierung**
- 10 mg/kg KG alle 8 h
- i.v. als KI über mindestens 30 min

4.2.2.3 Indometacin (NSAR)

- **Anwendungsgebiet**
- Arthrose
- Rheuma
- Entzündungen von Gelenken, Muskeln, Sehnen, Sehnenscheiden und Schleimbeuteln
- Verschluss eines symptomatischen PDA des Frühgeborenen = hämodynamisch relevanter PDA

- **Unerwünschte Wirkungen**
- Kopfschmerzen, Schwindel, Müdigkeit, Schlafstörungen
- Wahrnehmungs- und Stimmungsbeeinträchtigungen, z. B. Depressionen, Euphorie, Verwirrungszustände, Halluzinationen und Albträume
- Magen-Darm-Beschwerden/-Geschwüre
- Hautausschläge

Bei Frühgeborenen:
- Oligurie
- Passagere Minderdurchblutung von Gehirn, Niere und Darm
- NEC-Häufung, Darmperforation

- **Gegenanzeige bei Frühgeborenen**
- Sepsis
- Kreatininwert >1,5 mg/dl
- Thrombozytopenie
- NEC
- Frische Hirnblutung 4. Grades in den letzten 4 Tagen

- **Verabreichung**
- Einzeldosen als KI über mindestens 30 min in Glukose 5 %

- **Überwachung**
- Gute, engmaschige Kontrolle des Blutdrucks
- Genaue Bilanzierung

4.2.2.4 Metamizol, Novaminsulfon

Beispiel: *Novalgin*

- **Wirkung**
- Hemmung der Prostaglandinsynthese
- Stark schmerzstillend, fiebersenkend
- Spasmolytisch
- Gering antiphlogistisch

- **Anwendungsgebiet**
- Hohes therapieresistentes Fieber
- Starke Schmerzen
- Koliken

- **Gegenanzeigen**
- Hepatische Porphyrie (Störung der Bildung des roten Blutfarbstoffs)
- Glukose-6-Phosphat-Dehydrogenase-Mangel

- **Unerwünschte Wirkungen**
- Blutdruckabfall und Bronchokonstriktion bei schneller Injektion
- Verminderung der Nierenfunktion bis zu Nierenfunktionsschäden
- Selten anaphylaktischer Schock
- Selten Agranulozytosen

- **Wechselwirkung**
- Abnahme des Ciclosporin-Spiegels
- Wirkung von Diuretika können abgeschwächt werden

- **Verabreichung**
- 10–15 mg/kg KG oral, rektal oder als KI
- i.v.-Lsg. hyperosmolar
- Als Dauerperfusor nicht geeignet, zerfällt in aktive Metaboliten (Gelbfärbung der Lösung)

4.2.2.5 Paracetamol

- **Wirkung**
- Schmerzstillend, fiebersenkend
- Zentrale Wirkung im Sinne einer Stimmungsaufhellung

- **Anwendungsgebiet**
- Fieber und Schmerzen

- **Gegenanzeigen**
- Hepatische Porphyrie (Störung der Bildung des roten Blutfarbstoffs)
- Glukose-6-Phosphat-Dehydrogenase-Mangel

- **Unerwünschte Wirkungen**
- Übelkeit, Erbrechen
- Ab 150–250 mg/kg KG und Tag Gefahr der Leberzellnekrose und zerebralen Hepatopathie
  - **Antidot**: N-Acetylcystein spätestens nach 8–10 h

- **Verabreichung**
- 10 mg/kg KG alle 6 h rektal oder oral
- 10 mg/kg KG (> 10 kg KG) als KI über 15 min
- 7,5 mg/kg KG (< 10 kg KG) als KI über 15 min

4.2.3 Analgetika –Opioide

4.2.3.1 Alfentanil

Beispiel: *Rapifen*

- **Wirkung**
- Analgetisch
- Vigilanzdämpfend
- Antitussiv
- 1/10 der Wirkungspotenz von Fentanyl

- **Anwendungsgebiet**
- Kurznarkosen
- Kurze schmerzhafte operative Eingriffe

- **Unerwünschte Wirkungen**
- Ausgeprägte Thoraxrigidität
- Atemdepression
- Miosis
- Bradykardie
  - **Antidot**: Naloxon

- **Verabreichung**
- Dosierung: 15–20 µg/kg KG

- Wirkeintritt: 1–1,5 min
- Wirkdauer: 5–10 min

4.2.3.2 Clonidin
Beispiel: *Catapresan, Paracefans*

- **Wirkung**
- Eigentlich durch seine zentrale postsynaptische und periphere präsynaptische α_2-sympathomimetische Wirkung ein Antihypertonikum durch Abnahme des peripheren Widerstands und des HZV
- Wird zur Komedikation bei Daueranalgesierung eingesetzt: Opiate können dadurch eingespart werden, mildere Entzugserscheinungen

- **Gegenanzeigen**
- Bradykarde Rhythmusstörungen
- Hypovolämie
- Herzinsuffizienz

- **Unerwünschte Wirkungen**
- Hautrötung
- Sedierung, Müdigkeit, Benommenheit
- Kopfschmerzen
- Mundtrockenheit
- Bradykardien, AV-Block
- Hyperglykämie
- Natrium-Wasser-Retention
- Orthostatische Hypotonie

- **Wechselwirkung**
- Betablocker – Bradykardie, Herzrhythmusstörungen
- Herzglykoside – Bradykardie, Herzrhythmusstörungen
- Antihypertensiva – blutdrucksenkende Wirkung wird verstärkt

- **Verabreichung**
- Als Dauerinfusion mit NaCl 0,9 % oder G 5 %
- i.v. langsam als Einzeldosis nur beim liegenden Patienten
  - < 60 kg KG 3–5 µg/kg KG
  - > 60 kg KG 50–300 µg/kg KG
  - NG 1–55 µg/kg KG
- Oral, aber auch s.l. oder i.m.
- Oral: 1,5–3 µg/kg KG in 3 Einzeldosen (ED)
- Nicht abrupt absetzen, sondern ausschleichen

4.2.3.3 Fentanyl (synthetisches Opioid, unterliegt dem Betäubungsmittelgesetz – BtMG)

- **Wirkung**
- Analgetisch, hemmt die Schmerzempfindung in den subkortikalen Schmerzzentren (Thalamus, sensible Großhirnrinde)
- Vigilanzdämpfend
- Antitussiv
- Potenz 100 (im Vergleich zu Morphin)

- **Anwendungsgebiet**
- Schmerzhafte operative Eingriffe in Allgemeinnarkose
- Balancierte Narkosen
- Neuroleptanästhesie, nur bei sichergestellter Beatmung anzuwenden

- **Unerwünschte Wirkungen**
- Atemdepression
- Miosis
- Thoraxrigidität
- Bradykardie
- Obstipation
- Miktionsstörungen
- Bronchospasmus
- Suchtgefahr
  - ***Antidot***: Naloxon

- **Verabreichung**
- i.v. als Einzelgabe oder Dauerinfusion mit Glukose
- Dosierung: 1–0 µ/kg KG
- Dosierung Narkosen: 10–20 µg/kg KG
- Bei Neugeborenen: Einzeldosis niedrig, da großer Verteilungsraum vorhanden; Dauerdosis niedrig, da langsame Clearance
- Wirkeintritt: 4–5 min
- Wirkdauer: 20–30 min

4.2.3.4 Morphin (Opiat, unterliegt BtMG)

- **Wirkung**
  - Am zentralen Nervensystem Hemmung der Schmerzempfindung im Bereich des Thalamus und des Stammhirns
  - Antitussiv
  - Wirkungsdauer: 2–4 h

- **Anwendungsgebiet**
  - Starke Schmerzen, Narkose, nicht bei Gallenkoliken, da Galleabfluss gehemmt wird

- **Unerwünschte Wirkungen**
  - Atemdepression
  - Miosis
  - Hypotonie
  - Übelkeit, Erbrechen
  - Bronchokonstriktion
  - Miktionsstörung, Obstipation, Magenentleerungsstörung
  - Euphorisierend, Suchtgefahr

- **Verabreichung**
  - Dosierung 0,05–0,1 mg/kg KG alle 4 h, Dauerinfusion 0,01–0,04 mg/kg KG/h
  - Oral als Morphinsulfat
  - s.c., (i.m.) und langsam i.v., rektal
  - Potenz 1

4.2.3.5 Naloxon (Morphinantagonist)

Beispiel: *Narcanti*

- **Wirkung**
  - Völlige oder teilweise Aufhebung opioidinduzierter zentralnervöser Dämpfungszustände

- **Anwendungsgebiet**
  - Atemdepression des Neugeborenen durch Opioide wie natürliche oder synthetische Narkotika (z. B. Fentanyl)
  - Zur Diagnose bei Verdacht auf opioidbedingte Atemdepression

- **Unerwünschte Wirkungen**
  - Bei zu plötzlicher Antagonisierung opioidbedingter Dämpfung: Schwindel, Erbrechen, Schwitzen, Tachykardie, Hypertonie, Tremor, epileptische Anfälle
  - Allergische Reaktionen wie Urtikaria, Rhinitis, Dyspnoe
  - Lungenödem

- **Gegenanzeigen**
  - Naloxonüberempfindlichkeit
  - Bei Neugeborenen von Müttern, die opioidabhängig sind, kann es bei plötzlicher oder vollständiger Antagonisierung der Opioidwirkung zu einem akuten Entzugssyndrom kommen

- **Verabreichung**
  - 0,1 mg/kg KG i.v., i.m., s.c. als Einzeldosis
  - i.v. nur verdünnt anwenden und nach Wirkung titrieren
  - Bei unzureichender Wirkung Wiederholungsgabe nach 2–3 min
  - Wirkungsdauer von Naloxon kann kürzer sein als die der Opioide → *cave:* erneute Atemdepression
  - Perorale Gabe in Form von Sirup zur Obstipationsprophylaxe unter Opiattherapie

4.2.3.6 Pethidin (morphinartig wirkendes Analgetikum, unterliegt BtMG)

Beispiel: *Dolantin*

- **Wirkung**
  - Am zentralen Nervensystem
  - Erhöht den Tonus der glatten Muskulatur
  - Wirkungsdauer: 1–2 h

- **Anwendungsgebiet**
  - Prämedikation, Unterstützung von Narkosen
  - Postoperative Schmerzen

- **Unerwünschte Wirkungen**
  - Atemdepression

4.2 · Medikamente – eine Übersicht

- Tachykardie
- Hypotonie
- Miosis
- Suchtgefahr
- Spasmen der glatten Muskulatur des Magen-Darm-Trakts und des Urogenitalbereichs
- Bei i.v.-Gabe: Schmerzen und Rötung des Venenverlaufs
- Nicht verabreichen bei erhöhtem Hirndruck
  - **Antidot**: Naloxon/z. B. *Narcanti*

- **Verabreichung**
- Dosierung 1–1,5 mg/kg KG
- Oral als Tropfen
- i.m., s. c.
- i.v. verdünnt mit Glukose 5 % oder NaCl 0,9 %,
- Rektal als Zäpfchen
- Potenz 0,2 (im Vergleich zu Morphin)

4.2.3.7 Piritramid (synthetisches Opiat, unterliegt BtMG)

Beispiel: *Dipidolor*

- **Wirkung**
- Am zentralen Nervensystem
- Wirkungsdauer: 2–4 h

- **Anwendungsgebiet**
- Schwere und schwerste Schmerzzustände

- **Unerwünschte Wirkungen**
- Atemdepression
- Miosis
- Bradykardie
- Hypotonie
- Bronchospasmen
- Miktionsbeschwerden, Obstipation
- Suchtgefahr
  - **Antidot**: Naloxon

- **Verabreichung**
- 0,05–0,1 mg/kg KG i.m., i.v. als Einzelgabe
- Als KI deutlich weniger Begleiterscheinungen
- Potenz 0,7 (im Vergleich zu Morphin)

4.2.3.8 Remifentanil

Beispiel: *Ultiva*

- **Wirkung**
- Analgetisch
- Vigilanzdämpfend
- Antitussiv

- **Anwendungsgebiet**
- Allgemeinnarkosen
- Schmerzhafte operative Eingriffe
- Sehr gut steuerbares Opiat
- Nur bei sichergestellter Beatmung anzuwenden
- Analgetische Potenz ähnlich dem Fentanyl
- Abbau funktionsunabhängig von Leber und Niere

- **Unerwünschte Wirkungen**
- Atemdepression
- Miosis
- Thoraxrigidität
- Bradykardie
- Obstipation
- Miktionsstörungen
  - **Antidot**: Naloxon

- **Verabreichung**
- Kontinuierliche Gabe über Perfusor/Pumpe notwendig
- Dosierung: 0,2–1 µg/kg KG und min
- Potenz 100 (im Vergleich zu Morphin)
- Wirkdauer: 4 min
- Auflösung von 1-mg-Ampullen ad 50 ml NaCl 0,9 % oder G 5 %

4.2.3.9 Sufentanil

Beispiel: *Sufenta, Sufenta mite*

- **Wirkung**
- Analgetisch
- Vigilanzdämpfend
- Antitussiv
- Potenz 1000 (im Bergleich zu Morphin)

- **Anwendungsgebiet**
- Schmerzhafte operative Eingriffe
- Nur bei sichergestellter Beatmung anzuwenden

- **Unerwünschte Wirkungen**
- Atemdepression
- Miosis
- Thoraxrigidität
- Bradykardie
- Obstipation
- Miktionsstörungen
  - *Antidot*: Naloxon

- **Verabreichung**
- Dosierung: 0,2–0,5 µg/kg KG
- Wirkeintritt: 2–3 min
- Wirkdauer: 20–40 min

4.2.4 Antiinfektiva

4.2.4.1 Aminoglykosid

Beispiel: Tobramycin/*Gernebcin*, Amikacin/*Biklin*, Gentamicin/*Refobacin*

- **Wirkungsspektrum**
- E. coli, Pseudomonas, Klebsiellen, Enterobacter, Staphylokokken

- **Wirkung**
- Störung der Proteinbiosynthese
- Gut wasserlöslich, dringen schlecht in die Zelle ein; bakterizid, in niedriger Dosis bakteriostatisch

- **Unerwünschte Wirkungen**
- Ototoxisch (irreversibel), nephrotoxisch
- Blockade neuromuskulärer Erregungsübertragung vor allem bei schneller Injektion
- Der Körper braucht bis zu 4 Wochen, um die Aminoglykoside auszuscheiden
- Wirkungsbeeinträchtigungen in Kombination mit Piperacillin + Tazobactam → 4 h zeitversetzt verabreichen

- **Gegenanzeigen**
- Asthmatiker mit Sulfit-Überempfindlichkeit

- **Wechselwirkung**
- Bei gleichzeitiger Gabe von schnell wirkenden Diuretika (Furosemid) wird das oto- und nephrotoxische Risiko verstärkt
- Die neuromuskulär blockierenden Eigenschaften von Muskelrelaxanzien werden verstärkt

- **Verabreichung**
- i.m.
- Als KI über 20–60 min, verdünnt
- Spiegel- und Kreatininkontrollen, Abnahme vom Maximumspiegel 1 h nach Infusionsende, Minimumspiegel vor Infusionsbeginn
- Sind nicht im Magen-Darm-Trakt resorbierbar

4.2.4.2 Antimykotika

Beispiel: Amphotericin B/*Ambisome*, Fluconazol/*Diflucan*, Nystatin/*Candio Hermal*-Suspension

- **Wirkungsspektrum**
- Alle Hefe- und Schimmelpilze

- **Wirkung**
- Fungistatisch

- **Wechselwirkung**
- Erhöhung der Nephrotoxizität durch Furosemid und Aminoglykoside

- **Unerwünschte Wirkungen**
- Nephrotoxisch
- Leuko-, Thrombopenie
- Fieber, Schüttelfrost
- Magen-Darm-Störungen
- Leberschäden
- Neurotoxische und allergische Reaktionen
- Thrombophlebitiden

- **Verabreichung**
- *Nystatin* oral oder lokal
- *Amphotericin B* wird in der Regel nicht mehr i.v. verabreicht
  - Nach Lungentransplantation zur Inhalation in 10 ml Aqua lösen (vorher mit Salbutamol inhalieren lassen)
  - *Ancotil*: Lagerung der Lösung zwischen 18–25 °C, bei Temperaturen darunter kommt es zu Ausfällen, eine Wiedererwärmung ist möglich, bei Temperaturen

4.2 · Medikamente – eine Übersicht

darüber wird Ancotil in ein Zytostatikum umgewandelt (nicht sichtbar): nach steriler Entnahme Aufbewahrung für 48 h möglich
- *Ambisome:* Wirkstoff ist Amphotericin B in Liposomen „verpackt", dadurch bessere Verträglichkeit:
- Lösen in 12 ml Aqua und weiterverdünnen auf 0,2–2 mg/ml mit G 5 % (kein NaCl 0,9 %!) als KI über 0,5–1 h; Katheter mit G 5 % vor- und nachspülen
- *Fluconazol:* KI über 5–10 ml/min (auch peroral verfügbar)
- *Voriconazol:* 200 mg auf 50 ml NaCl 0,9 % lösen; KI über 1–2 h (nicht schneller als 3 mg/kg und h infundieren!)
- *Caspofungin:* Ampulle mit 50 mg/70 mg in 10,5 ml Aqua lösen; weiterverdünnen auf ≤ 500 µg/ml NaCl 0,9 %; KI über 1 h
- *Itraconazol:* Mit beigelegtem Set Infusionslösung herstellen und über 1 h verabreichen
- *Micafungin (Mycamine):* Lösen in 5 ml NaCl 0,9 % oder G 5 %; verdünnen auf 100 ml NaCl 0,9 % oder G 5 %; KI über 1h

4.2.4.3 Carbapeneme
Beispiel: Imipenem (+ Cilastin)/*Zienam*, Meropenem/*Meronem*

- **Wirkungsspektrum**
- β-Laktam-Antibiotikum mit sehr breitem Spektrum, auch bei Problemkeimen
- Gelten als Reserveantibiotika wegen zunehmender Resistenzentwicklung
- Einsatz vor allem bei nosokomialen Infektionen

- **Wirkung**
- Hemmung der Zellwandsynthese
- Bakterizid

- **Unerwünschte Wirkungen**
- Thrombophlebitiden
- Gastrointestinale Beschwerden bis pseudomembranöse Enterokolitis
- Erhöhung der Transaminasen
- Neurotoxische Reaktionen
- *Imipenem:* stark nephrotoxisch, durch Kombination mit Cilastin wird die Toxizität gesenkt

- **Verabreichung**
- Als KI über 30 min
- Meropenem 500 mg/10 ml Aqua; 1000 mg/20 ml Aqua, langsam i.v.

4.2.4.4 Cephalosporine
Beispiel: Cefuroxim/*Zinacef*, Cefotaxim/*Claforan*, Cephaclor/*Panoralsaft*, Cefazolin/*Basocef*

- **Wirkungsspektrum**
- Streptokokken, Staphylokokken, Haemophilus, E. coli, Klebsiellen, Proteus und Meningokokken
- Laktamase bildende Keime können erfasst werden

- **Wirkung**
- Schädigung der Zellwand
- Bakterizid

- **Unerwünschte Wirkungen**
- Evtl. Kreuzallergie mit Penicillinen
- Allergische Hautreaktionen
- Magen-Darm-Beschwerden
- Blutungsneigung durch Störungen des Vitamin-K-Stoffwechsels
- Nierenfunktionsstörungen
- *Speziell* **bei Meningitis:** Jarisch-Herxheimer-Reaktion durch hohen Anfall von Toxinen → hohes Fieber, Kopfschmerzen, Arthralgien, Myalgien, Übelkeit, evtl. toxischer Schock, ggf. Glukokortikoidgabe vor der 1. Antibiotikagabe

- **Wechselwirkung**
- Erhöhung der Nephrotoxizität durch Furosemid und Aminoglykoside

- **Verabreichung**
- i.m.
- Langsam i.v. über 3–5 min oder als KI
- Oral

4.2.4.5 Glykopeptid-Antibiotika
Beispiel: Vancomycin, Teicoplanin

- **Wirkungsspektrum**
- (β-Lactam-resistente) Methicillin-resistente Staphylokokkeninfektionen
- Streptokokken, Pneumokokken, Clostridien, Enterokokken
- Dient als Reserveantibiotikum bei Infektionen, deren Erreger gegen die üblichen Antibiotika resistent sind

- **Wirkung**
- Bakterizide Wirkung, Hemmung der Synthese der Bakterienzellwand

- **Unerwünschte Wirkungen**
- Allergische Reaktionen, „Red-man-Syndrom" bei schneller Infusion durch Histaminfreisetzung
- Thrombophlebitis
- Meist infusionsbedingt: Atemnot, Juckreiz; bei rascher Injektion starker Blutdruckabfall bis Schock
- Hörverlust, vorübergehend oder bleibend
- Neutropenie, Thrombozytopenie, Anämie

- **Wechselwirkung**
- Bei gleichzeitiger Gabe von Narkosemitteln Zunahme der infusionsbedingten unerwünschten Wirkungen
- Bei Kombination mit die Hör- und Nierenfunktion beeinträchtigenden Medikamenten (z. B. Aminoglykosiden, Furosemid, *Amphotericin B*) Verstärkung der Hör- und Nierenschäden

- **Verabreichung**
- Regelmäßige Spiegel- und Blutbildkontrollen
- *Vancomycin:* orale Gabe der i.v.-Lösung bei pseudomembranöser Kolitis und Staphylokokkenenteritis i.v. KI; Mindestinfusionsdauer 60 min, muss allein laufen

4.2.4.6 Makrolide
Beispiel: Erythromycin/*Monomycinsaft/Erythrocin*, Clindamycin

- **Wirkungsspektrum**
- Staphylokokken, Streptokokken, Mykoplasmen, Haemophilus, Chlamydien, Bordetella pertussis, Legionellen
- Alternative bei Penicillin-Allergie

- **Wirkung**
- Störung der Proteinbiosynthese
- Bakteriostatisch

- **Unerwünschte Wirkungen**
- Thrombophlebitis, Thrombosen
- Magen-Darm-Beschwerden
- Hautreaktionen, Allergien
- Cholestatischer Ikterus
- Herzrhythmusstörungen bei schneller Infusion

- **Wechselwirkung**
- Theophyllin-Spiegel und Digoxin-Plasmaspiegel werden bei gleichzeitiger Gabe erhöht

- **Verabreichung**
- Oral
- **Erythromycin:** 0,5 g in 20 ml Aqua lösen; auf 100 ml NaCl 0,9 % weiterverdünnen; KI über 1 h
- i.v. als KI, muss allein laufen

4.2.4.7 Metronidazol
Beispiel: *Clont*

- **Wirkungsspektrum**
- Nur anwenden, wenn eine schwere Infektion vorliegt und andere Präparate wirkungslos sind
- Anaerobier wie Bakteroide und Clostridien

- **Wirkung**
- Bakterizid

- **Unerwünschte Wirkungen**
- Magen-Darm-Beschwerden
- Allergische Reaktionen
- Schwindel
- Metallgeschmack

- **Verabreichung**
  - Als KI über 0,5–1 h
  - Oral

4.2.4.8 Penicilline

Beispiel: Ampicillin/*Binotal*, (Ampicillin + Sulbactam / *Unacid*), Flucloxacillin/*Staphylex*, Piperacillin/*Pipril*, (Piperacillin + Tazobactam/*Tazobact*), Mezlocillin/*Baypen*

- **Wirkungsspektrum**
  - Staphylokokken, Streptokokken, E. coli, Haemophilus, Pneumokokken (z. B. *Staphylex*)

- **Wirkung**
  - Bakterizide Wirkung, die Zellwände werden zerstört
  - Sind gut wasserlöslich, gehen gut in den Extrazellulärraum, aber schlecht in den Liquor

- **Unerwünschte Wirkungen**
  - Kreuzallergie mit Cephalosporinen
  - Allergische Reaktionen
  - Magen-Darm-Beschwerden
  - Blutbildungsstörungen
  - Erhöhung der Leberwerte
  - Hauterscheinungen bis Lyell-Syndrom
  - **Piperacillin/Tazobactam:** Wirkungsbeeinträchtigungen in Kombination mit Aminoglykosiden → 4 h zeitversetzt verabreichen

- **Verabreichung**
  - Oral
  - Langsam i.v. als Einzeldosis oder als KI
  - Bei Kombination mit β-Lactamase-Inhibitoren (Sulbactam, Tazobactam) wird die Dosis nach dem Penicillinanteil berechnet

4.2.4.9 Sulfonamide

Beispiel: TMP/SMZ (= Trimethoprim + Sulfamethoxazol), Cotrimoxazol/*Cotrim*, *Eusaprim*

- **Wirkungsspektrum**
  - Pneumocystis carinii, Typhus und Paratyphus

- **Wirkung**
  - Bakterizid, greift in den Folsäurehaushalt des Bakteriums ein

- **Unerwünschte Wirkungen**
  - Allergien
  - Fototoxizität mit Hauterscheinungen bis Lyell-Syndrom (toxisch-epidermale Nekrolyse)
  - Nieren- und Leberfunktionsschäden
  - Magen-Darm-Beschwerden
  - Knochenmarkschäden
  - Bei Dauerbehandlung Folsäuremangel

- **Gegenanzeigen**
  - NG bis zur 4. Lebenswoche wegen ungenügender Leber- und Nierenfunktion, Gefahr des Kernikterus wegen hoher Eiweißbindung

- **Verabreichung**
  - Oral
  - Als KI verdünnt über 30–60 min, darf nur allein laufen
  - Dosisberechnung nach TMP-Anteil

4.2.4.10 Virustatika

Beispiel: Aciclovir/*Zovirax*, Ganciclovir/*Cymeven*, Foscarnet/*Foscarvir*

- **Wirkungsspektrum**
  - Herpes-simplex-Virus
  - Zytomegalievirus
  - Varizella-Zoster-Virus

- **Wirkung**
  - Virustatisch, Hemmung der Synthese der Viren durch Einbau in die DNS

- **Unerwünschte Wirkungen**
  - Thrombophlebitis (stark alkalisch)
  - Magen-Darm-Beschwerden
  - Erhöhung der Leberwerte
  - Hauterscheinungen
  - Nierenfunktionsstörungen
  - Neurologische Störungen wie Kopfschmerzen und Erbrechen
  - *Ganciclovir:* hämatotoxisch → BB-Kontrollen
  - Potenziell karzinogen und teratogen

- **Verabreichung**
  - Die infusionsfertige Zubereitung sollte aus der Apotheke geliefert werden und wird dem Patienten unter Verwendung von „Schutzhandschuhen gegen gefährliche Chemikalien und Mikroorganismen" angehängt
  - Als KI über 1 h mit NaCl 0,9 % verdünnt, muss allein laufen
  - Oral

4.2.5 Diuretika

4.2.5.1 Furosemid (Schleifendiuretikum)

Beispiel: *Lasix*

- **Wirkung**
  - Reversible Hemmung des Na^+-K^+-$2Cl^-$-Cotransporters in der Henle-Schleife → Senkung der Na-Rückresorption
  - Erhöhte renale Ca^{++}- und Mg^{++}-Ausscheidung
  - Reduktion der tubulären Transportarbeit = geringerer O_2- und Energiebedarf → Schutzeffekt bei hypoxischen Nierenschäden
  - Durchblutung der Niere wird um ca. 30 % gesteigert
  - Da Furosemid direkt in das Tubulussystem sezerniert wird, wirkt es auch bei niedriger glomerulärer Filtrationsrate (GFR)

- **Anwendungsgebiet**
  - Ödeme aufgrund von Herzinsuffizienz, Erkrankungen von Leber und Nieren
  - Hypertonie
  - Unterstützung der forcierten Diurese bei Vergiftungen
  - Akutes Nierenversagen

- **Unerwünschte Wirkungen**
  - Elektrolytverluste (vor allem Na^+, K^+)
  - Ca^{++}- und Mg^{++}-Verluste, Gefahr einer Nephrokalzinose bei Langzeittherapie
  - Hypochlorämische Alkalose
  - Hypotonie
  - Bei Frühgeborenen Verdrängen von Bilirubin aus der Eiweißbindung
  - Allergische Reaktionen mit Hauterscheinungen
  - Hyperglykämie und Glukosurie (Abnahme der Glukosetoleranz bedingt durch Hypokaliämie)

- **Wechselwirkung**
  - Verstärkung der Wirkung von Glykosiden bei Kaliummangel
  - Verstärkung der Wirkung von Theophyllin, Salicylaten und blutdrucksenkenden Medikamenten
  - Verstärkung der Oto- und Nephrotoxizität von entsprechend toxischen Medikamenten (z. B. Aminoglykoside)

- **Verabreichung**
  - Langsam i.v., evtl. als Dauerperfusor verdünnt mit NaCl 0,9 %
  - Fällt in sauren Lösungen aus (deswegen z. B. kein G 5 % verwenden)
  - Oral
  - Maximaldosis 10 mg/kg KG und Tag

4.2.5.2 Hydrochlorothiazid

Beispiel: *Esidrix*

- **Wirkung**
  - Hemmung des Na^+-Cl^--Cotransporters im frühen distalen Tubulus
  - Na^+- und Cl^--Rückresorption wird gehemmt → Natriurese
  - Hemmung der Ca^{++}-Exkretion
  - Keine Wirkung bei deutlich eingeschränkter GFR

- **Anwendungsgebiet**
  - Ödeme
  - Milde Hypertonie

- **Unerwünschte Wirkungen**
  - Hyperkalzämie
  - Bei Frühgeborenen Verdrängen von Bilirubin aus der Eiweißbindung
  - Hyperglykämie durch Hemmung der pankreatischen Insulinsekretion
  - Allergische Hautreaktionen
  - Thrombozytopenie, Leukopenie

4.2 · Medikamente – eine Übersicht

- **Verabreichung**
  - Oral
  - Gabe 2-mal täglich (lange Halbwertzeit [HWZ])

4.2.5.3 Spironolacton bzw. Kaliumcanrenoat (Aldosteronantagonist)

Beispiel: *Aldactone* Kps., *Aldactone*-Injektionslösung

- **Wirkung**
  - Aldosteronantagonist → Blockade der Na^+-K^+/H^+-Kanäle am spätdistalen Tubulus und Sammelrohr
  - „Kaliumsparendes Diuretikum"

- **Anwendungsgebiet**
  - Unterstützung von Diuretika und Antihypertonika
  - Primärer Hyperaldosteronismus, sekundärer Hyperaldosteronismus bei Leberzirrhose mit Aszites
  - Chronisch dekompensierende Herzerkrankungen
  - Nephrotisches Syndrom

- **Unerwünschte Wirkungen**
  - Magen-Darm-Beschwerden
  - Hautreaktionen
  - Hypotonie
  - Elektrolytstörungen mit Hyperkaliämie und Hyponatriämie
  - Gynäkomastie

- **Verabreichung**
  - Langsam i.v. unverdünnt
  - Sollte eine Verdünnung notwendig sein, dann nur mit NaCl 0,9 % oder G 5 % kompatibel
  - Oral
  - Gabe 1-mal täglich (lange HWZ)

4.2.6 Herz-Kreislauf-Medikamente

4.2.6.1 Adenosin (Antiarrhythmikum)

Beispiel: *Adrekar*

- **Wirkung**
  - Negativ-dromotrop mit Verzögerung der AV-Überleitung

- **Anwendungsgebiet**
  - Supraventrikuläre Tachykardie bei Reentry-Mechanismus
  - AV-Tachykardie

- **Gegenanzeigen**
  - Vorhofflimmern, -flattern (Gefahr von Tachykardien bei Vorhandensein von akzessorischen Leitungsbahnen)
  - Obstruktive Lungenerkrankungen
  - AV-Block II° und III°

- **Unerwünschte Wirkungen**
  - Totaler AV-Block
  - Ventrikuläre Tachykardie (s. oben)
  - Kammerflimmern
  - Kopfschmerzen, Schwindel
  - Flush, innere Unruhe
  - Dyspnoe
  - Gefühl der Brustkorbenge

- **Wechselwirkung**
  - Wirkungsabschwächung durch Koffein und Theophyllin
  - Interaktion mit β-Blockern bzw. β-Sympathomimetika

- **Verabreichung**
  - i.v. 0,1–0,2(–0,3) mg/kg KG als schnelle Bolusinjektion
  - Unverdünnt
  - Sofort gefolgt von NaCl 0,9 % Bolus

4.2.6.2 Adrenalin (endogenes Katecholamin)

Beispiel: *Suprarenin*

- **Wirkung**
  - Vor allem $β_1$- und $β_2$- und dann α-Stimulation in Abhängigkeit von der Dosierung
  - $β_1$-Wirkung am Herzen:
    - Positiv-inotrop = Steigerung der Herzmuskelkraft
    - Positiv-chronotrop = Steigerung der HF

- Positiv-dromotrop = Verbesserung der Erregungsüberleitung
- Folgen: Erhöhung der Durchblutung von Muskel, Herz, Gehirn und Leber
— α-Wirkung an den Gefäßen:
  - Erhöhung des peripheren Widerstands mit Blutdruckerhöhung (auch pulmonal, renal)
— $β_2$-Wirkung am Bronchialtrakt:
  - Bronchodilatation
— Senkung der Histaminausschüttung

■ **Anwendungsgebiet**
— CPR/Herzstillstand
— Therapie der Herzinsuffizienz nach Ausschöpfung anderer Therapiemöglichkeiten
— Anaphylaktische Reaktionen

■ **Gegenanzeigen**
— Obstruktive Kardiomyopathie
— Aortenstenose

■ **Unerwünschte Wirkungen**
— Tachykardie, -arrhythmien
— Extrasystolen
— Anstieg des O_2-Bedarfs des Herzens
— Hypokaliämie
— Hyperglykämie
— Schwere Nierenfunktionsstörungen durch Abnahme der Nierendurchblutung
— Hypertonie mit Gefahr der Hirnblutung
— Mydriasis
— Bei Asthmatikern mit Sulfit-Überempfindlichkeit: Erbrechen und akuter Asthmaanfall

■ **Verabreichung**
— i.v.: 0,1 mg/kg KG
— Dauerinfusion: 0,1–1(–5) μ/kg KG und min, möglichst zentrale Verabreichung
— s.c. und i.m. unverdünnt (bei Anaphylaxie)
— Wirkungsabschwächung bei Azidose, ggf. Azidoseausgleich
— Nicht zusammen mit $NaHCO_3$

4.2.6.3 Amiodaron (Antiarrhythmikum)

Beispiel: *Cordarex*

■ **Wirkung**
— K-Kanal-Blocker mit Verlängerung Repolarisierungsphase nach einer Depolarisation
— Alternative zur Kardioversion

■ **Anwendungsgebiet**
— Vorhofflimmern
— Supraventrikuläre Tachykardie bei Wolf-Parkinson-White (WPW)-Syndrom
— Ventrikuläre Tachykardie
— Therapieresistente Extrasystolen

■ **Gegenanzeigen**
— Jodallergie
— Schilddrüsenüberfunktion
— AV-Block
— Hyperkaliämie

■ **Unerwünschte Wirkungen**
— Torsade-de-Pointes-Tachykardie („schraubenförmige" ventrikuläre Tachykardie)
— Sinusbradykardie und Überleitungsstörungen

Nur bei Langzeittherapie:
— Schilddrüsenfunktionsstörungen
— Lungenfibrose
— Sehstörungen

■ **Verabreichung**
— 5 mg/kg KG langsam i.v. bzw. als KI
— Dauerinfusion (ggf. in UV-Schutz/Lichtschutz-Infusionsbesteck)
— Nur mit G 5 % kompatibel
— HWZ > 20 Tage

4.2.6.4 Atropin (Alkaloid, Parasympatholytikum)

■ **Wirkung**
— Hemmung des Parasympathikus = Verbesserung der AV-Überleitung mit HF-Anstieg
— Hemmung der Sekretion exokriner Drüsen
— Bronchodilatation

■ **Anwendungsgebiet**
— Bradykarde Rhythmusstörungen

Infusionsmanagement und Medikamente

- Spasmen und Koliken des Magen-Darm-Bereichs und der Gallen- und Harnwege
- Antidot bei Vergiftungen mit bestimmten Insektiziden

■ Unerwünschte Wirkungen
- Verminderung der Speichel-, Schweiß-, Magensaft- und bronchialen Sekretion sowie der Darmmotorik
- Mydriasis
- Blasenentleerungsstörungen
- Gastroösophagealer Reflux
- Hyperthermie, besonders bei kleinen Kindern
- Kardiale Arrhythmien (häufig durch zu geringe Dosen): nicht < 0,01 mg/kg KG!
  - **Antidot:** Physostigmin

■ Verabreichung
- 0,01–0,03 mg/kg KG i.v. als schnelle Injektion, sonst evtl. paradoxe Bradykardie
- s.l., s.c.
- *Nicht* zusammen mit Adrenalin, Noradrenalin und alkalischen Lösungen

4.2.6.5 Digitalis (Herzglykosid)

Beispiel: Digoxin/*Lanicor*, *Lenoxin;* Digitoxin/*Digimerck, Digicor*

■ Wirkung
- Hemmung der Adenosintriphosphat(ATP)ase für die Na^+-K^+-Pumpe mit Erhöhung des Na^+-Gehalts in der Zelle → geringe Nutzung eines Na^+/Ca^{++}-Austauschers, wodurch der Calciumgehalt intrazellulär ansteigt = positiv-inotrop
- Negativ-dromotrop durch Hemmung der AV-Überleitung
- Negativ-chronotrop: HF-Abfall
- Positiv-bathmotrop: Erregbarkeit steigt (nicht erwünschte Wirkung)

■ Anwendungsgebiet
- Fast alle Formen der Herzmuskelinsuffizienz zur Verbesserung der Kontraktilität
- Paroxysmale supraventrikuläre Tachykardien
- Vorhofflimmern/-flattern

■ Unerwünschte Wirkungen
- Geringe therapeutische Breite
- Magen-Darm-Beschwerden
- Ventrikuläre Extrasystolen
- AV-Block 1.–3. Grades
- Kammerflattern, Kammerflimmern, Dysrhythmien

■ Gegenanzeigen
- Hyperkalzämie, Hypokaliämie
- Schwere Bradykardie
- WPW-Syndrom (Extraüberleitung)
- Obstruktive Kardiomyopathie

■ Wechselwirkung
- Wirkungsverstärkung durch: Theophyllin, Calcium, Furosemid → Hypokaliämie
- Erhöhte Toxizität durch: Diuretika, *Amphotericin B,* Suxamethoniumchlorid
  - **Antidot:** Digitalis-Antitoxin
  - Therapie digitalisbedingter Rhythmusstörungen: Lidocain, Phenytoin

■ Verabreichung
- i.v. nur vom Arzt
- Digoxin: HWZ 33–36 h, lässt sich besser steuern, Digitoxin: HWZ 145–190 h
- Dosierungsschema: Sättigungsdosis, Erhaltungsdosis
- Geringe therapeutische Breite; K^+ muss unbedingt im Normbereich liegen

4.2.6.6 Dobutamin (synthetisches Katecholamin)

Beispiel: *Dobutrex*

■ Wirkung
- Fast selektive β_1-Stimulation am Herzen, positiv-inotrop = Herzkraftsteigerung mit Erhöhung des Herzzeitvolumens
- Senkung des peripheren Widerstands (in niedriger Dosierung)
- Senkung des pulmonalen Gefäßwiderstands

- **Anwendungsgebiet**
  - Chronische Herzmuskelschwäche
  - Eingeschränkte Herzleistung mit ausreichendem Blutdruck

- **Gegenanzeigen**
  - Nicht bei mechanischer Behinderung der Füllung oder des Ausflusses der Herzkammer, z. B. Aortenstenose, hypertrophe Kardiomyopathie
  - Volumenmangelzustände

- **Unerwünschte Wirkungen**
  - Ventrikuläre Rhythmusstörungen
  - Tachyphylaxie möglich (Arzneimitteltoleranz)
  - Anstieg des O_2-Bedarfs des Herzens
  - Hypotonie bei Hypovolämie durch kutane Vasodilatation

- **Verabreichung**
  - 1–20 µ/kg KG und min als Dauerinfusion verdünnt in Glukose 5 %, NaCl 0,9 %:
    - HWZ 2–3 min
    - Ggf. Trockensubstanz in 10–20 ml Aqua ad. inj. lösen und weiterverdünnen
  - Bei Hypovolämie Volumengabe vor Therapiebeginn

4.2.6.7 Dopamin (körpereigenes Katecholamin)

- **Wirkung**
  - Wirkt auf die Dopaminrezeptoren, bei höheren Dosen auf β_1- und α-Rezeptoren:
    - <5 µ/kg KG und min = Vasodilatation von Nieren-, Mesenterial- und Koronararterien; Stimulation renaler Rezeptoren mit Aldosteronabfall → vermehrte Natriumausscheidung
    - 5–10 µ/kg KG und min = Vasodilatation der Koronararterien, β_1-Stimulation mit HF-Steigerung und positiver inotroper Wirkung bei Abnahme des peripheren Widerstands (Senkung des ZVD)
    - Ab 10 µ/kg KG und min vorwiegend α-Stimulation mit Vasokonstriktion aller Gefäße

- **Anwendungsgebiet**
  - Durchblutungsförderung im Bereich der Eingeweide und Koronarien
  - Verbesserung der myokardialen Funktion

- **Unerwünschte Wirkungen**
  Vor allem bei hoher Dosierung:
  - Ventrikuläre Tachyarrhythmien, ventrikuläre Extrasystolen
  - Zunahme intrapulmonaler Shunts
  - Senkung der Nieren-/Darmperfusion
  - Erhöhung der kardialen Füllungsdrucke und damit des O_2-Bedarfs
  - Hemmung der TSH- und Prolaktinfreisetzung (evtl. Gabe von T_3/T_4 oder L-Thyroxin)
  - Nekrosen bei peripherer Infusion

- **Verabreichung**
  - Als Dauerinfusion in G 5 % oder NaCl 0,9 %
  - Zentralvenös
  - Nicht mit alkalischen Lösungen, z. B. $NaHCO_3$ 8,4 %
  - Wirkung kann individuell sehr unterschiedlich sein

4.2.6.8 Enalapril (Antihypertensivum)

Gehört zu den Angiotensin-Converting-Enzym(ACE)-Hemmern, die bei der Behandlung von arterieller Hypertonie und Herzinsuffizienz eingesetzt werden.

- **Wirkung**
  - Enalapril wird oral als inaktives Prodrug appliziert, durch Abspaltung von Ethanol in der Leber entsteht die aktive Form, das Enalaprilat
  - Bei oraler Gabe maximaler Wirkspiegel nach 2–4 h; (Gesamt-)Plasma-HWZ etwa 11 h

- **Unerwünschte Wirkungen**
  - Trockener Husten („ACE-Hemmer-Husten", dosisunabhängig)
  - Exantheme
  - Angioneurotisches Exanthem
  - Geschmacksstörungen
  - Nierenfunktionsstörungen

- Überschießender Blutdruckabfall (vor allem zu Beginn der Behandlung)
- Allergisch bedingt können in Einzelfällen Thrombozytopenien und Neutropenien bis hin zum anaphylaktischen Schock auftreten; ebenfalls sehr selten sind hämolytische Anämien und Leberfunktionsstörungen

4.2.6.9 Flecainid (Antiarrhythmikum), Natriumkanalblocker

- **Wirkung**
- Senkung des Einstroms von Natriumionen, wodurch die Entstehung zusätzlicher Aktionspotenziale verhindert wird → HF verlangsamt sich insgesamt

- **Unerwünschte Wirkungen**
- Schwindel
- Kopfschmerzen
- Gastrointestinale Störungen, Übelkeit
- Sehstörungen
- Mundtrockenheit
- Fieber
- Muskelschmerzen, Gelenkschmerzen

4.2.6.10 Glyceroltrinitrat

Beispiel: *Nitrolingual*

- **Wirkung**
- Genauer Mechanismus nicht bekannt (vermutlich NO-Freisetzung)
- Vasodilatation

- **Anwendungsgebiet**
- Hypertone Krise
- Linksherzinsuffizienz
- Vorlastsenkung (< 3 µg/kg KG und min)

- **Gegenanzeigen**
Vorsichtige Anwendung bei:
- HOCM (hypertrophe obstruktive Kardiomyopathie)
- Perikardtamponade
- Aorten- oder Mitralstenose

- **Anwendung**
- i.v. über Dauerperfusor

- Trägerlösung G 5 % oder NaCl 0,9 %

4.2.6.11 Levosimendan

Beispiel: *Simdax*

- **Wirkung**
- Erhöhung Calciumsensitivität der kontraktilen Proteine der Muskelzellen durch Bindung an das kardiale Troponin C
- Verbesserung der Kontraktilität ohne Beeinträchtigung der ventrikulären Entspannung (transmembraner Calciumstrom wird nicht über pharmakologisch relevante Konzentrationen hinaus erhöht)
- Levosimendan gehört somit zur Gruppe der **Inodilatoren**
- Positiv-inotrope Wirkung
- Vasodilatation venöser und arterieller Gefäße durch Öffnung ATP-sensitiver Kaliumkanäle in der glatten Gefäßmuskulatur
- Bessere Durchblutung des Herzmuskels, ohne den myokardialen Sauerstoffbedarf zu erhöhen
- Senkung der Vor- und Nachlast des Herzens

- **Verabreichung**
- Als Dauerperfusor mit 0,1 µg/kg KG und min über 24 h
- Trägerlösung G 5 %
- Ohne Inline-Filter verabreichen
- Wirkung hält 7–10 Tage an, Dosisintervalle entsprechend wählen
- Trotz Gelbfärbung kein Lichtschutz notwendig (färbt das Infusionsbesteck nachhaltig gelb)

- **Unerwünschte Wirkungen**
- Arterielle Hypotension! → engmaschige Kontrollen während und für 48 h nach Beendigung der Gabe
- Ventrikuläre Tachykardien

4.2.6.12 Lidocain (Antiarrhythmikum, Lokalanästhetikum)

Beispiel: *Xylocain*

Findet eher Einsatz als Lokalanästhetikum!

- **Wirkung**
  - Antiarrhythmikum durch Stabilisierung des Membranpotenzials, vor allem der Ventrikel
  - Lokalanästhetikum

- **Anwendungsgebiet**
  - Ventrikuläre hämodynamisch wirksame Extrasystolen
  - Ventrikuläre Tachykardie
  - Kammerflimmern nach Defibrillation

- **Gegenanzeigen**
  - Hypokaliämie
  - Herzinsuffizienz

- **Unerwünschte Wirkungen**
  - Abfall des HZV, Blutdruckabfall
  - Krampfanfälle, Parästhesien (Kribbeln), Psychosen, Benommenheit, Schwindel, Tremor
  - Bradykardie, AV-Überleitungsstörungen

- **Verabreichung**
  - Als KI verdünnt mit Glukose 5 %
  - Dauerinfusion

4.2.6.13 Milrinon (Phosphodiesterasehemmer)

Beispiel: *Corotrop*

- **Wirkung**
  - Am Herzen: Hemmung der Phosphodiesterase mit Erhöhung des zyklischen Adenosinmonophosphats (cAMP) → Erhöhung des intrazellulären Ca^{++} = positiv-inotrop
  - Am Gefäßsystem: Vasodilatation

- **Anwendungsgebiet**
  - Schwere Herzinsuffizienz (Kurzzeitbehandlung), auch infolge eines pulmonalen Hochdrucks

- **Gegenanzeigen**
  - Mechanische Störung des Ventrikelauswurfs
  - Akute Myokarditis

- **Unerwünschte Wirkungen**
  - Ventrikuläre Arrhythmien
  - Hypotension

- **Wechselwirkung**
  - Positiv-inotrope Wirkung von Dobutamin wird verstärkt
  - Eine Kombination mit einer inhalativen NO-Therapie verstärkt die vasodilatative Wirkung
  - Bei gleichzeitiger Diuretikagabe Verstärkung der diuretischen und hypokaliämischen Wirkung

- **Verabreichung**
  - Dauerinfusion
  - 0,5–0,7 µg/kg KG und min
  - Trägerlösung G 5 % oder NaCl 0,9 %
  - Aufsättigungs- und Erhaltungsdosis

4.2.6.14 Natriumnitroprussid

Beispiel: *nipruss*

- **Wirkung**
  - Vasodilatation über Freisetzung von NO → Aktivierung der löslichen Guanylatzyklase
  - Senkung des Gefäßwiderstandes im Systemkreislauf der Lunge

- **Anwendungsgebiet**
  - Schwere arterielle Hypertension
  - Senkung eines erhöhten Gefäßwiderstandes postoperativ nach HLM-OP
  - Additiv zur Katecholamintherapie bei LCOS (Low-cardiac-output-Syndrom)

- **Unerwünschte Wirkungen**
  - Arterielle Hypotonie
  - Paradoxe Hypoxämie (selektive pulmonale Vasokonstriktion nicht belüfteter Lungenareale)
  - Zyanidintoxikation (max. Thiocyanatspiegel: 10 mg/dl)

- **Wechselwirkung**
  - Nur mit G 5 % kompatibel

4.2 · Medikamente – eine Übersicht

- **Verabreichung**
- Lichtschutz erforderlich
- Dauerperfusor in G 5 % gelöst
- Separater sicherer Zugang (peripher oder zentral)
- Thiosulfatinfusion zur Vermeidung von Zyanidintoxikation
- Kontinuierliches Monitoring von arteriellem Blutdruck (invasiv) und ZVD

4.2.6.15 Noradrenalin/Norepinephrin (α-Sympathomimetikum, Katecholamin)

Beispiel: *Arterenol*

- **Wirkung**
- In niedrigen Dosierungen vor allem β_1-Stimulation am Herzen mit geringem Anstieg des HZV und geringe α-Stimulation mit Blutdruckanstieg durch Vasokonstriktion peripherer Gefäße
- In höheren Dosierungen vor allem α-Stimulation

- **Anwendungsgebiet**
- Septischer Schock mit ausgeprägter Vasodilatation zur Anhebung des MADs durch Vasokonstriktion und gering positiv-inotroper Wirkung

- **Unerwünschte Wirkungen**
- Tachykardie oder reflektorische Bradykardie durch parasympathische Gegenregulation des N. vagus
- Ventrikuläre Rhythmusstörungen
- Intestinale Nekrosen bei längerer Therapie
- Nekrosen bei peripherer Infusion
- Steigerung des Sauerstoffbedarfs am Herzen (geringer als bei Dopamin)
- Hypertension mit Hirnblutung

- **Wechselwirkung**
- Nicht zusammen mit alkalischen Lösungen (NaBi)
- Sehr empfindlich gegen Sauerstoff und Metallionen, besonders bei pH > 5

- **Verabreichung**
- Zufuhr über ZVK
- Dauerinfusion
- Trägerlösung G 5 %, NaCl 0,9 %
- 0,01–0,1 µg/kg KG und min β_1- und α-Stimulation
- > 0,1 µ/kg KG und min α-Stimulation

4.2.7 Hypnotika, Sedativa, Antikonvulsiva

4.2.7.1 Chloralhydrat (Sedativum)

- **Wirkung**
- Sedierend, bei hoher Dosis hypnotisch

- **Anwendungsgebiet**
- Sedierung
- Erregungs- und Krampfzustände

- **Unerwünschte Wirkungen**
- Bei Herzerkrankungen → Sensibilisierung gegenüber Katecholaminen, Extrasystolen
- Bei Lebererkrankungen → verzögerter Abbau

- **Verabreichung**
- Dosierung: 30–50–100 mg/kg KG
- Oral (schlecht schmeckend)
- Rektal

4.2.7.2 Diazepam (Benzodiazepin, Tranquilizer)

Beispiel: *Stesolid, Valium*

- **Wirkung**
- Verstärkt die Bindung der hemmenden γ-Aminobuttersäure (GABA) an der postsynaptischen Membran im zentralen Nervensystem; GABA bewirkt eine Hyperpolarisation der folgenden Nervenzelle durch einen vermehrten Chlorideinstrom (nachfolgende Erregung der Zelle wird erschwert)
- Angstlösende, antiaggressive und krampflösende Wirkung durch hemmende Wirkung auf das limbische System im Stammhirn
- Leichte Muskelrelaxierung durch Hemmung von Impulsen im Rückenmark

- Dämpfung der vegetativen Zentren des Sympathikus

- **Anwendungsgebiet**
- Prämedikation
- Epileptische Anfälle
- Tetanus
- Erregungs-, Angst- und Spannungszustände

- **Gegenanzeigen**
- Porphyrie, Status asthmaticus

- **Unerwünschte Wirkungen**
- Müdigkeit, Schläfrigkeit
- Schwindelgefühl
- Verwirrtheit
- Paradoxe Wirkung besonders bei Kindern
- Suchtgefahr
- Enzyminduktion mit verstärktem Abbau anderer Medikamente

- **Wechselwirkung**
- Die Wirkung von Relaxanzien kann verstärkt werden
- Durch Cimetidin wird die Wirkung von Diazepam verstärkt
  - **Antidot:** Flumazenil (*Anexate*)

- **Verabreichung**
- 0,5 mg/kg KG i.v. als Einzelgabe, i.m. (selten)
- Oral als Tropflösung mit schlechtem Geschmack

4.2.7.3 Clonazepam (Benzodiazepin)
Beispiel: *Rivotril*

- **Wirkung**
- Siehe auch Diazepam
- Dämpfung der Erregungsausbreitung in den Hirnzellen und Unterdrückung der Krampfbereitschaft

- **Anwendungsgebiet**
- Status epilepticus, alle Epilepsieformen

- **Unerwünschte Wirkungen**
- Atemdepression

- Vermehrter Speichelfluss oder Bronchialhypersekretion (besonders bei Säuglingen)
- Reizbarkeit

- **Wechselwirkung**
- Blutspiegel von Phenytoin kann erhöht werden

- **Verabreichung**
- 1 mg mit 1 ml Aqua ad. inj. kurz vor Injektion verdünnen
- Langsam i.v. (0,25 mg/min) als Einzeldosis
- Für Dauerinfusion kann das Konzentrat (1 mg/ml) auf 85 ml NaCl 0,9 % verdünnt werden
- i.m. nur in Ausnahmefällen

4.2.7.4 Etomidat (Kurzhypnotikum)
Beispiel: *Hypnomidate, Etomidat-Lipuro*

- **Wirkung**
- Hypnotisch
- Keine Histaminfreisetzung
- Keine Organtoxizität
- Geringe Kreislaufdepression

- **Anwendungsgebiet**
- Narkoseeinleitungen bei kreislaufdeprimierten Patienten
- Kardioversion
- Kurze Hypnose, z. B. bei fiberoptischer „Wachintubation"

- **Unerwünschte Wirkungen**
- Hemmung der Kortisol-Biosynthese
- Hirndrucksenkung
- Myoklonien

- **Gegenanzeigen**
- Keine Langzeitanwendung: Hemmung der Kortisol-Biosynthese
- Schwangerschaft

- **Verabreichung**
- Dosierung: 0,2–0,3 mg/kg KG
- Wirkeintritt: 20 s
- Wirkdauer: 2–5 min

4.2.7.5 Ketamin, Esketamin – S-Enantiomer des Ketamins (Anästhetikum)

Beispiel: *Ketanest, Ketanest-S*

- **Wirkung**
- Amnesie
- Analgesie
- Sedierung
- Sympathikusaktivierung
- Bronchodilatation
- Kaum Histaminfreisetzung
- Steigerung von Herzfrequenz, Blutdruck und Sauerstoffverbrauch
- Erhaltene Schutzreflexe, allerdings kein sicherer Aspirationsschutz
- Spontanatmung bleibt erhalten

- **Anwendungsgebiet**
- Kurze Narkosen, bei denen die Spontanatmung erhalten bleiben soll
- Intramuskuläre Narkose bei unkooperativen Patienten
- Notfallmedizin, z. B. Trauma-/Schockpatienten
- Status asthmaticus
- Vorteilhaft ist die große therapeutische Breite

- **Unerwünschte Wirkungen**
- Steigerung des ICP
- Steigerung des Augeninnendrucks
- Halluzinationen
- Hypersalivation

- **Verabreichung**
- Dosierung: i.v. 0,5–1 mg/kg KG
- Dosierung: i.m. 5 mg/kg KG
- Dosierung: nasal 2–4 mg/kg KG
- Repetitionsdosis: Hälfte der Initialdosis
- Wirkeintritt:
  - i.v. 30 s
  - i.m. 2–10 min
- Wirkdauer:
  - Amnesie: 1–2 h
  - Analgesie: 40–60 min
  - Chirurgische Toleranz: i.v. 5–15 min, i.m. 10–25 min
- Verabreichung immer in Kombination mit Benzodiazepin

4.2.7.6 Methohexital (Barbiturat)

Beispiel: *Brevimytal, Brital*

- **Wirkung**
- Stimulation hemmender GABA-induzierter Chloridkanäle an der postsynaptischen Membran von Nervenzellen im Bereich der Formatio reticularis und des Thalamus → vermehrter Chlorideinstrom mit Hyperpolarisation der Membran (nachfolgende Erregung der Zelle wird erschwert)
- Bewusstlosigkeit
- Geringe muskelerschlaffende Wirkung
- Rasche Metabolisierung, schnelles Erwachen

- **Anwendungsgebiet**
- Narkoseeinleitung, kurze Narkose bei wenig schmerzhaften Eingriffen

- **Unerwünschte Wirkungen**
- Hypotonie, peripherer Gefäßkollaps
- Atemdepression
- Bradykardie, Asystolie
- Singultus, Krampfanfälle
- Starke exzitatorische Wirkung
- Stimmritzenkrampf, Krampf der Bronchialmuskulatur (Vorsicht bei Asthmatikern und Patienten mit Herzinsuffizienz)
- Übelkeit, Erbrechen
- Hauterscheinungen
- Thrombophlebitis
- Injektion ist schmerzhaft

- **Wechselwirkung**
- Mit Phenytoin, Antikoagulanzien, Nebennierenrinden (NNR)-Hormonen (Kortisoleffekt wird herabgesetzt)
- Barbiturate beschleunigen den Metabolismus der Leber

- **Verabreichung**
- i.v. als Einzeldosis, 1 Ampulle = 100 mg mit 10 ml Aqua auflösen (10 % Lösung)
- i.m. als 5 %-Lösung
- Dosierung: 11,5 mg/kg KG
- Wirkeintritt: 20 s
- Wirkdauer: 5–10 min
- Rektal (30 mg/kg KG)
- Oral (eher selten)

4.2.7.7 Midazolam (Benzodiazepin)
Beispiel: *Dormicum*

- **Wirkung**
  - Sedierung
  - Anxiolyse
  - Amnesie
  - Hypnose
  - Keine Analgesie

- **Anwendungsgebiet**
  - Prämedikation: oral, rektal, ggf. intravenös, nasal
  - Sedierung
  - Neuroleptanästhesie

- **Unerwünschte Wirkungen**
  - Kopfschmerzen
  - Paradoxe Reaktion: Agitiertheit
  - Frühgeborene: zerebrale Krampfanfälle, Myoklonien, Atemdepression/Brutdruckabfall
    - **Antidot:** Flumazenil, z. B. *Anexate*

- **Wechselwirkung**
  - Wirkverstärkung bei Gabe von H2-Blockern, Cimetidin, Erythromycin
  - Wirkverstärkung und Wirkverlängerung bei Herzinsuffizienz, chronischem Nierenversagen und verminderter Leberdurchblutung
  - Wirkung von Muskelrelaxanzien wird verstärkt

- **Verabreichung**
  - Dosierung oral:
    - 0,5 mg/kg KG Ampullenlösung + Geschmacksträger (Sirup), Wirkeintritt: 30 min
    - 7,5 mg Tablette für größere Kinder; selten über 15 mg als Einzeldosis, Wirkeintritt: 30–45 min
  - Dosierung rektal: 0,75 mg/kg KG, Wirkeintritt 10–15 min
  - Dosierung nasal: 0,2–0,4 mg/kg KG, Wirkeintritt: wenige Minuten
  - Dosierung i.v.: 0,05–0,1 mg/kg KG
  - Narkose i.v.: 0,2 mg/kg KG
  - Als Dauerinfusion mit NaCl 0,9 % oder G 5 %

4.2.7.8 Phenobarbital (Barbiturat)
Beispiel: *Luminal*

- **Wirkung**
  - Siehe Methohexital (▶ Abschn. 4.2.7.6)
  - HWZ: 2 Tage (altersabhängig)

- **Anwendungsgebiet**
  - Schlaflosigkeit
  - Prämedikation
  - Anfallsleiden, Erregungszustände
  - **Nicht** bei schweren Nieren- und Leberfunktionsstörungen, Myokardschäden

- **Unerwünschte Wirkungen**
  - Hautreaktionen
  - Paradoxe Reaktion
  - Starke körperliche und psychische Abhängigkeit
  - Bei Dauertherapie kann es zu einer vermehrten Aktivierung von Enzymen kommen, die den Abbau einiger Medikamente beschleunigen und damit zu einer Wirkungsverminderung führen (z. B. Antikoagulanzien, Antiepileptika)
  - Glukokortikoidwirkung erniedrigt
  - Überdosierungserscheinungen: Somnolenz, Koma, Erregungszustände, Beeinträchtigung autonomer Funktionen → Kreislaufversagen (mit Abnahme der Nierenleistung bis zur Anurie), HF-Abfall, Hypothermie, zentrale Atemlähmung durch Hemmung des über CO_2-Chemorezeptoren vermittelten Atemantriebs → Atemtätigkeit wird über die viel geringer wirksamen O_2-Chemosensoren stimuliert (bei Barbituratvergiftung vorsichtige Sauerstoffgabe)

- **Verabreichung**
  - Oral
  - i.m., langsam i.v

4.2.7.9 Phenytoin (Antiepileptikum, Antiarrhythmikum)
Beispiel: *Phenhydan*

- **Wirkung**
  - An den Nervenzellen Blockierung der depolarisierenden Na^+-Kanäle → Hemmung

pathologischer Erregungsabläufe im zentralen Nervensystem
— Am Herzen Stabilisierung des Ruhepotenzials

■ **Anwendungsgebiet**
— Epileptische Anfälle, persistierende Krampfanfälle
— Digitalisintoxikationsbedingte ventrikuläre Extrasystolen
— Arrhythmien (Off-Label-Use)

■ **Gegenanzeigen**
— Leukopenie
— AV-Block 2.–3. Grades
— Leberzellschäden

■ **Unerwünschte Wirkungen**
— Hypotonie
— Hyperglykämie durch Hypoinsulinismus
— Asystolie
— Bei Früh-/Neugeborenen Bilirubinanstieg durch hohe Eiweißbindung
— Atemdepression
— Erbrechen
— Tremor, Schwindel
— Zahnfleischwucherungen
— Beeinträchtigung blutbildender Zellen im Knochenmark

■ **Wechselwirkung**
— Erhöhter Spiegel bei oralen Antikoagulanzien, Chloramphenicol, Cimetidin und Sulfonamiden
— Wirkung von Glukokortikoiden wird vermindert

■ **Verabreichung**
— Infusionskonzentrat verdünnen mit NaCl 0,9 % (750 mg/50 ml + 250 ml oder 500 ml NaCl 0,9 %)
— Immer extra laufen lassen, am besten über ZVK
— Zugang gut mit NaCl 0,9 % durchspülen, keine 3-Wege-Hähne aus Kunststoff (z. B. Polykarbonat), können durch das Lösungsmittel des Infusionskonzentrats angegriffen werden
— Gewebetoxisch (pH 12) → Nekrosen
— Gabe unter EKG- und Blutdruckkontrolle

4.2.7.10 Promethazin (Neuroleptikum, Antihistaminikum)
Beispiel: *Atosil*

■ **Wirkung**
— Blockade der Rezeptoren für Histamin → antiallergische Wirkung
— Sedierend, hypnotisch und antiemetisch durch Wirkung auf zentrale Histaminrezeptoren

■ **Anwendungsgebiet**
— Prämedikation, postoperative Behandlung, Erregungs- und Unruhezustände
— Einschlaf- und Durchschlafstörungen
— (Obstruktive Lungenerkrankungen)

■ **Unerwünschte Wirkungen**
— Mundtrockenheit
— Hypotonie
— Herzrhythmusstörungen
— Verminderte Schweißsekretion mit Gefahr eines Wärmestaus
— Erhöhte Neigung zu Krampfanfällen
— Hautreaktionen
— Paradoxe Reaktionen

■ **Verabreichung**
— Oral als Tropfen
— i.m., i.v. (verdünnt)

4.2.7.11 Propofol (Hypnotikum)
Beispiel: *Disoprivan*

■ **Wirkung**
— Hypnotisch
— Antiemetisch
— Gute Reflexdämpfung
— Keine analgetische Wirkung
— Keine relaxierende Wirkung

■ **Anwendungsgebiet**
— Anästhetikum zum Einleiten und/oder Aufrechterhalten einer Narkose
— Totale i.v. Anästhesie (TIVA)
— Intubation unter Vermeidung eines Relaxans
— Besonders geeignet für Kurznarkosen mit Larynxmasken
— Analgosedierung

- **Unerwünschte Wirkungen**
- Kreislaufdepression mit Tachykardie und Hypotonie
- Senkung des Hirndrucks
- Atemdepression, abhängig von der Dosis
- Injektionsschmerz

- **Gegenanzeigen**
- Nicht geeignet für Kinder unter 1 Monat
- Keine Langzeitanwendung: Propofol-Infusions-Syndrom (PRIS)
- Schock
- Herzinsuffizienz
- Bedingte Kontraindikation bei Sojaallergie

- **Verabreichung**
- Dosis initial: 2–5 mg/kg KG
- Dosis kontinuierlich: 6–5 mg/kg KG und h (Narkose); 4 mg/kg KG und h (Sedierung)
- Wirkeintritt: 25–40 s
- Wirkdauer: 5–8 min
- Sofortiger Verbrauch nach dem Aufziehen
- Maximal 6 h verwendbar
- Injektionsschmerz, z. B. durch Kühlung des Medikamentes oder Lidocaingabe reduzieren

4.2.7.12 Thiopental (Barbiturat)

Beispiel: *Trapanal*

- **Wirkung**
- Hypnotisch
- Antikonvulsiv
- Senkt ICP

- **Anwendungsgebiet**
- Intravenöses Einleitungshypnotikum

- **Unerwünschte Wirkungen**
- Stark alkalisch → venenreizend
- Keine Analgesie
- Kreislaufdepressiv: Hypotonie
- Histaminfreisetzung
- Bronchokonstriktiv
- Husten
- Schluckauf

- **Gegenanzeigen**
- Schock
- Asthma
- Allergische Diathese
- Obstruktive Atemwegserkrankungen
- Herzinsuffizienz
- Alkoholintoxikation
- Leberinsuffizienz
- Niereninsuffizienz
- Hypovolämie
- Porphyrie

- **Verabreichung**
- Dosis initial: 5–7 mg/kg KG
- Wirkeintritt: 20 s
- Wirkdauer: 5–15 min
- Dauerperfusor bei therapieresistentem Krampfstatus oder zur Hirndrucksenkung (nur über ZVK)
- Lösungsmittel 0,5 g mit 10–20 ml Aqua ad. inj.
- Trägerlösung, wenn nötig, nur NaCl 0,9 %

4.2.8 Muskelrelaxanzien

4.2.8.1 Atracurium (nichtdepolarisierendes Muskelrelaxans)

Beispiel: *Tracrium*

- **Wirkung**
- Bindung des Muskelrelaxans am Acetylcholinrezeptor
- Es wird keine Kontraktion/Depolarisation ausgelöst
- Der nervale Impuls wird nicht auf den Muskel übertragen
- Erst nach Abtransport des Muskelrelaxans ist der Rezeptor wieder zugänglich für das Acetylcholin
- Organunabhängiger Abbau („Hoffmann-Elimination")

- **Anwendungsgebiet**
- Nichtdepolarisierendes Muskelrelaxans bei Leber- oder Niereninsuffizienz

- **Unerwünschte Wirkungen**
- Histaminfreisetzung
    - **Antidot:** Neostigmin (antagonisiert nichtdepolarisierende Muskelrelaxanzien)

4.2 · Medikamente – eine Übersicht

- **Verabreichung**
  - Dosierung initial: 0,3–0,6 mg/kg KG
  - Repetitionsdosis: 0,15 mg/kg KG
  - Wirkeintritt: 120–240 s
  - Wirkdauer: 20–30 min
  - Höhere Dosierung bei Säuglingen notwendig

4.2.8.2 Cis-Atracurium (nichtdepolarisierendes Muskelrelaxans)

Beispiel: *Nimbex*

- **Wirkung**
  - Bindung des Muskelrelaxans am Acetylcholinrezeptor
  - Es wird keine Kontraktion/Depolarisation ausgelöst
  - Der nervale Impuls wird nicht auf den Muskel übertragen
  - Erst nach Abtransport des Muskelrelaxans ist der Rezeptor wieder zugänglich für das Acetylcholin
  - Organunabhängiger Abbau („Hoffmann-Elimination")
  - Keine Histaminausschüttung

- **Anwendungsgebiet**
  - Allgemeinnarkosen, insbesondere bei Leber- oder Niereninsuffizienz

- **Verabreichung**
  - Dosierung initial: 0,15 mg/kg KG
  - Repetitionsdosis: 0,02 mg/kg KG
  - Wirkeintritt: 120 – 240 s
  - Wirkdauer: 20 – 30 min
  - **Antidot:** Neostigmin, z. B. *Mestinon*
  - Als Dauerperfusor in G 5% oder NaCl 0,9%

4.2.8.3 Mivacurium (nichtdepolarisierendes Muskelrelaxans)

Beispiel: *Mivacron*

- **Wirkung**
  - Bindung des Muskelrelaxans am Acetylcholinrezeptor
  - Es wird keine Kontraktion/Depolarisation ausgelöst
  - Der nervale Impuls wird nicht auf den Muskel übertragen
  - Erst nach Abtransport des Muskelrelaxans ist der Rezeptor wieder zugänglich für das Acetylcholin
  - Kurzwirkendes nichtdepolarisierendes Muskelrelaxans

- **Anwendungsgebiet**
  - Geeignet für kurze diagnostische oder traumatologische Eingriffe

- **Unerwünschte Wirkungen**
  - Histaminausschüttung
    - **Antidot:** Neostigmin, z. B. *Mestinon*

- **Gegenanzeigen**
  - Pseudocholinesterasemangel
  - Atypische Pseudocholinesterase

- **Verabreichung**
  - Dosierung initial: 0,15–0,25 mg/kg KG
  - Repetitionsdosis: 0,1 mg/kg KG
  - Wirkeintritt: 180 s
  - Wirkdauer: 10–20 min

4.2.8.4 Rocuronium (nichtdepolarisierendes Muskelrelaxans)

Beispiel: *Esmeron*

- **Wirkung**
  - Bindung des Muskelrelaxans am Acetylcholinrezeptor
  - Es wird keine Kontraktion/Depolarisation ausgelöst
  - Der nervale Impuls wird nicht auf den Muskel übertragen
  - Erst nach Abtransport des Muskelrelaxans ist der Rezeptor wieder zugänglich für das Acetylcholin

- **Anwendungsgebiet**
  - Allgemeinnarkosen
  - Intubation
  - Auch für Kinder < 1 Jahr zugelassen

- Modifizierte Rapid Sequence Induction (RSI, Nicht-nüchtern-Einleitung) bei Kindern

- **Unerwünschte Wirkungen**
- Atemdepression
- Intestinale Motilität vermindert
  - **Antidot:** Neostigmin, z. B. *Mestinon*

- **Verabreichung**
- Dosierung initial: 0,6 – 1,0 mg/kg KG
- Repetitionsdosis: 0,1 mg/kg KG
- Wirkeintritt: nach ca. 60 – 180 s (dosisabhängig)
- Wirkdauer: ca. 40 min
- Bei Neugeborenen: geringere Dosierung, da organabhängiger Abbau bei Leber- und Nierenunreife

4.2.8.5 Pancuronium (nichtdepolarisierendes Muskelrelaxans)

- **Wirkung**
- Bindung des Muskelrelaxans am Acetylcholinrezeptor
- Es wird keine Kontraktion/Depolarisation ausgelöst
- Der nervale Impuls wird nicht auf den Muskel übertragen
- Erst nach Abtransport des Muskelrelaxans ist der Rezeptor wieder zugänglich für das Acetylcholin

- **Anwendungsgebiet**
- Allgemeinnarkosen
- Lange Operationen

- **Unerwünschte Wirkungen**
- Initiale Tachykardien
- Hypertonie
- Histaminfreisetzung
- Atemdepression
- Intestinale Motilität vermindert
- Kumulation
  - **Antidot:** Neostigmin

- **Gegenanzeigen**
- Niereninsuffizienz

- **Verabreichung**
- Dosierung initial: 0,05–0,1 mg/kg KG
- Repetitionsdosis: 0,02 mg/kg KG
- Wirkeintritt: nach ca. 3–5 min
- Wirkdauer: 45–90 min

4.2.8.6 Succinylcholin (depolarisierendes Muskelrelaxans)

Beispiel: *Pantolax, Lysthenon*

- **Wirkung**
- Bindung an Acetylcholinrezeptoren
- Führt zur Depolarisation → Muskelzuckung und folgende Erschlaffung
- Kein Abbau über Acetylcholinesterase
- Wirkende durch Abtransport vom Rezeptor
- Abbau über Pseudocholinesterase

- **Anwendungsgebiet**
- RSI (Nicht-nüchtern-Einleitung)
- Laryngospasmus

- **Unerwünschte Wirkungen**
- Keine Antagonisierung möglich
- Triggersubstanz der malignen Hyperthermie
- Hypotonie
- Bradykardie
- Asystolie
- Arrhythmien
- Hyperkaliämie
- Histaminfreisetzung
- ICP-Steigerung
- Gastrale und intraokuläre Drucksteigerung

- **Gegenanzeigen**
- Nachgewiesene maligne Hyperthermie
- Disposition zur malignen Hyperthermie
- Polytrauma (direkt am Unfallort jedoch erlaubt)
- Ausgedehnte Zellzerstörung durch Verbrennungen oder Muskelverletzungen
- Hyperkaliämie
- Niereninsuffizienz
- Muskelerkrankungen (Myopathien)
- Neuromuskuläre Störungen
- Perforierende Augenverletzungen

4.2 · Medikamente – eine Übersicht

- Pseudocholinesterasemangel oder atypische Pseudocholinesterase

■ Verabreichung
- Dosierung Neugeborene und Säuglinge: 2 mg/kg KG
- Dosierung bei Kindern > 1 Jahr: 1–1,5 mg/kg KG
- Keine Repetitionsdosen verabreichen
- Wirkeintritt nach ca. 30 s
- Wirkdauer: 3–7 min
- Bei Säuglingen: höhere Dosierung, da größeres Verteilungsvolumen bei organunabhängigem Abbau
- Immer Atropin bereithalten, da es häufig zu initialen Bradykardien kommt
- Intramuskuläre Gabe möglich; Dosierung: 4 mg/kg KG

4.2.8.7 Vecuronium (nichtdepolarisierendes Muskelrelaxans)

Beispiel: *Norcuron*

■ Wirkung
- Bindung des Muskelrelaxans am Acetylcholinrezeptor
- Es wird keine Kontraktion/Depolarisation ausgelöst
- Das Relaxans konkurriert mit Acetylcholin am Rezeptor
- Der nervale Impuls wird nicht auf den Muskel übertragen
- Erst nach Abtransport des Muskelrelaxans ist der Rezeptor wieder zugänglich für das Acetylcholin

■ Anwendungsgebiet
- Intubation
- Intraoperative Relaxierung
- Dauerrelaxierung

■ Unerwünschte Wirkungen
- Atemdepression
- Hypotonie
- Intestinale Motilität vermindert
  - **Antidot:** Neostigmin, z. B. *Mestinon*

■ Gegenanzeigen
- Leberinsuffizienz
- Gallengangverschluss

■ Verabreichung
- Dosierung initial: 0,05–0,1 mg/kg KG
- Repetitionsdosis: 0,02 mg/kg KG
- Wirkeintritt: nach ca. 180 s
- Wirkdauer: ca. 30–40 min
- Als Dauertherapie in G 5 %

4.2.9 Medikamente in der Behandlung von Lungenerkrankungen

4.2.9.1 N-Acetylcystein (Mukolytikum, Antidot)

Beispiel: *Fluimucil, Bromuc*

■ Wirkung
- Spaltung von Molekülen, die im Schleim enthalten sind

■ Anwendungsgebiet
- Infektionen mit starker Schleimsekretion
- Mukoviszidose
- Antidot bei Paracetamol-Intoxikation (*Fluimucil Antidot®*)

■ Unerwünschte Wirkungen
- Bronchospasmus
- Inaktivierung von Medikamenten, die Schwefeldoppelbindungen enthalten (z. B. Doxycyclin)

■ Verabreichung
- Oral als Granulat oder i.v.-Lösung oral (Verdünnung 1: 9)
- Zum rektalen Anspülen i.v.-Lösung (Verdünnung 2: 8 mit G 5 %) bei zähem Mekonium
- Endotracheal als i.v.-Lösung (Verdünnung 1: 9 mit NaCl 0,9 %)
- i.v.
- Als Inhalation mit NaCl 0,9 % verdünnt

4.2.9.2 Ipratropiumbromid (Atropinabkömmling)

Beispiel: *Atrovent*

- **Wirkung**
- Parasympathikolytisch
- Bronchodilatierend

- **Anwendungsgebiet**
- Obstruktive Bronchitis
- Bronchospasmus
- Asthma

- **Unerwünschte Wirkungen**
- Mundtrockenheit
- Tachykardie

- **Wechselwirkung**
- β-Adrenergika und Theophyllin verstärken die Wirkung

- **Verabreichung**
- Als Aerosolspray (über Spacer)
- Als Tropfen mit NaCl 0,9 % verdünnt zum Inhalieren, häufig in Kombination z. B. mit *Sultanol*-Tropfen (Salbutamol)

4.2.9.3 Koffein (Methylxanthin), Koffeinzitrat

Beispiel: *Peyona*

- **Wirkung**
- Stimulation des Atemzentrums
- Erhöhung der pulmonalen Compliance
- Erhöhung der renalen Perfusion

- **Anwendungsgebiete**
- Zentrale Apnoen

- **Unerwünschte Wirkungen**
- Tachykardien
- Verminderte Darmtätigkeit, vermehrte Magensekretion
- Hyperexzitation
- Verminderter zerebraler Blutfluss
- Hyperglykämie

- **Wechselwirkung**
- Wirkung kann durch Theophyllin verstärkt werden

- **Verabreichung**
- In Form von Koffeinzitrat p.o. oder i.v. als Einzelgabe

4.2.9.4 Salbutamol (β2-Sympathomimetikum)

Beispiel: *Sultanol, Salbulair*

- **Wirkung**
- Bronchodilatation durch Wirkung auf β_2-Rezeptoren des Bronchialtrakts
- Verbesserung der mukoziliären Clearance

- **Anwendungsgebiet**
- Asthma und andere Bronchialerkrankungen
- Hyperkaliämie
- Inhalativ bei Hyperkaliämie

- **Gegenanzeigen**
- Hyperthyreose
- Tachykardie, Tachyarrhythmien

- **Unerwünschte Wirkungen**
- Hypokaliämie (Vorsicht bei Dauerbehandlung)
- Tachykardie
- Tremor

- **Wechselwirkung**
- Theophyllin verstärkt die Bronchodilatation

- **Verabreichung**
- Z. B. *Salbulair* (Ventolin) als Dauerinfusion mit G 5 % oder NaCl 0,9 %
- Z. B. *Sultanol* zum Inhalieren mit NaCl 0,9 %
- Als Dosieraerosol (über Spacer)

4.2.9.5 Theophyllin (Methylxanthin wie Koffein)

Beispiel: *Euphyllin, Solosin*

- **Wirkung**
- Hemmung der Phosphodiesterase mit cAMP-Erhöhung → Auflösung von bronchialer Obstruktion und Spasmen
- Pulmonale Vasodilatation
- Positiv-inotrope Wirkung
- Verbesserung der mukoziliären Clearance

- Förderung der Diurese und der zerebralen Durchblutung
- Stimmungsaufhellend und antriebssteigernd

■ **Anwendungsgebiet**
- Bronchiale Obstruktion, Asthma, Bronchospasmus
- Zentrale Atemregulationsstörung
- Rechtsherzüberlastung aufgrund pulmonaler Ursache

■ **Gegenanzeigen**
- Hyperthyreose

■ **Unerwünschte Wirkungen**
- Geringe therapeutische Breite
- Tachykardie
- Hypertonie
- Arrhythmie
- Zentrale Erregung, Schlafstörung
- Erhöhung der Magensäureproduktion
- Gastroösophagealer Reflux
- Hyperglykämie
- Hypokaliämie
- Senkung der Krampfschwelle

■ **Wechselwirkung**
- Wirkungsverstärkung durch Furosemid, koffeinhaltige Medikamente und β_2-Adrenergika
- Schnellerer Abbau und verminderte Wirksamkeit bei Phenobarbital- und Phenytoin-Gaben
- Verzögerter Abbau bei Erythromycin, Cimetidin (z. B. *Tagamet*) und Gyrasehemmern und damit erhöhte Toxizität

■ **Verabreichung**
- i.v. (cave: nur sehr langsam); besser als KI
- Dauerinfusion verdünnt mit G 5 %
- s.l. unverdünnt

4.2.10 Immunsuppressiva

4.2.10.1 Calcineurin-Inhibitoren (Ciclosporin, Tacrolimus)

■ **Wirkung**
- Greift in die humorale und zellvermittelte Immunantwort blockierend ein
- Hemmung der Freisetzung von Interleukinen
- Bakterielle Abwehr des Körpers wird nur wenig beeinträchtigt
- Blockade von B-Lymphozyten (Tacrolimus)

■ **Anwendungsgebiet**
- Therapie von Autoimmunerkrankungen
- Immunsuppression nach Organtransplantation
- Immunsuppression nach Knochenmarktransplantation (Ciclosporin)

■ **Unerwünschte Wirkungen**
- Nephrotoxisch bei hohem Spiegel
- Gastrointestinale Störungen
- Neurologische Störungen
- Stoffwechselstörungen
- Störungen im Bereich des Herz-Kreislauf-Systems
- Hirsutismus (Ciclosporin)
- Zahnfleischhypertrophie (Ciclosporin)

■ **Gegenanzeigen**
- Schwere Niereninsuffizienz
- Schwere Hypertonie
- Unkontrollierte Infekte

■ **Wechselwirkung**
- Arzneimittel, die das Cytochrom-P450-System stimulieren (Johanniskraut, Erythromycin, Carbamazepin)

- **Verabreichung**
  - Oral (nicht mit Grapefruitsaft einnehmen; kann an Kunststoff anhaften)
  - KI (über 2–4 h, je nach Hausstandard)

4.2.10.2 mTOR-Inhibitoren (Everolimus, Sirolimus, Temsirolimus)

- **Wirkung**
  - Unterdrückung der Proliferation von T-Zellen

- **Anwendungsgebiet**
  - Prophylaxe der Transplantatabstoßung

- **Unerwünschte Wirkungen**
  - Infektionen
  - Neoplasien

- **Gegenanzeigen**
  - Überempfindlichkeit gegen Inhaltsstoffe

- **Wechselwirkung**
  - Johanniskraut
  - Substanzen, die das Cytochrom-P3A4-System beeinflussen

- **Verabreichung**
  - Oral
  - Vorsichtsmaßnahmen beachten (prostataspezifisches Antigen – PSA)

4.2.10.3 Zytostatika (Mycophenolat-Mofetil)

- **Wirkung**
  - Hemmung von Lymphozytenneubildung und Antikörperbildung

- **Anwendungsgebiet**
  - Wird zusammen mit Ciclosporin und Glukokortikoiden zur Vermeidung von akuten Transplantatabstoßungen eingesetzt

- **Unerwünschte Wirkungen**
  - Gastrointestinale Beschwerden
  - Leukopenie
  - Thrombopenie

- **Gegenanzeigen**
  - Überempfindlichkeit gegen Inhaltsstoffe
  - Frauen in gebärfähigem Alter

- **Wechselwirkung**
  - Nicht zusammen mit Azathioprin geben

- **Verabreichung**
  - Oral
  - KI über 2 h

4.2.10.4 Antikörper (Basiliximab, Rituximab, Infliximab, ATG)

- **Wirkung**
  - Antikörper zur Immuntherapie bei z. B. akuter Abstoßung
  - Immunmodulation nach Organtransplantationen

- **Anwendungsgebiet**
  - Prophylaxe der akuten Transplantatabstoßung in Kombination mit Ciclosporin und Glukokortikoiden (Basiliximab)

- **Unerwünschte Wirkungen**
  - Schwere Überempfindlichkeitsreaktionen (Anaphylaxie)

- **Gegenanzeigen**
  - Nur nach strenger Indikationsstellung und Therapieschema verabreichen

- **Verabreichung**
  - Bolus i.v.-Gabe oder KI über 30 min (Basiliximab)
  - Nach Beipackzettel und Hausstandard

4.2.11 Sonstige Arzneimittel

4.2.11.1 Glukokortikoide (Hydrokortison, Prednisolon, Dexamethason)

Beispiel: *Solu-Decortin H* (Prednisolon), *Fortecortin* (Dexamethason)

- **Wirkung**
  - Wie Nebennierenrindenhormon Kortison

4.2 · Medikamente – eine Übersicht

— Stabilisation der Zellmembran; die zelleigenen Lysosomen werden vor Zerstörung geschützt, Entzündungsreaktionen und die bindegewebige Proliferation werden unterdrückt

- **Anwendungsgebiet**
— Anaphylaktischer Schock
— Hirnödem
— Rheumatische Erkrankungen
— Schwere Dermatosen
— Akute sekundäre NNR-Insuffizienz
— Akute Bluterkrankungen
— Bronchopulmonale Dysplasie

- **Unerwünschte Wirkungen**
— Bei Dauerbehandlung → Abwehrbereitschaft reduziert
— Cushing-Syndrom: Hyperglykämien, Hypertonie, Ödeme durch Natriumretention, Stammfettsucht, Knochenentkalkung, Magenulzera, Wachstumsverzögerung, psychische Veränderung, Katarakt

- **Verabreichung**
— Oral
— i.v.
— Inhalation

4.2.11.2 Calciumglukonat

- **Wirkung**
— Kapillarabdichtender Effekt
— Antagonist zum kapillarerweiternden Histamin
— Membranstabilisierung, z. B. an den Muskelendplatten, stark positiv-inotrop

- **Anwendungsgebiet**
— Hypokaliämie
— Hyperkaliämie
— Hypermagnesiämie
— Intoxikation mit Calciumantagonisten
— Akute allergische Reaktionen

- **Unerwünschte Wirkungen**
— Bei zu schneller i.v.-Gabe: Übelkeit, Erbrechen, Hypotonie bis zu Herzrhythmusstörungen, Herzstillstand

- **Wechselwirkung**
— Verstärkung von Herzglykosiden (Toxizität)
— Bei Patienten, die Herzglykoside erhalten, ist die i.v.-Gabe kontraindiziert

- **Verabreichung**
— Langsam i.v.
— Oral
— Nicht gleichzeitig mit $NaHCO_3$

4.2.11.3 Vitamin K (fettlösliches Vitamin)

Beispiel: *Konakion*

- **Wirkung**
— Ist nötig für die Bildung der Gerinnungsfaktoren X, IX, VII und II (Merkzahl 1972)

- **Anwendungsgebiet**
— Vitamin-K-Mangelzustände
— Prophylaxe von Hämorrhagien des Neugeborenen

- **Unerwünschte Wirkungen**
— Bei i.v.-Gabe selten anaphylaktische Reaktionen

- **Verabreichung**
— Oral als Tropfen
— s.c., i.v., i.m., KI

Überprüfen Sie Ihr Wissen
Zu 4.1
— Worin liegt der Sinn eines standardisierten Infusionsmanagements?
— Welche Formen von Inkompatibilitäten fallen Ihnen ein?
— Welche Auswirkungen können Inkompatibilitäten in der Infusionstherapie haben?
— Was kann eine NaCl-0,9 %-Lösung verursachen, welche als Volumengabe verabreicht wird?
— Welche Vorteile hat eine Inline-Filtration von Infusionslösungen?
— Erläutern Sie eine standardisierte ZVK-Belegung und begründen Sie diese.

Nachschlagen und Weiterlesen

AWMF S1-Leitlinie 001/032 (2016) „Perioperative Infusionstherapie bei Kindern", zu finden im Internet unter: ► https://www.awmf.org/uploads/tx_szleitlinien/001-032l_S1_S1_Infusionstherapie_perioperativ_Kinder_2016-02_01.pdf

AWMF S2e-Leitlinie 001/033 (2016) „Medikamentensicherheit in der Kinderanästhesie", zu finden im Internet unter: ► https://www.awmf.org/uploads/tx_szleitlinien/001-033l_S2e_Medikamentensicherheit_Kinderanästhesie_2016-11.pdf

Schmerzmanagement, Sedierung und Delir

Dagmar Teising und Hannah Tönsfeuerborn

Inhaltsverzeichnis

5.1 Schmerzmanagement – 148
5.1.1 Auswirkungen von Schmerz – 148
5.1.2 Charakteristika von Schmerz – 148
5.1.3 Schmerzanamnese/Schmerzeinschätzung – 149
5.1.4 Maßnahmen zur Schmerzvermeidung und -linderung – 150

5.2 Analgosedierung auf der Intensivstation – 153

5.3 Relaxierte Patienten – 154

5.4 Delir – 157

Nachschlagen und Weiterlesen – 160

© Springer-Verlag GmbH Deutschland, ein Teil von Springer Nature 2021
H. Tönsfeuerborn et al., *Neonatologische und pädiatrische Intensiv- und Anästhesiepflege*,
https://doi.org/10.1007/978-3-662-62902-4_5

5.1 Schmerzmanagement

Schmerz ist eines der Hauptsymptome einer Erkrankung und gerade im Intensivbereich muss darauf besonders geachtet werden, da viele pflegerische, diagnostische und therapeutische Maßnahmen mit Schmerzen verbunden sind. Kleine, bewusstseinsgestörte oder beatmete Kinder können Schmerzen verbal nicht äußern, dementsprechend muss dann besonders auf nonverbale Zeichen geachtet werden. Das Erkennen von Schmerzen ist eine ebenso wichtige pflegerische Aufgabe wie das Einleiten einer adäquaten Schmerztherapie (pharmakologisch, physikalisch, psychologisch). Entsprechend wurden dazu vom Deutschen Netzwerk für Qualitätssicherung in der Pflege (DNQP) der Expertenstandard „Schmerzmanagement in der Pflege bei akuten Schmerzen" und analog dazu der Standard „Schmerzmanagement in der Pflege bei chronischen Schmerzen" entwickelt.

Schmerz ist ein unangenehmes Sinnes- und Gefühlserlebnis, das mit aktueller oder potenzieller Gewebeschädigung verknüpft ist. Es ist eine physiologische Funktion, die über bedrohliche, schädigende Einflüsse (Noxen) auf den Körper informiert. Frühgeborene ab ca. der 22. Schwangerschaftswoche (SSW) können Schmerzen empfinden. Wenn akute Schmerzen nicht adäquat behandelt werden, sinkt die Schmerzschwelle und es besteht die Gefahr einer Chronifizierung, daher sollten Schmerzen angemessen behandelt werden.

Es wird zwischen objektivem Schmerz (z. B. einem Schnitt) und subjektivem Schmerz (Schmerzempfindung) unterschieden. Für die Schmerzempfindung ist der Schmerzsinn (Nozizeption) zuständig. Schmerz ist pathologisch, wenn er in neuralen Strukturen ohne äußere Noxe entsteht. Das Schmerzempfinden und der Umgang mit Schmerzen hängen von verschiedenen Faktoren ab, wie Alter, Geschlecht, aktueller Stoffwechsellage, Persönlichkeit, Kultur, Religion und familiären Traditionen.

– Schmerzverstärkend können Angst, Sorge, Traurigkeit, Hoffnungslosigkeit, Schlaflosigkeit sowie die Unkenntnis über die Herkunft und Bedeutung des Schmerzes sein.
– Schmerzverringernd dagegen können Zuwendung, Ablenkung, Beschäftigung, Zuversicht, Sorglosigkeit, Hoffnung und das Wissen über die Herkunft und Bedeutung des Schmerzes sein.
– Schmerz hat physische und langfristig auch psychische Auswirkungen und kann den Genesungsprozess und die psychosoziale Entwicklung des Kindes beeinträchtigen.

5.1.1 Auswirkungen von Schmerz

– Herz-Kreislauf-Störungen mit Gefahr der Hirnblutungen bei Frühgeborenen
– Metabolische Entgleisung wie Azidose
– Wundheilungsstörungen
– Störungen des Immunsystems
– Magen-Darm-Störungen
– Schlafstörungen
– Depressionen/Aggressionen
– Angststörungen

5.1.2 Charakteristika von Schmerz

- **Rezeptortypen**
– Mechanosensible: für starke mechanische Reize
– Hitzeempfindliche: reagieren bei Temperaturen > 45 °C
– Polymodale: reagieren auf mechanische, thermische und chemische Reize

- **Reizvermittlung**
– Direkt, durch mechanische Gewalteinwirkung
– Indirekt, indem durch Gewebeschädigung (entzündlich, mechanisch etc.) körpereigene Stoffe freigesetzt werden (Kaliumionen, Prostaglandine, Kinine wie Bradykinin, Histamin u. a.), die auf die Schmerzrezeptoren einwirken und sie erregen oder für andere Reize sensibilisieren

- **Schmerzarten**
– Somatischer Schmerz:
  – Somatischer Oberflächenschmerz entsteht im Bereich der Haut (erst heller, dann dumpfer Schmerz).

- Somatischer Tiefenschmerz entsteht in der Skelettmuskulatur, dem Bindegewebe, den Knochen oder Gelenken (dumpf, schwer zu lokalisieren).
- Viszeraler Schmerz oder Eingeweideschmerz tritt bei rascher Dehnung oder krampfartigen Kontraktionen der glatten Muskulatur auf (z. B. Gallen-, Nierenkoliken).

■ **Schmerzdauer**
- Akut: z. B. bei Hautverbrennung, dient der Warnung → Fluchtreflex
- Chronisch: Schmerzen, die ohne anhaltendes Trauma >3 Monate bestehen: z. B. Kopf-, Gelenk-, Rückenschmerz, Tumorschmerz oder immer wiederkehrender Schmerz (Migräne, Angina pectoris); chronische Schmerzen führen zu Schonhaltungen; z. T. hat Schmerz dann keine physiologische Bedeutung mehr

■ **Besondere Schmerztypen**
- Projizierter Schmerz: Schädigungen entlang der Schmerzbahnen werden so empfunden, als ob sie aus dem peripheren Ursprungsgebiet kämen (z. B. Schmerzen im Gesäß oder Bein bei Nervenquetschungen durch Bandscheibenvorfall).
- Übertragener Schmerz: geht von inneren Organen aus; die sensorischen Nerven kreuzen im jeweiligen Rückenmarksegment auf die Gegenseite und laufen im Vorderseitenstrang des Rückenmarks zum Thalamus. In den zum gleichen Rückenmarksegment gehörenden Hautarealen (Dermatom) wird der Schmerz verspürt, z. B. Schmerzen im linken Arm bei O_2-Mangel des Herzens = Angina pectoris.

■ **Schmerzzeichen**
- Zusammenkneifen der Augenlider, Aufreißen der Augen
- Verzerren des Mundes, Zusammenpressen der Lippen
- Stirnrunzeln
- Weinen, Wimmern, Stöhnen, Schreien
- Allgemeine motorische Unruhe

- Anstieg der Herzfrequenz und des Blutdrucks, bei Frühgeborenen eher Bradykardien und Blutdruckabfall
- Beschleunigte, evtl. auch flache Atmung, bei Früh- und Neugeborenen häufig auch Apnoen
- Schwitzen
- Erhöhter Sauerstoffbedarf, Sättigungsabfälle, Hyperkapnie
- Veränderung der Hautfarbe, z. B. marmorierter, blasser oder grauer Hautkolorit
- Zentralisation mit kalten Extremitäten und Zunahme der Herzarbeit
- Hyperglykämie
- Schlafstörungen
- Erhöhter Muskeltonus
- Verhaltensänderungen, z. B. Rückzug der Kinder, Schlafen oder auffällig ruhiges Spielen zur Ablenkung von den Schmerzen

5.1.3 Schmerzanamnese/ Schmerzeinschätzung

- Schmerzlokalisation
- Schmerzmuster: z. B. konstant oder intermittierend, tageszeitliche Schwankungen, Verstärkung bei bestimmten Bewegungen, Körperhaltungen oder -lagen
- Schmerzcharakter: Beschreibung der Art des Schmerzes
- Schmerzintensität: Schmerzskalen helfen bei der Beurteilung und Einschätzung von Schmerzen und der Wirkung der Schmerztherapie; bei der Erfassung von Schmerzen muss zwischen Fremd- und Selbsteinschätzung unterschieden werden

■ **Fremdeinschätzung**
- Bei Früh/Neugeborenen sowie Säuglingen
  - **NIPS** = Neonatal Infant Pain Score
  - **BSN** = Berner Schmerzscore für NG
  - **PIPP** = Premature Infant Pain Profile
- Nichtbeatmete Kinder
  - **KUSS** = Kindliche Unbehagens- und Schmerzskala

- Beatmete und sedierte Kinder
  - **Comfort-B**-Score (◘ Abb. 5.2)
- Schwer mehrfachbehinderten Kindern
  - **FLACC**-Skala (Face – Legs – Activity – Cry – Consolability)

- **Selbsteinschätzung**
- Bei kleinen Kindern
  - **Smiley-Analog-Skala**
  - Ab ca. 5 Jahren: **Faces Pain Scale – Revised**
- Bei älteren Kindern
  - Numerische Rating-Skala (**NRS**)
  - Visuelle Analogskala (**VAS**)

Ein Fragebogen zu den bisherigen Schmerzerfahrungen und dem Umgang mit Schmerz, den die Eltern oder Kinder selber ausfüllen, kann bei der Schmerztherapie helfen.

5.1.4 Maßnahmen zur Schmerzvermeidung und -linderung

5.1.4.1 Übersicht: Allgemeine Maßnahmen

- Minimal Handling: Koordination von pflegerischen und schmerzhaften Maßnahmen, für ausreichende Erholungsphasen sorgen
- Endotracheales Absaugen und Kleben des Tubuspflasters nur nach Notwendigkeit
- Genau überlegen, ob Maßnahmen wie Blutentnahmen, Röntgen etc. wirklich notwendig sind
- Bei kapillären Blutentnahmen Verwendung von automatischen Stechhilfen
- Vor Venenpunktionen z. B. *Emla-Pflaster* (Wirkungseinsatz erst nach 60 min) aufbringen oder Kältespray (schnellere Wirkung)
- Keine medikamentösen Gaben s.c. oder i.m., wenn andere Applikationsformen möglich sind, die Möglichkeit der intranasalen (i.n.) Gabe prüfen
- Bei Früh- und Neugeborenen kann Glukose 20 % sublingual vor kapillären oder venösen Punktionen schmerzlindernd wirken
- Analgetikagaben i.v. vor geplanten schmerzhaften Eingriffen
- Schmerzlindernde Lagerungen, z. B. Beinrolle bei abdominellen Problemen
- Physikalische Maßnahmen wie Kältetherapie (→ entzündungshemmend, abschwellend durch Vasokonstriktion), Wärmetherapie (→ Vasodilatation, muskelentspannend), Wickel und Umschläge
- Massagen und Einreibungen (*cave*: keine ätherischen Öle bei Säuglingen und Kleinkindern) → entspannend, angstlösend, Ablenkung, Spüren eigener Körpergrenzen, atmungsfördernd
- Bei älteren Kindern Entspannungsübungen, -techniken
- Für ausreichende „Streicheleinheiten" sorgen und Bedürfnis nach Hautkontakt befriedigen (Eltern einbeziehen!)
- Medikamentöse Schmerztherapie (Stufenschema der WHO ◘ Tab. 5.1, Dosierung Analgetika ◘ Tab. 5.2)

Die Effektivität der Schmerztherapie und der lindernden Maßnahmen muss beurteilt werden. Bei akuten Schmerzen sollte je nach Ursache und Dauer eine Basisanalgesie festgelegt werden, die durch eine

◘ **Tab. 5.1** Stufenschema der WHO

1. Stufe	Nichtopioides Analgetikum, z. B. NSAR, Paracetamol oder Metamizol plus Adjuvanzien (z. B. Antidepressiva, Kortikosteroide)
2. Stufe	Wie 1. Stufe plus schwach bis mittelstark wirkendes Opioid, z. B. Tramadol, Tilidin/Naloxon
3. Stufe	Wie 1. Stufe plus stark wirkendes Opioid, z. B. Morphin, Fentanyl

Bedarfsmedikation ergänzt wird. Bei sehr starken und chronischen Schmerzen erfolgt die Analgesie nach einem festen Schema und es muss darauf geachtet werden, dass die Analgetika planmäßig gegeben werden, nur so wird eine kontinuierliche Schmerzreduzierung erreicht und das Wohlbefinden erhalten.

5.1.4.2 Medikamentöse Schmerztherapie

Siehe ◘ Tab. 5.2.

Gegen Schmerzursachen gerichtet (Auswahl):
— Spasmolytika bei Koliken
— Migränemittel, z. B. Triptane
— Antirheumatika bei rheumatischen Erkrankungen
— Antikonvulsiva und/oder Antidepressiva bei Neuralgien/neuropathischen Schmerzen
— Benzodiazepine bei muskulären Schmerzen
— Kortikosteroide: abschwellend und entzündungshemmend

- **Nichtopioid-Analgetika**

Schwache Analgetika, die die Prostaglandinsynthese und dadurch die Erregung der Schmerzrezeptoren hemmen; gute Wirkung bei somatischen Schmerzen:
— Analgetische und antipyretische Wirkung: Paracetamol
— Zusätzliche antiphlogistische Wirkung: Acetylsalicylsäure, Ibuprofen
— Analgetische, antipyretische und spasmolytische Wirkung: Metamizol z. B. *Novalgin,* Diclofenac

- **Opioid-Analgetika**

Starke Analgetika durch Beeinflussung des Schmerzzentrums; gute Wirkung bei viszeralen Schmerzen; werden häufig in Kombination mit einem Nichtopioid als Basismedikation gegeben. Im Intensivbereich ist auch eine Kombination mit Sedativa (Analgosedierung) üblich:
— Morphin
— Fentanyl
— Remifentanil *(Ultiva)*

◘ Tab. 5.2 Dosierung Analgetika

Wirkstoff	Dosis, Anwendung
Paracetamol	NG / Sgl.: <10 kgKG 7,5 mg/kg alle 8 h als KI über 15 Minuten >10 kgKG 10 mg/kg alle 6 h als KI über 15 Minuten Kinder: 15 mg/kg alle 6 h als KI über 15 Minuten orale und rektale Dosierung nach Fachinfo
Metamizol	ab 3. LM 10 mg/kg alle 6h für alle Anwendungsarten keine i.v. Bolusgaben, immer als KI über 15–30 Minuten Erwachsene max. 1g/Dosis
Ibuprofen	Kinder >7 kgKG 10mg/kg oral alle 8 h
Tramadol	cave: 1 Tropfen entspricht 2,5mg! Retardtabletten nur in Dosierung 100–200 mg auf dem Markt oral / rektal: 0,5–1 mg/kgKG alle 4–6 h (max. 6–8 mg/kgKG/d) oral retard: 0,5–2 mg/kgKG alle 8–12 h (max. 6–8 mg/kgKG/d bzw. 400 mg/d) intravenös: 0,5–1 mg/kgKG alle 4–6 h (max. 6 mg/kgKG/d) Dauerinfusion: 0,25 mg/kgKG/h (max. 6 mg/kgKG/d)
Piritramid	i.v. Bolus: fraktioniert 0,05 mg/kgKG bis Schmerzfreiheit als PCA: Einzelbolus 20–30 µg/kgKG (max. 0,5 mg/kgKG in 4h); Monitoring erforderlich Sperrzeit 10–15 min

- Sufentanil *(Sufenta)*
- Tramadol *(Tramal)*
- Pethidin *(Dolantin)*
- Piritramid *(Dipidolor)*
- Kodein
- Buprenorphin *(Temgesic)*

Bis auf Kodein und Tramadol unterliegen diese Medikamente dem Betäubungsmittelgesetz.

- **Wirkung und Nebenwirkungen**

Siehe ▶ Abschn. 4.2.2 und 4.2.3.

- **Kontraindikation**
- Bradykarde Rhythmusstörungen
- Herzinsuffizienz
- Hypovolämie

Bei Kindern ab ca. 5 Jahren kann die patientenkontrollierte Analgesie (PCA) über mikroprozessorgesteuerte Infusionspumpen eingesetzt werden. Dabei kann das Kind durch Aktivierung der Pumpe selbst bestimmen, wann es die nächste Dosis bekommt. Alternativ kann die PCA-Pumpe von Angehörigen nach entsprechender Einweisung oder vom Pflegepersonal (NCA = „nurse-controlled analgesia") betätigt werden. Einzeldosis, Maximaldosis pro Stunde und Sperrzeit bis zur nächsten möglichen Gabe werden vom Arzt eingestellt und können vom Patienten nicht verändert werden. Außerdem können bei chronischen Schmerzen Schmerzpflaster eingesetzt werden, wobei der Wirkstoff kontinuierlich über die Haut aufgenommen wird.

5.1.4.3 Lokal-/Regionalanästhesie

Vor, während und nach schmerzhaften Eingriffen oder Operationen z. B. mit Lidocain, Mepivacain, Bupivacain:
- **Oberflächenanästhesie**: Auftragen des Lokalanästhetikums auf Haut oder Schleimhaut, z. B. *Emla-Pflaster, Xylocaingel*
- **Infiltrationsanästhesie**: durch s.c.- und i.m.-Injektionen z. B. zum Legen einer Thoraxdrainage
- **Plexusanästhesie**: Unterbrechung der Erregungsleitung in Nervengeflechten für Eingriffe und Operationen an den oberen oder unteren Extremitäten
- **Spinalanästhesie**: Blockade der Spinalnervenwurzeln durch Injektionen in den liquorgefüllten Subarachnoidalraum bei Eingriffen am Unterbauch unterhalb des Nabels und den unteren Extremitäten; kurze bis mittellange Wirkdauer
- **Peridural- oder Epiduralanästhesie**: Blockade der Spinalnervenwurzeln durch Injektion in den Periduralraum (Raum zwischen Dura mater und Knochen und Bändern des Spinalkanals); durch lumbale, thorakale oder zervikale Lage des Katheters für Oberbauch- und Thoraxeingriffe geeignet; mittellange bis lange Wirkdauer
- **Kaudalanästhesie**: entspricht der Periduralanästhesie, die Punktion erfolgt im Bereich des Steißbeins und ist für Eingriffe im Unterbauch, Genital- und Beinbereich geeignet

Indem die Katheter zur operativen Anästhesie auch postoperativ belassen werden, kann auch anschließend eine gute Schmerztherapie durch Verabreichung von Analgetika oder Lokalanästhetika gewährleistet werden. Allerdings kommt es bei wiederholten Gaben von Lokalanästhetika zur Tachyphylaxie, d. h., die Wirkungsdauer, Tiefe und Fläche der Anästhesie nimmt ab und die Dosis muss erhöht bzw. die Abstände zwischen den Dosen verkürzt werden.

Bei Kombination der Lokalanästhetika mit Adrenalin → lokale Verengung der Gefäße und längere Wirkdauer.

5.1.4.4 Schmerztherapieunterstützende Medikamente – Adjuvanzien

- **Antidepressiva**: wirken stimmungsaufhellend
- **Neuroleptika**: verursachen Müdigkeit und emotionale Ausgeglichenheit, z. B. Haloperidol, Dehydrobenzperidol
- **Sedativa/Anxiolytika**: Diazepam, Lorazepam, Chloralhydrat, Midazolam
- **Antiallergika/-histaminika**: bei allergischen oder histaminbedingten Reaktionen Dimetinden *(Fenistil)*, Clemastin *(Tavegil)*
- **Antikonvulsiva**: bei Neuralgien Carbamazepin *(Tegretal)*

- **Kortison**: wirkt stimmungsaufhellend und entzündungshemmend
- **Antiemetika:** Ondasnetron, Granisetron, Dimenhydrinat *(Vomex A)*
- **Ulkusprophylaxe:** Pantoprazol, Esomeprazol

5.2 Analgosedierung auf der Intensivstation

Intensivpatienten benötigen neben einer adäquaten Schmerztherapie häufig eine Sedierung, da die vitale Bedrohung, fremde Umgebung, Technik und die diagnostischen, therapeutischen und pflegerischen Maßnahmen angsteinflößend und mit unangenehmen Gefühlen sowie oft auch mit Schmerzen verbunden sind. Dazu gestaltet sich die verbale Kommunikation aufgrund der Beatmung, evtl. Fremdsprachlichkeit oder fehlender Seh- und Hörhilfen schwierig. Ferner verstehen kleine Kinder sowie kognitiv eingeschränkte Patienten den Sinn notwendiger Maßnahmen nicht. Jede länger dauernde Sedierung, aber auch die Therapie mit Opioiden birgt die Gefahr einer Gewöhnung (Ceiling-Effekt = Erreichen der maximalen Wirkung eines Medikaments, bei der durch weitere Dosissteigerungen keine Wirkungsverstärkung erreicht wird) mit entsprechenden Entzugserscheinungen.

Zur apparativen Messung der Sedierungstiefe mittels BIS-Monitoring, aEEG und Narcotrend sei auf ▶ Abschn. 2.4.8 und 2.4.9 verwiesen.

Neben Analgetika (▶ Abschn. 5.1.4) kommen folgende Sedativa oder Hypnotika zum Einsatz (Details ▶ Abschn. 4.2):

- **Benzodiazepine** (z. B. Midazolam): Wirken anxiolytisch, sedierend, antikonvulsiv und muskelrelaxierend, bei Kindern sind paradoxe Reaktionen möglich.
- **Propofol:** Kurznarkotikum, ist für Patienten ab dem 17. Lebensjahr und für die maximale Anwendungsdauer von 7 Tagen zugelassen; rasche Wirkung und schnelles Erwachen nach dem Absetzen; Gefahr des Propofol-Infusionssyndroms.
- **Etomidat:** Ultrakurznarkotikum, nicht zur Langzeitanwendung vorgesehen, besonders für kardiovaskulär instabile Patienten geeignet.
- **Barbiturate** (z. B. Thiopental) (kurz wirksam): Wegen der erheblichen Nebenwirkungen und der schlechten Steuerbarkeit werden sie nur noch selten eingesetzt – bevorzugt bei neurologischen bzw. neurochirurgischen Patienten, da der Hirnstoffwechsel günstig beeinflusst wird; haben einen hyperalgetischen Effekt und werden daher häufig mit Opioiden kombiniert.
- **α2-Agonisten** (z. B. Clonidin): Wirken im ZNS sedierend und analgetisch und werden daher meist als Cotherapeutika bei einer Analgosedierung eingesetzt, um mit niedrigeren Dosierungen die Gefahr eines Delirs oder bestehende Entzugssymptome zu verringern; die HWZ beträgt 8–10 h.
  - Als Alternative ist seit einigen Jahren Dexmedetomidin (z. B. *Dexdor*) auf dem Markt (keine Zulassung <18 Jahre); da dies ein selektiver α2-Agonist ist und die HWZ nur 2 h beträgt, lässt sich die Sedierungstiefe besser steuern, es wirkt sedierend, anxiolytisch, analgetisch und muskelrelaxierend, die Sedierungstiefe sollte nach RASS (Richmond Agitation-Sedation Scale) 0 bis –3 betragen, die Patienten reagieren eher auf taktile und verbale Stimulation, sie sind kommunikationsfähiger und können Anweisungen besser folgen.
- **Volatile Anästhetika** (z. B. Sevofluran oder Isofluran): Über das *AnaConDa* („anaesthetic conserving device" = ACD) ist es möglich, volatile Anästhetika in das Beatmungssystem üblicher Intensivrespiratoren einzuleiten, Vorteile sind die kurze An- und Abflutzeiten und die gute Steuerbarkeit der Sedierungstiefe.

▪ Intranasale Medikamentenapplikation

Die intranasale (i.n.) Medikamentengabe bietet sich besonders in der Pädiatrie als gute Alternative an, wenn Analgetika oder Sedativa akut zu verabreichen sind und kein venöser Zugang vorhanden ist. Dieses Problem tritt vor allem in der außerklinischen Versorgung von Kindern auf, aber auch in den Kliniken gibt es Situationen, wo die i.n.-Gabe als eine schnelle, sichere und effektive Methode von Nutzen sein kann. In den aktuellen ERC-Leitlinien wird die i.n.-Gabe als Zugangsweg „für besondere Umstände" erwähnt, während die intratracheale Gabe nicht mehr empfohlen wird.

- **Vorteile**
- Applikationsort gut erreichbar (im Vergleich zur rektalen Gabe)
- Keine besondere Schulung notwendig
- Schmerzlos (kein „Pieks" nötig)
- Kein Kontaminationsrisiko
- Geringer Materialaufwand: Spritze, Verabreichungsadapter z. B. *LMA MAD Nasal*™ („mucosal atomization device") (◘ Abb. 5.1) → Medikament wird beim Spritzen durch die feinen Düsen an der Spitze des Adapters zerstäubt → es entsteht ein feiner Nebel, der sich auf der Schleimhaut verteilt und resorbiert wird
- Wirkeintritt entspricht dem einer i.v.-Gabe, schnellerer Wirkeintritt als bei rektaler Gabe
- Medikamente können gut titriert werden

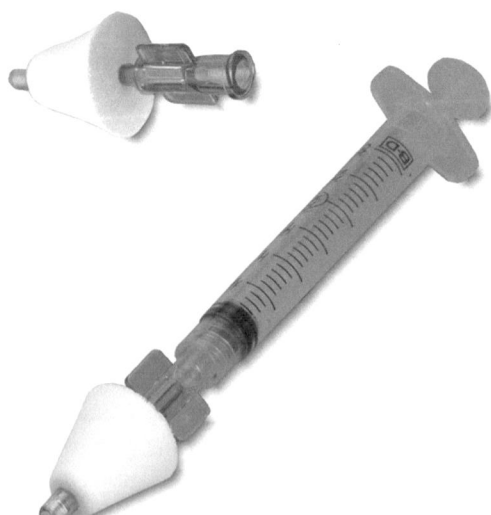

◘ Abb. 5.1 *LMA MAD Nasal*™ (Firma Teleflex)

- **Indikation**
- Akute Schmerzen, z. B. Trauma, Verbrennung/Verbrühung, akutes Abdomen
- Krampfanfall
- Unruhige, abwehrende Patienten
- Prämedikation
- Antagonisierung bei Opiatüberdosierung
- Sedierung bei Verbandwechsel, Punktionen, vor bildgebenden Untersuchungen wie CT und MRT etc.
- Hypoglykämischer Schock

- **Vorgehen**
- Medikament in einer 2-ml-Spritze aufziehen (höhere Dosierung beachten)
- Spritze auf den *MAD Nasal*™ aufsetzen und durchspülen (Totraum von 0,1 ml muss ggf. beim Aufziehen berücksichtigt werden)
- Nase muss frei von Sekret sein (unsichere Resorption bei Rhinitis und Nasenbluten)
- Dosis auf beide Nasenlöcher verteilen → größere Resorptionsfläche → schneller Wirkeintritt
- Applikator auf das Nasenloch aufsetzen, sodass es vollständig abgedichtet ist (Winkel am Ansatz ist veränderbar → Applikation aus unterschiedlichen Richtungen möglich)
- Pro Nasenloch 0,5–1 ml verabreichen, größere Mengen fraktioniert abgeben

- **Medikamente**
- Sufentanil/Fentanyl
- S-/Ketamin
- Midazolam
- Morphin
- Flumazenil
- Lorazepam
- Glukagon

5.3 Relaxierte Patienten

Muskelrelaxanzien sind Substanzen, die eine reversible schlaffe Lähmung der quergestreiften Muskulatur hervorrufen. Sie haben keine Wirkung auf das zentrale Nervensystem, weil sie die Blut-Hirn-Schranke nicht überwinden können, d. h., Bewusstsein und

5.3 · Relaxierte Patienten

Schmerzempfinden bleiben erhalten. Muskelrelaxanzien wirken an der motorischen Endplatte des Muskels durch Blockade der Acetylcholinrezeptoren. Durch Relaxierung des Zwerchfells und der Zwischenrippenmuskulatur kommt es zur Atemlähmung.

Die routinemäßige Anwendung von neuromuskulär blockierenden Substanzen hat in den letzten Jahren einen grundsätzlichen Wandel erfahren und ist nur noch Ausnahmefällen vorbehalten.

- **Indikation für eine Relaxierung**
- Intubation
- Intraoperative Aufhebung des Muskeltonus
- Evtl. Umintubation, Bronchoskopie, Tracheotomie (auf Station)
- Schwerste Beatmungsprobleme bei:
  - Schwerem RDS oder ARDS
  - Mekoniumaspiration
  - Zwerchfellhernie
- Eskalation der Behandlungsintensität in kritischen Situationen
- Tetanus
- Tollwut

- **Medikamente**

Bei den Muskelrelaxanzien wird zwischen depolarisierenden und nichtdepolarisierenden Relaxanzien unterschieden (▶ Abschn. 4.2.8). Im Intensivbereich kommen zur Dauerrelaxierung nichtdepolarisierende Relaxanzien, z. B. Vecuronium oder Cisatracurium, zum Einsatz. Diese blockieren die Acetylcholinrezeptoren, sodass keine Muskelkontraktion ausgelöst werden kann. Nichtdepolarisierende Relaxanzien können ggf. mit Cholinesterasehemmern, z. B. Neostigmin, antagonisiert werden, da durch Neostigmin die Acetylcholinkonzentration am Rezeptor steigt, wodurch das Muskelrelaxans vom Rezeptor verdrängt wird. Neostigmin sollte immer in Verbindung mit Atropin verabreicht werden, da bei alleiniger Gabe Bradykardien, arterielle Hypotension, erhöhte Speichelsekretion, Broncho- und Magen-/Darmspasmen als Nebenwirkungen auftreten können. Wegen der kürzeren Halbwertszeit des Antagonisten besteht die Gefahr eines Rebounds, da nach Abbau von Neostigmin die Konzentration des Muskelrelaxans am Rezeptor wieder höher sein kann als die von Acetylcholin und dieses somit aus der Rezeptorbindung verdrängt.

- **Reihenfolge der Muskelrelaxierung**
- Kleine Muskeln wie Augen, Finger, Zehen und Kiefer
- Muskulatur der Extremitäten
- Hals-, Stammmuskulatur
- Interkostalmuskeln und Zwerchfell

Die Muskelfunktionen kehren in umgekehrter Reihenfolge zurück.

Die Wirkzeit von Relaxanzien ist verlängert bei:
- Leber- und Gallenerkrankungen
- Hypothermie
- Niereninsuffizienz
- Bestimmten Antibiotika, z. B. Aminoglykosiden
- Volatilen Anästhetika wie Isofluran, Enfluran
- Verabreichung von zwei unterschiedlichen nichtdepolarisierenden Relaxanzien
- Früh- und Neugeborenen, Kleinkindern

> Keine Relaxierung ohne Sedierung (und Analgesierung). Eine dauerhafte Relaxierung sollte nur in Ausnahmefällen erfolgen (z. B. schwerste Beatmungsprobleme oder PAH-Krisen).

Bewährt hat sich bei relaxierten Kindern eine Midazolam-Dauerinfusion zur Sedierung bzw. eine *Fentanyl-Midazolam*-Dauerinfusion zur Analgosedierung.

- **Überprüfung des Wachzustands der Kinder**
- Pupillen sind eng bei guter Sedierung
- Tränenfluss und Ansteigen von Herzfrequenz/Blutdruck sind Symptome, die für ein Nachlassen oder eine nicht ausreichende Sedierung sprechen
- Symptome, die die abnehmende Wirkung der Relaxierung zeigen:
  - Zucken der Augenlider und des Zungengrunds
  - Zwerchfellkontraktionen
  - Anstieg des $tcpCO_2$ oder des endexspiratorischen CO_2

- Schwitzen, Temperaturanstieg
- Bauchdecke zieht sich bei Berührung zusammen
- Zucken der Finger
- Tachykardie

- **Komplikationen und Probleme**
- Histaminausschüttung
- Atemdepression
- Verminderte intestinale Motilität
- Unerkannte Wachheit
- Erschwerte neurologische Beurteilbarkeit
- Evtl. erhöhtes Thromboembolierisiko
- Gefahr der Muskelatrophie bei längerer Relaxierung

- **Spezielle Pflege**
- Optimal Handling: Grundpflege je nach Belastbarkeit
- Dekubitus- und Pneumonieprophylaxe
- Lagerung:
  - Häufiger Lagewechsel, sofern keine Kontraindikation besteht, sonst Mikrolagerungen
  - Gelenke in physiologischer Stellung, Kontrakturenprophylaxe
  - Extremitäten leicht erhöht
  - Nie Haut auf Haut
  - Extremitäten evtl. vorsichtig durchbewegen
- Temperatur:
  - Kontinuierliche Temperaturüberwachung, da ein Regulieren über die Muskelzellaktivität nicht möglich ist
- Mundpflege:
  - Häufiges Absaugen oral/nasal, da der Schluckreflex fehlt
- Augenpflege:
  - Sorgfältige Augenpflege, um fehlenden Lidschlag auszugleichen
  - Augen vor Lichteinfall schützen
- Ernährung:
  - Primär eine enterale Ernährung versuchen
  - Sonst parenterale Ernährung, da die Darmfunktion indirekt von der Lähmung der quergestreiften Muskulatur mit betroffen ist
  - Ggf. Ulkusprophylaxe mit Antazida oral oder H2-Blockern i.v.
  - Magen-pH regelmäßig kontrollieren
- Darm:
  - Darmgeräusche überprüfen
  - Bauch- und Kolonmassage, um evtl. eine spontane Stuhlentleerung zu ermöglichen
  - Regelmäßige Einläufe oder Klysmen bei fehlender Stuhlausscheidung
- Blase:
  - Spontane Blasenentleerung ist nicht mehr möglich → Blasenkatheter als Dauerkatheter
  - Genaue Flüssigkeitsbilanz
- Monitorüberwachung mit eng eingestellten Alarmgrenzen und gute klinische Überwachung

Relaxierte Patienten sind meist sehr krank und instabil, sodass Maßnahmen wie Waschen, häufiges Umlagern oder andere prophylaktische Maßnahmen zu belastend sein können. Hier ist das Nutzen-Schaden-Risiko abzuwägen.

Bei relaxierten Kindern ist die Wahrnehmung stark eingeschränkt, sie können z.B. keine optischen Reize erhalten. Das Gefühl für ihren Körper geht ihnen verloren, da sie sich nicht selbstständig bewegen können und meist wenig Körperkontakt erhalten. Dieses sollte bei der Versorgung berücksichtigt werden, indem dem Kind Anregungen (Streicheln, Massagen, unterschiedliche Unterlagen, Schaffung von Körperbegrenzungen) angeboten werden. Dabei muss sehr behutsam vorgegangen werden, damit das Kind die Impulse auch verarbeiten kann und nicht überfordert wird (▶ Abschn. 1.9).

Die Pflege eines relaxierten Kindes sollte in einer möglichst leisen Umgebung erfolgen. Laute Geräusche und geräuschvolles, hektisches Hantieren im Zimmer sollten vermieden werden. Die Augen sollten vor grellem Licht geschützt werden, sie ggf. abdecken. Trotz Sedativa kann das Kind evtl. seine Umgebung wahrnehmen, daher sollte man mit ihm sprechen, ihm seine Situation erklären und alle Maßnahmen ankündigen und erläutern. Auch die Eltern sollten entsprechend angeleitet werden.

5.4 Delir

Als Delir bezeichnet man ein ätiologisch unspezifisches hirnorganisches Syndrom mit folgenden Merkmalen, welche in unterschiedlicher Gewichtung und Ausprägung auftreten können:
- Bewusstseinsstörung
- Wahrnehmungsstörungen: Verzerrungen der Wahrnehmung, Illusionen und meist optische Halluzinationen
- Beeinträchtigung des abstrakten Denkens und der Auffassung, Wahnideen
- Beeinträchtigung des Kurzzeitgedächtnisses mit relativ intaktem Langzeitgedächtnis, zeitlicher Desorientiertheit, in schweren Fällen auch Desorientierung zu Ort und Person
- Evtl. Störung des Tag-Nacht-Rhythmus
- Motorische Unruhe
- Gefühlsstörungen mit schnell wechselnder Symptomatik: Angst, Reizbarkeit, Euphorie, Depression

Wenn Kinder auf der Intensivstation ein Delir entwickeln, wird dieses häufig nicht oder erst spät erkannt. In der AWMF S. 3-Leitlinie „Analgesie, Sedierung und Delirmanagement in der Intensivmedizin" wird daher der routinemäßige Einsatz von altersentsprechend validierten Sedierungs- und Schmerzscores auch bei neonatologischen und pädiatrischen Patienten gefordert, um eine Über- oder Untersedierung zu vermeiden und für eine adäquate Schmerztherapie zu sorgen. Ein eingetretenes Delir hat messbar negative Folgen für den Patienten mit verlängertem Intensivaufenthalt, erhöhtem Komplikationsrisiko und gestörtem Patientenkomfort. Es bedingt außerdem einen deutlich gesteigerten Pflegeaufwand. Jede Station sollte über ein Konzept für ein Delirmanagement verfügen, welches psychosoziale und medikamentöse Komponenten enthält.

Zur Erfassung von Schmerzausmaß und Sedierungsgrad stehen u. a. der Comfort-B-Score (◘ Abb. 5.2, z. B. in Verbindung mit dem RASS-Score, ◘ Tab. 5.3, vor allem während Sedierungspausen) und für Neugeborene der Comfort Neo Score zur Verfügung. Alternativ eignen sich für das Delir-Scoring bei Neugeborenen der Finnegan-Score (ursprünglich zum Erfassen von Entzugssymptomen bei Neugeborenen drogenabhängiger Mütter) und bei größeren Kindern der CAPD-Score (Cornell Assessment of Pediatric Delirium, ◘ Tab. 5.4).

Kontrovers diskutiert werden Sedierungspausen mit dem Ziel der Mengenreduktion verabreichter Sedativa und Verbesserung des Weanings vom Beatmungsgerät. Voraussetzung ist eine adäquate personelle Ausstattung, um eine ungewollte Selbstgefährdung der Kinder bei inadäquater Aufwachreaktion zu vermeiden. Die erwünschte Verkürzung der Dauer einer Analgosedierung ließ sich nicht in allen bisherigen Studien nachweisen. Analgetika und Sedativa sollten zumeist behutsam und nach Plan, z. B. algorithmusbasiert, langsam reduziert werden, um der Gefahr einer Entzugssymptomatik/eines Delirs entgegenzuwirken.

Richmond Agitation and Sedation Scale (RASS)
◘ Tab. 5.3

Durchführung
- Kind beobachten. Ist es wach und ruhig (Score 0) oder ist es unruhig/agitiert (Score +1 bis +4 entsprechend der jeweiligen Beschreibung)?
- Ist das Kind nicht wach, mit lauter Stimme mit Namen ansprechen und zum Blickkontakt auffordern. Bei Bedarf

Wachheit	Tiefer Schlaf (Augen geschlossen, keine Reaktion auf Umgebungsveränderungen)	1	☐
	Leichter Schlaf (Augen meistens geschlossen, gelegentliche Reaktion)	2	☐
	Müde/ schläfrig (Kind schließt oft die Augen, wenig Reaktion auf Umgebung)	3	☐
	Wach und aufmerksam (Kind reagiert auf Umgebung)	4	☐
	Wach und extrem angespannt (übertriebene Reaktion auf externe Stimuli)	5	☐
Agitation (Ruhe/ Erregbarkeit)	Ruhig (Kind scheint ruhig und friedlich)	1	☐
	Geringe Unruhe (Kind zeigt ein wenig Ängstlichkeit)	2	☐
	Unruhig (Kind scheint ängstlich, aber lässt sich beruhigen)	3	☐
	Sehr unruhig (Kind erscheint sehr ängstlich, lässt sich schwer beruhigen)	4	☐
	Panisch (schwere Unruhe, Angst, nicht zu beruhigen)	5	☐
Respiratorische Reaktion (nur bei beatmeten Kindern)	Keine Spontanatmung	1	☐
	Spontanatmung und toleriert Beatmung	2	☐
	Gelegentlicher Widerstand gegen die Beatmung, gelegentliches Husten	3	☐
	Atmet aktiv gegen die Beatmung oder regelmäßiges Husten	4	☐
	Kämpft gegen die Beatmung	5	☐
Weinen (nur bei spontan atmenden Kindern)	Ruhige Atmung, weint nicht	1	☐
	Gelegentliches Schluchzen oder Jammern / Stöhnen	2	☐
	Wimmern (Monotones Jammern / Wimmern)	3	☐
	Weinen	4	☐
	Schreien oder Kreischen	5	☐
Bewegungsmuster	Keine Bewegungen	1	☐
	Gelegentliche (drei oder weniger), schwache Bewegungen	2	☐
	Häufige (mehr als drei), schwache Bewegungen	3	☐
	Kräftige Bewegungen limitiert auf Extremitäten	4	☐
	Kräftige Bewegungen einschließlich Stamm und Kopf	5	☐
Muskeltonus	Muskeln total entspannt, kein Muskeltonus	1	☐
	Reduzierter Muskeltonus; weniger Widerstand als normal	2	☐
	Normaler Muskeltonus	3	☐
	Gesteigerter Muskeltonus und Beugung von Fingern und Zehen	4	☐
	Extrem gesteigerter Muskeltonus, Rigidität, Beugung von Fingern und Zehen	5	☐
Mimik	Gesichtsmuskulatur total entspannt	1	☐
	Normal entspannte Mimik (normaler Muskeltonus)	2	☐
	Deutliche Anspannung einiger Gesichtsmuskeln (nicht durchgehend)	3	☐
	Deutliche Anspannung der gesamten Gesichtsmuskulatur (ununterbrochen)	4	☐
	Gesicht verzerrt und grimassierend	5	☐
GESAMTSCORE			

◘ Abb. 5.2 Comfort-B-Score

einmalig wiederholen. Wie lange kann das Kind den Blickkontakt aufrechterhalten? (Score −1 bis −3)
— Reagiert das Kind nicht, taktil stimulieren, ggf. Schmerzreiz setzen (Score −4 bis −5)

- **Comfort-B-Score**
◘ Abb. 5.2

- **Durchführung**
— Kind für 2 min „unaufdringlich" beobachten.
— Der Beobachter beginnt die 2 min Beobachtungszeit von einem Standpunkt aus, von dem er/sie einfach den ganzen Körper und das Gesicht des Patienten einsehen kann.
— Der Beobachter führt eine Bewertung der Bewegungen, der Körperposition, des Gesichtsausdrucks, der Reaktion auf Umgebungsreize etc. entsprechend der Comfort-B-Skala durch.
— Ca. 10 s vor Ende des Untersuchungszeitraums beurteilt der Beobachter den

5.4 · Delir

◻ Tab. 5.3 Richmond Agitation and Sedation Scale (RASS)

Punkte	Bezeichnung	Beschreibung
+4	Wehrhaft	Offenkundig aggressives und gewalttätiges Verhalten, unmittelbare Gefahr für das Personal
+3	Sehr agitiert	Zieht oder entfernt Schläuche oder Katheter, aggressiv
+2	Agitiert	Häufige ungezielte Bewegung, atmet gegen das Beatmungsgerät
+1	Unruhig	Ängstlich, aber Bewegungen nicht aggressiv oder lebhaft
0	Aufmerksam und ruhig	
−1	Schläfrig	Nicht ganz aufmerksam, aber erwacht (Augen öffnen/Blickkontakt) anhaltend bei Ansprache (>10 s)
−2	Leichte Sedierung	Erwacht kurz mit Blickkontakt bei Ansprache (<10 s)
−3	Mäßige Sedierung	Bewegung oder Augenöffnung bei Ansprache (aber ohne Blickkontakt)
−4	Tiefe Sedierung	Keine Reaktion auf Ansprache, aber Bewegung oder Augenöffnung durch körperlichen Reiz
−5	Nicht erweckbar	Keine Reaktion auf Ansprache oder körperlichen Reiz

Muskeltonus anhand einer langsamen und einer schnellen Flexion einer nicht „belegten" Extremität (ein Hand- oder Fußgelenk kann beurteilt werden, wenn kein anderes Gelenk zugänglich ist.)
- Der Beobachter zieht sich vom Patienten zurück und markiert für jeden Indikator den Score.
- Das jeweils am meisten ausgeprägte (leidvollste) Verhalten während des Beobachtungszeitraums wird für jeden Indikator gewertet.
- Der Gesamtscore der Comfort-B-Skala berechnet sich aus der Summe der sechs Scores für die Indikatoren.
- Zu beachten ist die Unterscheidung zwischen Beatmung und Spontanatmung. CPAP ist per Definition eine Beatmungsform (NIV), High-Flow (noch?) nicht. Im Zuge der Validation des Scores fand diese Definition Anwendung und ist bei der Dokumentation zu beachten, um valide Daten zu erhalten. Es darf keine Doppeldokumentation (beatmeter und spontan atmender Patient) erfolgen, da dies zu nicht gültigen Daten führt.

- **Cornell Assessment Pediatric Delir (CAPD-Score)**
- ◻ Tab. 5.4

- **Mögliche Maßnahmen bei aufgetretenem Delir**
- Bestimmen der Sedierungstiefe, Analgesie und des Delirs alle 8 h
- Angemessene Schmerztherapie
- Ausreichende Oxygenierung/Durchblutung des ZNS
- Angepasste Ernährung, Korrektur von metabolischen Störungen
- Urin- und Stuhlausscheidung gewährleisten
- Für einen Tag-Nacht-Rhythmus sorgen (Licht, Geräusche/Gehörschutz)
- Orientierungshilfen anbieten
  - Zeitlich: Uhr, Kalender in Blickrichtung
  - Räumlich: Begrenzung schaffen, Basale Stimulation
- Optisch: ruhige Umgebung, klare Formen, „Betthimmel"
- Verbal: kognitiv angepasste Ansprache und Information

Tab. 5.4 CAPD-Score (Cornell Assessment Pediatric Delir). (Deutsche Version: Dill und Meyburg 2016, Monatsschrift Kinderheilkunde 164: 308, 2016)

Datum/Uhrzeit:	Nie 4 Punkte	Selten 3 Punkte	Manchmal 2 Punkte	Oft 1 Punkt	Immer 0 Punkte
Nimmt das Kind Blickkontakt mit der betreuenden Person auf?					
Sind die Handlungen des Kindes zielgerichtet?					
Nimmt das Kind seine Umgebung wahr?					
Kommuniziert das Kind seine Bedürfnisse und Wünsche?					
	Nie 0 Punkte	Selten 1 Punkt	Manchmal 2 Punkte	Oft 3 Punkte	Immer 4 Punkte
Ist das Kind unruhig?					
Lässt sich das Kind *nicht* trösten?					
Ist das Kind hypoaktiv – bewegt es sich sehr wenig, wenn es wach ist?					
Braucht das Kind lange, um auf Interaktionen zu antworten?					
Score (ab 9 Punkten liegt ein Delir vor)					

- Sicherheit vermitteln: Angehörige mit einbeziehen, bekanntes Kuscheltier, Spieluhr, eigene Kleidung
- Ggf. Hilfsmittel anbieten (Brille, Hörgerät)
- Frühe Mobilisation
- Angepasste Beschäftigung/Stimulation

Überprüfen Sie Ihr Wissen

Zu 5.1
- Definieren Sie „Schmerz".
- Welche Schmerztypen kennen Sie?
- Welche Auswirkungen hat Schmerz auf das Kind?
- Wie können Sie Schmerzen bei Kindern erfassen?

Zu 5.2
- Kennen Sie Gründe für und gegen Sedierung?
- Wie kann Sedierung auf der Intensivstation erfasst/gemessen werden?
- Definieren Sie den Ceiling-Effekt.

Zu 5.3
- Welche Gründe sprechen gegen eine routinemäßige Dauerrelaxierung?
- Was ist bei der Pflege relaxierter Patienten zu beachten?

Zu 5.4
- Welche Symptome können Entzug und Delir beim Kind haben?
- Wie lässt sich ein Delir erfassen?
- Nennen Sie prophylaktische und therapeutische Maßnahmen bei kindlichem Delir.
- Welche Auswirkungen des Delirs fallen Ihnen ein?

Nachschlagen und Weiterlesen

AWMF (2015) S3-Leitlinie Analgesie, Sedierung und Delirmanagement in der Intensivmedizin (DAS-Leitlinie 2015) im Internet zu finden unter: ► https://www.awmf.org/uploads/tx_szleitlinien/001-012l_S3_Analgesie_Sedierung_Delirmanagement_Intensivmedizin_2015-08_01.pdf

Dill M, von Haken R, Traube C et al (2016) Erfassung eines Delirs bei pädiatrischen Intensivpatienten. Monatsschrift Kinderheilkunde 164:308–317. ▶ https://doi.org/10.1007/s00112-016-0051-9

Schmalzer F (2017) Delir im Kindesalter. ▶ https://www.google.com/url?sa=t&rct=j&q=&esrc=s&source=web&cd=&ved=2ahUKEwisufOHronsAhXOT8AKHVKXAfcQFjABegQIBRAB&url=https%3A%2F%2Fonline.medunigraz.at%2Fmug_online%2Fwbabs.getDocument%3FpThesisNr=53243%26pAutorNr=76591%26pOrgNR=1&usg=AOvVaw1STI2581ukavBCA55QxDIn

Thomm M (2016) Schmerzmanagement in der Pflege. Springer, Heidelberg

Zernikow B (2015) Schmerztherapie bei Kindern, Jugendlichen und jungen Erwachsenen. Springer, Heidelberg

Psychosoziale Aspekte der Intensivversorgung

Dagmar Teising und Hannah Tönsfeuerborn

Inhaltsverzeichnis

6.1 Gesundheit und Krankheit im Kulturvergleich – 164

6.2 Eltern, Angehörige und Geschwisterkinder – 164
6.2.1 Eltern auf der Intensivstation – 164
6.2.2 Familienzentrierte Pflege – 165
6.2.3 Eltern von Früh- und Neugeborenen – 167

6.3 Das Intensivtagebuch – 168

6.4 Krisenbegleitung auf der Intensivstation – 168

6.5 Palliativversorgung – 169

6.6 Sterbebegleitung/End-of-Life Care – 169

Nachschlagen und Weiterlesen – 175

Unter Mitarbeit von Frau Dr. med. Susanne Grosbüsch (Oberärztin Intensivstation, Fachärztin für Kinder- und Jugendmedizin, Kinderkardiologie, Neonatologie, Intensivmedizin, Palliativmedizin am Zentrum für angeborene Herzfehler, Herz- und Diabeteszentrum NRW Bad Oeynhausen) und Frau Dorothea Weiss (Staatlich geprüfte Musikpädagogin, Musiktherapeutin, Klinische Seelsorgerin (DGfP), Fachkraft Palliativ Care, Trauerbegleiterin (BVT), Medizinische Hochschule Hannover)
▶ Abschn. 6.2 unter Mitarbeit von Frau Laura Weigmann (Gesundheits- und Kinderkrankenpflegerin, B.A. Pflege, Interdisziplinäre Kinderintensivstation MHH, Hannover)

© Springer-Verlag GmbH Deutschland, ein Teil von Springer Nature 2021
H. Tönsfeuerborn et al., *Neonatologische und pädiatrische Intensiv- und Anästhesiepflege*,
https://doi.org/10.1007/978-3-662-62902-4_6

6.1 Gesundheit und Krankheit im Kulturvergleich

Kulturvergleichende Studien zeigen, dass sich Menschen unter gesundheitlichen Aspekten vor allem in folgenden Bereichen unterscheiden:
- Identifizierung und Bezeichnung von Krankheitssymptomen
- Erfahrung von Schmerz
- Kommunikation von Leiden (z. B. narrative und bilderreiche Problembeschreibung)
- Annahmen über die Ursachen und Behandlungsmöglichkeiten einer Erkrankung
- Erwartungen gegenüber Behandlern bzw. Heilern
- Umgang mit Sterben und Tod

Dies erfordert eine stetige Erweiterung des Fachwissens um:
- Kulturen
- Ethnische Minderheiten
- Merkmale der in den Ländern vertretenen Religionen
- Analyse der Unterschiede in Bezug auf Gesundheit, medizinische Versorgung und unterschiedliche Erwartungen der Patienten

▪ **Elemente der interkulturellen Pflegepraxis**
- Zwischenmenschliche Kommunikation (besondere Bedeutung von z. B. Lächeln, Stille, Augenkontakt)
- Struktur der Information des Patienten/der Familie über den Gesundheitszustand
- Struktur der Einwilligung zur medizinischen Versorgung
- Sprachbarrieren erkennen und überwinden
- Bedeutung und Grenzen von Berührung
- Hygienische Verfahren (z. B. rituelle Waschungen)
- Diät/kulturell-religiöse Kostvorschriften (koscher, halal)
- Besuche und Unterstützung durch die (Groß-)Familie – Family-Centred Care
- Religiöse Praktiken und spirituelle Pflege

▪ **Entstehung von Wertekonflikten im Entscheidungsprozess**
Interkulturelle Betreuung in Grenzsituationen
- Sterben und Tod
- Wiederbelebung, Therapiebegrenzung und -einstellung
- Transfusion von Blut- und Blutbestandteilen
- Transplantation
- Analgetische Therapie

Für die Pflegenden auf Intensivstationen steht zur Vertiefung dieses Themengebietes ein Online-Kurs zur Verfügung (Multicultural Care in European Intensive Care Units – ▶ https://mice-icu.eu/).

6.2 Eltern, Angehörige und Geschwisterkinder

6.2.1 Eltern auf der Intensivstation

Der erste Kontakt mit einer Kinderintensivstation, der meist nach Aufnahme des Kindes stattfindet, ist für Eltern mit großen Ängsten um ihr Kind verbunden. Manche Stationen ermöglichen Familien vor geplanten Eingriffen, bei drohender Frühgeburt oder pränatal diagnostizierten Fehlbildungen einen vorherigen Besuch der Station zusammen mit einer Fachperson (Primary Nurse, Case-Manager o. a.), die Fragen beantworten kann und auf diese Weise hilft, Ängste abzubauen. Trotz allem sind Eltern und Angehörige belastet durch:
- Sorge um ihr Kind
- Als bedrohlich empfundene Situation und Umgebung
- Flut von sensorischen Reizen
- Große Hilflosigkeit, Kontrollverlust
- High-Tech-Medizin
- Gefühl der Überforderung

▪ **Bedeutung der Eltern/Angehörigen für das kranke Kind (nach Burholt 2010)**
- Sie geben Sicherheit und Orientierung.
- Sie sind die Verbindung zur Welt außerhalb des Krankenhauses.
- Sie sind eine überlebenswichtige Ressource.
- Sie geben Lebensmut und Durchhaltevermögen.

- Sie übernehmen eine Rolle, die sonst niemand übernehmen kann.
- Sie spenden Vertrautheit und emotionalen Beistand.

- **Bedeutung der Eltern/Angehörigen für das Intensivteam**
- Sie sind eine Informationsquelle für die Wünsche und Rituale des Patienten.
- Sie sind ein Teil des therapeutischen Teams, indem sie in die Versorgung des Kindes integriert werden.
- Ihre Betreuung stellt eine zusätzliche Aufgabe für das Pflegepersonal dar.
- Ihre Anwesenheit kann das Aufkommen von negativen Gefühlen, wie z. B. Zeitdruck (Gefühl des Nichtgerechtwerdens der Angelegenheiten der Angehörigen bei hohem Arbeitsaufwand), verursachen.

- **Bedürfnisse von Eltern/Angehörigen**
- Zusicherung (Vertrauen, Sicherheit, Gewissheit für bestmögliche Pflege und Behandlung)
- Information (zum Krankheitsverlauf, Geräten, Medikamenten, Maßnahmen; Möglichkeit, Fragen zu stellen)
- Nähe (Warteraum, angemessene Besuchszeiten, Integration in die Pflege)
- Trost und Unterstützung (Kontakt zu Pflegenden/Ärzten, um Ängste und Sorgen zu thematisieren; Ehrlichkeit und Freundlichkeit)

- **Kommunikation mit Eltern/Angehörigen**
- Angehörige gehören zur Umgebung des Patienten und beeinflussen den Krankheitsverlauf
- Angehörige selbst sind auch Pflegeempfänger
- Integration und Unterstützung mildern die Krisensituation
- Grundlage der Kommunikation: Präsenz – Empathie – Akzeptanz

Elterngespräche sollen in Ruhe, wenn möglich in einem Arzt-/Besprechungszimmer stattfinden. Da Angehörige viele Informationen meist nicht sofort verarbeiten können, ist zu wünschen, dass die betreuende Pflegekraft an Gesprächen teilnimmt und so für spätere Rückfragen gerüstet ist. Ist das Kind länger auf der Intensivstation, hat sich, um den Eltern Kontinuität zu gewährleisten, die Gesprächsführung durch einen verantwortlichen Oberarzt des Teams bewährt.

Die betreuende Pflegekraft kalkuliert täglich etwas Zeit zum Beantworten von Fragen ein und erläutert den Angehörigen die technischen Details, soweit die Eltern es wünschen oder die Situation es erfordert. Um etwas Stress und die Angst vor Gefahr und Unbekanntem zu reduzieren, brauchen Eltern initial folgende Informationen, wenn auch nicht immer alle auf einmal:
- Ist das Kind intubiert, kann man seine Stimme nicht hören.
- Zum Eigenschutz sind eventuell die Hände des Kindes fixiert (Einwilligung einholen).
- Ein Monitor- oder anderer Alarm bedeutet meistens nichts Schlimmes, sondern soll die Pflegekraft auf Veränderungen oder zu ergreifende Maßnahmen hinweisen.
- Auch wenn es nicht unbedingt ersichtlich ist, spüren Kinder die Anwesenheit ihrer Eltern und brauchen neben Ruhe und Schlaf auch die Nähe durch Berührung und Ansprache.
- Ggf. Umgang mit Muttermilch (Abpumpen, Transport, etc.).

6.2.2 Familienzentrierte Pflege

Eltern/Sorgeberechtigte sollten früh in die pflegerische Versorgung ihres Kindes eingebunden werden. Die meisten sind froh, wenn sie etwas für ihr Kind tun können, sie kommen sich dann nicht so unnütz vor und haben das Gefühl, etwas zur Genesung beizutragen. Sie helfen bei der Körperpflege, der Mundpflege, beim Betten und Umlagern oder beim Fiebermessen. Bestimmte Tätigkeiten können später auch ganz von ihnen übernommen werden, wenn sie gut darin angeleitet wurden. Allerdings sollte immer wieder betont werden, dass allein schon ihre Anwesenheit, ihre Nähe und Zuwendung für die Kinder von größter Wichtigkeit sind und dass es sinnvoll ist, durch Stimme und Körperkontakt Verbindung aufzunehmen und Kommunikation zu entwickeln. Eltern sollten ermuntert werden, mit ihrem Kind zu reden, ihm von zu Hause zu erzählen (prinzipiell sollte auch der Besuch von Geschwisterkindern ermöglicht werden), es zu berühren und zu streicheln. Sie können den Kindern etwas vorlesen oder ihre Lieblingsmusik bzw. bei Früh- und Neugeborenen, die Musik, die die Mutter in der Schwangerschaft viel gehört hat, leise vorspielen. Auch kann die Stimme der Eltern aufgenommen und – wenn sie nicht anwesend sind – abgespielt werden. Häufig kann man beobachten, dass unruhige Kinder sich dann beruhigen und entspannen. Nach Phasen der Stimulation sollte auf ausreichende Ruhephasen geachtet werden. Eltern/Erziehungsberechtigte können lernen, die Bedürfnisse ihrer Kinder in diesen extremen Situationen zu erkennen und zu respektieren.

Sobald es der Zustand eines Kindes erlaubt, dürfen die Eltern es auf den Arm nehmen, da die sensomotorische Stimulation besonders wichtig ist. Andererseits muss darauf geachtet werden, dass die Eltern sich und ihre Kinder nicht überfordern, denn häufig geht ihnen manches nicht schnell genug. Gerade bei langen Krankenhausaufenthalten sollten die Eltern darauf achten, sich auch Zeit für sich, für den Partner und für Geschwisterkinder zu nehmen, auch sie brauchen die Eltern. Oft gibt es Verwandte oder Freunde, die die Eltern vorübergehend am Krankenbett ablösen können. Können jedoch Eltern aus unterschiedlichen Gründen ihr Kind nicht regelmäßig besuchen, sollte Verständnis dafür gezeigt werden, damit sie kein schlechtes Gewissen bekommen. Es ist erwiesen, dass Angehörige nach traumatischen Erlebnissen oder längeren Aufenthalten ihrer Kinder auf einer Intensivstation an posttraumatischen Belastungsstörungen leiden. Um den Krankenhausaufenthalt besser bewältigen zu können, kann das Führen von Intensivtagebüchern (▶ Abschn. 6.3) sinnvoll sein, in das Angehörige, Besucher und Personal etwas zum Kind, dem Verlauf, Besonderheiten, aber auch kleine Begebenheiten oder Nebensächlichkeiten schreiben können. Dieses kann später den Angehörigen, aber auch dem Kind helfen, den Aufenthalt besser zu verarbeiten und als Teil der Lebensgeschichte anzunehmen.

Kinder mit nichtinfektiösen Erkrankungen sollten eigene Wäsche tragen dürfen, für Frühgeborene gibt es inzwischen spezielle Frühgeborenenkleidung über das Internet zu kaufen, auch Puppenwäsche aus Baumwolle eignet sich. Unter Umständen sind auch ab-/waschbare Spieluhren, eigene Bettwäsche, eine Kuscheldecke, ein Kuschelkissen oder waschbare Kuscheltiere erlaubt, sofern die Eltern sie regelmäßig waschen. Den meisten macht dieses jedoch keine Mühe, wenn sie sehen, dass die Kinder sich so wohler fühlen; außerdem mildert es etwas die sterile Krankenhausatmosphäre.

Nicht nur für die Kinder, sondern auch für die Eltern/Sorgeberechtigten sind feste Bezugspersonen wichtig, damit sich ein Vertrauensverhältnis aufbauen kann. Die Pflegekräfte sollten deshalb auch nach einheitlichen Pflegerichtlinien arbeiten, da eine unterschiedliche Handhabung die Eltern verunsichert und dies einem Vertrauensverhältnis im Wege stünde. In diesem Zusammenhang muss betont werden, dass die Eltern von allen Personen gleichlautende Informationen erhalten sollten, weshalb der entsprechende Informationsaustausch im gesamten Behandlungsteam unbedingt notwendig ist. Ferner sollten die Helfer nie vergessen, Beobachtungen der Eltern ernst zu nehmen, da sie ihre Kinder am besten kennen.

Gespräche mit den Eltern ergeben sich häufig während der pflegerischen Verrichtungen. Allerdings sollte darauf geachtet werden, dass über nichts gesprochen wird, was das Kind belasten könnte. Probleme sollten nur außerhalb des Krankenzimmers besprochen werden, z. B. im Elternzimmer. Ganz allgemein sollte darauf geachtet werden, sich in einer für Laien verständlichen Sprache auszudrücken; bei ausländischen Eltern muss evtl. ein Dolmetscher eingeschaltet werden, um sicherzugehen, dass sie alles verstehen. Trotzdem gibt es manchmal Probleme im Umgang mit Angehörigen, wenn diese sich z. B. mit einer Situation überfordert fühlen; dann können dem Team Gespräche mit Psychologen helfen, die das Verhalten der Eltern erklären und Tipps für den Umgang mit ihnen geben.

Kann dann ein Kind auf eine Normalstation verlegt werden, sollten die Eltern/Erziehungsberechtigten rechtzeitig darauf vorbereitet, evtl. sollte ihnen auch schon vorher diese Station gezeigt werden. Manche Eltern empfinden die Verlegung als einen enormen Fortschritt, als ein Zeichen, dass es ihrem Kind besser geht. Andere Eltern hingegen haben Angst, dass ihr Kind dann nicht mehr so gut überwacht und betreut werden wird, da es nicht mehr an einen Monitor angeschlossen ist und Pflegekräfte auf einer Normalstation immer mehrere Kinder gleichzeitig betreuen müssen.

6.2.3 Eltern von Früh- und Neugeborenen

Ist der Aufenthalt eines Früh- oder Neugeborenen auf einer Intensivstation vorhersehbar (extreme Unreife, angeborene Missbildung, wie z. B. MMC oder Zwerchfellhernie), sollte ein vorbereitendes Gespräch des Neonatologen und evtl. auch des Chirurgen mit den Eltern/Sorgeberechtigten erfolgen. Sie sollten dann auch die Möglichkeit bekommen, die Intensivstation zu besichtigen, damit sie sich später nicht völlig fremd fühlen, sondern ein wenig auf das vorbereitet sind, was sie nach der Operation erwartet. In Perinatalzentren (PNZ) kann z. B. der Vater sein Kind auf die Intensivstation begleiten und bei der Aufnahme anwesend sein. So entsteht ein erster Kontakt im Allgemeinen mit dem Vater, der allein am Bett seines Kindes steht und in den ersten Tagen dann Vermittler ist zwischen der Station und der Mutter. Unter Umständen muss er sich nicht nur um das Kind, sondern auch um die Mutter sorgen und befindet sich daher in einer besonders schwierigen Situation, für die die Helfenden Verständnis aufbringen müssen. Da die Mutter häufig ihr Kind nach der Geburt gar nicht oder nur kurz gesehen hatte, kann ein Digitalfoto des Kindes ihre Anspannung lösen; auch telefonischer Kontakt mit ihr kann Erleichterung bringen. Der Vorteil von perinatologischen Zentren liegt deshalb nicht nur in der schnellen Versorgung gefährdeter Kinder und in den kurzen Transportwegen, sondern auch darin, dass die Mutter ihr Kind auch nach einer Sectio früh besuchen kann, ggf. wird sie auch im Bett zu ihrem Kind gebracht.

Kommt die Mutter das erste Mal zu Besuch, sollte man sich Zeit für sie nehmen. Gerade Mütter von extrem unreifen Kindern sind meistens sehr geschockt, wenn sie ihr Kind sehen. Sie geben sich die Schuld an der Frühgeburt oder der angeborenen Infektion und fragen sich, was sie falsch gemacht haben. Hier sind fast immer intensive Gespräche notwendig, in denen die Mütter auch bestärkt werden sollten, abzupumpen, da sie so die Möglichkeit haben, etwas Sinnvolles für ihr Kind zu tun. Unterstützt werden sollten die Mütter durch Still- und Laktationsberaterinnen. Sollte hingegen das Abpumpen nicht klappen, muss die Mutter beruhigt werden, dass ihr Kind auch mit künstlicher Nahrung oder alternativ mit Spendermilch gut gedeihen wird.

Sobald es der Zustand des Kindes erlaubt, sollten die Eltern ihr Kind auf den Arm nehmen und in bequemen verstellbaren Sesseln „känguruhen". Es ist erwiesen, dass regelmäßiges „Känguruhen" einerseits die Gewichtszunahme der Frühgeborenen fördert und den Stationsaufenthalt verkürzt, andererseits die Milchproduktion bei der Mutter anregt. Aus dem gleichen Grund sollten die Frühgeborenen schon früh an die Brust angelegt werden; auch ihr Saugreflex wird so trainiert.

Aus hygienischer Sicht ist Folgendes zu beachten (laut RKI):
— Vor jedem Kontakt zum Kind werden die Hände sorgfältig desinfiziert (IA).
— Kein Känguruhen, wenn ein Elternteil einen Infekt der oberen Luftwege hat (IB).
— Kein Känguruhen bei Ekzemen oder superinfizierten Verletzungen der Haut im Brustbereich und bei Herpes labialis des Elternteils (IB).

— Polster der Liegestühle müssen desinfizierbar sein und möglichst patientenbezogen eingesetzt werden. Nach jedem Gebrauch sind die Handkontaktflächen zu desinfizieren (IB).

Das Pflegeteam sollte alles tun, um die Eltern-Kind-Beziehung zu fördern, da sie sich durch den Klinikaufenthalt nur langsam aufbauen kann. Es ist erwiesen, dass der Anteil von ehemaligen Frühgeborenen bei später misshandelten Kindern relativ groß ist und auf ein gestörtes Eltern-Kind-Verhältnis zurückzuführen ist. In vielen PNZ gehören neben den medizinischen, pflegerischen und therapeutisch tätigen Mitarbeitern Psychologen und/oder Sozialarbeiter, manchmal auch Seelsorger zum Team, die die Familien während des Stationsaufenthaltes begleiten und unterstützen. Gerade auch bei sozialen Problemen kann durch finanzielle bzw. personelle Hilfen zu Hause die Familie entlastet werden. Ferner sollte man ihnen Hilfsorganisationen oder Selbsthilfegruppen nennen, in denen sich betroffene Eltern untereinander austauschen und weitere Informationen einholen können. Frühzeitig sollte auf das Angebot der „Frühen Hilfen" hingewiesen und bei Entlassung eine sozialmedizinische Nachsorge angeboten werden, die über die Krankenkasse finanziert wird.

6.3 Das Intensivtagebuch

Das Intensivtagebuch ist ein Tagebuch, das während der Zeit des Intensivaufenthaltes von zumeist Pflegenden und Angehörigen geschrieben wird. In dem Tagebuch können chronologisch die Ereignisse, die zur Aufnahme geführt haben, und die Entwicklung auf der Intensivstation beschrieben werden. Wir wissen heute, dass viele Patienten, auch die, die sediert werden, ein hohes Risiko für besonders intensiv erlebte Träume haben. Sie können später nicht mehr genau unterscheiden, ob sie etwas real erlebt oder nur geträumt haben. Da es häufig bedrohliche Erlebnisse sind, mündet dies nicht selten in eine posttraumatischen Belastungsstörung. Auch Angehörige können davon betroffen sein. Entsprechende Beschreibungen helfen den Patienten später, ihre Erinnerungen zu verstehen.

Bei Säuglingen und kleinen Kindern können später im Leben Situationen auftauchen, die sie nach der Zeit auf der Intensivstation/im Krankenhaus fragen lassen. Hier bietet das Tagebuch eine Möglichkeit der Aufarbeitung der eigenen Geschichte.

Heute gilt das Tagebuch als evidenzbasierte Maßnahme mit einer lang anhaltenden Wirkung für Patienten und Angehörige im Sinne von Salutogenese und verbesserter Resilienz. Entsprechend zeigt das Tagebuch einen nachgewiesenen lindernden Einfluss auf die Entstehung von posttraumatischen Belastungsstörungen, Angst und Depression (PICS – Post-Intensive-Care-Syndrom).

6.4 Krisenbegleitung auf der Intensivstation

- **Faktoren, die die Pflege belasten**
- Fortschritt der Medizin, Spezialisierung, Technisierung und Ökonomisierung fordern von Pflegekräften, ihre Professionalität am Patientenbett zu bündeln.
- Hoher Arbeitsaufwand/zunehmende Arbeitsverdichtung führen zur Verknappung der zeitlichen und persönlichen Ressourcen von Pflegekräften.
- Interaktion von und mit Angehörigen findet nicht ausreichend statt.

Das Arbeiten auf einer pädiatrischen oder neonatologischen Intensivstation stellt nachweislich eine sehr hohe psychische und emotionale Belastung auch des Personals dar, was bereits nach wenigen Jahren zu einem beruflichen Wechsel in weniger belastende Bereiche der Medizin führt. Auch die Akquise junger Pflegekräfte ist durch die sehr hohen Ansprüche der Kinderintensivmedizin erschwert. Burn-out-Syndrom, Depressionen und posttraumatische Belastungsstörungen treten bei Intensivfachkräften signifikant höher als in anderen Berufsgruppen auf. Um den emotionalen Ansprüchen des Umgangs mit Familien in der Ausnahmesituation „Intensivstation" gerecht zu werden, ist die Erlangung einer verbesserten Resilienz, der psychologischen Widerstandskraft, von Intensivkräften von oberster Priorität. Gleichzeitig kommt eine professionellere Krisenbegleitung natürlich den Familien und Patienten zugute, für deren zukünftiges Leben gerade die akute Krisenbewältigung entscheidende Wege und Verarbeitungsmöglichkeiten ebnet.

- **Elemente der Krisenbegleitung**

Krisenbegleitung in der Kinderintensivmedizin erfordert Umgang mit:
— Psychischen Stress- und Belastungsfaktoren betroffener Eltern
— Trauer- und Belastungsreaktionen sowie -störungen
— Akuten Belastungsreaktionen und posttraumatischen Belastungsstörungen
— Trauerreaktionen (gesunde und pathologische Trauer)

Professionelle Krisenbegleitung befähigt zu:
— Gesprächsführung in Krisensituationen (auf Basis der Grundlagen gelingender Kommunikation)
— Anwendung von Handlungsprinzipien akuter und mittelfristiger Nachsorge
— Berücksichtigung interkultureller Aspekte
— Selbstschutz und Psychohygiene – eigene Grenzen und Ressourcen kennen und beachten
— Förderung der eigenen Resilienz
— Kollegialer Beratung und Supervision

6.5 Palliativversorgung

Palliativmedizin fängt nicht dort an, wo Intensivmedizin aufhört. Palliativmedizin soll Ergänzung und nicht Konkurrenz sein und kann schon ein stabiles Netzwerk knüpfen, bevor z. B. eine Therapiezieländerung ansteht.

Der Fokus eines Palliativansatzes liegt auf dem Wohlbefinden des Patienten und seines Umfelds und ist damit nicht auf reine „End-of-Life Care" zu beschränken.

- **Grundpfeiler der Palliativversorgung**
— Medikamentöse Symptomkontrolle
— Kommunikative Kompetenz
— Unterstützung bei der Entscheidungsfindung
— Sozialrechtliches Wissen
— Spirituelle Begleitung

- **Indikation**

Bedarf eines Patienten und seiner Familie, z. B.:
— Therapieziel ändert sich im Behandlungsverlauf
— Chronisch progrediente Grunderkrankung mit wiederholten Intensivaufenthalten

- **Ziel**

Nicht weniger Medizin, sondern gezielte bessere medizinische Versorgung in Übereinstimmung mit den Zielen des Patienten/der Familie.

6.6 Sterbebegleitung/End-of-Life Care

Auf einer Intensivstation kann der Tod ganz plötzlich eintreten, wenn z. B. ein Kind in einem sehr schlechten Zustand oder unter Reanimation eingeliefert wird. In anderen Fällen ist er vorhersehbar, sodass die Begleitung des Sterbeprozesses in den Vordergrund rückt.

Ist es abzusehen, dass ein Kind versterben wird, z. B. bei extrem unreifen Frühgeborenen < 24. SSW oder Patienten im Finalstadium einer chronischen Erkrankung, wird eine Therapiezieländerung vorgenommen und der Fokus der Gespräche auf eine reine Palliativversorgung gelenkt. So können Wünsche der Eltern und Möglichkeiten auf der Station gemeinsam geklärt werden, um diese Phase für betroffene Familien so zu gestalten, dass sie trotz aller Trauer positive Erinnerungen behalten können.

- **Phasen des Sterbeprozesses**

Um das Verhalten von Eltern/Angehörigen sterbender Kinder zu verstehen, kann es hilfreich sein, die Phasen des Sterbeprozesses zu kennen, welche jedoch durchaus kontrovers diskutiert werden. Elisabeth Kübler-Ross hat fünf Phasen des seelischen Erlebens aufgezählt, die sowohl Sterbende als auch gleicherweise deren Angehörige durchmachen (◘ Tab. 6.1).

Diese Phasen zu kennen und die Gefühle der Eltern zu akzeptieren und zuzulassen, ist relevant, denn Mütter und Väter befinden sich u. U. in verschiedenen Stadien, haben auch z. T. unterschiedliche Gefühle, trauern auf verschiedene Weise, wodurch die Kommunikation zwischen ihnen zeitweilig gestört sein kann. Es kann sein, dass ein Elternteil der Station und dem pflegerischen und ärztlichen Personal mit Wut und Vorwürfen begegnet, der andere jedoch tief trauert und ständig weinen muss. Wichtig ist es, den Eltern ihre Empfindungen nicht zu nehmen. In dieser Situation gibt es keinen Trost; Sätze wie: „Sie können noch mehr Kinder bekommen" oder „Für Ihr Kind ist es am besten so", sind in dieser Situation völlig falsch; viel nötiger haben die Eltern jetzt gute Zuhörer. Trauer ist eine tiefe menschliche Emotion, die eine Beziehung zu Verlorenem aufbaut, zu etwas Wertvollem, das man bewahren möchte. Deshalb sollten Eltern dem verlorenen Kind, auch einem tot geborenen, unbedingt einen Namen geben. Trauer sollte ermöglicht und gefördert werden, da sie zu heilen vermag. Wird sie hingegen unterdrückt, kann dies zu chronischen Depressionen führen.

Gleichzeitig sollte dem Pflegeteam klar sein, dass es beim Sterben eines Kindes ähnliche Phasen durchläuft, sofern eine engere Beziehung zum Kind und/oder dessen Angehörigen entstanden ist. Auch Pflegende sollten Gefühle zulassen und sie vor den Eltern nicht verbergen. Empathie ist in dieser Situation von großer Bedeutung. Dem Behandlungsteam können Teamgespräche und Supervision helfen, solche Situationen zu aufzuarbeiten.

Auch den Geschwisterkindern sollte viel Aufmerksamkeit zuteilwerden, da sie längere Zeit zurückstehen mussten, sich ausgestoßen fühlen und möglicherweise Neid oder gar Hass entwickeln. Kinder verhalten sich emotional anders als Erwachsene; sie drücken ihr Empfinden durch ihr Verhalten aus. Ihre Gefühle schwanken in schnellem Wechsel zwischen Betroffensein, Aggression, Teilnahmslosigkeit, Trauer, Verwirrung und Angst hin und her und machen sich in heftigem Bewegungsdrang oder Schreien bemerkbar; oft ziehen sie sich aber auch zurück, weil die Situation sie überfordert.

Vielfach haben Kinder der gleichen Altersstufe sogar verschiedene Vorstellungen vom Tod und gehen unterschiedlich damit um:

- Kleinkinder können den Tod noch nicht verstandesmäßig erfassen, für sie ist es ein (vorübergehendes) „Wegsein", ein Sein an einem anderen Ort.
- 6- bis 12-Jährige glauben an Mythen und Sagen, sie haben daher eine personifizierte Vorstellung vom Tod („Sensenmann"). Sie interessieren sich für die Umstände (Aussehen, Zeitpunkt, Orte, Mittel), ohne über das Sterben zu reflektieren. Erst mit Ende der Grundschulzeit realisieren Kinder, dass Sterben endgültig ist und Verlust bedeutet.
- In der Pubertät macht es ihre psychische Unausgeglichenheit den Jugendlichen schwer, über Tod und Sterben zu sprechen; sie entwickeln Trauerrituale erst durch die Gruppe.

Deshalb ist es wichtig, Kindern und Jugendlichen das Sterben und den Tod altersentsprechend zu erklären; sie sollten damit nicht allein gelassen werden, sondern Zuwendung, Ansprache und Ablenkung erfahren. Sofern sie es möchten, kann man sie mit kleinen Aufgaben in die Sterbebegleitung einbeziehen. Andererseits sind Kinder gerade durch ihr unkonventionelles Verhalten auch in der Lage, andere (Kinder und Erwachsene) zu trösten oder von ihrer Trauer abzulenken.

6.6 · Sterbebegleitung/End-of-Life Care

Tab. 6.1 Phasenmodell nach Kübler-Ross

Phase	Haltung, Gefühl	Patient	Angehörige	Pflegende
1. Phase Nicht-Wahrhaben-Wollen, Isolierung („denial")	Abwehrhaltung, wenn eine negative Diagnose gestellt wird	Geschockt, verdrängt einerseits die Diagnose, ahnt andererseits das Unausweichliche und zieht sich zurück	„Wird schon nicht so schlimm sein!", konsultieren andere Ärzte, das Internet oder weitere Sachverständige, kapseln sich ab	Sollten den Betroffenen die Hoffnung nicht nehmen, vor allem aber immer Gespräche anbieten
2. Phase Zorn („anger")	Zorn, Wut, Verzweiflung, auch Neid, die Frage „Warum?"	Ist wütend auf die Ärzte, Schwestern und Pfleger und glaubt, dass sie versagt haben, beneidet alle, die gesund sind und leben dürfen	Suchen die Schuld beim Arzt („Das hätten Sie vermeiden müssen!") oder anderen, machen Vorwürfe, empfinden Ungerechtigkeit („Warum gerade wir?"), machen auch sich selbst verantwortlich („Hätten wir doch…!")	Für sie ist es eine besonders schwierige Phase, weil die Kommunikation unterbrochen ist, sie sollten Aussagen nicht persönlich nehmen, sich nicht zurückziehen, sondern weiterhin gesprächsbereit sein
3. Phase Verhandeln („bargaining")	Wegmarken, Ziele setzen (wenn – dann), Hoffnung auf Abwendbarkeit unter bestimmten Bedingungen	Erbittet von den Ärzten, von seinem Gott oder dem Schicksal Aufschub oder Besserung	Beginnen zu feilschen („Wenn wir …, wenn doch alles wieder gut?"), wenden sich alternativen Heilmethoden zu	Sollten den Vorschlägen gegenüber offen sein, aber nur das zulassen, was dem Kind absolut nicht schaden kann, bzw. es der ärztlichen Entscheidung überlassen
4. Phase Depression	Gefühl der Sinnlosigkeit, Hoffnungslosigkeit, Erkenntnis der Unausweichlichkeit	Trauert um das, was er verliert, und das, was noch hätte sein können	Tränen und Depression machen sie handlungsunfähig	Sollten vor allem zuhören, versuchen, die Angehörigen ein wenig von ihrer Verzweiflung abzulenken, ihnen viel Zeit und Ruhe geben
5. Phase Akzeptanz („acceptance")	Zustimmung (nicht bei allen Todkranken), Wunsch, zur Ruhe zu kommen, es „hinter sich zu bringen"	Äußert letzte Wünsche, will noch etwas regeln, möchte dann zur Ruhe kommen	Sehen jetzt ein, dass der Sterbende gehen muss, hoffen auf Erleichterung, Erlösung für sich und ihn	Sollten hier möglichst unaufdringlich und unauffällig wortlose Empathie zeigen

Deklaration der Rechte Sterbender nach Amelia J. Barbus (1975)
Ich habe das Recht,
- bis zuletzt als lebender Mensch behandelt zu werden
- stets noch hoffen zu dürfen – worauf immer sich diese Hoffnung auch richten mag
- von Menschen umsorgt zu werden, die sich eine hoffnungsvolle Einstellung zu bewahren vermögen – worauf immer sich diese Hoffnung richten mag
- Gefühle und Emotionen anlässlich meines nahenden Todes auf die mir eigene Art und Weise ausdrücken zu dürfen
- kontinuierlich medizinisch und pflegerisch versorgt zu werden, auch wenn das Ziel „Heilung" gegen das Ziel „Wohlbefinden" ausgetauscht werden muss
- nicht alleine zu sterben
- schmerzfrei zu sein
- meine Fragen ehrlich beantwortet zu bekommen
- nicht getäuscht zu werden
- von meiner Familie und für meine Familie Hilfe zu bekommen, damit ich meinen Tod annehmen kann
- in Friede und Würde zu sterben
- meine Individualität zu bewahren und meiner Entscheidungen wegen nicht verurteilt zu werden, wenn diese im Widerspruch zu den Einstellungen anderer stehen
- offen und ausführlich über meine religiösen und/oder spirituellen Erfahrungen zu sprechen, unabhängig davon, was diese für andere bedeuten
- dass die Unverletzlichkeit des menschlichen Körpers nach dem Tode akzeptiert wird
- von fürsorglichen, empfindsamen und klugen Menschen umsorgt zu werden, die sich bemühen, meine Bedürfnisse zu verstehen, und die fähig sind, innere Befriedigung daraus zu gewinnen, dass sie mir helfen, meinem Tod entgegenzusehen

Pflege in der Sterbephase

Sterbende Kinder werden weitgehend genauso behandelt wie andere Patienten. Dies gilt im Besonderen für die Grundpflege wie Waschen, Mundpflege, Umlagern, Betten und Freihalten der Atemwege sowie:
- Schmerztherapie (Symptomkontrolle)
- Linderung von Magen-Darm-Problemen wie Übelkeit
- Linderung von Durst- und Hungergefühl
- Linderung von Atemnot (Dyspnoe, Rasselatmung)
- Beeinflussung neuropsychiatrischer Symptome (Unruhe, Angst, Depression)
- Verzicht auf weitere Untersuchungen und sinnlose Blutabnahmen
- Verzicht auf belastende physiotherapeutische und pflegerische Maßnahmen

Die Ernährung erfolgt über eine Magensonde oder über eine Glukose-/Elektrolytinfusion. Auch Sauerstoff und Wärme sollten nach Bedarf zugeführt werden. Alle belastenden Maßnahmen werden abgesetzt. Vor allem sollten Schmerzen durch eine angepasste Analgesie vermieden werden.

> Frühgeborene und neurologisch stark beeinträchtigte Neugeborene äußern häufig kaum ausgeprägte Schmerzzeichen.

Nach Absprache mit dem versorgenden Team und den Eltern/Sorgeberechtigten kann das Kind in einem Einzelzimmer versorgt werden, was einen ungehinderten Zugang zur Familie für eventuell gewünschte Besucher ermöglicht. Dabei ist darauf zu achten, dass zu jeder Zeit eine Pflegekraft verfügbar ist, um zu verhindern, dass die Familie sich abgeschoben/aufgegeben fühlt.

Der Wunsch nach jedweder seelsorglicher Begleitung kann erfragt und den Familien entsprechende Angebote ermöglicht werden.

> Transkulturelle Seelsorge: Kontakte zu erfragen in den Filialen des ethnomedizinischen Zentrums – ▶ https://www.itb-ev.de/

Wird z. B. eine Nottaufe gewünscht, kann diese auch vom Klinikpersonal durchgeführt werden. Eine Nottaufe ist vollgültig und wird dem Klinikpfarramt/zuständigen Pfarramt zur Aufnahme ins Taufregister gemeldet.

> Sollte kein Seelsorger verfügbar sein, kann jeder Mensch, der dazu bereit ist, im Namen der Kirche handeln und das Sakrament der Taufe spenden, indem er – soweit möglich – das Glaubensbekenntnis spricht und anschließend dem Täufling Wasser über den Kopf gießt und dabei spricht: "N., ich taufe dich im Namen des Vaters und des Sohnes und des Heiligen Geistes".

Die Eltern können ermutigt werden, das Kind auf den Arm zu nehmen, bei größeren Kindern kann den Eltern angeboten werden, sich ins Bett zu ihrem Kind zu legen.

- **Nach dem Tod**

Ist ein Kind verstorben, erfolgt die Leichenschau durch den Arzt. Danach wird noch einmal eine Ganzkörperwäsche vorgenommen, die auch die Eltern durchführen können. Alle Schläuche und Katheter werden gezogen und Wunden sorgfältig verklebt, damit kein Sekret mehr fließen kann. Alle Kinder sollten gewindelt werden, da es zu einem unwillkürlichen Urin- und Stuhlabgang kommen kann. Auf Wunsch kann dem Kind eigene Wäsche angezogen und ihm ein Kuscheltier oder Spielzeug mitgegeben werden. Anschließend sollte man der Familie noch so viel Zeit geben, wie sie braucht, um sich von ihrem Kind zu verabschieden. Sollten die Eltern Bilder ihres Kindes wünschen, können auf der Seite ▶ https://www.dein-sternenkind.eu/FachPersonal-Info/index.php Fotografen informiert werden, die den Eltern wertvolle Erinnerungen durch Fotografie schenken können.

Bei unklarer oder nichtnatürlicher Todesursache kann eine Obduktion durch die Staatsanwaltschaft angeordnet werden. Über eine evtl. notwendige Autopsie muss mit den Eltern unbedingt gesprochen werden, auch wenn der Moment nicht passend erscheint. Erfahren die Eltern erst im Nachhinein davon, sind sie meist sehr betroffen und äußern Vorwürfe. Eine Autopsie kann aber auch auf Wunsch der Eltern oder zur Klärung einer medizinischen Fragestellung durchgeführt werden, in diesem Falle müssen die Angehörigen damit einverstanden sein.

Abschließend sollte mit einer Kinnrolle für einen Mundverschluss gesorgt und die Augenlider geschlossen werden, evtl. Hände aufeinanderlegen und Kuscheltiere oder andere „Beigaben" mitgeben. Am Leichnam wird ein Namenskärtchen zur Identifizierung befestigt (Knöchel). Abschließend wird der Leichnam in ein Laken eingeschlagen (nach Hausstandard und unter Beachtung der Hygieneleitlinien zum Umgang mit Verstorbenen). Der Leichnam kann entweder in die Pathologie verbracht oder nach Absprache mit dem zuständigen Bestatter direkt von der Station abgeholt werden.

> Bei unklarer Todesursache müssen Katheter oder Drainagen (abgestöpselt und) im Körper belassen werden (mit dem Arzt abklären).

Bei unklarer Todesursache: Beispiel Niedersachsen §4 Abs. 4 Bestattungsgesetz (Auszug)
Die Ärztin oder der Arzt hat die Polizei oder die Staatsanwaltschaft unverzüglich zu benachrichtigen, wenn:
- der Tod während eines operativen Eingriffs oder innerhalb der darauf folgenden 24 h eingetreten ist,
- die verstorbene Person das 14. Lebensjahr noch nicht vollendet hat, es sei denn, dass der Tod zweifelsfrei auf eine Vorerkrankung zurückzuführen ist

Konnten Eltern beim Tod ihres Kindes nicht anwesend sein, weil er zu plötzlich eintrat, sollte man immer ein Foto des Kindes machen, welches in einem verschlossenen Umschlag den Eltern die Möglichkeit gibt, es anzuschauen, wenn und wann sie es möchten/

brauchen; auch eine Haarlocke, das Kuscheltier oder die Spieluhr, ein Fuß- oder Handabdruck und das Namensbändchen können für Eltern wichtige Erinnerungsstücke sein. Auf einigen Stationen gibt es vor allem für Eltern von Früh- und Neugeborenen Trauerkarten, auf denen Name, Geburts- und Sterbedatum und Maße des Kindes eingetragen werden. Es kann ein Vers mit tröstenden Worten darauf stehen und Platz freigehalten werden für ein Foto des Kindes und evtl. persönliche Worte. Auf alle Fälle aber sollten die Eltern von ihrem Kind Abschied nehmen können. Die meisten Kliniken geben den Familien auch noch am nächsten Tag Gelegenheit, ihr Kind im Abschiedsraum aufzubahren und noch einmal zu sehen. Durch den Bestatter kann es auch ermöglicht werden, verstorbene Kinder bis zu 36 h post mortem zu Hause aufzubahren; dies ist gerade für Familien anderer Kulturen sehr wichtig.

Nach dem Tod eines Kindes sollte man den Eltern Hilfestellung geben bei der Erledigung der Formalitäten, da sie damit in dieser Situation häufig überfordert sind. Es muss geklärt werden, ob die Eltern Kontakt mit einem Bestattungsunternehmen aufnehmen wollen oder dies von der Klinik organisiert werden soll.

Wenn die Angehörigen sich verabschieden, kann evtl. nachgefragt werden, ob sie jemanden haben, der sie nach Hause fährt (nicht selber fahren lassen – Unfallgefahr), und jemand bei ihnen ist. Hat eine seelsorgerische Betreuung stattgefunden, sollte diese auf jeden Fall in der Trauerphase weiter erfolgen oder aber angebahnt werden. Wichtig ist auch die Betreuung der Geschwisterkinder, die nicht nur einen Bruder oder eine Schwester verlieren, sondern häufig auch für einige Zeit die Eltern. Empfehlenswert ist das Angebot von Gesprächen an die Eltern/Familien, auch zu einem späteren Zeitpunkt, da Fragen oft erst im Nachhinein aufkommen. Zur Anbahnung einer seelsorgerischen Follow-up-Betreuung können den Familien Adressen von Selbsthilfegruppen genannt werden, z. B. der Bundesverband Verwaiste Eltern und trauernde Geschwister in Deutschland e. V.

Überprüfen Sie Ihr Wissen

Zu 6.1
- Worin sehen Sie die Herausforderung der transkulturellen Pflege?

Zu 6.2
- Welche Bedeutung haben Eltern/Angehörige auf der Intensivstation?
- Was verstehen Sie unter familienzentrierter Pflege?
- Worauf sollte beim Gespräch mit Eltern geachtet werden?
- Welche Hilfen können Sie Eltern frühgeborener Kinder anbieten?
- Was versteht man unter Känguruhen – warum ist es so wichtig?

Zu 6.3
- Was ist das Intensivtagebuch und welche Bedeutung hat es?

Zu 6.4
- Welche Möglichkeiten der Burn-out-Prophylaxe kennen Sie?

Zu 6.5
- Was bedeutet Palliativversorgung?
- Welche Angebote der Palliativversorgung auf eine PICU/NICU fallen Ihnen ein?
- Warum verschwimmen die Grenzen Intensiv-/Palliativpflege?

Zu 6.6
- Erläutern Sie die Trauerphasen nach Kübler Ross.
- Erläutern Sie die Pflegemaßnahmen für ein sterbendes Kind.
- Welche Hilfen gibt es für die Eltern – welche für die Pflegekräfte?
- Was ist bei ungeklärter Todesursache zu beachten?

— Wie können Sie familienzentrierte Pflege in der Sterbebegleitung umsetzen?

Nachschlagen und Weiterlesen

Barbus A (1975) The Dying Person's Bill of Rights, im Internet unter: ▶ https://wps.prenhall.com/wps/media/objects/2602/2664849/figs_tables/f33_05.pdf

Bürger S (2020) Wenn das Leben intensiv beginnt, Ein Elternbegleitbuch für die Zeit in der Kinderklinik. BoD – Books on Demand, Norderstedt

Burholt V (2010) Angehörige auf der Intensivstation – welche Bedürfnisse haben sie? Intensiv 18(4):198–203

Diebold R (2013) Trauerbegleitung von Jugendlichen. Springer, Berlin

Kis E (2012) Eine Studie zum Erleben von Müttern und Vätern frühgeborener Kinder im Kontext von Neonatologie und Mobiler Frühförderung; Diplomarbeit Universität Wien; Fakultät für Philosophie und Bildungswissenschaft. ▶ https://othes.univie.ac.at/17972/1/2012-01-23_9200934.pdf

Kuhlmann B (2002) Die Situation von Angehörigen auf einer Intensivstation. intensiv 10(6): 250–255

Zernikow B (Hrsg) (2013) Palliativversorgung von Kindern, Jugendlichen und jungen Erwachsenen. Springer, Berlin (Neuauflage für Februar 2021 geplant)

Versorgung von Früh- und Neugeborenen

Dagmar Teising und Hannah Tönsfeuerborn

Inhaltsverzeichnis

7.1 Neonatologischer Transport und Erstversorgung – 178
7.1.1 Neonatologischer Transport – 178
7.1.2 Erstversorgung von Neu- und Frühgeborenen – 180
7.1.3 Peripartale Asphyxie – 185

7.2 Reanimation von Früh- und Neugeborenen – 186

7.3 Aufnahme von Früh- und Neugeborenen – 188

7.4 Betreuung von Früh- und Neugeborenen – 189

7.5 Probleme des Frühgeborenen – 192
7.5.1 Störungen der Temperaturregulation – 192
7.5.2 Instabilität der Atmung – 193
7.5.3 Instabilität des Herz-Kreislauf-Systems – 195
7.5.4 Infektionsgefahr – 195
7.5.5 Stoffwechselstörungen – 197
7.5.6 Akutes Nierenversagen in der Neonatalperiode – 198
7.5.7 Nahrungsunverträglichkeit bei hohem Energiebedarf – 199
7.5.8 Retinopathia praematurorum (ROP) – 200
7.5.9 Hirnblutung und Leukomalazie – 201
7.5.10 Persistierender Ductus arteriosus Botalli (PDA) – 202
7.5.11 Nekrotisierende Enterokolitis – 204

Nachschlagen und Weiterlesen – 208

© Springer-Verlag GmbH Deutschland, ein Teil von Springer Nature 2021
H. Tönsfeuerborn et al., *Neonatologische und pädiatrische Intensiv- und Anästhesiepflege*,
https://doi.org/10.1007/978-3-662-62902-4_7

7.1 Neonatologischer Transport und Erstversorgung

7.1.1 Neonatologischer Transport

Fast alle Frühgeburten und ca. drei Viertel der neonatalen Verlegungsfälle sind vor der Geburt vorhersehbar, sodass eine rechtzeitige Verlegung der Mutter in ein Perinatalzentrum durchgeführt werden kann. Diese werden je nach Versorgungsmöglichkeiten in 3 Level unterteilt, wobei die personellen, räumlichen, apparativen und strukturellen Voraussetzungen über die „Richtlinie des Gemeinsamen Bundesausschusses über Maßnahmen zur Qualitätssicherung der Versorgung von Früh- und Reifgeborenen" (GBA-Qualitätssicherungs-Richtlinie Früh- und Reifgeborene/QFR-RL) festgelegt werden.
- Level 1: Zentren mit Maximalversorgung
- Level 2: Versorgung von Frühgeborenen ab einem Gestationsalter von 29+0 Wochen bzw. > 1250 g
- Perinataler Schwerpunkt: unproblematische Frühgeborene ab der 32.+0 SSW bzw. > 1500 g

Es gibt allerdings Fälle, bei denen Risiken und Komplikationen akut auftreten und ein Transport der werdenden Mutter nicht mehr möglich ist.

> Für kranke Neugeborene und besonders für unreife Frühgeborene birgt der Transport nach der Geburt viele Risiken, die die postnatale Anpassungsphase stören und eine intensivmedizinische Behandlung u. U. verlängern können.

- **Voraussetzungen**

Eine optimale Erstversorgung im Kreißsaal und ein sicherer Transport der Früh- und Neugeborenen aus externen Kliniken in die Kinderklinik müssen durch einen Arzt und eine Pflegeperson der neonatologischen Intensivstation durchgeführt werden. Beide müssen Erfahrung in der Primärversorgung und ausreichende Sicherheit in der klinischen Beurteilung haben.

- **Technische Ausstattung**

Zur technischen Ausstattung eines Früh- oder Neugeborenentransportes gehört eine mobile Intensivpflegeeinheit = Transportinkubator (◘ Abb. 7.1).

Dieser sollte mit folgenden Geräten und Zubehör ausgestattet sein:
- Monitor und Zubehör für EKG, Sauerstoffsättigungs- und Blutdruckmessung, ggf. endtidale (et)CO_2-Messung
- Infusionsspritzenpumpen
- Absauggerät und Absaugkatheter, Mekoniumabsaugadapter
- Möglichkeit zur Handbeatmung mit Sauerstoff
- Beatmungsbeutel mit PEEP-Ventil und Masken in verschiedenen Größen
- Gasflaschen in gesicherter Halterung, Möglichkeit zum Umschalten auf die Gaszufuhr des Transportmittels
- Respirator mit längenadaptierten Schläuchen und Sauerstoffmessgerät
- Steriler Foliensack
- Set zum Legen eines NAK/NVK
- Digitalfieberthermometer, evtl. Temperatursonde zur kontinuierlichen Messung über den Monitor
- Zwillingsschlauchsystem
- Vorgewärmte, saugfähige Tücher
- Transportprotokoll, Narkose- und OP-Einwilligung, falls postnatal ein sofortiger operativer Eingriff notwendig ist, z. B. bei bestimmten angeborenen Fehlbildungen (▶ Kap. 8).

Alle Geräte müssen netzunabhängig arbeiten. Der Transportinkubator sollte immer komplett einsatzbereit, auf 37 °C aufgeheizt und an das Stromnetz angeschlossen sein. Der Standort muss gut zugänglich sein.

- **Notfall-/Transportrucksack**

Der Notfallrucksack enthält alle Medikamente, Infusionslösungen und weitere Materialien, die zur Erstversorgung und Reanimation benötigt werden wie z. B.
- Blutzuckermessgerät
- Pleuradrainageset
- Nabelgefäßkatheter
- Naht- und Verbandsmaterial

7.1 · Neonatologischer Transport und Erstversorgung

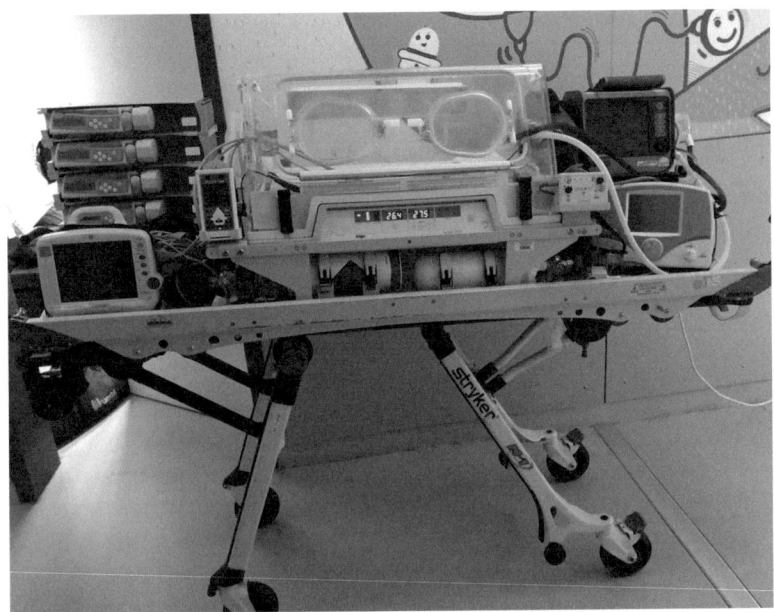

Abb. 7.1 Transportinkubator (Fa. Draeger) mit Spritzenpumpen (Fa. Braun), Transportbeatmungsgerät (Fa. Hamilton), NO-Gerät INOmax (Fa. Linde) und Transportmonitor (Fa. GEHealthcare)

- Sterile Utensilien (u. a. Folienbeutel für extrem kleine Kinder)

Zur Intubation:
- Laryngoskop
- Verschiedene Spatel (Größen 00, 0, 1)
- Magill-Zange
- Beatmungsmasken (0, 0/1, 1)
- Babybeatmungsbeutel

Bei entsprechender Indikation sollte Surfactant, Prostaglandin E_1 (*Alprostadil®*) und/oder eine Notfallkonserve ggf. in einem Styroporbehälter (Kühlung) mitgenommen werden.

- **Regeln für den Transport**
- Hin so schnell wie möglich
- Stabilisierung des Kindes in der Geburtsklinik so lange wie nötig
- Zurück so schonend wie möglich

- **Indikationen für einen Transport**
- Neugeborene nach primärer Reanimation und Intubation
- Früh- und Neugeborene mit respiratorischen Problemen
- Frühgeborene unter der 35. SSW und < 2200 g
- Hypotrophe Neugeborene mit einem Geburtsgewicht < 2000 g (abhängig von der pädiatrischen Betreuung vor Ort)
- Früh- und Neugeborene mit Adaptationsstörungen
- Neugeborene mit Infektionsanamnese nur bei Symptomen oder CRP-Anstieg
- Neugeborene mit Fehlbildungen:
  - Bauchdecke: Gastroschisis, Omphalozele
  - Myelomeningozele (MMC)
  - Pierre-Robin-Syndrom
  - Hydrozephalus
  - Vitien
- Neugeborene mit Narkoseüberhang bei starken Beeinträchtigungen
- Früh- und Neugeborene mit Anämie, Hyperbilirubinämie
- Hydrops fetalis
- Anamnese der Mutter, z. B. HELLP-Syndrom, schlecht eingestellter Diabetes mellitus, Drogen- oder Alkoholabhängigkeit, HIV-Infektion
- Früh- und Neugeborene mit zentralen Störungen, Krämpfen, Apnoen, intrakraniellen Blutungen

- **Anmeldung und Informationen vor dem Transport**

Die Anmeldung erfolgt über ein spezielles Notruftelefon, das nicht anderweitig benutzt werden darf. Während des Telefonats sollten gezielte Fragen gestellt bzw. gezielte Informationen gegeben und dokumentiert werden:
- Geburtsgewicht, SSW (exaktes Gestationsalter)
- Geburtsmodus
- Risikofaktoren: Schwangerschaft, Geburtsverlauf, Mehrlinge
- Verdachtsdiagnose
- Respiratory-Distress-Syndrom(RDS)-Prophylaxe
- Geschätztes Gewicht
- Bakteriologische Befunde
- Falls das Kind schon geboren ist:
  – Wie alt?
  – Allgemeinzustand?
  – Beatmet?
- Name des Anmeldenden, Geburtsklinik, Kreißsaal oder Operationssaal
- Uhrzeit des Anrufs

Erste therapeutische Maßnahmen können telefonisch zwischen Pädiater und Gynäkologen besprochen werden.

- **Organisation des Transportes**
- Leitstelle informieren über:
  – Anfordernde Klinik
  – Transport mit Pflegeperson, Arzt und Transportinkubator
  – Zielklinik
- Diensthabenden Arzt informieren
- Teamabsprache darüber, wer fährt
- Transporteinheit und Notfallkoffer überprüfen

Optimalerweise trifft das Team vor der Geburt ein und hat Zeit, den Reanimationsplatz vorzubereiten. Ist das Kind bereits geboren, beginnt sofort nach Ankunft die Erstversorgung.

- **Überprüfung und Vorbereitung des Reanimationsplatzes in der Geburtsklinik**
- Wärmestrahler, Wärmematte, Licht und evtl. zusätzliche Wärmequelle vorbereiten, die Raumtemperatur sollte bei 23–25 °C, bei Frühgeborenen < 28. SSW bei > 25 °C liegen
- Ausreichend warme, saugfähige Tücher bereitlegen, bei kleinen Frühgeborenen Folie/Folienbeutel, evtl. Mütze aus Schlauchverband vorbereiten; Raum anwärmen, Zugluft vermeiden
- Absaugung auf –0,2 bar einstellen und Katheter bereitlegen (für Neugeborene Ch 8 und 10, bei sehr kleinen Frühgeborenen Ch 5–8)
- Beatmungsbeutel mit Reservoir und PEEP-Ventil an die Sauerstoffinsufflation anschließen und auf Funktionstüchtigkeit kontrollieren, passende Maske auf den Beutel setzen
- Optimal ist die Ausstattung der Notfalleinheit mit einem einfachen Beatmungsgerät, über das eine kontrollierte Maskenbeatmung bzw. invasive Beatmung möglich ist, z. B. *Perivent* → Einstellung von Sauerstoff, PEEP, Bläh- und Beatmungsdrucken
- Intubationsbesteck, Tuben in verschiedenen Größen, Gleitgel und Pflasterstreifen richten
- Evtl. gekürzten Tubus oder binasales CPAP-System bereit legen → **Atemunterstützung, wenn möglich, Intubation nur bei absoluter Indikation**
- Stethoskop bereitlegen
- Richten für einen i.v.-Zugang
- Magensonde, digitales Thermometer u. a. bereitlegen
- Zur Bestimmung der APGAR-Werte sollte eine Stoppuhr vorhanden sein
- Infusionslösung und bei entsprechender Anamnese Notfallmedikamente aufziehen
- Handschuhe zum Eigenschutz bereitlegen
- Wenn vorhanden, Überwachungsgeräte einschalten (EKG-Monitor, Sauerstoffsättigungsmessgerät, evtl. Blutdruckmessgerät)
- Besonderheiten bei Frühgeborenen s. unten
- Fahrer des Transportmittels sorgen für Stromanschluss des Transportinkubators

7.1.2 Erstversorgung von Neu- und Frühgeborenen

7.1.2.1 Thermoregulation

Während der Erstversorgung muss besonders auf den Wärmeerhalt der Neu- und Frühgeborenen geachtet werden (▶ Abschn. 7.5.1).

7.1 · Neonatologischer Transport und Erstversorgung

Tab. 7.1 Wärmeverluste und mögliche Maßnahmen

Wärmeverlust	Ursache	Maßnahmen
Konvektion 5 %	Wärmströmung durch Luftströmung über der Haut	Zugluft vermeiden, Türen schließen, Zudecken, Mützchen, Wärmestrahler
Konduktion 5 %	Wärmeleitung an kalte Auflageflächen	Wärmematte, warme Tücher
Evaporation/Perspiration 75 %	Verdunstung bei nasser Körperoberfläche Verlust über die Ausatemluft	Abtrocknen, Zudecken, Einwickeln in Folie/Folienbeutel, Mützchen Angewärmte und angefeuchtete Atemgase
Radiation 15 %	Wärmabstrahlung an kalte Flächen im Raum (Fenster, Außenwände, kalte Metallschränke)	Raum erwärmen, Zudecken, Trennwände, Fensterrollos

Wärme entsteht im Körper bei Verbrennungsprozessen unter Verbrauch von Sauerstoff. Eine Hypothermie bedeutet daher einen erhöhten Sauerstoffverbrauch zur Erhaltung der Körpertemperatur mit der Gefahr einer metabolischen Azidose.

Die Verdunstung von 1 ml Wasser erfordert 560 kcal. Das kleine Frühgeborene verliert über die dünne Haut ca. 6-mal stärker Wasser und damit Wärme, Kalorien und Sauerstoff. Als Folge der Hypothermie können pulmonale Vasokonstriktion, intraventrikuläre Blutungen, Ateminsuffizienz mit Notwendigkeit einer Atemunterstützung sowie Hypoglykämien auftreten. Die Körpertemperatur sollte daher zwischen 36,5–37,5 °C gehalten werden, eine Hyperthermie sollte aber auf jeden Fall vermieden werden. Ursachen für Wärmverluste und mögliche Maßnahmen Tab. 7.1.

Der optimale Zeitpunkt des Abnabelns der Neu- und Frühgeborenen ist noch nicht geklärt. Bei vitalen Kindern wird ein Abnabeln frühestens nach einer Minute empfohlen → höhere Eisen- und Hb-Werte mit geringerem Transfusionsbedarf, höhere MAD-Werte. Beeinträchtigte Früh- und Neugeborene sollten sofort abgenabelt werden, um sie zügig versorgen zu können. Eventuell kann bei diesen Kindern das Ausstreifen der Nabelschnur sinnvoll sein. Positive Effekte hinsichtlich der Blutwerte, der hämodynamischen Situation sowie einer höheren Körpertemperatur bei Aufnahme sind beobachtet worden.

7.1.2.2 Erstversorgung von Neugeborenen

- APGAR-Uhr starten und Kind in Rückenlage mit dem Kopf zum versorgenden Arzt auf die Rea-Einheit legen → Rückenlage, Kopf in Neutralstellung/Schnüffelposition, reife Kinder können primär auch in Seitenlage gelagert werden
- Um die Atemwege eines hypotonen Neugeborenen zu öffnen, kann ein Esmarch-Handgriff oder die Verwendung eines oropharyngealen Tubus (Guedel-Tubus) in passender Größe sehr sinnvoll sein
- Das feuchte Einschlagtuch sofort entfernen und das Kind mit warmen saugfähigen Tüchern abtrocknen; dabei erfolgt gleichzeitig eine mechanische Atemstimulation, z. B. durch Reiben der Fußsohlen oder des Rückens → Auskultation der Lunge; der erste Schrei ist wichtig für die Entfaltung der Lunge und das Herstellen einer ausreichenden Residualkapazität
- Beurteilung von Herzfrequenz, Atmung und Muskeltonus innerhalb der ersten 30 s, danach werden die Neugeborenen in 3 Gruppen eingeteilt (Tab. 7.2). Die weiteren Maßnahmen richten sich nach der Klinik des Neugeborenen

> Bei entsprechender Notwendigkeit muss innerhalb der ersten Lebensminute mit einer Maskenbeatmung begonnen werden.

- Anschluss der Sauerstoffsättigung immer präduktal (rechte Hand)

Tab. 7.2 Beurteilung des Neugeborenen und notwendige Maßnahmen

Atmung/Muskeltonus/Herzfrequenz	Maßnahmen
Suffiziente Atmung/Schreien Guter Muskeltonus HF > 100/min	Spätes Abnabeln (frühestens nach 1 min) Keine besonderen Maßnahmen Kind kann zur Mutter
Insuffiziente Atmung/Apnoe Muskeltonus normal bis reduziert HF < 100/min	Kurze Maskenbeatmung Evtl. auch längere Maskenbeatmung notwendig
Insuffiziente Atmung/Apnoe Schlaffer Tonus („floppy") Bradykardie/keine Herzaktion Zusätzlich ausgeprägte Blässe (Hypoperfusion)	Sofortige Maskenbeatmung Ggf. HDM im Verhältnis 3:1 zur Beatmung Ggf. Medikamentengabe, Adrenalin Bei fehlender Erholung Ursachenforschung

- Kalte und nasse Tücher durch neue ersetzen, das Neugeborene zudecken, evtl. in Folie wickeln und Mütze aufsetzen bzw. Kopf bedecken
- Bei guten Vitalwerten HF > 100/min und rosigem Hautkolorit Kind beobachten und warm halten
- Orales und nasales Absaugen nur bei Verdacht auf Verlegung der Atemwege (Mekonium, Blutkoagel, zäher Schleim), dann zügig, aber vorsichtig mit einem eher großlumigen Katheter absaugen (*cave:* Beeinträchtigung der Spontanatmung, Laryngospasmus, Vagusreiz mit Bradykardie)
- Muss ein Neugeborenes maskenbeatmet werden, initial mit 21 % Sauerstoff beginnen, Dauer der ersten 5 assistierten Beatmungen 2–3 s (alle weiteren Atemhübe 1 s), der aufgewendete Druck (ca. 30 cm H_2O; bei Frühgeborenen < 32 ± 0 SSW max. 25 cm H_2O und 21–30 % O_2; PEEP von 5 cm H_2O) ist abhängig von der Thoraxexkursion und dem Zustand des Kindes, dabei weiterhin Herztöne auskultieren, die HF sollte innerhalb von 30 s ansteigen, Sauerstoffbedarf ggf. der Sättigung anpassen (präduktale SO_2-Werte postnatal ◘ Tab. 7.3) und bei einsetzender Spontanatmung kontinuierlich gegen PEEP atmen lassen
- Bei Neugeborenen > 2000 g bzw. ≥ 34. SSW kann statt über die Nasen-Mund-Maske auch über eine Larynxmaske beatmet werden

Tab. 7.3 Präduktale SO_2-Werte postnatal (ERC-Leitlinie 2021, Die Versorgung und Reanimation des Neugeborenen)

Minute (min)	Sauerstoffsättigung (%)
2	65
5	85
10	90

- Bei Problemen mit der Maskenbeatmung prüfen:
    - Sitzt die Maske richtig? Evtl. 2 – Hand – Technik anwenden.
    - Kopfhaltung des Kindes korrekt?
    - Sekret in Mund und/oder Nase?
    - Beatmungsdruck ausreichend?
- Stabilisiert sich das Kind, weiter beobachten und dann evtl. zur Mutter bringen; ist der Zustand weiterhin eingeschränkt, wird ein i.v.-Zugang gelegt, um eine Infusion (NaCl 0,9 % oder Ringer-Lösung) zu verabreichen; wenn möglich dabei die bei der Aufnahme routinemäßigen Blutentnahmen machen
    - Das Kind wird weiter beobachtet; im Verlauf wird dann entschieden, ob ein nCPAP oder ggf. doch eine Intubation notwendig ist
    - Ein frühzeitig gelegter nCPAP kann evtl. eine spätere Intubation vermeiden

- Stabilisiert sich das Kind nicht, ist es bradykard mit einer Frequenz von 80–100/min ohne bzw. mit insuffizienter Eigenatmung, hat es einen schlaffen Muskeltonus und wird nicht rosig → Maskenbeatmung fortsetzen und bei ausreichender Expertise und Erfahrung eine Intubation erwägen (evtl. Überprüfung der Tubuslage mittels etCO$_2$-Messung)
    - Nach der Intubation Magensonde legen und offen ableiten
- Zu jeder Zeit überlegen, weiterführende Hilfe zu holen.
- Bei einer HF < 60/min nach 30 s suffizienter Beatmung oder weiterem Abfall der Frequenz trotz Intubation → sofortiger Beginn der Herzdruckmassage (3:1) synchronisiert, wobei die Kompressionsfrequenz bei ~ 120/min liegen soll und mit 100 % Sauerstoff beatmet wird.
- Bleibt das Kind weiterhin bradykard, wird z. B. *Suprarenin* 1:10.000 in einer Dosierung von 0,01 mg/kg KG (0,1 ml/kg KG) möglichst i.v. gegeben (eine endotracheale Gabe wird nicht mehr empfohlen und wenn, dann mit einer Dosierung von 50–100 μg/kg KG); meistens hat sich ein Früh-/Neugeborenes jetzt erholt und kann weiter stabilisiert und beobachtet werden
- Hat die Mutter Opioide erhalten, an Opiatüberhang denken → Beatmung (ggf. Naloxongabe i. m. 200 μg als Initialdosis)
- Bei schwerer Anämie → Gabe von Erythrozytenkonzentrat 0 Rh-negativ
- Bei Schmerzen des Kindes z. B. durch eine Klavikulafraktur oder ein großes Kephalhämatom → niedrig dosiert z. B. *Piritramid* i.m. verabreichen; evtl. kann dadurch auch eine Intubation vermieden werden
- In seltenen Fällen bessert sich der Zustand des Kindes nicht, es bleibt bradykard, schlaff, blass/zyanotisch → überprüfen:
    - Technischer Fehler?
    - Beatmungsdruck ausreichend?
    - Pneumothorax?
    - Tubuslage?
    - Fehlbildung?
- Lässt sich kein peripherer venöser Zugang legen, alternativ NVK oder intraossäre Kanüle legen

Kinder mit Gastroschisis, Omphalozele, Myelomeningozele, Blasenekstrophie und ähnlichen Defekten unmittelbar nach der Geburt bis zu den Achseln in einen sterilen Foliensack stecken oder Defekt mit steriler Folie abdecken.

7.1.2.3 Spezielles Vorgehen bei Frühgeborenen <28. SSW bzw. <1500 g.

■ **Vorbereitung**
- Gerät zur CPAP-Applikation mit Heizung zur Erwärmung und Anfeuchtung des Atemgases
- Folie/Folienbeutel (≤ 32. SSW empfohlen), Mützchen zum Wärmeerhalt, Wärmestrahler
- Raumtemperatur > 25 °C, 60 % Luftfeuchtigkeit
- Bereithalten von Surfactant
- Material zur Surfactantapplikation je nach Verabreichungsmethode, z. B. gekürzte sterile Magensonde (Ch 6, graduiert → die letzte Markierung entspricht dem proximalen Ende der schwarzen Tubusmarkierung)
- Vorbereiteter mononasaler (Gesamtlänge ca. 10 cm) bzw. binasaler CPAP
- Ggf. Koffeincitrat 2 % 1 mg/kg KG

■ **Erstversorgung**
- Siehe oben, statt Rückenlage evtl. Seitenlage (Embryohaltung)
- Masken-CPAP mit Flow von 5–6 l/min, PEEP 4–6 cm H$_2$O
- Bei ausreichendem Atemantrieb 15–20 min Beobachtung und Ruhe für das Kind
- Anlage einer peripheren Verweilkanüle, Legen einer Magensonde
- CPAP (möglichst binasal) legen und z. B. an *Perivent* anschließen

7.1.2.4 Medikamente

- **Wichtige Medikamente**
- Sauerstoff
- Isotone Vollelektrolytlösung zum Volumenersatz: 10 ml/kg KG in 5–10 min
- Glukose-Lösung bei nachgewiesener Hypoglykämie
- Adrenalin 1:10.000 i.v. 0,01 mg/kg KG = 0,1 ml/kg KG

- **Selten benötigte Medikamente**
- Ungekreuztes Universalspenderblut (0 Rh-negativ)
- Naloxon 0,01 mg/kg KG
- Atropin i.v., s. l. 0,01–0,03 mg/kg KG
- Calciumglukonat 10 % 1 ml/kg KG
- Natriumbikarbonat **8,4 % verdünnt** 1:1 mit Aqua, bzw. **4,2 % unverdünnt**:
  - 2–4 ml/kg KG nur in Ausnahmefällen, da es hochosmolar ist und eine CO_2-Freisetzung bewirkt → bei kleinen Frühgeborenen (Hirnblutungsgefahr, Hypernatriämie, Alkalose, Arrhythmieneigung und Depression der Myokardfunktion)
  - Die beste Azidosetherapie ist eine optimale Oxygenierung und Perfusion der Organe durch Ventilationsmaßnahmen, Herzdruckmassage und Adrenalingabe

7.1.2.5 Weitere Maßnahmen

- **Vor Transportbeginn**
- Anlage eines venösen Zugangs bei septischen Kindern → Blutentnahmen mit Blutkultur, Beginn der antibiotischen Behandlung, evtl. Blutzuckerbestimmung
- Legen einer Magensonde, offen ableitend; besonders wichtig nach einer Maskenbeatmung und/oder Intubation: zur Verbesserung der Lungenentfaltung und Vermeidung einer Aspiration Luft aus dem Magen entweichen lassen bzw. abziehen
- Bei spontan atmenden Kindern Magensonde möglichst oral legen, um die Nasenatmung nicht zu behindern, gleichzeitig wird eine Ösophagusatresie ausgeschlossen, Körpertemperatur messen
- EKG-Elektroden anlegen und Sättigungsabnehmer anschließen → Alarmgrenzen einstellen
- Ggf. Beatmungsparameter am Respirator einstellen
- Kind sicher im Transportinkubator positionieren, zudecken (Kind muss aber zu beobachten sein) und Beatmungsschläuche zugfrei mit dem Tubus verbinden
- Nach Umlagerung die Lunge auskultieren
- Infusionsspritze einspannen und Laufgeschwindigkeit einstellen
- Kinder evtl. vor Transportbeginn sedieren (z. B. Diazepam, Midazolam)
- Anmelden auf der Station

Vor der Abfahrt spricht der Arzt mit den Eltern und übergibt ihnen eine Visitenkarte oder ein Informationsblatt der Station/Klinik. Je nach Zustand des Kindes wird es den Eltern gezeigt oder auch noch auf den Arm gegeben, evtl. Foto für die Mutter machen. Während der ganzen Fahrt muss das Kind gut beobachtet werden (→ Aussehen, Atmung, Herzfrequenz, Sauerstoffsättigung). Bei akuter Verschlechterung muss das Transportmittel gestoppt und das Kind wieder stabilisiert werden.

Der Arzt füllt das Transportprotokoll aus: Name, Geschlecht des Kindes, Geburtsdatum und Zeit, Ablauf der Erstversorgung, Transportverlauf, Abfahrtszeiten, Ankunftszeiten in der Kinderklinik und Frauenklinik. Technische Probleme, falls sie aufgetreten sind, müssen dokumentiert werden; ferner die Namen des Transportteams.

Auf der Station wird das Kind aufgenommen. Übernimmt eine andere Pflegeperson das Kind, erfolgt eine ausführliche Übergabe mit Anamnese, Erstversorgung, Transportverlauf und bisheriger Medikamentenapplikation.

- **Nachsorge von Transportinkubator und Notfallrucksack**
- Nach jedem Transport den Inkubator wieder an die Stromversorgung anschließen, aufwärmen, desinfizieren und nach der Einwirkzeit wieder beziehen
- Gasflaschen überprüfen und ggf. wechseln

- Gebrauchte Beatmungsschläuche entsorgen, neue Schläuche anschließen und den Respirator überprüfen
- Gebrauchten Absaugschlauch und -behälter austauschen und überprüfen
- Alle gebrauchten Materialien entsorgen und ersetzen, auf Vollständigkeit kontrollieren
- Alle aus dem Rucksack entnommenen Materialien und Medikamente ersetzen, anschließend Rucksack „versiegeln" und mit Datum und Namen der kontrollierenden Pflegekraft versehen

7.1.3 Peripartale Asphyxie

Das Wort Asphyxie ist griechischen Ursprungs, es bedeutet Pulslosigkeit und bezeichnet eine Störung des Gasaustausches mit folgender Azidose und Minderversorgung lebenswichtiger Organe mit Sauerstoff vor, während oder nach der Geburt. Dabei kommt es zu zeitlich begrenzten oder dauerhaften Schädigungen der Organe; im Gehirn führt es z. B. zur hypoxisch-ischämischen Enzephalopathie (HIE).

- **Definition**

Asphyxie wird definiert „als Anzeichen von fetalem Stress" plus mindestens einem der folgenden Parameter:
- pH-Wert < 7,0
- Basenüberschuss (BE) > 16 mmol/l
- 5-min-APGAR < 6 Punkte

- **Pathophysiologie**
- Hypoxie mit anaerobem Stoffwechsel → Laktatbildung und metabolische Azidose
- Infolge der Azidose → Abnahme der Kontraktilität der Herzmuskulatur und Bradykardie → Abnahme des Herzzeitvolumens mit Minderperfusion der Organe
- Gleichzeitig kommt es infolge der Hypoxie zur Vasokonstriktion der pulmonalen Gefäße mit Anstieg des pulmonalen Gefäßwiderstands → Störung der postnatalen Kreislaufumstellung mit Gefahr einer persistierenden pulmonalen Hypertension (PPHN, ▶ Abschn. 9.9.3)

- **Ursachen**
- Mütterliche Faktoren:
  - Schockzustände der Mutter mit Minderdurchblutung der Plazenta
  - Placenta praevia oder vorzeitige Plazentalösung mit Blutungen
  - Uterusruptur
  - Nabelschnurvorfall, -umschlingung, -knoten oder -abriss
- Kindliche Faktoren:
  - Mekoniumaspiration
  - Amnioninfektionssyndrom (AIS)
  - Angeborene Muskelerkrankungen
  - Opiatüberhang
  - Fehlbildungssyndrome mit Lungenhypoplasie
  - Unreife
- Zusätzliche Risikofaktoren:
  - Mehrlingsschwangerschaften
  - Übertragung
  - Schlecht eingestellter Diabetes mellitus der Mutter
  - Schwangerschaftsgestosen
  - Medikamenten-/Drogenmissbrauch der Mutter

- **Hinweise auf eine drohende Asphyxie**
- Kardiotokografie (CTG)-Veränderungen
- Nachlassende Kindsbewegungen
- Pathologische Flüsse in der Plazenta, Nabelschnur oder fetalen Gefäßen im Farbdoppler

- **Folgen der Asphyxie**
- Hypoxisch-ischämische Enzephalopathie (HIE)
- Myokardschädigung
- PPHN
- Akutes Nierenversagen
- Minderperfusion des Magen-Darm-Trakts mit Gefahr einer nekrotisierenden Enterokolitis (NEC)

- **Maßnahmen**
- Rasche und effektive Reanimation
- Reduktion von Folgeschäden durch angepasst Intensivtherapie z. B.:
  - Zielgerichtetes Temperaturmanagement ▶ Abschn. 7.5.1
  - Katecholamine zur Kreislaufstabilisation

– Azidosetherapie
– Beatmung und adäquate Oxygenierung

7.2 Reanimation von Früh- und Neugeborenen

Nur wenige Neugeborene werden tatsächlich reanimationspflichtig. Allerdings gibt es einige Neugeborene, die unterstützende Maßnahmen in der Anfangsphase benötigen, wie eine assistierende Belüftung der Lungen. Manchmal genügt eine ausreichende Stimulation beim Abtrocknen, um die Atmung anzuregen. Atmet das Neugeborene weiterhin insuffizient oder gar nicht, muss mit der Maskenbeatmung begonnen werden (◘ Abb. 7.2). Frühgeborene atmen meist spontan, zeigen aber Zeichen der Atemnot. Hier soll eine Atemunterstützung mittels nasalem CPAP (nCPAP) erwogen werden.

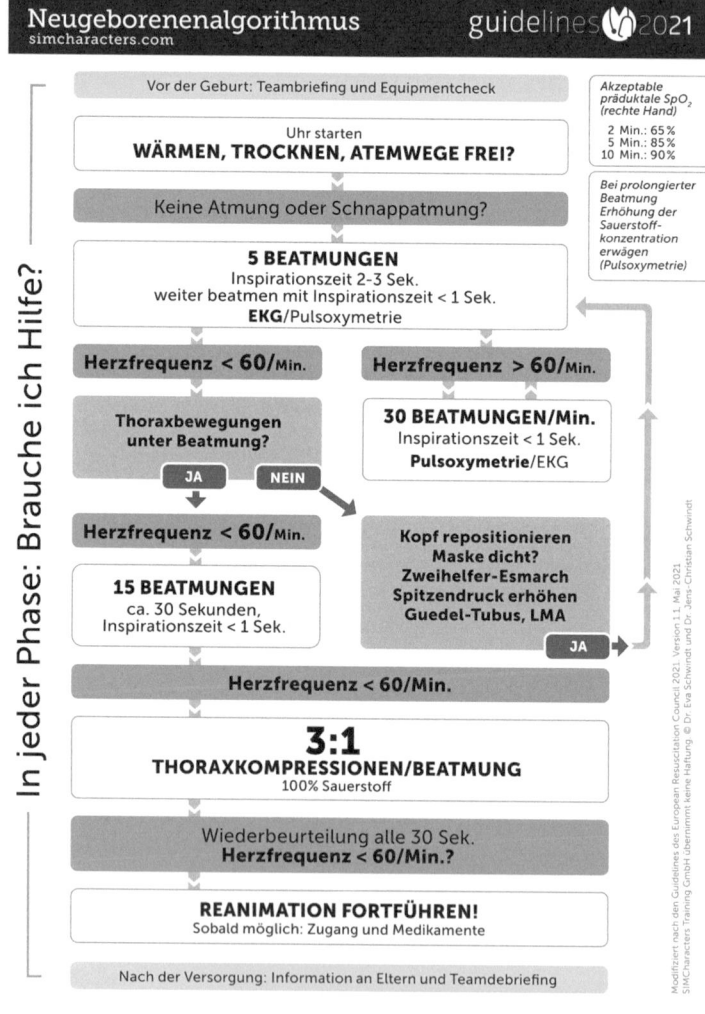

◘ Abb. 7.2 Algorithmus Neugeborenenreanimation (modifizierte Version nach den ERC-Guidelines 2021, mit freundlicher Genehmigung der SIMCharacters Training GmbH, Wien)

7.2 · Reanimation von Früh- und Neugeborenen

- **Überwachung**

Präduktale Sättigung und EKG-Ableitung. Generell ist kein orales Absaugen routinemäßig nach der Geburt indiziert. Es sollte nur dann vorgenommen werden, wenn die Atemwege verlegt sind.

Werden diese Maßnahmen nicht oder nicht ausreichend durchgeführt, kann es zu einer Reanimationssituation kommen. Generell gilt für Risikogeburten, dass neonatologisch ausgebildetes und in Neugeborenenreanimation trainiertes Fachpersonal vor Ort sein soll. Mindestens eine Person muss die Intubation von Neugeborenen beherrschen.

- **Abnabelungszeitpunkt**

Generell sollten reife Neugeborene und stabile Frühgeborene frühestens nach einer Minute abgenabelt werden, idealerweise nach Belüftung der Lungen. Das späte Abnabeln oder Ausstreichen der Nabelschnur bewirkt vor allem bei Frühgeborenen (> 28. SSW) eine bessere postpartale Anpassung mit höheren MAD- und Hb-Werten bei der Aufnahme.

Neugeborene, die direkt nach der Geburt nicht atmen oder nicht schreien, sollen sofort abgenabelt werden. Die Reanimationsmaßnahmen sollen unverzüglich eingeleitet werden.

- **Grünes Fruchtwasser**

Siehe ▶ Abschn. 9.9.4.

Vitale Kinder müssen nicht intrapartal abgesaugt oder tracheal zum Absaugen eingestellt werden. Ist das Neugeborene avital und wird eine Verlegung der Atemwege durch Mekonium vermutet, sollte eine Inspektion des Rachenraumes und ggf. ein Absaugen unter Sicht die Beatmung des Neu-/Frühgeborenen nicht verzögern. Es sollte nicht routinemäßig tracheal intubiert werden, nur bei einer wirklichen Obstruktion der Atemwege mit Mekonium. Generell soll eine Beatmung nicht unnötig verzögert werden, wenn das Neugeborene nicht oder nur insuffizient atmet.

- **Blähhübe zur Entfaltung der Lungen**

Benötigt das Neugeborene Blähhübe zur Entfaltung der Lungen, wird bei Frühgeborenen <32. SSW ein Inspirationsdruck von 25 cmH_2O angewandt, > 32. SSW 30 cmH_2O.

- **Sauerstoff**

Neugeborene werden zunächst mit 21 % Raumluft beatmet, Frühgeborene (28. – ≤32. SSW) initial mit 21 %–30 % und Frühgeborene ≤ 28. SSW mit 30 % Sauerstoff (Zielsättigung nach 5 min > 80 %). Benötigt das Neugeborene erweiterte Reanimationsmaßnahmen inkl. HDM, wird mit 100 % Sauerstoff beatmet.

- **Intubation**

Eine Intubation sollte bei notwendiger Herzdruckmassage erfolgen. Ist eine Beutel-Masken-Ventilation und Intubation nicht möglich, kann eine Laryngxmaske (ab 1500 g Geburtsgewicht/34. SSW) verwendet werden.

- **Wärme**

In Reanimationssituationen ist gerade bei Neugeborenen und kleinen Kindern der Wärmeerhalt sehr wichtig. Den Wärmeverlust verhindert man durch angewärmte Tücher und Decken, Nutzung eines Wärmebettes und einer Erhöhung der Raumtemperatur.

Weitere Möglichkeiten:
— Wärmestrahler (*cave:* Verbrennungen), Wärmematten, Decken
— Zugluft vermeiden, Türen und Fenster geschlossen halten
— Infusionslösungen über Blutwärmer erwärmen

Bei der Aufnahme von Neugeborenen oder Frühgeborenen soll eine Temperatur direkt bestimmt werden, da diese besonders gefährdet sind, ihre Körpertemperatur nicht zu halten. Im Verlauf sollten generell in allen Altersklassen regelmäßige Temperaturkontrollen stattfinden. Eine ungewollte Hypothermie zieht Nebenwirkungen nach sich, die das Outcome verschlechtern (*cave:* Hyperthermie über 38 °C vermeiden!):

- Erhöhter Verbrauch von Energie und Sauerstoff
- Gewebshypoxie
- Metabolische Azidose durch anaeroben Stoffwechsel
- Pulmonale Vasokonstriktion
- Gefahr der persistierenden pulmonalen Hypertonie beim Neugeborenen (PPHN)
- Pulmonaler Rechts-links-Shunt

- **Kontrollierte Hypothermie / Temperaturmanagement**
▶ Abschn. 2.2.2

Studien haben gezeigt, dass ein Absenken der Körpertemperatur auf rektal 33–34 °C (bei selektiver Kopfkühlung 34–35° C) bei asphyktischen Neugeborenen ≥36. SSW einen neuroprotektiven Effekt hat.

Die Indikation für die Anwendung einer therapeutischen kontrollierten Hypothermie ergibt sich aus folgenden Kriterien:
- pH ≤ 7,0 **und**
- Symptome einer mittelgradig/schweren Enzephalopathie (HIE) (▶ Abschn. 7.1.3) **und**
- postnatales Alter ≤ 6h **und**
- ≥ 36. SSW Gestationsalter

Stehen keine Blutgasanalysen zur Verfügung, dann finden folgende Kriterien zusätzlich Anwendung:
- APGAR ≤ 5 nach 10 min **oder**
- Beatmungsbedarf/Reanimation postpartal für ≥ 10 min **und**
- anamnestische Hinweise auf eine peripartal stattgehabte Hypoxie des Neugeborenen

- **Durchführung einer kontrollierten Hypothermie**
- Blutentnahme und ggf. Korrektur pathologischer Werte vor Therapiebeginn (besonders Gerinnung)
- Ultraschalluntersuchung des Schädels initial und im Verlauf
- Kühlung mittels Hypothermiegerät (*CoolCap, Blanketrol, Arctic Sun, Tecotherm Neo* o. Ä.)
- Erreichen der Zieltemperatur innerhalb von 1–2 h
- Beibehaltung der Zieltemperatur für 72 h

- Ermitteln der Temperaturdifferenz δT (zentrale zu periphere Temperatur) und peripheres Gegensteuern bei $\delta T > 2°$ C (Stressreaktion)
- Vermeiden einer thermoregulatorischen Stressreaktion durch gezielte Analgesie und Sedierung
- Monitoring/Dokumentation:
  - Temperatur: zentrale und periphere Temperatur stündlich
  - Kardiopulmonal: MAD > 40 mmHg, $SO_2 \geq 92\,\%$, Normoventilation (bei Beatmung auf Temperatur des Atemgases achten!)
  - BGA: Hypothermie hat Einfluss auf die Löslichkeit von O_2 und CO_2 und das Dissoziationsgleichgewicht von Säuren und Basen → Temperaturkorrektur am BGA-Gerät einstellen
- Nach 72 h Wiedererwärmung um < 0,5° C pro Stunde bis zu einer tiefen Normothermie von 36,0° C (±0,5° C), welche ggf. für weitere 48 h beibehalten wird

7.3 Aufnahme von Früh- und Neugeborenen

> Die Aufnahme eines Frühgeborenen oder eines Neugeborenen sollte in Ruhe erfolgen und sich auf das Wesentliche beschränken.

Dazu gehören eine optimale Vorbereitung und die Anwesenheit von zwei Pflegepersonen. Die Kinder sind nach der Geburt und dem Transport extrem gestresst, deshalb muss für ausreichende Erholungsphasen gesorgt werden. Routinemaßnahmen, z. B. das Messen von Kopfumfang und Länge, sollten bei instabilen Patienten auf einen späteren Zeitpunkt verschoben werden.

- **Maßnahmen nach der Anmeldung**
- Patientenplatz kontrollieren und evtl. fehlende Materialien ergänzen
- Absaugung auf Funktion überprüfen
- Doppelwandinkubator für Frühgeborene <32. SSW (möglichst mit integrierter Waage)
- Ggf. Waage vorbereiten

7.3 · Aufnahme von Früh- und Neugeborenen

- Transkutane Sonde und evtl. endexspiratorische CO_2-Sonde anwärmen und kalibrieren
- Röntgenplatte im Bett anwärmen
- Vorbereitung und Überprüfung des Respirators durch den Arzt

■ **Maßnahmen nach Ankunft des Transportteams**
- Informationsweitergabe durch das Transportteam
- Übernahme des Kindes aus dem Transportinkubator, dazu das Kind von der Sättigung/dem Monitor diskonnektieren und venösen Zugang abstöpseln oder Infusionsspritze ausspannen (3-Wege-Hahn schließen); Beatmungsschläuche erst lösen, wenn alle anderen Schläuche geordnet und gesichert sind
- Kind wiegen; instabile Kinder müssen dazu mit dem Beatmungsbeutel beatmet werden, ggf. wird auf das Wiegen verzichtet
- Kind mit dem Respirator konnektieren
- Atemgeräusch auskultatorisch überprüfen
- Überwachung anschließen
- Infusionsspritze wieder einspannen bzw. neue anschließen und in verordneter Geschwindigkeit laufen lassen
- Kleine Frühgeborene und asphyktische Kinder zur Hirnblutungs- und Hirnödemprophylaxe möglichst achsengerecht (Kopf in Mittelstellung, Oberkörperhochlagerung) positionieren

Um die Kinder nach dem Transport nicht noch mehr zu belasten, werden direkt bei der Aufnahme möglichst nur folgende Maßnahmen durchgeführt:
- Einmal Blutdruck messen (in den ersten 24 h einmal an allen 4 Extremitäten)
- Körpertemperatur messen, evtl. ist eine kontinuierliche Temperaturüberwachung notwendig
- Temperatur des Bettes an die des Kindes anpassen
- Vitamin-K-Gabe
- Magensonde offen ableiten, einmal aspirieren

- Verordnete Medikamente geben, Infusion ggf. ändern
- BGA frühestens 1 h nach Beatmungsbeginn, gleichzeitig Blutzucker- und Hämatokritkontrolle

Alle weiteren Maßnahmen erst nach ausreichender Ruhephase innerhalb der ersten 24 h ausführen:
- Erstuntersuchung
- Thoraxröntgen, Kopf in Mittelstellung bringen, um ggf. Tubus- und Magensondenlage zu überprüfen, Sonden und Elektroden aus dem Thoraxbereich entfernen → evtl. Tubus- und Magensondenlage korrigieren
- Aufnahmeblutentnahmen, sofern nicht schon bei der Erstversorgung abgenommen: Blutkultur bei Verdacht auf eine Infektion, Blutgruppe, großes Blutbild, Thrombozyten und Retikulozyten, Elektrolyte, Harnstoff, Kreatinin, Gesamteiweiß, C-reaktives Protein (CRP) oder Interleukin-6 (IL-6), Bilirubin, Immunglobulin(Ig)M (je nach lokalem Standard)
- Wechsel des initialen Rachen-CPAPs bei Frühgeborenen auf binasale Prongs bei der ersten Versorgungsrunde, ggf. erst nach 24 h
- Kopfumfang und Länge messen
- Ggf. Gewinnung von Trachealsekret zur mikrobiologischen Untersuchung (lokalen Standard beachten)
- Weitere Maßnahmen hängen vom Zustand des Kindes ab (z. B. NAK, ZVK)
- Vitalzeichenkontrolle angepasst an den Zustand des Kindes, zu Beginn mindestens stündlich
- Schädelsonografie bei Frühgeborenen

■ **Dokumentation**
Erfolgt nach Hausstandard.

7.4 Betreuung von Früh- und Neugeborenen

Bei der Versorgung Frühgeborener werden Konzepte integriert, die den Fokus nicht nur auf die pflegerische/medizinische Betreuung, sondern vor allem auf die neurologische Entwicklung richten. Dieses bedeutet eine maximale Stressminimierung durch Reduktion der intensivmedizinischen Interventionen auf ein notwendiges Minimum sowie Frühförderung durch gezielte Stimulation. Damit sollen Entwicklungsstörungen verhindert bzw. gemindert und die Eltern-Kind-Bindung gefördert werden. Aus ökonomischer Sicht werden Krankenhaus- sowie Folgekosten reduziert.

- **Versorgungskonzepte**
- NIDCAP = Newborn Individualized Developmental Care and Assessment Program: Dieses Konzept wurde in Boston entwickelt und beruht auf einer genauen Beobachtung des Verhaltens der Frühgeborenen und der entsprechend angepassten Interaktion mit dem Kind.
- EFIB = Entwicklungsfördernde familienzentrierte individuelle Betreuung von Frühgeborenen: Dieses auf dem NIDCAP basierende Konzept wurde von der Universitätsklinik Heidelberg entwickelt und behandelt die frühe und intensive Integration der Eltern in die Versorgung, die Schulung aller an der Versorgung Beteiligten sowie die frühe Organisation des poststationären Aufenthalts.

Die folgenden Punkte finden Eingang in alle Versorgungskonzepte.
- Optimal Handling: Versorgungsrunden dem Rhythmus der Kinder entsprechend alle (4)–6–8 h (nachts evtl. auch längere Pause), entwicklungsförderndes Handling und Positionierung (Embryonalhaltung), Initialberührung/Verabschiedung
- Tag-Nacht-Rhythmus ermöglichen durch längere Ruhephasen nachts, Kinder während der Ruhephasen nicht wecken, auch nicht durch die Eltern
- Vermeidung von ständigem Lichteinfluss durch Abdecken des Inkubators mit farbigen (rosa, grünen) Tüchern; bei starker Sonneneinstrahlung durch Herablassen von Jalousien oder Rollos, die Augen bei Interventionen abdecken
- Vermeiden von Lärm: Alarmton des Monitors so laut wie nötig – so leise wie möglich einstellen, Alarmton von Monitor oder Beatmungsgerät vor Manipulationen unterdrücken bzw. rasches Quittieren von Alarmen, keine Sachen auf dem Inkubator abstellen, keine Spieluhren im Inkubator oder in Ohrnähe des Kindes abspielen, lautes Hantieren und Sprechen im Zimmer vermeiden, bei Zimmeranwesenheit Tür zum Flur schließen, Visiten außerhalb des Patientenzimmers, evtl. Besucherregelung; eine Lärmampel kann auf Lärmstörungen aufmerksam machen
- Absaugen nach Bedarf, immer zu zweit oder ein geschlossenes Absaugsystem verwenden
- Kombinieren von ärztlichen und pflegerischen und/oder anderen therapeutischen Maßnahmen
- Ruhiges, koordiniertes und prioritätsbezogenes Arbeiten
- Nur wirklich notwendige Überwachungen durchführen, Blutdruckmessintervalle so weit wie möglich strecken, bei Temperaturinstabilität evtl. rektale Temperatursonde (*cave:* Fissuren)
- Bei der Versorgung Auskühlen verhindern → ggf. vor Maßnahmen die Inkubatortemperatur erhöhen bzw. Wärmestrahler höher einstellen, komplettes Abdecken der Kinder vermeiden, beim Wiegen angewärmte Tücher als Unterlage verwenden, Bettwäsche zum Wechseln vorher anwärmen
- Schmerzen vermeiden bzw. lindern:
  - Non-nutritives Saugen
  - Swaddling: Einwickeln des Kindes in ein Tuch (Pucken)
  - Facilitated Tucking: Halten des Kindes in Froschhaltung mit Fixierung des Kopfes und Halten der Beine in angewinkelter Position
  - Multisensorische Stimulation: Kombination aus zarter taktiler, vestibulärer und evtl. gustativer, olfaktorischer, auditiver und visueller Stimulation wie Streicheln, Schaukeln, beruhigendes Reden etc.

- Analgesie bzw. Analgosedierung, 1–2 min vor kleineren schmerzhaften Manipulationen Glukose 25 % (bis 40 %, je nachdem was zur Verfügung steht) oral zur Analgesie verabreichen
- BGA arteriell nur bei Sauerstoffbedarf abnehmen, sonst kapillär; möglichst gut anzeigende transkutane pCO_2- und pO_2-Sonden
- Engmaschige Blutzuckerkontrollen nur bei großen Schwankungen
- Bei nichtbeatmeten Frühgeborenen (sind Nasenatmer) zur Atemerleichterung und bei binasalem CPAP Magensonde oral legen:
  - Fixierung der Sonde im lateralen Mundwinkel mit einem Pflasterstreifen, der in Richtung des oberen Ansatzes der Ohrmuschel geklebt wird; lockere Führung der Sonde an der Unterlippe und dem Kinn entlang zur anderen Wange; zweite Fixierung der Sonde auf der Wange mit hautfreundlichem Pflaster

- **Positionierung**
- Regelmäßiger Positionswechselwechsel (▶ Abschn. 1.8)
- Enge Begrenzung schaffen durch Nestlagerung und Zudecken → Förderung der Abstoß- und Stützaktivität, Gefühl der Geborgenheit

- **Ernährung**
- Während des Sondierens wache Frühgeborene an Saugern oder Wattestäbchen saugen lassen, Kinder wenn möglich auf den Arm nehmen
- Frühe Trinkversuche und früh kleine Mengen füttern (ärztliche Absprache)
- Frühes Anlegen an die Brust, auch wenn die Frühgeborenen noch nicht trinken können
- Möglichst Muttermilch füttern

- **Stimulation**
- Eine gezielte Stimulation (▶ Abschn. 1.9) sollte sich auf einen sensorischen Kanal beschränken und nur in den Wachphasen erfolgen. Dabei ist das Frühgeborene genau zu beobachten, um Anzeichen der Ermüdung wahrzunehmen. Die Eltern sollten angeleitet werden, sodass sie lernen, ihre Kinder gezielt zu fördern, aber auch ihr Bedürfnis nach Ruhe zu erkennen. Generell gilt, dass sehr unreife Frühgeborene vorwiegend Ruhe benötigen und gezielte Stimulationen erst mit zunehmender Reife eingesetzt werden sollten. Auf jeder Frühgeborenenstation sollte es speziell geschulte Mitarbeiter (z. B. Neonatalbegleiter) geben
- Eigene Hand-Mund-Stimulation durch entsprechende Positionierung ermöglichen → Anregung der Gesichtsmimik, Koordinationsübung zwischen Lutschen, Saugen, Schlucken und der Atmung
- „Känguruhen" zur Förderung der Eltern-Kind-Beziehung, dadurch wird bei der Mutter auch die Milchbildung gefördert, außerdem erhält das Frühgeborene durch den engen Hautkontakt taktile und kinästhetische sowie auditive Stimulationen über die Stimme und den Herzschlag des Elternteils. Die Dauer sollte mindestens 1 h betragen, da sonst die Belastung evtl. größer ist als die positiven Effekte. Bei sehr kleinen Frühgeborenen ist dabei evtl. eine Mütze und Zusatzwärme erforderlich
- „Kontaktatmen" zur Atemstimulation (▶ Abschn. 1.7.1) durch Physiotherapeuten
- Orale Stimulation während des Sondierens oder der Mundpflege; dabei Muttermilch/Nahrung anbieten
- Regelmäßig taktile Stimulation durch Streicheln, Schaukeln, Bürsten mit Pinsel oder weicher Bürste, Fußmassage mit Öl, Überstimulation vermeiden; ältere Frühgeborene baden, in einer Hängematte positionieren oder Zwillinge zusammenlegen; die taktile Stimulation ist wichtig für die gesamte Nervenentwicklung
- Handling nach den Methoden der basalen Stimulation und Kinästhetik Infant Handling
- Physiotherapie zur Förderung der Körperwahrnehmung und motorischen Entwicklung

- Auditive Stimulation: Eltern anregen, leise mit ihrem Kind zu sprechen, bei älteren Frühgeborenen können auch leise Musik oder die Stimme der Mutter und wohlklingende Spieluhren abgespielt werden
- Vestibuläre Stimulation z. B. durch sanftes Schaukeln der Kinder und häufiges Umpositionieren, ist notwendig für die spätere Steuerung von Bewegungen und Erlernen des aufrechten Ganges
- Babymassage (z. B. nach Frédérick Leboyer oder die indische Babymassage) zur Stimulation des gesamten Körpers; diese Techniken eignen sich für ältere Frühgeborene oder Reifgeborene und müssen vom Pflegepersonal oder den Eltern in entsprechenden Kursen erlernt werden

7.5 Probleme des Frühgeborenen

7.5.1 Störungen der Temperaturregulation

7.5.1.1 Hypothermie (<36 °C Rektaltemperatur)

- **Besonderheiten der Thermoregulation Frühgeborener**
- Große Körperoberfläche im Verhältnis zur Körpermasse
- Gering ausgeprägtes subkutanes Fettgewebe
- Geringer Abstand vom Körperkern zur Körperoberfläche
- Transepidermaler Wasserverlust durch Unreife der Haut
- Kein Muskelzittern
- Geringe Glykogenreserven
- „Braunes" Fettgewebe zur Lipolyse nicht ausreichend ausgebildet
- Unzureichende zentrale Temperaturregulation

Die Gefahr einer Hypothermie durch Wärmeverlust bei fehlenden Kompensationsmöglichkeiten ist groß. Sinkt die Körpertemperatur um 1 °C ab, bedeutet dies einen Energieverlust von 900 kcal/kg KG und eine Steigerung des Sauerstoffbedarfs um das Dreifache, wobei die Sauerstoffabgabefähigkeit in das Gewebe durch eine Linksverschiebung der Sauerstoffdissoziationskurve vermindert ist.

- **Ursachen**
- Hypoxie, Asphyxie
- Schock
- Sepsis
- Mangelhafte Erstversorgung
- Reanimation
- Zu kalte Umgebung

- **Folgen**
- Metabolische Azidose
- Gesteigerter Sauerstoffverbrauch
- Pulmonale Vasokonstriktion mit Hypoxämie
- Hypoglykämie
- Hirnschädigung
- Surfactantinaktivierung
- Gewichtsverlust
- Erhöhte Sterblichkeit

- **Maßnahmen**

Die Versorgung von Frühgeborenen sollte optimalerweise im Thermoneutralbereich erfolgen, d. h. in einer Umgebungstemperatur, in der das Kind seine Körpertemperatur mit minimalem Energieeinsatz und damit geringem Sauerstoffverbrauch halten kann (ist abhängig vom Alter und Gewicht der Kinder). Moderne Doppelwandinkubatoren mit automatischer Regulation von Temperatur, Feuchte und Sauerstoffzufuhr sowie integrierter Waage ermöglichen eine Pflege in einer komfortablen thermischen Umgebung und reduzieren belastende Störungen. Die sog. Komfortzone berücksichtigt u. a. Luftfeuchtigkeit und -bewegung, wobei die Temperatur meist etwas über der Thermoneutralzone liegt.
- Luftfeuchtigkeit im Inkubator bei Frühgeborenen:
    - <28. SSW: ca. 80–85 % in der ersten Lebenswoche, ab der 2. Lebenswoche 1- bis – 2-mal täglich Reduktion um 5 % bis ca. 50 %

- <32. SSW: 65–75 % in den ersten 2 Lebenstagen, danach tägliche Reduktion um 5 % bis ca. 45 %
- Abschalten der Feuchte, wenn bei Erreichen eines Gestationsalters > 32. SSW bei einer Luftfeuchtigkeit von 40–45 % die Temperatur stabil gehalten wird und die Gewichtszunahme kontinuierlich erfolgt
— Automatische Steuerung der Inkubatortemperatur über Luft- oder Hautsensor (Körpertemperatur 36,7–37,5 °C) bzw. thermischen Gradienten (Temperaturdifferenz zwischen Kern- und peripherer Temperatur von 0,2–2 °C), Zugluft vermeiden, ggf. Luftvorhang im Inkubator zur Versorgung aktivieren
— Kleinen Frühgeborenen eine Mütze aufsetzen und mit Folie abdecken (auch im Inkubator)
— Koordiniert und zügig arbeiten
— Verdunstungskälte vermeiden, sorgfältiges Abtrocknen nach der Geburt und dem Baden
— Angewärmte Bett- und Patientenwäsche verwenden
— Beatmungsluft anwärmen (36,5–37 °C)
— Ggf. Hautpflege mit z. B. Sonnenblumenöl (aus der Apotheke!) zur Unterstützung des Reifungsprozesses der Haut und Senken des transepidermalen Wasserverlustes (ist derzeit noch nicht ausreichend evaluiert) (► Abschn. 1.5.1)
— Rektale Temperaturkontrolle ca. 4- bis 6-stündlich bzw. kontinuierlich über Temperatursonde je nach Stabilität der Temperatur
— Regelmäßige Kontrolle der Feuchte und Temperatureinstellung des Bettes, leeres Wasserreservoir zügig auffüllen
— Beobachtung der peripheren Durchblutung, Rekapillarisierungszeit, Hautfarbe und Temperatur der Akren

7.5.1.2 Hyperthermie (> 37,5 °C Rektaltemperatur)

- **Ursachen**
— Fieber der Mutter
— Zu große Wärmezufuhr (Inkubatortemperatur, Fototherapie)
— Sepsis oder Meningitis
— Hirnschädigung
— Dehydratation

- **Folgen**
— Herzfrequenz erhöht
— Gerötete Haut
— Tachypnoe und/oder Apnoe-Anfälle
— Erhöhter Sauerstoffbedarf
— Erhöhter Flüssigkeitsverlust mit Hypernatriämie und Hyperosmolarität im Serum
— Gewichtsverlust
— Hyperbilirubinämie
— Verstärkung von Reperfusionsschäden und postasphyktischen Gehirnschäden nach Reanimation
— Erhöhte Sterblichkeit

- **Maßnahmen**
— Regelmäßige Temperaturkontrollen/Temperatursonde
— Angepasste Einstellung der jeweiligen Betttemperatur

7.5.2 Instabilität der Atmung

Sie ist bedingt durch die Umstellung zur selbstständigen Atmung sowie der Unreife. Frühgeborene weisen häufig eine periodische Atmung auf und neigen dazu, Atemstörungen, vor allem eine Apnoe-Bradykardie-Hypoxämie-Symptomatik (ABHS)/ein Apnoe-Bradykardie-Syndrom zu entwickeln. Ziel sollte eine ruhige und gleichmäßige Atmung mit einer Frequenz zwischen 30 und 60/min, ausgeglichenen Blutgasanalysen und rosigem Aussehen sein.

- **Definitionen**
— Apnoe: Sistieren der Atmung unabhängig von der Dauer, meist in Zusammenhang mit einer Bradykardie bzw. Hypoxämie
— Bradykardie: Herzfrequenz < 80/min, bei Werten darunter nimmt die zerebrale Blutflussgeschwindigkeit ab

- Hypoxämie: Sauerstoffsättigung < 80 % (Mitteilungszeit des Pulsoxymeters 8–10 s); die Untergrenze sollte zwischen 85–90 % und die Obergrenze bei 95 % (bei Sauerstoffbedarf, sonst 100 %) eingestellt werden

- **Pathophysiologie**
- Niedrige Lungenvolumen bei Surfactantmangel und instabiler Brustwand
- Erschöpfung des Zwerchfells
- Erhöhte Neigung zu Obstruktionen der oberen Atemwege (Kollaps, Sekretverlegung)
- Unreife des Atemzentrums mit unzureichender Hypoxie- und CO_2-Antwort
- Chemoreflexe der Larynxschleimhaut, die durch Gase, Staub oder Kaltluft stimuliert werden → Bronchokonstriktion, Apnoe, Husten, Bradykardie

- **Verstärkende Faktoren**
- Infektionen
- Krampfanfälle
- Hirnblutung
- Stoffwechselstörungen wie Hypoglykämie, -natriämie oder -kalzämie
- Fehlbildungen der Atemwege
- Hypo-/Hyperthermie
- Azidose
- Anämie
- Hyperlipidämie (parenterale Ernährung)
- Hämodynamisch wirksamer PDA mit Lungenüberflutung
- Medikamenteninduziert (Opiate, Sedativa)
- Eingriffe wie Operationen, Impfungen, Augenuntersuchung

- **Überwachung**
- Hautfarbe: Zyanose, Munddreieck
- Atmung: Nasenflügeln; Einziehungen sternal, interkostal, jugulär; Tachypnoe; Apnoe; exspiratorisches Stöhnen; Stridor; Schaukelatmung; Schnappatmung; periodische Atmung
- Auskultation der Lunge
- Blutgasanalysen möglichst kapillär (orale Glukosegabe zur Schmerzreduktion), arteriell nur bei vorhandenem arteriellen Zugang: im Ruhezustand vor der Versorgung abnehmen; bei Verschlechterung des Allgemeinzustands; nach Veränderung der Beatmungseinstellung; zur Kontrolle der transkutanen Sonden
- Transkutane Sonden ($tcpO_2$, $tcpCO_2$) → paO_2 55 (60)–80 mmHg, ein Abfall kann eine hypoxische Atemdepression bewirken, zu hohe Werte können aufgrund der Sauerstofftoxizität eine Retinopathie fördern
- Sauerstoffsättigung

- **Maßnahmen**
- Optimal Handling
- Surfactantgabe
- 15°-Oberkörperhochlagerung, unterstützte Bauchlage
- Koffeincitrat (Theophyllin wird nicht mehr empfohlen) oral bzw. i.v. (*cave:* Dosierungsgrundlage beachten: Koffeincitrat oder Koffein-Base):
  - Bei Frühgeborenen ≤ 29. SSW/ ≤ 1250 g Beginn innerhalb der ersten 3 Lebenstage, sofern sie eine Atemunterstützung benötigen
  - Bei reiferen Kindern nur bei entsprechend ausgeprägter Symptomatik
  - Therapieende bei Sistieren der Symptomatik, meist bei einem Gestationsalter > 34. SSW
- Kontinuierlicher binasaler CPAP, ggf. synchronisierte nasale Beatmung (bei primärem CPAP können höhere pCO_2-Werte toleriert werden, wenn pH > 7,3) oder High-Flow-Brille (5–6 l/min) bei Frühgeborenen ab der 26. SSW
- Ggf. Intubation und maschinelle Beatmung mit dem Ziel, so früh wie möglich die Extubation anzustreben
- Sauerstoffgabe über Dosiersystem (niedriger Fluss und genaue Dosis wählbar), *cave:* Sauerstofftoxizität
- Ausreichendes Anfeuchten und Erwärmen der Atemluft
- Orale Magensonde legen
- Nahrungsgabe über Sonde statt Füttern/Stillen
- Orales/nasales Absaugen bei Sekretbildung und Verlegung der Atemwege

- Bei Apnoen vorsichtiges Stimulieren
- Diagnostik, um die Ursache für die Atemstörung zu finden

7.5.3 Instabilität des Herz-Kreislauf-Systems

- **Ursachen**
- Umstellung des Herz-Kreislauf-Systems, da sich die intrauterinen Kurzschlüsse verschließen müssen
- Angeborene Herzfehler
- Vagusreiz, z. B. ausgelöst durch Absaugen
- Hypovolämie
- Schock
- Schwere Anämie
- Niedriger Blutdruck, da durch den offenen Ductus arteriosus Botalli ein Links-rechts-Shunt bestehen kann

- **Ziel**
- Herzfrequenz 100–160/min
- Stabiler Herzrhythmus
- Blutdruck im Normbereich (Ziel-MAD sollte mindestens gleich der SSW sein)
- Gute periphere Durchblutung

- **Überwachung**
- EKG-Monitor
- Regelmäßige Kontrolle des Blutdrucks
- Auskultation der Herztöne
- Krankenbeobachtung, Hautdurchblutung: marmoriert, zentralisiert, Akrozyanose, Blässe

- **Maßnahmen**
- Bradykardie → Stimulation durch vorsichtiges Anstoßen, evtl. beatmen mit dem Beatmungsbeutel, Ursache klären
- Tachykardie → Körpertemperatur erhöht? Medikamentös bedingt? Schmerzen? Nachlassende Sedierung?
- Niedriger Blutdruck → Volumengabe (z. B. Ringer-Lösung) oder medikamentöse Therapie (Versuch mit Hydrokortison i.v., sonst Dobutamin-Dauerinfusion)
- Hoher Blutdruck → medikamentös bedingt, Analgetika bei Schmerzen, Sedativa bei starker Unruhe

7.5.4 Infektionsgefahr

- **Definitionen**
- SIRS = „systemic inflammatory response syndrome" (systemische Entzündungsreaktion, SER)
- Mindestens 2 der folgenden 4 Symptome müssen vorhanden sein:
  - Tachykardie oder Bradykardie
  - Tachypnoe
  - Temperatur > 38 °C bzw. < 36 °C
  - Leukozytose, Leukopenie oder Linksverschiebung
- Sepsis = akut lebensbedrohliche, weil dysregulierte Wirtsreaktion (Organdysfunktion) auf eine Infektion (Deutsche Sepsisgesellschaft – DSG 2019)

Frühgeborene sind aufgrund der Unreife des Immunsystems besonders gefährdet gegenüber Infektionen.

- **Ursachen**
- Mangel an Immunglobulinen
- Antikörpermangelsyndrom: Mangel an spezifischen Antikörpern von der Mutter (fehlender bzw. mangelnder Nestschutz)
- Herabgesetzte Granulozytenfunktion
- Verminderte Aktivität des Komplementsystems
- Eingeschränkte Makrophagenfunktion
- Sehr vulnerable und dünne Haut
- Nabelstumpf als Eintrittspforte
- Eintrittspforten über die invasiven Zugänge

> Je kleiner die Frühgeborenen, desto ausgeprägter die Infektanfälligkeit und unspezifischer ihre Möglichkeiten, Symptome auszubilden.

Es wird zwischen einer Early-onset- und einer Late-onset-Sepsis unterschieden.

- **Early-onset-Sepsis (EOS)**
- Innerhalb der ersten 5–7 Lebenstage
- Die Erreger stammen in der Regel aus den Geburtswegen. Durch Infektionen der Feten kommt es häufig zum vorzeitigen Blasensprung und dadurch zur Frühgeburt. Primär infizierte Eihäute

produzieren Arachidonsäure, dies regt die Prostaglandinproduktion an (→ Wehen auslösend)

- **Late-onset-Sepsis (LOS)**
- Nach dem 7. Lebenstag
- Häufig nosokomiale Infektionen

- **Typische Erreger**
- Konnatale Infektionen (TORCH):
  - Toxoplasmose
  - Others (Syphilis)
  - Röteln
  - Zytomegalie (CMV)
  - Herpes simplex
- Neugeborenensepsis, perinatal erworben:
  - Streptokokken der Gruppe B
  - Escherichia (E.) coli
  - Staphylococcus aureus
  - Enterokokken
  - Listerien
- Typische Hospitalkeime auf Intensivstationen, nosokomiale Infektion:
  - Enterobacter
  - Streptokokken der Gruppe B
  - E. coli
  - Listerien
  - Klebsiellen
  - Koagulasenegativer Staphylococcus epidermidis
  - Pseudomonas aeruginosa
  - Serratien
- Epidemisch auftretende virale Erreger:
  - Respiratorisches Synzytial-Virus (RSV)
  - Influenza
  - Rotaviren
  - Noroviren
  - Adenoviren

> Leitfäden der Krankenhaushygiene sind unbedingt zu berücksichtigen!

- **Typische Symptome der Sepsis**
- Tachykardie, Bradykardien
- Mikrozirkulationsstörungen: bei Frühgeborenen auf relative Veränderung der Rekapillarisierungszeit achten (sonst gelten > 3 s als auffällig)
- Temperaturimbalancen
- Atemstörungen (Apnoen, Tachypnoe)
- Magenreste
- Aufgetriebenes Abdomen
- Blassgraues, ikterisches Hautkolorit
- Marmorierung, kalte Extremitäten
- Hepatosplenomegalie
- Hypotonie
- Zerebrale Anfälle
- Unter Intensivbehandlung oft schleichende und unspezifische Symptome
- Oft nur allgemeine Verschlechterung, Schlaffheit, Nahrungsunverträglichkeit, Anstieg des Beatmungsbedarfs, Spontanbradykardien, bei Belastung instabil
- Blutbild:
  - Linksverschiebung + Leukopenie (<6000/µl)
  - Thrombozytopenie (kein sicheres Frühzeichen)
  - Leicht verzögerter CRP-Anstieg
  - IL-6-Anstieg

- **Überwachung**
- Sorgfältige Krankenbeobachtung
- Bei Auffälligkeiten bakteriologische Diagnostik: Blutkultur, Trachealsekret, Urinkultur, bakterielle Kontrolle von Katheter- und Drainagespitzen, ggf. Polymerasekettenreaktion(PCR)-Bestimmung, da evtl. Probenvolumen für Kulturen nicht ausreicht
- Kontrolle der Infektionsparameter: Blutbild, CRP, IL-6, evtl. Procalcitonin (bei der LOS)
- Bakterielle Untersuchung der Muttermilch

- **Maßnahmen**
- Sauberes Arbeiten, Händedesinfektion!
- Hautverletzungen vermeiden, Scherkräfte vermeiden, nicht reiben, sondern tupfen, so wenig Pflaster wie möglich, hautschonendes Pflaster/röntgendurchlässige Elektroden verwenden
- Sterile Handhabung von invasiven Zugängen und Kathetern
- Genaue Beobachtung von Katheter- und Drainageeinstichstellen
- Sterile Zubereitung von Infusions- und Injektionslösungen
- Regelmäßiges Wechseln des Absaugzubehörs und der Beatmungs-, Infusions-, Inhalations- und Verneblersysteme

- Bei feuchter Sauerstoffinsufflation Einsatz von Sterilwasserflaschen
- Steriles endotracheales Absaugen/geschlossenes Absaugsystem
- Gezielte Antibiotikabehandlung nach Antibiogramm
- Räumliche Trennung von Frühgeborenen und älteren Kindern
- Besucherregelung und hygienische Einweisung
- Standardisierte Hygienepläne
- Wöchentliches mikrobiologisches Screening (Rachenabstrich, Stuhlprobe/Perianalabstrich, Tracheasekret bei Beatmeten) bei extrem unreifen Frühgeborenen

7.5.5 Stoffwechselstörungen

7.5.5.1 Hypoglykämie
Blutzucker <40 mg/dl (<2,2 mmol/l). Glukose ist die Hauptenergiequelle für das Wachstum und den Stoffwechsel des Gehirns.

- **Ursachen**
- Unreife der Leber und hoher Energiebedarf
- Verminderter Glykogenspeicher
- Anaerobe Glykolyse (z. B. bei RDS, Sepsis)
- Stoffwechselerkrankung
- Diabetes mellitus/Schwangerschaftsdiabetes der Mutter
- Iatrogen: unzureichende Glukosezufuhr über die Infusionslösung

7.5.5.2 Hyperglykämie
Blutzucker > 150 mg/dl (> 8,3 mmol/l).
Eine zu hohe Glukosezufuhr kann zu einem CO_2-Anstieg und einer Fettleber führen.

- **Ursachen**
- Anzeichen einer Sepsis oder Hirnblutung
- Übermäßige Glukosezufuhr
- Medikamentenbedingt, z. B. Katecholamine, Kortison

- **Ziel**
Blutzuckerwerte von 45–100 mg/dl (2,5–5,5 mmol/l).

- **Überwachung**
- Blutzuckerkontrollen abhängig von den Werten
- Krankenbeobachtung: Tremor, Muskelhypotonie, Blässe, Hyperexzitabilität, Konvulsionen, Brady-/Tachykardien; z. T. sind die Symptome unspezifisch

- **Maßnahmen**
- Kohlenhydrat-Konzentration der Infusionslösung den gemessenen Blutzuckerwerten anpassen
- Bei Hypoglykämie Einzelgaben von Glukose 10 % (*cave:* hoch konzentrierte Bolusinjektionen vermeiden, Gefahr von Hyperglykämien mit anschließenden Rebound-Hypoglykämien)
- Bei anhaltenden Hypoglykämien Umstellung der oralen Ernährung auf 12 Mahlzeiten/Tag, ggf. zusätzliche orale Glukosegaben

7.5.5.3 Hyperbilirubinämie

- **Bilirubinstoffwechsel**
Bilirubin ist ein Abbauprodukt des Hämoglobins, wenn Erythrozyten in der Leber oder Milz abgebaut werden → Häm-Molekül → Biliverdin → „indirektes" Bilirubin, welches im Plasma an Albumin gebunden wird. In der Leber erfolgt der Umbau zu „direktem" Bilirubin, indem durch die Glukuronyltransferase das Bilirubin an Glukuronsäure gekoppelt wird, wodurch es über die Galle in den Darm ausgeschieden werden kann. Ein Teil des Bilirubins wird im Darm wieder gespalten und über die Darmwand wieder aufgenommen = enterohepatischer Kreislauf.

Das indirekte Bilirubin ist fettlöslich und kann die Blut-Hirn-Schranke überwinden und Nervenzellen schädigen = Kernikterus.

- **Ursachen der indirekten Hyperbilirubinämie**
- Unreife der Leber → durch mangelnde Glukuronsäureaktivität wird das indirekte Bilirubin nicht gebunden und kann nicht ausgeschieden werden
- Resorptionsikterus durch Geburtstraumata, Hämatome (Vermeidung durch schonende Geburt)
- Verzögerte Mekoniumausscheidung und damit erhöhte enterohepatische Bilirubinzirkulation
- Polyglobulie, z. B. nach maternofetaler oder fetofetaler Transfusion
- Sepsis
- Niedrige Albuminwerte/-bindung
- Konnatale Hypothyreose

- **Ursachen der direkten Hyperbilirubinämie**
- Neonatale Hepatitis, Infektionen aus der Gruppe TORCH (▶ Abschn. 7.5.4)
- Stoffwechselerkrankungen wie Galaktosämie
- Intra- oder extrahepatische Gallengangsatresie

- **Ziel**

Ein Kernikterus muss verhindert werden. Dieser wurde bei sehr unreifen Frühgeborenen schon bei 5–10 mg/dl (85–170 mmol/l) indirektem Bilirubin festgestellt.

- **Überwachung**
- Bilirubinbestimmung (auch transkutan möglich)
- Hautfarbe und Skleren beobachten
- Grenzen für Bestrahlung oder Austausch sind alters- und gewichtsabhängig

- **Maßnahmen bei indirekter Hyperbilirubinämie**
- Fototherapie: kontinuierlich oder intermittierend (Augenschutz)
- Diurese fördern, ausreichend Flüssigkeit anbieten vor allem bei Fototherapie
- Evtl. Infusion bzw. Sondenernährung, da Patient oft zu schlapp zum Trinken
- Ggf. Austauschtransfusion, ▶ Abschn. 13.3.1

7.5.6 Akutes Nierenversagen in der Neonatalperiode

- **Pathophysiologie**
- Die Niere hat noch nicht die volle Konzentrationsfähigkeit, Rückresorption von H_2O, Na^+, Bikarbonat sowie Sekretion von K^+ und H^+ sind vermindert → Hyponatriämie, metabolische Azidose, Hyperkaliämie, Flüssigkeitsverlust
- Flüssigkeitsverlust über die dünne Haut; 75–80 % des Körpergewichts besteht aus Wasser
- Insensibler Wasserverlust wird erhöht durch:
  - Offenen Wärmestrahler (50–100 %)
  - Fototherapie (15–30 %)
  - Erhöhte Körpertemperatur (30 %/1 °C)
  - Aktivität, Nahrungszufuhr
  - Erhöhte Atemfrequenz
  - Luftfeuchtigkeit < 50 %
- Insensibler Wasserverlust wird vermindert durch:
  - Intubation und Beatmung (30 %)
  - Relaxierung
  - Luftfeuchtigkeit > 80 % (30 %)
  - Pflege im Doppelwandinkubator oder unter Plastikfolie (30–50 %)

- **Ziel**
- Ausgeglichene Elektrolyte
- Flüssigkeitsverlust reduzieren
- Urinausscheidung mindestens 1 ml/kg KG und h
- Gewichtsverlust < 15 % des KG postnatal

- **Symptome**
- Diurese < 1 ml/kg KG und h über 24 h nach dem 1. Lebenstag
- Serumkreatinin > 1,5 mg/dl nach dem 1. Lebenstag bzw. Anstieg des Serumkreatinins
- Fehlender kontinuierlicher Serumkreatininabfall (> 50 % des Ausgangswertes) bei Früh-/Neugeborenen nach dem 1. Lebenstag

- **Ursachen**
- Hauptursache prärenal durch Hypovolämie oder renale Hypoperfusion

7.5 · Probleme des Frühgeborenen

– Hypotension
– Herzinsuffizienz
– Schock, auch bei Sepsis, Blutung, Ischämie
– Dehydrierung (z. B. Flüssigkeitsrestriktion, Fototherapie)
– Hypoxie und Azidose
– Nephrotoxische Schädigung (Aminoglykoside, Indometacin)
– Nierenvenen-/Nierenarterienthrombose z. B. nach NVK/NAK

- **Komplikationen**
– Überwässerung bis Lungenödem
– Therapierefraktäre Entgleisungen des Elektrolyt- und Säure-Basen-Haushalts
– Urämisch bedingte Erscheinungen wie Tremor, vermehrte Myoklonien, Hypotonie, Apathie, Herzrhythmusstörungen
– Hyperkaliämie 6–7 mmol/l
– Anurie

- **Überwachung**
– Elektrolytkontrollen (anfangs 6-stündlich, nach Anordnung)
– Genaue Bilanzierung
– Gewichtskontrollen
– Spezifisches Gewicht im Urin
– EKG-Veränderungen erkennen
– Gute Krankenbeobachtung einschließlich Hautturgor, Ödeme, stehende Hautfalten, eingesunkene Fontanelle
– Hämatokritkontrollen
– Serumkreatinin

- **Maßnahmen**
– Verbesserung der Nierendurchblutung (Volumenversuch und Furosemidgaben)
– Katecholamingabe
– Substitution von Kalium abbrechen, bei Hyperkaliämie ggf. Infusion mit Insulin-Glukose- oder Salbutamol-Glukose-Gemisch (*cave:* Tachykardie) → Kaliumtransport in die Zelle
– EKG-Veränderungen: Calciumglukonat 10 % langsam i.v. (ärztliche Tätigkeit)
– Peritonealdialyse bei therapieresistenter Anurie

7.5.7 Nahrungsunverträglichkeit bei hohem Energiebedarf

Bei Frühgeborenen > 1500 g ist ein rein enteraler Nahrungsaufbau primär über eine nasogastrale Sonde möglich. Bei unreifen Frühgeborenen muss zusätzlich parenteral, meist über einen ZVK, ernährt werden. Die enterale bzw. parenterale Ernährung richtet sich nach den Empfehlungen der Europäischen Gesellschaft für pädiatrische Gastroenterologie, Hepatologie und Ernährung (ESPGHAN).

- **Ursachen**
– Weniger Magensäure
– Nicht vollständig ausgebildete Dünndarmzotten
– Mangel an Enzymen zur Spaltung von Eiweiß und Fett
– Geringe gastrointestinale Peristaltik

- **Normaler Energiebedarf**
– Frühgeborene 120 kcal/kg KG und Tag
– Säuglinge 110–120 kcal/kg KG und Tag

- **Gründe für erhöhten Energiebedarf**
– Vermehrtes Wachstum
– Im Verhältnis zur Körpergröße stoffwechselaktivere Organe (Leber, Gehirn)
– Niedrige Energiereserven
– Wärmeregulation
– Kinder mit BPD (140 kcal/kg KG und Tag)

- **Ziel**
– Kompletter oraler Nahrungsaufbau
– Selbstständiges Trinken der Mahlzeiten
– Optimale Magen-Darm-Passage
– Gutes Gedeihen

- **Überwachung**
– Regelmäßige Magenrestbestimmung (Menge, Aussehen), 2–5 ml/kg KG (nach Absprache auch größere Mengen) vor einer Mahlzeit können toleriert werden, sofern die Reste unauffällig oder nur leicht gallig sind, die Kinder nicht spucken und das Abdomen unauffällig ist

- Gute Beobachtung des Abdomens (geblähtes Abdomen, stehende Darmschlingen, Darmgeräusche, Erbrechen, Stuhl: Qualität, Quantität, bakterielle Untersuchungen)
- Bakterielle Untersuchungen der Muttermilch (nach lokalem Hygienestandard)
- Gewichtskontrolle

- **Maßnahmen**
- Vorsichtiger Nahrungsaufbau nach 1–3 Lebensstunden, Beginn mit 8–12 Mahlzeiten
- Bei sehr unreifen Frühgeborenen „trophic feeding" oder „minimale enterale Ernährung" mit kleinen Nahrungsmengen (10–20 ml/kg und Tag) → wirkt einer Mukosa-Atrophie entgegen, fördert die Sekretion gastrointestinaler Hormone sowie die Darmmotilität und damit die Ausreifung des Darms
- Nahrungsbeginn möglichst mit Muttermilch bzw. Frühgeborenennahrung, ggf. mit Glukose; langsame Mengensteigerung; wegen der positiven Effekte der Muttermilch wird in einigen Kliniken Spendermilch gegeben, wenn eigene nicht ausreichend zur Verfügung steht (Einwilligung, Testung/Behandlung der Milch, „Muttermilchbanken")
  - Bei Muttermilchernährung von Kindern <1500 g sollte eine CMV-Infektion der Mutter ausgeschlossen werden, ggf. Pasteurisieren der Muttermilch oder Einfrieren, bis das Kind ein Körpergewicht von 1500 g erreicht hat
- Änderung der Nahrungsart und der Nahrungsmenge (Steigerung um 10–35 ml/kg KG und Tag) richtet sich nach der Verträglichkeit; die Vorteile und Nachteile eines standardisierten Nahrungsaufbaus (Nahrungssteigerung orientiert sich an Faktoren) werden noch diskutiert, scheinen aber für untergewichtige Früh- und Neugeborene von Vorteil zu sein
- Bei Muttermilchernährung ist eine Anreicherung notwendig, z. B. *FM-85*
- Bei akuten Problemen Rückgang auf kleinere Mengen oder weniger Mahlzeiten, Ausgleich durch Infusion; wenn keine Besserung eintritt, Nahrungskarenz und parenterale Ernährung
- Stress vermeiden
- Bei fehlendem Mekoniumabgang erster Einlauf (Lösung nach Hausstandard, z. B. NaCl 0,9 %) nach 48–72 h:
  - Bei Bedarf alle täglich wiederholen
  - Bei fehlender spontaner Stuhlausscheidung mit Ileussymptomatik maximal einmal pro Tag
- Der Nutzen von Probiotika wird derzeit diskutiert
- Der Saug-Schluck-Reflex ist vor der 30. SSW nur schwach ausgeprägt und zwischen der 32.–34. SSW ausgereift, sodass Frühgeborene bis zur 32. SSW meist zusätzlich über die Magensonde ernährt werden müssen; zur Vorbereitung auf das Trinken dient das non-nutritive Saugen sowie später das Fingerfeeding mit einer geringen Milchmenge bzw. die vorsichtige orale Applikation per Spritze

7.5.8 Retinopathia praematurorum (ROP)

Die Frühgeborenenretinopathie zählt zu den drei häufigsten Ursachen einer Erblindung bei Kindern. Sie tritt bei 27–40 % der Frühgeborenen <1500 g auf und ist die Folge einer durch Unreife bedingten gestörten retinalen Gefäßentwicklung. Bis zur 20. SSW entwickeln sich Blutgefäße aus sog. Vorläuferzellen (Vaskulogenese). Ab der 15. SSW erfolgt dann die weitere Aussprossung von Gefäßen aus den vorher gebildeten Blutgefäßen (Angiogenese). Gesteuert wird die Gefäßbildung über den Vascular endothelial growth factor (VEGF), der vermehrt bei einer niedrigen lokalen Sauerstoffsättigung ausgeschüttet wird.

- **Pathophysiologie**
1. Phase: relative Hyperoxie → Vasokonstriktion und Reduktion der VEGF-Ausschüttung → Vaskularisation der Netzhaut in der Peripherie wird gestoppt → Gewebehypoxie in der peripheren Netzhaut

2. Phase: nach Normalisierung der Sauerstoffsättigung kommt es infolge der Gewebehypoxie zur vermehrten Ausschüttung von VEGF → überschießende Gefäßbildung über die Netzhaut hinaus in den Glaskörper

Die ROP-Einteilung erfolgt nach der betroffenen retinalen Fläche (3 Zonen/Ringe) sowie dem Schweregrad (Stadium 1 bis 5). Bei Stadium 4 besteht eine partielle und bei Stadium 5 eine komplette Netzhautablösung.

- **Risikofaktoren**
- Gesichert:
  - Unreife
  - Längere Sauerstofftherapie
- Noch nicht geklärt:
  - Dauer der Sauerstoffgabe
  - Ausmaß der Hyperoxie
  - pO_2-Schwankungen
- Fraglich:
  - Vermehrte Bluttransfusionen, Eisengaben
  - pCO_2-Anstiege
  - Sepsis
  - Lichteinwirkung
  - Steroidgaben
  - Genetische Faktoren

- **Augenärztliche Untersuchung**
- Frühgeborene < 32. SSW oder < 1500 g
- Frühgeborene 32.–36. SSW, wenn Sauerstoffbedarf > 3 Tage
- Immer zu zweit
- 3-malige Applikation von Phenylephrin 2 % sowie Atropin 0,1 % – Augentropfen zur Weitstellung der Pupillen
- Bereitlegen eines sterilen Untersuchungssets: Lidsperrer, Schielhaken
- Raum abdunkeln
- Verabreichung eines Lokalanästhetikums
- Schmerzreduktion durch orale Glukosegabe, Schnullern, Pucken etc.
- Einsetzen des Lidsperrers und Untersuchung des Augenhintergrunds
- Anschließend gute Beobachtung, da vermehrte Apnoe-Bradykardie-Neigung mit Sauerstoffsättigungsabfällen

- **Therapie**
Stadium 1 und 2 heilen meist folgenlos aus. Ab Stadium 3 bei entsprechender Indikation:
- Laserkoagulation: Veröden der peripheren Retina, um die zentrale zu erhalten (→ Gesichtsfeldeinschränkung)
- VEGF-Inhibitoren
- In schweren Fällen Netzhautchirurgie

- **Spätkomplikationen**
- Myopie
- Visuseinschränkung
- Schielen
- Glaukom, Netzhautablösung

- **Prävention**
- Vermeidung von Hyperoxien bei der Erstversorgung (Beginn mit 21 % Sauerstoff)
- Stabile Sättigungen zwischen 88–94 %
- Reduktion von Sättigungsschwankungen, Alarmgrenzen eng einstellen
- Indirekt über Gaben von Koffeincitrat zur Senkung der Apnoerate

7.5.9 Hirnblutung und Leukomalazie

Bei den Durchblutungsstörungen im Gehirn von Frühgeborenen werden zwei Pathomechanismen unterschieden:
- Fehlende Durchblutung bzw. Sauerstoffversorgung infolge Ischämie und/oder Hypoxie → intrazerebrale Nekrosen, die aufgelöst werden → liquorgefüllte Zysten → periventrikuläre Leukomalazie (PVL)
- Einblutung ins Hirngewebe, das dadurch zerstört wird; im umliegenden Gewebe kommt es durch Minderdurchblutung zu diffusen Infarkten

Entscheidend für die intrazerebralen Störungen ist die unzureichende Autoregulation der Hirndurchblutung bei Frühgeborenen. Bei einem mittleren arteriellen Druck von 25–50 mmHg wird die Durchblutung konstant gehalten. Blutdruckspitzen vor allem durch Stress oder zu schnelle Volumengabe sowie

Faktoren, die zu Störungen der Autoregulation führen, z. B. durch Hypoxie, Hypoglykämie oder Hyperkapnie, können Hirnblutungen auslösen. Es kann umso leichter zu intrazerebralen Hämorrhagien (ICH) kommen, je unreifer das Frühgeborene ist.

- **Periventrikuläre Leukomalazie**

Infolge einer Minderdurchblutung bei zu niedrigem Blutdruck sowie Hypoxie/Ischämie kommt es zur Nekrose der weißen Marksubstanz um die Ventrikel herum. Bei Frühgeborenen kommen auch freie Sauerstoffradikale, Zytokine durch Infektionen oder evtl. Hyperoxien als Ursache in Betracht. Hierbei werden häufig die Pyramidenbahnen besonders der Beine geschädigt → Zerebralparese. Es entsteht eine spastische Diplegie bis hin zur Tetraparese, evtl. kombiniert mit einer Epilepsie.

- **Einblutungen – intrazerebrale Hämorrhagie**

Hiervon sind besonders sehr unreife Frühgeborene betroffen, da die Gefäße im sog. Keimlager direkt unterhalb der Seitenventrikel besonders dünnwandig sind und eine Autoregulation so gut wie nicht vorhanden ist.

- **Einteilung in 4 Grade**
— Grad 1: subependymale ICH
— Grad 2: subependymale ICH + Einbruch in normal große Ventrikel (oder weniger als 50 % Ventrikeleinblutung = peri-/intraventrikuläre Hämorrhagie oder (P)IVH
— Grad 3: subependymale ICH + Einbruch in erweiterte Ventrikel (oder mehr als 50 %)
— Grad 4: Grad 3 + Parenchymeinblutung

Ein posthämorrhagischer Hydrozephalus kann shuntpflichtig werden; vorübergehend kann eine externe Ventrikeldrainage notwendig sein, ggf. Anlage eines Rickham-Reservoirs, das regelmäßig punktiert wird (▶ Abschn. 11.6, 3.6.2).

- **Ursachen**
— Blutungsneigung durch Thrombozytopenie oder Unreife des Gerinnungssystems
— Erhöhte Gefäßpermeabilität durch Unreife
— Erhöhung der zerebralen Durchblutung durch Stress mit Hypertension, rasche Volumengabe, Hyperkapnie, Hypoglykämie und niedrigen Hämatokrit (Hkt)
— Verminderung der zerebralen Durchblutung durch Hypotension und Hypokapnie
— Zerebrale Abflussstörungen durch hohen intrathorakalen Druck bei massiver Überdruckbeatmung oder Pneumothorax
— Starke Schwankungen der Hirndurchblutung bei fehlender oder unzureichender Autoregulation aufgrund von Blutdruckschwankungen, rasch wechselnder Oxygenierung (z. B. durch Apnoen, Bradykardien, endotracheales Absaugen) oder Beatmung (intrathorakale Druckschwankungen)

- **Überwachung**
— Regelmäßige Schädelsonografien
— Kontrolle von Hkt, Hb und BZ, bei Blutungsneigung Kontrolle der Gerinnung
— Allgemeinzustand und Aussehen der Kinder beurteilen

- **Maßnahmen**
— Optimal Handling (▶ Abschn. 7.4)
— Vermeiden von Infektionen, Azidose, Hyperkapnie, Hypoxie, raschen Veränderungen des CO_2, Blutdruckspitzen (durch Oberkörperhochlagerung), Hypervolämie
— Gabe von Vitamin K s. c. oder i.v., Fresh Frozen Plasma (FFP), Gerinnungsfaktoren
— Kopf in Mittelstellung positionieren bzw. achsengerechte Positionierung
— In einigen Kliniken wird Indometacin als „Hirnblutungsprophylaxe" gegeben

- **Prophylaktische Maßnahmen**
— Vermeidung einer Frühgeburt und aufsteigender intrauteriner Infektionen
— Hochdosierte maternale Magnesiumtherapie
— Spätes Abnabeln

7.5.10 Persistierender Ductus arteriosus Botalli (PDA)

Der Ductus schließt sich normalerweise reflektorisch nach Entfaltung der Lunge und

Anstieg des Sauerstoffpartialdrucks im aortalen Blut. Weiterhin werden vasodilatierende Prostaglandine verstärkt abgebaut. Bei Frühgeborenen reagiert die unreife Muskulatur des Ductus schwächer auf die Kontraktionsreize. Abzugrenzen vom persistierenden Ductus arteriosus ist der „offene Ductus" bei angeborenen Herzfehlern.

- **Pathophysiologie**

Der höhere Druck im Körperkreislauf führt dazu, dass Blut aus der Aorta über den Ductus in die A. pulmonalis und damit zurück in den Lungenkreislauf fließt (Links-rechts-Shunt), sobald der Strömungswiderstand im Lungenkreislauf nach Entfaltung der Lunge abgesunken ist. Dies führt zur Überflutung der Lunge mit Blut. Das rechte Herz wird mehr belastet, es muss einen höheren Druck aufbauen, um das Blut in die Pulmonalarterien zu pumpen. Zusätzliche respiratorische Schwierigkeiten sind möglich, weil durch kapilläre Lecks Flüssigkeit aus dem Kapillarnetz der Lunge in das Lungeninterstitium austritt und den Gasaustausch behindern kann.

Der schnelle Druckabfall in der Aorta führt zu niedrigen diastolischen Blutdruckwerten und einer großen Blutdruckamplitude. Der mittlere arterielle Druck (MAD) ist niedrig, die Perfusion der Niere dadurch schlecht, es kommt zur Ödembildung. Durch die Minderperfusion im Intestinalbereich besteht die Gefahr einer nekrotisierenden Enterokolitis. Im weiteren Verlauf steigt die Volumenbelastung des linken Herzen, dadurch kommt es zur Vergrößerung des linken Vorhofs und zum Rückstau des Blutes in die Lunge. Besteht ein Ductus über längere Zeit, kann dies zur Veränderung der Lungengefäße und zur Shuntumkehr (Rechts-links-Shunt) führen (Eisenmenger-Reaktion, ▶ Abschn. 10.4.1).

- **Ursachen**
— Pathologische Wandstruktur des Ductus
— Unreife
— Hypoxie
— Beatmung (Lungendehnung) setzt Prostaglandine frei, die den Ductus offen halten

- **Symptome**
— Springende/kräftige Pulse, Tachykardie
— Große Blutdruckamplitude
— Systolikum
— Respiratorische Instabilität, z. B. beim Absaugen, Bradykardie, Sauerstoffabhängigkeit bzw. steigender Sauerstoffbedarf
— Nahrungsunverträglichkeit (Magenreste, NEC-Gefahr)
— Ggf. Zeichen einer beginnenden Herzinsuffizienz, z. B. Ödeme

- **Folgen**
— Lungenödem, Lungenbluten
— Entwicklung eines Atemnotsyndroms des Neugeborenen (ANS) wird begünstigt
— Sekundäre pulmonale Hypertonie → BPD
— Intrakranielle Blutungen und nekrotisierende Enterokolitis durch negativen diastolischen Fluss

- **Überwachung**
— Auskultation der Herzgeräusche
— Bilanzierung der Urinausscheidung, auf Ödeme achten
— HF, RR und Sauerstoffsättigung

- **Diagnostik**
— Kardiologisches Konsil
— Thoraxröntgen: großes Herz, vermehrte Lungengefäßzeichnung, vermehrt Flüssigkeit im Interstitium
— EKG, evtl. Linksherzbelastung
— Herzecho, Gefäßdopplersonografie und Bestimmung des Ductusdurchmessers, des postduktalen diastolischen Blutflusses und des Schlagvolumens

- **Maßnahmen bei hämodynamisch nicht relevantem PDA**
— Flüssigkeitsrestriktion
— Verbesserung der Oxygenierung, da eine Hypoxie die Prostaglandinproduktion steigert
— Frühe Extubation

- **Maßnahmen bei hämodynamisch relevantem PDA**

Ein hämodynamisch wirksamer PDA sollte früh therapiert werden, um Komplikationen zu vermeiden.

- Medikamentöse Behandlung bei ca. 70–75 % der Frühgeborenen mit Indometacin oder Ibuprofen → hemmt die Prostaglandinsynthese:
  - Indometacin als Kurzinfusion über 30 min, umfasst 3–6 Gaben im Abstand von 12 bzw. 24 h; Nebenwirkung: Einschränkung der zerebralen, mesenterialen und renalen Durchblutung, antidiuretischer Effekt, Hemmung der Thrombozytenaggregation → keine Flüssigkeitsrestriktion während der Therapie
  - Ibuprofen als Kurzinfusion über 30 min, 3 Gaben im Abstand von 24 h (orale Gaben werden derzeit diskutiert); keine Einschränkung der Organdurchblutung, jedoch Verdrängung von Bilirubin aus der Eiweißbindung, höhere BPD-Raten
- Ductusligatur über rechtsseitige Thorakotomie per Clip oder Seidenfaden bei Kontraindikation oder Versagen der medikamentösen Therapie:
  - Komplikationen: Schädigung des N. recurrens links mit vorübergehender oder dauerhafter Stimmbandlähmung
  - Spannungs-/Pneumothorax oder Pneumoperitoneum
  - Chylothorax
  - Unvollständige Ligatur
- Bei Frühgeborenen > 2000 g interventioneller Verschluss mittels Herzkatheter durch Coil oder Ductus-Occluder

7.5.11 Nekrotisierende Enterokolitis

Die nekrotisierende Enterokolitis (NEC) ist eine hämorrhagisch-nekrotisierende und ulzerierende Entzündung des Dünn- und Dickdarms, die punktuell auftritt oder einen längeren Abschnitt betreffen kann. Meist sind terminales Ileum und Colon ascendens betroffen, selten auch Magen und/oder Rektum. Sie tritt vor allem bei Frühgeborenen < 1500 g auf, die Morbiditätsrate liegt zwischen 10–50 %.

Abzugrenzen davon sind die fokale intestinale Perforation (FIP) sowie die singuläre intestinale Perforation (SIP) ohne größere Nekroseherde. Die betroffenen Kinder sind meist unreifer, aber weniger krank und erkranken meist schon in der ersten Lebenswoche im Gegensatz zur NEC, die eher in der 2.–4. Lebenswoche beobachtet wird.

- **Risikofaktoren**
- Frühgeburtlichkeit: 1–2 % aller Frühgeborenen sind betroffen, wovon die meisten ein Geburtsgewicht < 1500 g haben (aber auch reife Kinder können erkranken); je jünger das Kind, umso häufiger und später tritt eine NEC auf
- Atemnotsyndrom (ANS)
- Intrauterine Wachstumsretardierung
- Perinatale Stresssituationen (Hypoxie, Hypothermie, Asphyxie), niedriger APGAR
- Anämie
- Erhöhte Viskosität des Blutes, z. B. durch Polyglobulie
- Vorzeitiger Blasensprung, Amnionitis
- NAK, NVK mit Folgen für die Darmdurchblutung, mesenteriale Blutdruckveränderungen, Flussumkehr in der V. portae
- Symptomatische Herzfehler mit Rechts-links-Shunt (Ventrikelseptumdefekt, Fallot) und begleitender Hypoxämie, ▶ Abschn. 8.1
- Persistierender Ductus arteriosus Botalli mit Links-rechts-Shunt und niedrigen diastolischen Blutdruckwerten
- Bluttransfusionen
- Hyperosmolare Nahrung oder orale Medikamente (z. B. Theophyllin, Multivitaminpräparate, Vitamin E, Indometacin)
- Jahreszeitliche Häufung (Winter)

- **Prävention**
- Frühzeitiger oraler Nahrungsaufbau möglichst mit Muttermilch (enthält Immunglobuline)
- Dexa- oder Betamethasongaben an Schwangere bei drohender Frühgeburt
- Ggf. Gabe von Probiotika

- **Pathophysiologie**
- Schleimhautläsionen im Darm, lokale Minderdurchblutung des Darms durch:

7.5 · Probleme des Frühgeborenen

- Stresssituationen = Zentralisation zugunsten anderer Organe
- Thrombosen im Mesenterialkreislauf (z. B. nach NVK)
- Disseminierte intravasale Gerinnung (bei Sepsis)
- Reduziertes arterielles Blutangebot bei Herzfehlern
- Diastolisches „Steal-Phänomen" = in der Diastole erfolgt eine Flussumkehr im Mesenterialkreislauf, z. B. beim PDA: Blut läuft zum Herzen zurück und nicht in die Peripherie
- Vasokonstriktion
- Entzündliches Geschehen bei Immunabwehrschwäche und geringer Barrierefunktion sowie verminderter Motilität des Darms, was das Eindringen von Erregern begünstigt; zusätzlich kommt es zur Aktivierung von Entzündungsmediatoren; auslösende Erreger:
  - Staphylokokken
  - Clostridien
  - Klebsiella pneumoniae
  - E. coli
  - Enterobacter
  - Pseudomonas aeruginosa
  - Rotaviren
  - Große Keimvielfalt, häufig Epidemien; allerdings kann auch oft kein Keim nachgewiesen werden
- Zeit und Art der enteralen Ernährung:
  - Gestillte Kinder erkranken seltener, da die Muttermilch IgA und IgG enthält sowie Lymphozyten und Makrophagen
  - Hyperosmolare Milch (Formuladiäten)
  - Allergie gegen Nahrungsbestandteile
  - Nur teilweise angedaute und unvollständig resorbierte Nahrung (nicht genügend eiweißauflösende Enzyme, zu wenig Magensäure)
  - Zu schnelle Steigerung der oralen Ernährung

- **Klinik**
- Nahrungsunverträglichkeit, gallige, hämatinhaltige Magenreste
- Erbrechen
- Aufgetriebener, berührungsempfindlicher Bauch
- Schleimige, blutige Stühle
- Durchfälle
- Fehlende Darmgeräusche
- Stehende, sicht- und tastbare Darmschlingen
- Temperaturinstabilität
- Apnoen, Dyspnoe durch das hochgedrängte Zwerchfell, evtl. stöhnende Atmung bzw. Verschlechterung der Beatmungssituation
- Reduzierter Allgemeinzustand („schlaffes Kind")
- Bauchwandödem (Flankenödem), welches auf die Labien und das Skrotum übergehen kann
- Die Bauchdecke ist verfärbt, glänzend
- Evtl. Spannungsblasen oder Bauchwandphlegmone
- Hepatosplenomegalie
- Starke Venenzeichnung im Bereich des Abdomens
- Oligurie durch verminderte Nierendurchblutung
- Septisches Bild (Zentralisation, Tachy-/Bradykardien, Blässe, verlängerte Kapillarfüllzeit, Blutdruckabfall) bis hin zum Multiorganversagen

- **Labor**
- Hyponatriämie (Frühzeichen)
- Hyperglykämie
- Leukozytose bei Neutropenie
- CRP- und IL-6-Anstieg
- Verschlechterte Gerinnungssituation
- Thrombozytensturz
- Metabolische Azidose
- Disseminierte intravasale Gerinnung (DIC)

- **Diagnostik**
- Abdomenröntgen – am besten in linker Seitenlage, da Spiegel bzw. Luft zwischen der Bauchwand und der Leber besser zu sehen sind:
  - Stehende und aufgetriebene Darmschlingen
  - Verdickte Darmwände
  - Spiegelbildung
  - Pathologische Darmgasverteilung
  - Pneumatosis intestinalis (Gas in der Darmwand, erst vereinzelt, dann

Bläschenketten), Bakterien sind bereits in die Darmwand eingedrungen und produzieren Gas
- Gas im Mesenterialkreislauf und im freien Abdomen, Luft in der Pfortader
— Sonografie des Abdomens:
  - Gasblasen im Pfortadersystem
  - Verdickte Darmwände
  - Gas in der Darmwand
  - Beurteilung der Darmdurchblutung und -motilität

- **Stadien**

Die Diagnostik muss ggf. alle 3–6 h wiederholt werden, um den Verlauf zu verfolgen und ggf. die notwendige Therapie einzuleiten.
— Stadium I: Klinische Zeichen/Symptome wie Temperaturinstabilität, Apnoe-Bradykardie-Syndrom, Lethargie, Magenreste, Erbrechen oder blutige Stühle, röntgenologisch unauffälliges Abdomen oder geringe Dilatation bzw. geringgradiger Ileus
— Stadium II: Klinische Zeichen/Symptome wie bei Stadium I sowie fehlende Darmgeräusche, abdominelle Schmerzzeichen, Bauchwanderythem, Röntgen-Abdomen: Pneumatosis intestinalis und ggf. portalvenöses Gas sowie beginnender Aszites, Ileus mit dilatierten stehenden Darmschlingen
— Stadium III: Wie Stadium II sowie kritisch krank mit ausgeprägten Sepsiszeichen und generalisierter Peritonitis mit hochgradiger abdomineller Distension und Verfärbung, Aszitesnachweis sowie drohender bzw. klinisch nachgewiesener Perforation (Pneumoperitoneum)

- **Therapie**
— Nahrungskarenz für mindestens 10–14 Tage
— Offene dicke Magensonde, ablaufend
— Antibiotische Behandlung: zusätzlich Vancomycin; Clindamycin oder Metronidazol bei Perforation
— NAK, NVK ziehen
— Volumengabe, Ausgleich von Elektrolyt- bzw. Glukose-Verschiebungen
— Analgesie
— Sicherung und Erhaltung des mesenterialen Perfusionsdrucks, u. U. Dopamin 2,5 µ/kg KG und min über einen ZVK
— Chirurgisches Konsil
— Bei Ateminsuffizienz keinen CPAP, sondern primäre Intubation

- **Operationsindikation**
— Harte Indikation = Darmperforation
— Relative Indikation = Peritonitis, portalvenöses Gas
— Misserfolg der konservativen Behandlung nach 12–24 h, weitere Verschlechterung

- **Operation**
— Evtl. Resektion bei kurzstreckig befallenen Darmanteilen und anschließende End-zu-End-Anastomose
— Sonst Enterostomaanlage mit endständigem oralem und aboralem Schenkel oberhalb der veränderten Darmschlingen oder an der perforierten Stelle
— Primäre Resektion nur von absolut avitalen Darmabschnitten, in der Hoffnung, dass befallene Darmanteile sich erholen → Second-look-OP
— Peritonealspülung und evtl. -drainage bei Perforation und Peritonitis
— Primär sollte es ein möglichst kleiner Eingriff sein, da in der Regel der Allgemeinzustand schlecht ist

- **Präoperative Pflege**
— Schonende Pflege, Optimal Handling
— Nahrungskarenz und Umstellung auf parenterale Ernährung
— Großlumige offen ablaufende Magensonde
— Regelmäßig Magensekret aspirieren
— Gute Krankenbeobachtung, besonders des Abdomens
— Idealerweise Isolationspflege
— Bei Zimmerpflege NEC-Patienten am Ende einer Runde versorgen
— Inkubator- und Handschuhpflege
— Engmaschige Vitalzeichenkontrolle
— Keine rektale Fiebermessung
— Keine Spülungen und Einläufe
— Keine Bauchmassage und nicht die Blase ausdrücken

- Rückenlage = Beine und Oberkörper leicht erhöht zur Entspannung der Bauchmuskulatur
- Transkutane Sonden nicht auf den Bauch kleben
- Stuhl auf Blut untersuchen und in die Bakteriologie schicken
- Bauchumfangskontrolle (umstritten)

- **Postoperative Pflege**
- Engmaschige Vitalzeichenkontrolle und gute Krankenbeobachtung
- Temperatur weiterhin nicht rektal messen
- Optimal Handling
- Ableitende Drainagen so lagern, dass die Ablaufbeutel unter dem Niveau des Kindes liegen und gut ablaufen können, Zug vermeiden und Rücklauf verhindern
- Menge und Aussehen des Sekrets beobachten
- Oberkörperhochlagerung und Beine anwinkeln (Entlastung der Bauchdecke)
- Seitenlage sollte relativ schnell wieder möglich sein, um Verwachsungen zu vermeiden und die Darmfunktion schneller in Gang zu bekommen
- Auf regelmäßige Stuhlausscheidung achten, ggf. oralen Schenkel des Enterostomas anspülen (*cave:* keine Bauchmassage), Beurteilung des Stuhls
- Ab 8.–10. postoperativen Tag Spülung des aboralen Schenkels mit Glukose 5 % oder Acetylcystein (ACC) 1 % (je nach Angabe des Chirurgen), bei guter Passage evtl. Stuhltransfer aus oralem in aboralen Schenkel erwägen, ▶ Abschn. 8.2.3
- Bilanzierung meist über einen Blasenkatheter → Blasenkatheterpflege (▶ Abschn. 3.6.5)
- Analgesie
- Weiterhin Nahrungskarenz und offen ablaufende Magensonde für ca. 10 Tage (Magensonde intermittierend aspirieren), anschließend schonender Nahrungsaufbau
- Mundpflege
- Enterostomaversorgung (▶ Abschn. 8.2.3)

- **Ernährung**
- Zunächst parenterale Ernährung (Kinder brauchen zumeist einen ZVK, da der Nahrungsaufbau oft nicht komplikationslos verläuft)
- Beginn der oralen Ernährung bei unauffälligem Abdomen und Abführen nach chirurgischer Anordnung, möglichst mit Muttermilch, vorsichtig steigern

- **Komplikationen**
- Sepsis, Wundinfektion, intraabdominelle Abszesse
- Nierenversagen
- Strikturen
- Kurzdarmsyndrom durch Darmresektion bei irreversiblen Nekrosen oder multiplen Perforationen
- Pflege bei Enterostoma

- **Enterostomarückverlegung**

Nach ca. 12 Wochen; vorher sollte sichergestellt werden, dass der Darm durchgängig ist (Röntgenkontrast).

- **Prophylaxe**
- Pränatale mütterliche Betamethason-Gabe zur fetalen Lungenreifung
- Standardisierter Nahrungsaufbau mit Muttermilch bzw. Spendermilch
- Früher oraler Nahrungsaufbau
- Probiotika: Kombination, Dosis und Zeitpunkt sind aber noch unklar
- In Diskussion: Arginin-Supplementation (fördert Bildung antiinflammatorischer Faktoren), Ansäuern der Nahrung mit HCl (Keimreduktion)

> **Überprüfen Sie Ihr Wissen**
>
> Zu 7.1
> - Wie sollte ein Transportinkubator ausgestattet sein?
> - Schildern Sie die Erstversorgung eines Neugeborenen im Kreißsaal.

- Was ist vor und während eines Transportes zu beachten?
- Wie wird eine peripartale Asphyxie definiert?
- Nennen Sie mögliche Risikofaktoren einer peripartalen Asphyxie.

Zu 7.2
- Erläutern Sie den Ablauf der Neugeborenenreanimation.
- Was müssen Sie bei der Reanimation Frühgeborener beachten?
- Wann und wie wird eine therapeutische Hypothermie durchgeführt?

Zu 7.3
- Schildern Sie die Aufnahme eines Früh- und Neugeborenen.

Zu 7.4
- Welche Möglichkeiten der entwicklungsfördernden Positionierung Frühgeborener kennen Sie?
- Was muss beim Optimal Handling bei Früh- und Neugeborenen berücksichtigt werden?
- Stimulation bei Früh- und Neugeborenen – welche Möglichkeiten gibt es?

Zu 7.5
- Welche Probleme ergeben sich aus der Störung der Temperaturregulation?
- Was wird unter einem Apnoe-Bradykardie-Syndrom verstanden?
- Nennen Sie Ursachen und typische Erreger von Frühgeborenen- und Neugeborenen-Infektionen.
- Nennen Sie die typischen Symptome einer Sepsis beim Frühgeborenen.
- Nennen Sie mögliche Ursachen und Folgen einer Hypo- und einer Hyperglykämie.
- Was wird unter einer direkten und was unter einer indirekten Hyperbilirubinämie verstanden?
- Nennen Sie die Ursachen einer Hyperbilirubinämie.
- Nennen Sie die Ursachen für ein akutes Nierenversagen bei Frühgeborenen.
- Was ist bei der Ernährung von Frühgeborenen zu beachten?
- Was wird unter „trophic feeding" verstanden?
- Nennen Sie die Risikofaktoren einer ROP.
- Schildern Sie den Ablauf der augenärztlichen Untersuchung.
- Nennen Sie mögliche präventive Maßnahmen einer ROP.
- Welche beiden Pathomechanismen werden bei zerebralen Durchblutungsstörungen unterschieden?
- Nennen Sie Ursachen für intrazerebrale Hämorrhagien.
- Erläutern Sie die Pathophysiologie eines PDA.
- Welche Symptome treten bei einem PDA auf?
- Welche Therapieoptionen gibt es bei einem PDA?
- Was ist eine NEC und welche Risikofaktoren begünstigen sie?
- Erläutern Sie die Pathophysiologie der NEC.
- Welche klinischen Symptome lassen an eine NEC denken?
- Nennen Sie die therapeutischen und pflegerischen Maßnahmen.
- Worin unterscheidet sich eine isolierte Darmperforation von einer NEC?

Nachschlagen und Weiterlesen

AWMF (2015) S2k-Leitlinie Neugeborenen-Transport; AWMF-Leitlinie Nr. 024-003. ▶ https://www.awmf.org

AWMF (2017) S2k-Leitlinie Nekrotisierende Enterokolitis (NEK); AWMF-Leitlinie Nr. 024–009. ▶ https://www.awmf.org

AWMF (2015) S2k-Leitlinie Hyperbilirubinämie des Neugeborenen – Diagnostik und Therapie; AWMF-Leitlinie Nr. 024–007, ▶ https://www.awmf.org

AWMF (2011 in Überarbeitung) S2k-Leitlinie Symptomatischer Ductus arteriosus des Frühgeborenen – Diagnostik und Therapie; AWMF-Leitlinie Nr. 024-015. ▶ https://www.awmf.org

AWMF (2020) S2k-Leitlinie Idiopathische Apnoe, Bradykardie und Hypoxämie bei Frühgeborenen, AWMF Leitlinie Nr. 024-013. ▶ https://www.awmf.org

AWMF (2013 unter Überarbeitung) S2k-Leitlinie Behandlung der neonatalen Asphyxie unter besonderer Berücksichtigung der therapeutischen Hypothermie; AWMF Leitlinie Nr. 024-023. ▶ https://www.awmf.org

Grande C (2014) Hautphysiologie von Frühgeborenen: Klinische Studie zum Einfluss von Sonnenblumenöl auf die Hautbarrierefunktion; Dissertation Freie Universität Berlin. ▶ http://dx.doi.org/10.17169/refubium-9949

Hansmann G (2014) Neugeborenennotfälle – Erstversorgung und Intensivmedizin, Schattauer

Körner A et al (2009) Hautpflege und Hautschutz beim unreifen Frühgeborenen. Eine systematische Literaturübersicht; Pflege, Heft 22: 266–276; Hans Huber, Hogrefe AG, Bern. ▶ https://www.neonatologie.usz.ch/forschung/Documents/Literaturartikel%2009%2009%20Koerner%20et%20al.pdf

Wyllie J et al (2015) Die Versorgung und Reanimation des Neugeborenen. Notfall Rettungsmed 18:964–983. ▶ https://doi.org/10.1007/s10049-015-0090-0

Kinderchirurgische Intensivpflege

Dagmar Teising und Hannah Tönsfeuerborn

Inhaltsverzeichnis

8.1 Nekrotisierende Enterokolitis (NEC) – 212

8.2 Ileus/Neugeborenenileus – 212
8.2.1 Mekoniumileus – 212
8.2.2 Morbus Hirschsprung (Megacolon congenitum) – 213
8.2.3 Umgang mit einem Enterostoma – 213

8.3 Bauchwanddefekte – 216
8.3.1 Gastroschisis – 216
8.3.2 Omphalozele – 219

8.4 Ösophagusatresie – 223

8.5 Kongenitale Zwerchfellhernie/-defekt – 226

8.6 Blasenekstrophie – 230

8.7 Vesikointestinale Fissur – 232

8.8 Gallengangsfehlbildungen – 233

Literatur – 235

© Springer-Verlag GmbH Deutschland, ein Teil von Springer Nature 2021
H. Tönsfeuerborn et al., *Neonatologische und pädiatrische Intensiv- und Anästhesiepflege*,
https://doi.org/10.1007/978-3-662-62902-4_8

8.1 Nekrotisierende Enterokolitis (NEC)

Die nekrotisierende Enterokolitis ist der häufigste gastrointestinale Notfall des Neugeborenen (▶ Abschn. 7.5.11), wobei 90 % der Fälle Frühgeborene betreffen. Doch auch bei Reifgeborenen kann die Erkrankung auftreten. Neugeborene mit Herzfehler haben ein mindestens 10-fach höheres Risiko, an einer NEC zu erkranken, als Kinder ohne Herzfehler. Entscheidend bei der Pathogenese einer NEC bei Kindern mit angeborenem Herzfehler ist die mesenteriale Minderdurchblutung und nicht, wie beim Frühgeborenen, die Unreife des Darms. Während die NEC bei Frühgeborenen meist um den 20. Lebenstag herum auftritt, findet sich die NEC bei Kindern mit angeborenen Herzfehlern schon um den 3. Lebenstag.

Pathogenese

> Mesenteriale Minderdurchblutung → ischämische Schädigung der Schleimhautbarriere des Darms → Durchwanderung der Darmwand mit Mikroorganismen → Entzündung → Nekrose.

Besonders bei Herzfehlern mit Obstruktion des linken Ausflusstraktes kommt es zur Beeinträchtigung des Körperkreislaufs. Daher sind Kinder mit z. B. kritischer Aortenisthmusstenose oder hypoplastischem Linksherzsyndrom besonders gefährdet, eine NEC zu entwickeln.

- **Symptome**
- Nahrungsintoleranz, Erbrechen
- Lethargie und Temperaturinstabilität
- Geblähtes Abdomen
- Abdominelle Venenzeichnung
- Ödembildung und Rötung besonders im Flankenbereich
- Blutbeimengungen im Stuhl
- Tachypnoe
- Tachykardie
- Kreislaufinstabilität

- **Therapie**
- Orale/enterale Nahrungskarenz
- Beginn mit parenteraler Ernährung
- Großlumige Magenablaufsonde
- Ggf. antibiotische Therapie
- Dringliche OP-Indikation bei Darmperforation

- **Pflegerische Besonderheiten**

Siehe ▶ Abschn. 7.5.11.

8.2 Ileus/Neugeborenenileus

Verursacht durch Fehlbildung des Darms oder Einengung des Darmlumens (mechanischer Ileus) oder infolge einer „Lähmung" des Darms (paralytischer Ileus). Passagehindernisse können in allen Darmabschnitten auftreten.

- **Ursachen**
- Mekoniumileus (Verdachtsdiagnose: zystische Fibrose, CF – Mukoviszidose)
- Innervationsstörung des Darms (Verdachtsdiagnose: Morbus Hirschsprung/ Megacolon congenitum)
- Duodenalstenose/-atresie
- Analatresie
- Therapie mit Opiaten

- **Symptome**
- Fehlende Darmgeräusche (paralytischer Ileus)
- Erbrechen
- Meteorismus
- Stuhl-(Mekonium-)Verhalt

> Je höher das Hindernis sitzt, desto heftiger das Erbrechen. Bei tiefsitzenden Hindernissen sind Meteorismus und Stuhlverhalt ausgeprägter.

8.2.1 Mekoniumileus

- **Ursachen**
- Folge einer Obstruktion des Darms durch zähes Mekonium

- Selten mit Perforation und Austritt von sterilem Mekonium in die Bauchhöhle
- Oft frühe Manifestation einer CF

■ **Symptome**
- Ausladendes Abdomen
- Galliges Erbrechen
- Fehlendes Absetzen von Stuhl

■ **Therapie**
- Schwenkeinlauf/Klysmen/Kontrastmitteleinlauf in unkomplizierten Fällen (Therapie der Wahl bei paralytischem Ileus)
- Bei zunehmendem Ileus operative Anlage eines meist doppelläufigen Ileostomas

8.2.2 Morbus Hirschsprung (Megacolon congenitum)

- Innervationsstörung mit Aganglionose des Dickdarms
- Inzidenz 1:5000 (in 90 % Rektum und Sigma betroffen, <10 % gesamtes Kolon)
- Das Megakolon bildet sich oberhalb des fehlinnervierten Darmabschnitts
- Enterokolitis mit lebensbedrohlichem Verlauf möglich

■ **Symptome**
- Verzögerter Mekoniumabgang (>24 h)
- ausladendes, gebläthes Abdomen
- spärliche Stuhlentleerung
- spritzende Stuhlentleerung bei rektalen Manipulationen (Fieber messen)
- chronische Obstipation bei älteren Kindern

■ ■ **Typische Symptome beim NG**
- Gebläthes Abdomen mit sichtbarer Peristaltik
- Mekonium- bzw. Stuhlverhalt
- Erbrechen
- Dehydratation
- Toxisches Megakolon/Schock
  - massive Entzündung der Darmwand
  - Einschwemmung von Bakterien in die Blutbahn
- Rapider Verfall des Allgemeinzustandes bis hin zu Multiorganversagen (MOV)

■ **Therapie**
- Nahrungskarenz
- Flüssigkeitsbilanzierung
- Breite antibiotische Abdeckung
- Anlage eines Enterostoma (meist Kolostoma) bei klinischer Verschlechterung

■ ■ **Definitive Therapie des Morbus Hirschsprung**
- OP im Alter von 3 Monaten
- Operative Methode richtet sich nach der Lokalisation des nichtinnervierten Darmabschnitts:
  - Anteriore Resektion, tiefe End-zu-End-Anastomose nach Rehbein
  - Retrorektaler transanaler Durchzug mit End-zu-Seit-Anastomose nach Duhamel
  - Endorektaler Durchzug nach Soave
  - Invaginierender Durchzug nach Swenson
  - Transanaler Durchzug nach de la Torre

■ **Pflegerische Versorgung von Patienten mit Ileussymptomatik**
- Einhaltung der Nahrungskarenz
- Anlage einer großlumigen Magensonde (auf Ablauf, Dekompression des Bauchraums)
- Antiemetische Therapie auf Anordnung
- Schmerztherapie nach Anordnung und sorgfältiger Abwägung möglicher Verschleierung von Symptomen
- IAD-Überwachung mittels spezieller Magensonde/Blasendruckmessung
- ▶ Abschn. 2.4.11

8.2.3 Umgang mit einem Enterostoma

■ **Indikationen in der Pädiatrie**
- NEC
- Anorektale Agenesie
- Morbus Hirschsprung

- Tumoren
- Mekonium-/Ileus
- Dünndarm-Volvulus
- Morbus Crohn, Colitis ulcerosa

- **Arten**
- Doppelläufiges Kolostoma mit oralem (proximalem) und aboralem (distalem) Schenkel; dabei wird eine Darmschlinge über Hautniveau gelegt und zur Hälfte durchtrennt; die Darmschleimhaut wird nach außen umgestülpt und zirkulär so mit der Haut vernäht, dass die beiden Schenkel getrennt sind. Unter die Darmschlinge wird ein Reiter gelegt, der ein Zurückrutschen der Darmschlinge unter Hautniveau verhindern soll.
- Beim doppelläufigen Ileostoma wird die Darmwand über den proximalen Schenkel gestülpt und so ein prominentes orales Stoma konstruiert, der aborale Schenkel wird meist auf Hautniveau fixiert.
- Endständiges Stoma mit Durchtrennung des Darmstrangs, wenn der untere Darmabschnitt vollkommen stillgelegt oder entfernt wird. Rektal kann anfangs Stuhl, später noch Schleim abgesetzt werden.
- Getrennt („dismembered") angelegtes Stoma: Der Darm wird durchtrennt, jeder Schenkel erhält sein eigenes Stoma, das an unterschiedlichen Stellen angelegt wird.

- **Lage (je nach Grunderkrankung)**
- Dünndarm (Stuhl ist dünnflüssig und durch die Verdauungssekrete aggressiv) = Ileostomie – Lage am rechten Unterbauch
- Dickdarm (Stuhl wird je nach Lage im Dickdarm immer fester), z. B. Zäkostomie – Lage am rechten Unterbauch, Kolostomie (Colon transversum) – Lage am rechten oder linken Oberbauch = Transversostomie, Sigma – Lage am linken Unterbauch)

- **Postoperative Versorgung**
- Versorgung am besten nach Maßgabe hausinterner Stomatherapeuten
- Stoma mit Vaseline und fusselfreien Kompressen oder fetthaltiger Gaze abdecken
- Auf Durchblutung achten, Ödeme und leichte Dunkelfärbung bis zum 2. Post-OP-Tag sind normal
- Eröffnung des Stomas (falls es nicht primär eröffnet wurde) nach 24 h mittels Elektrokauter
- Hautschutz mit ausgeschnittenen Kompressen, bei sehr empfindlicher Haut mit ausgeschnittener Hautschutzplatte (Gefahr, dass Teilfäden beim Entfernen der Platte gezogen werden); Ringplatte erst auf Anordnung des Chirurgen verwenden, da beim Anbringen des Beutels evtl. ein zu großer Druck auf den Bauch oder die Naht ausgeübt werden könnte → Nahtinsuffizienz, Schmerzen
- Eventuell ein- oder mehrmaliges Anspülen des Stomas mit Glukose 5 %, bis es ausreichend fördert
- Entfernen des Reiters und der Fäden nach ca. 8–10 Tagen

- **Beutelsysteme**
- Einteiliges System: besteht aus Hautschutz- bzw. Klebeplatte und Beutel, die fest miteinander verbunden sind; damit bei einem notwendig werdenden Beutelwechsel nicht das komplette System erneuert werden muss, kommen meist Ausstreifbeutel zur Anwendung.
- Zweiteiliges System: besteht aus Hautschutz- bzw. Klebeplatte mit Rastring und einem separaten Beutel, der bei Bedarf gewechselt wird; die Platte muss nur erneuert werden, wenn sie sich von der Haut löst; die Rastringgröße richtet sich nach der Größe des Kindes und des Enterostomas; der Abstand zwischen dem Enterostoma und dem Rastring muss ca. 1 cm betragen.

Die Art des verwendeten Systems richtet sich meist nach Menge und Beschaffenheit des Stuhls sowie nach der Art der Enterostomalage. Die Beutel können geschlossen sein, oder sie sind unten offen (= Ausstreifbeutel) und werden dann mit einer Klammer versehen, um ein Auslaufen zu verhindern. Die Ausstreifbeutel empfehlen sich nur bei sehr dünnflüssigem Stuhl.

- **Material zum Wechseln der Platte**

Es sollte möglichst ein zweiteiliges System oder Ausstreifbeutel verwendet werden, da die Haut besser geschont wird, wenn die Platte nicht so häufig gewechselt werden muss.
— Ringplatte in entsprechender Größe, evtl. zusätzlich ein dünner Hydrokolloidverband (= HCV) bei defekter Haut
— Passender Beutel mit oder ohne Öffnung zum Entleeren
— Unsterile Tupfer oder Kompressen
— Wasser und Seife
— Unsterile Handschuhe
— Schere
— Hautschutzpaste, z. B. *Stomahesivepaste*, *Coloplast*-Modellierstreifen)
— Wattestäbchen
— Zum Hautschutz z. B. *Cavilon* Hautschutzfilm (*Cavilon*-Lolly, zugelassen für Kinder >1. LM)
— Abwurfbehälter

- **Vorgehen**
— Klebende Platte anfeuchten und von oben nach unten vorsichtig lösen
— Stoma während der Versorgung evtl. mit einem Watteträger verschließen, um ein Nachlaufen von Stuhl zu verhindern
— Reinigen der Haut mit Wasser und pH-neutraler Seife spiralförmig von außen zum Stoma hin
— Haut nochmals mit klarem Wasser von den Seifenresten reinigen
— Inspektion der Haut und des Stomas
— Haut gut abtrocknen, evtl. vorsichtig mit Kaltluft trockenföhnen
— Bei Bedarf Hautschutzfilm auftragen und trocknen lassen
— Ringplatte auf der Heizung oder in der Mikrowelle vorwärmen (lässt sich dann besser anpassen)
— Loch der Größe des Stomas entsprechend in die Platte schneiden (Schablonen helfen beim Anpassen); die Kante muss glatt sein, da sonst Verletzungsgefahr besteht
— Bei defekter Haut HC-Verband zuschneiden und auf die Haut kleben (die Haut muss sauber und trocken sein)
— Evtl. Hautschutzpaste auftragen bzw. Modellierstreifen mit feuchtem Finger oder Watteträgern um das Stoma herum so anmodellieren, dass die Haut um das Stoma herum komplett geschützt ist
— Ringplatte auf die trockene und saubere Haut oder die Hautschutzplatte kleben
— Beutel gut am Ring befestigen, dabei darauf achten, dass das Stoma nicht eingeklemmt wird (Gefahr der Schleimhautverletzung, Nekrosenbildung, starker Blutungen)
— Bei sehr kleinen Kindern die Platte selbst zuschneiden und den Stuhl mit einem aufgeklebten Urinbeutel auffangen

- **Allgemeine Pflege**
— Beutelwechsel nach Bedarf
— Stuhlmengen abwiegen
— Stuhl auf Konsistenz, Aussehen und Geruch beurteilen
— Stuhl auf Ausnutzung untersuchen
— Regelmäßige Gewichtskontrollen
— Beurteilung des Stomas auf Durchblutung und Veränderungen
— Plattenwechsel nur, wenn sie sich löst oder Stuhl darunter läuft
— Die Patienten können ohne Probleme gebadet werden (bei Hautproblemen z. B. in Kamille)
— Bauchlage ist möglich
— Nicht zu enge Kleidung, Kinder nur locker wickeln
— Eltern und Kinder altersentsprechend frühzeitig im Umgang mit dem Stoma anlernen

- **Ernährung**
— Auf Nahrungsunverträglichkeiten achten und entsprechend ernähren (säurearme und nicht blähende Nahrungsmittel)
— Bei sehr hoch liegendem Stoma ist die Resorption unzureichend, es ist evtl. eine zusätzliche parenterale Ernährung erforderlich
— Bei unzureichender Resorption kann eine hochdosierte Substitution von Elektrolyten,

Spurenelementen, Vitaminen etc. notwendig sein

- **Komplikationen**
- Prolaps
- Herausrutschen des Reiters und Verlagerung des Stomas unter Hautniveau = Retraktion
- Nekrosen
- Verletzungen der Darmschleimhaut mit Blutungen
- Kurzdarmsyndrom, nur wenn Darmanteile entfernt wurden
- Peristomale Dermatitis/Soor
- Stenosen, narbige Strikturen
- Para- und peristomale Hernie
- Parastomaler Abszess
- Polypen
- Allergien auf Beutelfolien und Klebeflächen

- **Stuhltransfer**

Hierbei handelt es sich um eine experimentelle Therapie, die in einigen Kliniken angewendet wird.

Als Stuhltransfer wird die Gewinnung von Stuhl z. B. aus dem oralen Schenkel eines Ileostomas oder aus einem proximalen Kolostoma bezeichnet, der anschließend mittels einer Sonde in den abführenden Schenkel eingeführt wird. Dieses Verfahren wird z. B. bei kleinen Frühgeborenen nach einer therapierten NEC durchgeführt, bis zum Erlangen des Mindestgewichts für die Rückverlegung des Stomas. Dadurch soll eine Atrophie der Darmzotten verhindert, die Resorption von Nahrungsbestandteilen verbessert und die Entwicklung einer physiologischen Darmflora gefördert werden. Anstelle des gewonnenen Stuhls können auch körperwarme physiologische Lösungen verwendet werden. In der Regel wird dies 1- bis 2-mal täglich oder als Dauertherapie durchgeführt.

- **Durchführung**

Der Stuhl aus dem oralen Schenkel wird im AP-Beutel (Anus-Praeter-Versorgung) gesammelt und in eine Spritze aufgezogen. Je nach Konzentration muss er evtl. noch verdünnt werden. Danach wird die Spritze mit einer Magensonde/einem Blasenkatheter oder speziellen Rektaladaptern verbunden und diese luftleer gemacht. Anschließend wird die Sonde vorsichtig in den aboralen Schenkel eingeführt und der Stuhl langsam und unter Beobachtung des Patienten und des Stomas eingeführt.

- **Komplikationen**
- Verletzungen der Darmschleimhaut des aboralen Schenkels mit Blutungen und Infektionsgefahr
- Perforation der Darmwand und Injektion des Stuhls in den Peritonealraum
- Schmerzen

8.3 Bauchwanddefekte

8.3.1 Gastroschisis

Die Gastroschisis ist ein Bauchwanddefekt, der meist rechts des Nabels liegt (◘ Abb. 8.1). Der Defekt ist in der Regel klein, ein Bruchsack fehlt. Es befinden sich meist Dünndarm und Magen, aber auch Dickdarm und Keimdrüsen außerhalb des Bauchraumes. Die Nabelschnur mündet normal. Die Darmschlingen sind aufgrund der chemischen (Harnstoffkonzentration, Mekonium) fetalen Peritonitis ödematös verquollen, mit Fibrin belegt und miteinander verwachsen. Der Abdominalraum ist verkleinert, Rotationsanomalien sind immer vorhanden, weitere Fehlbildungen (bis 30 %) beschränken sich auf den Darm (Dünndarm-, Dickdarm-, Analatresie). Zusätzlich kann es zu sekundären Atresien durch mechanische Schädigung des Darms an der engen Durchtrittsstelle oder zu einem Volvulus im Bereich der prolabierten Darmanteile kommen, woraus sich ein Kurzdarmsyndrom ergeben kann.

Die Häufigkeit ist weltweit steigend und liegt bei ca. 4,5:10.000. Mädchen sind häufiger betroffen als Jungen. Zwei Drittel der Betroffenen sind Frühgeborene, häufig sind die Kinder dystroph. Risikofaktoren können Untergewicht der Mutter, Alkohol- und Nikotinabusus oder Drogenkonsum sein.

8.3 · Bauchwanddefekte

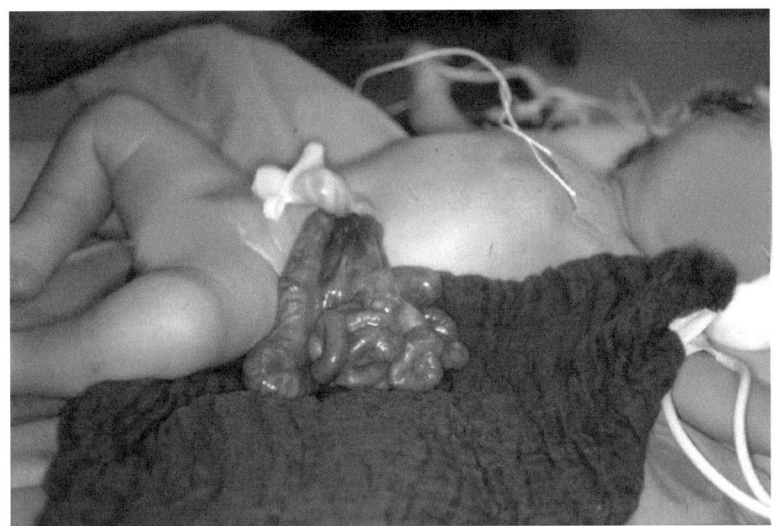

Abb. 8.1 Gastroschisis. (Mit freundlicher Genehmigung von PD Dr. Jens Dingemann, MHH)

Die pränatale Diagnose ist mittels Sonografie ab der 12. SSW möglich. Die Schwangeren sollten in einem Perinatalzentrum mit kinderchirurgischer Versorgungsmöglichkeit entbinden. Eine vorzeitige Entbindung über Sectio ist zu empfehlen, um das Risiko einer Kontamination und/oder Verletzung des Darms zu verringern.

- **Erstversorgung**
- Den Defekt mit feuchten sterilen Tüchern abdecken und das Kind zügig in einen bereitgelegten sterilen Folienbeutel legen (bis zu den Achseln)
- Ggf. die Metallklemme zur Abnabelung durch eine Nabelklemme ersetzen
- Nach ERC-Leitlinien soll bei vitaler Bedrohung unverzüglich mit der Maskenbeatmung begonnen werden; bei stabileren Kindern kann eine primäre Intubation *ohne* vorherige Maskenbeatmung angestrebt werden
- Für gute Wärmezufuhr sorgen, die Kinder kühlen wegen der größeren Körperoberfläche schneller aus
- Lagerung auf die rechte Seite und evtl. Unterlagerung der herausgetretenen Bauchorgane, um Zug am Mesenterium zu vermeiden → sonst Gefahr von Rupturen und Durchblutungsstörungen durch Abknicken von Gefäßen
- Sichtbare Torsionen des Darms vorsichtig aufheben, um Durchblutungsstörungen der Darmwand zu vermeiden
- Effektives orales und nasales Absaugen, auch des Magens, um eine Aspiration, aber auch eine Blähung von Magen und Darm zu verringern
- Dicke Magensonde legen, offen lassen und intermittierend absaugen oder Dauersog (–0,1 bar)
- Kinderchirurgen und Anästhesie benachrichtigen
- Venösen Zugang legen, großzügige Volumengabe (Bolus 20 ml/kg KG, dann 120 ml/kg KG und Tag)
- Möglichst Beginn der antibiotischen Behandlung
- Gespräch mit den Eltern; Operations- und Narkoseeinwilligung einholen

- **Versorgung auf der Station**
- Wiegen beim Umlagern aus dem Transportinkubator
- Lagerung weiter auf der rechten Seite, Schräglagerung, auf den Darm achten!
- Magensonde offen ablaufend, evtl. Dauersog von –0,1 bar
- Evtl. rektale Einläufe zur Entlastung des Darms
- Vitalzeichenkontrolle mittels Standardmonitoring

- Blutentnahmen einschließlich Blutgruppe
- Thoraxröntgen: Tubuslage, Magensonde?
- Ggf. Sedierung/Analgesierung
- Vitamin-K-Gabe i.v.
- Evtl. einen zweiten i.v.-Zugang legen; eine ZVK-Anlage sollte geplant werden (z. B. Einschwemmkatheter), da der Nahrungsaufbau sich häufig schwierig gestaltet → dann keinen i.v.-Zugang in die Ellenbeuge legen
- Kind für die Operation vorbereiten:
  - Den Standards entsprechend vorbereiten
  - Zum Schutz vor Auskühlung den Kopf mit einer Mütze z. B. aus Schlauchverband abdecken

- **Operation**

Der OP-Zeitpunkt sollte rasch gewählt werden (Infektionsgefahr). Eine primäre Rückverlagerung des Darms ist fast immer möglich. Intraoperativ wird ggf. eine Bauchdeckenerweiterung durchgeführt. Der Darm wird entleert, um das Volumen zu verkleinern. Dabei erfolgt die genaue Inspektion auf Veränderungen des Darms und der Organe (z. B. Darmatresie, -perforation). Nach Reposition des Darms Kontrolle des Beatmungsdrucks und des venösen Rückstroms.

Wenn das Missverhältnis zwischen Kapazität der Bauchhöhle und Volumen des prolabierten Bauchinhalts zu groß ist, ist die Bauchwand nicht primär zu verschließen. Die außerhalb der Bauchhöhle verbleibenden Darmteile werden z. B. in einem künstlichen Bruchsack aus Silastik-Folie („Silo-Pouch") oder *Gore-Tex* untergebracht (Schusterplastik), der mit der Bauchwand vernäht wird. Alternativ kann der Sack mit einem Spannring in der Faszienlücke fixiert werden, dies kann auch ohne Narkose erfolgen. Dieser Sack wird aufgehängt und durch die Schwerkraft verlagern sich die Bauchorgane zurück in die Bauchhöhle. Eventuell wird der Sack in 2-tägigen Abständen verkleinert, um einen leichten Druck auszuüben. In der Regel ist es nach 7–10 Tagen möglich, die Bauchwand definitiv zu verschließen.

- **Postoperative Pflege und Überwachung**
- Rückenlagerung, Oberkörper zur Entlastung des Zwerchfells hoch und Beine zur Entlastung des Abdomens leicht angewinkelt lagern; da der intraabdominelle Druck nach dem Bauchdeckenverschluss höher ist, kommt es leicht zum Zwerchfellhochstand mit Verschlechterung der Beatmungssituation
- Thoraxröntgen
- Blutentnahme:
  - Blutgasanalyse zur Anpassung der Beatmung
  - Blutbild, um Hb- und Hkt-Abfall zu erkennen
  - Blutzucker und Elektrolyte zur adäquaten Glukose- und Elektrolytzufuhr
- Engmaschige Blutdruckkontrolle, da durch den erhöhten intraabdominellen Druck die V. cava inferior komprimiert werden kann → Abnahme des venösen Rückflusses und somit auch des Herzzeitvolumen bis hin zum kardialen Schock = Vena-cava-Kompressionssyndrom; Symptome:
  - Ödeme
  - Zyanose, Blässe
  - Kühle Beine
  - Blutdruckabfall
  - Oligurie, Anurie
  - Azidose, Laktat-Anstieg
  - Therapie: ggf. sofortige Flach- und Linksseitenlagerung zur Entlastung der V. cava.
- Temperaturkontrolle (Sonde)
- Blasenkatheter legen, wenn keine spontane Urinausscheidung erfolgt
- Bilanzierung, da die Nierenperfusion aufgrund des erhöhten abdominellen Drucks abnehmen kann
- Beobachtung der unteren Extremitäten auf Durchblutung; sinnvoll ist es, den Sättigungsabnehmer am Fuß zu fixieren
- Beobachtung des Abdomens: Hautkolorit, Venenzeichnung, Ödeme, Spannung, Darmgeräusche
- Für Sedierung/Analgesierung sorgen; evtl. ist eine Relaxierung nötig, besonders

8.3 · Bauchwanddefekte

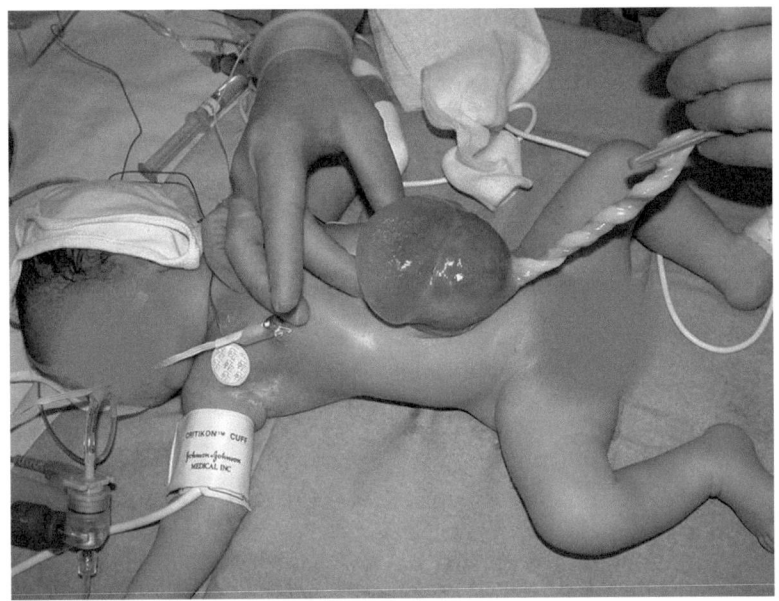

Abb. 8.2 Omphalozele. (Mit freundlicher Genehmigung von PD Dr. Jens Dingemann, MHH)

bei starker ödematöser Verquellung des Darms, wenn die Bauchdecke stark unter Spannung steht
- Magensonde offen ablaufend, bis Magenreste weniger und klarer sind
- Beobachtung des Magensekrets (Bilanz)
- Evtl. Magenspülungen mit Glukose oder NaCl 0,9 % nach chirurgischer Anordnung
- Zur parenteralen Ernährung ist ein ZVK sinnvoll
- Nahrungsaufbau, wenn das Magensekret klarer ist und Stuhl abgesetzt wurde
- Auf Stuhlentleerung achten, die Darmpassage ist meist gestört
- Rektale Einläufe nach chirurgischer Anordnung (meist mit Glukose 10 %, ACC 1 %)
- Mund-, Nasen- und Augenpflege laut Standard
- Dekubitusprophylaxe
- Die Extubation sollte möglichst erst erfolgen, wenn auf eine anschließende nichtinvasive Atemunterstützung (Nasen-CPAP) verzichtet werden kann, um eine Aufblähung von Magen und Darm zu vermeiden

Die Prognose für das Überleben und das weitere Leben ist abhängig vom Zustand des Darmes (Letalität 10 %).

- **Komplikationen**
- Darmischämien mit Nekrosen und ggf. Perforationen mit anschließendem Kurzdarmsyndrom
- Ileus
- Volvulus
- Infektionen
- Nierenversagen
- Zwerchfellhochstand
- Kompression von Organen und Gefäßen mit Minderperfusion von Organen bis hin zu einem abdominellen Kompartmentsyndrom (▶ Abschn. 2.5)

8.3.2 Omphalozele

Die Omphalozele (=Nabelschnurbruch) ist eine Hemmungsfehlbildung der Bauchdecke (◘ Abb. 8.2).

Embryologisch gesehen ragt das Zölom (primäre embryologische Leibeshöhle) in der 6.–10. SSW normalerweise in die Nabelschnur vor. Während dieser Zeit besteht ein physiologischer Nabelbruch. In der 10.–12. SSW kommt es zur Rückbildung des Darms in die Bauchhöhle. Diese Rückbildung ist bei Kindern mit Omphalozele gestört.

Die Bruchpforte ist der Nabelring. Der Bruchsack ist die blutgefäßlose Omphalozelenwand (innen Peritoneum, außen Amnion, dazwischen Wharton-Sulze). Im Bruchsack können sich Dünn- und Dickdarm (mit Darmlageanomalie), Anteile der Leber, aber auch Magen, Milz oder inneres Genital befinden. Der Nabelschnuransatz befindet sich im Bereich der Omphalozele (an der Kuppe oder seitlich). Man unterscheidet zwischen schmalbasigen (entwicklungsgeschichtlich späten) und breitbasigen (frühen, Durchmesser von mehr als 4 cm) Defekten. Im Gegensatz zu den breitbasigen Defekten enthalten die schmalbasigen meist keine Leberanteile und sind damit prognostisch günstiger. Der Abdominalraum ist verkleinert und es besteht eine angeborene Bauchwandhernie.

Die Häufigkeit liegt bei 0,6–4,5:10.000 und betrifft etwas häufiger Kinder von älteren Müttern. Etwa 40 % der Kinder weisen weitere Fehlbildungen auf. Diese betreffen vorwiegend den Gastrointestinaltrakt (ca. 60 %), gefolgt von kardialen Fehlbildungen (ca. 40 %) und chromosomalen Fehlbildungssyndromen (Trisomie 13, 15, 18, Wiedemann-Beckwith-Syndrom). Seltener sind Urogenitalsystem, zentrales Nervensystem (ZNS), Zwerchfell oder das Skelettsystem betroffen.

Die pränatale Diagnostik in der Frühschwangerschaft (ab 12. SSW) ist durch Sonografie möglich. Die Schwangeren sollten in einem perinatalen Zentrum mit kinderchirurgischer Versorgungsmöglichkeit entbinden. Entbindung durch Sectio erwägen, um Zelenruptur zu vermeiden. Der Zeitpunkt ist oft abhängig von den Begleitfehlbildungen und der sich daraus ergebenden möglichen Beeinträchtigung der intrauterinen Entwicklung. Bei einer geplanten Entbindung vor der 36. SSW muss an die medikamentöse Lungenreifung gedacht werden.

- **Erstversorgung**

Sie ist mit der Gastroschisis weitgehend identisch:
- Für gute Wärmequelle sorgen und vor Wärmeverlust schützen
- Nabel mit Nabelklemme abklemmen
- Abdecken des Defekts mit feuchten sterilen Tüchern, Kind bis zu den Achseln in einen sterilen Folienbeutel legen
- Absaugen des Magens und dicke Magensonde legen, offen lassen und intermittierend absaugen oder Dauersog anschließen
- Seitenlagerung und evtl. Unterlagerung des Bruchsacks, um das Abknicken der Lebervenen bei einem Leberprolaps zu vermeiden, da es sonst zu einem akuten venösen Stau in der Leber kommen kann
- Kinderchirurgen und Anästhesisten benachrichtigen
- Venösen Zugang legen, Volumengabe
- Bei vitaler Bedrohung nach den neuesten ERC-Leitlinien mit der Maskenbeatmung beginnen, bei stabileren Kindern primäre Intubation ohne Maskenbeatmung anstreben
- Gespräch mit den Eltern, Operations- und Narkoseeinwilligung einholen

- **Versorgung auf der Station**
- Wiegen beim Umlagern aus dem Transportinkubator
- Thoraxröntgen (Herzfehler?)
- Seitenlagerung beibehalten
- Magensonde (doppelläufig) an Dauersog anschließen, evtl. Darmspülungen zur Verringerung des Darmvolumens
- Ausschluss weiterer Fehlbildungen (soweit möglich)
- Blutentnahme mit Blutgruppe
- Vitalzeichenkontrolle dem Zustand des Kindes angepasst
- Vitamin-K-Gabe i.v.
- Das Kind für die Operation vorbereiten

- **Operation**

Ist der Bruchsack intakt, besteht keine Indikation für eine notfallmäßige Operation. Kleine Omphalozelen können einfach reponiert und durch Ligatur am Nabelschnuransatz versorgt werden. Es besteht jedoch hierbei die Gefahr, dass noch außerhalb der Bauchhöhle befindliche Darmteile verletzt werden (Nekrosen-, Fistelbildung).

Große Omphalozelen sind oft nicht primär zu reponieren, da die Bauchhöhle im Verhältnis zu klein ist. Sollte ein Primärverschluss möglich sein, wird erst die Bauchdecke erweitert, das Darmlumen durch Entleeren verkleinert und dann die Bauchdecke verschlossen.

Ist kein Primärverschluss möglich, gibt es verschiedene Vorgehensweisen:
- Der Omphalozelensack kann an der Nabelschnur aufgehängt werden, sodass die Organe langsam durch die Schwerkraft in den Bauchraum rutschen. Der Bruchsack wird mit Fettgaze verbunden und bei einem Lebervorfall zusätzlich mit einer elastischen Binde gewickelt, um durch die externe Kompression die Organe besser zu reponieren. Nach 5–10 Tagen ist ein operativer Verschluss der Bauchdecke möglich.
- Alternativ kann der Omphalozelensack entfernt werden, z. B. wenn er rupturiert ist, und dann eine Schuster-Plastik mit Silastik oder *Gore-Tex* vorgenommen werden. Dieser Bruchsack wird aufgehängt und durch Abnäher oder durch Wickeln immer wieder verkleinert. In der Regel ist es nach 7–10 Tagen möglich, die Bauchwand definitiv zu verschließen; evtl. muss bei sehr großen Defekten in die Faszie noch ein Patch eingenäht werden.
- Gelingt der Verschluss der Bauchdecke nicht komplett, kann die verbleibende Lücke mit Nabelschnur abgedeckt werden, die dann vom Rand her epithelialisiert und die Bauchdecke endgültig verschließt.
- Sonst gibt es noch die Möglichkeit der Verschiebeplastik mit späterem Verschluss der Faszienlücken oder die konservative Therapie. Bei dieser wird der Omphalozelensack mit Betaisodona oder anderen desinfizierenden Lösungen behandelt, die ihn von außen langsam epithelialisieren lassen. Der Bauchwandverschluss erfolgt zu einem viel späteren Zeitpunkt. In den meisten Fällen bleibt eine Bauchwandhernie bestehen, die im Kleinkindalter operiert werden sollte.

Es ist nicht sinnvoll, den Bruchinhalt mit Zwang in den Bauch zu drängen; Komplikationen wie respiratorische Insuffizienz, Darmnekrosen und Druck auf die V. cava mit Nieren-, Leber- oder Herzversagen sind zu erwarten. Intraoperativ kann der intraabdominelle Druck indirekt (Anstieg des Beatmungsdrucks bzw. des ZVD) oder direkt über einen eingebauten Drucksensor in einem Blasenkatheter oder einer Magensonde (sollte 20 mmHg nicht überschreiten) gemessen werden. Bei zu hohen Drucken kann ein zusätzlicher Patch eingenäht werden.

▪▪ GRAVITAS – „gravitational autoposition for staged closure"

Bei Omphalozelen, die als zu groß für einen primären Verschluss eingeschätzt werden, ist die Platzierung von Zugnähten möglich, um eine allmähliche Verkleinerung des Organbruchs in der Bauchhöhle und eine Dehnung der Bauchdecke zu ermöglichen, bis ein spannungsfreier sekundärer Verschluss erfolgen kann (◘ Abb. 8.3).

▪▪ Vorgehen
- Postpartale Stabilisierung des NG
- Untersuchung auf begleitende Fehlbildungen
- Narkoseeinleitung und Intubation
- Nabelschnur wird mit einer Ligatur abgebunden
- Omphalozele-Sack bleibt intakt
- Rund um den Defekt werden dicke, nicht resorbierbare Zugnähte in die umgebende Faszie gelegt
- Der Sack wird dann mit einem sterilen Verband umwickelt
- Die Nähte werden über dem Verband festgeklemmt und „fallschirmartig" an der Oberseite des Inkubators aufgehängt, um eine gravitative Autoreposition der Bruchorgane und eine Dehnung der Bauchdecke zu ermöglichen
- Die Spannung der Nähte wird täglich nach dem Wickeln des Sacks unter sterilen Bedingungen angepasst
- Nach Reposition der Bauchorgane wird ein sekundärer Verschluss vorgenommen

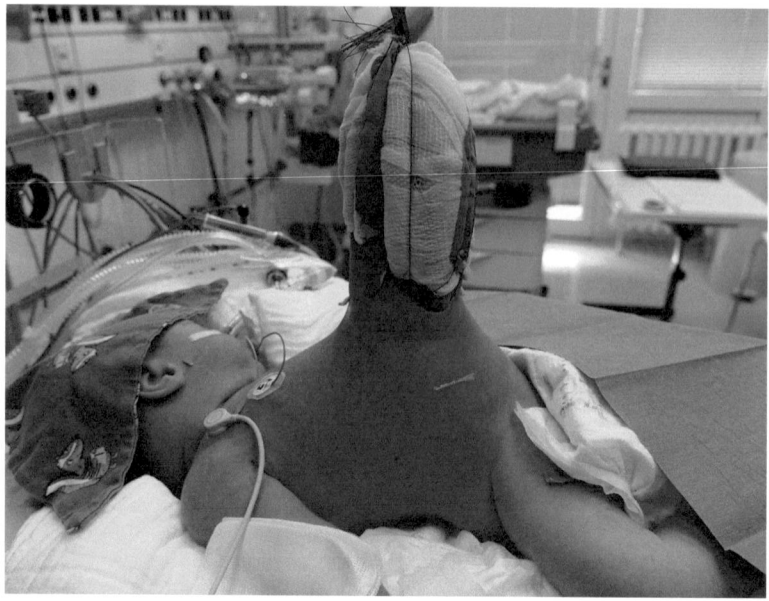

◘ Abb. 8.3 GRAVITAS-Methode mit freundlicher Genehmigung PD Dr. Jens Dingemann, MHH

— Die Zugnähte werden entfernt, und die Fruchtblase wird reseziert
— Mögliche Verwachsungen mit der Leber werden intakt gelassen, um eine Leberverletzung und Blutungen zu vermeiden
— Faszien- und Hautverschluss mit resorbierbaren unterbrochenen Nähten nach ± 7 Tagen

■■ Postoperative Überwachung und Pflege
Siehe auch ▶ Abschn. 8.3.1.

■■ Bei Primärverschluss
— Rückenlagerung, Oberkörper zur Entlastung des Zwerchfells hoch und Beine zur Entlastung des Abdomens leicht angewinkelt; da der intraabdominelle Druck nach dem Bauchdeckenverschluss höher ist, kommt es leicht zum Zwerchfellhochstand mit Verschlechterung der Beatmungssituation
— Thoraxröntgen
— Dopplersonografische Untersuchung der Pfortader, der Nierengefäße und der V. cava in Abhängigkeit von der intraoperativen Situation 4–5 h postoperativ, Blutentnahmen:
  – Blutgasanalyse zur Anpassung der Beatmung
  – Blutbild, um Hb- und Hkt-Abfall zu erkennen
  – Blutzucker und Elektrolyte zur adäquaten Glukose- und Elektrolytzufuhr
— Engmaschige Blutdruckkontrollen
— Temperaturkontrollen (Sonde)
— Blasenkatheter, wenn keine spontane Urinentleerung erfolgt
— Bilanzierung
— Beobachtung der unteren Extremitäten auf Durchblutung; es ist sinnvoll, den Sättigungsabnehmer am Fuß zu fixieren
— Beobachtung der Bauchdecke

■■ Bei Defektdeckung
— Aufhängung zur Befestigung des Bruchsacks vorbereiten
— Flache Rückenlage
— Sedierung und Relaxierung, bis das Abdomen geschlossen ist
— Das Kind zur Dekubitusprophylaxe z. B. auf viskoelastische Matratze lagern

■■ In beiden Fällen
— Magensonde offen ablaufend

- Genaue Beobachtung des Magensekrets
- Magenspülungen mit Glukose nach chirurgischer Anordnung
- Auf Stuhlentleerung achten, da die Darmpassage durch eine evtl. notwendige Relaxierung gestört sein kann
- Rektale Einläufe nach chirurgischer Anordnung (meist mit Glukose 10 %, ACC 1 %)
- Nahrungsaufbau, sobald Stuhl entleert und Magensekret heller wird
- Ggf. parenterale Ernährung, dann ist eine ZVK sinnvoll
- Mund-, Nasen- und Augenpflege laut Standard (besonders bei Relaxierung)
- Regelmäßige Wundinspektion, Verbandwechsel durch den Chirurgen
- Behandlung evtl. assoziierter Fehlbildungen

Die Prognose für das Überleben und das weitere Leben ist abhängig vom Zustand des Darmes und den weiteren Fehlbildungen. Die Behandlung ist oft langwierig. Dies erfordert nicht nur eine gute Betreuung des Kindes, sondern auch der Eltern (Elterngruppen).

8.4 Ösophagusatresie

Darunter versteht man einen angeborenen Verschluss des Ösophagus mit oder ohne Fistelgang zur Trachea. Es handelt sich dabei um eine Störung bei der Entwicklung des tracheoösophagealen Septums in der 4.–6. SSW.

Die Häufigkeit der Fehlbildung beträgt 1:2500–3000; 20 % sind Frühgeborene, familiäre Häufungen kommen vor.

Formen der Ösophagusatresie

Die Klassifizierung erfolgt z. B. nach Vogt (◘ Abb. 8.4):
- Typ I: Anlage des Ösophagus als solider Strang
- Typ II: Fehlen eines unterschiedlich langen Segmentes (bis zu 8 Wirbelkörper), ohne dass eine Fistel zur Luftröhre vorliegt, auffällig ist das luftleere Abdomen
- Typ IIIa: Fistel des oberen Blindsacks zur Luftröhre
- Typ IIIb: Fistel des unteren Blindsacks zur Luftröhre (87 % aller Fälle)
- Typ IIIc: Fistel des oberen und unteren Blindsacks zur Luftröhre
- Typ IV: tracheoösophageale Fistel ohne Atresie → H-Fistel

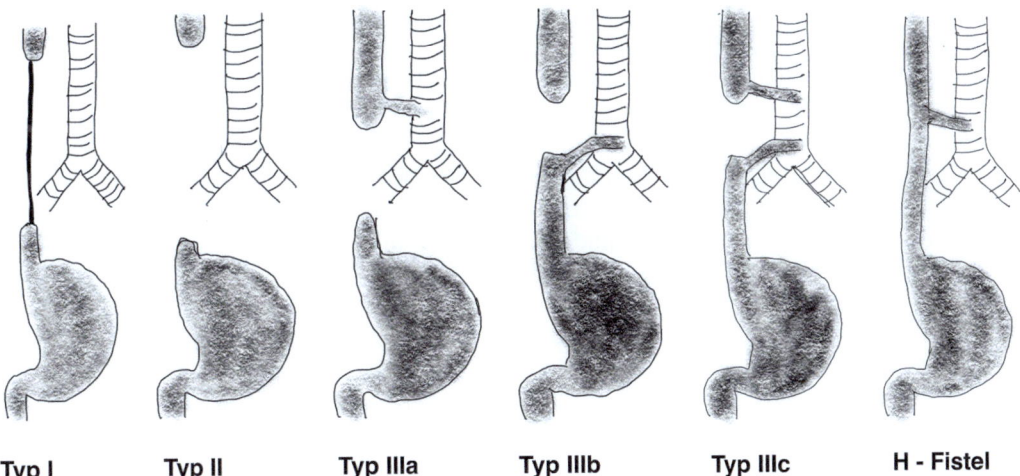

◘ Abb. 8.4 Ösophagusatresie: Einteilung nach Vogt

- **Weitere Fehlbildungen (40–70 % der Kinder)**
  - Herzfehler (z. B. Fallot, Ventrikelseptumdefekt [VSD], Atriumseptumdefekt [ASD], rechts deszendierende Aorta) = 30 %
  - Anorektale Anomalien
  - Gastrointestinale Fehlbildungen = 12 %
  - Nierenfehlbildungen
  - Tracheomalazie (Lungenhypoplasie)
  - Skelettfehlbildungen (insbesondere Extremitätenfehlbildungen) = 10 %
  - VACTERL-Assoziation („**v**ertebral, **a**nal, **c**ardiac, **t**racheo, **e**sophageal, **r**enal, **l**imbs") = ca. 20 %

- **Pränatale Diagnostik**

  Eine pränatale Diagnostik mittels Sonografie ist in seltenen Fällen möglich.
  - Hydramnion (kann hinweisend sein)
  - Evtl. Fehlen der Magenblase
  - Evtl. oberer Blindsack sichtbar

- **Symptome**
  - Wegen der gestörten Fruchtwasserresorption beim Fötus liegt in 35 % der Fälle ein Polyhydramnion vor
  - Große Mengen an schaumigem Speichel → vermehrter Speichelfluss → Gefahr der laryngotrachealen Aspiration
  - Ösophagus ist nicht sondierbar; federnder Widerstand nach 8–12 cm; Verwendung von dicken Magensonden, dünne können sich leicht aufrollen und falsche Tatsachen vorspiegeln
  - Husten und Niesen
  - Zunehmende Dyspnoe (Nasenflügeln, thorakale Einziehungen) = bei Formen mit einer Fistel zum unteren Blindsack kommt es durch Überblähung des Magens zum Zwerchfellhochstand (besonders z. B. bei einer zusätzlich bestehenden Duodenalatresie)
  - Zunehmende Zyanose
  - Bei ösophagotrachealer Fistel zum unteren Blindsack kommt es zur Überblähung des Magens, z. B. durch Schreien; ist der intragastrische Druck hoch, kommt es zu einem Reflux von Mageninhalt in die Lunge mit nachfolgender chemischer Pneumonie; ein gastroösophagealer Reflux ist bei der Ösophagusatresie sehr häufig → Gefahr wegen hoher Azidität des Magensekrets

- **Diagnose**
  - Sollte so schnell wie möglich gestellt werden, um die Gefahr einer Aspiration mit folgender Pneumonie möglichst gering zu halten
  - Sondenprobe schon im Kreißsaal, mit dicker Sonde bei Neugeborenen mit präpartalem Verdacht bzw. bei entsprechender postpartaler Symptomatik
  - Thorax- und Abdomenröntgen:
    - Kontrastgebende Sonde so weit wie möglich in den oberen Blindsack einführen, die Luft dient als Kontrastmittel; die Darstellung des proximalen Blindsacks mit einem Kontrastmittel ist wegen der möglichen Aspiration riskant
    - Luftfüllung des Magens ist ein Beweis für eine Fistel zwischen Trachea und dem unteren Blindsack des Ösophagus
    - Ausschluss weiterer Fehlbildungen (z. B. Herz, Wirbelsäule, Rippen)
    - Ausschluss einer Aspirationspneumonie
    - Aussage über das Gefäßsystem, z. B. rechts deszendierende Aorta (besser über Dopplersonografie zu sehen)

- **Erstversorgung und Besonderheiten beim Transport**
  - Nach den ERC-Leitlinien soll bei vitaler Bedrohung unverzüglich mit der Maskenbeatmung begonnen werden, bei stabileren Kindern kann eine primäre Intubation *ohne* vorherige Maskenbeatmung angestrebt werden
  - Eine initiale Verschlechterung ist eine Indikation für eine Notfall-OP (Aspirationsrisiko über ösophagotracheale Fistel, daher möglichst „tiefe" Intubation über die Fistel hinweg)
  - Dicke Magensonde, möglichst doppelläufig, in den oberen Blindsack einführen und an den Dauersog (–0,1 bar) anschließen = Schlürfsonde

8.4 · Ösophagusatresie

- Lagerung: mit erhöhtem Oberkörper (30°) auf die linke Seite, um den Magensaftreflux zu verhüten und damit der Speichel ablaufen kann; ggf. Bauchlage, dabei wird zusätzlich die Luftinsufflation in den Magen über die Fistel erschwert

Vorbereitung der Kinder zur Operation
- Operations- und Narkoseeinwilligung einholen
- Weitere Fehlbildungen sind diagnostiziert bzw. ausgeschlossen
- Stabile Kreislaufverhältnisse
- Ausgeglichener Säure-Basen-Haushalt
- Körpertemperatur in der Temperaturneutralzone
- 1–2 periphere Zugänge
- Vitamin-K-Gabe i.v.
- Antibiotikatherapie (falls schon eine Aspirationspneumonie besteht)
- Mütze z. B. aus einem Schlauchverband aufsetzen zum Schutz vor Auskühlung
- EKG-Elektroden auf die linke Thoraxseite kleben (OP rechte Thoraxseite)

Operation
- Rechtsseitige Thorakotomie, extrapleural, auch als thorakoskopischer Eingriff minimalinvasiv möglich
- Ggf. Fistelverschluss
- Beträgt der Abstand weniger als 3 Wirbelkörper, ist meist eine End-zu-End-Anastomose möglich
- Legen einer dicklumigen Ernährungssonde über die Anastomose in den Magen zur Schienung und enteralen Ernährung

Langstreckige Atresien (Long-gap-Atresie)
Bei langstreckigen Atresien (Distanz > 2,5 cm oder > 2 Wirbelkörper) ist meist keine Primäranastomose möglich. Hier erfolgt die Anlage eines Gastrostomas zur Ernährung (► Abschn. 15.3), ggf. Verschluss der tracheoösophagealen Fistel sowie:
- Verzögerte Anastomosierung: Die Ösophagusenden können sich durch spontanes Wachstum einander annähern, sodass zu einem späteren Zeitpunkt eine End-zu-End-Anastomose möglich ist
- Elongationsverfahren:
  - Bougierungsmethode nach Howard und Myers, bei der nur der obere Ösophagusstumpf bougiert wird, evtl. zusätzliches Bougieren des unteren Stumpfes über das Gastrostoma
  - Dehnungsbehandlung nach *Foker*: Haltenähte werden in der Muskulatur der beiden Ösophagusstümpfe fixiert und extrathorakal herausgeführt; durch Zug an den Haltefäden werden die Blindsäcke einander angenähert (evtl. mehrere Thorakotomien, häufiger Mediastinitis, daher inzwischen umstritten)
  - Legen eines *Rehbein*-Endlosfadens, der beide Stümpfe verbindet; am Faden entlang bildet sich eine künstliche Fistel; durch späteres Bougieren wird diese geweitet und die Stümpfe einander angenähert in Vorbereitung einer sekundären Anastomosierung (mittlerweile unübliches Verfahren)
  - Um den Kindern das ständige Absaugen des oberen Stumpfes zu ersparen und „Scheinfütterungen" durchzuführen, kann zum Speichelabfluss evtl. eine Fistel vom oberen Blindsack an die Halsaußenseite verlegt werden (kollares Ösophagostoma = „Speichelfistel")
- Ösophagusersatz: Ist eine Anastomosierung auch zu einem späteren Zeitpunkt nicht durchführbar, besteht die Möglichkeit einer gastrischen Transposition, mit Herstellung eines „gastric tube" aus der großen Kurvatur des Magens oder der Verlagerung des gesamten Magens in den Thorax (Magenhochzug), wobei dieser direkt mit dem oberen Stumpf im Halsbereich verbunden wird. Alternativ kann eine Verbindung mittels Interponat aus Ileum (OP-technisch schwierig) oder Kolon (starker Mundgeruch) geschaffen werden.

Postoperative Pflege
- Thoraxröntgen:
  - Ausschluss von Pneumothorax, Atelektasen, Mediastinalverschiebung
  - Lage der Magensonde

- Regelmäßiges schonendes Absaugen des oberen Ösophagus → Stau von Speichel und Aspirationsgefahr oberhalb des Operationsbereichs, da der obere Stumpf meist weit, der untere dagegen eng ist; Häufigkeit des Absaugens nach Anordnung des Chirurgen, zu Beginn meistens alle 5–10 min, evtl. Einsatz einer automatischen elektrischen Absaugung, mit Einstellung der Frequenz, des Sogs und der Sogdauer des Absaugvorgangs; dann kann je nach Sekretmenge und Absprache der Zeitabstand gestreckt werden; der Chirurg gibt an, wie tief der Ösophagus abgesaugt werden soll, da sonst die Gefahr einer Nahtverletzung besteht
- Stehen die Stümpfe nach der Operation unter Zug, da die Distanz recht groß war, ist evtl. eine tiefe Sedierung (ggf. Relaxierung) bis zu einer Woche notwendig (Verfestigung der Naht)
- Kopf dann achsengerecht und in Mittelstellung lagern
- Einlauf 24 h postoperativ
- Magensonde bis zum Breischluck *nicht* ziehen, sondern für 36 h postoperativ offen ablaufend lassen; bei einer akzidentellen Entfernung wegen der Gefahr einer Perforation Magensonde nicht neu legen, sondern unbedingt Chirurgen informieren
- Nach 36 h mit dem Nahrungsaufbau über die liegende Sonde beginnen; Sonde weiter offen lassen und hoch hängen (Refluxvermeidung)
- Evtl. bei Reflux Antazidumbehandlung am 1. postoperativen Tag beginnen und für 7 Tage durchführen
- Lunge optimal mobilisieren: regelmäßiger Lagewechsel, auch Bauchlage
- Vibrationsmassage des Thorax
- Mund- und Lippenpflege, die Mundschleimhaut ist durch häufiges Absaugen anfällig für eine Besiedelung mit Bakterien und Pilzen
- Möglichst Beatmung mit niedrigen Drucken, frühzeitige Extubation (bei Beatmung entsteht ein hoher Druck auf die Fistelnaht)
- Nach Fistelverschluss vorsichtiges tracheales Absaugen (möglichst nur den Tubus), da es sonst zu einem Fistelrezidiv kommen kann
- Thoraxröntgen mit Kontrastmitteldarstellung des Ösophagus am 7.–10. postoperativen Tag

- **Komplikationen**
- Nahtinsuffizienz mit Gefahr der Mediastinitis = 5–15 %
- Stenosen → Bougieren (oder pneumatische Dilatation) des Ösophagus alle 3–6 Wochen = 10–25 %, mindestens für 6 Monate gleichzeitig gastroösophagealen Reflux verhüten
- Fistelrezidiv = ca. 10 %
- Schluckstörungen durch Narbenbildung
- Gastroösophagealer Reflux, Folgen: Ösophagitis mit Schluckbeschwerden, Gefahr der Aspirationspneumonie, Anämie, Dystrophie = 35–40 %, ggf. spätere Fundoplikatio notwendig
- Thoraxdeformitäten, Wirbelsäulenanomalien (Skoliose)
- Tracheomalazie: weiche, kollabierende Trachea → Erstickungsanfälle; Diagnose über Bronchoskopie (= ca. 10 %) bzw. pulsierende Trachea. Da die Trachea dem Aortenbogen eng anliegt, kann ein „Anheben" und Fixieren des Aortenbogens an der Sternumrückwand (Aortopexie) zu einer Entlastung der Trachea führen

Die Überlebensrate beträgt 85–90 %. Da die Kinder oft über lange Zeit immer wieder zum Bougieren kommen müssen und häufig Ernährungsprobleme auftreten, ist eine gute Betreuung der Eltern von Anfang an nötig (z. B. Selbsthilfegruppe KEKS e. V.).

8.5 Kongenitale Zwerchfellhernie/-defekt

Bei der kongenitalen Zwerchfellhernie bzw. dem Zwerchfelldefekt, handelt es sich um eine Hemmungsmissbildung der 3.– 8. SSW, infolgedessen ein Teil oder das gesamte Zwerchfell fehlen kann. Dabei kommt es zur intrauterinen Verlagerung von Magen, Darm und evtl. Leber und Milz in die Thoraxhöhle

8.5 · Kongenitale Zwerchfellhernie/-defekt

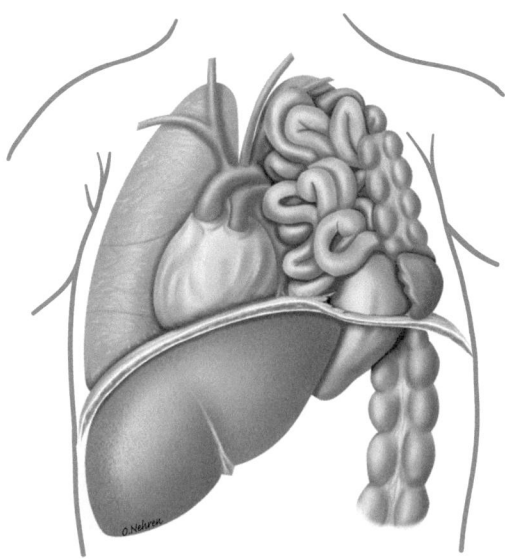

◘ **Abb. 8.5** Zwerchfellhernie. (Aus: Siewert J.R. (2006) Chirurgie, 8. Aufl., Springer, Berlin Heidelberg New York Tokio)

(◘ Abb. 8.5). In der Regel handelt es sich um einen Zwerchfelldefekt, d. h., es ist kein peritonealer Bruchsack vorhanden. Häufigkeit 1:2000–5000, Lage zu 80 % linksseitig.

- **Intrauterine Folgen**
- Mediastinalverschiebung
- Unterentwicklung der Lunge einschließlich des pulmonalen Gefäßsystems → Hypoplasie (auch der „gesunden" Seite)
- Verdickung der Alveolarwände
- Hyperplasie der Gefäßwandmuskulatur
- Bauchraum zu klein
- Darmdrehungsanomalien
- Bei großen Defekten auch Hypoplasie des linken Ventrikels

Die Prognose hängt vom Grad der Lungenhypoplasie und von Begleitmissbildungen (50 %) ab:
- Herzfehler
- Urogenitalfehlbildungen
- Störungen im ZNS
- Fehlbildungen des Aortenbogens
- Trisomie 13, 18
- Lungensequester

Weitere beeinflussende Faktoren sind:
- Qualität der pränatalen Diagnostik (Abschätzen des Lungenvolumens über Headlung-Ratio) und nachfolgenden Beratung bezüglich der geplanten Entbindung in einem Perinatalzentrum (ggf. ECMO-Zentrum)
- Qualität der Erstversorgung und sofort beginnende kompetente intensivmedizinische Betreuung (Vermeidung von Hypoxie, Hyperkapnie und Azidose)

Bisher ist es nicht gelungen, erfolgversprechende Verfahren zu entwickeln, den Zwerchfelldefekt schon intrauterin chirurgisch zu korrigieren, es besteht aber eine Möglichkeit, durch temporären Verschluss der fetalen Trachea das Lungenwachstum anzuregen. Dabei wird mittels Endoskopie in der 26.–28. SSW ein Ballon in die Trachea des Feten eingeführt („FETO = Fetal Endoscopic Tracheal Occlusion"). Die fetale Lunge sezerniert Flüssigkeit in die Atemwege, diese wird durch den Ballon gestaut, wodurch das Lungengewebe gedehnt wird, was einen stimulierenden Effekt auf das Lungenwachstum haben soll. Ungefähr in der 34. SSW wird der Trachealballon wieder endoskopisch entfernt, um die endgültige Ausreifung der Lunge nicht zu behindern.

Eventuell erfolgt die Entfernung auch im Rahmen eines EXIT (Ex-utero-intrapartum-treatment)-Manövers. Bei diesem erfolgt die Geburt regulär mittels Sectio, wobei die Narkose so gesteuert wird (tiefe Inhalationsanästhesie und kurzwirksame Tokolytika), dass durch eine Uterusrelaxation die plazentare Zirkulation und damit die fetale Versorgung über die Nabelschnur länger aufrechterhalten wird. Um der vorzeitigen Plazentalösung entgegenzuwirken, muss zusätzlich das Uterusvolumen erhalten werden. Dazu wird die Fruchtblase immer wieder mit körperwarmer Flüssigkeit aufgefüllt und der Fetus nur teilweise, z. B. nur der Kopf und eine Schulter, entwickelt. Der Fetus wird ebenfalls anästhesiert und ggf. relaxiert (s.c.-Applikation), und der Trachealballon entfernt. Dieses Manöver kann auch eingesetzt werden, um den Fetus zu intubieren und mit einem venösen Zugang zu versorgen, ohne dass die Sauerstoff- und Nährstoffversorgung unterbrochen wird. Die Überwachung erfolgt mittels Sauerstoffsättigung. Nach Sicherung der Atemwege und Stabilisierung des Kreislaufs erfolgt dann die Abnabelung. Dieses Manöver kann nur in spezialisierten Zentren durchgeführt werden und erfordert eine gut koordinierte Zusammenarbeit von Gynäkologen, Anästhesisten und Neonatologen.

- **Symptome**
- Fassförmig aufgetriebener Thorax
- Eingesunkenes Abdomen
- Einseitige Atemexkursion
- Atemnot bei paradoxer Atmung
- Rasch zunehmende Zyanose
- Einseitig fehlendes Atemgeräusch vor allem auf der betroffenen Seite (auch nach Intubation)
- Verlagerung des Herzens (Mediastinal-Shift)
- Schocksymptomatik
- Evtl. Darmgeräusche im Thorax

- **Erstversorgung**
- Nach den ECR-Leitlinien soll bei vitaler Bedrohung mit der Maskenbeatmung begonnen werden
- Sonst *primäre* Intubation (*cave:* Lungenhypoplasie) ohne Maskenbeatmung, da durch Überblähung von Magen und Darm das Volumen des Enterothorax weiter zunimmt und die Lunge noch mehr komprimiert wird
- Eine dicke Magensonde legen und offen lassen; alle 5 min absaugen oder Dauersog mit –0,1 bar
- Beatmung mit 100 % (F_iO_2 1,0) bis zur ersten arteriellen Blutgasanalyse
- Venösen Zugang legen; Volumengabe
- Großzügige Sedierung
- Lagerung auf der kranken Seite, Schräglagerung
- Körpertemperatur um 37 °C konstant halten

Hypoxie und Azidose sowie Hypothermie sind möglichst zu vermeiden, da die Kinder aufgrund der veränderten Lungengefäßstruktur besonders anfällig für eine PPHN (▶ Abschn. 9.9.3) sind.

- **Versorgung auf der Station**

Im Vordergrund stehen:
- Effektive Beatmung:
  - Beatmung mit hohen Frequenzen 80/min („highfrequency – low tidal volume")
  - Inspirationsdruck möglichst niedrig, oft sind jedoch Drücke von 25–30 cmH_2O und mehr erforderlich; Best-PEEP niedrig, da der venöse Rückstrom sonst eingeschränkt wird
  - Ggf. HFO, wenn pCO_2 dauerhaft > 60 mmHg; permissive Hyperkapnie von 50–65 mmHg kann akzeptiert werden, sofern pH > 7,2
  - Ggf. NO-Therapie, wenn die Differenz zwischen prä- und postduktaler SO_2 > 10 % (▶ Abschn. 9.7.3), präduktal p_aO_2 von 60–70 mmHg bzw. S_aO_2 > (90)–94 % anstreben – F_iO_2 von 1,0 kann erforderlich sein
  - Evtl. ECMO (▶ Abschn. 9.10) in Erwägung ziehen → bedeutet meist eine Verlegung des Kindes, Risiko ist abzuwägen

> **ECMO-Kriterien**
> - Sättigung nicht zu halten (präduktal > 85 %, postduktal > 70 %)
> - CO_2-Anstieg trotz optimierter Beatmung
> - Positiver inspiratorischer Druck (PiP) > 28 cm H_2O bzw. mittlerer Atemwegsdruck > 17 cm H_2O
> - Inadäquate Oxygenierung bei metabolischer Azidose
>   - Laktat > 5 mmol/l
>   - pH < 7,2
> - Anhaltende Hypotonie trotz adäquater Volumen- und Katecholamintherapie

- Stabilisierung des Kreislaufs:
  - Volumengabe bei Erstversorgung und Aufnahme
  - Frühzeitiger Einsatz von Katecholaminen → MAD > 50 mmHg
  - FFP-Gabe, wenn indiziert
  - Volumenersatz, da es infolge der Hypoxämie zu kapillären Membranschäden mit Zunahme des extrazellulären Volumens kommt
  - Bei hohem Sauerstoffbedarf und stabilen Blutdruckwerten Gabe von Prostazyklin (z. B. *Flolan*) → Gefahr des Blutdruckabfalls, evtl. Iloprost-Inhalation
  - Invasive Maßnahmen wie ZVK (*cave:* bei NAK/NVK sind leicht Fehllagen möglich durch die thorakale Verlagerung der abdominellen Organe), Blasenkatheter und arterielle Druckmessung (bei Katecholamintherapie) sind meist notwendig
- Optimal Handling – Voraussetzung dafür ist eine gute Pflegeplanung:
  - Vorbereitung des Bettes (offene Einheit): viskoelastische Matratze, da die Kinder längere Zeit auf einer Seite liegen → Dekubitusgefahr
  - Alle Maßnahmen zügig, aber in Ruhe ausführen
  - Wiegen beim Umlagern aus dem Transportinkubator, wenn es der Zustand des Patienten erlaubt
  - Tracheales Absaugen nur nach Auskultation, geschlossenes Absaugsystem verwenden
  - Standardmonitoring und ggf. Erweiterung der Überwachung nach Hausstandard
  - Mund-, Nasen- und Augenpflege, im Übrigen eingeschränkte Grundpflege
  - Rektale Einläufe, um das Darmvolumen zu vermindern

Anzustreben ist die maximale Stabilisierung des Kindes als Vorbereitung auf die Operation; dies kann Tage dauern (in der Regel zwischen 2 und 10 Tagen) und nach Beendigung oder in Einzelfällen an ECMO erfolgen.

- **Weitere Maßnahmen**
- Kontinuierliche Absaugung des Magens über doppelläufige Magensonde
- Dauersedierung mit Morphin (Fentanyl) und oder Midazolam
- Oft ist eine Relaxierung nötig: Einzelgaben oder Perfusor (z. B. Vecuronium oder Cisatracurium)
- Transkutane Kombisonde präduktal bzw. SO_2 prä- und postduktal
- Temperatursonde
- Ausgangsblutgasanalyse: Azidoseausgleich bei pH < 7,2
- Routineblutentnahmen mit Blutgruppe
- Thoraxröntgen
- Lagerung weiter auf der kranken Seite oder in Rückenlage, Schräglagerung

- **Operation nach Stabilisierung des Kindes**

Keine Notfall-OP.
- Laparotomie oder thorakoskopischer minimalinvasiver Eingriff (bei kleinen Defekten ohne Prolaps der Leber)
- Reposition des Enterothorax
- Korrektur evtl. vorliegender Darmfehlbildungen
- Verschluss des Zwerchfelldefektes in der Regel durch primäre Naht, ggf. Patch aus *Gore-Tex* bzw. Silastik (höhere Rezidivrate)
- In seltenen Fällen ist auch ein Bauchdecken-Patch notwendig, wenn sehr viele Organe im Thorax gelegen haben und das Abdomen kein ausreichendes Fassungsvolumen hat
- Evtl. Einbringen einer Pleuradrainage, ohne Sog

- **Postoperative Pflege**
- Weitgehend wie präoperative Pflege
- Blasenkatheter, da die spontane Urinausscheidung durch Analgosedierung und Relaxierung eingeschränkt ist → genaue Bilanzierung notwendig
- Dicke Magensonde, offen ablaufend
- Beobachtung des Abdomens: Venenzeichnung, Hautkolorit, Bauchdeckenspannung, Ödeme, Darmgeräusche

- Pleuradrainage ohne Sog zugfrei lagern und gut fixieren, ggf. intermittierende Entlastung bei Verschlechterung des Kindes
- Lagerung weiterhin auf der betroffenen Seite; Beine angewinkelt lagern, zur Entspannung des Abdomens
- Langsamer oraler Nahrungsaufbau
- Auf Darmentleerung achten (Sedierung und Relaxierung), oft sind rektale Einläufe nötig
- Physiotherapie erst, wenn das Kind stabil ist

Bei großen Zwerchfellhernien müssen die Kinder aufgrund der hypoplastischen Lungen und der sich evtl. entwickelnden pulmonalen Hypertonie meist länger beatmet und analgosediert werden. Die Entwöhnung von der Beatmung gestaltet sich oft langwierig und kann von Entzugssymptomen begleitet sein. Sauerstoffbedarf kann über einen langen Zeitraum bestehen, die Kinder sind tachydyspnoeisch und wenig belastbar, sodass ein (Teil-)Sondieren der Nahrung notwendig ist. Für die Angehörigen bedeutet dies eine große Belastung, sie benötigen daher eine gute psychosoziale Betreuung.

- **Komplikationen**
- In der Frühphase:
  - PPHN
  - Pleuraerguss, Pneumothorax
  - Chylothorax
- In der Spätphase:
  - Gastroösophagealer Reflux
  - Eingeschränkte Vitalkapazität der Lunge
  - Pulmonale Hypertension
  - Bridenileus
  - Ileus infolge Rotationsanomalien, da keine normale Darmaufhängung besteht
  - Rezidiv (besonders bei rechtsseitiger Zwerchfellhernie)
  - Trichterbrust bzw. asymmetrischer Thorax
- Gedeih- (erhöhte Atemarbeit) und Entwicklungsstörungen (evtl. bedingt durch Hypoxien)

Die Überlebenswahrscheinlichkeit beträgt 50 %, abhängig von der Lage und Größe des Defekts.

8.6 Blasenekstrophie

Das Wort „Ekstrophie" (εκστροφή) setzt sich zusammen aus griech. „ek-" = aus, heraus und dem Verb „strephein" = drehen, wenden.

- **Pathogenese**

Entstehung zwischen der 4. und 7. SSW.

Die Blasenekstrophie ist eine Fehlbildung der Harnblase und der Bauchdecke. Sie beruht auf einer Entwicklungshemmung im Bereich der vorderen Kloakenmembran. Mit Kloake wird ein Entwicklungsstadium beschrieben, in dem Darm- und Urogenitalkanal in einen gemeinsamen Endkanal münden. Bei der Entstehung einer Blasenekstrophie ist die Kloake nicht ausreichend entwickelt, sie kann aufgrund dessen leichter rupturieren. Die Bauchdecke unterhalb des Nabels, die Harnblasenvorderwand, die Genitalhöcker und die Symphyse können sich nicht normal entwickeln. Es entsteht ein großer Defekt der Bauchdecke, die Blasenvorderwand fehlt und die Blasenhinterwand liegt mit den beiden Uretermündungen als rötliche Vorwölbung offen zwischen Nabel und Schambein. Der Nabelansatz befindet sich weiter kaudal. Beim Jungen fehlt zusätzlich die Glans des Penis, es besteht eine Epispadie und die Harnröhre ist nach dorsal gekrümmt, bei Mädchen ist die Klitoris gespalten. Die Symphyse schließt sich nicht, diese Kinder haben ein Spaltbecken. Es gibt unterschiedliche Schweregrade, bei der leichtesten Form ist die Blase geschlossen und die Bauchdecke vorhanden, es besteht nur eine Fehlbildung im Bereich der knöchernen und muskulären Strukturen im unteren Bauch-/Beckenbereich.

8.6 · Blasenekstrophie

Die Häufigkeit beträgt 1:20.000, 80 % davon sind Jungen.

■ **Assoziierte Fehlbildungen**
- Externe Genitalfehlbildungen (Epispadie), gespaltene Klitoris
- Diastase (= Auseinanderweichen) der Symphyse
- Fehlender Kontinenzmechanismus für Urin
- Klaffen der analen Sphinktermuskulatur
- Häufig vesikouretraler Reflux bei fehlerhafter Mündung der Ureteren in der Blase
- Ureterabgangsstenose
- Megaureter
- Leistenhernien

Weitere Fehlbildungen betreffen:
- Untere Extremitäten (ca. 23 %)
- Wirbel (ca. 20 %)
- Herz (ca. 9 %)
- Magendarmtrakt (ca. 7 %)

■ **Erstversorgung im Kreißsaal**

Ist die Diagnose pränatal in der Sonografie festgestellt worden, ist eine Entbindung per Sectio zu empfehlen, um das Risiko einer Kontamination und/oder Verletzung der offen liegenden Blasenschleimhaut zu verringern.
- Die Metallklemme möglichst durch eine Nabelklemme ersetzen
- Das Kind bis zu den Achseln zügig in einen bereitgelegten sterilen Folienbeutel legen oder Defekt mit sterilen, feuchten Kompressen (NaCl 0,9 %) und evtl. Folie abdecken
- Für eine gute Wärmezufuhr sorgen, die Kinder kühlen aufgrund der größeren Körperoberfläche schneller aus
- Venösen Zugang legen
- Antibiotikagabe zur Harnwegsinfektionsprophylaxe
- Kinderchirurgen verständigen
- Gespräch mit den Eltern, Operations- und Narkoseeinwilligung einholen

■ **Präoperative Versorgung auf Station**
- Wiegen beim Umlagern aus dem Transportinkubator
- Die Blasenschleimhaut feucht und Manipulationen möglichst gering halten
- Vitalzeichenkontrolle dem Zustand des Kindes angepasst
- Ausschluss weiterer Fehlbildungen mittels Sonografie und Röntgen (soweit möglich)
- Magensonde legen
- Blutentnahme einschließlich Blutgruppe und Kreuzblut
- Vitamin-K-Gabe i.v.
- Evtl. einen zweiten Zugang legen; ist eine ZVK-Anlage geplant, keinen i.v.-Zugang in die Ellenbeugen legen
- Kind für die Operation vorbereiten

■ **Ziel der chirurgischen Behandlung**
- Verschluss der Harnblase zu einem Hohlorgan
- Rekonstruktion des Blasenhalses
- Verschluss der Abdominalwand
- Rekonstruktion der Symphyse und Verschluss des Spaltbeckens, ggf. Beckenosteotomie
- Rekonstruktion des Penisschafts und Verschluss der Urethralrinne
- Erreichen der Urinkontinenz
- Erhalten der Nierenfunktion
- Postoperative Entlastung von Ureter und Urethra mithilfe von Schienungen, die den Urin fördern (später Entfernung der Schienen)

Die operative Korrektur sollte innerhalb der ersten 2 Lebenstage erfolgen, anzustreben ist eine primäre Rekonstruktion der Blase noch vor Manifestation eines Harnweginfektes. Die Operation kann, wenn nötig, in 2 Sitzungen erfolgen. Harnblase, Omphalozele, Bauchwanddefekt, klaffende Symphyse (und die Epispadie) sollten zügig verschlossen und die Bauchwand rekonstruiert werden. Eventuell ist dazu eine Beckenosteotomie erforderlich. Der Aufbau des äußeren Genitales kann auf einen späteren Zeitpunkt verschoben werden. Häufig sind mehrere Operationen notwendig, um eine Kontinenz zu erreichen (Vergrößerung des Blasenvolumens, Antirefluxplastik).

- **Komplikationen**
- Harnabflussstörung
- Wunddehiszenz
- Infektionen
- Pyelonephritis

- **Postoperative Überwachung und Pflege**
- Lagerung auf offener Einheit, Wärmebett oder im Inkubator (wegen des Wärmeverlustes)
- Strenge Lagerung auf dem Rücken
- Um die Symphysennaht und das Operationsgebiet zu entlasten und bestmöglich zu schonen, werden die Beine in einer Overhead-Pflasterextension hoch gelagert; eine weitere Möglichkeit ist die Anlage eines Sirenenverbands/„Meerjungfrau", bei dem die Beine mittels elastischer Binden zusammengewickelt und anschließend erhöht gelagert werden
- Thoraxröntgen (Tubuskontrolle) und ggf. Abdomenröntgen (Drainagenkontrolle)
- Blutentnahme:
  - Blutgasanalyse zur Anpassung der Beatmung
  - Blutbild, um Hb- und Hkt-Abfall zu erkennen
  - Blutzucker und Elektrolyte zur adäquaten Glukose- und Elektrolytzufuhr
- Temperaturkontrolle (Sonde)
- Genaue Beobachtung der unteren Extremitäten (wegen der Hochlagerung): Durchblutung, Sensibilität, Temperatur, evtl. einen Sättigungsabnehmer am Fuß fixieren
- Für Sedierung und Analgesierung sorgen, evtl. ist eine Relaxierung notwendig
- Bilanzierung
- Darauf achten, dass die Drainagen, Ureterschienen und der Blasenkatheter unter Niveau des Kindes und zugfrei gelagert sind (evtl. am Kind fixieren)
- Tägliche Wundinspektion durch den Chirurgen
- Bei Bedarf Anspülen der Ureterschienen/des Blasenkatheters durch den Chirurgen
- Dekubitus- und Kontrakturenprophylaxe
- Nahrungsaufbau je nach Zustand des Kindes
- Pflege bei relaxierten Patienten (▶ Abschn. 5.3)

8.7 Vesikointestinale Fissur

Es handelt sich hierbei um eine klassische Kloakenekstrophie.

- **Pathogenese**

Die Kloakenekstrophie wird erklärt durch die vorzeitige Dehiszenz (= Auseinanderreißen) der Kloakenmembran beim 5-mm-Embryo, also vor der 4. Embryonalwoche, d. h. vor Ausbildung des Septum urorectale. Die endgültige Ausprägung der Kloakenekstrophie hängt einmal ab von der Ausdehnung der Kloakenmembran zwischen Allantois (embryonalem Harnsack) und der Infraumbilikalregion, zum anderen vom Zeitpunkt der Dehiszenz. Reißt die Kloakenmembran ein, bevor sie vom Septum urorectale erreicht wird, kommt es zur Eventration (Ektopie eines Organs aus der Bauchhöhle) des hinteren Kloakenteils, der dem späteren Enddarm entspricht; dadurch werden gleichzeitig die beiden lateralen Hälften der ventralen Kloake – der späteren Harnblase – nach außen gestülpt. Dieser Vorgang soll die weitere Entwicklung des primitiven Enddarms sowie die Rückbildung seiner kaudalen Fortsetzung, des Schwanzdarmes, hemmen.

Die Häufigkeit beträgt 1:400.000, Jungen sind doppelt so häufig betroffen wie Mädchen.

- **Begleitfehlbildungen**
- Bauchwanddefekt und Omphalozele
- Weit gespaltene Symphyse
- Blasenekstrophie = 2 ekstrophierte Blasenhälften mit dazwischenliegender ileozökaler Ekstrophie
- Ileozökale Ekstrophie:
  - Oben prolabiertes Ileum
  - Unten kurzer blind endender Dickdarm (Kolon, Rektum), gelegentlich doppelt angelegt
  - Appendix, häufig doppelt angelegt
  - Vereinzelt wurden Fälle beschrieben, bei denen das gesamte Kolon vorhanden war; es lag nur ein anterior ektoper Anus vor (Anus ist nach vorn in Richtung auf das Genitale verlagert)
- Analagenesie = nicht angelegte Analöffnung

8.8 · Gallengangsfehlbildungen

- Genitalfehlbildungen, häufig schwer:
  - Skrotum gespalten, Penis gespalten, sehr klein
  - Klitoris und Labien gespalten, atretische Vagina (evtl. doppelt angelegt)
  - Hodenhochstand, Leistenhoden
- Doppelte Müller-Struktur (daraus entwickeln sich die weiblichen Geschlechtsorgane, diese sind dann in der Entwicklung nicht vereinigt worden):
  - Uterus doppelt angelegt, doppelte Vagina, ekstrophierte Vagina unterhalb der Blase, doppelte Eileiter
  - Eierstöcke einfach angelegt

■■ **Weitere Fehlbildungen**
Fehlbildungen, die nicht zur Ekstrophie gehören, aber in insgesamt 85 % der Fälle vorkommen:
- Oberer Harntrakt: 40–60 %, z. B. Agenesien, multizystische Niere, Megaureter, Hydronephrose, Fusionsanomalien oder Ektopie
- Wirbelsäule: 50–75 %, z. B. Skoliose
- Myelodysplasie: 30–45 %, z. B. MMC
- Gastrointestinaltrakt: 50 %
- Untere Extremitäten: 25–35 %, z. B. Hüftdysplasie, Klumpfüße

■ **Diagnostik**
- Laborparameter
- Sonografie der Nieren und Beckenorgane → weitere Fehlbildungen?
- Sonografie des Kopfes → Hydrozephalus?
- Thorax- und Abdomenröntgen → Fehlbildungen der Wirbelsäule – MMC, des Beckens, der Symphyse?
- Chromosomenanalyse

■ **Versorgung im Kreißsaal**
Siehe Abschn. 8.6.

■ **Präoperative Überwachung auf Station**
Siehe Abschn. 8.6.

■ **Ziel der chirurgischen Behandlung**
Die operative Korrektur sollte in den ersten beiden Lebenstagen erfolgen, um die Infektionsgefahr so gering wie möglich zu halten und ein Austrocknen der Schleimhaut zu verhindern.

- Korrektur der Omphalozele
- Korrektur der Blasenekstrophie
- Wenn möglich, Korrektur des Dünn- und Dickdarms, Anlage eines Anus praeter
- Rekonstruktion der Symphyse
- Evtl. ist eine Beckenosteotomie erforderlich
- Verschluss der Abdominalwand
- Aufbau des äußeren Genitales; wird oft auf einen späteren Zeitpunkt verschoben

Eine Geschlechtsdifferenzierung kann durch Fehlentwicklung der Wolff- (männliche Prägung) und Müller-Gänge (weibliche Prägung) manchmal nur mittels einer Chromosomenanalyse vorgenommen werden.

■ **Postoperative Überwachung und Pflege**
Siehe Abschn. 8.6.
- Offen ablaufende Magensonde
- Vorerst Nahrungspause
- Magenspülungen und Nahrungsaufbau nur nach chirurgischer Anordnung

■ **Versorgung des angelegten Enterostomas**
Während der OP wird meist nur eine Dünndarmschlinge nach außen über Hautniveau gelegt und an der verschlossenen Bauchwand fixiert. Der Darm ist vorerst noch geschlossen, die Schlinge wird mit einem Vaselinetupfer feucht gehalten. Am ersten postoperativen Tag wird sie vom Chirurgen auf der Station (mittels Elektrokauter) geöffnet, es entstehen jetzt ein oraler und ein aboraler Schenkel. Das Enterostoma wird weiterhin mit Vaseline feucht gehalten und mit einem Tupfer abgedeckt, um den Stuhl auffangen zu können. Abschn. 8.2.3

8.8 Gallengangsfehlbildungen

Angeborene Fehlbildungen der intra- oder extrahepatischen Gallengänge.
- Extrahepatisch:
  - Gallengangsatresie (GGA), Gallenwegvernarbung beginnt um die Geburt herum und führt innerhalb weniger Wochen zu einem kompletten Verschluss der großen Gallenwege
  - Choledochuszyste

- Intrahepatisch:
  - Gallengangshypoplasie, -dysplasie

- **Symptome**
- Icterus prolongatus mit Anstieg des direkten Bilirubins im Laufe der 2./3. Lebenswoche
- Acholische Stühle
- Dunkelbrauner Urin (bierbraun)
- Hepatomegalie
- Erhöhte Leberwerte
- Verzögerte Gewichtszunahme

- **Therapie**
- Konservativ-symptomatische Therapie der intrahepatischen Formen
- Lebertransplantation (für beide Formen möglich)
- Operation nach Kasai (Abtrennung des Jejunums vom Duodenum, Anastomosierung des Jejunums mit der Leber und Fußpunktanastomose des Jejunums mit dem Duodenum) bei extrahepatischer Form

- **Pflegerische Besonderheiten**
- Standardmonitoring
- Nahrungskarenz nach Kasai-OP (Dauer nach Vorgabe der Chirurgen)
- Auf Blutungszeichen achten
- Bauchdeckenspannungsreduzierende Positionierung
- Adäquate Schmerztherapie
- Ernährung mit MCT-Fetten (mittelkettigen Triglyceriden) plus Vitaminsubstitution (Diätkonsil)
- Pflege der meist sehr trockenen Haut mit W/Ö Produkten

Überprüfen Sie Ihr Wissen

Zu 8.1
- Worin liegt der Unterschied einer NEC des Frühgeborenen und einer NEC bei angeborenen Herzfehlern?
- Gibt es Unterschiede im pflegerischen/therapeutischen Vorgehen?

Zu 8.2
- Welche Formen des Ileus kennen Sie?
- Welche Maßnahmen sind bei Ileussymptomatik zu ergreifen und welche dürfen nicht durchgeführt werden?
- Welche Form des Ileus tritt am häufigsten auf einer Intensivstation auf und wie ist er zu vermeiden?
- Welche Arten von Enterostoma gibt es, und wo sind sie lokalisiert?
- Nennen Sie Vor- und Nachteile der Stomaversorgungen (Beutelsysteme).
- Erläutern Sie den Plattenwechsel.
- Worauf ist bei der Ernährung eines Kindes nach Enterostomaanlage zu achten?

Zu 8.3
- Beschreiben Sie das Erscheinungsbild der Gastroschisis.
  - Worauf ist bei der Erstversorgung im Kreißsaal zu achten?
  - Worauf ist bei der postoperativen Pflege und Überwachung zu achten?
- Beschreiben Sie die Entstehung und das Erscheinungsbild der Omphalozele.
  - Welche Organe können bei Begleitfehlbildungen betroffen sein?
  - Welche Alternative gibt es, falls sich der Defekt nicht primär verschließen lässt?
  - Durch den erhöhten intraabdominellen Druck ergeben sich bestimmte Pflegeprobleme. Worauf ist hier speziell zu achten?

Zu 8.4
- Nennen Sie die verschiedenen Formen der Ösophagusatresie.
- Welche weiteren Fehlbildungen treten bei diesem Krankheitsbild häufig auf?
- Welche klinischen Symptome lassen an eine Ösophagusatresie denken?
- Was ist während der Erstversorgung im Kreißsaal zu bedenken?
- Wie sieht die postoperative Überwachung und Pflege aus?

- Zu welchen Komplikationen kann es bei einer Ösophagusatresie nach erfolgter chirurgischer Versorgung in der Spätphase kommen?

Zu 8.5
- Welche intrauterinen Folgen zieht der Defekt des Zwerchfells nach sich?
- Welche klinischen Symptome lassen an eine Zwerchfellhernie denken?
- Was ist bei der Erstversorgung zu beachten?
- Wie sieht die Behandlung eines Patienten während der Stabilisierungsphase aus?

Zu 8.6
- Wie entsteht eine Blasenekstrophie, welches sind die häufigsten begleitenden Fehlbildungen?
- Wie sieht die Erstversorgung im Kreißsaal aus?
- Welches sind die Ziele der chirurgischen Behandlung?
- Zu welchen spezifischen Komplikationen kann es kommen?

Zu 8.7
- Worin unterscheiden sich eine vesikointestinale Fissur und eine Blasenekstrophie?
- Nennen Sie weitere Begleitfehlbildungen, die zwar nicht zum Krankheitsbild der vesikointestinalen Fissur gehören, aber doch häufig vorkommen.
- Welches sind die Ziele der chirurgischen Behandlung?

Zu 8.8
- Welche Formen der Gallengangsfehlbildungen kennen Sie?
- Welche Symptome lassen Sie bei einem Neugeborenen an eine Gallengangsfehlbildung denken?

Literatur

AWMF (2012a) S2K-Leitlinie Kurzstreckige Ösophagusatresie; AWMF-Leitlinien-Nr. 006/045; Im Internet unter ▶ https://www.awmf.org/leitlinien

AWMF (2012b) S1-Leitlinie Bauchwanddefekte (Laparoschisis [LS] / Omphalozele [OZ]); AWMF-Leitlinien-Nr. 006/042; Im Internet unter: ▶ https://www.awmf.org/leitlinien

AWMF (2015) S2k-Leitlinie Thermische Verletzungen im Kindesalter (Verbrennung, Verbrühung); AWMF-Leitlinien-Nr. 006/128; Im Internet unter: ▶ https://www.awmf.org/leitlinien

AWMF (2016) S1-Leitlinie Zwerchfellhernie, Zwerchfelldefekt (Congenital Diaphragmatic Hernie [CDH]); AWMF-Leitlinien-Nr. 006/087; Im Internet unter: ▶ https://www.awmf.org/leitlinien

AWMF (2020) S1-Leitlinie Neurogene Blasenstörungen, Diagnostik und Therapie; AWMF-Leitlinien-Nr. 030/121; Im Internet unter: ▶ https://www.awmf.org/leitlinien

Cremer R (2015) Meningomyelocele und assoziierte Fehlbildungen; NeuroTransmitter, Heft 6: 48–54; Im Internet unter: ▶ https://www.springermedizin.de/kursdetails; Springer, Berlin, Heidelberg

Ochsenbein-Kölble N (2011) Invasive intrauterine Therapie. Gynäkologe, Heft 44:905–916. ▶ https://doi.org/10.1007/s00129-011-2865-9;Onlinepubliziert12.10.2011;Springer-Verlag,BerlinHeidelberg

Uecker M et al (2019) GRAVITAS for staged closure of omphaloceles, European Journal of Pediatric Surgery Vol. 30 No. 1/2020; ▶ https://doi.org/10.1055/s-0039-1693727.

Wessel L, Fuchs J, Rolle U (2015) Korrektur angeborener Fehlbildungen in der Kinderchirurgie: Behandlung von Zwerchfellhernie, Ösophagusatresie und Dünndarmatresien. Deutsches Ärzteblatt, Heft 20:357–364. ▶ https://doi.org/10.3238/arztebl.2015.0357; Im Internet unter: ▶ https://www.aerzteblatt.de/lit2015 bzw. bzw. ▶ https://www.aerzteblatt.de/archiv/170602/Korrektur-angeborener-Fehlbildungen-in-der-Kinderchirurgie

Intensivpflege bei Erkrankungen der Lunge

Hannah Tönsfeuerborn und Nadja Krause

Inhaltsverzeichnis

9.1 **Atmung – 239**

9.2 **Blutgasanalyse – 240**

9.3 **Atemtherapie – 243**

9.4 **Sauerstofftherapie – 245**

9.5 **Nasaler CPAP, CPAP und High Flow Nasal Cannula (HFNC) – 251**
9.5.1 CPAP-Beatmung – 252
9.5.2 HHFNC – Humidified High Flow Nasal Cannula – 255

9.6 **Maskenbeatmung/NIV – 255**

9.7 **Invasive Beatmung – 257**
9.7.1 Endotracheale Intubation – 257
9.7.2 Tracheotomie – 264
9.7.3 Grundlagen der Beatmung – 269

9.8 **Pflege beatmeter Patienten – 283**

9.9 **Erkrankungen der Lunge – 289**
9.9.1 ANS und Surfactanttherapie – 289
9.9.2 Bronchopulmonale Dysplasie (BPD) – 294
9.9.3 Persistierende pulmonale Hypertension des Neugeborenen (PPHN) – 297
9.9.4 Mekoniumaspirationssyndrom (MAS) – 300
9.9.5 Pädiatrisches RDS – 302
9.9.6 Asthma bronchiale – 306
9.9.7 Akute stenosierende Laryngotracheobronchitis (Pseudokrupp) und Epiglottitis – 308

© Springer-Verlag GmbH Deutschland, ein Teil von Springer Nature 2021
H. Tönsfeuerborn et al., *Neonatologische und pädiatrische Intensiv- und Anästhesiepflege*,
https://doi.org/10.1007/978-3-662-62902-4_9

| 9.9.8 | Fremdkörperaspiration – 310 |
| 9.9.9 | Chronisch interstitielle Lungenerkrankungen/chILD – 313 |

9.10 Lungenersatzverfahren – 313
| 9.10.1 | VV-ECMO/VA-ECMO – 313 |
| 9.10.2 | pECLA – 318 |

9.11 Lungentransplantation – 318

Nachschlagen und Weiterlesen – 321

9.1 Atmung

Bei der normalen Atmung wird die Lunge durch die Kontraktion der Atemmuskulatur geweitet. Der größte Atemmuskel ist das Zwerchfell, welches sich kuppelförmig nach oben wölbt. Bei der Inspiration flacht das Zwerchfell ab und die äußere Zwischenrippenmuskulatur hebt die Rippen an, was zu einer Erweiterung des Brustkorbs führt. Da die Pleura fest mit den Rippen und dem Zwerchfell verbunden ist, wird die Lungenwand nach unten und außen gezogen, wodurch sich deren Volumen vergrößert. Durch diese passive Volumenvergrößerung entsteht in der Lunge ein Unterdruck gegenüber der Umgebung und Luft strömt entlang dieses Druckgefälles in die Lunge (= **Ventilation**). Durch die Erschlaffung der Atemmuskulatur wölbt sich das Zwerchfell wieder nach oben und die Rippen senken sich, wodurch die Lunge komprimiert und die Luft nach außen fließt.

Der eigentliche Ort des Gasaustausches sind die Alveolen; die Atemwege (Trachea, Bronchien, Bronchiolen) dienen nur als Transportweg und werden als anatomischer Totraum bezeichnet. Damit „Frischluft" in die Alveolen gelangt, muss die eingeatmete Luftmenge größer als der Totraum (ca. 2 ml/kg KG) sein. Die Luft in den Alveolen ist daher eine Mischluft aus Anteilen atmosphärischer Luft und Anteilen der Ausatemluft, die in den Atemwegen verblieben ist. Damit ein Gasaustausch in der Lunge möglich ist, müssen die Alveolen gut durchblutet werden (= **Perfusion**). Beim Gasaustausch diffundiert CO_2 aus den Lungenkapillaren in die Alveolen und O_2 aus den Alveolen ins Blut. Treibende Kraft für die **Diffusion** ist ein Konzentrationsgefälle, die Gasmoleküle strömen vom Ort der höheren Konzentration zum Ort der niedrigeren Konzentration (= äußere Atmung). Auch in den Organen bzw. Geweben findet ein Gasaustausch zwischen dem Blut und den Zellen statt (= innere Atmung), wodurch die Zellen mit Sauerstoff versorgt bzw. das CO_2 abgegeben werden kann. Voraussetzung für die Versorgung der Zellen ist ein funktionierender Kreislauf.

Die Diffusion ist abhängig von folgenden Faktoren:
- Diffusionsfläche
- Dicke der kapillaralveolären Membran bzw. Kapillarwand im Gewebe
- Partialdruckgefälle (◘ Tab. 9.1)
- Diffusionsgeschwindigkeit (jedes Gas hat eine eigene Diffusionsgeschwindigkeit, so diffundiert CO_2 ca. 20-mal schneller als O_2)

Für die Sauerstoffaufnahme ins Blut bzw. die Abgabe an die Zellen sind weitere Faktoren von Bedeutung:
- Sauerstoffangebot
- Durchblutung (Perfusion)
- Kontaktzeit der Erythrozyten → fließt das Blut langsam, ist genügend Zeit für den Gasaustausch, fließt das Blut sehr schnell, kann Sauerstoff nicht so gut aufgenommen bzw. abgegeben werden
- Anzahl der Erythrozyten bzw. Hb-Gehalt

Da das CO_2-Partialdruckgefälle in der Lunge sehr niedrig ist, ist für das „Abatmen" von CO_2 das Atemminutenvolumen/die Ventilation der entscheidende Faktor.

Lungenvolumina
- AZV = Atemzugvolumen (auch Tidalvolumen); die Menge Luft, die pro Atemzug eingeatmet wird:

◘ **Tab. 9.1** Partialdrucke

Ort	pO_2 in mmHg	pCO_2 in mmHg
Atmosphäre	159	0,3
Alveolen (Mischluft)	105	40
Lungenarterien	40	46
Organe	40	48
Lungenvene	100	40

- normal: 5–7 ml/kg KG
- AMV = Atemminutenvolumen, errechnet sich aus AZV × AF (Atemfrequenz)
- Inspiratorisches und exspiratorisches Reservevolumen: Luftmenge, welche nach normaler Ein- bzw. Ausatmung zusätzlich noch ein- bzw. ausgeatmet werden kann
- VK = Vitalkapazität = AZV + inspiratorisches + exspiratorisches Reservevolumen; Luftvolumen, welches nach tiefster Einatmung maximal ausgeatmet werden kann (3,5–6 l)
- Residualvolumen = Rest, der nach maximaler Ausatmung immer in der Lunge verbleibt
- TK = Totalkapazität = Volumen, das sich nach maximaler Einatmung in der Lunge befindet
- FRC = funktionelle Residualkapazität: Residualvolumen + exspiratorisches Reservevolumen; Luftvolumen, welches sich nach normaler Ausatmung noch in der Lunge befindet

9.2 Blutgasanalyse

Die Blutgasanalyse (BGA) dient der Bestimmung der im Blut gelösten Gase (vor allem O_2 und CO_2), zur Beurteilung des pulmonalen Gasaustausches, der Ventilation und des Säure-Basen-Haushalts (SBH).

■ **Parameter**
- pH: 7,36–7,44; Messgröße der H^+-Konzentration (Säuren geben H^+ ab, Basen nehmen H^+ auf), Aussage zum Gesamtsäureverhältnis des Blutes
- pCO_2: 36–44 mmHg (Neugeborene: bis 55 mmHg); Kohlendioxidpartialdruck; Maß für die pulmonale Ventilation (AF, Tiefe, AMV), teilweise auch für die Diffusionskapazität
- pO_2, Sauerstoffpartialdruck: ist sehr altersabhängig; Neugeborene: 60 mmHg; Erwachsene: 90 mmHg; Maß für die Diffusionsfähigkeit der Lunge, teilweise für die Ventilation, wichtigste Größe zur Beurteilung von intra- und extrapulmonalen Shunts
- HCO_3^-: 22–26 mmol/l; Standardbikarbonat; Maß für metabolische Kompensation des Säure-Basen-Gleichgewichts, ist eine errechnete Größe
- BE (Base Excess): ±3 mmol/l; Überschuss (BE+, wenig Säuren vorhanden) oder Mangel an Pufferbasen (BE–, Säureüberschuss), Titrationsmenge an benötigten Basen, um einen pH von 7,4 zu erzielen; Rechengröße, die vom Standardbikarbonat abgeleitet wird; gibt Auskunft über die metabolische Seite
- SO_2: 96–100 %, Sauerstoffsättigung des Hb; ermöglicht zusammen mit dem pO_2 eine Aussage über die Sauerstoffdissoziationskurve (◘ Abb. 9.1)

Normalerweise erfolgen die Messungen bei 37 °C; weicht die Körpertemperatur erheblich ab, sollte diese am Analysegerät nachgestellt werden, da es sonst zu Abweichungen besonders beim pO_2, pCO_2 und pH kommen kann.

■ **Probengewinnung**
- Verwendung von heparinisierten Kapillaren.
- Keine Luftblasen.
- Messung innerhalb von 5 min, da das Blut einen Eigenstoffwechsel hat und noch Sauerstoff verbraucht und CO_2 abgegeben wird (evtl. sonst Lagerung bei 4 °C).
- Arterielle BGA: Abnahmeort A. radialis, wichtig vor allem bei hohen Sauerstoffgaben, nur verwertbar bei Abnahmezeit unter 30 s, da sonst der pO_2 abfällt; bei häufigen Abnahmen ist das Legen einer arteriellen Verweilkanüle oder eines Nabelarterienkatheters sinnvoll.
- Kapilläre BGA: arterialisiertes Kapillarblut kann an der Ferse, dem Ohrläppchen, der Fingerbeere und an der Großzehe entnommen werden, wenn sie warm und gut durchblutet sind. Der pH stimmt mit den arteriellen Werten überein, der pCO_2 annähernd, der pO_2 aber überhaupt nicht.
- Venöse BGA: nur der pH lässt sich einigermaßen verwerten.

9.2 · Blutgasanalyse

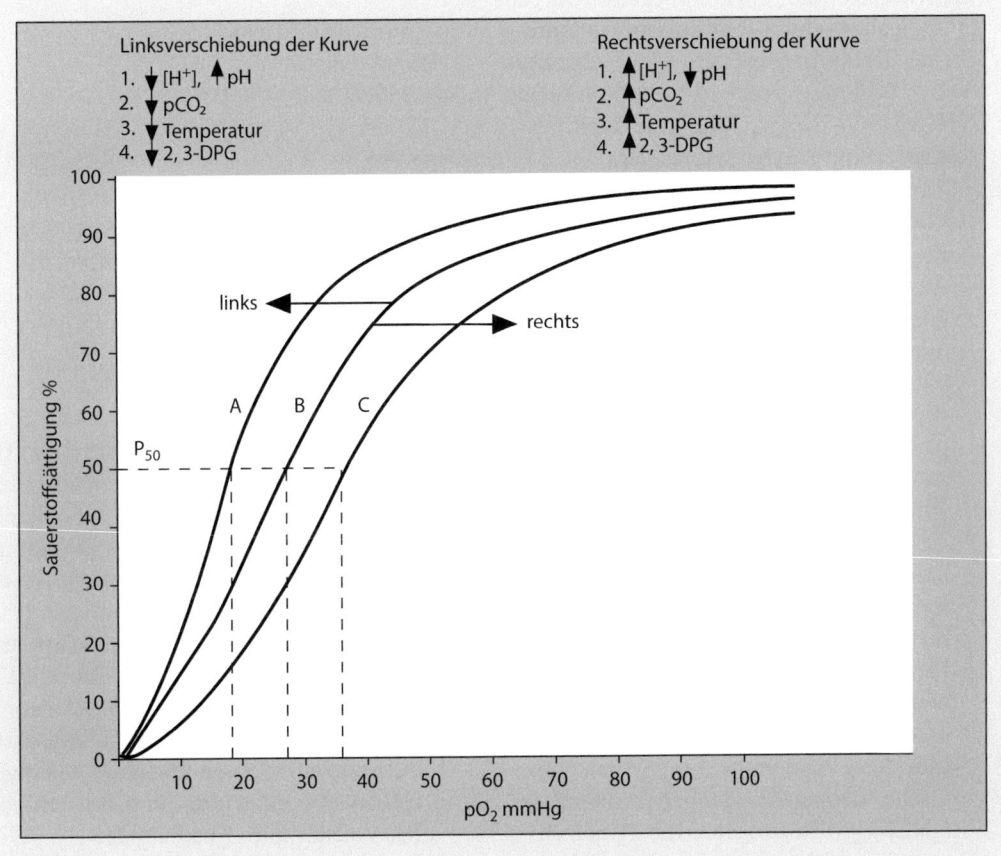

Abb. 9.1 Sauerstoffdissoziationskurve und ihre Verschiebungen. (Aus: Larsen 1992, Anästhesie und Intensivmedizin für Schwestern und Pfleger. 3. Aufl. Springer, Berlin Heidelberg New York Tokio)

Der Organismus ist bestrebt, den pH-Wert möglichst konstant zu halten. Beeinflusst wird der pH durch den Stoffwechsel, vor allem durch die Nierenfunktion und durch die Atmung. Störungen auf der einen Seite, z. B. im metabolischen Bereich, versucht der Organismus durch Veränderungen im respiratorischen Bereich zu beheben und umgekehrt. Gelingt dieser Ausgleich, d. h., bleibt der pH annähernd im Normbereich, sprechen wir von einer kompensierten Störung; weicht der pH ab, spricht man von einer dekompensierten Störung.

- **Regulation des Säure-Basen-Haushaltes (SBH)**

Blutpuffer: Im Blut gibt es verschieden Puffersysteme, die sehr schnell Veränderungen des pH-Wert ausgleichen können:

- Kohlensäure-/Bikarbonat-Puffer: $CO_2 + 2 H_2O \leftrightharpoons HCO_3^- + H_3O^+ \leftrightharpoons H_2CO_3 + H_2O$
- Protein-Puffer, besonders das Albumin
- Hämoglobin-Puffer: $Oxi\text{-}Hb^- + H^+ \leftrightharpoons Oxi\text{-}HbH$
- Phosphat-Puffer in den Erythrozyten: $HPO_4^{2-} + H^+ \leftrightharpoons H_2PO_4^-$

Erst wenn diese Puffersysteme nicht in der Lage sind, den pH zu regulieren, muss eine Kompensation über die Niere bzw. Lunge erfolgen:

- Lunge: Regulation der Atemarbeit übers Atemzentrum (pH, pCO_2) → Abatmen von flüchtigen Säuren (Kohlensäure bzw. CO_2), dadurch schnelle Regulation (innerhalb von Stunden) des pH, Kompensation metabolischer Störungen
- Niere: Regulation des pH über die Rückresorption und Ausscheidung von

Bikarbonat und Säuren (d. h. durch H^+-Abgabe oder -Resorption, entsprechend Kaliumresorption oder -abgabe) oder Bildung von Ammoniumionen $NH_3 + H^+ \rightarrow NH_4^+$, langsame Kompensation respiratorischer Störungen

- **Störungen des SBH**
- Azidose: pH < 7,36
  - Auswirkungen: Blutdruckabfall, vermindertes Herzzeitvolumen mit verminderter Nieren- und Leberdurchblutung, Hyperkaliämie mit Herzrhythmusstörungen, Anstieg des peripheren und pulmonalen Widerstands mit Rechtsherzbelastung, Verwirrtheit bis Koma, Muskelschwäche
  - Respiratorische: durch Hypoventilation infolge mechanischer Störungen des Atemapparates (Zwerchfellhochstand bei Ileus und Peritonitis, Pleuraergüsse, Rippenserienfraktur, neuromuskuläre Störungen), Schädigungen des Lungenparenchyms (Lungenödem, Pneumonie, Emphysem, chronische neonatale Lungenkrankheit – CNL[D]), Störungen des Atemzentrums (Schädel-Hirn-Trauma, Frühgeborene, Medikamente), chronisch obstruktive Erkrankungen (Asthma)
  - Metabolische: durch vermehrte endogene Säureproduktion bei Schock, Hypoxie, Diabetes mellitus, Verbrennungen, Hungerzuständen, Hypothermie, verminderte Säureausscheidung; bei Nierenschäden und schwerem Leberversagen; durch Vergiftungen mit z. B. Ethanol, ASS; durch Verlust körpereigener Basen bei Durchfall
  - Kombinierte, d. h. respiratorische und metabolische Störungen
- Alkalose: pH > 7,44
  - Auswirkungen: Hypoventilation, Tetanie, Hypoxie, Abfall des ionisierten Calciums und Hypokaliämie mit Herzrhythmusstörungen und Darmatonie, Adynamie, Blutdruckabfall
  - Respiratorische: bei psychogener Hyperventilation (Hysterie, Neurose, Angst, Schmerz, Schwangerschaft), bei organischen Erkrankungen (des zentralen Nervensystems, Schädel-Hirn-Trauma, Fieber), bei bestimmten Medikamenten (Phenole, Salicylate) → Hyperventilation
  - Metabolische: durch Verlust körpereigener Säuren (Erbrechen, Diuretika-, Laxanziengabe, Hyperaldosteronismus), durch Überangebot alkalischer Substanzen (Überpufferung, Massentransfusion, natrium- und kaliumhaltige Antibiotika, Furosemid)
  - Kombinierte, d. h. respiratorische und metabolische Störungen (Abb. 9.2)

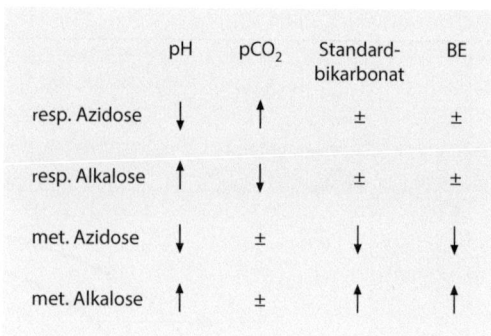

Abb. 9.2 Störungen des Säure-Basen-Haushalts

Es ist wichtig, die Ursache der Störung herauszufinden, da eine respiratorische bzw. metabolische Störung entsprechend behandelt werden muss. Dazu ist es wichtig, sich nicht nur die BGA anzusehen, vielmehr muss auch die Klinik des Patienten berücksichtigt (z. B. Hydratation, medikamentöse Therapie) und im Zusammenhang mit der BGA gesehen werden. Auch andere Laborparameter müssen beachtet werden, z. B. Blutzucker, K^+, Cl^-, Laktat, Urin-pH, Azeton im Urin. So bewirkt eine Hyperglykämie eine metabolische Azidose, d. h. eine Therapie der Hyperglykämie beim Diabetiker mit Insulin, und das Ersetzen des Flüssigkeitsverlustes behebt auch die metabolische Azidose. Eine Hyperkaliämie führt durch Aufnahme von K^+ in die Zelle bei gleichzeitiger Ausschleusung von H^+ zur Azidose und eine Hypokaliämie entsprechend zur Alkalose.

Therapie

> Im Vordergrund sollte die Therapie der Grunderkrankung stehen.

Bei dekompensierten Störungen des Säure-Basen-Haushalts muss man versuchen, den pH in den Normbereich zu bekommen, bis die Therapie der Grunderkrankung anschlägt:
— Respiratorische Azidose: Hyperventilation (evtl. *TRIS*-Puffer)
— Respiratorische Alkalose: Sedierung (evtl. Relaxierung), kontrollierte Normoventilation
— Metabolische Azidose: Gabe von $NaHCO_3$ 8,4 % (BE × 0,3 × kg KG) oder $NaHCO_3$ 4,2 % über separaten Venenzugang. $NaHCO_3$ 8,4 % nur zentralvenös verabreichen!
— Komplikation: Natriumanstieg im Extrazellulärraum, wodurch Wasser aus dem Intrazellulärraum gezogen wird → Gefahr des Hirnödems, Hirnblutung; Bildung von CO_2, welches vermehrt abgeatmet werden muss: $H_2CO_3 + H_2O \leftrightharpoons HCO_3^- + H_3O^+ \leftrightharpoons + CO2 + 2H_2O$
  – Natriumbikarbonat wird bevorzugt, da es ein natürlicher Puffer ist
  – Tris-(hydroxymethyl-)aminomethan (TRIS-/THAM)-Puffer: Bindung von Kohlensäure, Bikarbonat fällt als Nebenprodukt an, CO_2 fällt ab mit Gefahr der Hypoventilation; wird renal ausgeschieden; ist stark venenreizend; Gefahr der Hyperkaliämie und Hypoglykämie, da TRIS in die Zelle wandert und dabei Glukose mitnimmt und dafür Kalium aus der Zelle geschleust wird, $Tris + H_2CO_3 = TrisH^+ + HCO_3^-$
— Metabolische Alkalose: Therapie erst bei einem pH > 7,6 oder einem BE > +6 mval/l:
  – Leichte Form: Volumengabe, evtl. Kaliumsubstitution
  – Schwere Form: Gabe von Arginin- oder Lysinhydrochlorid 18,6 % verdünnt mit Aqua ad inj. 1:1 als Kurzinfusion über einen separaten Zugang (cave: Hyperosmolarität, Hämolyse, Gewebsnekrosen, Hirnblutung, intrazelluläre Azidose, Hyperventilation)

9.3 Atemtherapie

Die Atemtherapie wird bei entsprechender Indikation 1- bis 2-mal täglich von speziell ausgebildeten Physiotherapeuten durchgeführt. Trotzdem sollte jede Pflegekraft die Grundprinzipien beherrschen, da eine Atemtherapie regelmäßig prophylaktisch erfolgen und bei bestimmten Erkrankungen sehr häufig durchgeführt werden sollte (z. B. bei CNL, ANS, Dystelektasen, Atelektasen, Obstruktionen, bronchopulmonalen Infekten).

Gegebenenfalls sollte an eine adäquate Analgesie gedacht werden.

Ziel der Atemtherapie ist eine Verbesserung der Lungenbelüftung durch:
— Erweiterung der Atemwege
— Sekretmobilisation
— Sekrettransport

Möglichkeiten

Pflegekräfte sollten atemtherapeutische Maßnahmen nur nach entsprechender Anleitung durch Physiotherapeuten durchführen und vor allem über Risiken und Kontraindikationen informiert sein.
— Kontaktatmung: Hand flächig zum Rippenverlauf auf den Thorax legen; während der Einatmung wird durch leichten Gegendruck die Atmung gezielt vertieft. Die Ausatmung wird durch das Mitgehen der Hände ebenfalls unter leichtem Druck verlängert; möglichst im Atemrhythmus des Kindes arbeiten → Vertiefung der Atmung mit Erweiterung der Atemwege und dadurch bessere Sekretmobilisation.
— Vibrationen: Sie dienen der Mobilisierung und dem Transport des Sekrets in die größeren Bronchien, damit es dann abgesaugt bzw. leichter abgehustet werden kann. Es ist darauf zu achten, dass das Vibrieren unter leichtem Druck (nicht über der Wirbelsäule und nicht in Höhe der Nieren) nur während der Exspiration durchgeführt wird. Bei den hohen Atemfrequenzen der Früh- und Neugeborenen

ist dies jedoch schwer ausführbar, daher erfolgt eine ständige Vibration ohne Druck. Als Hilfsmittel eignet sich z. B. ein *Novafon®*. Eine Kombination mit Drainagelagerungen ist sinnvoll.
  - Kontraindikation: nicht bei Patienten mit erhöhtem Hirndruck, Entmineralisierungsstörungen, implantierten Schrittmachern, sonstigen Implantaten, Thoraxdrainagen und instabilem Thorax; bei Früh- und Neugeborenen ist an das erhöhte Risiko von Hirnblutungen zu denken.
- Drainagelagerung: Durch spezielle Lagerungen werden bestimmte Lungenabschnitte besser belüftet und damit der Sekretabfluss gefördert. Diese Maßnahme ist nur bei größeren Sekretmengen sinnvoll.
  - Drainagelagerungen sollten nicht direkt vor oder nach der Verabreichung der Mahlzeiten durchgeführt werden. Dauer einer Lagerung mindestens 20–30 min und möglichst 3- bis 4-mal/Tag.
  - Rückenlage und Oberkörperhochlagerung: Die oberen Lungenabschnitte werden besser belüftet, die unteren besser durchblutet; evtl. zusätzliche Dehnung durch Rückenrolle.
  - Rückenlage und Flachlagerung: Die vorderen mittleren Lungenabschnitte werden besser belüftet.
  - Kopftieflage: Die unteren Abschnitte werden besser belüftet; nur anwenden bei Toleranz des Patienten.
  - Seitenlage: Der oben liegende Teil des Lungenabschnittes wird besser belüftet; evtl. zusätzliche Dehnung durch kleines Lagerungskissen unter dem Brustkorb.
  - Bauchlage: Allgemeine Atemerleichterung, wenn das Abdomen frei gelagert wird durch Platzieren einer Rolle unter dem Schultergürtel und im Beckenbereich.
- Atemstimulierende Einreibungen nach den Prinzipien der Basalen Stimulation: Sie dienen der Vertiefung der Atmung. Dabei liegt der Patient auf dem Bauch oder befindet sich in sitzender Position, sodass der Rücken frei zugänglich ist. Es wird etwas Öl auf den Handflächen des Durchführenden und dem Rücken des Patienten verteilt. Beide Hände werden neben die Wirbelsäule im Bereich des Schultergürtels gelegt. Die Hände werden während der Ausatmung unter leichtem Druck an der Wirbelsäule leicht abwärts, dann zu den Thoraxseiten und anschließend während der Einatmung ohne Druck leicht aufwärts wieder in Richtung der Wirbelsäule geführt, sodass ein Kreis gebildet wird. Die Hände werden für den jeweils nächsten „Kreis" etwas tiefer geführt, bis hin zum Steiß. Die Hände werden dann eine nach der anderen wieder nach oben neben die Wirbelsäule gelegt und der Vorgang mehrfach wiederholt. Es wird dabei im Atemrhythmus der Pflegekraft gearbeitet, wobei sich dieser auf die älteren Patienten überträgt. Bei jüngeren Kindern muss man einen für das Kind individuellen Rhythmus finden.
- Förderung des Abhustens: Patienten regelmäßig zum Husten auffordern, möglichst in sitzender Position, ggf. durch flächigen Druck auf Operationswunden/Frakturen Schmerzen beim Husten lindern.
- Lippenbremse bei obstruktiver Erkrankung.
- Schnüffelatmung: Patient auffordern, in mehreren kleinen „Schnüfflern" einzuatmen, 2- bis 3-mal wiederholen → Mobilisation des Thorax, Anregung der Zwerchfellatmung.
- Flutter: kleines pfeifenförmiges Gerät; während der Ausatmung wird eine Metallkugel in Bewegung gesetzt und dadurch die bronchiale Luft in Oszillationen versetzt → Ablösen von Sekret, das dann abgehustet werden kann, Relaxation der Bronchialmuskulatur; es sollen 15–20 Exspirationen hintereinander durchgeführt werden; durch Veränderung im Neigungswinkel kann der Ausatemwiderstand verändert werden.

● **Inhalationstherapie**
- Beim spontan atmenden und beatmeten Patienten durchführbar

- Folgende Medikamente können vernebelt werden:
  - Bronchodilatatoren (z. B. Salbutamol)
  - Steroide
  - Antibiotika (z. B. Colistin, Tobramycin)
  - Anticholinergika (z. B. Ipratropiumbromid)
  - Vasodilatatoren (z. B. Iloprost)
  - Mukolytika (z. B. ACC)
- Effektivität ist u. a. abhängig von der Teilchengröße des erzeugten Aerosols und der Inhalationstechnik/Fähigkeit des Kindes, Anweisungen zu folgen
- Findet ein HME-Filter (Heat and Moisture Exchanger) Anwendung im Beatmungssystem, muss dieser zur Inhalation ausgebaut werden
- Zur Anwendung kommen folgende Systeme:
  - Pulverinhalator (Teilchengröße 0,4–6 µm; nur bei Spontanatmung)
  - Dosieraerosol (Teilchengröße 0,5–6 µm, Verabreichung in der Inspiration)
  - Düsenvernebler (Teilchengröße abhängig vom erzeugten Flow)
  - Aerosolgenerator (Teilchengröße 1–5 µm)
  - Ultraschallvernebler (Teilchengröße 0,5–3 µm)

9.4 Sauerstofftherapie

- **Indikation**

Eine Sauerstofftherapie ist bei einer Hypoxämie (p_aO_2 erniedrigt) infolge einer Diffusions- und/oder Ventilationsstörung indiziert, da sonst die Gefahr einer Hypoxie (Sauerstoffmangel im Gewebe) besteht:
- p_aO_2: bei Erwachsenen < 65 mmHg bei Neugeborenen < 50 mmHg
- Ziel: p_aO_2: bei Erwachsenen 70–100(–120) mmHg bei Neugeborenen 50–70 mmHg

Dabei muss immer die Grunderkrankung berücksichtigt werden. Bei chronischen Lungenerkrankungen mit permissiver Hyperkapnie (Asthma, CNL, CF) sollte Sauerstoff nur zurückhaltend verabreicht werden, da hier die Atemtätigkeit über den p_aO_2 gesteuert wird und die Gefahr einer Hypopnoe mit einem CO_2-Anstieg bis zur CO_2-Narkose besteht. Die restriktive Verabreichung gilt ebenfalls bei zyanotischen Vitien, da durch den bestehenden Rechts-links-Shunt das Blut in der Lunge nicht oxygeniert werden kann (▶ Abschn. 10.4.3).

- **Folgen eines O_2-Mangels**
- Anaerober Stoffwechsel
- Laktatazidose
- Vasokonstriktion der Pulmonalgefäße
- Myokardinsuffizienz
- Hypoxische Organschäden

- **Symptome einer Hypoxämie**
- Blässe, Zyanose (erst wenn ca. 5 g/dl Hb nicht gesättigt sind)
- Tachy-/Dyspnoe
- Tachykardie (später auch Bradykardie und Rhythmusstörungen)
- Primär Blutdruckanstieg
- Unruhe, Verwirrtheit
- Schwitzen
- Schläfrigkeit (meist bei gleichzeitiger Hyperkapnie)
- Bei Frühgeborenen/Neugeborenen: Hypothermie, Muskelhypo-/-hypertonie, Krämpfe

- **Ursachen**

Als Ursachen einer Hypoxämie sind Diffusions-, Ventilations- und Verteilungsstörungen zu nennen.

- **Diffusionsstörungen**

Durch Veränderungen im Bereich der kapillaralveolären Membran ist die Diffusion erschwert. Diese ist dabei abhängig von folgenden Faktoren:
- Differenz zwischen den Partialdrücken in den Alveolen und im Blut
- Diffusionsstrecke durch die kapillaralveolare Membran
- Diffusionsfläche = Alveolaroberfläche, die zur Verfügung steht
- Spezieller Diffusionskoeffizient, der für jedes Gas unterschiedlich ist

Insgesamt diffundiert CO_2 ca. 20-mal schneller als O_2, sodass bei einer Diffusionsstörung vor allem die Sauerstoffaufnahme gestört ist, z. B. bei:
- Lungenödem
- Lungenfibrose
- Sarkoidose
- Lungengefäßerkrankungen
- Emphysem
- CNL(D), BPD

Hypoventilation

Das Atemzug- bzw. Atemminutenvolumen ist verringert. Meist ist damit zusätzlich eine Hyperkapnie verbunden, da die CO_2-Abatmung vor allem von der Ventilation abhängig ist. In diesen Fällen sollte die Therapie auf die Erhöhung des Atemzug- bzw. Atemminutenvolumens ausgerichtet sein. Mit Verbesserung der alveolaren Belüftung erhöht sich auch die Sauerstoffaufnahme. Eine Sauerstoffgabe ist daher bei Ventilationsstörungen nur begrenzt wirkungsvoll.

- Zentral (fehlender/mangelnder Atemantrieb):
  - Anästhetika, Sedativa, Hypnotika
  - SHT
  - Schlaganfall, Hirnblutung
  - Unreifes Atemzentrum
  - Meningitis, Sepsis
  - Vergiftungen
  - Atemstillstand
- Neuromuskulär (insuffiziente Atemmuskulatur):
  - Muskelrelaxanzien
  - Morbus Duchenne, Myasthenia gravis
  - Störung der nervalen Leitung bei Tetanus, Botulismus, Polio
  - Thoraxtrauma
- Obstruktion (Atemflussstörung):
  - Asthma, chronische Bronchitis
  - Lungenemphysem
- Restriktion (geringe Lungenausdehnung):
  - Kyphoskoliose

Verteilungsstörungen

Das Verhältnis von Belüftung und Durchblutung ist gestört. In der Regel werden bei einer lokalen alveolaren Hypoventilation die Kapillaren eng gestellt und zwar so, dass das Blut zu belüfteten Bezirken umgeleitet wird. Diese hypoxische pulmonale Vasokonstriktion wird auch als Euler-Liljestrand-Mechanismus bezeichnet. Er kann durch verschiedene Faktoren wie Hyper-/Hypokapnie, erhöhten gemischt-venösen pO_2 oder Medikamente (Vasodilatatoren) gestört sein.

- Schlechte Belüftung – normale Perfusion (Blut fließt durch nicht belüftete Alveolen und wird nicht oxygeniert = pulmonaler Rechts-links-Shunt):
  - Atelektasen
  - Pneumo-/Hämatothorax, Pleuraerguss
  - Lungenödem
  - Pneumonie
  - ARDS, ANS
  - Fremdkörperaspiration
  - Bronchospasmus, Asthma
  - Emphysem
  - Kyphoskoliose
  - Adipositas
  - Interstitielle Lungenerkrankungen
- Normale Belüftung – schlechte Perfusion (belüftete Alveolen werden nicht durchblutet = Totraumventilation):
  - AV-Fistel
  - Herzfehler mit intrakardialem Shunt (Fallot, Ductus arteriosus Botalli)
  - Hypovolämie mit Hypotension
  - Lungenembolie/-thrombose

Sauerstoffbindungsstörungen

Sauerstoffbindungsstörungen können in der Regel nicht mit einer reinen Sauerstoffapplikation behandelt werden.

- CO-Vergiftung (Brände, Autoabgase): Sauerstoff wird nicht im ausreichenden Maße an Hämoglobin gebunden, da CO eine ca. 300-mal größere Bindungsfähigkeit besitzt. Je nach Schweregrad ist eine O_2-Therapie mit 100 % ausreichend oder es muss eine hyperbare Sauerstofftherapie eingeleitet werden, die jedoch nur in speziellen Zentren möglich ist.
- Met-Hb-Vergiftung (bei z. B. NO-Beatmung, Natrium-Nitroprussid-Gabe): Das Met-Hb enthält oxidiertes dreiwertiges Eisen, welches nicht zum Sauerstofftransport geeignet ist. Bei einem hohen Anfall ist die Methämoglobin-Reduktase nicht

9.4 · Sauerstofftherapie

in der Lage, das Met-Hb schnell genug enzymatisch abzubauen und es kommt zur Zyanose. Die Therapie besteht in der Gabe von Methylenblau i.v., welches den enzymatischen Abbau beschleunigt, in schweren Fällen ist eine Austauschtransfusion (▶ Abschn. 13.3.1) indiziert.

Die pulsoxymetrische Messung der Sauerstoffsättigung zeigt in diesen Fällen falschhohe Werte an, da das Gerät nur zwischen „beladenem" und „nichtbeladenem" Hämoglobin unterscheiden kann (▶ Abschn. 2.4.2).

- **Verordnung**

> Sauerstoff ist ein Medikament und muss ärztlich angeordnet werden.

- Dosierung: l/min (bei Verwendung eines Durchflussmessers entspricht die Mitte der Kugel in der Regel der Dosierung, Herstellerangaben beachten!) bzw. in % (z. B. 30 %) oder als F_iO_2 („Fraction of inspired oxygen concentration", z. B. F_iO_2 von 0,3)
- Dauer: intermittierend oder kontinuierlich
- Art der Verabreichung: Maske, Brille etc.
- Überwachung: z. B. Sauerstoffsättigung sowie Angabe der oberen und unteren Grenze

Sauerstoff ist in höheren Konzentrationen als der Einatemluft direkt toxisch für die Lunge infolge freier O_2-Radikale, die von Endothelzellen und Makrophagen gebildet werden. An Organen führen Hyperoxien in Abhängigkeit von der Höhe des pO_2 und Dauer der Exposition zu Entzündungsreaktionen bis hin zum Zelltod, die bei Frühgeborenen u. a. zu einer bronchopulmonalen Dysplasie (▶ Abschn. 9.9.2) oder einer Retinopathia praematurorum (ROP, ▶ Abschn. 7.5.8) führen können. Sauerstoffkonzentrationen > 60 % über einen längeren Zeitraum sollten aufgrund der Toxizität vermieden werden. Angestrebt werden sollten Konzentrationen < 40 % mit pO_2-Werten, die im Normbereich liegen. Eine Überwachung der Sauerstoffsättigung ist obligat (obere Grenze < 100 %), der pO_2 muss regelmäßig mittels BGA überprüft werden.

- **Möglichkeiten der Sauerstoffverabreichung**

Es wird zwischen invasiven (Endotrachealtubus/-kanüle) und nichtinvasiven Methoden unterschieden. Die nichtinvasiven Systeme unterteilen sich wiederum in Low-Flow- und High-Flow-Systeme. Bei den Low-Flow-Systemen wird meist 100 % Sauerstoff verabreicht, wobei beim Einatmen zusätzlich Raumluft angesogen wird, sodass die Sauerstoffkonzentration der Inspirationsluft vom eingestellten Flow (max. 5–6 l/min) und dem AZV des Kindes abhängig ist und damit schwanken kann. Bei den High-Flow-Systemen wird ein individuell einstellbares Luft-Sauerstoff-Gemisch mit Flüssen verabreicht, die über dem AMV des Patienten liegen, sodass die eingeatmete Sauerstoffkonzentration konstant bleibt.

Der zugeführte Sauerstoff sollte möglichst befeuchtet (Ziel 60–70 % relative Feuchte = RF) und angewärmt (Ziel 36–37 °C) werden. Kalte und trockene Atemluft kann zu Reizungen der Schleimhäute und im Bronchialsystem zum Eindicken des Sekrets führen. Weiterhin wird die Zilientätigkeit beeinträchtigt und damit die mukoziliäre Clearance des Atmungssystems. Bei Neu- und Frühgeborenen besteht darüber hinaus die Gefahr der Hypothermie. Bei optimaler Befeuchtung und Erwärmung der Einatemluft liegt die isothermische Sättigungsgrenze (37 °C, 100 % relative Feuchte = 44 g H_2O/l Luft) im Bereich der Bifurkation.

Die Atemgasbefeuchtung erfolgt bei den nichtinvasiven Methoden mit Aqua dest. über einen Kaltsprudler (maximal 20 % RF). Bei höheren Flussraten (>2 l/min) sollte eine Erwärmung und Befeuchtung des Sauerstoffs oder der Atemgase über aktive Atemgasbefeuchter (Verdunster, Vernebler oder Verdampfer) erfolgen.

Im Folgenden werden Anhaltswerte angegeben, sie können je nach Hersteller und Produkt variieren. Daher sind immer die Gebrauchshinweise zu beachten.

- **Brille:** Je nach Hersteller werden 4 oder 5 verschiedene Größen angeboten, die in der Regel auch DEHP(Diethylexylphthalat)-frei sind.
  - Sie eignet sich vor allem zur Dauertherapie.
  - Es können Konzentrationen von 40(–50) % bei einem Flow von maximal 6 l/min (Erwachsene) erreicht werden.
- **Nasal-oral-Brillen** (für Patienten > 30 kg erhältlich): Die Öffnungen werden nicht in die Nase eingeführt, sondern vor dem Naseneingang platziert, sodass der Sauerstoff auch über den oralen Weg aufgenommen werden kann. Der Flow darf maximal 3 l/min betragen, deshalb eignet sich diese Methode nur bei Patienten mit einem geringen Sauerstoffbedarf.
- **Nasensonde:** Sonde wird bis zum weichen Gaumen vorgeschoben (Abmessung Nasenspitze bis Ohrläppchen minus 1 cm).
  - Diese Methode eignet sich bei Patienten mit vorwiegender Mundatmung, bedingt durch eine Verlegung (z. B. durch Stenosen oder Atresien) oder Verstopfung der Nase.
  - Bei einem Flow von 6–8 l/min können Konzentrationen von 40–50 % erreicht werden.
  - Problem: Der Flow an der Rachenhinterwand wird als unangenehm empfunden, dadurch wird ein Katheter meist schlechter toleriert als z. B. eine O_2-Brille. Da der Flow direkt in den Rachenraum gelangt, wird außerdem der Magen eher aufgebläht.
- **Nasenkatheter:** Hierbei handelt es sich um einen Kunststoffkatheter, der an der Spitze mit einem Schaumstoffkissen versehen ist, das den Katheter in der Nase fixiert und die Schleimhaut vor Schäden schützt.
  - Bei einem Flow von 6–8 l/min können Konzentrationen von 30–50 % erreicht werden.
- **High-Flow-Brille/NHF (nasaler High Flow)/HHFNC (Humidified High Flow Nasal Cannula,** ▶ Abschn. 9.5): Über Stutzen, die nasal eingeführt werden und dabei das Lumen weitgehend ausfüllen, wird ein warmes und angefeuchtetes Luft-Sauerstoff-Gemisch zugeführt. In Abhängigkeit vom Flow und dem Gewicht der Kinder kann außerdem ein positiver Atemwegsdruck aufgebaut werden.
- **Maske:** Es werden verschiedene Größen als Einweg- oder Mehrwegmasken angeboten. Die Mehrwegmasken besitzen einen mit Luft gepolsterten Silikonring zur besseren Abdichtung bei größerem Tragekomfort und werden bei Patienten mit einer Sauerstofflangzeittherapie eingesetzt. Weiterhin wird zwischen offenen und geschlossenen Masken unterschieden.
  - Offene Masken haben keinen Reservoirbeutel, die Exspirationsluft entweicht über seitliche Öffnungen; bei einem Flow von 6–12 l/min sind Konzentrationen von 50–60 % erreichbar. Bei einem zu geringen Flow besteht die Gefahr eines CO_2-Staus im Maskenkörper, daher sollte der Flow über dem Atemminutenvolumen des Patienten liegen.
  - Geschlossene Masken haben einen Reservoirbeutel für Sauerstoff und ein Nichtrückatmungsventil, es können Konzentrationen von 70–100 % erreicht werden; dazu ist auf eine gute Füllung des Beutels zu achten und der Flow entsprechend zu regulieren.
  - Venturi-Masken: Sie sind mittels 6 Adaptern bzw. einem variablen Diluter (24–60 %) auf bestimmte Sauerstoffkonzentrationen genormt; es sind offene Masken, die jedoch meist einen etwas niedrigeren Flow (4–8 l/min) benötigen. Ein höherer Flow führt bei diesen Masken nicht zu einer Anhebung der Sauerstoffkonzentration.
  - Problem: Die Masken werden meist schlecht toleriert, da die Kommunikationsmöglichkeit der Patienten sowie die Nahrungsaufnahme stark eingeschränkt werden; ein Abnehmen der Maske würde sofort die Sauerstoffzufuhr unterbrechen.
- **Einleitung in den Inkubator** oder ins Wärmebett
  - O_2-Zufuhr erfolgt über die zentrale Sauerstoffversorgung des Inkubators.
  - Befeuchtung über Befeuchterkammer des Inkubators.

- Je nach Gerät Überwachung und Regelung der Sauerstoffzufuhr über eine integrierte Sauerstoffmesszelle oder eine externe Sauerstoffüberwachung.
- Probleme: Abfall des Sauerstoffs beim Öffnen der Klappen (Ausnahme: bei automatischer Steuerung), schlechte Beobachtung des Kindes bei Beschlagen der Wände durch zu starke Befeuchtung.

— Endotrachealtubus/Trachealkanüle/nasaler CPAP: Bei länger anhaltendem Sauerstoffbedarf über 40 % sind wegen der genaueren Dosierung und zur besseren Erwärmung und Anfeuchtung invasive Maßnahmen zu bedenken.

■■ **Berechnung des Inhalts einer Sauerstoffflasche**

Bei Verwendung einer Sauerstoffflasche für eine Sauerstofftherapie z. B. während eines Transportes, muss der Inhalt berechnet werden können, um abzuschätzen, für wie viele Minuten der Inhalt ausreicht.

— Berechnung des Inhalts einer Sauerstoffflasche:
- Aktueller Druck (Manometerstand) × Flaschengröße in l = Gesamtliter
— Berechnung der Minuten für eine Therapie:
- Gesamtliter dividiert durch l/min

■■ **Pflege: Allgemeine Maßnahmen**
— Oberkörperhochlagerung
— Langsam und tief einatmen lassen, evtl. Sedierung
— Geringe Manipulation und Belastung

■ **Probleme und mögliche Maßnahmen**
— Reizung der Nasenschleimhaut mit Schwellung und vermehrter Sekretbildung, Gefahr der Verstopfung der Nase und Entzündungen:
- Reinigen der Nase durch Schnäuzen oder mit Watteträgern
- Anfeuchten und Erwärmen des Sauerstoffs
- Wechsel der Wasserbehälter und Schläuche je nach Hersteller; eine tägliche Reinigung der Sonden/Masken und Brillen wird empfohlen – die Angaben zum Wechsel reichen von einmal täglich bis zu alle 2 Wochen; Sterilwassersysteme zur Anfeuchtung, z. B. *Respiflo*, können beim Patientenwechsel weiter verwendet werden und haben eine Standzeit von bis zu 72 Tagen (interne Hygienestandards beachten)
- Nasales Absaugen
- Evtl. Nasentropfen oder NaCl-0,9 %-Nasentropfen nach Verordnung verabreichen
— Austrocknung der oberen Luftwege:
- Anfeuchten und Erwärmen des Sauerstoffs, Kontrolle des Wasserstands und der Temperatur des Sprudlers/Verdampfers
- Nasen- und Mundpflege (▶ Abschn. 1.5)
— Druckstellen:
- Pflasterwechsel und Hautkontrolle alle 12–24 h
- Bei Anwendung von Kathetern oder Sonden alle 12 h das Nasenloch wechseln
- Hautpflege
- Sitz von Masken, Sonden oder Prongs kontrollieren
— Sauerstoffabfall/-schwankungen:
- Überwachung durch Sauerstoffsättigung und Sauerstoffmessgerät
- Kontrolle der Schläuche und der Nase auf Durchgängigkeit
- Manometerkontrolle der O_2-Flasche
- Sitz von Masken/Sonden kontrollieren
— Infektionsgefahr durch Feuchte bzw. auch durch zu trockenen Sauerstoff (Störung der Zilientätigkeit und des Selbstreinigungsmechanismus, trockenes Sekret):
- Wechsel der Systeme alle 24 h bzw. laut Hersteller, Inkubatorwechsel alle 3–7 Tage
- Verwendung von Aqua dest. bzw. länger haltbaren Sterilwasserbehältern, z. B. *Respiflo*
- Beschlagene Inkubatoren regelmäßig trocknen
- Bei trockenem Sauerstoff mit Störungen des Selbstreinigungsmechanismus:

Anfeuchten und Erwärmen der Atemluft, reichlich Flüssigkeit anbieten, NaCl-Inhalationen
- Temperaturprobleme durch kalten/warmen Sauerstoff:
  - Regelmäßige bzw. kontinuierliche Temperaturüberwachung
  - Bei Bedarf Wärmelampe bzw. Erwärmung des Sauerstoffs
  - Änderung der Verdampfertemperatur
- Überblähung des Magens durch hohen Flow:
  - Dicklumige Magensonde offen hochhängen
  - Gastrale Luftansammlungen häufiger abziehen
  - Wenn möglich Flow reduzieren
- Weitere Probleme: Bewegungseinschränkung/Platzangst, eingeschränkte Kommunikation, gestörte Nahrungsaufnahme, Intoleranz gegenüber der Verabreichungsmethode oder dem hohen Flow:
  - Ggf. Wechsel der Methode, Verlängerung der Schläuche
  - Für Ablenkung und Beschäftigung sorgen (Sedierung?)
  - Wenn möglich Flow reduzieren

- **Apparative Überwachung**
- Sauerstoffsättigung (Hyperoxämien sind nicht erkennbar)
- Transkutane pO_2-Sonde, evtl. in Kombination mit pCO_2-Messung:
  Da die Haut relativ dünn sein muss, ist diese Methode nur bei Frühgeborenen, Neugeborenen und Säuglingen indiziert
- Arterielle BGA
- Sauerstoffzufuhr (Messung in l/min, als F_iO_2 oder in %)

- **Klinische Überwachung**
- Herzfrequenz
- Blutdruck
- Atmung (Tiefe, Typ, Frequenz, Einziehungen, Nasenflügeln, Geräusch)
- Bewusstseinslage
- Aussehen, Beurteilung der Haut und Schleimhäute

- **Komplikationen bei der Sauerstofftherapie**

Sauerstoff in höherer Konzentration ist auf 2 Ebenen schädlich:
- Eine hohe Alveolarkonzentration hat direkte lungenschädigende Effekte → Lungentoxizität bei:
  - Dosierungen > 50 % und einer Verabreichungsdauer > 24 h
  - Konzentrationen < 40 % auch bei längerer Anwendung wahrscheinlich nicht toxisch
  - 100 % über max. 24 h wahrscheinlich nicht toxisch, wenn anschließend die Konzentration auf unter 40 % reduziert wird
- Ein hoher arterieller p_aO_2 führt zu vermehrter Bildung von reaktiven Sauerstoffverbindungen (Sauerstoffradikale), die in höheren Konzentrationen toxisch wirken

■■ **Mögliche Folgen**
- Pulmonale Vasodilatation mit Lungenüberflutung und Reduktion belüfteter Lungenareale in den unteren Abschnitten → Störung des Ventilations-Perfusions-Verhältnisses → pulmonaler Rechts-links-Shunt
- Interstitielles und intraalveolares Ödem, intraalveolare Blutungen durch Schädigung des Alveolarepithels und des Kapillarendothels
- Atelektasenbildung durch Resorption von Sauerstoff in schlecht belüfteten Alveolen
- Akute Tracheobronchitis
- Schädigung des Flimmerepithels mit Beeinträchtigung der mukoziliären Clearance
  - Diffuse alveoläre Schädigung durch Sauerstoffradikale → ARDS
- Dämpfung des Atemantriebs mit Gefahr einer Hyperkapnie
- Vasokonstriktion mit Gefahr der Minderperfusion von Niere, Gehirn und Herz

■■ **Zusätzlich bei Frühgeborenen**
- BPD mit Schäden an den Lungengefäßen

- Retinopathia praematurorum mit Neubildung von Netzhautgefäßen, Einblutungen mit evtl. Netzhautablösung und Erblindung (regelmäßige Augenarztkontrollen!)
- Störungen des Lungenwachstums
- Surfactantabfall
- Vasokonstriktion von Hirngefäßen und des Ductus arteriosus Botalli

9.5 Nasaler CPAP, CPAP und High Flow Nasal Cannula (HFNC)

Sowohl die gängigen High-Flow-Verfahren als auch CPAP (Continous Positive Airway Pressure) zählen zu den Unterstützungsverfahren für spontan atmende Patienten.

Außer über einen endotrachealen Tubus kann CPAP auch über eine Atemhilfe erzeugt werden. Hierbei werden ein Tubus bzw. Nasenprongs in den Nasen- oder Rachenraum vorgeschoben und mittels eines Beatmungsgeräts ein positiver Druck in den Atemwegen aufgebaut. Es besteht die Möglichkeit, zusätzlich zum PEEP eine Beatmungsfrequenz einzustellen. Diese Einstellung ist z. B. bei Frühgeborenen mit häufigen Apnoen sinnvoll.

- **Wirkung**

Durch positiven Atemwegsdruck und Widerstand in der Exspiration:
- Verhinderung eines Alveolarkollaps → Atelektasenprophylaxe
- Erhöhung der FRC (funktionellen Residualkapazität): Volumen, welches nach normaler Ausatmung in der Lunge verbleibt → Gleichgewicht zwischen den elastischen Kräften der Lunge bzw. des Thorax → Vergrößerung der Gasaustauschfläche → Verbesserung des pulmonalen Gasaustausches → Erhöhung des pO_2 und Verringerung des O_2-Bedarfs
- Vermehrte Ausschüttung von Surfactant → Verbesserung der Diffusion → Abnahme des pulmonalen Rechts-links-Shunts
- Alveolardehnung → Reizung pulmonaler und thorakaler Rezeptoren → Stimulation des Atemzentrums → Verbesserung der Spontanatmung
- Offenhalten der Atemwege und der Alveolen → Verbesserung der Resistance und der Compliance → Reduktion der Atemarbeit → Verringerung von obstruktiven Apnoen und Bradykardien, geringere Erschöpfungsgefahr
- Reduktion des Totraums

- **Indikation**
- Primäre Atemhilfe bei Frühgeborenen zur Vermeidung einer Intubation (Early-CPAP)
- Umgehen einer Intubation bzw. Reintubation bei Früh- und Neugeborenen
    - mit Oxygenierungsstörungen (nicht Hyperkapnie)
    - bei Erschöpfung, z. B. leichtem RDS, leichter Mekoniumaspiration, Pneumonie, transitorischer Tachypnoe beim Wet-lung-Syndrom oder bei Adaptationsstörungen (Hyperkapnie)
- Schonendes Abtrainieren vom Beatmungsgerät
- Verhinderung von Atelektasenbildung, z. B. bei Säuglingen mit leichten Muskeldystrophien
- Vermeidung von Apnoen bei Früh- und Neugeborenen mit Apnoeigung und/oder häufigen Bradykardien
- Offen-/Freihalten der Atemwege z. B. bei Säuglingen mit Pierre-Robin-Syndrom oder Tracheo-/Bronchomalazie, Bronchiolitis

- **Gefahren**
- Überblähung → Emphysem
- Pneumothorax
- Volutrauma
- Erschwerte Ausatmung mit CO_2-Retention
- Negative kardiovaskuläre Wirkung (Verminderung des venösen Rückstroms → RR-Abfall, Ödembildung etc.)
- Überblähung des Magens

- **Beatmungsgeräte**

Die Atemunterstützung kann teilweise durch herkömmliche Beatmungsgeräte bzw. über spezielle CPAP-Geräte (z. B. *Infant-Flow von*

Heinen & Löwenstein, Fisher & Paykel Bubble CPAP-System) erfolgen.

- **Spezielle Einstellungen der Beatmungsgeräte**

Moderne Geräte ermöglichen ein problemloses Umschalten von der invasiven auf die nichtinvasive Beatmung. Bei älteren Geräten ist Folgendes zu beachten.
- *Infant-Star:* Flow von 4 l/min, möglichst Demand-Flow, evtl. mit Atemfrequenz, günstig evtl. Backup-CPAP-Modus, Triggersensor muss gut kleben.
- *Babylog 8000:* Flow-Sensor entfernen und Blindstopfen einsetzen oder Stecker des Sensors ziehen, sonst ständig Alarm → Meldung „Störung Flowmessung – Messung aus" bestätigen, dann CPAP-Modus wählen.
- *Stephanie:* Pneumotachografen entfernen, Trigger auf „druckgesteuert" umstellen.

9.5.1 CPAP-Beatmung

- **CPAP-Geräte**
- High-Flow-Systeme bzw. Jet-Systeme (mindestens 8 l/min): sind meist lauter und führen eher zu einer Überblähung des Magens:
- Der hohe Flow fließt am Generator im Patientenansatz durch 1 oder 2 Düsen, wodurch der Flow zu einem Jet beschleunigt wird; dieser trifft auf die dahinterliegenden Öffnungen (Prongs), wobei sich die Luft in dem konisch verlaufenden Ansatz davor staut → Staudruck, der sich durch die Prongs auf die Atemwege überträgt; die überschüssige Luft ändert durch die konische Form ihre Strömungsrichtung und fließt von den Prongöffnungen weg und wird an die Umgebung abgeleitet → **Verringerung** des Ausatemwiderstands und der Überblähung des Magens, Schalldämpfer verwenden.
- Low-Flow-Systeme (4–7 l/min): evtl. kann es Schwierigkeiten geben, einen höheren PEEP zu erreichen und CO_2 ausreichend abzuatmen.

- **CPAP-Arten**
- Mononasal: Nasen- oder Rachen-Tubus (gekürzter Endotrachealtubus)
- Binasal: Prongs, z. B. *Infant-Flow, Hudson, Babyflow, Schaller, INCA, Medijet*
- Nasenmaske
- HHFNC (Humidified High Flow Nasal Cannula), ▶ Abschn. 9.5.2

- **Nasen-CPAP (hoher CPAP, mononasal)**

Der schwarz markierte Teil eines gekürzten Endotrachealtubus wird in ein Nasenloch bis kurz über die Choanen hinaus eingeführt. Durch den Flow werden die Rezeptoren des hinteren Rachenraums angeregt, das Atemzentrum stimuliert.

- **Rachen-CPAP (tiefer CPAP, mononasal)**

Der Tubus wird über ein Nasenloch in den Nasen-Rachen-Raum bis kurz vor den Kehlkopf eingeführt. Bei jedem Atemzug entsteht ein positiver Druck im hinteren Rachenraum, dies bewirkt eine Blähung der Lunge. Außerdem wird die Zunge durch den Tubus daran gehindert, zurückzufallen. Der Rachen-CPAP wird vom Arzt unter Sicht gelegt und die angegebene Länge in der Kurve dokumentiert → Gefahr der Verlegung des Larynxeingangs.

- **Binasaler CPAP (Prongs, Nasenmaske)**

Die beiden kurzen Nasentuben, die über eine Brücke/Steg miteinander verbunden sind, werden in die Nasenlöcher eingeführt. Der Durchmesser der Nasentuben sowie die Steglänge zwischen den Nasenlöchern müssen individuell ausgesucht werden. Die Fixierung erfolgt über spezielle Mützen/Kopfbänder mit Klettbändern, die an den Ösen des Nasenteils eingehakt werden (◘ Abb. 9.3). Prongs, Mützen und Kopfbänder gibt es in verschiedenen Größen. Die Magensonde muss bei Verwendung von Prongs oral gelegt werden. Die Systeme lassen sich über mitgelieferte Verbindungsschläuche mit herkömmlichen Beatmungssystemen verbinden.

Vorteile der Prongs:
- Da die Nasentuben recht kurz sind und die Fixierung nicht mit Pflaster erfolgt,

9.5 · Nasaler CPAP, CPAP und High Flow Nasal Cannula (HFNC)

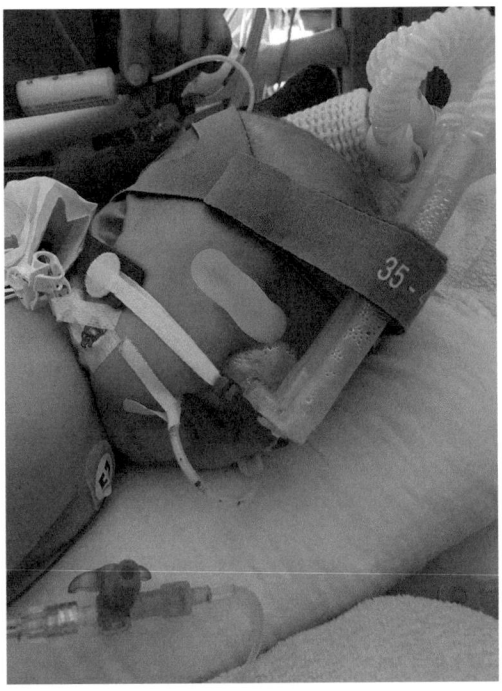

Abb. 9.3 Masken-CPAP und orale Magensonde

werden Haut und Nasenschleimhaut sowie die Choanen geschont.
- Es wird weniger Sekret gebildet, daher muss weniger abgesaugt werden. Das nasale Absaugen und der Wechsel sind einfacher möglich und daher insgesamt nicht so belastend, da nur die Klettbänder gelöst werden müssen.
- Der PEEP kann besser aufrechterhalten werden, da der Druck über die abgedichteten Nasenlöcher nicht verloren geht.
- Durch die 2 Tuben wird das Septum nicht in eine Richtung verdrängt und es entstehen keine unterschiedlich großen Nasenlöcher.
- Insgesamt werden die Prongs besser toleriert.

Nachteile der Prongs:
- Die Prongs verrutschen leicht bei mobilen Kindern, wodurch es zu Leckagen kommt.
- Gefahr der Druckstellen vor allem im Bereich des vorderen Nasenseptums.
- Austrocknung der Nasenschleimhaut.
- Das Gesicht der Kinder wird durch die Schläuche und die Klettbänder weitgehend verdeckt.
- Aufwendige Fixierung durch eine Mütze, mit einer Fixierung an der Stirn und 2 Zügeln über die Wange → Druck und Läsionen auf Nase, Stirn und Mittelgesicht.
- Durch die Mützen können periphere venöse Zugänge am Kopf nur in Ausnahmefällen gelegt werden, außerdem können sie zu Verformungen des Kopfes führen.
- In Notfällen ist eine Beutelbeatmung nicht so schnell möglich, da erst die Klettbänder gelöst und die Prongs entfernt werden müssen.
- Da das Lumen beider Nasenlöcher verlegt ist, muss die Magensonde oral gelegt werden, was gerade von älteren Frühgeborenen oder Neugeborenen schlechter toleriert wird.
- Das Fixieren der Prongs sowie die Lagerung des Kindes erfordert einige Übung.
- Es wird spezielles Material benötigt, verbunden mit entsprechenden Kosten.

Nasenmasken
Manche Hersteller liefern neben den Prongs auch kleine Nasenmasken, die im Wechsel mit den Prongs eingesetzt werden. Sie können anstelle der Prongs mit dem Beatmungssystem verbunden werden. Sinnvoll ist ein regelmäßiger Wechsel zwischen Prongs und Nasenmaske, um Schäden zu vermeiden bzw. zu minimieren. Bei sehr unreifen Kindern können die Masken zu Deformitäten im Bereich des Gesichtsschädels führen.

Vorbereitung und Material
Funktionsbereites Beatmungsgerät bzw. CPAP-Gerät mit Möglichkeit zum Anfeuchten und Erwärmen der Atemluft.

Mononasaler CPAP
- Weicher, zur Totraumreduzierung gekürzter Endotrachealtubus, Innendurchmesser von 2,5–3,0–3,5; größere Tuben können besser abgesaugt werden als kleinere und müssen dadurch weniger oft gewechselt werden

- Pflasterstreifen wie zur Fixierung eines Endotrachealtubus
- NaCl 0,9 %, Panthenol oder Gleitgel, um den Tubus gleitfähig zu machen
- Evtl. Hautschutz mit z. B. Hydrokolloidverband oder *Cavilon*-Hautschutzfilm

▪▪ Binasaler CPAP
- Individuell angepasste Prongs
- Mütze (Größenangaben unbedingt beachten) oder Stirn-/Kopfbänder zur Fixierung
- Ggf. passende Ansatzstücke zur Verbindung mit dem Beatmungssystem

• **Durchführung und Überwachung**
- Tubusspitze gleitfähig machen, vorsichtig in die Nase einführen und unter drehenden Bewegungen so weit wie gewünscht vorschieben, ggf. Hautschutz auftragen und Tubus mit Pflaster fixieren oder Prongs vorsichtig in die Nase einführen und mit den Fixierbändern so fixieren, dass der Steg keinen Kontakt mit dem Nasenseptum hat (evtl. mit zugeschnittenem Schaumverband polstern)
- Mit den Beatmungsschläuchen verbinden
- Positiven Druck, in der Regel zwischen 3 und 5 cmH$_2$O, einstellen
- Flow-Einstellung je nach Gerät
- Gute Monitorüberwachung, sinnvoll eingestellte Alarmgrenzen
- Sorgfältige Krankenbeobachtung
- Blutgasanalysekontrollen
- Regelmäßiger Wechsel bzw. Reinigung des Tubus/der Prongs

• **Komplikationen**
- Belastung der Nasenschleimhäute und des Nasenseptums, evtl. Nekrosenbildung
- Unruhe, schlechte Toleranz
- Nahrungsunverträglichkeit durch Überblähung des Magens und des Darms; evtl. erhöhte Neigung zum Spucken oder Erbrechen
- Beim Rachen-CPAP Verlegung der Atemwege durch zu tiefe Lage
- Evtl. Steigerung der Sekretproduktion
- Tubusverlegung durch Sekret
- Dislokationen

• **Pflege**
- Bei Bedarf Absaugen des Nasen-Rachen-Raumes, um Sekretansammlungen vor dem Tubus/den Prongs zu verhindern, bei Prongs und Maske treten seltener Sekretprobleme auf
- Regelmäßige Lagekontrolle
- Tubus zum Absaugen nie anspülen, da Aspirationsgefahr besteht!
- Prong/vorbereiteter Tubus zum Wechseln am Platz!
  - Wechsel des Nasentubus alle 4–6–8 h je nach Menge des Sekrets, evtl. auch das Nasenloch wechseln; Nasenprongs werden nur gereinigt und bei Bedarf ausgetauscht
  - Wechsel des Rachentubus je nach Menge des Sekrets mindestens 1-mal/Tag
- Sorgfältige Mund-, Nasen- und Lippenpflege; bei Prongs sollte keine Nasensalbe, sondern z. B. nur NaCl 0,9 % Lösung zur Nasenpflege verwendet werden, da sonst die Prongs hin- und hergleiten können, was die Schleimhaut irritieren würde
- Mütze einmal pro Schicht entfernen → Kontrolle des Kopfes und der Haut hinter den Ohren (feuchte Kammer):
  - Mützengröße ggf. anpassen → zu kleine Mütze kann zu Schädeldeformitäten führen, bei zu großen Mützen stimmen die Fixationspunkte nicht
- Auf Hautschutz achten
- Bei High-Flow-Systemen zum Lärmschutz evtl. Schalldämpfer und ggf. Ohrpolster einsetzen
- Gute Befeuchtung und Erwärmung der Atemluft; invasiven Modus am Befeuchtersystem einstellen (sonst Auskühlungsgefahr, Sekreteindickung)
- Sauerstoffzufuhr erfolgt abhängig von den Sättigungswerten
- Durch den ständigen Luftstrom gelangt viel Luft in den Magen, deshalb möglichst eine großlumige Magensonde, offen hochhängend (regelmäßige Bauchmassage, bei Bedarf Darmrohr); leichte Oberkörperhochlagerung
- Bei offenem Mund der Kinder baut sich kein positiver Druck auf; es kann daher

sinnvoll sein, den Kindern einen Schnuller anzubieten

Kinder mit nasalem CPAP können z. T. trinken und evtl. auch gestillt werden. Dieses muss vorsichtig ausprobiert werden und erfolgt nur unter genauer Überwachung, da die Gefahr der Aspiration erhöht ist.

Sind die Kinder über einen längeren Zeitraum stabil, kann mit der Entwöhnung begonnen werden. Es werden anfangs kurze nCPAP-Pausen gemacht, die langsam gestreckt werden, wenn die Kinder weiterhin stabil sind. Einige Zentren ziehen das Beenden der CPAP-Therapie dem graduellen Weaning vor. Die Studienlage hierzu ist eher dürftig.

9.5.2 HHFNC – Humidified High Flow Nasal Cannula

Nichtinvasive Atemunterstützung für spontan atmende Früh-, Neugeborene sowie Kinder und Jugendliche. Appliziert wird angewärmte und angefeuchtete Luft mit oder ohne zusätzlichen Sauerstoff über spezielle Nasenkanülen, die am Eingang der Nasenlöcher platziert werden. Vom Aussehen ähneln die Systeme Sauerstoffbrillen, entsprechend ist die Fixierung einfacher als beim binasalen CPAP. Die Flow-Geschwindigkeiten liegen bei bis zu 30 l/min (je nach angewendetem Gerät), wodurch ein kontinuierlicher positiver Atemwegsdruck aufgebaut werden soll (ähnelt dem Prinzip des Jet-CPAP) → „Mini-CPAP". Die Inspirationsauslösung und Atemarbeit übernimmt der Patient.

Die Datenlage zur Generierung eines therapeutisch wirksamen PEEPs unter High-Flow-Therapie ist nach wie vor spärlich.

- **Berechnung des PEEP unter HHFNC**

PEEP in $cmH_2O = 2,6 + (0,8 \times$ Flow in Liter$) - (1,4 \times$ Körpergewicht in kg$)$.

- **Besonderheiten**
— Atemgas wird mit Flüssen verabreicht, die den inspiratorischen Fluss übersteigen
— Atemgas wird erwärmt und angefeuchtet
— Applikation über Nasenbrille und Gasmischer bzw. Beatmungsgerät
— Auswahl der Nasenkanülen nach Alter und Gewicht des Patienten, max. 50 % der Nasenlöcher soll bedeckt werden

- **Wirkung**
— Verbesserung der Oxygenierung (Reservoirfunktion des Nasopharynx)
— Verbesserung der CO_2-Elimination
— Reduktion des Atemwegwiderstands, positiver Einfluss auf die Atemarbeit
— Erhalten der intakten physiologischen Schleimhäute und deren Funktion (Infektionsprophylaxe)

- **Vorteile**
— Steigerung des Patientenkomforts, da kein störender Fremdkörper in der Nase, wird besser toleriert
— Einfachere Fixierung auf der Wange, kein Druck auf das Mittelgesicht, Kopf bleibt ggf. zugänglich für periphere Verweilkanülen
— Einfaches Handling (Känguruhen, Füttern, Stillen)
— Geringer Absaugbedarf
— Drücke sind je nach System messbar (bis zu 8 cm H_2O bei Neonaten)

- **Nachteile**
— Geräuschpegel, Konjunktivitis?
— Drücke abhängig von Leckage, Prongs, Mundöffnung, Anatomie und Gewicht

9.6 Maskenbeatmung/NIV

Die Maskenbeatmung ist eine nichtinvasive Beatmungsform (NIV = noninvasive Ventilation) und erfolgt i. d. R. über eine industriell vorgefertigte oder individuell angepasste Nasenmaske. Bei Patienten mit Mundatmung bzw. ungenügendem Mundschluss (Druckverlust) muss ggf. eine Nasen-Mund-Maske oder sogar Gesichtsmaske (Full-Face-Maske) verwendet werden. Allerdings ist dabei die Aspirationsgefahr im Falle eines Erbrechens stark erhöht und die Kommunikation sowie Nahrungsaufnahme erschwert.

Hauptziel dieser Beatmungsform ist es, die erschöpfte Atemmuskulatur zu entlasten, Atelektasen zu verhindern und eine Erhöhung der funktionellen Residualkapazität zu erreichen. So kann in der Klinik evtl. eine Intubation umgangen bzw. eine frühe Extubation ermöglicht werden, z. B. postoperativ nach Herz- oder Skolioseoperationen bzw. bei Patienten mit Muskeldystrophie oder reduzierter Lungenkapazität. Auch im Rahmen der Vermeidung von ventilatorassoziierten Pneumonien gewinnt die NIV-Beatmung in den Kliniken mehr an Bedeutung. Ist eine postoperative Maskenbeatmung geplant, sollte eine präoperative Anpassung und Gewöhnung durchgeführt werden. Moderne Beatmungsgeräte ermöglichen ein direktes Umstellen von einer invasiven Beatmungsform auf eine nichtinvasive, sodass kein Wechsel des Geräts notwendig ist. Als Beatmungsformen sind CPAP, PSV (Pressure Support Ventilation), BIPAP (Biphasic Intermittent Positive Airway Pressure), kontrollierte sowie synchronisierte Beatmungsformen möglich.

- **Vorteile**
- Verbesserung der Ventilation → Senkung des pCO_2
- Schutz vor Atelektasen
- Verbesserung des pulmonalen Gasaustausches
- Physiologische muköziliäre Clearance
- Entlastung der Atemmuskulatur
- Beatmungspausen/intermittierende Beatmung möglich
- Geringerer Sedierungsbedarf
- Sprachliche Kommunikation
- Eigenständige orale Nahrungsaufnahme
- Bessere Mobilisation

- **Nachteile**
- Bei Kindern evtl. fehlendes Verständnis, mangelnde Kooperation, schlechte Patientencompliance
- Angstzustände
- Aspirationsgefahr
- Höherer Personal- und Zeitaufwand

Die Maskenbeatmung eignet sich besonders als nächtliche intermittierende positive Druckbeatmung (NIPPB oder NIPPV = Noninvasive Positive Pressure Breathing/Ventilation) zu Hause bei chronischen pulmonalen Problemen zur Vermeidung von Erschöpfung und Atelektasen. Die Anpassung der Maske und Gewöhnung an den Respirator erfolgen im Allgemeinen in der Klinik.

Für die Heimbeatmung stehen meist einfachere kleinere Geräte, z. B. *Breas, Ultra, Elisee, Vivo* zur Verfügung, die für Notfälle und Transporte auch mit einem Akku versehen sind. Eine Sauerstoffzumischung sowie die Erwärmung und Befeuchtung der Atemgase über einen Heiztopf oder speziellen Wärmefeuchtigkeitsaustauscher müssen möglich sein (wird zwischen Maske und Beatmungsschläuchen angebracht). Als Beatmungsformen kommen CPAP, aber auch assistierte und sogar kontrollierte Formen infrage, je nach Grunderkrankung und Bedarf. Die Geräte sind mit einer Tastensperre versehen, sodass ein Verstellen der Parameter durch nicht autorisierte Personen ausgeschlossen ist.

- **Indikation**
- Heimbeatmung:
  - Muskelerkrankungen
  - Neuromuskuläre Störungen
  - Undine-Syndrom
  - Schlafapnoe-Syndrom
  - Hohe Querschnittslähmung
  - Thoraxdeformitäten
  - Tracheo-/Broncho- oder Laryngomalazie
- Klinikbeatmung:
  - Dekompensation bei Asthma bronchiale
  - Thoraxtrauma
  - Lungenödem
  - Schwere Pneumonien
  - Atelektasen
  - Postoperativ nach Thoraxeingriffen
  - Erschöpfungszustände nach Extubation

- **Voraussetzungen**
- Maske:
  - Sie sollte durchsichtig sein, um Erbrechen erkennen zu können.

- Muss gut abdichten und gut abgepolstert sein (zur Vermeidung von Druckschäden).
- Befestigung z. B. über eine Kopfhaube mit Klettverschlüssen.
- Geringer Totraum.
- Bei einer reinen Nasenmaske muss gewährleistet sein, dass nur wenig Luft über den Mund entweicht, evtl. ist eine spezielle Mundstütze erforderlich.
— Patienten müssen kooperativ sein, deshalb ist meist ein gewisses Alter und geistige Reife erforderlich.
— Atemantrieb und Schutzreflexe wie Husten und Schlucken müssen erhalten bleiben.
— Es dürfen keine Verletzungen im Gesicht oder HNO-Bereich vorliegen.
— Monitorüberwachung:
  - HF, Respiration, Sauerstoffsättigung, evtl. endexspiratorischer CO_2.
— Absaugung und Möglichkeit zur Sauerstoffgabe.
— Im Klinikbereich muss bei Akutpatienten die Möglichkeit der Intubation und invasiven Beatmung gegeben sein.
— Patient und Angehörige bzw. Pflegepersonen müssen sorgfältig eingewiesen werden.

■ **Gewöhnung**

Die Gewöhnung sollte behutsam und in kleinen Schritten erfolgen. Der Patient bestimmt das Tempo, da es sonst zu einer Ablehnung kommen könnte. Es muss eine gute Beobachtung und Überwachung des Patienten erfolgen:
— Geeignete Maske suchen (eine individuell angepasste Maske sollte erst angefertigt werden, wenn die Maskenbeatmung vom Patienten als Dauertherapie akzeptiert ist)
— Verfahren dem Patienten in einfachen Worten erklären
— Maske erst einmal vorsichtig aufsetzen, bis er sich daran gewöhnt hat
— Kopfhaube aufsetzen und die Maske so befestigen, dass sie abdichtet
— Anschluss des Beatmungsgerätes und Beginn der Beatmung mit einer niedrigen Einstellung für einen kurzen Zeitraum
— Beatmungszeiten langsam steigern, ebenso die Einstellung (Blutgaskontrollen!)

— Kontrolle der Haut auf Druckstellen
— Bei Heimbeatmung wird meist eine Beatmung während der Nacht angestrebt, sodass der Patient sich tagsüber frei bewegen kann; evtl. kann auch tagsüber stundenweise eine Beatmung notwendig sein

■ **Komplikationen und Probleme**
— Undichte Maske → Sitz kontrollieren, andere Größe oder Modell auswählen bzw. individuell anfertigen lassen; cave: Maske nicht fester fixieren, da dadurch meist nur die Dekubitusgefahr erhöht wird
— Druckstellen im Gesichtsbereich, vor allem Nasenwurzel → ggf. Hautschutz mit Hydrokolloidgel, Masken mit Gelrand
— Überblähung des Magens mit Gefahr des Erbrechens und der Aspiration
— Bindehautentzündung durch Luftzug
— Intoleranz, Ängste und Unruhe des Patienten
— Schlafstörungen
— Ausgetrocknete Schleimhäute → Nasen- und Mundpflege, aktive Befeuchtung des Systems
— Unterbrechung für die Nahrungsaufnahme und zum Sprechen bei der Full-Face-Maske

9.7 Invasive Beatmung

9.7.1 Endotracheale Intubation

Hierunter versteht man die Einführung eines Tubus über den Kehlkopf in die Trachea.

■ **Ziel**
— Sicherung der Atemwege
— Möglichkeit der maschinellen Beatmung
— Schutz vor Aspiration
— Absaugen von Bronchialsekret wird erleichtert

■ **Indikation**
— Pulmonal: alle Arten von Lungenerkrankungen, z. B. A/RDS, Surfactantmangel, Aspiration, Pneumonie, Atelektasen; Zufuhr hoher Sauerstoffkonzentration

- Verlegung der Atemwege, z. B. durch Fremdkörper, Epiglottitis, Granulome
- Zentral: Schädel-Hirn-Trauma, zerebrale Krampfanfälle, Störungen des Atemzentrums (z. B. schwere Infektionen)
- Kardial: Entlastung bei Vitien
- Diagnostisch und therapeutisch: Bronchoskopie, Bronchiallavage
- Sicherung der Atemwege, Aspirationsschutz, z. B. bei Operationen, Magenspülungen
- Reanimation

■ **Anatomische Grundbegriffe**
- Larynx = Kehlkopf: wird aus verschiedenen Knorpeln (z. B. Schildknorpel = „Adamsapfel", Ringknorpel und Stellknorpel) und der Epiglottis gebildet; der Kehldeckel verschließt beim Essen den Eingang zu den Atemwegen; im Kehlkopf befindet sich die Glottis
- Glottis: Raum zwischen den Stellknorpeln mit Stimmritze und den Stimmbändern

Die anatomischen Unterschiede im erweiterten Rachenbereich zwischen Erwachsenen und Kindern müssen bekannt sein, um die Bedingungen einer Intubation zu verstehen. Kindlicher Larynx und Glottis sitzen insgesamt höher und weiter ventral, ▶ Abschn. 17.2.
- Die Epiglottis beim kindlichen Larynx ist im Verhältnis länger und schmaler, hat eine Omega-Form (Ω) und ist weicher.
- Der Kehlkopfeingang ist enger und kann bei bestimmten Erkrankungen sehr leicht und rasch zuschwellen. Die Stimmritze liegt in Höhe der Wirbelkörper C3–C4 (bei Erwachsenen C5–C6). Erst nach ca. 2 Jahren sitzt die Glottis in Höhe C5. Die Höhe des Kehlkopfeingangs sowie deren Form ermöglicht es Säuglingen, gleichzeitig zu trinken und Luft zu holen.
- Die Trachealknorpel beim Kind sind weicher und die Trachea verläuft mehr nach dorsal. Die Trachealschleimhaut ist lockerer und reagiert sensibler mit Schwellung.
- Die engste Stelle beim Erwachsenen ist die Glottis. Die engste Stelle kann beim Kind 1 cm unterhalb der Stimmbänder (= subglottisch) liegen.
- Der Hals bei Kindern ist insgesamt kürzer, außerdem muss bei der Lagerung zur Intubation der größere Hinterkopf berücksichtigt werden.

Die anatomischen Verhältnisse beim Kind machen deutlich, dass bei zu starker Überstreckung des Kopfes die Atemwege verlegt werden, deshalb sollten Säuglinge und Neugeborenen immer in „Schnüffelposition" zur Intubation gelagert werden, erst mit zunehmenden Alter wird der Kopf mehr überstreckt. Die Kopfstellung bei der Intubation entspricht derjenigen bei der Maskenbeatmung bzw. Beatmung ohne Hilfsmittel (▶ Abschn. 2.2).

Vor jeder Intubation ist zu klären, ob sie oral oder nasal erfolgen soll. Außerdem sollte das Kind hinsichtlich möglicher Intubationsschwierigkeiten untersucht werden (▶ Abschn. 18.5).

■ **Möglichkeiten der Intubation**
- Orotracheale Intubation: Wird in Akutsituationen durchgeführt, da sie einfacher ist, und vor Operationen, sofern keine längere Nachbeatmung geplant ist, ebenso bei bestimmten Fehlbildungen der Nase (Choanalatresie) sowie bei Vorliegen von Kontraindikationen für nasale Intubation (z. B. SHT, Schädelbasisfraktur) (◘ Abb. 9.4); bei oral intubierten Patienten kann ein Beißschutz (z. B. Guedel-Tubus; *cave:* Würgereiz bei nicht tief sedierten Patienten) notwendig sein
- Nasotracheale Intubation bei allen langzeitintubierten Patienten:
  - Kontraindikationen: Schädelbasisbruch, Frakturen im Bereich des Mittelgesichts, evtl. Gerinnungsstörungen
  - Vorzüge: Die Fixierung ist sicherer und einfacher, die Mundpflege einfacher durchzuführen, angenehmer für den Patienten, Würg- und Hustenreize werden minimiert (◘ Abb. 9.5)
  - Nachteil: Sinusitis, Druckstellen an Nasenflügeln und -septum

9.7 · Invasive Beatmung

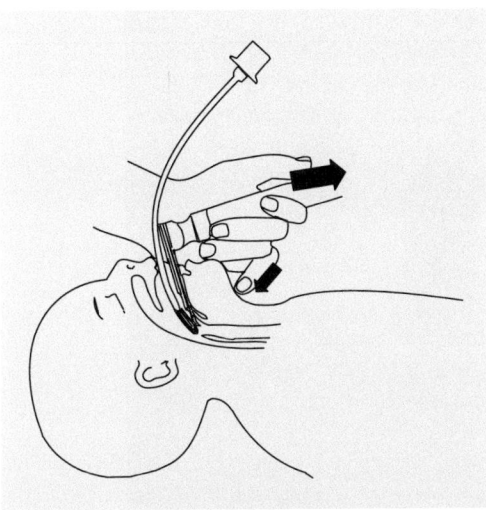

Abb. 9.4 Orotracheale Intubation. (Aus: Dorsch 1991, Pädiatrische Notfallsituationen. Mit freundlicher Genehmigung von MMV, München)

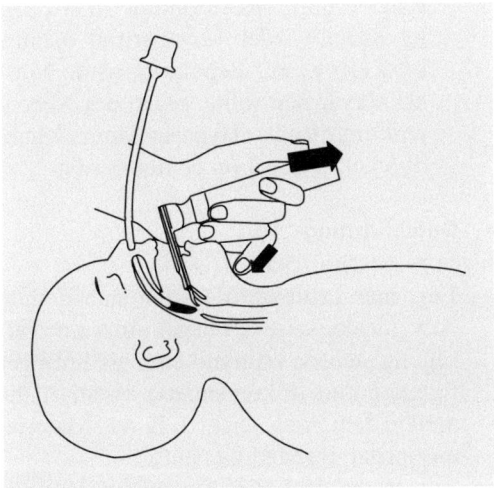

Abb. 9.5 Nasotracheale Intubation. (Aus: Dorsch 1991, Pädiatrische Notfallsituationen. Mit freundlicher Genehmigung von MMV, München)

Tab. 9.2 Auswahl des richtigen Tubus (*ID* = Innendurchmesser)

Alter	Gewicht	Tubusgröße
Frühgeborene	>1000 g	ID 2,0–2,5
	<1500 g	ID 2,5
	>1500 g	ID 3,0
Neugeborene	–	ID 3,0–3,5
6–12 Monate	–	ID 3,5–4,0
>1 Jahr	–	ID (Alter ÷ 4) + 4

- **Vorbereitung und Material**
▶ Abschn. 18.5.2
An Material wird benötigt:
— Tubus in entsprechender Größe wählen, außerdem eine Nummer kleiner und eine Nummer größer (Tab. 9.2), ca. Kleinfingerdicke des Patienten.
— Bei Tuben mit Blockung (Cuff) zur Probe blocken und anschließend wieder vollständig entblocken
— Einführtiefe bis 2 Jahre: Körperlänge (in cm) × 0,2 cm
  – Ab 2 Jahre: (Alter: 2) + 15 cm (nasotracheal)
— Laryngoskop = Handgriff inkl. Lichtquelle (Kaltlicht), auf Funktionstüchtigkeit und Lichtintensität überprüfen.
— Spatel: gerader Spatel für Früh-/Neugeborene und Säuglinge (Foregger, Miller), gebogener Spatel für Kleinkinder, Schulkinder und Erwachsene (Macintosh) (Abb. 9.6); die Größe (Größe 00–4) des Spatels muss der Größe des Kindes entsprechend gewählt werden:
  – Während die Kehlkopfeinstellung beim Foregger-Spatel durch direktes Anheben der Epiglottis erfolgt, wird mit dem Spatel nach Macintosh die Epiglottis durch Bewegen des Zungengrunds nach vorn angehoben
  – Bei Erwachsenen führt die Benutzung eines geraden Spatels zur Verletzung der Zähne, gebogene Spatel passen sich der Zunge besser an und folgen leichter der Rachenform
— Magill-Zange, sollte an das Alter und die Größe des Kindes angepasst sein
— NaCl 0,9 % zum Anfeuchten und um den Tubus gleitfähig zu machen, evtl. Gleitgel verwenden
— Stethoskop
— Magensonde und Fixierungsmaterial
— Absaugung (funktionsüberprüft) und entsprechende Katheter
— Handbeatmungsbeutel, dazu passende Maske, ggf. PEEP-Ventil
— Möglichkeit, Sauerstoff zuzuführen, entweder über das Beatmungsgerät oder über eine zusätzliche Sauerstoffinsufflation
— Während der Intubation muss die Herzfrequenz und die Sauerstoffsättigung über

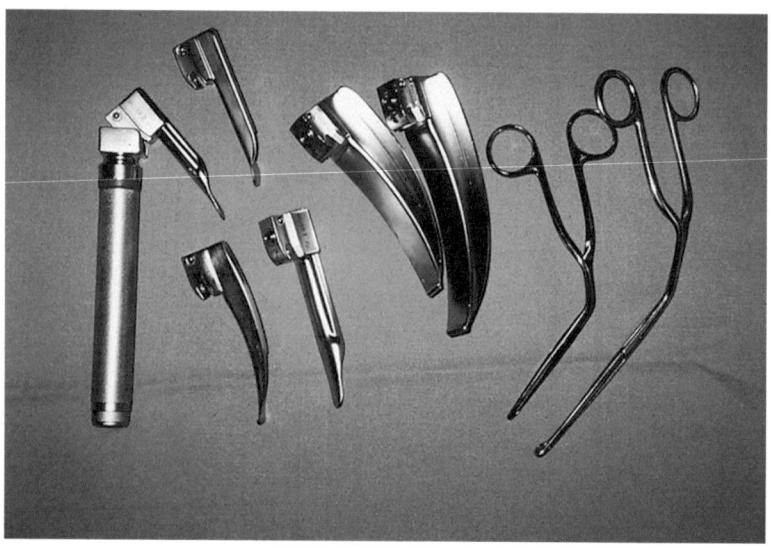

Abb. 9.6 Laryngoskop mit Spatel nach Miller und Macintosh, Magill-Zangen

einen Monitor überwacht werden, et-CO_2-Messung zur Kontrolle der Tubuslage und weitere Überwachung
- Der Respirator muss vollständig aufgerüstet und funktionsüberprüft sein
- Guedel-Tubus, besonders bei zu erwartendem schwierigen Atemweg (erleichtert die Beutel-Masken-Ventilation)
- Evtl. Führungsstab, um die Krümmung des Tubus bei Bedarf zu ändern und um z. B. weiche Tuben leichter durch die Stimmritze in die Trachea einzuführen (cave: nicht über Tubusspitze hinausschieben; vor Intubation kontrollieren, ob er sich auch wieder entfernen lässt!)
- Evtl. Absaugkatheter als Einfädelungshilfe, wenn die Nasenlöcher recht eng sind
- Lagerungsrolle (nur für große Kinder)
- Cuffdruckmesser für Tuben mit Blockung
- Tubuspflaster
- i.v.-Zugang
- Medikamente: Welche Medikamente gegeben werden, hängt vom Intubateur und der Situation ab:
  - Bei Frühgeborenen kann zur Vermeidung einer vagalen Kreislaufreaktion Atropin (5–10 µg/kg KG) gegeben werden
  - Narkoseeinleitung: Propofol 3–5 mg/kg KG i.v. oder Thiopental 4–6 mg/kg KG i.v.; bei instabilen Patienten S-Ketamin 1,5–2 mg/kg KG i.v.)
  - Relaxierung: Rocuronium 0,6–1 mg/kg KG i.v. oder Mivacurium 0,2 mg/kg KG i.v.; auf depolarisierende Muskelrelaxanzien sollte wegen des Nebenwirkungsprofils (Hyperkaliämie, Rhabdomyolyse u. a.) verzichtet werden

- **Durchführung**

Siehe ▶ Abschn. 19.6.
- Für eine Intubation sollten neben dem Arzt idealerweise 2 Pflegekräfte zur Verfügung stehen; während eine als Springer fungiert und dokumentiert, assistiert die andere dem Arzt, reicht z. B. das Material an, spritzt die Medikamente
- Zur Reduktion des Kontaminationsrisikos sollte das Personal Handschuhe und Mundschutz tragen und steriles Material (Tubus) unter aseptischen Bedingungen bereitlegen und anreichen
- Information des Patiente.
- Zahnspangen entfernen, auf lose Zähne achten (können bei der Intubation gelöst und aspiriert werden)
- Monitorüberwachung (EKG, S_aO_2) gewährleisten, evtl. QRS-Ton, besser den Sättigungston laut stellen
- Magensaft abziehen oder absaugen, evtl. vorhandene Magensonde anschließend entfernen; ein mögliches Erbrechen mit nachfolgender Aspiration kann auch

durch Anwendung des Sellick-Handgriffs (Druck auf Ringknorpel in Richtung der Wirbelsäule → mechanischer Verschluss des Ösophagus) nicht sicher verhindert werden
- Lagerung: Der Patient wird in eine stabile und zur Intubation günstige Lage gebracht (flache Rückenlage); Ausnahmen: bei akuter Atemnot, z. B. Status asthmaticus, Epiglottitis und evtl. bei abdominellen Krankheitsbildern, da durch einen Zwerchfellhochstand, z. B. bei Ileus oder Peritonitis, eine Atemnot ausgelöst werden kann; diese Patienten werden erst nach Analgosedierung flach gelagert
- Atropingabe, vor allem bei Frühgeborenen
- Kurznarkose, z. B. mit *Thiopental* (Wirkdauer etwa 3 min)
- Oral absaugen, bei Umintubation evtl. auch endotracheal
- Maskenbeatmung und Präoxygenierung über 3–4 min mit 100 %
- Relaxierung nur nach Bedarf, sie zieht eine suffiziente Maskenbeatmung oder Intubation nach sich
- Zur nasalen Intubation wird der Tubus über die Nase bis in den Rachen eingeführt. Bei engen Nasenlöchern kann ein Absaugkatheter oder eine Magensonde durch den Tubus geführt werden, sodass sie über das Tubusende hinausragen. Jetzt wird erst der Katheter oder die Sonde durch die Nase eingeführt und anschließend der Tubus vorsichtig über die Führung geschoben. Die Führung wird danach entfernt
- Das Laryngoskop wird über den rechten Mundwinkel in den Mund eingeführt und unter leichtem Zug in Richtung Gaumen tiefer geschoben. Durch diskreten Zug des Laryngoskops zur Decke und fußwärts des Patienten (cave: nicht hebeln) wird die Epiglottis eingestellt
- Schleim, der die Sicht behindert, wird abgesaugt; der Tubus wird vor der Stimmritze platziert und mit drehender Bewegung in die Stimmritze eingelegt und vorsichtig vorgeschoben, bis das Ende der schwarzen Markierung auf Stimmbandebene liegt; ist die Epiglottis schwer einzustellen, kann es hilfreich sein, von außen den Kehlkopf nach oben, hinten und rechts zu drücken (BURP-Manöver: „**b**ackward-**u**pward-**r**ightward **p**ressure"). Evtl. muss die Krümmung des Tubus durch einen Führungsstab verändert werden
- Über den Tubus mit dem Beatmungsbeutel beatmen und auskultieren bzw. Tubuslage evtl. mit etCO$_2$-Messung kontrollieren → die Lunge muss seitengleich belüftet sein, symmetrische Thoraxexkursionen
- Gelingt die Intubation nicht oder verschlechtert sich der Zustand des Patienten (Bradykardie, Sättigungsabfall) → Tubusfehllage? (kein Atemgeräusch, fehlende Atemexkursionen, Blähung des Magens) → Intubation abbrechen bzw. Tubus ziehen. Der Patient wird mit der Maske beatmet und wieder stabilisiert, anschließend erneuter Versuch
- Tubus fixieren und ggf. blocken (es soll gerade eben keine Nebenluft mehr entweichen)
- Respirator anschließen
- Legen und Fixieren der Magensonde, Aspiration von Luft
- Thoraxröntgenkontrolle mit Kopf in Mittelstellung, der Tubus soll 1–2 cm oberhalb der Bifurkation liegen, da es sonst durch Bewegungen des Kopfes zu Verletzungen der Karina oder zur einseitigen Intubation kommen kann. Evtl. muss die Tubuslage anschließend korrigiert werden

Gelingt eine Intubation nicht auf herkömmliche Weise, kann zur Sicherung der Atemwege erst einmal eine extraglottische Atemwegshilfe (Larynxmaske/-Tubus, ▶ Abschn. 18.5.3) platziert werden. Eventuell kann die Intubation unter Einsatz der Videolaryngoskopie oder fiberoptisch mithilfe eines Bronchoskops erfolgen. Besteht Lebensgefahr, da eine Maskenbeatmung unmöglich oder ineffektiv ist, muss notfallmäßig eine Koniotomie durchgeführt werden. Ein entsprechendes Set gehört in den Notfallwagen der Station. Bei der Koniotomie erfolgt mit einem Skalpell eine Inzision zwischen Ring- und Schildknorpel, über die erst eine Dilatationskanüle und anschließend eine

Trachealkanüle in die Trachea eingeführt wird. Eine Koniotomie ist nur eine Übergangslösung, entweder es gelingt anschließend die Intubation unter Sicht oder es muss ein Tracheostoma operativ angelegt werden.

- **Dokumentation**
- Medikation zur Intubation
- Zeitpunkt der Intubation
- Tubusart und -größe
- Nasale oder orale Intubation
- Fixierungspunkt des Tubus (Nasenloch bzw. vordere Zahnreihe, Mundwinkel)
- Zur Abdichtung der Atemwege erforderlicher Cuffdruck
- Komplikationen während der Intubation
- Verabreichte Medikamente während der Intubation
- Liegedauer des Tubus fortlaufend dokumentieren
- Zeitpunkt jeder Tubusfixierung
- Zeitpunkt des endotrachealen Absaugens
- Beschreibung des Trachealsekrets: Menge, Farbe, Konsistenz
- Bakteriologische Untersuchungen des Trachealsekrets
- Extubationszeitpunkt
- Umintubation

- **Komplikationen**
- Tubusfehllage: in einem Hauptbronchus; im Ösophagus; auf der Karina; evtl. kein oder nur einseitiges Atemgeräusch zu hören
- Verletzung von Zähnen, Schleimhaut, Rachenmandeln, Tracheahinterwand, Ösophaguswand, Kehlkopf, Lippen, Stimmbändern; z. T. mit Blutungsgefahr
- Verletzungen der Hornhaut durch Instrumente oder Hände des Intubateurs
- Auslösen eines Vagusreizes mit Bronchospasmus, Glottisspasmus, Asystolie, Blutdruckabfall
- Steigerung des Hirndrucks
- Bei mangelnder Sedierung Husten- und Würgereiz mit Erbrechen (Aspirationsgefahr), Tachykardie
- Infektion durch unsteriles Arbeiten
- Tuben mit Cuff: Ballonhernie, Cuff schiebt sich über das Tubuslumen, Blockmanschette befindet sich oberhalb der Stimmbänder
- Spätschäden: Stenosen, Stimmbandlähmungen, Granulombildung, tracheoösophageale Fistel

9.7.1.1 Tuben mit Niederdruckcuff

Tuben mit Cuff (◘ Abb. 9.7) sind inzwischen ab der Tubusgröße ID 3 erhältlich und können auch bei längeren Intubationszeiten verwendet werden, sofern sie mit einem Niederdruckcuff ausgestattet sind und der Cuffdruck auf 20–25 cmH$_2$O (abhängig vom Beatmungsdruck) begrenzt wird. Regelmäßige Cuffdruckkontrollen sind zwingend erforderlich!

- **Ziel**
- Abdichtung des Raumes zwischen Tubus und Trachealwand, sodass keine Luft kehlkopfwärts entweichen kann
- Fixierung des Tubus in der Tracheamitte
- Schutz vor (Mikro-)Aspiration und VAP

Der Niederdruckcuff übt an jeder Stelle der Trachea den gleichen Druck aus und soll mit

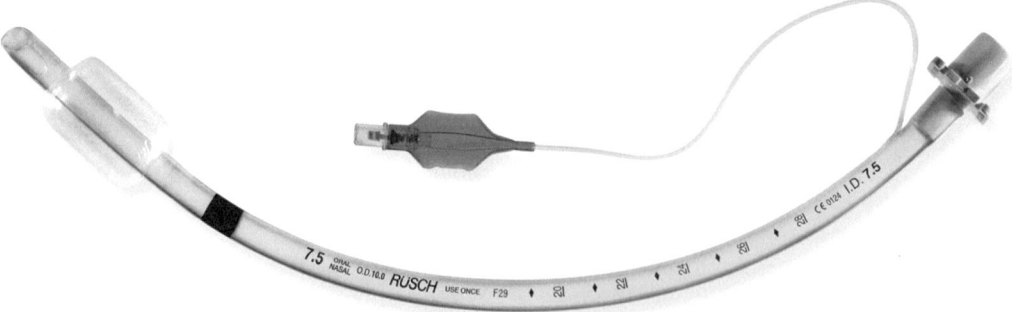

◘ Abb. 9.7 Tubus mit Niederdruckcuff

9.7 · Invasive Beatmung

einem minimalen Druck die Trachea abdichten.

Die Blockmanschette wird über einen gesonderten Zuleitungsschlauch geblockt. Tuben mit Cuff dürfen über längere Zeit nie komplett ohne Blockung sein, da der Ballon dann Falten wirft und Schleimhautschäden verursachen kann.

- **Vorgehen**
- Cuff vor der Intubation überprüfen, aber die Luft wieder vollständig abziehen
- Nach der Intubation den Cuff aufblasen, bis keine Nebengeräusche mehr zu hören sind, dazu Stethoskop an den Mund halten
- Überwachung und Dokumentation des Cuffdrucks mit „Cuffwächter", der Druck sollte maximal 20–25 cmH$_2$O betragen (besteht weiterhin Nebenluft, sollte ggf. eine Umintubation auf einen größeren Tubus erfolgen, da durch höhere Drücke die Gefahr von Trachealwandschäden zunimmt)
- Ein regelmäßiges Entblocken des Cuffs zur Vermeidung von Trachealschleimhautschäden ist nicht notwendig und sinnvoll, da nach dem Entblocken Sekret, das sich oberhalb des Cuffs angesammelt hat, in die Trachea gelangt und aspiriert wird → SO$_2$-Abfall, evtl. HF-Abfall → endotracheal Absaugen
- Der Cuffdruck muss regelmäßig kontrolliert werden, da es zu Druckänderungen kommen kann, wenn der Cuff anders an der Trachealwand anliegt:
  - nach Umlagern des Patienten
  - nach Tubusfixierung
- Entblockt werden sollte der Tubus nur unmittelbar vor der Extubation:
  - Vor dem Entblocken oral absaugen
  - Extubation nach manueller Inspiration, sodass der Patient mit Entfernen des Tubus ausatmet und evtl. in Richtung Lunge laufendes Sekret abhustet

9.7.1.2 Tubusfixierung

- **Allgemeines**
- Es gibt verschiedene Methoden der Tubusfixierung
- Pflasterwechsel nie aus kosmetischen Gründen vornehmen
- Den Tubus mit hautfreundlichen, luftdurchlässigen Pflastern fixieren
- Für Patienten ab dem Kleinkindalter gibt es fertige Fixierungssysteme, z. B. *TuBo-Fix*

- **Material**
- Tubus- und Magensondenpflaster
- Pflasterlöser (darauf achten, dass die Substanz mit Kunststoffen kompatibel ist!)
- Kompressen
- Zum Hautschutz bei empfindlicher Haut evtl. ein entsprechend zugeschnittenes Stück eines Hydrokolloidverbands oder einer atmungsaktiven Platte zwischen Haut und Tubuspflaster kleben bzw. einen Hautschutzfilm auftragen (z. B. *Cavilon*, Zulassungsbeschränkung beachten)
- Ggf. Cuffdruckmesser

- **Durchführung**
- Immer zu zweit den Tubus neu fixieren: Einer hält den Kopf des Kindes und den Tubus, die zweite Person entfernt das alte Pflaster und klebt das neue
- In Ausnahmefällen können sehr unruhige Kinder sediert werden
- Ggf. Cuffdruckkontrolle
- Bei instabilen Kindern evtl. vorher die Beatmungsfrequenz und/oder die Sauerstoffkonzentration erhöhen
- Die haltende Person muss das Kind gut fixieren, evtl. das Kind einwickeln oder die Arme fixieren
- Darauf achten, dass der Tubus an der richtigen Markierung am Naseneingang bzw. der vorderen Zahnreihe fixiert wird (ein vorher angefertigtes Tubusmaß kann hilfreich sein)
- Tubus ruhig halten (Trachealschleimhaut kann verletzt werden)
- Die klebende Person löst das alte Pflaster vorsichtig von der Haut, alte Pflasterreste vollständig entfernen. Pflasterlöser auf Kompressen und evtl. Watteträger auftragen, um alle Reste zu erreichen
- Bei oral liegendem Tubus den Mundwinkel wechseln, auf Läsionen achten

- Beim Kleben keine Hautfalten des Kindes zukleben
- Der Tubus soll so fixiert werden, dass er ohne Zug frei im Lumen der Nase und in Verlängerung des Nasenrückens liegt; er darf nicht an der Nasenscheidewand scheuern und an den Nasenflügeln dürfen keine weißen Verfärbungen im Bereich der Fixierung sichtbar sein
- Evtl. veränderte Beatmungsparameter wieder zurückstellen und ggf. Cuffdruckkontrolle

- **Komplikationen**
- Hautläsionen und Trachealschleimhautverletzungen
- Druckstellen an der Nasenscheidewand und der Nase
- Dislokation des Tubus
- Bradykardien
- Sättigungsabfälle
- Bronchospasmus

9.7.2 Tracheotomie

Darunter versteht man die operative Eröffnung der Trachea unterhalb des Kehlkopfes mit anschließender Kanülierung. Wird die Trachealschleimhaut zusätzlich mit der Halshaut vernäht und damit ein stabiles Stoma geschaffen, spricht man von einer Tracheostomie (AWMF-Leitlinie „Prolongiertes Weaning").

- **Indikation**
- Mechanische Behinderung im Bereich des Larynx und der Trachea, z. B. durch Tumor, Schwellung, Tracheomalazie, Trachealstenosen, Lymphangiom, doppelseitige Recurrensparese
- Verletzungen des Kehlkopfes
- Ausgedehnte Gesichtsverletzungen
- Verätzungen im Mund- und Rachenraum
- Rezidivierende Aspirationspneumonien bei Schluckstörungen oder Sekretverhalt, z. B. Patienten mit Zerebralparese
- Langzeitintubation (Zeitraum sehr umstritten) oder angestrebte Heimbeatmung, z. B. bei zentraler Atemlähmung, Koma, Undine-Syndrom, Muskeldystrophien, hohem Querschnitt
- Nottracheotomie/Koniotomie bei unmöglicher trachealer Intubation (selten)
- Laryngektomie

Vor einer Tracheotomie sollte immer geprüft werden, ob z. B. intermittierende nächtliche NIV-Beatmung eine Alternative darstellen könnte.

- **Durchführung**

Es bestehen die folgenden Möglichkeiten:

Chirurgische Tracheotomie

Die chirurgische Tracheotomie erfolgt in der Regel dann, wenn ein stabiles Tracheostoma angelegt werden soll. Die Durchführung erfolgt in Intubationsnarkose unter chirurgischen Bedingungen:
- Obere Tracheotomie: zwischen Ringknorpel und 1. Trachealring oder zwischen 1. und 2. Trachealring (seltene Methoden)
- Mittlere Tracheotomie: zwischen 3. und 4. Trachealring, häufigste Form, geringste Komplikationsrate; aber Nachblutungsgefahr, da das Gebiet sehr gefäßreich ist
- Untere Tracheotomie: äußerst selten, größte Komplikationsrate

Die Operation wird in Rückenlage durchgeführt, der Hals wird überstreckt, die Haut zwischen Ringknorpel und Jugulum gespalten. Bei Kindern wird Trachealknorpel/-bindegewebe durch eine Inzision quer oder längs gespalten und der Knorpel verdrängt. Bei Erwachsenen und auch bei Kindern, die dauerhaft tracheotomiert bleiben, wird ein Fenster in Trachealknorpel/-bindegewebe geschnitten. Ein gestielter Lappen der Tracheavorderwand wird an die Halshaut am unteren Wundpol genäht und die übrigen Hautränder zirkulär an der Trachea fixiert. Anschließend werden Haltefäden nach außen geführt, um die Kanalisation zu sichern (Haut verschließt sich schneller als das Operationsgebiet darunter).

Der Endotrachealtubus wird entfernt und die Kanüle eingeführt; meist entspricht die Kanülengröße der Größe des

9.7 · Invasive Beatmung

Trachealtubus, die Kanüle kann aber auch eine Nummer größer sein. Die Kanülenlage (Kanülenspitze 2–3 cm oberhalb der Bifurkation) wird zunächst auskultatorisch und dann röntgenologisch überprüft. Aufgrund der anatomischen Verhältnisse bei kleinen Kindern (kurzer Hals, geringes Tracheallumen) ist dieses die bevorzugte Methode in der Pädiatrie.

Perkutane Dilatationstracheotomie (PDT)

Mit oder ohne bronchoskopische Kontrolle wird die Trachea von außen punktiert. Um das Stoma zu vergrößern, wird anschließend ein Führungsdraht eingeführt und das Stoma mithilfe von Dilatatoren so weit aufgeweitet, dass eine passende Trachealkanüle eingeführt werden kann. Bei Entfernen der Kanüle würde sich das Stoma zügig verschließen (*cave:* akzidentelle Dekanülierung). Ein Wechsel der Kanüle sollte nicht vor dem 5. Post-OP-Tag vorgenommen werden.

Minitracheotomie

Die Trachea wird im Bereich der Membran zwischen Ring- und Schildknorpel von außen punktiert. Über den Punktionskanal wird eine sehr kleine Kanüle eingeführt, die allein zum endotrachealen Absaugen bei spontanatmenden Patienten mit Sekretproblematik dient.

Translaryngeale retrograde Durchzugstracheotomie

Nach perkutaner Punktion der Trachealwand wird ein Führungsdraht am Tubus vorbei oralwärts geschoben. Eventuell wird der Tubus gezogen und durch einen dünneren ersetzt, dessen Cuff unterhalb der Punktionsstelle positioniert wird. Über den Führungsdraht wird von oral her eine spezielle vorn konisch zulaufende Dilatationskanüle aufgefädelt, in Richtung Trachea gezogen und über das Stoma nach außen geführt. Die Spitze der Kanüle wird abgeschnitten und mit einem Normkonnektor versehen, sodass sie die Funktion einer normalen Trachealkanüle erhält. Der Tubus wird abschließend gezogen.

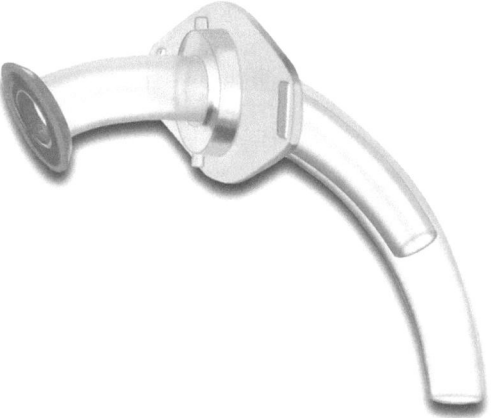

Abb. 9.8 Biesalski-Kanüle mit Innenkanüle (Firma Teleflex)

Kanülen

Aufgrund der Vielzahl an Kanülen und Varianten kann es einige Zeit dauern, bis eine für den Patienten passende Kanüle gefunden wird.

- Beschaffenheit: Silikon, Plastik oder Silber; evtl. mit separater Innenkanüle (Abb. 9.8), die bei Bedarf zum Reinigen entfernt werden kann, ohne dass die Äußere gewechselt werden muss
- Ohne bzw. mit Cuff: Durch die modernen Niederdruckcuffs sind geblockte Kanülen auch bei kleinen Kindern geeignet, Cuff-Kanülen mit subglottischer Absaugmöglichkeit für Patienten ab ca. 12 Jahren (▶ Abschn. 1.6.2)
- Phonationskanülen sind gefenstert oder gesiebt und haben eine oder mehrere Öffnungen im Bereich der Krümmung der Kanüle, durch die die Luft bei der Ausatmung zu den Stimmbändern gelangt und so die Stimmbildung ermöglicht; die äußere Öffnung der Trachealkanüle wird dabei durch ein Ventil verschlossen (Sprechaufsatz)
- Multifunktionskanülen mit mehreren Innenkanülen, aufschiebbarem Silberventil und Sauerstoffanschluss, gefensterter Innenkanüle
- Einwegkanülen oder wieder verwendbare: Sie können in speziellen Behältern mittels speziellem Reinigungspulver gereinigt werden

- Längeneinstellbare Kanülen: Die äußere Halteplatte ist verschiebbar, sodass die Länge individuell einstellbar ist, mithilfe einer Feststellschraube wird die Platte anschließend fixiert
- Größe: (2,5) 3,0–14 mm Innendurchmesser
- Länge: 4,5 bis ca. 10 cm

- **Komplikationen**
- Lokale Blutungen
- Lageveränderungen der Kanüle: zu tief → einseitige Belüftung
- Spontane Dekanülierung, Verletzung der Trachea
- Infektionen des Tracheostomas, der Trachea, Pneumonie
- Hautemphysem, Mediastinalemphysem
- Drucknekrosen, Stenosen
- Tracheoösophageale Fistel
- Granulome

- **Vorteile**
- Der anatomische Totraum wird verkleinert, die Spontanatmung und das Weaning kann erleichtert werden.
- Die Verletzungsgefahr von Nase, Rachen, Kehlkopf und Stimmbändern wird reduziert.
- Orale Nahrungsaufnahme bzw. Schlucktraining ist möglich, Schluckreflex überprüfen. Die Trachealkanüle kann aber auch als spürbarer Fremdkörper das Schlucken erschweren, ggf. Sondenernährung über nasogastrale Sonde oder eine Gastrostomie.
- Geringere Gefahr von Mikro-/Aspirationen, eine nasogastrale Sonde kann einen gastroösophagealen Reflux fördern → Gastrostomie.
- Gesichtsfeld wird erweitert, mehr Bewegungsfreiheit; motorische und visuelle Entwicklung wird gefördert.
- Patient kann ohne große Schwierigkeiten jederzeit wieder beatmet werden.
- Bronchialtoilette wird erleichtert, Absaugvorgang ist kürzer.
- Mund- und Nasenpflege werden erleichtert.
- Sprachliche Kommunikation wird möglich.
- Hustentraining z. B. mit Cough-Assist wird möglich.

- **Nachteile**
- Nasen-Rachen-Raum wird umgangen, Erwärmen, Anfeuchten und Reinigen der Atemluft entfällt
- Veränderung der Viskosität des Trachealsekrets
- Flimmerepitheltätigkeit ist vermindert
- Infektionsgefahr ist erhöht, kurzer direkter Weg zur Lunge

- **Material am Patientenplatz**
- Beatmungsbeutel, Maske, Sauerstoffinsufflation
- Absaugung und Zubehör (kurze Absaugkatheter), un-/sterile Handschuhe
- Stethoskop
- Trachealkanüle in entsprechender Größe und eine Nummer kleiner, ggf. Aufbewahrungsbox und Reinigungsmaterial (Dose und Reinigungspulver) für aufbereitbare Kanülen
- Nasenspekulum bzw. Trachealspreizer für Notfälle
- Steriles Gleitgel
- NaCl 0,9 % oder Schleimhautdesinfektionsmittel zum Reinigen
- Schlitzkompressen, sterile Kompressen bzw. große Watteträger zum Reinigen, evtl. Hydrokolloidverband, um im Notfall das Stoma zu verschließen und eine Maskenbeatmung durchführen zu können
- Fixationsmaterial/Kanülenbändchen
- Schere
- Ggf. „feuchte Nase" mit oder ohne Sauerstoffanschlussmöglichkeit oder auch farbige Spezialgazehalstücher (gleicher Effekt, verdeckt das Tracheostoma)
- Cuffdruckmesser und Spritze zum Entblocken bei Kanülen mit Cuff
- Ggf. Sprechventile

- **Pflegerische Versorgung**
- Endotracheales Absaugen (▶ Abschn. 1.6.1), Katheterdurchmesser = Kanülengröße × 2; es sollte nur das Lumen der Kanüle abgesaugt werden → Absaugmaß festlegen
- Vermeidung einer VAP (▶ Abschn. 1.7.1)

9.7 · Invasive Beatmung

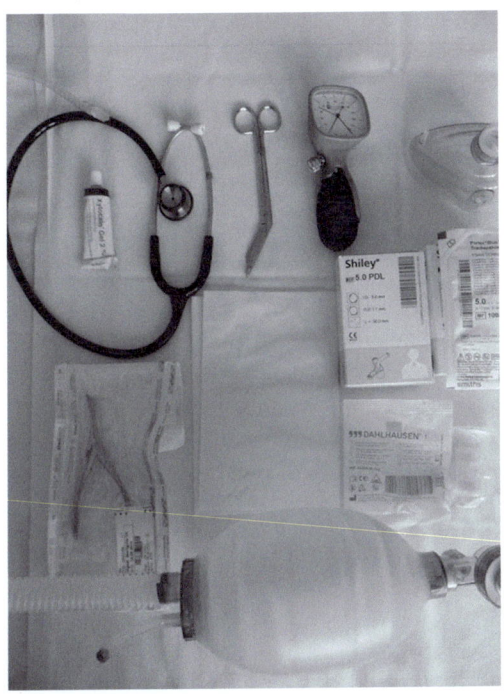

Abb. 9.9 Material zum Trachealkanülenwechsel und zur Stomapflege. (Mit freundlicher Genehmigung von Marco Rien, Fachkinderkrankenpfleger für Anästhesie und pädiatrische Intensivpflege)

- Kanülenwechsel: Erster Kanülenwechsel eine Woche postoperativ durch den Operateur, bei einer PDT erst nach ca. 10 Tagen. Da der Kanal noch nicht gefestigt ist, kann eine erneute Kanülierung erschwert sein. Mit einem Nasenspekulum kann das Stoma gespreizt werden, oder die Kanüle kann über eine abgeschnittene Magensonde/abgeschnittenen Absaugkatheter bzw. einen Tubuswechsler aufgefädelt und darüber eingesetzt werden (Abb. 9.9)
- Wechsel der Kanüle je nach Material und Hersteller (Intervalle zwischen 7 und 28 Tagen) bzw. bei Bedarf, z. B. bei Verlegung des Kanülenlumens
- Verbandwechsel (Bändchen und Kompresse und ggf. der „feuchten Nase") einmal pro Tag, bei Bedarf häufiger
- Kanülen- und Verbandwechsel immer zu zweit, davon eine erfahrene Person; vorher den Arzt informieren
- Wechsel immer vor den Mahlzeiten und in Ruhe
- Ggf. für Eigenschutz sorgen: Kittel, Mundschutz, Schutzbrille
- Patienten vorher altersentsprechend aufklären, evtl. sedieren; lagern (Rolle oder Kissen in den Nacken legen – Hals überstrecken; Abb. 9.10) und fixieren; absaugen (oral, nasal, tracheal); Kompresse und Bändchen entfernen, ggf. Cuff mithilfe einer Spritze entblocken
- Kanülenwechsel mit sterilem Handschuh durchführen: Die eine Hand (unsteril) entfernt die alte Kanüle, die andere Hand (steril) setzt die neue Kanüle ein; oder derjenige, der das Kind fixiert, entfernt die alte Kanüle, und die zweite Person setzt die neue Kanüle steril ein, ggf. Cuff blocken
- Bei unmöglicher Rekanülierung Versuch mit einer dünneren Kanüle oder mittels einer Schienung (z. B. abgeschnittener Absaugkatheter) bzw. Stoma mit dem Nasenspekulum spreizen und erneuter Versuch, ggf. Stoma steril abdecken und das Kind mit Maske und Beutel beatmen
- Inspektion und Reinigung des Halses (mit Wasser und Seife) und des Stomas (NaCl 0,9 %, bei Entzündungen mit Schleimhautdesinfektionsmittel); für das Tracheostoma keine Puder oder Salben verwenden, bei Hautreizungen Schutz der Stomaumgebung durch spezielle saugfähige Schaumstoff-Wundkompressen z. B. *Allevyn;* Granulome werden bei Bedarf mit Silbernitrat geätzt, ggf. mit kaltem Stickstoff verödet (Kryotherapie), gelasert bzw. chirurgisch entfernt
- Stabile Kinder tracheal steril absaugen, bevor die neue Kanüle eingesetzt wird.
- Tracheostoma wird mit nicht fusselnden Kompressen verbunden (z. B. *Medicomp* Drainkompressen)
- Fixierung: Zwischen Hals und Bändchen soll genau 1 Finger passen
- Nach Kanülenwechsel auch Beatmungsschläuche, Beatmungsbeutel oder „feuchte Nase" wechseln
- Auskultation der Lunge nach Kanülenwechsel

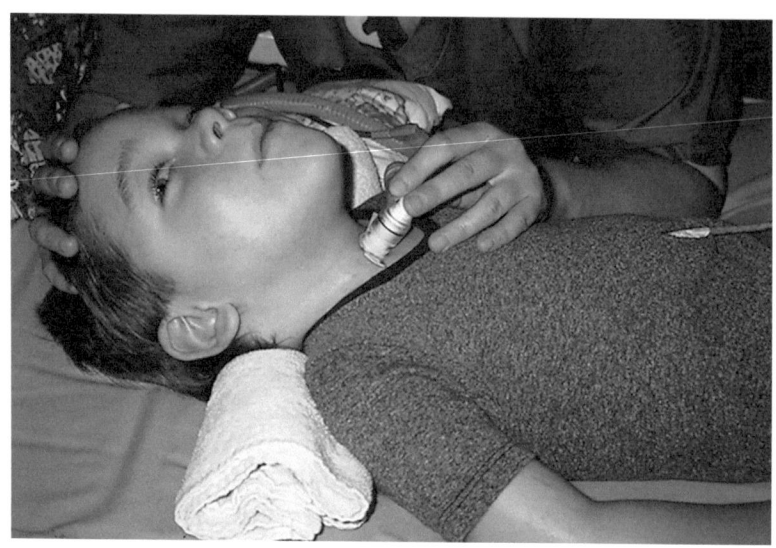

Abb. 9.10 Lagerung zur Stomapflege

- Regelmäßiges tracheales Absaugen bei fehlendem oder unzureichendem Abhusten von Sekret
- Erwärmen und Anfeuchten der Einatmungsluft (bei Spontanatmung über „feuchte Nase" oder Spezialgazehalstücher)
- Trachealkanüle nie offen lassen
- Bei Sekretproblemen Inhalieren mit NaCl 0,9–3 % über Inhalatoren, die einen feinen Nebel für die Tiefeninhalation erzeugen und diesen ggf. auch auf Körpertemperatur erwärmen (→ Auskühlung junger Patienten, Reizung der Atemwege), für spontanatmende Patienten gibt es spezielle Halsmasken zur Inhalation übers Tracheostoma
- Für die Inhalation mit Dosieraerosolen bei spontan atmenden Patienten über das Tracheostoma gibt es spezielle Spacer und Inhalierhilfen mit passenden Normkonnektoren für Trachealkanülen

- **Dekanülierung**

Abhängig vom Allgemeinzustand, der Atemtechnik des Kindes und von der Grunderkrankung wird dekanüliert.

Voraussetzungen
- Kein akuter pulmonaler Infekt
- Stabile Kreislaufverhältnisse
- Ausreichende Spontanatmung bzw. Fähigkeit für NIV
- Keine übermäßige Sekretproduktion, effektives Abhusten über die Trachealkanüle
- Ausschluss von Erbrechen und gastroösophagealem Reflux, keine ausgeprägten Schluckstörungen, geringe Aspirationsgefahr
- Ausgeglichene BGA
- Keine Obstruktionen in den oberen Atemwegen
- Erstellen eines Ablaufplans sowie Kriterien für einen Abbruch

Vorgehen
- Patienten altersentsprechend gut informieren und nicht allein lassen, gute Patientenbeobachtung
- Ggf. dicklumige Magensonde durch dünnere ersetzen
- Bei Kanülen ohne Cuff: immer kleinere Kanülen einsetzen
- Bei Kanülen mit Cuff: zeitweises Entblocken der Kanüle und schrittweises Verlängern der Intervalle
- Evtl. Stoma intermittierend mit einem Platzhalter verschließen
- Physiotherapie zur Unterstützung der Spontanatmung
- Nach Entfernen der Kanüle Tracheostoma mit sterilem Verband abdecken,

Tracheostoma schließt sich häufig spontan, bei epithelisierten Stomata ist meist ein plastischer Verschluss notwendig
— Pflegerische Tätigkeit entspricht der nach Extubation, inklusive Verbandwechsel und Wundinspektion

∎∎ **Dokumentation**
— Zeitpunkt der Tracheotomie
— Kanülengröße, Liegedauer; bei Tracheoflexkanülen: Länge
— Verbandwechsel: Haut und Stomazustand beschreiben
— Spezielle Pflegeanweisung
— Kanülenwechsel
— Dekanülierung: Wie wird die Entwöhnung akzeptiert?
— Inhalation, Physiotherapie

9.7.3 Grundlagen der Beatmung

Sie dient als Ersatz/Unterstützung der Spontanatmung und zur Behandlung einer respiratorischen Insuffizienz in Form einer Überdruckbeatmung, die invasiv über einen endotrachealen Tubus oder eine Trachealkanüle oder nichtinvasiv über eine Maske erfolgen kann.

∎ **Indikation**
Akute respiratorische Insuffizienz (ARI).
— Gasverteilungs-/Ventilationsstörungen mit Minderbelüftung → Hyperkapnie, sekundär Hypoxie = respiratorische Globalinsuffizienz ($pO_2 \downarrow$, $pCO_2 \uparrow$) → Beatmung
— Gasaustausch-/Diffusionsstörungen → Hypoxie (aufgrund der schlechteren Diffusionsgeschwindigkeit von O_2) = respiratorische Partialinsuffizienz ($pO_2 \downarrow$, $pCO_2 [\downarrow]$) → Sauerstoffgabe

Infolge von:
— Pulmonalen Erkrankungen: z. B. Pneumonie, ANS, ARDS, Pneumothorax, Lungenödem → primär Gasaustausch-/Diffusionsstörungen
— Lungenfunktionsstörungen:
  – Obstruktive Lungenfunktionsstörung (erhöhte Resistance = Widerstand in den Atemwegen): z. B. Asthma, obstruktive Bronchitis → primär Ventilationsstörung
  – Restriktive Lungenfunktionsstörung (verminderte Compliance = Dehnbarkeit von Lunge und Brustkorb): im Rahmen von pulmonalen Erkrankungen wie dem ARDS oder bei eingeschränkter Thoraxbeweglichkeit, z. B. Skoliosen, Trichterbrust → Ventilationsstörung
  – Kombination von restriktiver und obstruktiver Lungenfunktionsstörung, z. B. ARDS
— Periphere Lähmungen der Atemmuskulatur: z. B. Poliomyelitis, Querschnitt → Ventilationsstörung
— Störungen der Atemmechanik (Thoraxtrauma, Muskeldystrophie/-atrophie) → Ventilationsstörung
— Störungen des Atemzentrums: z. B. SHT, Vergiftungen, unreifes Atemzentrum bei Frühgeborenen → Ventilationsstörung
— Schwere Erschöpfungszustände (gesteigerter Metabolismus mit erhöhtem O_2-Bedarf bzw. CO_2-Anfall): z. B. schwere Erkrankungen wie Sepsis, Schockzustände, maligne Hyperthermie

> Eine Indikationsstellung sollte sehr streng erfolgen, da jede Beatmung ein Trauma darstellt und erhebliche Nebenwirkungen hat.

∎ **Ziel**
— Aufrechterhaltung der Ventilation
— Verbesserung der Oxygenierung
— Verbesserung der CO_2-Abgabe
— Reduktion der Atemarbeit

∎ **Invasive Druckbeatmung**
Darunter versteht man die Übernahme der inspiratorischen Atemarbeit durch ein Beatmungsgerät (Respirator/Ventilator), wobei Luft über einen Endotrachealtubus oder eine Trachealkanüle periodisch durch Aufbau eines Überdrucks in die Lunge gelangt → aktive

Volumenvergrößerung der Lunge. Wie viel Luft dabei pro aufgewendetem Druck (ml/cmH$_2$O) in die Lunge gelangt, hängt von der Elastizität (Compliance) der Lunge und des Brustkorbs sowie dem Atemwegswiderstand (Resistance) in den Atemwegen ab. Je steifer die Lunge/der Brustkorb oder je höher der Atemwegswiderstand wird, umso weniger Luft gelangt bei gleichem Druck in die Lunge bzw. muss entsprechend mehr Druck aufgebaut werden, um das gleiche Volumen wie vorher in die Lunge zu bekommen. Am Ende einer jeden Inspirationsphase wird der Luftstrom unterbrochen und die elastischen Rückstellkräfte der Lunge und des Thorax drücken die Luft wieder aus der Lunge heraus → Gefahr des Alveolarkollaps z. B. bei Surfactantmangel.

Der Fluss der Atemluft wird über das Inspirations- und das Exspirationsventil gesteuert. Wenn eine Inspiration erfolgen soll, öffnet sich das Inspirationsventil und das Exspirationsventil wird geschlossen, sodass die Luft durch den Tubus in die Lunge gedrückt wird. Um in der anschließenden Exspiration den PEEP aufrecht zu halten, öffnet sich das Exspirationsventil nicht vollständig, sondern bleibt etwas geschlossen, sodass sich die Luft davor staut und der PEEP aufgebaut wird. Bei einem Konstant-Flow fließt ständig etwas Luft durch das Beatmungssystem, sodass der Patient bei einer Spontanatmung auf PEEP-Niveau jederzeit ohne große Anstrengung Luft aus der vorbeifließenden Luft einatmen kann, was z. B. bei den hohen Atemfrequenzen der Frühgeborenen von Vorteil ist.

Es wird zwischen einer voll kontrollierten (komplette Steuerung und Übernahme durch den Respirator) und einer unterstützten Beatmung unterschieden. Bei dieser Beatmung steuert der Patient die Ein- und Ausatmung selber, wobei die Einatmung durch den Respirator mehr oder weniger stark unterstützt wird (inspiratorische Assistenz).

■ **Auswirkungen auf den Organismus**

Aus- und Nebenwirkungen sind bedingt durch die eigentliche Beatmung direkt sowie durch den Tubus bzw. die Intubation.
— Durch den unphysiologischen Überdruck im Thorax ist der venöse Rückstrom vermindert → Herzzeitvolumen ↓ → arterieller Blutdruck ↓ → Organdurchblutung ↓; durch einen möglichst geringen mittleren Atemwegsdruck werden diese Probleme vermindert
— Rechtsherzbelastung durch Druckerhöhung im Lungenkreislauf; bei Dauerbeatmung kann sich ein Cor pulmonale entwickeln
— Verminderung des Harnvolumens durch niedriges Herzzeitvolumen, dadurch ADH-Ausschüttung mit Natrium- und Wasserretention → Ödembildung
— Erhöhung des ICP durch verminderten venösen Abstrom infolge des hohen intrathorakalen Drucks mit Gefahr von intrakraniellen Blutungen (bei Frühgeborenen)
— Pulmonales Baro- oder Volutrauma
— Störungen des Ventilations-Perfusions-Verhältnisses → Atelektasen, Totraumventilation
— Pneumonie und Sepsis
— Schleimhauterosionen mit Granulombildung
— Stenosenbildung (subglottische)
— Interstitielles Emphysem
— Pneumothorax
— Tubusverlegungen
— Spontanextubation
— Tubusfehllage (zu tief/einseitig mit Atelektasenbildung)
— Hyperoxämien (*cave:* O$_2$-Toxizität)
— BPD (Membran- und Endothelschäden) (▶ Abschn. 9.9.2)
— Retinopathia praematurorum bei Früh- und Neugeborenen (▶ Abschn. 7.5.8)

9.7.3.1 Begriffe und Beatmungsparameter

Einheiten: 1 cmH$_2$O = 1 mbar = 1 hPa.

Ein Atemzyklus setzt sich aus Inspiration und Exspiration zusammen. Dauer eines Atemzyklus z. B. bei:
— AF 30/min → 60 s: 30 = 2 s
— AF 15/min → 60 s: 15 = 4 s

■ **Steuerung des Beatmungszyklus**

Steuerung des Wechsels von Inspiration zu Exspiration, d. h. Beendigung der Inspiration bei Erreichen einer Zielgröße:
— Zeit: Inspiration erfolgt nach Ablauf der eingestellten Zeit (Inspirationszeit, T$_{insp}$);

ist in der Regel der Hauptsteuerungsmechanismus.
- Flow: Abbruch der Inspiration bei Unterschreiten eines bestimmten Gasflusses (z. B. <25 % des Spitzenflows), Hauptsteuerungsmechanismus bei unterstützten Beatmungsformen, Patient muss einen guten Atemantrieb haben, bestimmt T_{insp} und T_{exsp} selber.
- Druck- oder volumengesteuert: Exspiration erfolgt nach Erreichen eines vorgegebenen Drucks oder Volumens; heute nicht mehr üblich, sondern nur zusätzlich zur Zeitsteuerung als Druckbegrenzung oder Volumengarantie/-begrenzung.

Steuerung des Wechsels von Exspiration zur Inspiration:
- Zeitgesteuert
- Flow- oder druckgesteuert: Flow oder Drucktrigger wird vom Patienten ausgelöst

- **Beatmungsparameter/Begriffsbestimmung**
- **Compliance (C):** Dehnbarkeit von Lunge (Eigenelastizität der Lunge) und Thorax (Thoraxbeweglichkeit durch Atemmuskulatur und knöcherne Strukturen des Brustkorbs), Verhältnis von Volumenänderungen und der daraus resultierenden Druckveränderung, Angabe in **ml/cmH_2O**; die Compliance ist altersabhängig und kann auch durch abdominelle Dehnungswiderstände beeinflusst werden, mit abnehmender Compliance nimmt die Atemarbeit zu → Energieverbrauch steigt
- **Elastance:** Elastizität bzw. Steifigkeit der Lunge, Kehrwert der Compliance
- **Resistance (R):** Maß des Widerstands gegen die Luftströmung in den Atemwegen; der Atemwegswiderstand kann während der Inspiration und Exspiration unterschiedlich sein, Angabe in **cmH_2O/l und s**
- **Vt/AZV** = Tidalvolumen; Atemzugvolumen (5–9 ml/kg KG)
- **Anatomischer Totraum:** Atemluft im Bereich der oberen Atemwege, Luftröhre, Bronchien und Bronchiolen; nimmt nicht am Gasaustausch teil, ca. 2 ml/kg KG (30 % des AZV) → Totraumventilation bei niedrigem AZV und hoher AF.
- **Alveoläre Ventilation:** Luft in den Alveolen, die effektiv am Gasaustausch teilnimmt [AF × (AZV − Totraum)]
- **AMV:** Atemminutenvolumen (**AZV × AF**); Beispiel: Kind, 2-jährig, 20 kg:
  - AZV = 20 kg × 9 ml = 180 ml
  - AMV = 180 ml × 20 AF = 3,6 l
- **f/AF:** Atemfrequenz, ist abhängig vom Alter; Kinder: 16–30/min, Früh- und Neugeborene: 30–60/min; die AF kann nicht bei allen Geräten direkt eingestellt werden, bei älteren Neoanatalrespiratoren ergibt sie sich aus den eingestellten T_{insp}- und T_{exsp}-Werten; da die T_{insp} festgelegt wird (s. unten) muss die T_{exsp} berechnet und eingestellt werden, um die gewünschte AF zu erreichen:
  z. B. T_{insp} = 0,4 s, Ziel-AF 30/min → 60 s: 30 = 2 s − 0,4 s → T_{exsp} = 1,6 s
- **P_{insp}/PIP:** Inspirationsdruck; Druck, der am Ende der Inspiration in den Atemwegen erreicht wird; muss so gewählt werden, dass das gewünschte AZV erreicht wird, möglichst <35 cmH_2O
- **PEEP:** positiver endexspiratorischer Druck; Druck, der während der Exspiration zur Stabilisierung der Alveolen aufrechterhalten wird (meist 2–5 cmH_2O bei Frühgeborenen, Erwachsene bis 5–8[–15] cmH_2O):
  - Kollapsvermeidung bzw. Atelektasenöffnung
  - Verbesserung der funktionellen Residualkapazität (verbleibendes Gasvolumen in der Lunge nach einer normalen Exspiration) → Verbesserung der Oxygenierung,
  - Verbesserung der Compliance, da bei der nächsten Inspiration weniger Druck gebraucht wird, um die Alveolen zu öffnen, Reduktion der Atemarbeit
  - Reduktion eines Lungenödems
  - Gefahr: Überblähung der Lunge; venöser Rückstrom, glomeruläre Filtration und die allgemeine Durchblutung der

Organe (vor allem Gehirn und Leber) werden gedrosselt, Rechts-links-Shunt bei Vitien möglich
- **ASB (Assisted Spontaneous Breathing)/ DU (Druckunterstützung)/PS (Pressure Support):** Druckunterstützung, Druck, mit dem Spontanatemzüge unterstützt werden
- **Rampe:** Zeit, innerhalb der die Druckunterstützung erreicht werden soll
- **MAP/MAD:** mittlerer Atemwegsdruck; errechnet sich aus dem PIP und PEEP; dieser Wert sollte möglichst niedrig sein, um die negativen Auswirkungen der Beatmung auf den Kreislauf und den Hirndruck möglichst gering zu halten (s. oben, Abschn. „Auswirkungen auf den Organismus")
- **Flow:** Gasfluss/min, der durch die Beatmungsschläuche fließt; Flow-Arten je nach Beatmungsgerät:
  - **Continuous-Flow:** kontinuierlich während der In- und Exspiration, meist bei reinen Neonatalgeräten, z. B. *Stephanie, Babylog 8000,* allerdings ist dieser Flow unphysiologisch und kann leichter zu einer Überblähung gesunder (und damit dehnbarer) Alveolen führen
  - **Demand-Flow:** Fließt nur während der Inspiration des Gerätes bzw. wenn der Patient von sich aus einatmen möchte (dazu muss ein Trigger eingestellt sein), ist abhängig von der PIP-Einstellung bzw. der Einatembemühung des Patienten; die Flusskurve kann dabei konstant, akzelerierend oder dezelerierend sein; der dezelerierende Flow ist der physiologischere und verhindert eine Umverteilung der Luft aus weniger dehnbaren („kranken") in dehnbare Alveolen
  - **Automatischer Flow:** Das Gerät reguliert den Flow individuell nach den eingestellten/gemessenen Parametern bzw. den Atembemühungen des Patienten, um mit möglichst wenig Druck das gewünschte Atemvolumen zu verabreichen
  - Moderne Geräte verbinden den automatischen Flow mit einem geringen Continuous-Flow, um sensibler und schneller auf die Einatembemühungen des Patienten zu reagieren, wodurch sie auch universeller einsetzbar sind (auch bei Säuglingen und Neugeborenen)
- T_i/T_{insp}: Inspirationszeit; Einstellungen von 0,3–2 s je nach Gerät, bei den Neonatalgeräten (z. B. *Stephanie, Babylog 8000*) wird die T_{insp} fest eingestellt (0,3–0,5 s), sonst ergibt sie sich aus der gewählten AF und dem I:E:
  - AF 15/min, I:E = 1:2 → 60 s: 15 = 4 s: 3 = 1,33 s → T_{insp} = 1,33 s und T_{exsp} 2,66 s, bei Veränderung der AF oder des I:E verändert sich auch T_{insp} und T_{exsp}
- T_e/T_{exsp}: Exspirationszeit, ergibt sich aus der gewählten AF und der T_{insp} oder der AF und dem gewählten I:E:
  z. B. T_{insp} = 0,4 s, AF 30/min → 60 s: 30 = 2 s – 0,4 s → T_{exsp} = 1,6 s
- **I:E:** Verhältnis Inspiration zu Exspiration; normalerweise ist $T_{insp} < T_{exsp}$, damit ausreichend Zeit für die vollständige Ausatmung besteht (*cave:* Air-Trapping):
  - Normales Verhältnis 1:2 bis 1:1, bei der Neonatalbeatmung ist das I:E variabel, da die T_{insp} festgelegt wird (s. oben)
  - Der Intrathorakaldruck fällt in der Exspirationszeit ab; dies ist wichtig, um die negativen Einflüsse der Beatmung möglichst gering zu halten
  - Ist $T_{insp} > T_{exsp}$, besteht die Gefahr der Luftansammlung in der Lunge (Pneumothoraxgefahr)
  - Ausnahme z. B. ARDS: Wegen verminderter Lungencompliance und hoher Resistance kann zur Verbesserung der Oxygenierung die T_i verlängert werden, bis evtl. die $T_{insp} > T_{exsp}$ ist (IRV: Inverse Ratio Ventilation); es sollte dann ein dezelerierender Flow gewählt werden, um hohe Spitzendrücke zu vermeiden
- **Trigger** = Sensitivity: Über einen Druckabfall (Drucktrigger) in den Atemwegen oder geringe Volumenverschiebungen bzw. Flowänderungen (Flowtrigger) kann der Patient einen Atemhub auslösen:
  - Bei einen Drucktrigger muss der Patient den PEEP um mind. 2 cmH_2O „runterziehen", damit ein Atemhub

9.7 · Invasive Beatmung

ausgelöst wird; dies können Neonaten nicht leisten, daher ist dort ein Flowtrigger üblich
– Ein Trigger sollte auch bei einer kontrollierten Beatmung immer für den Patienten erreichbar sein, da eigene Atembemühungen z. B. bei unzureichender Sedierung sonst nicht mit einem entsprechenden Atemhub beantwortet werden würden → Gefühl der Atemnot, evtl. Todesangst
– **Plateau/inspiratorische Pause:** Wird nicht eingestellt (außer bei einigen älteren Geräten), sondern ergibt sich aus den eingestellten Parametern, d. h., die Beatmung kann – muss aber nicht – so eingestellt werden, dass ein Plateau an der Atemdruckkurve zu sehen ist → nach Erreichen des Spitzendrucks fällt der PIP etwas ab und hält sich bis zum Exspirationsbeginn → Umverteilung des Volumens in der Lunge mit geringem Druckabfall:
  – Wird der Spitzendruck früh während der Inspirationszeit erreicht, entsteht ein längeres Plateau, wird der Spitzendruck erst kurz vor dem Umschalten auf Exspiration erreicht, kann sich kein Plateau bilden
  – Arbeitsdruck: Druck, der im Gerät aufgebaut werden kann, um die pulmonalen Zieldrücke/-volumina verabreichen zu können, ist meist werkseitig vorgegeben abhängig von der Patientengruppe (Baby, Kind, Erwachsener), kann aber bei einigen Geräten (z. B. *Stephanie*) auch durch den Anwender verändert werden

> Funktionsweisen, Bezeichnungen von Beatmungsparametern und -formen variieren bei den verschiedenen Geräten bzw. Herstellern, daher ist eine Geräteeinweisung nach MPBetreibV erforderlich.

■ **Auswirkungen der Beatmungsparameter**
Die einzelnen Beatmungsparameter müssen bei jedem Patienten individuell eingestellt und kombiniert werden, um die optimale Wirkung bezüglich der Oxygenierung und/oder Ventilation (CO_2-Abatmung) zu erzielen. Insgesamt diffundiert O_2 langsamer, daher ist die Oxygenierung vor allem von der Gasaustauschfläche, Diffusionsstrecke und der Sauerstoffkonzentration in den Alveolen abhängig. CO_2 diffundiert schnell und ist primär vom AMV abhängig, da das Konzentrationsgefälle zwischen Lungenkapillare und Alveole gering ist. Weiterhin müssen die Beatmungsschläuche dem Alter des Kindes und der Beatmungssituation entsprechend gewählt werden, z. B. Kindersystem mit geringerem kompressiblem Volumen bei einem Gewicht < 15 kg, ggf. spezielles System bei Oszillationsbeatmung (*Sensormedics 3100 A und B*).

■■ **Erhöhung des Sauerstoffpartialdrucks**
– Erhöhung des F_iO_2 (Werte über 40 % länger als 24 h sollten wegen der Lungentoxizität vermieden werden)
– Erhöhung des mittleren Atemwegsdrucks:
  – Erhöhung des PEEP → die FRC wird erhöht, da die Alveolen während der Ausatmung offen gehalten werden, es steht während der Exspiration eine größere Fläche für den Gasaustausch zur Verfügung
  – Erhöhung des PIP → Öffnen größerer Lungenbezirke und damit Vergrößerung der Austauschfläche
– Verlängerung der T_{insp} → Verlängerung der Kontaktzeit für den Gasaustausch
– Neben den Einflussmöglichkeiten über die Beatmung sollte daran gedacht werden, dass ausreichend Sauerstoffträger zur Verfügung stehen → ggf. Transfusion von Erythrozyten

■■ **Senkung des Kohlendioxidpartialdrucks**
– Erhöhung des AMV durch Erhöhung der AF und/oder des Tidalvolumens → besserer „Auswascheffekt"

Die einzelnen Beatmungsparameter sollten einfach einzustellen und das Display übersichtlich angeordnet sein. Hilfreich zur Beurteilung der Respiratoreinstellungen und Optimierung der Beatmung sind die Darstellung der Druck-, Volumen- und Flow-Kurven sowie der Druck-Volumen- bzw. Flow-Volumen-Beziehung und die Messung von

Compliance und Resistance. Für eine optimale Überwachung der Beatmung sind bestimmte Alarmfunktionen (akustischer und optischer Alarm) notwendig, die individuell auf die Beatmungsverhältnisse und den Patienten abgestimmt sein sollten. Manche Alarme sind vom Hersteller fest integriert und vorgegeben.

- **Alarmfunktionen**
- Ausfall der Gaszufuhr (auch nur eines Gases)
- Apnoealarm
- AMV mit oberer und unterer Grenze (ca. 10 % über und unter dem eingestellten bzw. bei druckkontrollierter Beatmung des Ziel-Werts)
- Maximaldruck: sollte wenige cmH_2O oberhalb des PIP stehen; bei Erreichen dieser Grenze z. B. durch Husten des Patienten wird automatisch das Exspirationsventil geöffnet, um einen Pneumothorax zu vermeiden
- Mindestdruck: ist gleichzeitig auch ein Diskonnektionsalarm; sollte wenige cmH_2O unterhalb des PIP oder PEEP (bei reinen Spontanatmungsformen) eingestellt werden
- O_2: ca. 10 % über und unter dem eingestellten Wert; wird je nach Gerät auch automatisch an den eingestellten Wert angepasst
- AF: Einstellung einer Obergrenze, um eine Hyperventilation oder Hecheln zu verhindern, evtl. ist auch eine untere Grenze einstellbar
- t (Tidalvolumen): Grenzen müssen gewichtsabhängig angepasst werden (t = 5–9 ml/kg KG)

9.7.3.2 Beatmungsformen

Standard-Beatmungsformen

- **Klassifizierung der Beatmungsformen nach der Atemarbeit**
- Kontrollierte Beatmung (CMV – Controlled Mandatory Ventilation, HFOV – High Frequency Oscillation Ventilation), Eigenatmung des Patienten ist nicht erwünscht → tiefe Sedierung/Narkose und ggf. Relaxierung notwendig
- Assistierte/unterstützte Beatmung (PAV – Proportional Assist Ventilation, PSV, BI-PAP, CPAP mit Druckunterstützung)
- Spontanatmung (CPAP)
- Mischform aus einer kontrollierten (mit Synchronisation) und assistierten Beatmung (AC – Assist Control, SIPPV – Synchronized Intermittent Positive Pressure Ventilation)
- Mischformen aus einer kontrollierten Beatmung (mit/ohne Synchronisation) und Spontanatmung (IMV, SIMV – [synchronisierte] intermittierende kontrollierte Beatmung)

- **Kontrollierte Beatmungsformen (CMV – Continuous Mandatory Ventilation)**

Bei diesen Beatmungsformen werden die Beatmungshübe in einem fest definierten Intervall und vorgegebenen Muster verabreicht, unabhängig davon, ob der Patienten gerade ein- oder ausatmen möchte. Sofern der Patient seine Eigenatmung nicht der Geräteatmung anpasst, ist eine Sedierung und manchmal auch Relaxierung nötig, damit der Patient sich beatmen lässt und nicht dagegen ankämpft. Spontane Atemzüge sind möglich, dazu muss ein Trigger eingestellt werden, sonst drohen Luftnot und Todesangst. Diese Beatmungsform wird kaum noch eingesetzt, und wenn, als synchronisierte Variante. Das Muster des Beatmungshubs kann unterschiedlich gestaltet sein:

- Volumenkontrollierte Beatmung (VC-CMV): feste Einstellung von AMV bzw. AZV, AF, T_{insp}, T_{exsp}, PEEP. Der PIP schwankt und ist vor allem abhängig von der Compliance der Lunge → unkontrollierte Druckspitzen, wenn keine Druckbegrenzung eingestellt wird (p_{max} einstellen) → Volutrauma.
- Druckkontrollierte Beatmung (PC-CMV): früher IPPV (Intermittent Positive Pressure Ventilation); feste AF, T_{insp}, T_{exsp}, PEEP und Inspiration mit definiertem PIP, dadurch wechselndes AZV und AMV in Abhängigkeit von der Compliance und Resistance; es sollte möglichst

9.7 · Invasive Beatmung

ein dezelerierender Flow gewählt werden → Barotrauma.
- Druckregulierte volumenkontrollierte Beatmung (PRVC): Wird der Patient an das Beatmungsgerät angeschlossen, wird über wenige Testatemzüge mit einem dezelerierenden Flow versucht, das Atemzugvolumen so zu verabreichen, dass der PIP so niedrig wie möglich liegt. Bei den Testatemzügen werden die mechanischen Eigenschaften von Lunge und Thorax bestimmt. Der Druck bleibt während der gesamten Inspiration konstant, eine Pausendauer wird daher nicht eingestellt. Die Beatmung passt sich einer Änderung der Compliance während der Beatmung an, indem der PIP stufenweise nachreguliert wird.

Über einen Automode (z. B. *Servo 300 A*) ist ein automatischer Wechsel zwischen kontrollierter und assistierter Spontanatmung möglich. Vom kontrollierten Modus wird bei 2-maliger Triggerung durch den Patienten in den unterstützten Modus umgeschaltet und umgekehrt bei Apnoe des Patienten wieder in den kontrollierten Modus zurück.

■ **Assistierte Beatmungsformen**

Bei dieser Beatmungsform triggert der Patienten einen Atemhub an, d. h., er bestimmt Beginn und Ende der Inspiration, die AF, die T_{insp} und T_{exp}. Jeder dieser Atemzüge wird maschinell unterstützt, indem ein vordefinierter Druck oder ein definiertes Volumen verabreicht wird, um die Atemarbeit zu reduzieren. Das Atemzentrum muss intakt sein. In der Regel wird bei Apnoe automatisch auf kontrollierte Beatmung umgestellt (Backup-Atmung), sofern diese voreingestellt und aktiviert ist.
- PAV (Proportional Assist Ventilation): Der Beatmungsdruck wird proportional zum ermittelten inspirationalen AZV erhöht, d. h., eine kräftigere Einatmung wird stärker unterstützt, sodass die Atemzüge unterschiedlich „tief" sind wie bei einer normalen Spontanatmung, eingestellt wird die Druckerhöhung je ml AZV (z. B. 2 cmH$_2$O/ml) zur Überwindung der elastischen Rückstellkraft der Lunge.
- Druckunterstützte Beatmung (ASB oder [SPN-]PS/DU): Spontanatmungsform, bei der bei jedem Inspirationsversuch der Druck in den Atemwegen auf das eingestellte Niveau gebracht wird (Unterstützung bei flacher Atmung). Die Druckunterstützung sollte immer ca. 4–6 cmH$_2$O über dem PEEP stehen zur Überwindung des erhöhten Widerstands im Tubus.
- Volumenunterstützte Beatmung ([SPN-] VS/VU/MMV = Mandatory Minute Volume): Spontanatmungsform, bei der der Patient ein definiertes AZV/AMV spontan erreichen muss bzw. über eine variable Druckunterstützung appliziert bekommt; bei niedriger AF besteht die Gefahr eines Volutraumas durch hohe Atemzugvolumina.
- BIPAP: Biphasic Intermittent Positive Airway Pressure; bei dieser Beatmungsform werden 2 unterschiedliche Druckniveaus eingestellt, deren Dauer individuell vorgegeben wird. Der Patient hat die Möglichkeit, auf beiden Niveaus spontan zu atmen → CPAP-Atmung auf 2 Niveaus. Atmet er überhaupt nicht selbstständig, entspricht die Beatmung einer druckkontrollierten Form. Atmet er nur auf dem unteren Niveau, entspricht sie einer druckkontrollierten IMV-Beatmung. Diese Beatmungsform wird vorwiegend zur Entwöhnung des Patienten vom Beatmungsgerät verwendet, wobei das obere Druckniveau langsam gesenkt wird, bis eine reine CPAP-Atmung vorliegt.

■ **Spontanatmung**

(SPN-)CPAP: Continuous Positive Airway Pressure; reine Spontanatmungsform mit kontinuierlichen erhöhten Atemwegsdrucken in der Inspiration und der Exspiration; sollte nur kurzfristig eingesetzt werden, da der Patient viel Atemarbeit leisten muss, um den Totraum des Tubus/Gänsegurgel und Widerstände des Beatmungssystems zu überwinden. Kann mit einer PS/DU oder VS kombiniert werden = assistierte Beatmung.

- **Assistierte-kontrollierte Beatmung**

Atembemühungen werden bei Erreichen der Triggerschwelle mit einem kontrollierten Atemzug beantwortet. Zeitpunkt und Anzahl der Beatmungshübe steuert der Patient → Gefahr der Hyperventilation bei hoher AF; bei fehlender Triggerung sichert die Backup-Frequenz die Ventilation, was dann einer kontrollierten Beatmung entspricht.

— AC (Assist Control): Sowohl als Volume-Control(VC)-AC- als auch als Pressure-Control(PC)-AC-Beatmung, t oder PIP sowie T_{insp} sind vorgegeben. Die PC-AC entspricht der SIPPV (Synchronized Intermittent Positive Pressure Ventilation).

— VC-MMV (Volume Control Mandatory Minute Volume): Volumenkontrollierte Beatmung, bei der die mandatorischen Beatmungshübe nur verabreicht werden, wenn die Spontanatmung nicht ausreichend ist und unter eine vorgegebene Mindestventilation sinkt. t und T_{insp} werden vorgegeben; das Mindestvolumen, welches erreicht werden soll, errechnet sich aus t und AF.

- **Kontrollierte Beatmung mit Spontanatmung**

Diese Beatmung sieht sowohl kontrollierte Beatmungshübe als auch Spontanatmung vor, es wird eine Mindestventilation gesichert. Je nach Einstellung entspricht die Beatmung mehr einer CMV ohne Spontanatmungsanteile oder einer Spontanatmung mit einer geringen Anzahl an kontrollierten Atemhüben.

— IMV (Intermittent Mandatory Ventilation) = intermittierende kontrollierte Beatmung; kontrollierte Atemzüge durch das Gerät werden über T_{insp} und AF gesteuert und in fest definierten Intervallen appliziert; spontane Atemzüge sind möglich und können in der Exspirationsphase mit ASB/PS/DU kombiniert werden. Die kontrollierten Atemzüge können druck- (PC-IMV) oder volumenkontrolliert erfolgen (VC-IMV).

— SIMV: synchronisierte IMV; die kontrollierten Atemzüge (PC-SIMV oder VC-IMV) können durch den Patienten während eines definierten Zeitfensters getriggert werden, dadurch ergibt sich eine bessere Koordination der kontrollierten und der spontanen Atemzüge. Diese Beatmungsform wird bei wachen Patienten und während der Entwöhnung bevorzugt. Die spontanen Atemzüge können zusätzlich druckunterstützt werden.

Sonderformen und Zusatzfunktionen

- **Sonderformen**

— NIV: Nichtinvasive Beatmung, in der Regel eine positive Druckbeatmung, da eine Messung des exspiratorischen AZV/AMV nicht möglich ist (offenes System), ▶ Abschn. 9.6.

— HFV: Hochfrequenzbeatmung mit AF zwischen 60–100(–150)/min; kommt als druckkontrollierte Beatmung bei Frühgeborenen z. B. mit RDS zum Einsatz.

— IRV = Inverse Ratio Ventilation: Kontrollierte Beatmung mit umgekehrtem Atemzeitverhältnis, z. B. statt I:E = 1:2 → 3:1; Einsatz bei schweren Oxygenierungsstörungen z. B. ARDS.

— Manuelle Beatmung: Jedes Beatmungsgerät sollte die Möglichkeit haben, einzelne kontrollierte Beatmungszüge gezielt zu verabreichen, z. B. nach dem Absaugen, bei Bradykardien etc.

— Seitengetrennte Beatmung: Durch spezielle Doppellumentuben können beide Lungenhälften unabhängig voneinander über 2 Beatmungsgeräte beatmet werden.

— Indikation: Emphysembildung, Atelektasen oder Kontusion einer Lungenhälfte.

- **Zusatzfunktionen (geräteabhängig)**

— Medikamentenvernebelung: Einbau des Verneblers über ein Zwischenstück patientennah in das Beatmungssystem; Mikropumpenvernebler (z. B. *aeroneb*) werden bei aktiver Befeuchtung des Beatmungssystems vor den Heiztopf geschaltet (◯ Abb. 9.11). Durch die integrierte Flusssteuerung des Beatmungsgeräts bleiben die Beatmungsparameter stabil → kein Flow- oder Druckanstieg. Allerdings muss ein Filter vor das

Exspirationsventil gesetzt werden, da Medikamentenreste das innere System des Beatmungsgeräts verkleben können.
— Absaugunterstützung: Zur Vermeidung einer Hypoxie beim Absaugen kann über das Gerät eine Präoxygenierung mit einer definierten Sauerstoffkonzentration (meist 100 % im Erwachsenenmodus und individuell einstellbar im Pädiatriemodus) für einen definierten Zeitraum verabreicht werden; beim offenen Absaugen wird die Beatmung bei Diskonnektion unterbrochen und die Alarme stumm geschaltet, nach Konnektion startet die Beatmung wieder und es erfolgt (Schutz vor potenziell infektiösen Aerosolen) eine Nachoxygenierung.
— Seufzer: Erhöhung des Inspirationsdrucks um einen definierten Druck, die Anzahl der Seufzer hintereinander und der Abstand zwischen den Seufzern wird ebenfalls eingestellt → Hintergrund ist, dass bei der Spontanatmung zwischendurch unwillkürlich tiefere Atemzüge gemacht werden → Gefahr des Barotraumas.
— Inspiratorischer und exspiratorischer Halt: Kann bei der Erstellung von Röntgenbildern genutzt werden, die in maximaler Inspiration bzw. Exspiration gemacht werden sollen.
— Messung des endexspiratorischen CO_2: Ermöglicht ggf. eine CO_2-gesteuerte Beatmung, kann beim Weaning genutzt werden → automatischer Abbruch der Spontanatemphase bei Erreichen einer bestimmten Grenze.
— Sauerstofftherapie: Ermöglicht eine Sauerstofftherapie ohne Beatmung, die Erwärmung und Anfeuchtung des Gases erfolgt über das Beatmungssystem → Einsatz bei HFNC-Therapie.

Hochfrequenzoszillation

Die HFO oder auch HFOV (High Frequency Oscillation [Ventilation]) ist eine Beatmung mit sehr hohen AF von 600–3000/min (Angaben in Hertz: 1 Hz = 1 Schwingung/s), aktiver Ein- und Ausatmung mit Tidalvolumina, die kleiner als der Totraum (2–2,5 ml/kg) sind.

Die Schwingungen werden meist über einen Flow-Interrupter *(Babylog 8000)*, Kolbenoszillator *(Stephanie)*, Membranoszillator *(Leonie, Babylog VN 500)* oder mithilfe einer großen Oszillatormembran, welche Ähnlichkeit mit einer großen Lautsprechermembran hat *(Sensormedics)*, erzeugt.

- **Indikation**

Zwerchfellhernie, PPHN, schweres A/RDS, Pneumothorax, Lungenemphysem.

- **Beatmungsparameter**
— Frequenz in Hz (1 Hz = 1/s)
— Amplitude der Schwingungen (Δp)
— MAP: mittlerer Druck/Achse der Schwingungen, Beginn meist mit 2 cmH_2O über dem errechneten MAP der konventionellen Beatmung, ggf. Anpassung in Abständen von ca. 10 min
— (Bias-)Flow: in lpm (Liter pro Minute)

Die Ventilation wird über die Amplitude und die Schwingungsfrequenz beeinflusst (je höher die Amplitude und je niedriger die Frequenz ist, desto größer ist das Tidalvolumen und damit die CO_2-Eliminierung). Die Oxygenierung wird über den inspiratorischen Sauerstoffgehalt und den MAP (je mehr Alveolen geöffnet sind, desto größer ist der Gasaustausch) geregelt.

Die Oszillation kann mit einer druckkontrollierten Beatmung kombiniert werden, dies ist abhängig vom Gerätehersteller.

- **Wirkung**
— Eröffnung atelektatischer Bezirke → Verbesserung der Compliance
— Offenhalten der Atemwege und Alveolen → Erhöhung der FRC mit Verbesserung der Oxygenierung und Abnahme des pulmonalen Rechts-links-Shunts
— Geringes Atemzugvolumen, konstanter Druck in den Alveolen → Verminderung von Barotraumen
— Keine sichtbaren Thoraxexkursionen → Stabilisation des Brustkorbs bei schweren Thoraxtraumen

Die Nebenwirkungen entsprechen denen einer konventionellen Beatmung. Maßgeblich verantwortlich ist der MAP.

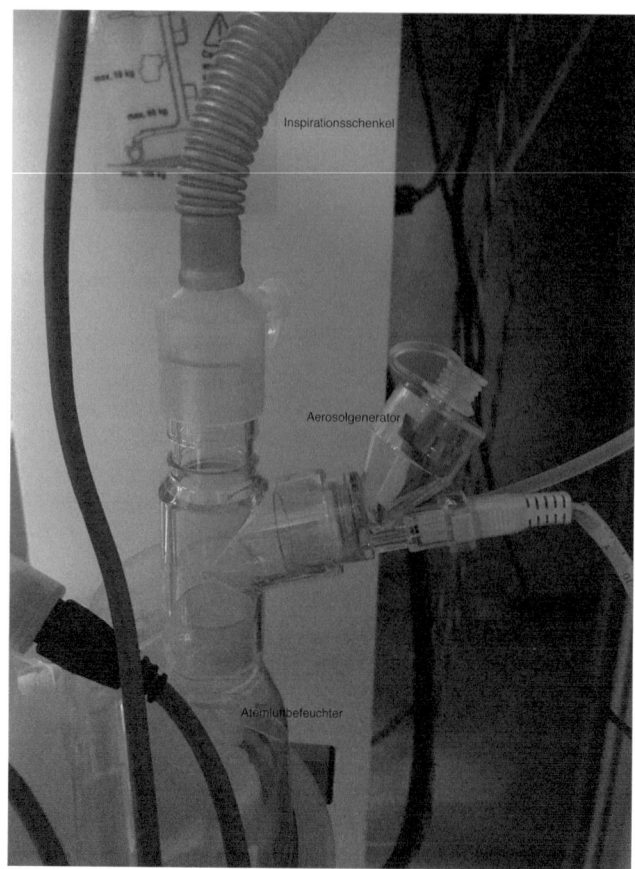

◘ Abb. 9.11 Aerosolgenerator im Beatmungssystem mit aktiver Atemgasklimatisierung

- **Pflegerische Besonderheiten**
- Druckdämpfung im System sind zu vermeiden, es darf auch kein Kondenswasser in den Schläuchen stehen → Schlauchsystem sollte Gefälle zum Gerät haben.
- Keine Nebenluft → großlumiger Tubus bzw. Tubus mit Cuff, (evtl. Umintubation).
- Diskonnektion vermeiden → geschlossenes Absaugsystem; durch die Oszillation wird die Sekretolyse verbessert, es muss daher gerade zu Anfang häufiger abgesaugt werden, zumal schon geringe Sekretmengen die Effektivität negativ beeinflussen; auskultatorisch ist das Sekret durch die Oszillation schlecht zu hören, es muss auf andere Hinweise geachtet werden, wie geringere Thoraxvibrationen, CO_2-Anstieg oder Abfall der Amplitude (Δp); eine gute Atemgasbefeuchtung muss gewährleistet sein.
- Durch die hämodynamischen Auswirkungen eines hohen MAP kann eine Volumengabe oder auch Katecholamintherapie indiziert sein.
- Sichere Fixierung des Tubus, Manipulation am Schlauchsystem nur bei Festhalten des Tubus.
- Am *Sensormedics* erheblicher Lärmpegel, verursacht durch die Membran abhängig von der Druckamplitude und Frequenz → ggf. Ohrenschutz.

Inhalative Stickstoffmonoxidtherapie

Stickstoffmonoxid (NO) ist ein geruchloses Gas. Es ist sowohl in Wasser als auch in Fett gut löslich. NO ist ein physiologischer Vaso- und Bronchodilatator. Es wird in den pulmonalen Endothelzellen gebildet und bewirkt über die Produktion von zyklischem Guanosinmonophosphat (cGMP) eine direkte Gefäßmuskelrelaxation und somit eine

9.7 · Invasive Beatmung

Vasodilatation. Dieser Faktor führt nach der Geburt zum Sinken des pulmonalen Gefäßwiderstands und über die Steigerung des pulmonalen Blutflusses zur verbesserten Oxygenierung des Systemkreislaufs.

Die Wirkdauer von freiem NO beträgt nur einige Sekunden. Mit Sauerstoff reagiert NO zu NO_2, das lungentoxisch ist. NO_2 wird in den Zellen zu Nitrat und Nitrit abgebaut, das über die Niere ausgeschieden wird. Bei zu großen NO_2-Konzentrationen kann bei Kontakt mit Wasser in der Lunge ätzende Salpetersäure (HNO_3) oder salpetrige Säure (HNO_2) entstehen, was zu Entzündungen und einer Schädigung der Lunge führen kann.

Im Blut wird NO durch Bindung an Hämoglobin inaktiviert, wobei Met-Hb entsteht. Dies wird zu freiem Hb und Nitrat abgebaut.

> Schwangere dürfen laut Gesetz (Gefahrenstoffe) nicht in einem Raum arbeiten, in dem NO eingesetzt wird.

Im Gegensatz zu systemisch verabreichten Vasodilatatoren (z. B. Prostaglandin) wirkt inhaliertes NO als selektiver Vasodilatator auf die pulmonale Gefäßmuskulatur der belüfteten Areale.

- **Wirkung**
- Senkung des pulmonal-arteriellen Drucks (PAP) und des pulmonal-kapillaren Verschlussdrucks (PCWP), der dem Druck im linken Vorhof entspricht
- Abnahme des intrapulmonalen Rechts-links-Shunts
- Verbesserung der Oxygenierung, meist auch Senkung des pCO_2 im Blut
- Verbesserung des Ventilations-Perfusions-Verhältnisses, nur ventilierte Bezirke werden erreicht
- Verbesserung der rechtsventrikulären Funktion
- Schwache bronchodilatorische Wirkung

- **Indikation**
- Persistierende pulmonale Hypertension des Neugeborenen (PPHN)
- ARDS
- Pulmonale Hypertonie anderer Genese, wie z. B. angeborene Herz- und Gefäßmissbildungen
- Zwerchfellhernie
- BPD
- Entwöhnung von der venoarteriellen ECMO
- Mekoniumaspirationssyndrom
- Schwere Pneumonie/Sepsis
- Akutes Rechtsherzversagen
- Bei Problemen mit postoperativer pulmonaler Widerstandserhöhung nach z. B. Glenn-OP, totaler cavopulmonaler Anastomose (TCPC), Korrektur eines atrioventrikulären Septumdefekts (AVSD) bei Trisomie 21, Herztransplantation und „später" Korrektur eines großen Ventrikelseptumdefekts (VSD) (▶ Abschn. 10.4.3)

- **Kontraindikation**
- Thrombozytenbedingte Gerinnungsstörungen
- Intrazerebrale Blutungen
- Linksherzinsuffizienz
- Met-Hb-Reduktase-Mangel

- **Nebenwirkungen**
Sie entstehen zumeist durch Überdosierung:
- Erhöhter Met-Hb-Spiegel (sollte < 2,5 % liegen), Met-Hb kann kein O_2 binden → Zyanose trotz guter S_aO_2-Werte.
- Erhöhter NO_2-Spiegel → Schädigung der Atemwege mit toxischem Lungenödem.
- Gerinnungsstörungen wie Hemmung der Thrombozytenaggregation und -adhäsion → strenge Indikationsstellung bei Frühgeborenen (Gefahr von ICH).

Eine Met-Hämoglobinämie muss ggf. mit Methylenblau behandelt werden.

- **Dosierung**
Die Dosis wird in ppm („parts per million") angegeben; 1 ppm entspricht 1 mg/l. Die Höhe der Dosierung ist sehr unterschiedlich und liegt im Allgemeinen zwischen 1 und 20 ppm.

- **Applikation**

Die Applikation erfolgt inhalativ über das Beatmungsgerät, NO wird dem inspiratorischen Gas möglichst patientennah zugemischt. Die NO-Therapie kann mit jeder Beatmungsform kombiniert werden. Eine Kombination mit HFO kann sinnvoll sein.

Zufuhr mittels Steuergerät z. B. INOmax-Therapiesystem, NO-A, Cardino:

- Einsatz mit unterschiedlichen Beatmungsgeräten, -formen und -einstellungen möglich.
- Zugelassen für Frühgeborene ab der 34. SSW.
- Applikation einer vordefinierten Konzentration in den Inspirationsschenkel über spezielle Adapter.
- Flusssynchrone Zumischung von NO über ein spezielles Steuergerät. Hier wird der inspiratorische Gasfluss gemessen und die Zumischung von NO über ein Proportionalventil so gesteuert, dass das Verhältnis zwischen inspiratorischem Flow im Beatmungssystem und Fluss aus der NO-Flasche und somit die NO-Zufuhr immer gleich bleibt.
- Kontinuierliche Messung von NO, NO_2 und O_2 tubusnah im Exspirationsschenkel über einen speziellen Adapter, von dem eine Messleitung zum Messgerät führt; da Feuchtigkeit zu einer Verfälschung der Messergebnisse führen kann, ist eine Wasserfalle in die Messleitung integriert.
- Ermöglicht eine manuelle Zufuhr von NO über einen Beatmungsbeutel *(INOmax);* dazu muss der O_2-Schlauch des Beatmungsbeutels und der O_2-Gasanschluss des NO-Gerätes an das manuelle Reserve-Therapiesystem des Geräts angeschlossen werden, sodass ein Sauerstoff-NO-Gemisch verabreicht werden kann.
- Eine NO-Raumüberwachung ist möglich *(NO-A, Cardino).*
- Vor Inbetriebnahme muss das Gerät kalibiriert werden.

- **Patientenüberwachung**

Zusätzlich zur Standardüberwachung:
- Arterielle Druckmessung.
- 1 bis 2 – mal/Tag Met-Hb-Kontrolle (sollte < 1,5 % sein), die erste ca. 1 h nach Beginn der NO-Therapie:
- **Beachte:** Met-Hb hat Einfluss auf die O_2-Sättigung; der Patient zeigt trotz Hypoxie gute O_2-Sättigungswerte.
- 1-mal/Tag Gerinnung.
- Kontinuierliche Messung von NO und NO_2.
- Auf Blutungszeichen achten.
- Auf ausreichende Urinausscheidung achten (Nitrat und Nitrit werden über die Niere ausgeschieden).
- Evtl. Pulmonalarterien-Katheter zur Messung des PAP, der gemischtvenösen Sauerstoffsättigung und des HZV.

Die NO-Therapie sollte langsam ausgeschlichen werden, da bei abruptem Absetzen die Gefahr des Rebound-Effektes besteht → pulmonale Vasokonstriktion mit Abfall der Sauerstoffsättigung → Anstieg kardialer Belastung mit Gefahr eines Herzlungenversagens.

- **Pflege**

Für die Pflege bei NO-Therapie gelten dieselben Standards wie bei allen beatmeten Intensivpatienten; sie ist abhängig von der Grunderkrankung (▶ Abschn. 1.7, 5.3 und 9.8). Bei der Überwachung bedenken, dass die Sauerstoffsättigung falsch-hohe Werte anzeigen kann.

- **Besonderheiten**
- Verwendung von geschlossenen Absaugsystemen, damit die kontinuierliche NO-Applikation gewährleistet ist → Vermeiden von Sättigungsabfällen und Blutdruckeinbrüchen
- Regelmäßige Kontrolle des NO-Flascheninhalts
- Kontrolle der Messleitungen auf Feuchtigkeit → verfälscht die Messwerte
- Überwachung der NO/NO_2-Konzentration der Umgebung bei Dosierungen bis 20 ppm in der Regel nicht notwendig (maximale Arbeitsplatzkonzentration 25 ppm NO; beim Zigarettenrauchen werden Konzentrationen von 600–1000 ppm pro Atemzug inhaliert)

- Beobachtung: auf Blutungszeichen achten, Bilanzierung, da NO z. T. über die Niere ausgeschieden wird

Eine Alternative zur NO-Therapie bietet die Iloprost-Inhalation (▶ Abschn. 9.9.2).

9.7.3.3 Weaning

Sofern nicht eine Dauer- bzw. Heimbeatmung erforderlich ist, beginnt mit einer Beatmung auch das Weaning. Darunter wird die schrittweise Entwöhnung vom Beatmungsgerät verstanden, d. h. der Übergang von der Beatmung zur Spontanatmung. Die Weaning-Methode und das Fernziel hängen von der Art der Erkrankung und der Beatmungsform ab (Endotrachealtubus, Trachealkanüle, NIV, nCPAP, HFNC).

Bei einer Kurzzeitbeatmung (<48 h) ist in der Regel kein Weaning notwendig und die Extubation unproblematisch. Je länger eine Beatmung dauert, umso eher kann es zu Weaning-Schwierigkeiten kommen, die ein individuelles Vorgehen erfordern. Bekannt ist, dass die respiratorische Muskulatur nach längerer Inaktivität atrophiert, wie alle anderen Muskeln auch. Daher sollte die Spontanatmung früh ermöglicht und trainiert werden. Dieses ist nur möglich, wenn die Patienten nicht zu tief sediert werden. Sinnvoll sind daher eine zielgerichtete Sedierung mithilfe von Sedierungsscores (z. B. Comfort B, RASS) und die tägliche Überprüfung der Sedierungsnotwendigkeit.

- **Voraussetzungen**
- Intaktes Atemzentrum
- Eigenständiges Schlucken und Abhusten
- Vertretbare Werte bei der Sauerstoffsättigung und Blutgasanalyse
- Keine Erschöpfungszeichen bei der Spontanatmung
- Kein Fieber
- Stabiler Kreislauf
- Hb > 9 g/dl
- Keine akute Infektion/frische Infiltrate
- „Normale" Beatmungsparameter (PIP ≤ 16 cmH$_2$O, PEEP ≤ 8 cmH$_2$O, FiO$_2$ ≤ 0,5)
- Keine Schmerzen bzw. kein hoher Analgesiebedarf

Darüber hinaus sollte der Patient optimalerweise wach, ansprechbarer, kooperativ, orientiert und angstfrei sein.

- **Entwöhnung**

Üblicher Ansatz: kontinuierliche graduelle Reduktion:
- SIMV-Modus: Reduktion von Frequenz und Druck
- PSV-Modus: Reduktion der Druckunterstützung
- BIPAP-Modus: Reduktion des oberen Druckniveaus

Alternativer Ansatz: diskontinuierlicher Wechsel zwischen reiner Spontanatmung (evtl. mit DU) und synchronisierter kontrollierter Beatmung (= Wechsel zwischen Belastung und Entlastung → Training der Muskulatur), *cave:* Überlastung muss vermieden werden.

Individuelle Planung → Weaningprotokoll: Planung, Definition von Abbruchkriterien, Dokumentation der Vitalparameter, z. B.:
- (4–)6 Spontanatemphasen am Tag, Dauer langsam steigernd
- Dazwischen vollständige Entlastung durch die Beatmung
- Abbruchkriterien z. B.
  - S$_a$O$_2$ < 95 %, pCO$_2$-Anstieg von > 10 mmHg, Atemfrequenzanstieg > 50 %
  - Tidalvolumen < 3–4 ml/kg
  - Angst, Unruhe, Schwitzen, Dyspnoe
- Tägliche Reevaluation und ggf. Anpassen der Planung

Alle Kinder müssen während der Entwöhnungsphase gut überwacht und beobachtet werden. Zur technischen Überwachung gehört die regelmäßige Kontrolle der Blutgase, die Überwachung der Herz- und Atemfrequenz sowie der Sauerstoffsättigung über den Monitor. Wünschenswert wäre ein erweitertes Monitoring mit transkutaner Sauerstoff- und Kohlendioxidüberwachung, besonders nach der Extubation.

9.7.3.4 Extubation

Hierunter versteht man die Entfernung eines endotrachealen Tubus.

- **Voraussetzungen**

Das Kind sollte während der Pflegerunde, des Absaugens und Umlagerns gut belastbar sein:
- Keine extremen Bradykardien (bei Frühgeborenen)
- Keine Atemstörungen
- Gute Eigenatmung
- Husten beim Absaugen oder spontan
- Keine Belastungszyanosen
- Ausgeglichene Blutgasanalyse
- Keine Sättigungsabfälle in Ruhe
- Möglichst guter oder befriedigender Ernährungszustand (ausreichende Energiereserven)

> Für die Extubation sollte ein guter Zeitpunkt gewählt werden, d. h. nicht während oder vor Übergaben und Visiten.

- **Vorbereitung**
- Kinder immer informieren
- Alle Materialien für eine erneute Intubation sowie Handbeatmungsbeutel und passende Maske bereitlegen; der Beatmungsbeutel muss an eine Sauerstoffinsufflation angeschlossen sein; die Absaugung muss funktionsüberprüft und das Absaugzubehör griffbereit sein
- Bei Kindern, die länger intubiert waren, oder bei entsprechender Indikation (keine Nebenluft) Inhalationsgerät mit angeordneter abschwellender Lösung vorbereiten (▶ Abschn. 9.3); evtl. werden Kortikosteroide i.v. zum Abschwellen verabreicht
- i.v.-Zugang muss vorhanden sein
- O_2-Brille oder -Maske bereitlegen oder nichtinvasive Beatmungsmöglichkeit vorbereiten (z. B. Maskenbeatmung)
- Nasentropfen vor Extubation verabreichen, um ein reaktives Anschwellen der Nasenschleimhaut nach Extubation zu verhindern
- Mahlzeit vor der Extubation ausfallen lassen, evtl. Grundinfusion anpassen
- Keine aufwendigen und belastenden pflegerischen bzw. diagnostischen Maßnahmen vorher durchführen
- Magenrest abziehen, Magensonde entfernen
- Endotracheal (evtl. Trachealsekret abnehmen), oral, nasal und ggf. subglottisch absaugen
- Dem Kind eine Erholungspause einräumen
- Entblocken des geblockten Tubus, anschließend nochmals tracheal absaugen
- Tubuspflaster entfernen, neuen Absaugkatheter vorbereiten
- Evtl. Lunge über Handbeatmungsbeutel 3- bis 4-mal blähen
- Tubus in der Inspirationsphase ziehen, damit in nachfolgender Exspiration Sekret abgehustet werden kann
- Sofortiges Absaugen des Nasen-/Rachenraums; besonders aus dem Tubusnasenloch lässt sich häufig viel Sekret absaugen
- Lunge auskultieren (gut und seitengleich belüftet)
- Beruhigung des Kindes
- Atemaktivität unterstützen, das Kind z. B. in Bauchlage oder Oberkörperhochlage legen
- Bei Bedarf abschwellende Inhalationen, Sauerstoffzufuhr bei entsprechender Indikation
- Gute Krankenbeobachtung, besonders der Atmung
- Alarmgrenzen am Monitor überprüfen und eng einstellen
- Blutgasanalysekontrollen, die erste ca. 1 h nach der Extubation

- **Weiteres Vorgehen**
- 6 h Nahrungspause, die Infusionsgeschwindigkeit erhöhen bzw. eine Infusion anhängen
- Sauerstoffzufuhr nur nach Bedarf, sie sollte abhängig sein vom aktuellen pO_2
- Je nach Notwendigkeit folgen physikalische Therapie oder weitere Inhalationen
- Evtl. gezielte Atemtherapie durch Physiotherapeuten
- Vermeiden von Belastungen

- Der Respirator sollte am Patientenplatz belassen werden, bis das Kind ganz stabil ist

- **Komplikationen**
- Kehlkopf oder Trachealschleimhautschwellungen mit Stridor bis hin zu Atemnot
- Atelektasen, Dystelektasen
- Apnoe- und Bradykardieneigung, vor allem bei Frühgeborenen
- Sekretverhalten durch mangelndes Abhusten
- Flache unzureichende Atmung mit Hyperkapnie und evtl. Hypoxämie vor allem bei Schmerzen, neurologisch auffälligen Patienten (z. B. nach SHT, Ertrinkungsunfall) oder bei Erschöpfung des Patienten
- Blutungen im Bereich des Nasen-Rachen-Raums durch Schleimhautverletzungen beim Ziehen des Tubus
- Aspiration, wenn der Magen des Patienten nicht sorgfältig entleert war

- **Indikation zur Reintubation**
- Hyperkapnie und Entwicklung einer respiratorischen Azidose
- Steigender Sauerstoffbedarf
- Erschöpfung mit starken Einziehungen, Nasenflügeln und Apathie des Patienten
- Starker Stridor, der sich inhalativ oder durch Kortikosteroide i.v. nicht bessert, zunehmende Atemnot
- Sekretverhalten, das durch Atemtherapie nicht in den Griff zu bekommen ist
- Ausgeprägte Atelektasenbildung

Es sollten alle Maßnahmen ausgeschöpft werden, um eine Reintubation zu vermeiden, jedoch darf auch nicht zu lange abgewartet werden. Bei Früh- und Neugeborenen kann eine Intubation durch Legen eines nasalen CPAP evtl. umgangen werden. Bei größeren Kindern kann versuchsweise eine Maskenbeatmung (NIV) durchgeführt werden, wenn die Kinder dies tolerieren.

9.8 Pflege beatmeter Patienten

Die Pflege des beatmeten Patienten teilt sich in mehrere Bereiche auf. Da sind zum einen die besondere Behandlung des Respirationstraktes, die Bedeutung der Positionierung und Physiotherapie sowie der psychischen Betreuung des Patienten und zum anderen die Überwachung des Beatmungsgeräts und sämtlicher Kontrollparameter.

- **Funktion der oberen Atemwege**
- Erwärmen der Atemluft auf Körpertemperatur durch Abgabe von Wärme über die Blutkapillaren
- Anfeuchten der Atemluft auf eine relative Feuchtigkeit (RF) von 100 % bei 37 °C durch Sekret aus den Becherzellen der Schleimhaut → optimalerweise liegt die isothermische Sättigungsgrenze im Bereich der Bifurkation
- Reinigung der Atemluft:
  - Mukoziliäre Clearence: Bindung von Partikeln an einen Schleimfilm, der von submukösen Drüsen gebildet wird und die Zilien überzieht, Abtransport des Sekrets mittels Flimmerepithel in Richtung Rachen
  - Atemwegsreflexe: Herausschleudern von größeren Partikeln mittels Husten und Niesen
- Schutz vor giftigen Gasen über Riechfunktion mittels Riechzellen

> Durch die Beatmung über einen Endotrachealtubus oder eine Trachealkanüle wird der obere Respirationstrakt ausgeschaltet; somit entfallen das Anfeuchten, Reinigen und Erwärmen der Atemluft.

- **Ursachen einer Beeinträchtigung der Zilientätigkeit mit Störung des Selbstreinigungsmechanismus der Atemwege**
- Trockene und kalte Atemluft
- Heiße und übersättigte Atemluft (Hot-Pot-Tracheitis)

- Atropin
- Zentral dämpfende Medikamente
- Anstieg der Wasserstoffionenkonzentration (pH)
- Inhalationstrauma

Folgen
- Nach 10 min bei einer RF von 50 % und nach 3–5 min bei einer RF von 30 % sistieren die Zilienbewegungen, evtl. Zerstörung von Zilien und Drüsen → erhöhter Luftwiderstand → Zunahme der Resistance
- Verlangsamung und Verminderung der Schleimproduktion
- Zunahme der Viskosität des Bronchialsekrets mit Retention des Schleims durch fehlenden Abtransport
- Lokale Austrocknung mit Krustenbildung und Obstruktion im Tracheobronchialbaum
- Sekretstau in den Atemwegen → Verschluss der Bronchien → Atelektasenbildung → Reduktion der funktionellen Residualkapazität mit Störung des pulmonalen Gasaustauschs
- Reduzierung der Surfactant-Aktivität → Abnahme der pulmonalen Compliance
- Hypothermie
- Neigung zu Bronchospasmen, Zunahme der Infektanfälligkeit der Lunge → VAP (▶ Abschn. 1.7.1)

- **Anfeuchten und Erwärmen der Atemluft**

Es wird zwischen aktiven (HH = Heated Humidifier) und passiven Befeuchtersystemen (HME = Heat and Moisture Exchanger) unterschieden.

Aktive Befeuchtersysteme
- Verdampfer:
    - Oberflächenverdampfer oder Pass-over-Verdampfer, z. B. *MR 850 oder F&P 950* von Fisher & Paykel: Die Luft strömt über die erwärmte Wasseroberfläche und nimmt dabei Feuchte und Wärme auf
    - Dochtverdampfer, z. B. *Aerodyne 2000* von Covidien: Die feuchte Oberfläche wird durch einen Docht oder Zylinder vergrößert
    - Gegenstromverdampfer, z. B. *Humicare 200* von Gründler: Aus einem Kapillarsystem, durch welches warmes Wasser fließt, diffundiert warmer Wasserdampf über eine semipermeable Membran zur Inspirationsluft
    - Durchlaufverdampfer, beheizbare Sprudler, meist zur Sauerstofftherapie
- Vernebler: Düsen-, Ultraschallvernebler, meist für Inhalationstherapie

Ziel
- Aufrechterhaltung und Verbesserung der Zilienfunktion und Ventilationsverhältnisse
- Atelektasenprophylaxe
- Infektionsprophylaxe
- Offenhalten des Tubus/der Trachealkanüle

37 °C warme Luft kann maximal 44 g H_2O/m^3 aufnehmen = absolute Feuchte (bzw. 100 % relative Feuchte). Enthält die Atemluft weniger H_2O, sinkt die relative Feuchte. Nimmt z. B. die Atemluft bei einer unzureichenden Atemgasklimatisierung nur 22 g H_2O/m^3 auf, so beträgt die relative Feuchte nur 50 %.

Bei nicht beheizten Teilen des Beatmungssystems (z. B. Gänsegurgel) fällt die Temperatur um ca. 1 °C/10 cm Kaltstrecke ab. Daher wird das Atemgas im Befeuchtertopf meist auf 37 °C erwärmt (proximale Temperatur) und dann mittels der Schlauchheizung weiter auf ca. 39–40 °C erhitzt (distale Temperatur). Durch die Kaltstrecke sinkt die Atemgastemperatur wieder ab, sodass sie optimalerweise am Tubusende wieder 37 °C beträgt. Die weitere Erhitzung des Atemgases soll auch verhindern, dass sich durch Kondensation Wassertropfen im Beatmungssystem bilden. Kondenswasser in den Schläuchen darf niemals in den Befeuchtertopf zurückgegeben werden, gerade in der Exspiration ist es häufig kontaminiert. Vorhandene Wasserfallen sollen regelmäßig geleert werden, da die warme Feuchtigkeit in den Schläuchen das Bakterienwachstum begünstigt. Es reicht aus, das Beatmungssystem alle 7 Tage zu wechseln (RKI IA, Herstellerangaben beachten).

Atemgastemperaturen über 41 °C (thermische Schäden) und unter 32 °C sollten vermieden werden. Daher sind der Wasserstand (Aqua d.) und die Temperatur (37 – 39 °C in Abhängigkeit vom Abstand des Temperaturfühlers zur Tubusspitze) regelmäßig zu kontrollieren. Ein leerer Behälter überhitzt sich schnell und führt zum Austrocknen der Atemwege bis hin zu Verbrennungen.

▪▪ Passive Befeuchtung

Als passive Möglichkeit kommen HME-Filter (Heat and Moisture Exchanger) zum Einsatz (ab 3 kg KG), die zwischen Tubus-/Trachealkanüle und Y-Stück des Beatmungssystems platziert werden. Wärme und Wasserdampf wird bei der Exspiration gespeichert und an das trockene Inspirationsgas abgegeben. Die Filter sollten ein kleines Innenvolumen und einen möglichst geringen Widerstand haben, da es sonst zur Hyperkapnie kommen kann (ggf. muss das AZV erhöht werden). Die Leistung der HME-Filter sollte bei 30 g H_2O/l liegen.

Nach dem gleichen Prinzip funktioniert die „feuchte Nase" für spontanatmende tracheotomierte Patienten. HME-Filter und „feuchte Nasen" können nach Herstellerangaben bzw. bei Sekretverlegung oder Durchfeuchtung gewechselt werden. Hinsichtlich der Pneumonierate gibt es keine Empfehlungen für eine aktive oder passive Atemgaserwärmung (RKI IA).

▪ Überwachung des Respirators

Das Beatmungsgerät wird vom Pflegepersonal zu Schichtbeginn und bei jeder Veränderung kontrolliert. Zu überwachen sind in Abhängigkeit von Respirator und Beatmungsform die eingestellten Beatmungsdrücke, die Frequenz, der Flow, das Atemzug-/Atemminutenvolumen, der Sauerstoffgehalt und die Temperatur. Die Alarmgrenzen richten sich nach der Grundeinstellung und sollten den Parametern möglichst nahe liegen. Der Wasserstand im Verdampfertopf ist regelmäßig zu kontrollieren.

▪▪ Atemfrequenz

Die vom Respirator/Monitor gemessene Atemfrequenz sollte immer anhand der Thoraxexkursionen überprüft werden. Dadurch erhält man zusätzlich Auskunft über Rhythmus, Atemarbeit und Dyspnoezeichen.

Obere Alarmgrenze zur Registrierung von Tachypnoe und Hechelatmung einstellen.

▪▪ Druckkontrollierte/-begrenzte Beatmung

Bei einer druckkontrollierten/-begrenzten Beatmung ist es entscheidend, dass enge Atemminuten- oder Atemzugvolumengrenzen eingestellt werden, um eine Veränderung der Compliance von Lunge und Thorax, des Atemwegswiderstandes (Resistance) sowie Obstruktionen zu registrieren und eine Hypo-/Hyperventilation zu vermeiden. Das Atemzugvolumen sollte ca. zwischen 5 und 9 ml/kg KG liegen.

Die Differenz von Inspirations- zu Exspirationsvolumen und ein abfallendes Atemminutenvolumen gibt Auskunft über Diskonnektion der Beatmung, Leckagen im Beatmungssystem, undichten Cuff, Nebenluft bei zu kleinem Tubus oder Verlust über Thoraxdrainagen bei Fistelbildung.

▪▪ Volumenkontrollierte Beatmung bzw. Volumengarantie

Bei diesen Beatmungsformen ist entscheidend, dass die obere Druckbegrenzung nicht zu hoch eingestellt wird, um bei einer Verschlechterung der Compliance von Lunge und Thorax sowie des Atemwegswiderstandes Spitzendrücke zu vermeiden. Die untere Alarmgrenze für das Atemzug- bzw. Atemminutenvolumen sollte so gewählt werden, dass eine Hypoventilation (Atemzugvolumen < 3–4 ml/kg KG) rechtzeitig erkannt wird.

> Anhaltender Druckalarm bedeutet auch einen Abbruch des Atemhubs mit unzureichender Ventilation des Patienten.

Weitere einzustellende Respiratorgrenzen ▶ Abschn. 9.7.3.

Ursachen für Alarme des Respirators
- Verlegung der Atemwege (z. B. Sekretstau, Bronchospasmus, Abknicken des Tubus)
- Einseitige Intubation mit Minderbelüftung einer Lungenseite
- Abknicken oder Diskonnektion eines Beatmungsschlauches
- Volle Wasserfalle
- Zu feuchter HME-Filter
- Spannungspneumothorax
- Evtl. ungünstige, den Thorax komprimierende Lagerung
- Ballonhernie: Cuff stülpt sich über die Tubusspitze
- Mangelnde Synchronisation bei der Beatmung → gegen die Eigenatmung des Patienten
- Leckage im System, Tubusdislokation (Spontanextubation)
- Undichter Cuff, Nebenluft

Überwachung des Patienten

Bei jedem beatmeten Patienten wird die Herzfrequenz, die Atemfrequenz und die Sauerstoffsättigung über Monitor kontinuierlich überwacht. Weitere Möglichkeiten sind transkutane Sonden zur pO_2- und pCO_2-Bestimmung und die Kapnometrie zur CO_2-Bestimmung in der Exspiration (▶ Abschn. 2.4). Bei Tuben mit Cuff ist die regelmäßige Cuffdruckkontrolle Teil der Überwachung.

Zur Anpassung der Beatmung an den Patienten dient nicht nur die apparative Überwachung, sondern auch als wichtiger Bestandteil die regelmäßige Blutgasanalyse (kapillär oder arteriell). Das umfangreiche Monitoring gibt nur über einen Teil des Patienten Auskunft, wichtig ist die genaue Beobachtung durch das Pflegepersonal, nur so lässt sich eine Aussage über die Toleranz des Patienten der Beatmung gegenüber machen.

Klinische Überwachung
- **Auskultation:** Rasselgeräusche durch Sekret, seitengleiche Belüftung, Nebenluft, exspiratorisches Giemen bei Obstruktion, „Knörksen" beim ANS
- **Palpation:** Ein hörbares und fühlbares Knistern ist ein Hinweis auf ein Hautemphysem
- **Inspektion:** Seitengleiche Thoraxhebung (Differenz bei einseitiger Intubation, Pneumothorax), Einziehungen, Nasenflügeln, Tachydyspnoe, Aussehen (Farbe, Kaltschweißigkeit) als Zeichen einer inadäquaten Beatmung
- Beurteilung des Trachealsekrets
- **Absaugverhalten:** Verschlechterung der Vitalparameter während des Absaugvorgangs? Präoxygenierung notwendig? Hyperkapnie und Bronchospasmus-Neigung?
- Toleranz der Beatmung: Gesichtsausdruck, Unruhe, Tachykardie, Hypertonie

Tachydyspnoe, Hypoxie, Hyperkapnie, Tachykardie, Hypertonie können Anzeichen von Schmerzen, unzureichender Sedierung oder Beatmung bzw. mangelnder Toleranz der Beatmung sein.

Ursachen für eine unzureichende Anpassung des Respirators an den Patienten
- Unzureichende Analgosedierung
- Erhöhter Energieumsatz, erhöhte CO_2-Produktion durch erhöhten Stoffwechsel (z. B. Fieber, Steigerung der parenteralen Ernährung)
- Stress
- Unzureichende Beatmung, Hypoventilation

Entwöhnung vom Respirator

Patienten, die länger intubiert und beatmet wurden, benötigen vor der Extubation eine Übergangsphase, in der sie von der Beatmung entwöhnt werden = **Weaning** (▶ Abschn. 9.7.3). Mit der Entwöhnung vom Respirator sollte so früh wie möglich begonnen werden, da mit jedem Beatmungstag die Gefahr einer VAP steigt. Zusätzlich nimmt, bedingt durch die notwendige Sedierung und/oder Analgesie, die Wahrscheinlichkeit zu, dass der Patient nach Absetzen der sedierenden Medikamente und/oder Opioide eine

9.8 · Pflege beatmeter Patienten

Entzugssymptomatik entwickelt (▶ Abschn. 5.4). Entsprechend den Leitlinien kann bei einer gut gesteuerten Analgosedierung meist früher mit dem Weaning begonnen und die Beatmungstage reduziert werden (RKI II). Gegebenenfalls kann die Beatmung noch nichtinvasiv fortgesetzt werden.

- **Absaugen**

Zur Vermeidung eines Sekretstaus muss der Patient regelmäßig endotracheal abgesaugt werden. Dies sollte immer unter sterilen Bedingungen und nach Auskultation durchgeführt werden (▶ Abschn. 1.6).

Die genaue Beobachtung des Trachealsekrets ist wichtig, besonderes Augenmerk sollte der Konsistenz, der Farbe und der Menge gelten; so kann gelbliches Sekret z. B. auf eine Infektion hinweisen; ggf. sollte eine bakteriologische Untersuchung des Trachealsekrets erfolgen.

Sehr zähes Sekret kann auf verschiedene Weise verflüssigt werden:
- Die Befeuchtung des Atemgases erhöhen, indem die Temperatur im Verdampfer/Vernebler um 1 °C erhöht wird (soweit am Gerät möglich)
- Für einen ausgeglichenen Flüssigkeitshaushalt sorgen, Kontrolle über Bilanzierung und Körpergewicht
- Medikamentös mit Sekretolytika (z. B. Acetylcystein)
- Inhalationen über das Beatmungsgerät mit z. B. hypertoner NaCl-Lösung

- **Prophylaxen**

Allgemeines zu den Prophylaxen ▶ Abschn. 1.7.

- - **Stressulkusprophylaxe**

Probleme:
- Hypoxämie
- Ungenügende Sedierung
- Angstzustände
- Motilitätsstörungen durch Analgosedierung, Immobilität

Ziel: Intakte Magenschleimhaut
Maßnahmen:
- Psychische Unterstützung des Patienten
- Leichte Oberkörperhochlage bevorzugen (gastroösophagealen Reflux [GÖR] vermeiden)
- Stressfaktoren verhindern bzw. abbauen, z. B. Alarme, Geräusche reduzieren, Einhalten eines Tag-Nacht-Rhythmus
- Regelmäßige Kontrolle des Magen-pH-Werts und des Magenrests, auf Hämatin oder Blutbeimengungen achten; ggf. medikamentöse Prophylaxe mit H2-Blockern oder Sucralfat
- Frühzeitiger oraler Nahrungsaufbau

Ein alkalischer Magen-pH-Wert begünstigt das Bakterienwachstum im Magen und erhöht die Gefahr einer VAP. Daher sollte bei enteral ernährten Patienten möglichst auf alkalisierende Substanzen zur Magenulkusprophylaxe verzichtet werden (RKI IB).

- - **Infektionsprophylaxe**

Probleme:
- Fehlende nasale Anfeuchtung und Filtrierung der Atemluft
- Gestörter Selbstreinigungsmechanismus der Lunge
- Reflux von Magenrest
- Haut-/Schleimhautschäden
- Eindringen von Erregern aus dem Nasen-Rachen-Raum in den Atemtrakt
- Nosokomiale Infektionen

Ziele:
- Atemgaskonditionierung
- Freie Atemwege
- Intakte Haut und Schleimhäute
- Physiologische Mund- und Nasenflora

Maßnahmen: Siehe ▶ Abschn. 1.7.1.

- **Spezielle Hautpflege**
- Vermeiden von feuchten Kammern speziell im Halsbereich, wo sich nasales/orales Sekret sammeln kann
- Vermeiden von Haut-auf-Haut-Lagerung, ggf. mit Kompressen trennen

- **Positionierung**

Als günstige Positionierung hat sich die Oberkörperhochlage erwiesen. Diese führt zur Verbesserung des Perfusions-Ventilations-Verhältnisses und die Gefahr der Aspiration von Magenresten sinkt. Dabei sollten 30° nicht überschritten werden, da sonst der Kreislauf zu sehr belastet wird und die Dekubitusgefahr steigt.

Allgemein sollte der Patient häufig positioniert werden, sofern dies die Grunderkrankung ermöglicht und der Patient die entsprechende Positionierung toleriert. Das Positionieren dient der Sekretdrainage und der gleichmäßigen Belüftung der Lunge, wodurch das Perfusions-Ventilations-Verhältnis verbessert wird (▶ Abschn. 1.8).

■■ Komplikationen beim Positionieren von beatmeten Patienten
— Dislokation des Tubus/der Trachealkanüle bis zur unbeabsichtigten Extubation
— Abknicken der Beatmungsschläuche und des Tubus
— Reflux von Kondenswasser aus dem Beatmungssystem
— Dislokationen bzw. Diskonnektion von zu- und ableitenden Systemen
— Abknicken und evtl. unbeabsichtigtes Ziehen von Gefäßzugängen
— Hämodynamische Verschlechterung
— Respiratorische Verschlechterung
— Druckstellen durch Liegen auf harten Gegenständen
— Schmerzen

■■ Maßnahmen vor einer Neupositionierung
— Patienten informieren und, wenn möglich, integrieren
— Material zur Positionierung bereitstellen: nur das nötigste Material, viele Positionierungshilfsmittel lassen den Patienten immobil werden
— Ggf. Kondenswasser aus den Beatmungsschläuchen entfernen
— Genaue Absprache, wenn mehr als eine Pflegekraft an der Maßnahme beteiligt ist

■■ Maßnahmen während des Positionswechsels
— Mindestens eine Pflegekraft achtet auf die zu- und ableitenden Systeme
— Beatmungsschläuche aus der Halterung nehmen bzw. Befestigung lösen
— Patienten auffordern, so weit wie möglich mitzuhelfen
— Zuerst Kopf positionieren, um den Tubus/die Trachealkanüle in die richtige Position zu bringen
— Anschließend Rumpf und Extremitäten in die gewünschte Position legen

❯ Durch reduzierten und/oder aufgehobenen Muskeltonus (Medikamente/Erkrankung) auf physiologische Bewegungsmuster achten, um Gelenkluxationen zu vermeiden.

■■ Maßnahmen nach dem Positionswechsel
— Beatmungsschläuche wieder in die Halterung stecken bzw. sichern
— Ggf. Positionierung optimieren; wenn möglich, Patienten fragen, ob er so liegen kann
— Zu- und ableitende Systeme auf richtigen Sitz und Funktion kontrollieren
— Darauf achten, dass der Patient nicht auf harten Gegenständen wie Schläuchen, Falten u. a. liegt
— Lunge auskultieren, da beim Positionswechsel Sekret mobilisiert wird, ggf. endotracheal absaugen
— Beatmungssituation kontrollieren (AF, AMV, S_aO_2, CO_2)
— Kreislaufparameter kontrollieren (HF, RR)
— Wasserfallen an den tiefsten Punkt hängen
— Das Sichtfeld des Patienten optimieren, evtl. Bilder auf den Nachtschrank stellen
— Ggf. Oberkörper etwas erhöht positionieren, z. B. bei enteraler Ernährung

■ Physiotherapie
Gezielte Physiotherapie sollte bei allen beatmeten Patienten regelmäßig von geschultem Personal (Physiotherapeuten) durchgeführt werden. Aber auch vom Pflegepersonal sollten die Grundprinzipien der Atemtherapie beherrscht werden, um sie öfter durchführen zu können (▶ Abschn. 9.3).

■ Ernährung
Es sollte möglichst früh mit einer enteralen Ernährung begonnen werden, da diese zum einen der Magenulkusprophylaxe dient und zum anderen die Gefahr von katheterassoziierten Infektionen durch zentrale oder

periphere Venenzugänge für die parenterale Ernährung senkt (RKI II).

Die Ernährung des intubierten Patienten erfolgt in der Regel über eine Magensonde, die ggf. als Schiene für einen gastroösophagealen Reflux dienen kann, wodurch die VAP-Gefahr steigt. Daher sollte bei entsprechendem Risiko eine Duodenalsonde in Betracht gezogen werden. Unklar ist noch der Nutzen oraler Probiotika zur Senkung des VAP-Risikos und/oder gastrointestinaler Störungen (z. B. NEC bei Frühgeborenen) unter Antibiotikatherapie. Bei der Zusammensetzung der Nahrung ist auf einen dem Alter entsprechenden Bedarf an Nährstoffen und Kalorien zu achten, ggf. sind krankheitsbedingte Anpassungen vorzunehmen. Bei langzeitbeatmeten Patienten sollte eine Ernährungsberatung (Diätassistent) erfolgen.

- **Betreuung**

Soweit die Grunderkrankung und die Kooperation des Patienten es zulassen, sollte weitgehend auf Sedativa und Fixierung verzichtet werden, sodass das Kind wach ist und seine Umgebung wahrnehmen kann. Allerdings muss berücksichtigt werden, dass die ungewohnte Situation Ängste auslösen kann. Gerade der Tubus kann Husten- und Würgereiz hervorrufen, Manipulationen am Tubus können Erstickungsängste auslösen. Daher sollte bei speziellen Maßnahmen eine situative Sedierung bzw. Analgosedierung erfolgen.

Die Beschäftigung liegt zum größten Teil in der Hand des Pflegepersonals. Ergotherapeuten und Erzieher unterstützen dieses vor allem bei Langzeitpatienten. Eine wichtige Rolle spielen die Eltern. Diese sollten so weit wie möglich in die Pflege und Betreuung ihres Kindes mit einbezogen werden. Dazu ist es nötig, zunächst den Eltern die Angst vor den Geräten zu nehmen; nur dann können sie hilfreich auf das Kind einwirken.

Um mit einem Patienten adäquat kommunizieren zu können, sollte in der Pflegeanamnese Folgendes erfragt werden:
- Seh- und Hörfähigkeit, ggf. notwendige Kommunikationshilfen wie Brille und/oder Hörgerät
- Muttersprache
- Fähigkeit zu schreiben und/oder zu lesen
- Individuelle in der Familie vorhandene Kommunikationsregeln/-zeichen
- Kosenamen des Kindes
- Besondere Vorlieben bzw. Abneigungen

9.9 Erkrankungen der Lunge

9.9.1 ANS und Surfactanttherapie

9.9.1.1 Atemnotsyndrom

Das Atemnotsyndrom (ANS) oder auch (idiopathisches) Respiratory Distress Syndrome (IRDS) ist ein durch Surfactantmangel bedingtes Atemnotsyndrom, das infolge der strukturellen und funktionellen Unreife der Lunge bei Frühgeborenen auftritt. Man bezeichnet es auch als Surfactantmangelsyndrom des Früh- und Neugeborenen.

- **Surfactant**

Surfactant (**surf**ace-**act**ive **agent**) ist eine komplexe Substanz und besteht aus Phospholipiden (ca. 80 %), Neutrallipiden (z. B. Cholesterin), Kohlenhydraten und Proteinen. Die speziellen Surfactantproteine A–D machen ca. 5 % des Surfactants aus. Während die Phospholipide leicht synthetisch herstellbar sind, ist dies bei den Proteinen bisher nicht ausreichend gelungen. Surfactant wird von den Mitochondrien der Pneumozyten (Typ-II-Zellen) gebildet, in Granula gespeichert und mittels Exozytose an die Alveolaroberfläche abgegeben. Synthese und Speicherung werden vom Grad der Lungendehnung beeinflusst. Surfactant ist ab der 23. SSW im Fruchtwasser nachweisbar, die vollständige Aktivität wird mit der 34./35. SSW erreicht. Der Surfactantstoffwechsel ist sehr schnell und hat eine kurze Halbwertszeit (12–24 h).

Funktion der Surfactantproteine:
- Protein A und D: Immunologische Funktion, Infektabwehr
- Protein B und C: Verteilung des Surfactants auf der Alveolaroberfläche

- **Wirkung des Surfactants**
- Senkung der Oberflächenspannung an der Luft-Wasser-Grenzschicht
- Kollaps der Alveolen während der Exspiration wird verhindert (Anti-Atelektase-Faktor)
- Erhöhung der Compliance der Lunge und Senkung der Atemarbeit
- Erhöhung der funktionellen Residualkapazität mit Verbesserung des Gasaustausches
- Schutz der Epitheloberfläche vor Sauerstoffradikalen und Erregern
- Verbesserung des Sekrettransports
- Stabilisierung der kleinen Bronchien

- **Ursachen eines Surfactantmangels**
- Surfactantmangel:
  - Unreife der Lunge mit geringer Anzahl an Alveolen → wenig Pneumozyten-Typ-II-Zellen → quantitativer Mangel an Surfactant = primäres/idiopathisches ANS
- Surfactantverbrauch:
  - Infektionen
  - Mekoniumaspirationssyndrom
  - Pneumothorax
  - Lungenblutung, -ödem
  - Perinatale Asphyxie, Azidose

- **Lungenentwicklung**

Die intrauterine Lungenentwicklung ist durch mehrere Phasen gekennzeichnet:
- Pseudoglanduläre Phase: >16. SSW, Lunge ähnelt einer Drüse, Bildung des Bronchialbaumes, es sind keine respiratorischen Bronchiolen oder Alveolen vorhanden
- Kanikuläre Phase: 16.–26. SSW, die Endbronchiolen und erste Alveolen werden gebildet, das Epithel in der Lungenperipherie wandelt sich zum respiratorischen Epithel mit den Pneumozyten-Typ-I- und -Typ-II-Zellen um → Beginn der Surfactantproduktion, verstärkte Kapillarisierung des Lungengewebes → Bildung dünner Luft-Blut-Schranken
- Sakkuläre Phase: 24.–36. SSW, im Bereich der Endbronchien bilden sich vermehrt Alveolarsäckchen, Beginn der Alveolarisierung
- Alveoläre Phase: 36.– 40. SSW, starke Alveolarisierung

- **Faktoren für die Lungenreifung**
- Begünstigend für die Lungenreifung: → Ausschüttung von Sympathikomimetika:
  - Fetaler Stress durch vorzeitigen Blasensprung
  - Amnioninfektionssyndrom
  - Tokolyse
  - Dexa- oder Betamethason
  - Thyroxin
  - Ambroxol/Theophyllin
- Hemmend wirken:
  - Mütterlicher Diabetes
  - Schwere Erythroblastose

Prophylaktisch kann die Surfactantbildung durch zweimalige Gabe von Betamethason im Abstand von 24 h an Schwangere vor der Geburt gefördert werden. Dieses Verfahren ist ab der 24. SSW effektiv.

Eine schonende Geburtseinleitung bei drohender Frühgeburt mit primärer Reanimation durch ein erfahrenes neonatologisches Team verhindert die Geburtsasphyxie und verringert das Risiko eines ausgeprägten ANS.

- **Pathophysiologie**

Das ANS entwickelt sich in den ersten Lebensstunden. Dafür sind mehrere Faktoren verantwortlich: der Surfactantmangel, die noch mangelnde Alveolarisierung, die geringe Kapillarisierung, eine verdickte Luft-Blut-Schranke sowie die größere Durchlässigkeit der Alveolarmembran.

Ist die Oberflächenspannung zu gering, tritt nach der ersten Inspiration ein exspiratorischer Kollaps kleiner Alveolen ein, die sich in größere entleeren, sodass zum einen atelektatische, zum anderen auch überblähte Lungenbezirke entstehen. Für die weitere Atmung ist ein hoher Druck nötig, was zu einer schnellen Erschöpfung führt. Es kommt zu einer herabgesetzten Lungencompliance, zu eingeschränkter alveolärer Ventilation (Mikroatelektasen mit intrapulmonalen Shunts), verminderter funktioneller Residualkapazität und kardialem Rechts-links-Shunt (Foramen ovale und Ductus arteriosus Botalli bleiben offen) mit nachfolgender Minderperfusion der Lunge. Dadurch kommt es zur Verminderung der Sauerstoffaufnahme, Hypoxie und Azidose folgen; diese wiederum verschlechtern die Surfactantproduktion und verstärken die hypoxische pulmonale Vasokonstriktion (▶ Abschn. 9.4). Durch Scherkräfte im Bereich der Alveolen und kleinen Bronchien entstehen kleine Einrisse, Plasma kann aus dem Gefäßsystem austreten, was eine Entzündungsreaktion in den Alveolen hervorruft mit weiterer Surfactantinaktivierung. Die proteinreiche Flüssigkeit führt zur Ausbildung der hyalinen Membranen. Durch die hohe Oberflächenspannung der Alveolen kann es zur Überdehnung der Bronchiolen kommen, wodurch das Bronchialepithel beschädigt wird und einreißen kann (◘ Abb. 9.12).

- **Primäre Symptome**
- Tachypnoe > 60/min
- Nasenflügeln
- Sternale, interkostale Einziehungen
- Exspiratorisches Stöhnen
- Abgeschwächtes Atemgeräusch, Entfaltungsknistern (auskultatorisch)
- Blassgraues Hautkolorit
- Zyanose

- **Symptome im weiteren Verlauf**
- Neigung zur Hyperbilirubinämie
- Blutzuckerstörungen (stressbedingt)
- Tachykardie
- Blutdruckabfall
- Hypoxämie, Hyperkapnie

Die Symptome entsprechen auch dem Nasse-Lunge-Syndrom („wet lung"), wobei sich dann allerdings die Atemsituation in den ersten Lebensstunden zunehmend bessert.

- **Komplikationen**
- Pneumothorax
- Persistierender Ductus arteriosus Botalli
- Pulmonale Hypertension des Neugeborenen (PPHN)
- Nekrotisierende Enterokolitis (NEC)
- Hirnblutungen, periventrikuläre Leukomalazie

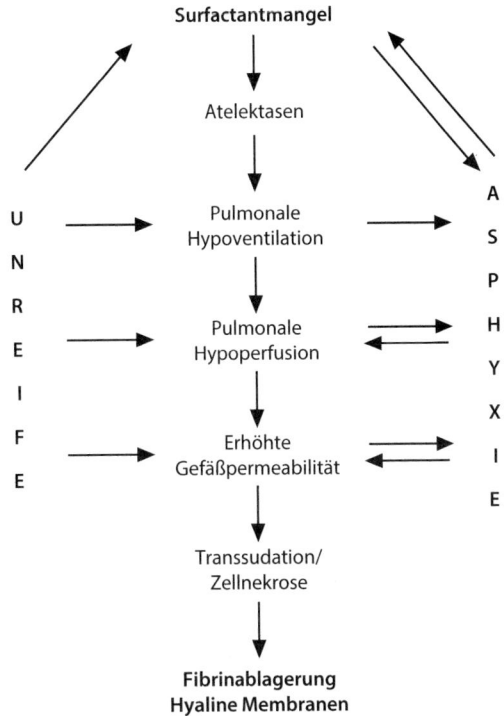

◘ Abb. 9.12 Pathogenese des Respiratory Distress Syndrome (RDS)

- Bronchopulmonale Dysplasie bzw. chronische neonatale Lungenerkrankung („chronic neonatal lung disease" = CNL)

- **Diagnostik**

Sie erfolgt durch Thoraxröntgen, das erst im Lebensalter von 6 h aussagekräftig ist, da vorher noch nicht resorbiertes Fruchtwasser einen höheren Grad vortäuschen kann.
- Grad 1: feine retikulogranuläre Zeichnung
- Grad 2: zusätzlich Pneumobronchogramm
- Grad 3: Verschwimmen der Lungen-Zwerchfell- und Lungen-Herz-Grenze
- Grad 4: weiße Lunge

Die Hauptdifferenzialdiagnose ist die Infektion (B-Streptokokken).

- **Prävention**
- Pränatale Prävention → Vermeidung einer Frühgeburt, ggf. Induktion der Lungenreifung mittels Betamethason
- Schonende Geburtsleitung

- Postnatale Prävention durch adäquate Primärversorgung/-therapie
- Früher Einsatz eines bi- oder mononasalen N-CPAPs
- Frühe Surfactantgabe
- Therapie der Grunderkrankung

:: Ziel
- Senken des O_2-Verbrauchs
- Adäquate O_2-Zufuhr
- Atemunterstützung
- Vermeiden von Hypothermie, Hypoglykämie, metabolischer Azidose

• Primärversorgung
- Sanfte Erstversorgung (▶ Abschn. 7.1.2)
- Neugeborenes abtrocknen bzw. in Folie wickeln, Wärmezufuhr und Stimulation
- Schonendes, nicht zu tiefes Absaugen des Nasen-Rachen-Raumes (*cave:* Bradykardie)
- Stabilisierung der Luftwege über kontrollierte Maskenbeatmung mittels z. B. *Perivent* (Frühgeborene mit flüssigkeitsgefüllten Luftwegen und geringer Thoraxcompliance sind nicht in der Lage, die Lunge ausreichend zu entfalten)
- Sättigungsabnehmer möglichst an der rechten Hand (präduktal), Sauerstoffgabe je nach SO_2 (Ziel 85–95 %, Beginn mit FiO_2 von 21–30 %)
- Wenn das Neugeborene stabil ist, in Embryonalstellung halten für ca. 20 min
- Bei entsprechender Indikation Anlage eines bi- oder mononasalen CPAPs, ggf. Intubation und Beatmung
- Bei Frühgeborenen < 28. SSW bzw. < 1000 g sollte eine prophylaktische Surfactantapplikation bei fehlender Lungenreifebehandlung erwogen werden
- Magensonde legen, venöser Zugang (Glukosezufuhr), evtl. Gabe von Koffeincitrat (Loading-dose) und/oder Atropin
- Schonender Transport, sobald sich das Frühgeborene stabilisiert hat

• Versorgung auf Station
- Aufnahmemaßnahmen auf das absolut Notwendigste beschränken: Gewicht, kapilläre BGA, HKT und Blutzucker, alles Weitere frühestens nach ca. 6 h
- Fortführen der CPAP-/Beatmung; Indikation zur maschinellen Beatmung $F_iO_2 > 0{,}6$, $pCO_2 > 55\text{–}60$ mmHg, pH < 7,2
- Atemerleichternde Lagerung
- Temperaturkontrolle über eine Temperatursonde
- Sorgfältige Beobachtung des Patienten einschließlich Auskultation der Lunge
- Optimal Handling oder variable angepasste Intensivpflege = Pflegemaßnahmen prioritätsbezogen, keine Routinemaßnahmen wie Waschen, Betten, Wiegen; Blutentnahmen einschränken
- Ggf. 3- bis 4-malige Wiederholung der Surfactanttherapie nach 6–12 h
- Orales Absaugen evtl. umgehen, Mundpflege mit Wattestäbchen, Mund mit Kompressen abwischen; im Allgemeinen geringere Sekretproduktion
- Blutgasanalysen können eingespart werden, wenn die gemessenen Werte mit der transkutanen Überwachung gut übereinstimmen
- Sauerstoffzufuhr ist an den aktuellen Bedarf anzupassen → Ziel: p_aO_2 40–70 mmHg bzw. SaO_2 85–95 %
- Tracheales Absaugen nur nach Auskultation, bei Surfactantmangel ist die pulmonale Sekretion eingeschränkt
- Beatmungsbeutel muss mit einem PEEP-Ventil versehen sein (Manometer optional)
- Ggf. Antibiotikabehandlung, wenn eine Sepsis nicht ausgeschlossen werden kann

9.9.1.2 Surfactanttherapie

• Indikationen zur Surfactantgabe
Gilt für die ersten 3 Lebenstage:
- < vollendete 28. SSW oder < 1000 g:
  - O_2-Bedarf > 21 % innerhalb der ersten 24 h
- <30. SSW:
  - O_2-Abhängigkeit > 40 % für $p_aO_2 > 50$ mmHg
  - Radiologisch RDS Grad 2–3
- 30.–34. SSW:
  - O_2-Abhängigkeit > 50 % für $p_aO_2 > 50$ mmHg
  - Radiologisch RDS Grad 2–3

Die Indikationen werden durch eine fehlende oder unvollständige RDS-Prophylaxe verstärkt.

- **Surfactantarten**
- Tierisches Surfactant:
  - Phospholipidfraktion aus Rinderlunge, z. B. *Alveofact*
  - Phospholipidfraktion aus Schweinelunge, z. B. *Curosurf*
- Synthetisches Surfactant: Protein-/Lipidgemisch, z. B. *Exosurf*

- **Möglichkeiten der Surfactantapplikation**
- Bei intubierten Patienten:
  - Mit „einfachem" Tubus über eine vorgefüllte Plastikverweilkanüle 18 G oder eine gekürzte sterile Magensonde
  - Mit Tuben mit einem speziellen „Arbeitskanal" Applikation ohne Dekonnektion der Beatmung über den separaten Luer-Lock-Anschluss direkt an die Tubusspitze
  - Über einen speziellen ins Beatmungssystem integrierten Applikationskatheter, z. B. *Trach Care Mac* (keine Unterbrechung der Beatmung notwendig, gezielte tiefbronchiale Applikation)
- Bei CPAP-Beatmung: Über einen für die Surfactantgabe eingeführten endotrachealen Tubus, der anschließend sofort gezogen wird = INSURE (Intubation-Surfactant-Extubation) oder INSECURE-Technik („cure" = heilen); ▶ Abschn. 8.1.2
- Ohne Intubation: LISA-Methode („less invasive surfactant administration") bzw. MIST („minimally invasive surfactant therapy"), bei liegendem mononasalem CPAP und liegender Magensonde wird eine auf Intubationstiefe gekürzte (cave! scharfkantige) Magensonde Ch 5 bzw. ein Nabelarterienkatheter endotracheal unter laryngoskopischer Kontrolle gelegt (ggf. vorher Atropingabe) und das Surfactant unter Spontanatmung appliziert. Während der Applikation kann die Magensonde aspiriert werden → Kontrolle, ob das Surfactant auch endotracheal gegeben wird; anschließend wird ein binasaler CPAP zur weiteren Atmunterstützung angebaut

- **Vorbereitung**
- Anwesenheit der Pflegeperson und des Arztes, Veränderungen erkennen und entsprechend darauf reagieren
- Monitoring mit gut übereinstimmender transkutaner Überwachung
- Blutdrucküberwachung: Die Öffnung der Alveolen und die verbesserte Lungendurchblutung führen zur Veränderung der Druckverhältnisse im Körper → Hirnblutungsgefahr und Gefahr eines Blutdruckabfalls!
- Evtl. arterieller Zugang, um die Blutgase regelmäßig zu kontrollieren
- Genaue Dokumentation der Beatmungs- und Kreislaufparameter
- Vor Surfactantgabe ggf. tracheal absaugen, nach der Surfactantgabe, wenn möglich, für mindestens 4–6 h nicht absaugen
- Frühgeborene lagern: leichte Oberkörperhochlagerung, Kopf achsengerecht in Mittelstellung

- **Verabreichung**
- Surfactant (meist aus Schweine- oder Rinderlungen gewonnen) wird im Kühlschrank gelagert und muss vor der Applikation Raumtemperatur haben
- Die Ampulle zum Anwärmen vorsichtig schwenken oder in der Hand drehen, nicht schütteln, es bildet sich sonst zu viel Schaum
- Arzt zieht Surfactant steril aus der Ampulle in eine Spritze, Dosierung ist vom Präparat abhängig
- Präoxygenieren, da es allgemein zu einer surfactantbedingten Bronchusobstruktion mit Hypoxämie kommt
- Während der Surfactantapplikation das Frühgeborene genau beobachten, bei Bradykardie und Zyanose während der Surfactantgabe den Vorgang unterbrechen; wenn sich das Kind nicht wieder erholt, evtl. bereits gegebenes Surfactant wieder absaugen
- Surfactant wird durch den Beatmungsdruck in der Lunge verteilt; bis zur endgültigen Verteilung des Surfactants sind grobe Rasselgeräusche der Lunge auskultierbar
- Anpassung der Beatmungsparameter:

- Meistens steigt der pCO$_2$ kurz an, verursacht durch eine künstliche Obstruktion der Lunge, ggf. sind kurzfristig höhere inspiratorische Drucke notwendig
- Wenn das Surfactant sich verteilt hat, steigt der pO$_2$ rasch an, sodass die Sauerstoffzufuhr zügig reduziert werden kann; oft kann die Gesamtbeatmung verringert werden
- Dokumentation: Vitalparameter, Beatmungsparameter, Surfactantpräparat, Dosis, Chargennummer

- **Wirkung des Surfactants**
- Öffnung der Alveolen, wodurch mehr Gasaustauschfläche zur Verfügung steht → Verbesserung der Oxygenierung und Abnahme des pulmonalen Rechts-links-Shunts
- Verbesserung der Lungencompliance und der funktionellen Residualkapazität

- **„Surfactant-Versager" (Nonresponder)**
- Lungenhypoplasie
- PPHN
- Zyanotischer Herzfehler
- Konnatale Pneumonien (schnelle Surfactant-Inaktivierung)
- Pneumothorax
- Extreme Lungenunreife

- **Komplikationen**
- Vorübergehender Blutdruckabfall
- Akute Lungenblutung
- Allergische Reaktion gegen das Fremdeiweiß
- Pneumothorax durch intrathorakale Druckschwankungen
- Hirnblutung durch Schwanken des zerebralen Blutflusses

- **Konsequenzen für die Pflege**
- Engmaschige klinische Überwachung, besonders auf Thoraxbewegungen achten
- Kontinuierliche Überwachung von Atemfrequenz, Herzfrequenz, tcpO$_2$, tcpCO$_2$ und Sauerstoffsättigung
- Engmaschige Überwachung des Blutdrucks und der Temperatur, Alarmgrenzen eng einstellen
- Veränderungen erkennen und an den Arzt weitergeben
- Optimal Handling
- Oberkörper erhöht positionieren, u. U. mit einer Schulter- und Knierolle zur Atemerleichterung; evtl. später auch Bauchlage, damit sich das Surfactant gut verteilt
- Regelmäßige Auskultation der Lunge, endotracheales Absaugen frühestens 4–6 h nach Surfactantgabe über ein geschlossenes Absaugsystem
- Ausreichende Kalorienzufuhr, möglichst orale Ernährung

9.9.2 Bronchopulmonale Dysplasie (BPD)

Die bronchopulmonale Dysplasie (BPD) ist eine chronische Atemwegserkrankung mit typischen röntgenologischen Zeichen, verbunden mit Abhängigkeit von Sauerstoff und/oder CPAP bzw. Beatmung bei Frühgeborenen. Es werden zwei Formen der BPD unterschieden.

- „Alte" BPD: Betrifft Frühgeborene > 32 SSW, ausgelöst durch Beatmungstrauma und/oder Sauerstofftoxizität bei hohem initialen Sauerstoffbedarf, z. B. im Rahmen eines schweren ANS. Es kommt zu Entzündungsreaktionen und zum fibrotischen Umbau des Lungengewebes; zum Zeitpunkt des Traumas befindet sich die Lungenentwicklung am Ende der sakkulären und am Übergang zur alveolären Phase (▶ Abschn. 9.9.1), sodass es hier zur Schädigung der Alveolen kommt.
- „New" BPD: betrifft Frühgeborene < 32 SSW, die nach Surfactantgabe nur wenig Sauerstoff in den ersten Lebenstagen benötigen; die Lungenentwicklung befindet sich am Beginn der sakkulären Phase, sodass kaum Alveolen vorhanden sind → die weitere Lungenreifung findet nicht oder nur verzögert statt (gestörte Kapillarisierung und Alveolarisierung).

- **Schweregrade „new" BPD**

Sauerstofftherapie von mindestens 28 Tagen im Verlauf und mit Erreichen der 36. SSW bzw. zum Entlassungszeitpunkt, wenn die Entlassung vor Erreichen der 36. SSW erfolgt:

- Kein Sauerstoffbedarf mehr = milde BPD
- Sauerstoffbedarf > 21 % und < 30 % = moderate BPD
- Sauerstoffbedarf ≥ 30 % oder N-CPAP oder Beatmung = schwere BPD

Pathogenese und Prädisposition

Die BPD entsteht durch das Zusammenwirken von funktioneller und struktureller Unreife der Lunge, Baro- bzw. Volutrauma und toxischer Wirkung des Sauerstoffs infolge der ANS-bedingten Sauerstofftherapie und/oder Beatmung.

Prädisponierende Faktoren
- Gestationsalter < 28 Wochen
- Niedriges Geburtsgewicht („small for gestational age", SGA)
- Intrauterine Wachstumsrestriktion
- Maternaler Nikotinabusus
- Flüssigkeitsüberladung
- Persistierender Ductus arteriosus (PDA)
- Interstitielles Emphysem und Pneumothorax
- Beatmung mit hohen Inspirationsdrücken
- Rezidivierende Infektionen (Ureaplasmen?)
- Surfactant-Nonresponder
- Genetische Disposition

Sauerstofftoxizität und Barotrauma bewirken eine mechanische Verletzung des Lungengewebes und zusätzlich auch der Bronchialschleimhaut, der Alveolarzellen und Lungengefäße.

Folgen
- Bindegewebiger Umbau des respiratorischen Epithels (Epithelmetaplasien) → Dystelektasen und überblähte Lungenbezirke
- Hypertrophie der Bronchialmuskulatur
- Pulmonale Hypertension durch Intima- und Mediaverdickungen der pulmonalen Gefäße
- Hyperreagibilität des Bronchialsystems

Die Lungenbelüftung ist zunächst vermindert, die Atemarbeit gesteigert, die Compliance sinkt → die Belastung für das rechte Herz nimmt zu, Entwicklung eines Cor pulmonale. Das elastische Gewebe der Lungenbläschen geht zugrunde und wird durch steife, bindegewebige Fasern ersetzt. Die Alveolen sind weniger dehnbar (Compliance herabgesetzt), die Austauschoberfläche für Sauerstoff und Kohlendioxid vermindert. Es treten überblähte (Emphysem) und minderbelüftete Lungenbezirke auf (Dystelektasen bis Atelektasen); die Lunge ist anfällig für Infektionen. Durch Hypertrophie und Hyperreagibilität des Bronchialsystems wird der Atemwegswiderstand (Resistance) erhöht.

Symptome
- Anhaltende Sauerstoffabhängigkeit
- Chronische Hyperkapnie, in der Regel mit metabolischer Kompensation
- Tachy-/Dyspnoe, Einziehungen
- Vermehrte Sekretproduktion
- Graublasses Aussehen
- Gehäuft pulmonale Infekte, Bronchiolitis, Atelektasen, Bronchospasmen
- Hypoxische Anfälle im Rahmen pulmonal-arterieller hypertensiver Krisen
- Zeichen der Rechtsherzhypertrophie = Cor pulmonale: Hepatomegalie, verstärkte Venenzeichnung, Ödemneigung
- Gefahr der Herzinsuffizienz: Schwitzen bei Belastung, Kaltschweißigkeit
- Gedeihstörungen durch erhöhten Energieverbrauch infolge der vermehrten Atemarbeit
- Entwicklungsbeeinträchtigungen, Dystrophie

Präventive Maßnahmen
- Vermeidung von Frühgeburtlichkeit
- Pränatale Kortikosteroide zur medikamentösen Induktion der Lungenreife
- Prophylaktische oder frühzeitige Surfactantapplikation bei vorliegendem ANS
- Frühzeitige Koffeingaben zur Prophylaxe und Therapie eines Apnoe-Bradykardie-Syndroms
- Beatmung möglichst schonend mit wenig Druck, kleinen Tidalvolumina, geringem Flow und wenig Sauerstoff, ggf. permissive Hyperkapnie tolerieren
- Frühzeitige Extubation, besser für längere Zeit noch nCPAP

- Korrektes Erwärmen und Anfeuchten des Atemgases
- Schonende Bronchialtoilette
- Frühzeitiger medikamentöser Verschluss eines hämodynamisch wirksamen PDA
- Rascher oraler Nahrungsaufbau, ausreichend Kalorien anbieten, im späteren Verlauf Flüssigkeitsrestriktion
- In Diskussion: Vitamin-A-Prophylaxe bei sehr kleinen Frühgeborenen

■ **Therapie und Konsequenzen für die Pflege**
Eine spezielle Therapie der BPD ist nicht möglich, deshalb symptomatische Behandlung.
- Sauerstoff: Adäquate Oxygenierung mit angewärmtem und angefeuchtetem Sauerstoff bei möglichst geringem Flow; hypoxische Phasen, besonders im Schlaf, lösen Bronchospasmen aus und führen zur Erhöhung des Lungenwiderstands; Ziel: S_aO_2 93–98 %
- Absaugen: Endotracheal immer zu zweit bzw. unter Verwendung eines geschlossenen Absaugsystems nach Auskultation, zur Vermeidung von Hypoxämien mit nachfolgenden Bronchospasmen unter ausreichender Präoxygenierung; Beatmungsbeutel muss mit einem PEEP-Ventil versehen sein; evtl. prophylaktische Inhalation mit Salbutamol über Vorschaltkammer (z. B. *Aero-chamber*) zum MDI (Dosieraerosol)
- Beatmung: Synchronisierte Beatmungsform mit niedrigen Tidalvolumina, niedrigen Spitzendrücken und verlängerter Exspirationszeit; Tolerierung höherer pCO_2-Werte = permissive Hyperkapnie, solange der pH-Wert ausgeglichen ist; frühzeitige Extubation und Versorgung mit nCPAP oder High-Flow-Brille
- Ausreichende Kalorienzufuhr bei Flüssigkeitsrestriktion und erhöhtem Energiebedarf → kalorienverdichtete Nahrung; Zufuhr von Vitaminen und Spurenelementen; Nahrung auf viele kleine Portionen aufteilen, Nahrungsmenge langsam steigern; die kleinen Patienten neigen zu rezidivierendem Erbrechen, was das Gedeihen einschränken kann; Trinkversuche machen (strengen die Kinder sehr an); auf gute Stuhlausscheidung achten, da sie durch die Flüssigkeitsrestriktion häufig erschwert ist → Bauchmassage, ggf. Darmrohr/-spülungen
- Ggf. Diuretikatherapie mit niedrig dosiertem Furosemid unter sorgfältiger Kontrolle der Elektrolyte im Serum und von Calcium und Phosphor im Urin; verbessert die Lungenfunktion schnell, hat aber bei Langzeittherapie erhebliche Nebenwirkungen (Osteopenie, Nephrokalzinose, Ototoxizität); alternativ Gabe von Spironolacton (z. B. *Aldactone*) = kaliumsparendes Diuretikum in Kombination mit Hydrochlorothiazid (z. B. *Esidrix*) → Bilanzierung, tägliche Gewichtskontrolle
- Bronchodilatatoren:
  - Theophyllin: Senkt den Lungengefäßwiderstand, erweitert die Lungengefäße und die Bronchien, hemmt Ödembildung der Bronchialschleimhaut; Theophyllin kann auch durch Koffein ersetzt werden
  - Inhalation mit Salbutamol
  - Ergänzende Inhalativa: Ipratropiumbromid (z. B. *Atrovent*) als Vagolytikum und evtl. zusätzlich Fluticason als Kortikosteroid zur Verbesserung des Gasaustausches und der Lungenmechanik, Verabreichung der Dosieraerosole über eine Inhalationskammer (z. B. *Aero-chamber*) zur besseren Vernebelung bei Beatmung und bei spontan atmenden Kindern z. B. über einen *Babyhaler* oder einen Inhalator (bei Kortikosteroiden auf Augenschutz achten und anschließend Gesichtswäsche und Mundpflege durchführen zum Schutz vor Haut- und Schleimhautreaktionen bzw. Pilzinfektionen)
- Bei ausgeprägter BPD evtl. Dexamethasonbehandlung oral/i.v. für 3–7 Tage nach Schema (nicht bei Infektionen, Bauchproblemen und frischen Blutungen). Der positiven Wirkung auf die Lungenentwicklung stehen größere Nebenwirkungen wie Hyperglykämie, Hypertonie, Immunsuppressionen, Magenblutung, hypertrophe Kardiomyopathie, Wachstumsverzögerung und als Spätfolgen Diplegie

und Tetraspastik gegenüber; bei der Pflege und Überwachung müssen diese Nebenwirkungen mitbedacht werden; manchmal ist in Abhängigkeit vom basalen Kortisolspiegel anschließend noch eine Substitution mit Hydrokortison notwendig
- Eine ausgeprägte pulmonale Hypertonie kann evtl. mit NO oder Iloprost-Inhalationen, z. B. *Ilomedin,* beeinflusst werden → pulmonale Vasodilatation, Steigerung des Schlagvolumens, Abnahme der linksventrikulären Vorlast (Nebenwirkungen; evtl. RR-Abfall, Thrombozytenaggregation), Inhalation möglichst mittels speziellem Aerosolgenerator (alveolengängige Teilchengröße) integriert mittels Adapter in das Beatmungssystem (◘ Abb. 9.11) oder als Maskeninhalation
- In schweren Fällen kann eine medikamentöse Therapie mit Sildenafil oder Bosentan erwogen werden
- Physiotherapie: Häufige Positionswechsel und Maßnahmen zur Sekretmobilisation wie Vibrieren → *cave:* Gefahr von Rippenbrüchen; Säuglinge dabei gut beobachten und überwachen, da dies eine große Belastung ist
- Antibiotika nicht als Dauerprophylaxe, sondern nur bei einem Keimnachweis

> Der Umgang mit Kindern, die eine BPD entwickelt haben, ist schwierig; Geduld, Einfühlungsvermögen und eine große Frustrationstoleranz sind nötig.

Die Zusammenarbeit mit den Eltern dieser Kinder kann sich als problematisch erweisen, da es immer wieder zu Rückschlägen kommt und die Behandlung lange dauern kann. Es hat sich bewährt, den Kindern und Eltern feste Bezugspersonen aus dem ärztlichen und pflegerischen Bereich zuzuordnen. Allerdings müssen alle Pflegekräfte des Teams in der Lage sein, diese Kinder zu versorgen.

Bei ausgeprägter BPD besteht häufig eine Sauerstoffabhängigkeit über Jahre hinweg. Diese Patienten werden mit Sauerstofftherapie nach Hause entlassen. Unterstützend kann eine häusliche Therapie mit einer intermittierenden Maskenbeatmung sein, die nachts und evtl. auch stundenweise tagsüber, z. B. während der Mittagsruhe, durchgeführt wird, um Erschöpfungszuständen entgegenzuwirken. Als Komplikation kann sich eine pulmonal-arterielle Hypertonie entwickeln, die zu einer Herzinsuffizienz führen kann. Medikamentös wird die pulmonale Hypertonie z. B. mit Sildenafil behandelt. Auch die Nahrungsunverträglichkeit mit Gedeihstörungen kann länger anhalten, sodass die Anlage eines Gastrostomas sinnvoll sein kann.

Aufgrund der erhöhten Infektanfälligkeit und des oftmals hyperreagiblen Bronchialsystems wird zur Infektionsprophylaxe im Herbst und Winter die passive RS-Viren-Impfung (alle 4 Wochen) sowie die aktive Influenza-Impfung empfohlen. Eventuell ist eine Dauertherapie mit Bronchodilatatoren oder inhalativen Steroiden notwendig. Bei älteren Patienten kann sich das Symptombild einer chronisch obstruktiven Lungenerkrankung (COPD) entwickeln. Gegebenenfalls sollte auch Kontaktpersonen eine Impfung gegen Influenza und Pertussis empfohlen werden. Zur adäquaten Förderung ist eine gute Zusammenarbeit zwischen Krankengymnasten, Ergotherapeuten, Ökotrophologen und dem behandelnden Arzt notwendig. Dies alles erfordert die Mitarbeit und den Einsatz der Eltern im besonderen Maße.

9.9.3 Persistierende pulmonale Hypertension des Neugeborenen (PPHN)

Die persistierende pulmonale Hypertension des Neugeborenen (PPHN) ist eine postpartale Adaptationsstörung mit schwerer Hypoxämie durch eine fehlende Kreislaufumstellung aufgrund eines erhöhten Lungengefäßwiderstands (pulmonal-arterielle Hypertonie = PAH, pulmonal arterieller Mitteldruck > 25 mmHg).

- **Pathophysiologie**

Intrauterin ist der Gefäßwiderstand in der Lunge höher als der im Körperkreislauf, sodass die Lunge nur wenig durchblutet wird und der größte Anteil des Bluts durch das Foramen ovale und über den Ductus arteriosus Botalli in den Systemkreislauf fließt → Rechts-links-Shunt. Dies wird u. a. durch hohe Konzentrationen von Prostaglandin E und Thromboxan gewährleistet. Nach der Geburt steigt der pO_2 in den Alveolen und in den Lungengefäßen und führt dort zu einer Dilatation der Pulmonalgefäße. Weitere biochemische Prozesse, wie die Umstellung der Prostaglandinproduktion auf Prostazykline und eine vermehrte endogene Produktion von NO, senken weiter den pulmonalvaskulären Widerstand. Eine persistierende pulmonale Hypertension entsteht dann, wenn dieser Anpassungsprozess entweder aufgrund primärer Probleme der Lungengefäßarchitektur oder aufgrund einer sekundären Störung der o. g. Anpassungsprozesse ausbleibt. Dadurch bleibt der Rechts-links-Shunt über die fetalen Blutwege (Foramen ovale und Ductus arteriosus Botalli) erhalten, was postpartal durch den fehlenden Gasaustausch in der Lunge zu einer ausgeprägten Zyanose führt. Meistens sind reife Neugeborene betroffen.

- **Formen der PAH bei Kindern**
- Primäre/idiopathische PAH: Ursachen unklar
- Hereditäre PAH (sehr selten): biochemische Regulationsstörung der Endothelin- und NO-Produktion
- Sekundäre PAH: pulmonale Vasokonstriktion ausgelöst durch unterschiedliche Erkrankungen, Lungenentwicklungsstörungen/Fehlbildungen oder Arzneimittel induziert
- PPHN

- **Ursachen einer PPHN**
- Pulmonale Vasokonstriktion infolge von:
  - Peri-/postpartaler Asphyxie
  - Chronischer intrauteriner Hypoxie durch z. B. Plazentainsuffizienz mit Ausbildung einer starken Wandmuskulatur im Bereich der Arteriolen
  - Intrauterinem Verschluss des Ductus arteriosus Botalli
  - Hyperkapnie
  - Hypothermie
  - Hypoglykämie
  - Polyglobulie mit erhöhter Blutviskosität
  - Infektionen, z. B. B-Streptokokken
  - Mekoniumaspiration
  - Atemnotsyndrom
  - Hydrops fetalis
  - Vitien (z. B. Lungenvenenfehlmündungen, Transposition der großen Gefäße [TGA])
- Lungenentwicklungsstörungen/-fehlbildungen:
  - Zwerchfellhernie
  - Lungenhypoplasie
  - Bestimmte Formen der zystisch adenomatoiden Malformation (angeborene Fehlbildung, „congenital cystic adenomatoid malformation" – CCAM) der Lungen

- **Symptome**
- Zentrale Zyanose, keine Reaktion auf Hyperoxietest (s. unten)
- Tachypnoe
- Verstärkte Atemarbeit mit Nasenflügeln, Einziehungen, Stöhnen
- Unruhe
- Azidose
- Systolikum durch Trikuspidalinsuffizienz bei hohem rechtsventrikulärem Druck
- Niedriger Blutdruck bei fortgeschrittener PPHN

- **Diagnostik**
- Thoraxröntgen
- Echokardiografie: Rechter Vorhof und Ventrikel sind vergrößert, ausgeprägte Trikuspidalinsuffizienz = Zeichen der pulmonalen Hypertonie (pulmonaler Druck ist über den Grad der Trikuspidalinsuffizienz abschätzbar), es kann ein Rechts-links-Shunt auf der Vorhofebene und/oder über den Ductus bestehen
- Hyperoxietest mit 100 % O_2 für 5–10 min → Anstieg des p_aO_2 < 20 mmHg, prä- und postduktale Differenz > 10 mmHg (rechter Arm/Beine, Thorax/Abdomen) bei transkutanen Messungen ist pathologisch (wird nur noch

selten angewendet, da die Echokardiografie inzwischen allgemein üblich ist)
— Messung der prä- und postduktalen Sauerstoffsättigung: Je höher die Differenz ist, um so ausgeprägter ist der Rechts-links-Shunt
— Hyperventilationstest unter 100 % Sauerstoff → p_aO_2-Anstieg < 20 mmHg

- **Therapie**
— Vermeidung von Hypoxie (Ziel: SO_2 > 95 %), Hyperkapnie (Ziel: 35–45 mmHg), Azidose (Ziel: 7,35–7,45), Stress und Flüssigkeitsüberladung
— Behandlung der zugrunde liegenden Störungen, z. B. Azidoseausgleich, Glukosesubstitution, Hämodilution (▶ Abschn. 13.3.1) bei Polyglobulie, Antibiotikatherapie bei einer Infektion
— Beatmung:
  – Mit 100 % Sauerstoff beginnen (potenter Vasodilatator), p_aO_2 > 75–80 mmHg postduktal
  – Frequenz initial 60/min, leichte Hyperventilation (pCO_2 35–40 mmHg)
  – Inspirationsdruck erhöhen, bis eine sichtbare Thoraxexkursion erfolgt (oft > 26 cmH_2O, dann ggf. Oszillations- und/oder NO-Beatmung), *cave:* hohe Drücke verstärken den PAH
  – PEEP 3–6 cmH_2O
  – Oszillationsbeatmung bei sehr hohem Beatmungsdruck und nicht unterdrückbarer Eigenatmung
— Medikamentengabe:
  – Sedierung z. B. mit Midazolam
  – Analgesierung mit Fentanyl
  – Relaxierung bei Bedarf mit Vecuronium
  – Katecholamine: primär Dobutamin, bei ausbleibender Dobutaminwirkung frühzeitig Noradrenalin zur Erhaltung eines ausreichenden systemischen Blutdrucks → MAD > 50 mmHg bei Termingeborenen, erst bei unzureichendem Effekt Suprarenin (kann den PAH auch verstärken) oder alternativ Milrinon (positiv-inotrope Wirkung bei gleichzeitiger Vasodilatation); bei Bedarf Volumensubstitution mit Ringer- oder NaCl 0,9 % Lösung (bei entsprechender Indikation FFP oder Erythrozytenkonzentrat)
  – Pufferung mit NaBic 8,4 % (1:1 verdünnt als KI), wenn trotz Normoventilation und pCO_2-Werten von 35–40 mmHg der pH < 7,4 beträgt
— Nach der Stabilisierung des Neugeborenen kann eine langsame schrittweise Reduktion einzelner Parameter erfolgen
— Weitere Behandlungsmöglichkeiten:
  – Stickstoffmonoxidbeatmung (▶ Abschn. 9.7.3.2.4) zur selektiven Erweiterung der pulmonalen Gefäße
  – Extrakorporale Membranoxygenierung (ECMO, ▶ Abschn. 9.10.1), ist nur in wenigen speziellen Zentren möglich und bedeutet meist eine Verlegung
  – Intermittierende Iloprost-Inhalation (▶ Abschn. 9.9.2)

- **Überwachung und Pflege**
— Gute Krankenbeobachtung (Hautkolorit, Atmung, Abdomen)
— EKG
— Transkutane Überwachung von pO_2 präduktal und von pCO_2
— Sauerstoffsättigung möglichst prä- und postduktal
— Kontinuierliche Blutdruckmessung arteriell über NAK oder Radialiskatheter
— Kontinuierliche Temperaturmessung über eine rektale Temperatursonde (oder über entsprechend ausgerüstete Blasenkatheter)
— Regelmäßige Blutzuckerkontrollen, die Intervalle sollten von den Werten und deren Stabilität abhängig sein: eine Hypoglykämie muss unbedingt vermieden werden
— Ein- und Ausfuhr ggf. über einen Blasenkatheter überwachen (regelmäßige Katheterpflege ▶ Abschn. 3.6.5)
— Optimal Handling, bei Maßnahmen muss unbedingt ein pCO_2-Anstieg und ein pO_2-Abfall unterbleiben und Stress in jeder Form vermieden werden
— Auf gute Sedierung und Analgesie achten, bei Bedarf Relaxierung (▶ Abschn. 5.3)
— Absaugen nach ausreichender Präoxygenierung unter Verwendung eines geschlossenen Absaugsystems zur Vermeidung von passageren Hypoxien und/oder

Hyperkapnien; Reduktion des Sauerstoffs nur in kleinen Schritten, der Beatmungsbeutel muss mit einem PEEP-Ventil versehen sein
– Gute Dekubitusprophylaxe, Positionierung z. B. auf viskoseelastischen Matratzen; meist ist nur in geringem Maße ein Positionswechsel möglich, z. B. angedeutete Seitenlage
– Kopfmittelstellung und Oberkörperhochlage, noch besser ist eine komplette Schräglage
– Kontrakturenprophylaxe

9.9.4 Mekoniumaspirationssyndrom (MAS)

- **Formen**
– Mekoniumaspiration:
Grünes Fruchtwasser hinter der Stimmritze nachweisbar, ohne respiratorische Komplikation
– Mekoniumaspirationssyndrom:
Grünes, zumeist zähes Fruchtwasser mit oder ohne Nachweis hinter der Stimmritze, jedoch mit Atemnotsyndrom aufgrund gemischt atelektatischer und obstruierter Lungenbezirke, Obstruktionsemphysem sowie „chemischer" Pneumonitis

- **Epidemiologie**

Mekoniumhaltiges Fruchtwasser findet man bei etwa 10 % aller Neugeborenen. Eine Aspiration des Mekoniums tritt bei 5–10 % dieser Kinder ein. Ein charakteristisches Mekoniumaspirationssyndrom liegt bei 1–3 % vor. Die Mortalität schwer erkrankter Neonaten liegt bei 5 %.

- **Risikofaktoren**
– Übertragung
– Prä- oder peripartale Asphyxie
– Oligohydramnion (Kompression der Nabelschnur mit nachfolgender Asphyxie, Mekonium ist ggf. konzentrierter im Fruchtwasser)

- **Pathophysiologie**

Mekonium besteht aus Mukopolysacchariden, Proteinen und Lipiden und wird zu Beginn des 2. Trimenons aus gastrointestinalen Sekreten, Zellresten, Galle, Pankreasenzymen, Blut, Lanugo und Vernix im Dünndarm des Feten gebildet, der Flüssigkeitsgehalt liegt um 70–80 %. Bei Geburt enthält der Darm 60–200 g Mekonium.

Ein Mekoniumabgang vor der 37. SSW kommt wegen der noch geringen Darmperistaltik, des erhöhten analen Sphinktertonus und wegen des Verschlusses des Enddarms durch einen Mekoniumpfropf praktisch nicht vor. Eine fetale Hypoxie führt zu einer mesenterialen Vasokonstriktion und verursacht eine Darmischämie. Ihr folgt eine transitorische Periode mit Hyperperistaltik, welche in Verbindung mit einer Atonie des Analsphinkters die Entleerung von Mekonium zur Folge hat.

Durch fetale intrauterine oder peripartale Thoraxbewegungen können Mekoniumpartikel bis in die Bronchiolen eingeatmet werden.

- **Folgen**
– Surfactant-Inaktivierung (die freien Fettsäuren des Mekoniums sind die potentesten spezifischen Surfactant Inhibitoren)
– Subsegmentale Atelektasen durch Verschluss der kleinen Atemwege
– Obstruktionsemphysem in Lungensegmenten durch Teilverschluss der kleinen Atemwege
– Chemische Pneumonitis mit meist sekundärer bakterieller Infektion
– Erhöhte intrapulmonale Shunts
– Reduzierte Diffusionskapazität
– Erhöhte Resistance
– Herabgesetzte Lungencompliance

- **Symptome**
– Haut ist bei der Geburt mit Mekonium bedeckt
– Mekoniumhaltiges Rachensekret (beim Absaugen)
– Haut, Fingernägel, Nabelschnur grünlich und/oder gelb verfärbt (wenn der

Mekoniumabgang schon etwas länger zurückliegt)
- Schwere Atemdepression
- Schnappatmung
- Grobe Rasselgeräusche
- Bradykardie
- Hypotonie
- Schocksymptomatik
- Bei einsetzender Spontanatmung:
  - Tachypnoe
  - Interkostale Einziehungen
  - Exspiratorischer Stridor
  - Giemen
  - Zyanose

■ **Schweregrad**

Der Schweregrad eines Mekoniumaspirationssyndroms weist starke klinische Schwankungen auf. Neugeborene mit MAS können leichte, mittelschwere oder schwere Atemstörungen aufweisen, die bei Ateminsuffizienz eine künstliche Beatmung erforderlich machen.

Gefürchtete Komplikation des MAS ist ein Pneumothorax durch Teilobstruktionen der Atemwege mit Ventilmechanismus und die persistierende pulmonale Hypertension des Neugeborenen (▶ Abschn. 9.9.3).

Folgen einer schweren Asphyxie:
- Störung der kardiovaskulären Adaption mit Rechts-links-Shunt
- PPHN
- Kardiomegalie (Herzinsuffizienz, Cor pulmonale)
- Periphere Hypoperfusion

■ **Radiologie**
- Grobfleckiges Bild mit Überblähung und Atelektasen
- Abgeflachtes Zwerchfell
- Bei 30 % Pleuraergüsse
- Bei 25 % Pneumothorax oder Pneumomediastinum

■ **Verhalten im Kreißsaal**

Das Vorgehen im Kreißsaal hängt vom Zustand des Neugeborenen ab:
- Guter Muskeltonus, suffiziente Spontanatmung, HF > 100/min:
  - „Nur" grünes Fruchtwasser → reguläre Erstversorgung mit Absaugen der oberen Atemwege (erst Mund und Rachen, dann Nase), kein tracheales Absaugen.
- Schlechter Muskeltonus, keine Spontanatmung, HF < 100/min:
  - Nach den neuesten ERC-Richtlinien ist bei fehlender oder insuffizienter Spontanatmung innerhalb der ersten Lebensminute mit einer Maskenbeatmung zu beginnen.
  - Liegt eine geringgradige Mekoniumaspiration vor, lässt sich das Neugeborene gut beatmen und problemlos oxygenieren.
  - Eine Intubation sollte nur vorgenommen werden, wenn eine Obstruktion der Trachea durch Mekonium vorliegt.
  - Bei schweren Verläufen spricht man von einem Mekoniumaspirationssyndrom; das Neugeborene ist schwer zu oxygenieren und zu beatmen.
  - Bei mekoniumhaltigem Magensaft sollte der Magen entleert werden, da sonst die Gefahr einer späteren Aspiration besteht.

■ **Therapie des schweren MAS**
- Konventionelle Beatmung: Oft sind hohe Inspirationsdrücke notwendig, bis sich der Thorax hebt, PEEP 4–6 cmH$_2$O, evtl. etwas verlängerte Exspirationszeit
- Sauerstoffgabe nach Bedarf
- Antibiotische Therapie wegen der resultierenden sekundären bakteriellen Pneumonie
- Aktive und gründliche Physiotherapie (kontraindiziert bei Pneumothorax und PPHN)
- Drainagelagerungen (▶ Abschn. 9.3)
- Vorbereitung auf die wichtigsten Komplikationen des MAS wie Pneumothorax und PPHN: Sauerstoffsättigung > 92 % als PPHN-Prophylaxe, frühzeitige Katecholamintherapie bei niedrigen Blutdruckwerten, pO$_2$- und pH-Werte im oberen Normbereich
- Evtl. Einsatz von HFO (▶ Abschn. 9.7.3) oder NO-Beatmung (▶ Abschn. 9.7.3) bzw. ECMO (▶ Abschn. 9.10.1)

- **Pflege und Überwachung**

Die Pflege ist abhängig vom Schweregrad des MAS und erfordert ein individuelles Eingehen auf den Patienten, bis hin zum Optimal Handling (▶ Abschn. 9.9.1).
- Krankenbeobachtung: Hautkolorit, Atmung
- Apparative Überwachung: EKG, Respiration, engmaschige Blutdruckkontrollen, ggf. arterielle Druckmessung über Nabelarterienkatheter, transkutane Überwachung von pO_2 und von pCO_2 bzw. endexspiratorische CO_2-Messung, Sauerstoffsättigung, ggf. kontinuierliche Temperaturüberwachung
- Absaugen nur zu zweit nach ausreichender Präoxygenierung; vorher Physiotherapie durchführen und ggf. tracheal gut anspülen
- Drainagelagerungen
- Initial Magenspülung durchführen, bis der Magenrest klar ist (nach Hausstandard)
- Vorsichtiger Nahrungsaufbau; meist wird die Nahrung zu Beginn nicht gut vertragen → Magen-pH kontrollieren

9.9.5 Pädiatrisches RDS

Primär handelt es sich beim akuten, nichtobstruktiven Lungenversagen (Acute Respiratory Distress Syndrome = ARDS) um einen akuten entzündlich bedingten Lungenschaden, der in wenigen Stunden bis zu wenigen Tagen zu einer schweren globalen respiratorischen Insuffizienz führt. Die pulmonale Gasaustauschstörung mit schwerer Hypoxämie sowie die Erhöhung des pulmonalen Gefäßwiderstands wird verursacht durch ein sich entwickelndes interstitielles und alveolares Lungenödem. Als ALI (Acute Lung Injury) wird eine mildere Form des ARDS bezeichnet.

Sekundäre Infektionen können das Krankheitsbild beeinflussen und führen dann häufig zu einem Multiorganversagen. Die Mortalität liegt bei ca. 30 % und ist abhängig von der Grunderkrankung und dem Alter des Patienten.

- **Kennzeichen des ARDS/ALI (Berlin-Definition)**
- Akuter Krankheitsbeginn
- Im Thoraxröntgen beidseitige Infiltrate
- p_aO_2/F_iO_2-Quotient bei einem PEEP ≥ 5 mmHg:
  - p_aO_2/F_iO_2-Quotient ≤ 200 mmHg bzw. ≤ 100 mmHg = moderates bzw. schweres ARDS
  - p_aO_2/F_iO_2-Quotient ≤ 300 mmHg = ALI oder mildes ARDS
- Ausschluss von Hypervolämie oder kardial bedingtem Lungenödem (Linksherzinsuffizienz)

- **Auslösende Faktoren**
- Primär pulmonale Ursachen:
  - Pneumonie
  - Kontusion (stumpfes Thoraxtrauma)
  - Aspiration/Mikroaspiration
  - Ertrinkungsunfälle
  - Inhalation toxisch/thermisch
  - Schwere obere Atemwegsobstruktionen
  - Iatrogen: Beatmungstrauma, Überladung des pulmonalen Kreislaufs durch Infusionen etc.
- Indirekter Lungenschaden durch Mediatorenfreisetzung:
  - Sepsis → Endotoxine, bakterielle Toxine
  - Polytrauma → Endotoxine
  - Operationen, z. B. mit extrakorporaler Zirkulation → SIRS
  - Transfusionen (TRALI – „transfusion related acute lung injury")
  - Hypoxämie → Sauerstoffradikale, Azidose
  - Hypovolämie → Ischämie
  - Verbrennung → Verbrennungstoxine
  - Hirnödem → neurogen
  - Störungen der intestinalen Mukosa → Endotoxine, Bakterien
  - Schock (alle Formen)
  - Schwere Pankreatitis

- **Pathophysiologie**

Auslösende Faktoren sind die Aktivierung des
- Gerinnungssystems,

9.9 · Erkrankungen der Lunge

- Fibrinolysesystems oder des
- Komplementsystems

mit nachfolgender Thrombozyten-, Mastzellen- und Granulozytenaktivierung; dadurch werden unterschiedlichste Mediatoren freigesetzt, wie z. B. Histamin, Leukotriene, Prostaglandine, Sauerstoffradikale, Thromboxan.

Mediatoren führen in der Lunge zu einer Vasokonstriktion sowie Mikrothromben- und Mikroemboli-Bildung mit folgender pulmonaler Hypertension. Durch Endothelschäden kommt es zu einer Permeabilitätsstörung der Kapillarwände, die Kollagenfasern der Basalmembran werden aufgelöst. Es entsteht ein intraalveoläres und interstitielles Ödem, welches protein- und granulozytenreich ist und eine gravierende Störung des Surfactantsystems nach sich zieht. Durch den Surfactantmangel kommt es zum Kollaps der kleinen Atemwege, zu Atelektasen bzw. Emphysemen sowie zur Abnahme der funktionellen Residualkapazität und der Compliance. Durch den endotoxinbedingten Verlust der hypoxisch-pulmonalen Vasokonstriktion, die normalerweise verhindert, dass nicht belüftete Areale durchblutet werden, nimmt der pulmonale Rechts-links-Shunt zu. Im weiteren Verlauf kommt es zusätzlich zu einer Degeneration der Pneumozyten-Typ-I-Zellen. Besonders Serumproteine und Fibrin lagern sich entlang der Alveolarsepten ab und bilden hyaline Membranen. Es bildet sich schließlich eine intraalveoläre und interstitielle Fibrose.

Entsprechend werden pathophysiologisch 3 Stadien unterschieden:
- Initial-/Akutphase: 24–48 h mit meist noch unauffälligem Thoraxröntgen
- Exsudative Phase: 2–7 Tage
- Proliferative Phase: ab 8. Tag

■ **Unspezifisches klinisches Bild**
- Tachy- und Dyspnoe mit gesteigerter Atemarbeit
- Blässe, Zyanose
- Nasenflügeln bis Einziehungen
- Tachykardie
- Unruhe bis Verwirrtheit
- Diffuse feinblasige Rasselgeräusche über der Lunge

■ **Blutgasanalyse**
- p_aO_2-Abfall (nur geringer Anstieg bei 100 % Sauerstoffzufuhr)
  - Oxygenierungsindex – OI (p_aO_2/F_iO_2):
  - ≤ 300 mmHg
  - beim schweren ARDS ≤ 200 mmHg
- p_aCO_2 zunächst niedrig als Zeichen der kompensatorischen Hyperventilation (dadurch primär meist eine respiratorische Alkalose), später als Zeichen der Dekompensation zunehmender Anstieg bis zur schweren Hyperkapnie

■ **Diagnostik**
Die Diagnose des ARDS erfolgt aufgrund der Symptomatik und sofern nichtkardiale oder pulmonale Grunderkrankungen die Erklärung für den niedrigen Oxygenierungsindex bieten.
- Thoraxröntgen: bilaterale interstitielle und alveoläre Verschattung
- Herz-Echo zum Ausschluss kardialer Ursachen wie Linksherzinsuffizienz
- Ggf. thorakales CT
- Messung der Compliance
- ZVD-Messung (▶ Abschn. 2.4.5)
- Ggf. Messung des HZV, des pulmonal arteriellen und pulmonalen Verschlussdrucks sowie der gemischt-venösen Sauerstoffsättigung über Pulmonaliskatheter (▶ Abschn. 3.4)
- Bronchialsekret für virale und bakterielle Diagnostik, evtl. Untersuchung der Surfactantproteine (z. B. Dysfunktion des Surfactantproteins C)
- Ggf. Blutkulturen bei Infektionsanamnese
- Arterielle BGA zur Berechnung des OI

■ **Prophylaxe**
Bei entsprechenden Indikationen, die prädisponierend für ein ARDS sind, sollte Folgendes berücksichtigt werden:
- Frühzeitige Schockbehandlung, z. B. durch adäquate Volumenzufuhr
- Vermeiden von Hypoxämien durch gute Oxygenierung, frühzeitig nichtinvasive Beatmungsformen nutzen, ggf. endotracheale Intubation
- Frühzeitige Behandlung von Infektionen, möglichst nach Antibiogramm und in ausreichend hoher Dosierung

- Pneumonieprophylaxe durch Frühmobilisation des Patienten und konsequente physiotherapeutische Maßnahmen

■ **Therapie**

Eine spezifische Therapie existiert zurzeit nicht. Die Behandlung ist rein symptomatisch.

Im Mittelpunkt der Therapie stehen:
- die Behandlung der respiratorischen Insuffizienz,
- die Bilanzierung des Flüssigkeitsgleichgewichts und
- die Behandlung der auslösenden Grunderkrankung.

■■ **Maßnahmen**
- Beatmung:
  - Gute Oxygenierung mit $S_aO_2 > 88$ (90) % und p_aO_2 55/60–80 mmHg durch Eröffnung nicht belüfteter Alveolen, Reduktion von intrapulmonalen Shunts, Erhöhung der FRC und Compliance
  - Permissive Hyperkapnie: Ein Anstieg des $paCO_2$ wird toleriert, sofern der pH > 7,2 ist; ggf. werden auch niedrigere pH-Werte akzeptiert, sofern Beatmungseinstellungen notwendig wären, die lungenschädigend sind → ggf. puffern, wenn die Azidose fortbesteht
  - Altersentsprechende Frequenz
  - Bei erhaltener Spontanatmung möglichst assistierte bzw. synchronisierte Beatmungsformen
  - Sonst druckkontrollierte Beatmung mit inspiratorischen Drucken möglichst < 30 cmH$_2$O und kleinen Tidalvolumina von 5–7 ml/kg KG, sonst eher Gefahr der Überblähung noch geöffneter Lungenbezirke
  - Langsame Erhöhung des PEEP (Beginn mit 5 mmHg), bis der Sauerstoff möglichst unter 50 % reduziert werden kann; Werte bis 15 cmH$_2$O können erreicht werden; Nebenwirkungen wie die Erhöhung der rechtsventrikulären Nachlast und Verminderung des venösen Rückstroms mit Reduktion der Nierendurchblutung können mit Volumen- und Katecholamingaben verringert werden; Best-PEEP = gute Oxygenierung bei möglichst geringer Sauerstoffzufuhr ohne negative PEEP-Effekte; regelmäßige Echokardiografie
  - Weitere Beatmungs- und Behandlungsmöglichkeiten: Hochfrequenzbeatmung, -oszillation, Surfactantgabe, evtl. auch extrakorporale CO$_2$-Elimination, ECMO (▶ Abschn. 9.10.1), Stickstoffmonoxidbeatmung (NO ▶ Abschn. 9.7.3), Iloprost-Inhalation
- Flüssigkeitsrestriktion mit Negativbilanz:
  - Vermeiden von Flüssigkeitsüberladung, rechtzeitige Diuretikagaben, ggf. Hämodialyse oder Hämofiltration (▶ Abschn. 12.4)
  - Hydrostatischen Druck im Plasma niedrig halten zur Verminderung der „Leckage" der Lungenkapillaren, Hkt 40–45 %
- Blutzucker von 7,8–10 mmol/l bzw. 140–180 mg/dl, ggf. Insulintherapie
- Infektionsprophylaxe bzw. -therapie durch gezielte Antibiotikagaben nach Antibiogramm
- Ausreichende Nährstoffzufuhr bei möglichst frühzeitiger oraler Ernährung, evtl. Ulkusprophylaxe mit Pantoprazol
- Blutdrucke im oberen Normbereich, evtl. Katecholamingaben
- Zunächst gute Analgosedierung über Dauerinfusion, evtl. Relaxierung
- Optimierung der Lungenbelüftung durch Physiotherapie und Positionswechsel

■ **Komplikationen**
- Pulmonales Barotrauma (Pneumothorax)
- Lungenschädigung durch zu hohe Sauerstoffkonzentration
- Pneumonie durch bakterielle Infektionen
- Rechtsherzinsuffizienz durch pulmonale Hypertonie
- Akutes Nierenversagen
- Multiorganversagen

Pflege

> Alle pflegerischen Maßnahmen richten sich maßgeblich nach dem Zustand des Patienten.

Es kann sein, dass nur Minimal Handling möglich ist. Beim ARDS stehen diejenigen Maßnahmen im Vordergrund, die eine Verbesserung der Lungenfunktion zum Ziel haben.

- Absaugen: Nach Bedarf mit einem geschlossenen Absaugsystem unter Präoxygenierung; möglichst vorher Physiotherapie, wie z. B. vorsichtiges Vibrieren; ggf. zusätzliche Sedierung und evtl. Relaxierung; zur Vermeidung von Bronchospasmen evtl. vorherige Inhalation mit Salbutamol, z. B. über *Aero-chamber* oder über einen speziellen Aerosoladapter zur Verabreichung von Dosieraerosolen, ohne Unterbrechung der Beatmung
- Beatmungsbeutel muss ein PEEP-Ventil besitzen
- Positionswechsel: Möglichst frühzeitig, da die Dekubitusgefahr infolge der schlechten Mikrozirkulation (auch bedingt durch Katecholamine) sehr hoch ist, deshalb Positionierung auf einer speziellen Antidekubitusmatratze
- Der Positionswechsel beim ARDS ist inzwischen ein wichtiger therapeutischer Bestandteil, um der Störung des Ventilations-Perfusions-Verhältnisses mit nachfolgender Hypoxie entgegenzuwirken und Atelektasen zu öffnen bzw. deren Bildung zu verhindern. Dabei wird auch gerade der Bauchlage eine große Bedeutung zugemessen, da die Atelektasen sich meist in den basalen Lungenabschnitten befinden. Diese Lagerung sollte möglichst über mehrere Stunden (8–10 h) beibehalten werden. Für einen Lagewechsel sind mehrere Pflegekräfte sowie ein Arzt erforderlich. Der Patient sollte dazu gut analgosediert sein und präoxygeniert werden
- Die Versorgung des Patienten mit einem Rotationsbett bietet Erleichterung hinsichtlich des Pflegeaufwands und vermindert die Belastung des Patienten. Kinetische Therapie führt nicht nur zu einer Verbesserung des Ventilations-Perfusions-Verhältnisses und hat sekretmobilisierende Wirkung, sondern dient auch der Dekubitusprophylaxe
- Eine zusätzliche Sekretmobilisation wird auch über spezielle Lagerungsdrainagen erreicht (▶ Abschn. 9.3)
- Prophylaxen (▶ Abschn. 1.7): Alle Prophylaxen sollten bedacht werden. Der Patient ist durch den meist lang andauernden Krankheitsverlauf besonders anfällig gegenüber Kontrakturen. Daher sollte er so früh wie möglich erst passiv und später zunehmend durch das Pflegepersonal sowie durch Physiotherapeuten aktiv mobilisiert werden. Eine frühe Mobilisation dient auch einer Verbesserung der Lungensituation
  - Infektionsprophylaxe: Sekundäre Infektionen können das Krankheitsbild wesentlich verschlechtern, daher ist der Hygiene besondere Aufmerksamkeit zu schenken; regelmäßige bakterielle Kontrollen von Urin, Trachealsekret und Blut erfolgen nach hausinternen Standards
- Ernährung: möglichst enterale Ernährung über Magensonde, Magen-pH-Kontrolle und ggf. Antazidatherapie
- Bilanzierung: über Blasenkatheter
- Stuhlausscheidung: Bei fehlender spontaner Stuhlausscheidung Gabe von Laxanzien, spätestens alle 2 Tage rektal anspülen
- Augenpflege: Notwendig bei allen bewusstseinseingeschränkten Intensivpatienten, besonders bei Relaxierung, bei Bauchlage und bei hohen PEEP-Einstellungen, da sich ein Konjunktivalödem (Chemosis) bilden kann
- Patientenbeobachtung: Hautfarbe, Ödembildung, Halsvenenstauung, Thoraxbewegungen, Hauttemperatur, Schweißsekretion, Auskultation:
  - Bei tiefer Analgosedierung und Relaxierung: GCS, Pupillenkontrolle, Überprüfung der Schutzreflexe
- Kontinuierliche apparative Überwachung:
  - Herzfrequenz, EKG
  - Respiration
  - Sauerstoffsättigung
  - Evtl. ZVD-Messung
  - Arterielle Druckmessung, auch zur Abnahme arterieller Blutgasanalysen

- Endexspiratorischer CO_2
- Evtl. Temperatursonde (rektal oder über den Blasenkatheter, evtl. über Pulmonalarterienkatheter)
- Bei vorhandenem Pulmonalarterienkatheter: Messung des HZV und des PA-Drucks, Messung der gemischt-venösen Sättigung

> Das ARDS ist ein Krankheitsbild, dessen Behandlung langwierig und noch immer sehr schwierig ist. Es ergeben sich viele Probleme, die das Personal in großem Maße fordern und ein gutes Fachwissen voraussetzen.

Besonderer „Pflege" bedürfen auch die Eltern und Angehörigen dieser Patienten. Der lange Krankheitsverlauf mit unsicherem Ausgang, immer wieder neu auftretenden Problemen und meist nur sehr langsamen Fortschritten bedeutet eine hohe emotionale Belastung. Deshalb sollten den Eltern regelmäßig Gespräche angeboten werden sowie die Unterstützung von Psychologen und Seelsorgern. Dankbar sind die Eltern, wenn sie im Bereich der Grundpflege, Physiotherapie und Mobilisation helfen können, nachdem sie vom Pflegepersonal und den Physiotherapeuten entsprechend angeleitet wurden (▶ Abschn. 6.1).

9.9.6 Asthma bronchiale

Darunter versteht man eine chronische Erkrankung der kleinen Atemwege (kleine Bronchien und Bronchiolen) mit reversibler Atemwegsobstruktion.

- **Ursachen**
- Entzündung
- Hyperreagibilität der Atemwege

- **Asthmaformen**
- Exogen-allergisches Asthma oder Extrinsic Asthma
- Infektasthma oder infektallergisches Asthma
- Nichtallergisches Asthma oder Intrinsic Asthma
- Medikamentöses Asthma
- Psychogenes Asthma (umstritten)

In den meisten Fällen liegt eine Kombinationsform vor.

- **Möglicherweise anfallauslösende Medikamente**
- Prostaglandininhibitoren, z. B. Acetylsalicylsäure
- Barbiturate
- Betablocker
- Opioide
- Parasympathomimetika, z. B. Neostigmin (z. B. *Prostigmin*)

Während eines Asthmaanfalls kommt es zu einer akuten Zunahme des Atemwegswiderstands durch:
- Spasmus der Bronchialmuskulatur (bei Säuglingen seltener) → Air-Trapping
- Bronchialschleimhautödem durch Histaminfreisetzung
- Übermäßige Absonderung von zähem Schleim

Des Weiteren kommt es zur Erhöhung des pulmonalen Gefäßwiderstands und des Pulmonalarteriendrucks durch Kompression der Pulmonalgefäße mit folgender Rechtsherzbelastung.

- **Differenzialdiagnose**
- Fremdkörperaspiration, meist plötzlich auftretend (▶ Abschn. 9.9.8)
- Bronchiolitis bei Säuglingen
- Akute Laryngotracheitis
- Funktionelle Obstruktion der großen Atemwege (Tracheobronchomalazie)
- Akute stenosierende Laryngotracheobronchitis (▶ Abschn. 9.9.7)

- **Status asthmaticus**

Hierunter versteht man einen akuten Asthmaanfall mit über Stunden anhaltender Ruhedyspnoe, die mit den üblichen Medikamenten nicht beherrschbar ist.

- **Symptome**
- Abgeschwächtes Atemgeräusch (bis hin zur „stillen Lunge")

- Evtl. trockener Reizhusten, Hochbringen von zähem Schleim
- Tachypnoe
- Exspiratorisch betonte Dyspnoe
- Verlängertes Exspirium
- Exspiratorisches Giemen/Brummen
- Einnahme einer sitzenden Position („Kutschersitz")
- Einsatz der Atemhilfsmuskulatur
- Erstickungsgefühl, Angst
- Starke Erschöpfung durch verstärkte Atemarbeit
- Tachykardie, evtl. Hypotonie, gestaute Halsvenen
- Zunehmende Verwirrtheit und Bewusstseinstrübung durch Hyperkapnie
- Zyanose
- Dehydratation mit Hypovolämie
- Inspiratorischer Stridor (selten, nur wenn obere Luftwege mit betroffen sind)

■■ Thoraxröntgen
- Überblähung der Lunge
- Rippen stehen horizontal
- Zwerchfell ist abgeflacht
- Kleines Herz (durch Kompression)

■ Therapie
- Ruhe; Vermeiden von Aufregung
- Sauerstoffzufuhr (mäßige Zufuhr bei starker Hyperkapnie, da sonst der Atemantrieb vermindert werden kann); Ziel: Sauerstoffsättigung >92 %
- Inhalation: u. U. Dauerinhalation mit β_2-Mimetika zur Brochodilatation, Salbutamol 0,5–1 mg/kg KG und h verdünnt mit 2 ml NaCl 0,9 %; Ipratropiumbromid (0,25–0,5 mg auf 2 ml NaCl 0,9 %); evtl. Inhalation mit 3–5 ml Suprarenin (da Asthma besonders bei Kleinkindern schlecht von Bronchioloitis zu unterscheiden ist), *cave:* Tachykardie
- Intravenös:
    - Theophyllin-Dauertropf (DT) zur Bronchodilatation und Dilatation der Lungengefäße (Spiegelkontrollen); *cave:* Tachykardie
    - β_2-Mimetika zur Bronchodilatation, z. B. Reproterol-DT (z. B. *Bronschospasmin*) nur bei Patienten, die auf eine kontinuierliche Inhalation nicht ansprechen bzw. bei denen eine Inhalation wegen Intubation oder schlechtem Lufteintritt nicht möglich ist
    - Ggf. Magnesiumsulfat als Kurzinfusion bei Nichtansprechen auf die Therapie, nur unter EKG-Kontrolle
- Evtl. Terbutalin s.c. (z. B. *Bricanyl*), *cave:* Tachykardie, Hypokaliämie, Hypomagnesiämie
- Kortikoide gegen das Ödem, z. B. Prednisolon initial 5–10 mg/kg KG, anschließend 2 mg/kg KG i.v. alle 4–6 h
- Sekretolyse mit Acetylcystein (*cave:* nicht inhalativ wegen der Gefahr eines Bronchospasmus)
- Sedierung z. B. mit Chloralhydrat oder Promethazin (z. B. *Atosil*), *cave:* Verstärkung der Ateminsuffizienz; evtl. Ketamingaben i.v. unter Intubationsbereitschaft, wirkt bronchospasmolytisch (immer in Kombination mit einem Benzodiazepin)
- Ausreichende Flüssigkeitszufuhr bei bestehender Dehydratation, *cave:* Vorsicht bei Kleinkindern, eine hohe Infusionsmenge kann beim Auftreten einer inadäquaten ADH-Sekretion mit Flüssigkeitsretention zu einer Wasserintoxikation mit Verdünnungshyponatriämie führen
- Antibiotika nur bei Verdacht auf eine bakterielle Infektion
- Evtl. Intubation und Beatmung unter Ketamin-Kurznarkose (2–4 mg/kg KG) zusammen mit einem Benzodiazepin (0,01–0,02 mg/kg KG), Atropin (0,02 mg/kg KG) und ggf. Relaxans, nach Intubation kann die Analgosedierung mit einem Fentanyl-/Midazolam-DT erfolgen, evtl. zusätzliche Relaxierung
- Patienten möglichst in Oberkörperhochlagerung intubieren bzw. erst nach tiefer Sedierung flach lagern
- Evtl. Bronchoskopie (▶ Abschn. 3.9) mit Bronchiallavage bei sehr zähem Sekret (spezielle Indikationsstellung)
- Volumengabe, da meist der venöse Rückstrom durch die hohen thorakalen Drucke reduziert ist

Indikation zur Beatmung
- Atemstillstand
- Erschöpfung und zunehmende Bewusstseinstrübung
- Hyperkapnie > 60 mmHg
- pH < 7,2
- Anhaltend hoher Sauerstoffbedarf

> Frühzeitige Atemtherapie durch erfahrene Physiotherapeuten kann eine Intubation verhindern.

Die Intubation sollte erst nach Gabe von Atropin und unter Ketanest- oder Halothannarkose (bronchospasmolytisch) erfolgen.

Beatmung

> Beatmungseinstellungen werden sehr kontrovers diskutiert.

- Volumenkontrolliert mit Druckregulation, relativ hohes AMV (<115 ml/kg KG), Ziel: pCO_2 55–60 mmHg, endexspiratorische CO_2-Messung zeigt meist wegen der verlängerten Exspiration falsch-niedrige Werte an
- Niedrige Frequenz
- Normale bis kurze Inspirationszeit und verlängerte Exspirationszeit, I:E = 1:3–4
- PEEP: ca. 5 cmH_2O

Pflegerische Maßnahmen
- Ruhiges sicheres Arbeiten, Aufregung vermeiden
- Minimal Handling
- Patient in sitzender Position belassen und dies durch Lagerungsmittel unterstützen und erleichtern
- Patient zur Lippenbremse anhalten (wenn er darin geübt ist)
- Überwachung: EKG, Respiration, Sauerstoffsättigung, evtl. transkutane CO_2-Messung
- Beobachtung des Aussehens, Verhaltens und der Bewusstseinslage
- Sauerstoffzufuhr (angefeuchtet) über Maske oder Brille, S_aO_2 > 92 % (▶ Abschn. 9.4)
- Inhalation nach Anordnung
- Evtl. IPPB über Maske (▶ Abschn. 9.6)
- Anwendung des Flutters (wenn der Patient darin geübt ist)
- Gute Mund- und Nasenpflege, da die Schleimhäute durch den Sauerstoffflow angegriffen werden
- Häufige kleine Mahlzeiten anbieten, um den Magen nicht zu belasten → drückt auf die Lungen
- Evtl. Sedierung
- Bei Intubierten eine gute Sedierung, vor allem beim Absaugen; vor und nach dem trachealen Absaugen sollte eine Gabe z. B. von Salbutamol (über speziellen Aerosolgenerator) oder über eine Inhalationskammer (z. B. *Aero-chamber, Spacer*) erfolgen
- Physiotherapie (Abklopfen und Vibrationsmassage) bei Beatmeten oder bei nicht zu starker Dyspnoe (auf die Toleranz des Patienten achten)
- Lagerungsdrainage (▶ Abschn. 9.3) nur bei entsprechender Toleranz des Patienten sowie bei Beatmeten

Komplikationen
- Hautemphysem
- Mediastinalemphysem
- Pneumothorax
- Bakterielle Infektion
- Zerebrale Anfälle (durch Theophyllin)
- Herzinsuffizienz durch Rechtsherzbelastung
- Inadäquate ADH-Sekretion mit Flüssigkeitsretention
- Hypokaliämie und Hypomagnesiämie (durch Salbutamol), Gefahr von Rhythmusstörungen

9.9.7 Akute stenosierende Laryngotracheobronchitis (Pseudokrupp) und Epiglottitis

Definitionen

Epiglottitis: Dabei handelt es sich um eine akute Entzündung des Kehldeckels. Es besteht die Gefahr, dass es zu einer Verlegung der Atemwege in diesem Bereich kommt.

Akute stenosierende Laryngotracheobronchitis („Pseudokrupp"): Im Rahmen eines Infektes der oberen Luftwege kommt es zur Schleimhautschwellung im Bereich des Larynx und im subglottischen Bereich.

9.9 · Erkrankungen der Lunge

Tab. 9.3 Gegenüberstellung der Symptome

Symptome	Epiglottitis	Pseudokrupp
Alter	2–7 Jahre	6 Monate bis 3 Jahre
Beginn	Akut	Allmählich
Temperatur	Febril	Subfebril
Stridor	Inspiratorisch, leise	Inspiratorisch
Einziehung	Vorhanden	Vorhanden
Husten	Keiner	Bellend
Heiserkeit	Eher kloßige Sprache	Ausgeprägt
Schluckbeschwerden	Starker Speichelfluss	Keine
Atemnot	Ausgeprägt	Mäßig bis stark

- **Symptome**

In Tab. 9.3 sind die Symptome der Epiglottitis und des Pseudokrupp gegenübergestellt.

9.9.7.1 Akute stenosierende Laryngotracheobronchitis (Pseudokrupp)

Diese Erkrankung muss in seltenen Fällen intensivmedizinisch behandelt werden.

- **Stadieneinteilung nach klinischem Bild**
- Heiserkeit, bellender Husten, leiser inspiratorischer Stridor bei Aufregung oder Anstrengung
- Stridor in Ruhe, leichte Einziehungen, beginnende Dyspnoe
- Ruhedyspnoe, Tachykardie, ausgeprägte thorakale Einziehungen, Blässe
- Hochgradige Dyspnoe mit zunehmender Ateminsuffizienz, Zyanose, Erstickungsgefahr, Somnolenz, evtl. Bradykardien

- **Ursachen**
- Viren (Parainfluenza-, RS-, Myxo-, Adeno-, Influenzaviren)
- Bakterien (selten als Sekundärinfektion durch Staphylokokken, Pneumokokken, Haemophilus influenzae, Streptokokken, sehr selten Corynebacterium diphtheriae)
- Allergie (selten)

- **Therapie**
- Ruhe, jede Aufregung vermeiden, möglichst Elternmitaufnahme
- Prednisolon-Zäpfchen 50–100 mg (z. B. *Rectodelt*)
- Ultraschallvernebler
- Ausreichende Flüssigkeitszufuhr
- Inhalation mit Adrenalin und NaCl 0,9 % (0,2 ml + 1,8 ml, Erhöhung bis zum Verhältnis 1:1 möglich, oder *InfectoKrupp®Inhal*), cave: Tachykardie, nach ca. 30 min Rebound-Gefahr, Wiederholung notwendig
- Evtl. Kortikosteroide i.v. (3. Stadium)
- Evtl. Sauerstoffgabe (angefeuchtet)
- Evtl. Sedierung mit Chloralhydrat oder Promethazin (z. B. *Atosil*)
- Antibiotikatherapie nur bei Verdacht auf bakterielle Infektion
- Eine Intubation und Beatmung ist selten erforderlich (4. Stadium), dann möglichst dünnen Tubus verwenden (Neigung zu subglottischen Stenosen)

- **Überwachung**
- EKG
- Atmung (AF, Stridor, Einziehungen)
- Sauerstoffsättigung
- Hautfarbe, Aussehen, Verhalten

9.9.7.2 Epiglottitis

> Bei einer Epiglottitis besteht immer akute Lebensgefahr.

Kinder mit Verdacht auf Epiglottitis müssen daher sofort in Begleitung eines Arztes und unter Intubationsbereitschaft in die nächste

Kinderklinik mit einer Intensivstation gebracht werden.

- **Ursachen**
- Haemophilus influenzae B (am häufigsten)
- Streptokokken
- Staphylococcus aureus

Seit Einführung der HIB-Impfung tritt dieses Krankheitsbild sehr viel seltener auf.

- **Therapie**
- Legen eines i.v.-Zugangs und Gabe von Atropin i.v. (Gefahr des Vagusreizes bei der Racheninspektion), evtl. erst nach Einleitung der Narkose; Kind dabei evtl. auf dem Arm der Mutter/des Vaters belassen
- Laryngoskopie in Narkose unter Intubationsbereitschaft
- Bei gesicherter Diagnose erfolgt eine Intubation mit einem meist für die Altersklasse dünneren Tubus, evtl. ist eine orotracheale Intubation einfacher; ist eine Intubation nicht mehr möglich, Versuch der Intubation mit einem flexiblen Bronchoskop (▶ Abschn. 3.9) oder einem Endotracheal-Introducer/Stilett → Atemwege weiten, anschließend richtige Intubation, sonst Notfalltracheotomie bzw. Koniotomie
- Evtl. Nachbeatmung, sonst ist eine Spontanatmung mit leichter Druckunterstützung möglich (Tubus ggf. zur Totraumreduktion kürzen), Sauerstoffzufuhr nach Bedarf
- Antibiotikatherapie
- Fiebersenkung
- Intubation für mindestens 36–72 h
- Extubation erst nach nochmaliger Laryngoskopie und eindeutig verbessertem Befund
- Intensivüberwachung nach der Extubation noch für mindestens 24–48 h

- **Pflege**
- Kind bei der Aufnahme unbedingt in der selbst eingenommenen sitzenden Position belassen
- Möglichst ruhig arbeiten, bei Aufregung des Kindes besteht die Gefahr der Atemwegsobstruktion
- Monitorüberwachung (EKG, Atmung, Sauerstoffsättigung)
- Evtl. Sauerstoffgabe (angefeuchtet)
- Vorbereitung zur Intubation, Kinder erst nach tiefer Analgosedierung in die richtige Intubationsstellung bringen
- Nach Intubation gute Fixierung des Tubus und des Kindes; Sedierung bei Bedarf
- Abnahme von Trachealsekret für die Bakteriologie
- Zimmeranwesenheit (eine Spontanextubation muss *unbedingt* vermieden werden)
- Weiteres ▶ Abschn. 9.8

In der Regel tolerieren die Kinder den Tubus erstaunlich gut, da er ihnen die Atemnot genommen hat. Sind die Kinder verständig genug, kann auf eine Fixierung des Kindes unter Aufsicht verzichtet werden, sie dürfen dann auch das Bett zeitweilig verlassen → Frühmobilisation. Wichtig ist eine gute Beschäftigung und Ablenkung der Kinder, die sich meist nach einem Tag nicht mehr so krank fühlen.

Nach der Extubation bei Bedarf Inhalation mit einem Adrenalingemisch.

9.9.8 Fremdkörperaspiration

> Eine Fremdkörperaspiration ist im Kleinkindalter die häufigste Ursache für eine akute Atemnot.

- **Häufige Aspiration**
- Süßigkeiten, Bonbons
- Nüsse, vor allem Erdnüsse
- Nahrungsbrocken, z. B. Würstchen, Fleisch, rohe Karotten oder Äpfel
- Kleines Spielzeug (◘ Abb. 9.13)
- Erbsen
- Knöpfe, kleine Münzen

- **Lokalisation des Fremdkörpers**
- Bronchialbaum! (meist rechte Seite)
- Hypopharynx (retrolaryngealer Rachenabschnitt)

9.9 · Erkrankungen der Lunge

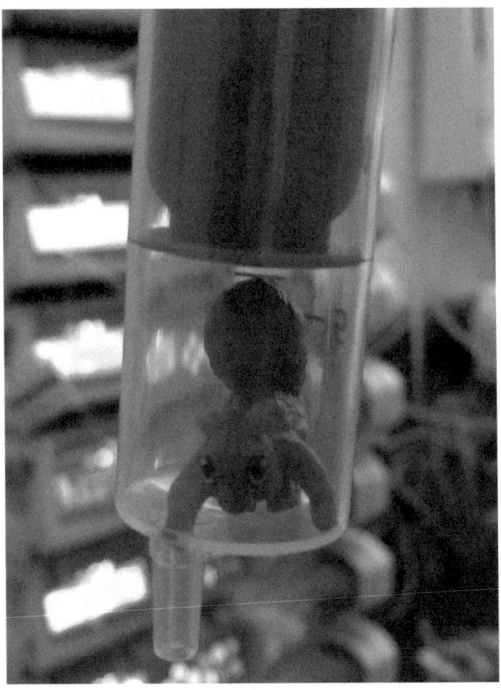

◘ Abb. 9.13 Nach Aspiration bronchoskopisch geborgenes Kleinteil

— Glottis
— Bleibt ein größerer Fremdkörper beim Verschlucken im Ösophagus stecken, kann er auf die Trachea drücken und diese komprimieren

- **Verlaufsformen**

Unterscheiden lassen sich akute, subakute und chronische Verläufe.

- **Akutes Ereignis**

Dabei kommt es zur Verlegung der Atemwege, evtl. Bronchospasmus und Schleimhautschwellung:
— Plötzlicher Hustenanfall und/oder Würgen
— Plötzlicher inspiratorischer (bei Lokalisation im Larynxbereich oder der extrathorakalen Trachea) und/oder exspiratorischer Stridor (Lokalisation in den unteren Atemwegen)
— Heiserkeit
— Akute Dyspnoe
— Evtl. Zyanose und akute Erstickungsgefahr

Je nach Lokalisation des Fremdkörpers zusätzlich:
— Abgeschwächtes Atemgeräusch auf einer Seite
— Verlängertes Exspirium
— Exspiratorisches Giemen
— Verminderte oder fehlende Atemexkursionen
— Im Thoraxröntgen: bei einem Ventilmechanismus überblähte Lungenbezirke und im weiteren Verlauf Entwicklung einer Pneumonie distal vom Fremdkörper; bei komplettem Verschluss Atelektasenbildung; je nach aspiriertem Gegenstand kann dieser im Röntgenbild sichtbar sein

- **Subakutes (>24 h) oder chronisches (>2 Wochen) Ereignis**

Kommt häufig nach Erdnussaspiration vor: Der Fremdkörper führt zu einer Granulombildung und eitrigen Entzündung, evtl. mit Abszessbildung; tritt meist 3–6 Wochen nach der Aspiration auf.

Nach einem meist symptomfreien Intervall treten alle Zeichen eines chronischen pulmonalen Infekts auf:
— Persistierender Husten
— Anhaltender exspiratorischer Stridor bzw. exspiratorisches Giemen
— Evtl. starke Schleimproduktion

- **Akutmaßnahmen**

Bei stabilem Zustand:
— Vorsichtiger Transport in die Klinik mit einem NAW (Gefahr, dass der Fremdkörper noch tiefer rutscht)
— Evtl. Sauerstoffgabe
— In der Klinik in Narkose Laryngoskopie oder Bronchoskopie (▶ Abschn. 3.9) und Entfernen des Fremdkörpers

- **Bei akuter Erstickungsgefahr**

> Hustet das Kind effektiv, sollte es zum Weiterhusten und spontanen Atemanstrengungen ermutigt werden.

Effektives Husten: lautes Husten, Einatmen vor dem Husten möglich, Weinen, kann noch sprechen/Laute von sich geben.

Tab. 9.4 Maßnahmen bei Fremdkörperaspiration. (ERC-Leitlinie 2015 „Lebensrettende Maßnahmen bei Kindern")

Bewusstlosigkeit	Bei Bewusstsein
Atemwege öffnen	5 Rückenschläge (alle Altersgruppen)
5 Beatmungen	5 Thoraxkompressionen (bei Sgl.)
CPR mit HDM im Verhältnis 15: 2 Beatmungen	5 Oberbauchkompressionen (>1 Jahr)

Ineffektives Husten: Sprechen nicht möglich, stilles/leises Husten, kein Luftholen, Zyanose.

Hustet das Kind ineffektiv → Bewusstseinslage prüfen; weitere Maßnahmen ◘ Tab. 9.4.

- Bei Säuglingen: Helfer kniet oder sitzt und hält den Säugling in Bauchlage mit dem Kopf nach unten, der Kopf des Säuglings wird mit dem Daumen bzw. 2 Fingern im Bereich des Kieferwinkels gestützt → mit dem Handballen bis zu 5-mal auf die Mitte des Rückens zwischen die Schulterblätter schlagen. Ggf. in Kopftieflage 5 Thoraxkompressionen wie bei der Herzdruckmassage durchführen
- Bei Kindern >1 Jahr: Kind in eine vornüber gebeugte Position bringen und bis zu 5-mal auf die Mitte des Rückens zwischen die Schulterblätter schlagen. Sofern dies nichts bringt → Heimlich-Handgriff, evtl. mehrfach wiederholen:
- Vorgehen Heimlich-Handgriff: Den stehenden oder sitzenden Patienten von hinten umfassen, eine Hand wird als Faust geballt und zwischen Nabel und Schwertfortsatz auf dem Bauch platziert. Die zweite Hand umfasst die Faust und zieht kräftig nach innen und oben in Richtung Zwerchfell
- Sofern möglich, laryngoskopische Inspektion des Rachenraumes und Versuch, mit der Magill-Zange den Fremdkörper aus dem glottischen oder subglottischen Bereich zu entfernen. *Cave:* Laryngospasmus, Bradykardie, Erbrechen; wenn möglich vorher Atropingabe, evtl. sublingual. Evtl. Versuch über Maskenbeatmung bzw. Intubation, den Fremdkörper in einen Hauptbronchus zu „schieben" und wenigstens eine Lungenhälfte beatmen zu können
- Koniotomie als letztmögliche Maßnahme
- i.v.-Zugang und Verabreichung von Bronchodilatatoren, Sedativa, Kortikoiden
- Gelingt die Entfernung des Fremdkörpers nicht und es kommt zu Bewusstlosigkeit und Atemstillstand, erfolgt die kardiopulmonale Reanimation nach dem ABC-Schema

Den meisten Kindern geht es nach dem Entfernen des Fremdkörpers schnell wieder besser, selten ist eine Nachbeatmung notwendig. Da es aber häufig zu anschließenden Schleimhautschwellungen kommt, können noch abschwellende Inhalationen notwendig werden (▶ Abschn. 9.3). Eventuell kann eine Antibiotikatherapie indiziert sein, vor allem nach Aspiration von Nahrungsmitteln.

■ **Überwachung**
- EKG
- Respiration (AF, Typ, Geräusche, Einziehungen)
- Sauerstoffsättigung
- Beobachtung (Aussehen, Verhalten)

Kinder mit subakutem/chronischem Ereignis bieten dagegen eher Probleme. Gerade bei der Erdnussaspiration besteht meistens ein schwerer bronchopulmonaler Infekt, evtl. mit Atelektasenbildung und starker Schleimsekretion. Da sich die Erdnuss meist schon zersetzt hat, ist sie bronchoskopisch schwer zu entfernen.

■ **Therapie und Pflege**
- Bronchoskopie mit Bronchiallavage (▶ Abschn. 3.9)
- Evtl. Beatmung für einige Tage
- Häufiges endotracheales Absaugen

- Gute Physiotherapie
- Lagerungsdrainagen (▶ Abschn. 9.3)
- Sekretolyse i.v. und über Inhalation
- Antibiotikatherapie
- Evtl. wiederholte gezielte Bronchiallavage unter Bronchoskopie

9.9.9 Chronisch interstitielle Lungenerkrankungen/chILD

Die Abkürzung chILD steht für den Begriff „Children's Interstitial Lung Disease" bzw. für interstitielle Lungenerkrankungen im Kindesalter und ist ein Sammelbegriff für unterschiedliche Lungenerkrankungen, deren gemeinsames Merkmal eine krankhafte Veränderung des Lungengerüstes, also des Interstitiums ist. Die Erkrankung tritt selten auf und betrifft vorwiegend Säuglinge und Kleinkinder. Prinzipiell kann chILD in jedem Alter auftreten, wobei Jungen etwas häufiger betroffen sind als Mädchen.

- **Symptome**
- Dyspnoe
- Tachypnoe
- Orthopnoe
- Geringe Belastbarkeit
- Dystrophie
- Mangelnde Größenzunahme, Wachstumsstillstand
- Auffallende Atemgeräusche wie Rasseln, Knistern oder Pfeifen
- Anhaltender Husten
- Hypoxämie
- Trommelschlägelfinger und/oder Uhrglasnägel

> Insgesamt gibt es etwa 200 unterschiedliche Erkrankungen, die unter dem Begriff chILD zusammengefasst werden.

- **Klassifikation**
- Säuglingsalter
  - Entwicklungsstörungen der Lunge (z. B. alveolokapilläre Dysplasie)
  - Wachstumsstörungen der Lunge (z. B. Lungenhypoplasie)
  - Definierte Lungenerkrankungen unklarerer Genese (z. B. neuroendokrine Zellhyperplasie, NEHI)
  - Surfactant-Stoffwechseldefekte (z. B. Alveolarproteinose)
- Alle Altersgruppen
  - Lungenbeteiligung bei Systemerkrankung wie z. B. Rheuma
  - Erkrankungen, die chILD „vortäuschen"

- **Überwachung und Pflege**
- Variieren je nach zugrunde liegender Erkrankung und erforderlicher Therapie.
- Kinder bzw. Eltern sind oft Experten in Bezug auf „ihre" Erkrankung → familienzentrierte Pflege.

9.10 Lungenersatzverfahren

Bei der Anwendung von Organersatzverfahren wird versucht, das funktionseingeschränkte Organ zu entlasten und Zeit zu gewinnen:
- bis zur Erholung der Organfunktion („bridge to recovery")
- bis zur Transplantation („bridge to transplantation")
- bis zur Entscheidungsfindung („bridge to decision making")

- **Mögliche Lungenersatzverfahren**
- ECMO – extrakorporale Membranoxygenierung
- pECLA – pumpenlose extrakorporale Lungenunterstützung („pumpless extracorporeal lung assist)

9.10.1 VV-ECMO/VA-ECMO

ECMO gewährleistet die Oxygenierung und die Elimination von CO_2 bei schwerem respiratorischem Versagen. Neben dem Ersatz der Lungenfunktion ist auch eine mechanische Kreislaufunterstützung bei kardiorespiratorischem Versagen möglich. Je nach Zielsetzung gibt es zwei verschiedene Varianten (VV = venovenös, VA = venoarteriell):

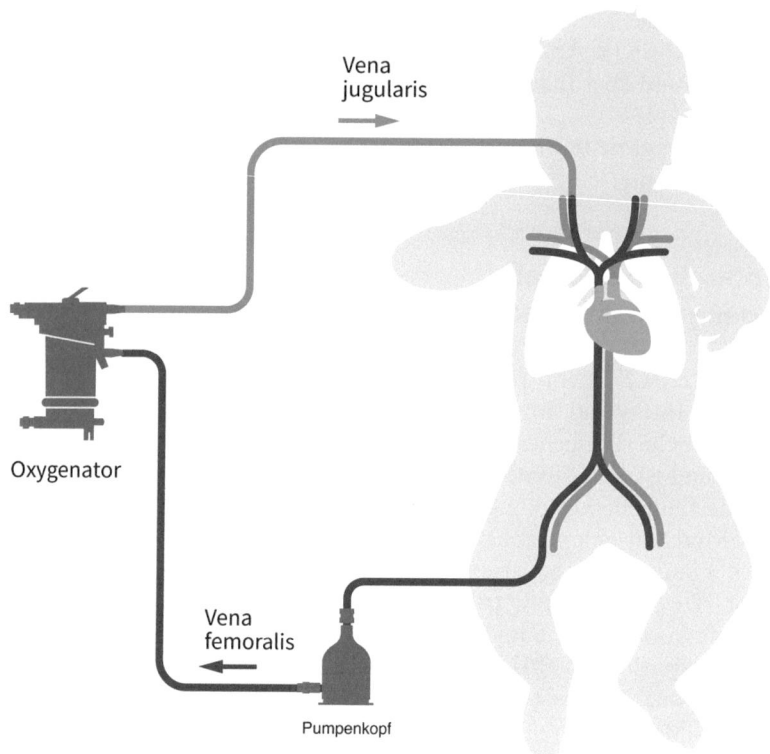

Abb. 9.14 VV-ECMO. (Xenios AG, mit freundlicher Genehmigung)

- Schweres Lungenversagen mit Störung des Gasaustausches (ARDS, MAS, PPHN) → VV-ECMO
- Herzkreislaufversagen (Reanimation, Ertrinken, nach kardiochirurgischen Eingriffen) → VA-ECMO
- Schwere Ventilationsstörung (große Luftleckagen bei Pneumothorax, Zwerchfellhernie) → VA- oder VV-ECMO

Bei der VA-ECMO (Abb. 9.16) wird das Blut des Patienten mittels Zentrifugal- oder Rollerpumpe über eine großlumige Vene (V. femoralis, V. jugularis) aus dem Patienten und über einen Membranoxygenator geleitet. Dort wird das Blut oxygeniert, CO_2 eliminiert und anschließend unter Umgehung des Herzens über eine Arterie (A. carotis) in den Körper zurückgeleitet. Bei der VV-ECMO (Abb. 9.14) wird das Blut entweder in eine andere Vene (meist V. jugularis, V. brachiocephalica) oder aber bei Verwendung eines doppellumigen Katheters (Abb. 9.15) in die Entnahmevene zurückgegeben = präpulmonale Oxygenierung.

Die Punktion der Venen erfolgt über die *Seldinger*-Technik (▶ Abschn. 11.3). Über den Führungsdraht werden nacheinander mehrere Dilatatoren mit immer größerem Durchmesser eingeführt, bis die Kanülengröße des ECMO-Systems erreicht ist. Die passenden Kanülen können dann platziert und das mit Blut vorgefüllte System angeschlossen werden. Bei Neugeborenen müssen die Kanülen der Arterie und Vene meist offen-chirurgisch eingebracht werden, was eine Rekonstruktion der Gefäße nach Beendigung der ECMO notwendig macht.

Eine Therapie über eine ECMO sollte speziellen Zentren vorbehalten sein, deren Personal ausreichende Erfahrung besitzt, um die Komplikationsraten so gering wie möglich zu halten. In der Regel sollten je ein Arzt und eine Pflegekraft für einen Patienten unter ECMO-Therapie zuständig sein.

9.10 · Lungenersatzverfahren

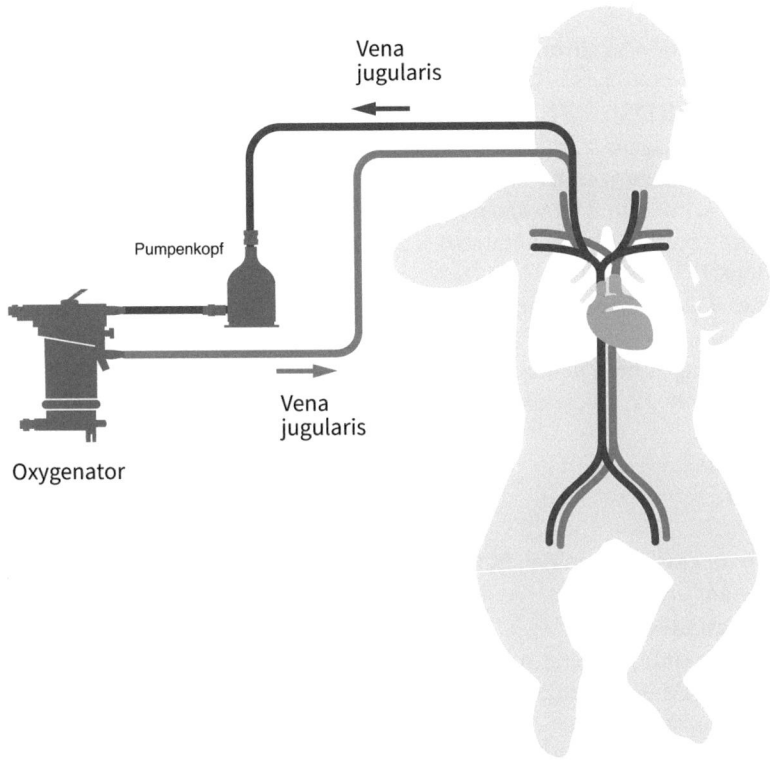

Abb. 9.15 VV-ECMO Doppellumenkanüle (Xenios AG, mit freundlicher Genehmigung)

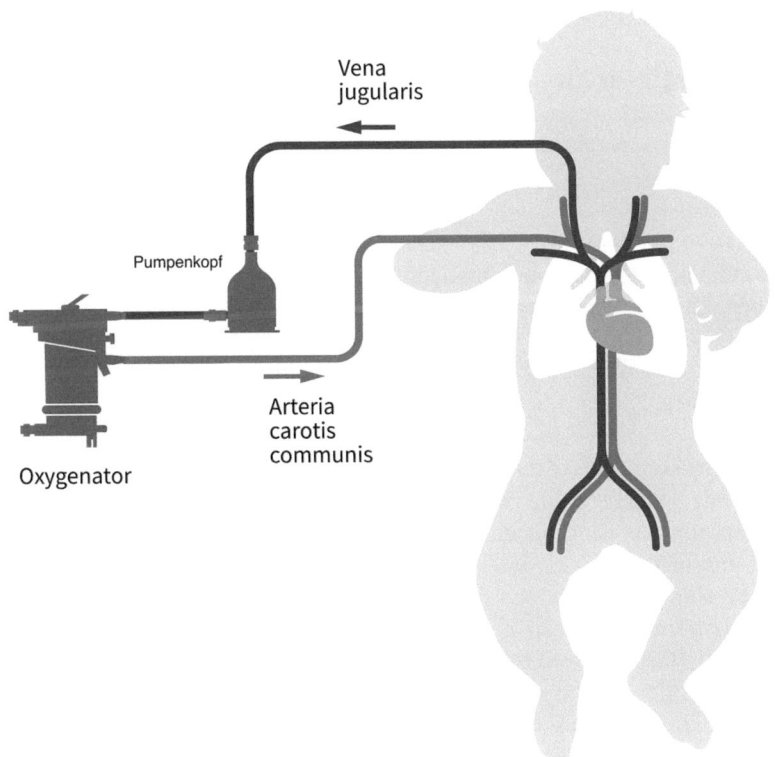

Abb. 9.16 VA-ECMO. (Xenios AG, mit freundlicher Genehmigung)

- **Indikation**
- Mekoniumaspirationssyndrom
- PPHN
- Schweres RDS/ARDS
- Herz-Lungen-Versagen, z. B. nach Herzoperationen (Weaning von der HLM nicht möglich, bei schwerem Herzversagen als Überbrückung bis zur Transplantation)
- Schwere Sepsis
- Ausgeprägte Lungenhypoplasie, z. B. bei Zwerchfellhernie
- Große Luftleckagen bei Pneumothorax
- Kardiogener Schock (Low-Output-Syndrom)
- Lungenembolie
- BPD, COPD

- **Indikatoren für eine pulmonalen ECMO bei Neugeborenen**
- Oxygenierungsindex (OI): (MAP × FiO_2 × 100)/postdukt. p_aO_2:
  - Bei einem OI > 20 ist eine ECMO in Erwägung zu ziehen
  - Bei einem OI > 40 Indikation für eine ECMO in 3 Messungen innerhalb von 4–6 h
- PIP > 30 cmH_2O bei Beatmung mit FiO_2 von 1,0
- $p_aO_2 \leq$ 30–40 mmHg für 2 h
- pH ≤ 7,2 für 2 h
- Unbeherrschbare Kreislaufinsuffizienz mit Oligo-/Anurie

- **Kontraindikation (relative)**
- Patienten mit prognostisch ungünstigen angeborenen Chromosomenanomalien
- Irreversible Hirnschäden
- ICH ≥ Grad 3
- <34. SSW/<2000 g

- **Aufbau des extrakorporalen Kreislaufs**
- Drainagekanüle (Spitze sollte möglichst zentral liegen, um das Blut aus dem rechten Vorhof auszuleiten)
- Roller- oder Zentrifugalpumpe, die das Blut in die Membranlunge transportiert
- Membranlunge (Größe des Oxygenators ist abhängig von der Größe des Kindes): In den Oxygenator wird ein angefeuchtetes und erwärmtes Gasgemisch (O_2, CO_2, Air) mit einer variablen Sauerstoffkonzentration geleitet (= Sweep-Gas)
- Als Membranlunge findet ein Membranoxygenator mit dichter Polymethylpentene(PMP)-Faser Anwendung, über die der Gasaustausch durch Diffusion stattfindet
- Wärmeaustauscher: zum Erwärmen des Blutes vor Rückführung in den Körper
- Rückflusskanüle

Alle Bestandteile sind beschichtet (Biocoating), um die Bildung von Thromben zu verhindern sowie die Antikoagulation mit möglichst geringen Heparindosen durchführen zu können. Vor dem Einsatz muss das System luftleer befüllt werden = „Priming". Zusammensetzung der Priming-Lösung nach Protokoll.

Gesteuert wird die Gasaustauschrate durch Veränderung der Pumpendrehzahl (Blutfluss), des Gasflusses und der Zusammensetzung des Gasgemisches. Die Funktion des extrakorporalen Kreislaufs kann über eine spezielle Überwachungseinheit kontrolliert werden.

- **ECMO-Parameter**
- Flussrate: 60–80 % des HMV je nach kardialer Funktion
- Temperatur des Wärmeaustauschers, Wasserfüllstand
- Sweep-Gas am Oxygenator
- Systemdruck: Messung vor und nach der Pumpe sowie vor und nach der Membranlunge (je nach Hausstandard)

Während der ECMO ist die Lunge weitgehend außer Funktion. Die Beatmung wird je nach Blutgasanalyse mit niedriger Frequenz, niedrigen Drücken und geringem Sauerstoffgehalt aufrechterhalten, um Dystelektasenbildung zu vermeiden. Eine Kombination mit NO-Beatmung ist möglich. Sollte eine Dialyse unter ECMO notwendig sein, kann in das System eine Hämofiltration integriert werden.

- **Komplikationen am ECMO-System**
- Thromben im System

9.10 · Lungenersatzverfahren

- Pumpenausfall
- Ausfall des Oxygenators
- „Fishtailing", „Schlagen, Schlackern" des Schlauchsystems als Hinweis auf → Volumenmangel
- Leck des Systems
- Luft im System

- **Kontrollen**
- BGA des Patienten arteriell, des Systems arterielle Seite
- Schädel-Sono 1-mal/Schicht
- aEEG
- ACT-Bestimmung („activated clotting time") nach ECMO-Protokoll zur Überwachung der Heparinzufuhr → 160–200 s
- Bei Thrombozyten < 100.000 µl (ggf. Gabe von Thrombozytenkonzentrat)
- Blutkontrollen: Blutbild, CRP, Gerinnung, Antithrombin (AT) III, ggf. Met-Hb bei NO-Beatmung
- Kontrolle des ECMO-Systems:
  - Auf Thromben, Luft, Leckagen achten
  - O_2- und CO_2-Versorgung der Membranlunge
  - Gasauslass des Oxygenators auf Kondenswasser prüfen, ggf. vorsichtig mit Zellstofftupfer abtupfen oder mit kurzer Erhöhung des Sweep-Gases entfernen (cave: pCO_2-Abfall)

- **Pflegerische Besonderheiten**

Die Patienten sind häufig analgosediert und evtl. relaxiert. Zunehmend findet aber die sog. Wach-ECMO-Therapie Anwendung, die dem Patienten eine aktive Teilnahme an der Frührehabilitation und sozialen Kontakten ermöglicht.
- Kontrolle der Vitalparameter: EKG, ZVD, Respiration, S_aO_2 und systemvenöse Sauerstoffsättigung, endexsp. CO_2, arterieller Blutdruck, Körpertemperatur, periphere Temperatur (δ T 2–3 °C), BIS, NIRS, GCS
- Kontrolle der Kanüleneintrittstellen, Verbandwechsel (VW) nach Standard
- Patienten werden zur besseren Beobachtung offen gelagert → ggf. zusätzliche Wärmezufuhr über Wärmebetten, -lampen oder -matratzen

- Regulation der Temperatur am Wärmetauscher der ECMO
- Minimal Handling
- Endotracheales Absaugen mittels atraumatischer Katheter wegen der Blutungsgefahr, meist nur 1-mal/Schicht notwendig → bei ACT > 300 s kein endotracheales Absaugen mehr
- Keine i.v.- oder i.m.-Injektionen
- Auf Blutungszeichen achten: Schleimhäute, Kanülen-/Drainageneintrittstellen, Wundgebiete
- Sicherstellung der Kanülenlage durch Einhalten der vorgegebenen Lagerung des Kopfes, Lagewechsel nur nach Rücksprache mit dem Arzt, ggf. ist auch eine Bauchlage möglich und sinnvoll (z. B. ARDS) → zum Umlagern werden mindestens 2 Personen benötigt.
- Physiotherapeutische Maßnahmen nach Rücksprache mit dem Arzt 1-mal am Tag durch Physiotherapeuten bzw. das Pflegepersonal
- Weiteres ▶ Abschn. 2.3 „Pflege relaxierter Patienten"

Es müssen ausreichend Blutkonserven (Erythrozytenkonzentrat [EK], Fresh Frozen Plasma [FFP]) für den Blutungsfall vorrätig sein sowie Ersatzmaterialien für das ECMO-System. Notfallmedikamente müssen aufgezogen bereitliegen und die Rufnummer des Kardiotechnikers zentral aushängen und bekannt sein.

- **Komplikationen**
- Schwere Blutungen bedingt durch die Heparinisierung
- „Traumatisierung" des Blutes durch die Pumpe und ECMO-Komponenten mit Hämolyse und Aktivierung des Gerinnungssystems
- Hypo- oder Hyperthermie bei Fehlfunktion des Wärmetauschers oder großer Volumengabe
- Luftembolien
- Ödeme
- Sepsis
- Neurologische Ausfälle durch zerebrale Minderperfusion

– Stoffwechselstörungen

Weaning und Dekanülierung

Die Dekanülierung erfolgt, wenn die Lunge ihre Funktion wieder aufnimmt und der ECMO-Fluss reduziert werden kann (Weaning bis auf ca. 25 % des initialen Flows). Dies kann mehrere Tage bis zu Wochen dauern. Wird das arterielle Gefäß chirurgisch rekonstruiert (nach VA-ECMO), kann eine längere Kopfmittelstellung des Patienten erforderlich werden (Dauer nach Vorgabe des Chirurgen, mindestens aber für 24 h).

9.10.2 pECLA

– „Pumpless extracorporeal lung assist" – pumpenlose extrakorporale Lungenunterstützung
– Nach großlumiger Kanülierung von Femoralvene und -arterie erzeugt der arterielle Blutdruck einen „passiven" Shunt, in den eine Membranlunge eingeschaltet ist
– Pumpleistung des Herzens betreibt das System
– Gasaustausch der Lunge wird unterstützt
– Selten in der Pädiatrie (System ist blutdruckabhängig und relativ groß)

9.11 Lungentransplantation

Sind alle Therapiemöglichkeiten eines Lungenversagens ausgeschöpft, kommt die Transplantation eines Spenderorgans in Betracht. Eine Lungentransplantation kann unilateral oder bilateral durchgeführt werden, wobei die unilaterale Transplantation im Kindesalter höchst selten vorgenommen wird. Eine weitere Möglichkeit besteht in der Kombination mit der Transplantation des Herzens.

Grunderkrankungen, die eine Transplantation notwendig machen können
– Mukoviszidose (CF, zystische Fibrose)
– Pulmonalarterielle Hypertonie (PAH)
– Interstitielle Lungenerkrankung (chILD)
– Bronchiolitis obliterans (nach Infektion; nach Chemotherapie/Stammzelltransplantation; bei chronischer Abstoßung nach Lungentransplantation)
– Pulmonale arteriovenöse Fehlbildungen
– Sonstige Indikationen, z. B. ARDS

Indikation
– Monoorganversagen der Lunge
– Ausschöpfung aller konventionellen Therapiemöglichkeiten
– Rasche Progredienz der Grunderkrankung
– Zunehmender Sauerstoffbedarf mit Einschränkung der Mobilität und gravierender Abnahme der Lebensqualität
– Erkrankungen mit hohem anzunehmendem Risiko, innerhalb von 2 Jahren zu versterben

Kontraindikation
– Multiorganversagen
– Systemische Infektionen
– Maligne Erkrankungen
– Kachexie/Adipositas
– Aktive Hepatitis B oder C
– Aktive Tuberkulose
– Soziale Ursachen, z. B. Unfähigkeit, die anspruchsvolle Therapie lebenslang umzusetzen
– Drogenabusus

Pflegerische Besonderheiten
– Postoperative ECMO, ▶ Abschn. 9.10.1 (grundsätzlich bei PAH, ggf. auch andere Indikationen)
– Beatmung mit NO zur postoperativen Senkung des pulmonalen Gefäßwiderstandes
– Frühmobilisation und intensive Atemtherapie
– Graduiertes endotracheales Absaugen zur Schonung der Anastomosen
– Anfangs tägliche Bronchoskopien (Kontrolle der Anastomosen und Sekretentfernung)
– Infektionsprophylaxen:
  – Mund-Nasen-Schutz für Personal und Besucher

9.11 · Lungentransplantation

- Täglicher Bettwäschewechsel zur Reduktion opportuner Keime
- CMV-Prophylaxe mit Ganciclovir nach Hausstandard
- Pilzprophylaxe mit inhalativem Amphotericin B (bis zur ersten Entlassung) und Amphotericin-B-Suspension peroral über 6 Monate; Voriconazol je nach Pilznachweis für die ersten 3–6 Monate
- Pneumocystis-Prophylaxe mit Cotrimoxazol 3 Tage/Woche peroral (z. B. Freitag, Samstag, Sonntag) ist lebenslang erforderlich
— 135°-Bauchlage bei lagerungsabhängigen Ventilationsstörungen/Auftreten eines Reperfusionsödems der Lunge zur Verbesserung des Gasaustausches
— Frühmobilisation inkl. gezieltem Training zum Muskelaufbau/-erhalt z. B. mittels Bettfahrrad
— Frühe enterale Ernährung unter Vermeiden (mindestens die ersten 6 Monate) von:
  - Rohen, nicht gebackenen oder gerösteten Nüssen, da Schimmelpilzbefall möglich (Nutella ist erlaubt)
  - Schimmelkäse
  - Rohmilch und Rohmilchprodukten
  - Nicht durchgegartem Fleisch, roher Wurst, rohem Mett
  - Rohem Fisch, z. B. Sahnehering, Sushi
  - Rohen oder weich gekochten Eiern und Speisen, die mit ungegarten Eiern zubereitet werden
  - Softeis, offenem Eis aus der Eisdiele
  - Rohen Salaten, ungewaschenem, ungeschältem Gemüse und Obst
  - Grapefruit und Grapefruitprodukte sind wegen einer Interaktion mit Tacrolimus lebenslang verboten
— Umgang mit Immunsuppressiva:
  - Selbstschutz beachten, Handschuhe tragen
  - Frühzeitige Einweisung des Kindes/der Eltern in den eigenverantwortlichen Umgang mit den Medikamenten (lebenslange Einnahme erforderlich)
  - Bei Dauerinfusionen (z. B. Tacrolimus) Kennzeichnung des Zugangs, um verfälschte Werte bei der Bestimmung des Medikamentenspiegels zu vermeiden
  - Bei peroraler Gabe von Tacrolimus oder Ciclosporin Vermeiden von Kunststoffbechern, Strohhalmen u. Ä.

- **Komplikationen**
— Reperfusionsödem, Schwellung des Lungengewebes nach Anschluss an den Empfängerkreislauf:
  - mit Beeinträchtigung des Gasaustausches, Verringerung der Compliance und Anstieg des pulmonalen Gefäßwiderstandes
— Hb-wirksame Nachblutungen
— Transplantatabstoßung
  - Hyperakut (selten): sofort nach Transplantation durch zytotoxische Antikörper
  - Akut: häufig innerhalb der ersten 6 Monate nach Transplantation
  - Chronisch: Bronchiolitis obliterans mit schleichendem Verlust der Organfunktion
— Insuffizienzen (auf Entwicklung eines Hautemphysems achten) und Strikturen der Bronchusanastomose
— Motivationslosigkeit/depressive Verstimmung durch „langen" Genesungsprozess; Panik durch Erleben eines anderen Körpergefühls; Zweifeln an der Richtigkeit der Entscheidung zur Transplantation; Therapieverweigerung

---

Überprüfen Sie Ihr Wissen
Zu 9.1
— Was und wie groß ist der anatomische Totraum?
— Wie berechnet sich das Minutenvolumen?
— Wie groß ist das physiologische Tidalvolumen?

Zu 9.2
— Was ist bei der Probengewinnung (Präanalytik) zur Blutgasanalyse zu beachten?
— Welche Parameter erhält man bei der Blutgasanalyse? Geben Sie die Normwerte an.
— Welche Störungen des SBH gibt es? Nennen Sie Ursachen und Behandlungsmöglichkeiten.

Zu 9.3
- Welche Möglichkeiten der Atemtherapie können Sie im Pflegealltag anwenden?
- Was ist bei der Inhalationstherapie bei beatmeten Patienten zu beachten?
- Welche Formen der Inhalation kennen Sie?

Zu 9.4
- Erläutern Sie Hypoxämie, Hypoxie, Hyperoxie, Hyperkapnie und Hypokapnie mit ihren Folgen.
- Nennen Sie Ursachen einer Hypoxämie und geben Sie dazu einige Krankheitsbeispiele.
- Welche Möglichkeiten der Sauerstoffverabreichung gibt es und was ist dabei zu beachten?
- Nennen Sie Pflegeprobleme und mögliche Pflegemaßnahmen bei der Sauerstofftherapie.
- Nennen Sie Komplikationen der Sauerstofftherapie.
- Welche Formen der Zyanose kennen Sie und welchen Krankheitswert haben sie?
- Wann entsteht eine Zyanose?

Zu 9.5
- Welche Möglichkeiten der Atemhilfe beim Neugeborenen/Säugling gibt es?
- Welche Vor- und Nachteile bieten Prongs gegenüber dem (mononasalen) Nasen- oder Rachen-CPAP?
- Nennen Sie Ziele und Indikationen für eine Atemhilfe.
- Was muss bei der Pflege unter CPAP beachtet werden?
- Was müssen Sie pflegerisch bei der Versorgung von Patienten unter High-Flow-Therapie bedenken?

Zu 9.6
- Nennen Sie Indikationen für eine nichtinvasive Beatmung über eine Maske.
- Unter welchen Voraussetzungen ist eine NIV möglich?
- Wie kann man einen Patienten an NIV gewöhnen?

Zu 9.7
- Nennen Sie Indikationen und Ziele der endotrachealen Intubation.
- Erläutern Sie die anatomischen Unterschiede des erweiterten Rachenraumes zwischen Kleinkindern und Erwachsenen.
- Nennen Sie Vor- und Nachteile der beiden Intubationsmöglichkeiten.
- Welches Material muss für eine Intubation vorbereitet werden?
- Schildern Sie die Durchführung einer Intubation.
- Unter welchen Voraussetzungen und Bedingungen kann ein Kind extubiert werden?
- Was muss während und nach der Extubation beachtet werden?
- Wann kann eine Reintubation notwendig werden?
- Was ist eine Tracheotomie und welche Möglichkeiten gibt es?
- Nennen Sie Indikation, Vor- und Nachteile einer Tracheotomie.
- Welches Notfallequipment soll bei tracheotomierten Patienten am Patientenplatz erreichbar sein?
- Schildern Sie den Ablauf eines Kanülenwechsels.
- Worin unterscheidet sich die maschinelle Beatmung von der Spontanatmung?
- Nennen Sie Indikation und Ziele der Beatmung.
- Welche Auswirkungen hat eine Überdruckbeatmung auf den Organismus?
- Was versteht man unter Compliance und was unter Resistance?
- Nennen Sie die wichtigsten Respiratorparameter und Alarmfunktionen.
- Erläutern Sie die häufigsten Beatmungsformen.
- Welche Sonderformen der Beatmung gibt es?
- Was ist NO und welche Wirkung hat es auf die Lunge?
- Nennen Sie Indikationen für eine NO-Therapie.

- Welche Applikationsmöglichkeiten für NO gibt es?
- Welche pflegerischen Besonderheiten müssen unter NO-Therapie beachtet werden?

Zu 9.8
- Was entfällt durch das Ausschalten des oberen Respirationstraktes bei der Beatmung und welche Folgen ergeben sich?
- Nennen und erläutern Sie die pflegerischen Aufgaben bei der Versorgung eines beatmeten Patienten.
- Welche Parameter sollten zu Schichtbeginn an einem Respirator kontrolliert werden?

Zu 9.9
- Was ist Surfactant, wie wirkt es?
- Erklären Sie die Pathophysiologie des ANS.
- Wie äußert sich ein ANS?
- Welche Möglichkeiten gibt es, Surfactant zu verabreichen?
- Welche Konsequenzen ergeben sich für die Pflege aus der Surfactantapplikation?
- Wodurch unterscheidet sich die „alte" von der „new" BPD?
- Wie äußert sich eine BPD?
- Erläutern Sie die Therapie der BPD und die Konsequenzen für die Pflege.
- Was ist eine PPHN und wodurch wird sie verursacht?
- Welche therapeutischen und pflegerischen Maßnahmen sind bei der PPHN zu beachten?
- Worin besteht der Unterschied zwischen Mekoniumaspiration und MAS?
- Schildern Sie das unterschiedliche Vorgehen im Kreißsaal.
- Welches sind die Folgen und Komplikationen einer Mekoniumaspiration in die Bronchiolen?
- Was ist ein ARDS, welches können die auslösenden Faktoren sein?
- Erläutern Sie die Pathophysiologie eines ARDS.
- Was steht im Mittelpunkt der ARDS-Therapie? – Schildern Sie die entsprechenden Maßnahmen.
- Worauf ist bei der Pflege eines ARDS-Patienten besonders zu achten?
- Was versteht man unter einem Asthma bronchiale, welche Formen gibt es?
- Wie äußert sich ein Status asthmaticus und was sind die pflegerischen Besonderheiten?
- Worin unterscheiden sich Epiglottitis und „Pseudokrupp"?
- Schildern Sie die therapeutischen und pflegerischen Maßnahmen der akuten stenosierenden Laryngotracheobronchitis.
- Es gibt 2 Verlaufsformen der Fremdkörperaspiration, wodurch sind sie gekennzeichnet?
- Welche Interventionsmöglichkeiten gibt es bei akuter Erstickungsgefahr?
- Kennen Sie Möglichkeiten, eine Familie zu unterstützen, die die Diagnose chILD gestellt bekommen hat?

Zu 9.10
- Nennen Sie mögliche Ziele der Anwendung eines Lungenersatzverfahrens.
- Nennen Sie Indikationen für eine ECMO.
- Wie ist der Aufbau des extrakorporalen Kreislaufs?

Zu 9.11
- Welche Indikationen zur Lungentransplantation kennen Sie?
- Was ist bei der Pflege lungentransplantierter Patienten zu beachten?

Nachschlagen und Weiterlesen

AWMF (2011) S2k-Leitlinie Akutes, nicht obstruktives Lungenversagen (ARDS/ALI) im Kindesalter; AWMF-Register Nr. 024/017. ▶ https://www.awmf.org/uploads/tx_szleitlinien/024-017l_S2k_Akutes_nicht_obstruktives_Lungenversagen_ARDS_2011-abgelaufen.pdf (in Überarbeitung)

AWMF (2015a) S2k Leitlinie Pädiatrische Kardiologie: Pulmonalarterielle Hypertonie (PAH) im Kindes- und Jugendalter; AWMF-Register Nr. 023/038. ▶ https://www.awmf.org/uploads/tx_szleitlinien/023-038l_S2k_Pulmonal-Arterielle-Hypertoie-PAH-Kinder-Jugendliche_2015-09.pdf (in Überarbeitung)

AWMF (2015b) S1-Leitlinie Atemwegsmanagement Airwaymanagement; AWMF-Register Nr. 001/028. ▶ https://www.awmf.org/uploads/tx_szleitlinien/001-028l_S1_Atemwegsmanagement_2015-04_01.pdf

AWMF (2017a) S2k-Leitlinie Surfactanttherapie des Atemnotsyndroms Frühgeborener (RDS); AWMF-Register 024/021. ▶ https://www.awmf.org/uploads/tx_szleitlinien/024-021l_S2k_Surfactanttherapie_2017-04_01.pdf

AWMF (2017b) S2-Leitlinie Nichtinvasive und invasive Beatmung als Therapie der chronischen respiratorischen Insuffizienz; AWMF-Register Nr. 020/008. ▶ https://www.awmf.org/uploads/tx_szleitlinien/020-008l_S2k_NIV_Nichtinvasive_invasive_Beatumung_Insuffizienz_2017-10-verlaengert.pdf

AWMF (2017c) S3-Leitlinie Invasive Beatmung und Einsatz extrakorporaler Verfahren bei akuter respiratorischer Insuffizienz; AWMF-Register Nr. 001/021. ▶ https://www.awmf.org/uploads/tx_szleitlinien/001-021k_S3_Invasive_Beatmung_2017-12.pdf

ERC (2015) Kapitel 06 – Lebensrettende Maßnahmen bei Kindern. ▶ https://www.grc-org.de/downloads/GRC-Leitlinien-2015-Kompakt.pdf

Russo SG, Trieschmann U, Nicolai T (2014) Atemwegsmanagement bei Kindern in Notfallsituationen. Notfall + Rettungsmedizin 2014(2):105–112. ▶ https://doi.org/10.1007/s10049-013-1808-5 (Online publiziert 01.03.2014; Springer, Berlin)

Schwerk N et al (2011) Lungentransplantation bei Kindern – Indikationen und Nachsorge. Transplantationsmedizin 23. ▶ https://doi.org/10.1055/s-0038-1629183

Intensivpflege in der Kardiologie und Kardiochirurgie

Dagmar Teising und Hannah Tönsfeuerborn

Inhaltsverzeichnis

10.1	**Herzinsuffizienz – 325**	
10.2	**Herzrhythmusstörungen – 327**	
10.2.1	Bradykarde Rhythmusstörungen – 327	
10.2.2	Tachykarde Rhythmusstörungen – 328	
10.3	**Herzkatheteruntersuchung – 331**	
10.4	**Angeborene Herzfehler – 333**	
10.4.1	Angeborene Herzfehler ohne Zyanose (mit Links-rechts-Shunt) – 334	
10.4.2	Angeborene Herzfehler ohne Zyanose (ohne Shunt) – 337	
10.4.3	Angeborene Herzfehler mit Zyanose – 340	
10.4.4	Weitere Herzfehler – 345	
10.5	**Pflege Neugeborener mit Prostaglandin-E-Therapie – 346**	
10.6	**Pflege eines kardiochirurgischen Patienten – 347**	
10.7	**Postoperative Schrittmachertherapie – 350**	
10.8	**Mechanische Kreislaufunterstützung – 352**	
10.8.1	Venoarterielle ECMO/ECLS (Extracorporeal Life Support) – 352	

© Springer-Verlag GmbH Deutschland, ein Teil von Springer Nature 2021
H. Tönsfeuerborn et al., *Neonatologische und pädiatrische Intensiv- und Anästhesiepflege*,
https://doi.org/10.1007/978-3-662-62902-4_10

10.8.2	Herzunterstützungssysteme – 352	
10.9	**Herztransplantation – 354**	
10.10	**EMAH – Erwachsene mit angeborenen Herzfehlern – 356**	
	Nachschlagen und Weiterlesen – 357	

10.1 Herzinsuffizienz

Das Herz fördert ein für den Bedarf des Organismus zu geringes Herzminutenvolumen, dies führt zu einer Sauerstoffminderversorgung der Organe. Das insuffiziente Herz kann das Blut nur unzureichend auswerfen, sodass am Ende der Systole ein Rest im Ventrikel verbleibt, wodurch der Druck und das Volumen ansteigen; dies kann schon unter Ruhebedingungen, aber auch nur bei Belastung der Fall sein. Das in der Diastole der Ventrikel aus den Vorhöfen nachfolgende Blut trifft auf einen schon vorgefüllten Ventrikel, sodass sich das Blut in die Vorhöfe und in die vorgeschalteten Venen zurückstaut.

■ **Ursachen**
- Erhöhte Vorlast z. B. durch zu großes Blutvolumen bei Herzfehlern mit Kurzschlussverbindung zwischen beiden Kreisläufen und Klappeninsuffizienzen
- Erhöhte Nachlast, d. h. erhöhter Gesamtwiderstand, gegen den das Herz pumpen muss, z. B. bei Aortenstenose (AS), Pulmonalstenose (PS), arteriellem oder pulmonalem Hochdruck
- Kardiomyopathien (chronisch verlaufende Erkrankungen des Herzmuskels) mit herabgesetzter Kontraktilität des Herzmuskels durch angeborene Stoffwechselerkrankung oder infolge einer Myokarditis
- Entzündliche Herzkrankheiten wie Endo-, Peri-, Myokarditis
- Spezielle Medikamente, die negativ-inotrope Auswirkungen haben
- Herzrhythmusstörungen
- Extrakardiale Ursachen: hochgradige Anämie, Hypovolämie/Schock, Hypoxämien, pulmonale oder neuromuskuläre Erkrankungen, Intoxikation

■ **Formen**
Man unterscheidet die Rechts- und Linksherzinsuffizienz; meist handelt es sich jedoch um eine Insuffizienz des gesamten Herzens = globale Herzinsuffizienz. Es werden 4 Grade (Einteilung nach NYHA) unterschieden:

- **Rechtsherzinsuffizienz:** Das Blut staut sich vor dem rechten Herzen (ZVD-Anstieg) → Hepatomegalie (Stauungsleber), gestaute Halsvenen, Ödembildung durch erhöhten hydrostatischen Druck in den Kapillaren, Aszites, später Pleura- und Perikarderguss, Cor pulmonale.
- **Linksherzinsuffizienz:** Das Blut staut sich in der Lunge vor dem linken Herzen (Anstieg des Pulmonalvenen [PV]-Drucks) → Atemstörungen durch Lungenüberflutung und interstitielles Lungenödem, systemische Hypotension mit Minderdurchblutung aller Organe.

■ **Folgen**
Organdysfunktionen durch:
- Generalisierte Ödembildung in allen Organen
- Reduktion des HZV mit systemischer Hypotension → Minderdurchblutung der Koronararterien und Gefahr der myokardialen Dysfunktion mit Zunahme der Herzinsuffizienz
- Minderperfusion aller Organe
- Freisetzen von Renin, Angiotensin und Aldosteron (sekundärer Hyperaldosteronismus) durch verminderte Nierendurchblutung mit entsprechenden Folgen:
  – Erhöhung der NaCl-Rückresorption
  – Erhöhung des Plasmavolumens und des Venendrucks
  – Verdünnung der Plasmaproteine
  – Abnahme des intrakapilaren kolloidosmotischen Drucks
  – Begünstigung der kapillären Filtration

■ **Kompensationsmöglichkeiten des Herzens**
- Frank-Starling-Mechanismus: Durch ein größeres enddiastolisches Volumen und die Erhöhung des enddiastolischen Kammerdrucks wird der Herzmuskel stärker vorgedehnt → Erhöhung der Vorspannung der Myokardfasern und der gesamten Wandspannung → proportionale Zunahme der Auswurfkraft der Kammer pro Herzschlag bis zu einem Maximum
- Erhöhung des Sympathikotonus durch Freisetzung von Adrenalin und

Noradrenalin → positive Inotropie, positive Chronotropie, Vasokonstriktion
- Steigerung der Myokardkontraktilität
- Hypertrophie und Dilatation des Myokards

- **Symptome**
- Tachypnoe, Dyspnoe durch Lungenüberflutung → basale Rasselgeräusche bei Auskultation des Thorax, Tachykardie zur Erhöhung des HZV
- Abgeschwächte periphere Pulse; Hypotension
- Herzgeräusch, evtl. Galopprhythmus des Herzens
- Ödeme, evtl. Aszites, Pleura-/Perikardergüsse, Oligurie
- Hepatomegalie mit hepatischer Funktionsstörung (Gerinnungsstörung, Anstieg der Leberwerte)
- Kalte, marmorierte Extremitäten, Rekapillarisierungszeit > 3 s
- Gehäufte Atemwegsinfekte, Stauungsbronchitis
- Allgemeine Schwäche
- Bei Säuglingen: Gedeihstörungen, Trinkschwäche, vermehrtes Schwitzen
- Funktionelle Darmstörungen durch Darmwandödem (Resorptionsstörung), NEC-Gefahr
- Metabolische Azidose

- **Diagnostik**
- Klinische Untersuchung und Beobachtung:
    - Hautfarbe (Zyanose?)
    - Auskultation (Herzgeräusche?)
    - Periphere Durchblutung
    - Atmung
    - Belastbarkeit
    - Ödeme
    - Abdomen
    - Pulsqualität
- Blutuntersuchungen: BGA, Hb (meist Polyglobulie), Leberwerte, Herzenzyme, Elektrolyte
- Apparative Untersuchung:
    - Blutdrucke an allen Extremitäten
    - EKG
    - Thoraxröntgen
    - Echokardiografie (!), MRT, CT
    - Herzkatheteruntersuchung, Angiokardiografie

- **Therapie**
- Behandlung der Grunderkrankung bzw. symptomatische Therapie
- Diuretika (Furosemid, Spironolacton) und Flüssigkeitsrestriktion zur Verminderung des Volumens und Senkung der Vorlast
- β-Rezeptorenblocker
- ACE-Hemmer (z. B. *Captopril,* Enalapril) → Hemmung der Aldosteronausschüttung und Dilatation der Venolen und Arteriolen
- Sedierung
- Katecholamine oder Phosphodiesterasehemmer (z. B. Milrinon), zur Verbesserung der Kontraktilität des Herzmuskels; Levosimendan zur Erhöhung der Kontraktilität
- Antiarrhythmika bei Rhythmusstörungen
- Beatmung
- Senkung des Lungenwiderstands durch Sauerstoffzufuhr, Hyperventilation, NO-Beatmung (▶ Abschn. 9.7.3)
- Transfusion bei Anämie
- Ausgleich einer metabolischen Azidose

- **Allgemeine Pflege**
- Optimal Handling zur Senkung des Sauerstoffverbrauchs
- Ruhe, evtl. Sedierung der Kinder
- Oberkörperhochlagerung, häufige Lagewechsel zur Mobilisation der Ödeme und zur Dekubitus- und Pneumonieprophylaxe
- Häufige kleine Mahlzeiten, evtl. Sondieren bzw. Teilsondieren der Nahrung
- Auf regelmäßige Stuhlentleerung achten
- Evtl. Sauerstoffzufuhr (angefeuchtet) über Brille oder Nasensonde (▶ Abschn. 9.4) je nach Ursache der Herzinsuffizienz
- Einhaltung der Flüssigkeitsrestriktion
- Bei starkem Schwitzen Kleidung bzw. Bettwäsche wechseln

10.2 · Herzrhythmusstörungen

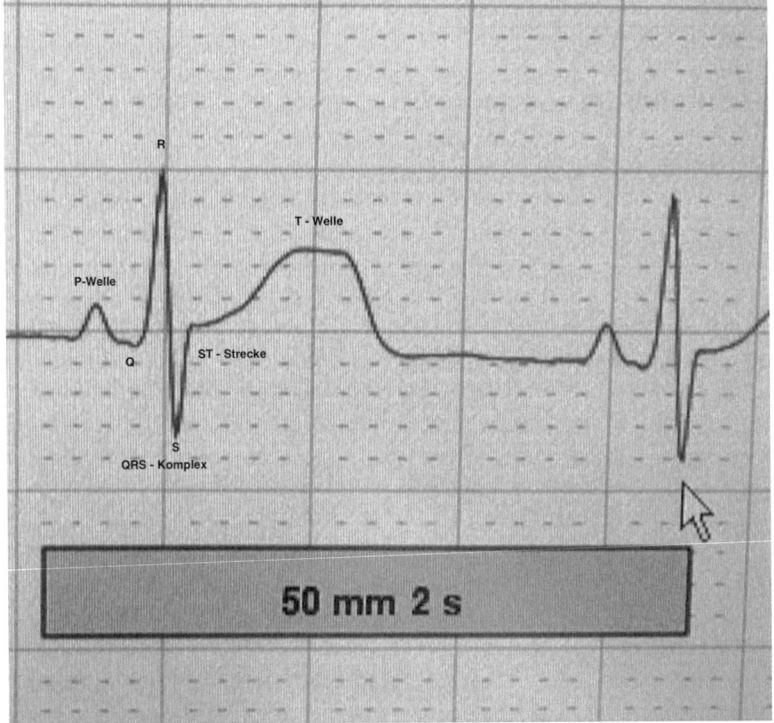

Abb. 10.1 Normales EKG

- **Überwachung**
- Klinische Überwachung:
  - Hautfarbe
  - Ödeme
  - Stauungszeichen
  - Rekapillarisierungszeit
  - Atmung
  - Abdomen
  - Schwitzen
- Apparative Überwachung:
  - EKG, Herzfrequenz
  - Blutdruck an allen 4 Extremitäten
  - Temperatur
  - Gewichtskontrolle
- Regelmäßige BGA- und Blutzuckerkontrollen
- Bilanzierung

10.2 Herzrhythmusstörungen

Herzrhythmusstörungen kommen im Kindesalter häufig vor, nur wenige sind jedoch behandlungsbedürftig. Man unterscheidet bradykarde und tachykarde Rhythmusstörungen sowie Arrhythmien.

- **EKG**

Siehe Abb. 10.1.
- P-Welle: Erregungsausbreitung in den Vorhöfen
- QRS-Komplex: Erregungsausbreitung in der rechten und linken Kammer = ventrikuläre Depolarisation
- ST-Strecke: vollständige Erregung der Kammern
- T-(U-)Welle: Erregungsrückbildung in den Kammern = ventrikuläre Repolarisation

10.2.1 Bradykarde Rhythmusstörungen

10.2.1.1 Sinusbradykardie

Dabei kommt es zu einer Verlangsamung der Herzschlagfolge im Verhältnis zur altersentsprechenden Norm, der Rhythmus ist regelmäßig. Die Ursachen sind:

- Hypoxämie
- Hypothermie
- Hyperkalzämie
- Vagusreiz, z. B. durch Absaugen oder Intubation
- Störungen des Säure-Basen-Haushaltes, z. B. Azidose
- Vergiftungen, z. B. Digitalis, Nikotin
- ICP-Erhöhung

Primär Therapie der Ursache, ggf. medikamentöse Therapie mit Atropin oder Orciprenalin (z. B. *Alupent*).

10.2.1.2 Asystolie

Die Asystolie ist bedingt durch vollständigen Verlust an elektrischer Aktivität, Blockade der elektrischen Reizleitungen oder Arbeitsmyokardschaden.

- **Ursachen**
- Hypoxie
- Azidose
- Sick-Sinus-Syndrom (postoperative Fehlfunktion des Sinusknotens nach Operationen im Vorhofbereich)
- Herzmuskelschäden

Die Therapie besteht im sofortigen Beginn der kardiopulmonalen Reanimation (CPR, ▶ Abschn. 2.2) und Therapie der auslösenden Ursachen.

10.2.1.3 AV-Block

Der AV-Block stellt eine Störung der Reizleitung im AV-Knoten bzw. im Reizleitungssystem zwischen Vorhof und Ventrikelmyokard dar. Es gibt 3 verschiedene Grade:
- **Grad 1:** Verlängerung der PQ-Zeit, keine hämodynamische Beeinträchtigung, erstes Zeichen einer Digitalisüberdosierung oder verursacht durch Vagusreiz oder Herzmuskelschaden; ist meistens nicht behandlungsbedürftig, evtl. Reduktion der Digitalisdosis.
- **Grad 2:** Entweder zunehmende Verlängerung der PQ-Zeit, bis ein QRS-Komplex ausfällt **(Typ Wenckebach),** oder Ausfall eines QRS-Komplexes in einem bestimmten Rhythmus, z. B. 1:2, 1:3 **(Typ Mobitz).** Ursache kann eine Digitalisüberdosierung oder ein organischer Muskelschaden sein. Medikamentöse Therapie mit Atropin oder z. B. *Alupent,* evtl. Reduktion der Digitalisdosierung,
- **Grad 3:** Vollständige Unterbrechung der Reizweiterleitung zwischen den Vorhöfen und den Herzkammern, sie schlagen zeitlich unabhängig voneinander; die Kammern werden von einem Ersatzschrittmacher (meist in der Nähe des AV-Knotens) innerviert; der Rhythmus ist stark verlangsamt, was hämodynamisch eine Abnahme des HZV bewirkt → es kann zur plötzlichen Bewusstlosigkeit kommen.

- **Ursachen**
- Angeboren, z. B. bei Erkrankungen der Mutter mit Lupus erythematodes
- Angeborene Herzfehler: Ebstein-Anomalie der Trikuspidalklappe, kongenital korrigierte Transposition der großen Arterien (cTGA)
- Entzündungen (Myokarditis) mit Zerstörungen des Reizleitungssystems
- Medikamente (z. B. Digitalisintoxikation)
- Nach Herzoperationen durch Läsionen des Reizleitungssystems (AV-Kanal, TOF, VSD)
- Myokardschwellung nach Herz-OP (transient)

- **Therapie**
- Bei Neugeborenen frequenzabhängig keine Therapie
- Atropin, Orciprenalin z. B. *Alupent,* als überbrückende Maßnahme
- Herzschrittmacher

10.2.2 Tachykarde Rhythmusstörungen

10.2.2.1 Supraventrikuläre Tachykardie (SVT)/ paroxysmale supraventrikuläre Tachykardie (pSVT)

Die pSVT wird durch eine sog. kreisende Erregung (Reentry-Mechanismus) verursacht, wobei der AV-Knoten oder andere Reizleitungsherde immer wieder erregt werden. Es kommt zur anfallsweisen Erhöhung der Herzfrequenz. Sie kann bis zu 300 Schläge/min erreichen, wobei der Rhythmus meistens regelmäßig ist. Je länger die Tachykardie dauert bzw. je höher die Frequenz ist, desto eher kommt es zur Herzinsuffizienz mit Symptomen wie Blässe, Unruhe, Dyspnoe und Tachypnoe, Kaltschweißigkeit und kühlen Extremitäten. Gegebenenfalls kann eine tachykardie-induzierte Kardiomyopathie entstehen.

- **Ursachen**
- Angeborene Herzfehler
- Sepsis
- Schock
- Wolff-Parkinson-White-Syndrom (WPW-Syndrom): Hierbei handelt es sich um anomale zusätzliche Überleitungsbündel (= Kentbündel) zwischen Vorhof und Kammer; durch Rückleitung der Erregung in die Vorhöfe kann eine kreisende Erregung entstehen
- Andere Reentrymechanismen (AV-Knoten-Reentry)

- **Therapie**
- Vagusstimulation:
  - Bei Säuglingen: mit Eiswasser gefüllten Plastikbeutel für 10–15 s auf das Gesicht drücken (= Tauchreflex), nur unter Monitorkontrolle
  - Bei größeren Kindern Kopfstand
  - Trinken von eiskaltem Mineralwasser
  - Spateldruck auf den Zungengrund
  - Bei älteren Kindern: einseitige Karotissinusmassage für etwa 20 s
  - Evtl. Valsalva-Manöver: Exspiration gegen die geschlossene Glottis unter Bauchpresse und Betätigung der Exspirationsmuskeln nach tiefer Inspiration oder Luftballon/Handschuh aufblasen lassen
- Medikamente:
  - Adenosin: verursacht einen kurzfristigen AV-Block und unterbricht damit den Reentry-Mechanismus
  - Ggf. Overdrivepacing über transösophagealen Schrittmacher
  - Elektrische Kardioversion
- Rezidivprophylaxe mit Flecainid oder Amiodaron
- Ablation der aberranten Bahnen ab ca. 15 kg KG

10.2.2.2 Junktional ektope Tachykardie (JET)

Überwiegend postoperative Rhythmusstörung als Folge einer Irritation des AV-Knotens. Über eine gesteigerte Automatie kommt es zu einer Tachykardie, wobei die Vorhofkammerinteraktion aufgehoben ist. Vorhöfe und Kammern schlagen unabhängig voneinander (AV-Dissoziation). Hierdurch kommt es zu einer schlechten Herzkreislaufsituation.

- **Therapie**
- Wiederherstellen der Vorhofkammersequenz über die temporären Schrittmacherkabel (AAI bei erhaltener Überleitung bzw. VAT-Pacing)
- Moderate Hypothermie (ca. 34–35 °C); wird nur noch selten angewandt
- Anstreben hoher Magnesiumspiegel im Blut
- Reduktion oder Beenden einer Katecholamintherapie
- Amiodaron

10.2.2.3 Vorhofflattern

Kreisende Erregung im Vorhof, z. B. durch Narben. Die Vorhoffrequenz beträgt 250–300/min, im EKG sind sägezahnartige Flatterwellen sichtbar. Die AV-Überleitung ist teilweise blockiert, deshalb ist die Ventrikelfrequenz z. T. wesentlich niedriger.

- **Ursachen**
- Nach Herzoperationen (ASD-Verschluss, Vorhofumkehroperation bei TGA)
- Rheumatische Herzerkrankungen
- Hypovolämie
- Hypokaliämie

- **Therapie**

Vor Therapiebeginn Ausschluss von Vorhofthromben. Die Therapie richtet sich nach der Höhe der Ventrikelfrequenz, der hämodynamischen Wirkung und der Grunderkrankung:
- Digitalisierung, dadurch wird die AV-Blockierung verstärkt

- Zusätzlich Gabe von Antiarrhythmika: Verapamil oder Propafenon
- Kardioversion in Notfallsituationen (Schrittmachertherapie nach Herzoperationen)
- Volumensubstitution
- Kaliumsubstitution

10.2.2.4 Vorhofflimmern

Es kommt dabei zu einer unkoordinierten Depolarisation vieler atrialer Herde mit Vorhoffrequenzen von >350/min, es werden nicht alle Impulse an den Ventrikel weitergegeben. Es entsteht eine Arrhythmia absoluta.

- **Ursachen**
- Angeborene Herzfehler (VSD, Ebstein-Anomalie der Trikuspidalklappe)
- Perikarditis
- Rheumatische Herzerkrankungen
- Hypovolämie
- Hypokaliämie

- **Therapie**
- Ausschluss von Thromben
- Kardioversion in Notfallsituationen
- Antiarrhythmika: Disopyramid (z. B. *Rytmodul*) oder Propafenon
- Digitalisierung
- Volumensubstitution
- Kaliumsubstitution

10.2.2.5 Ventrikuläre Tachykardie (VT)

Die Kammerkomplexe sind verbreitert, die Ventrikelfrequenz beträgt 120–250/min. Die ventrikuläre Tachykardie ist im Kindesalter selten, sie tritt meistens akut auf, das HZV nimmt ab. Die ventrikuläre Tachykardie kann zum akuten Herzversagen durch Kammerflimmern oder zu kardiogenem Schock führen.

- **Ursachen**
- Myokarditis
- Kardiomyopathie
- Hypoxie
- Hyperkaliämie/Hypokaliämie

- **Therapie**
- Kardioversion in Notfallsituationen

- Betablocker: z. B. Sotalol, wirkt negativ-inotrop (Kontraktionskraft des Herzens wird herabgesetzt), daher kann es zu einer Situation kommen, die eine Reanimation erfordert
- Antiarrhythmika: Amiodaron oder Lidocain

10.2.2.6 Ventrikuläre Extrasystolen (VES)

Dabei handelt es sich um eine Kontraktion des Ventrikels, dessen Reizimpuls nicht aus dem Sinusknoten stammt, sondern aus den Ventrikeln (Purkinje-Fasern). Die P-Welle fehlt und der QRS-Komplex ist verformt und verbreitert, anschließend folgt eine kompensatorische Pause. Tritt die Extrasystole nach jedem Sinusimpuls auf, spricht man vom Bigeminus und nach je 2 normalen Sinusimpulsen vom Trigeminus. Es besteht die Gefahr, dass mehrere Extrasystolen aufeinander folgen (Couplets = 2 VES) bis hin zu Salven von Extrasystolen. Der Impulsursprung kann aus einem Gebiet (monomorphe VES) oder aus verschiedenen (polymorphe VES) stammen.

- **Ursachen**
- Mitralvitien
- Elektrolytstörungen
- Myokarditis
- Digitalis

- **Therapie**

Eine Behandlung ist nur notwendig, wenn bei der Ergometrie bzw. bei Belastung Extrasystolen gehäuft auftreten.
- Betablocker
- Antiarrhythmika

10.2.2.7 Kammerflimmern und -flattern

Es kommt zu einer schnellen unregelmäßigen Depolarisation der Kammern mit FQ von 250–300 bzw. >300/min; dies ist gleichbedeutend mit einem Herzstillstand.

- **Ursachen**
- Angeborene Ionenkanalerkrankungen (Long-QT-Syndrom und Brugada-Syndrom)

- Digitalisintoxikation
- Hypoxie
- Ventrikuläre Extrasystolen

Therapie
- Sofortiger Beginn der CPR (▶ Abschn. 2.2)
- Defibrillation (▶ Abschn. 2.2.2)
- Amiodaron bzw. Lidocain zur Rhythmusstabilisierung

10.2.2.8 Allgemeine Überwachung und Pflege

- EKG: auf guten Elektrodensitz achten; sinnvolle Ableitungskurve am Monitor einstellen.
- Schrittmacher überwachen:
  - Angeschlossen?
  - In Funktion?
  - Einstellungsparameter (Modus und Frequenz) dokumentieren.
  - Adäquate Fixierung bzw. Schienung der Pacerkabel/Pacerverbindungen.
  - Ersatzbatterie erreichbar?
- Peripherer Puls: regelmäßige Palpation (Pulsqualität).
- Blutdruck: invasive oder oszillometrische Messung je nach Therapie und Grunderkrankung.
- Gute Beobachtung der Atmung (Dyspnoe, Tachypnoe).
- Auf Dekompensationszeichen achten (Kaltschweißigkeit, kühle Extremitäten, Trinkschwäche).
- Sauerstoffsättigung.
- Eine spezielle Pflege bei Rhythmusstörungen gibt es nicht, sie ist von den Ursachen (angeborene Herzfehler, nach Herzoperationen) abhängig.
- Grundsätzlich ist für eine ruhige Umgebung und ruhiges prioritätsbezogenes Arbeiten zu sorgen.

10.3 Herzkatheteruntersuchung

Bei der Herzkatheteruntersuchung werden spezielle Katheter unter Röntgendurchleuchtungskontrolle über eine Vene oder Arterie bis zu den herznahen großen Gefäßen und in die Herzhöhlen vorgeschoben. Die Untersuchung findet im Herzkatheterlabor in Sedierung oder Vollnarkose statt. Jugendlichen kann eine Untersuchung ohne Sedierung angeboten werden.

Ziel
- Darstellung und Charakterisierung komplexer Herz- und Gefäßmissbildungen (ergänzend zur Echokardiografie)
- Bestimmung der hämodynamischen Verhältnisse
- Definitive Therapie einfacher Fehlbildungen des Herzens und der großen Gefäße
- Vorbereitung und/oder Ergänzung einer Herzoperation durch mehrzeitige Eingriffe oder Hybrideingriffe (Unter einem „Hybrideingriff" versteht man die Kombination eines Kathetereingriffs mit einer Herzoperation.)

Diagnostik
- Druckmessungen in den Herzkammern und großen Gefäßen mit Darstellung von Rückzugskurven
- Bestimmung der Blutgase in den einzelnen Abschnitten zur Shuntberechnung
- Messung des Herzminutenvolumens über Thermodilution (▶ Abschn. 3.8)
- Bestimmung des pulmonalen Gefäßwiderstands
- Kontrastmitteldarstellung der Herzhöhlen und Gefäße (Angiografie), Nachbearbeitung am Auswerteplatz zur Bestimmung von Gefäß- und Klappendurchmessern, Volumina und Ejektionsfraktionen der Herzkammern
- Entnahme von Myokardbiopsien
- Überprüfung der Herzklappenfunktion und der Myokardbewegung

Insgesamt hat der Stellenwert der Herzkatheterdiagnostik durch verbesserte nichtinvasive Möglichkeiten (Echokardiografie, MRT, CT) abgenommen, dafür jedoch sind die therapeutischen Möglichkeiten im Rahmen einer Herzkatheteruntersuchung gestiegen.

- **Therapiemöglichkeiten**
- Sprengung des Foramen ovale nach *Rashkind* (Ballonatrioseptostomie), z. B. bei einer Transposition der großen Arterien oder einer Trikuspidalklappenatresie
- Sprengung oder Erweiterung von stenosierten Pulmonal- und Aortenklappen (Valvuloplastie); kann bei Pulmonalstenosen eine definitive Behandlung der Klappe ohne Notwendigkeit einer späteren Operation sein; bei Aortenstenosen kann durch die Ballonvalvuloplastie eine frühe Operation vermieden werden, die Patienten benötigen danach oft erst im Jugendlichen- oder Erwachsenenalter einen Klappenersatz
- Eröffnung einer atretischen Pulmonalklappe durch Applikation von Hochfrequenzstrom (kann bei günstiger Anatomie die Operation im Neugeborenenalter unnötig machen)
- Ersatz der Pulmonalklappe durch eine in einem Stent montierte Bioklappe (z. B. durch eine *Melody*-Klappe)
- Rekanalisation von thrombotisch verschlossenen Gefäßen bzw. Erweiterung von Gefäßengen durch Ballondilatation
- Implantation von Gefäßstützen (Stents), wenn eine Ballondilatation nicht ausreicht
- Verschluss von Gefäßen (Ductus arteriosus Botalli, Kollateralgefäße, Koronarfisteln, Angiome) mit Schirmchen oder Pfropfen (z. B. *Amplatzer® PDA Occluder, Amplatzer® Vascular Plug*) oder Embolisationsspiralen (z. B. *MReye® Embolization Coil*), Verschluss von Defekten in der Vorhof- und Kammerscheidewand mit Schirmchen (z. B. *Amplatzer® Septal Occluder, Amplatzer® VSD Occluder*)
- Einbringen von Schrittmacherelektroden
- Veröden pathologischer Leitungsbahnen durch Hochfrequenzstrom-Applikation (= Katheterablation) bei therapieresistenten supraventrikulären Tachykardien, z. B. bei WPW-Syndrom
- Entfernen von intraluminalen Fremdkörpern aus dem Herzen bzw. Gefäßsystem (z. B. abgerissene ZVK) mit einer Fangschlaufe

- **Zugangswege**

Die Katheter werden in der Regel über die V. und A. femoralis mithilfe der *Seldinger*-Technik (▶ Abschn. 3.4) oder Venae sectio eingeführt. Im Neugeborenenalter kann auch die Nabelvene oder -arterie genutzt werden. Bei speziellen Indikationen werden die Jugularvenen, die V. oder A. axillaris, die V. oder A. brachialis oder die A. radialis punktiert.

Der venöse Katheter wird über die untere oder obere Hohlvene in den rechten Vorhof geführt. Von dort aus kann die andere Hohlvene und über die Trikuspidalklappe die rechte Kammer erreicht werden. Von der Kammer gelangt man in den Stamm der Lungenschlagader und weiter in die rechte oder linke Pulmonalarterie. Besteht ein offenes Foramen ovale oder ein Vorhofscheidewanddefekt, kann man ohne eine arterielle Punktion ins linke Herz gelangen. Im Übrigen gelangt man durch eine arterielle Punktion über die Aorta in die linke Kammer und über die Mitralklappe in den linken Vorhof.

- **Überwachung des Patienten nach Herzkatheteruntersuchung**

Die Anwesenheit der Eltern am Bett des Kindes ist nach einer Herzkatheteruntersuchung meistens hilfreich. Allerdings reagieren Kinder nach einer Narkose oder längeren Sedierung oft anders auf vermeintlich beruhigende Maßnahmen, als die Eltern es gewohnt sind. Es ist wichtig, den Eltern zu erklären, dass die Sedativa und Narkotika erst allmählich und nicht unbedingt geordnet ihre Wirkung verlieren, sodass Kinder nach dem Eingriff für eine gewisse Zeit nicht sie selbst sind. Eine dunkle, ruhige, reizarme Umgebung kann in dieser Phase hilfreich sein.

Überwachung: anfangs alle 30 min für 2 h, anschließend stündliche Kontrollen:
- HF, EKG
- Blutdruck, evtl. am Unterschenkel der punktierten Extremität
- Sauerstoffsättigung, evtl. $tcpO_2$-Messung
- Atmung
- Temperatur
- Aussehen
- Bewusstsein

- Farbe und Temperatur der punktierten Extremität
- Fußpuls der punktierten Extremität (Sättigungsabnehmer entsprechend anbringen)
- Bilanzierung
- Auf Nachblutungen achten
- Je nach Dauer und Ausmaß der Herzkatheteruntersuchung weitere Heparinisierung über DT für 12–24 h (je nach Eingriff auch länger) und evtl. antibiotische Prophylaxe
- Laborkontrollen: Blutbild, Elektrolyte, Gerinnung, Nierenwerte, CRP
- Oberkörperhochlagerung
- Punktierte Extremität muss gestreckt gelagert werden, damit die Zugwirkung auf den Druckverband für eine zusätzliche Kompression sorgt; außerdem bei venöser Punktion Extremität hochlagern (verbessert den Rückfluss), evtl. Ruhigstellung auf einer Schiene
- Auf Einblutungen achten, Abdomen und Punktionsstelle vorsichtig abtasten
- Lockerung des Druckverbands bei venöser Punktion nach 2–3 h, bei arterieller nach maximal 12 h (bei Stauung früher), Überwachung des Pulses nach arterieller Punktion durch Messen der Sauerstoffsättigung am betroffenen Bein
- Nahrungsaufnahme 2–3 h nach Ende der Sedierung; wichtig ist die klinische Einschätzung, ob ein Kind wieder koordiniert schlucken kann
- Wurden die Kinder nur zur Herzkatheteruntersuchung aufgenommen, können diese nach einer gründlichen Nachuntersuchung und unauffälligem Verlauf am nächsten Tag entlassen werden

10.4 Angeborene Herzfehler

Die ◘ Abb. 10.3 zeigt das normale Herz. Um das Verständnis für die Komplexität von angeborenen Herzfehlern zu vereinfachen, scheuen Sie sich bitte nicht die s/w Grafiken der Printausgabe farbig zu gestalten, denn circa 1 % aller in Deutschland geborenen Kinder kommen mit einem Herzfehler zur Welt. Damit gehören die angeborenen Herzfehler (AHF) zu den häufigsten Fehlbildungen. Bei Kindern mit kritischem Herzfehler (ungefähr jeder 10. AHF zählt dazu) ist eine nahezu normale fetale Entwicklung möglich. Lebensbedrohliche Komplikationen, die postpartal auftreten können, sind durch eine rechtzeitige Diagnose und Therapie vermeidbar.

Zu den Screeningverfahren gehören:
- Ultraschallscreening im zweiten Trimenon der Schwangerschaft (1/3 der Kinder mit kritischem AHF werden so pränatal erkannt)

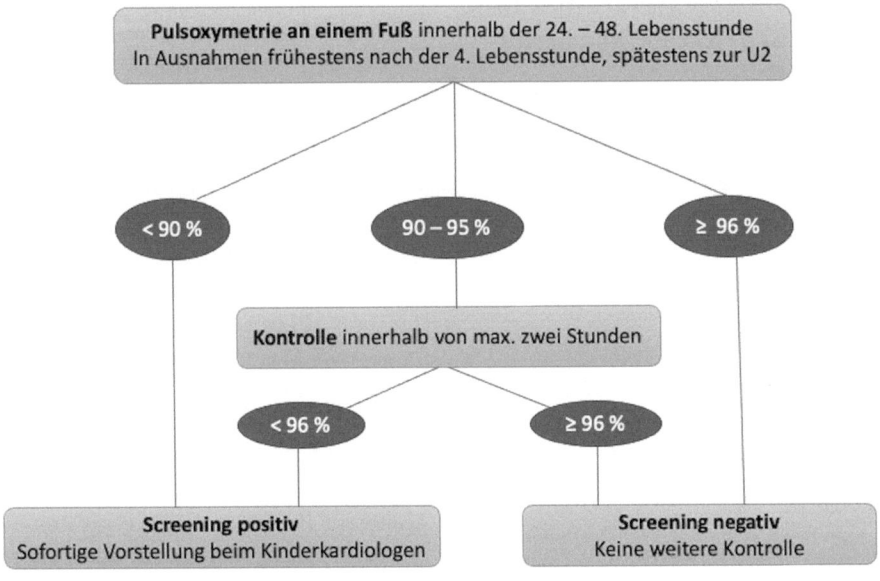

◘ Abb. 10.2 Pulsoxymetriescreening

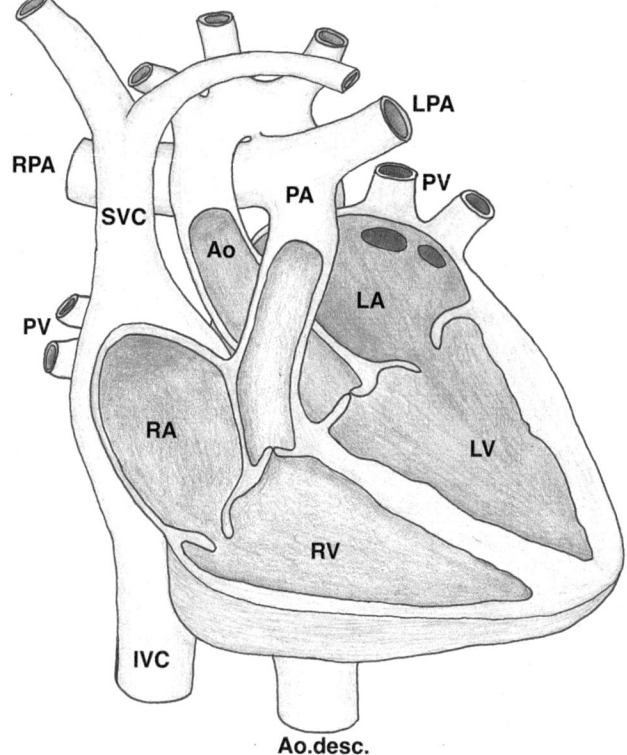

◘ Abb. 10.3 Normales Herz. Abkürzungen: *Ao. desc.* Aorta descendens; *IVC* inferiore V. cava, untere Hohlvene; *LA* linkes Atrium; *LPA* linke Pulmonalarterie; *LV* linker Ventrikel; *PA* Pulmonalarterie; *PV* Pulmonalvene; *RA* rechtes Atrium; *RPA* rechte Pulmonalarterie; *RV* rechter Ventrikel; *SVC* superiore V. cava, obere Hohlvene

- Klinische Untersuchung nach den Kinder – Richtlinien im Rahmen der U1 und U2
- Pulsoxymetriescreening (◘ Abb. 10.2)

10.4.1 Angeborene Herzfehler ohne Zyanose (mit Links-rechts-Shunt)

10.4.1.1 Lungenüberflutung durch Links-rechts-Shunt

- **Symptome**
- Tachypnoe, evtl. Dyspnoe mit interkostalen Einziehungen
- Trinkschwäche
- Gewichtsstillstand bzw. ungenügende Gewichtszunahme
- Hepatomegalie
- Ödeme
- Tachykardie
- Unruhe, Schwitzen
- Kühle Extremitäten, Akrozyanose

- **Konservative Maßnahmen**
- Flüssigkeitsrestriktion
- Diuretikagaben
- β-Rezeptorenblocker (ggf. Digitalisierung)
- Oberkörperhochlagerung
- Belastungen vermeiden, evtl. Ernährung über Magensonde, je nach klinischem Zustand teilsondieren
- Bei Unruhe evtl. leichte Sedierung

Cave: Sauerstoffgaben kritisch überdenken (weitet die Lungengefäße mit Shuntzunahme).

10.4.1.2 Pulmonal-arterielle Hypertonie (PAH), Eisenmenger-Reaktion

Durch ständige Druckerhöhung in den Pulmonalgefäßen, z. B. durch Einwirkung des hohen linksventrikulären Druckes bei Herzfehlern mit großem Septumdefekt (VSD, AV-Kanal), kommt es zur pulmonalen Hypertonie. Bei längerem Bestehen dieser Hypertonie kommt es zur Intimaproliferation und Fibrose der Lungengefäße, wodurch der pulmonale

10.4 · Angeborene Herzfehler

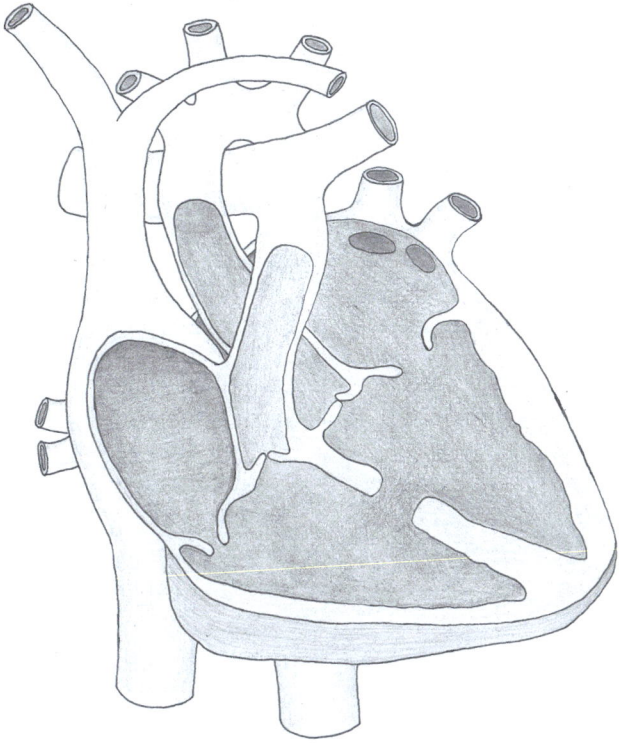

◘ Abb. 10.4 Ventrikelseptumdefekt (VSD)

Hochdruck irreversibel wird, es kommt zur Shuntumkehr, d. h. zum Rechts-links-Shunt mit Zyanose (= Eisenmenger-Reaktion), was mit einer Einschränkung der Lebensqualität und der Lebenserwartung einhergeht.

10.4.1.3 Ventrikelseptumdefekt (VSD)

Defekt in der Herzkammerscheidewand (◘ Abb. 10.4), der bindegewebig/fibrös = perimembranös oder muskulär sein kann, auch mehrere Defekte sind möglich. Begleitfehlbildungen finden sich bei 50 % der Patienten. Bei größeren Defekten besteht ein Links-rechts-Shunt mit Lungenüberflutung. Folgen sind eine Volumenbelastung und Hypertrophie vor allem des rechten Ventrikels, Dilatation des Pulmonalarteriensystems und Zunahme des Gefäßwiderstands im Pulmonalkreislauf. Kleine Defekte (vor allem muskuläre) schließen sich häufig im 1. Lebensjahr spontan; bei großen Defekten kann es bei längerem Krankheitsverlauf zu Veränderungen der Lungengefäße und zur Erhöhung des Lungenwiderstands kommen. Diese Patienten sind z. T. nur unter großem Risiko zu operieren bzw. sogar inoperabel, wenn es zur Eisenmenger-Reaktion mit Shuntumkehr gekommen ist.

■ Symptome
Die Symptomatik ist abhängig von der Defektgröße und den Widerständen im Lungen- und Körperkreislauf; häufig bestehen primär keine Symptome.
- Systolikum, evtl. präkordiales Schwirren
- Dyspnoe
- Geringe Belastbarkeit, Schwitzen
- Häufige pulmonale Infekte
- Mangelnde Gewichtszunahme
- Periphere Zyanose
- Evtl. Ödeme

■ Therapie
- Primär: konservative Behandlung der Herzinsuffizienz
- Nichtoperativ: je nach Größe und Lage Verschluss mittels eines „Schirmchens" während einer Herzkatheteruntersuchung

- Operativ unter Herz-Lungen-Maschine (HLM): durch Raffung und Zusammennähen des Geweberandes bzw. bei größeren Defekten durch Einsetzen eines Patchs (aus körpereigenem oder Rinder- bzw. Schweineperikard oder Kunststoff, z. B. Dacron)
- Evtl. Banding-OP (Bändelung) der Pulmonalarterie zur Verringerung der Lungenüberflutung und zum Schutz des Pulmonalsystems bei ungünstiger Defektlage und begleitenden Fehlbildungen bzw. bei Frühgeborenen
- OP-Zeitpunkt: abhängig von Defektgröße und -lage

10.4.1.4 Atriumseptumdefekt (ASD)

Dieser Defekt in der Scheidewand der Vorhöfe tritt häufig in Kombination mit anderen Herzfehlern auf.
- ASD I: (Primum-Typ/Endokardkissendefekt): Defekt im unteren Teil des Vorhofseptums; häufig verbunden mit Veränderungen an den AV-Klappen.
- ASD II (Secundum-Typ/Fossa-ovalis-Defekt): Defekt im mittleren oder oberen Teil des Vorhofseptums (im Bereich des Foramen ovale).
- Persistierendes Foramen ovale (PFO): hat hämodynamisch meist keine Auswirkungen.
- Sinus-venosus-Defekt (oberer/unterer): Defekt im Einmündungsbereich der oberen oder unteren Hohlvene, meist mit Fehleinmündungen der Pulmonalvenen verbunden.
- Spontanverschlüsse von kleineren Defekten sind häufig.

- **Symptome**

Die Symptomatik ist davon abhängig, wie groß der Links-rechts-Shunt ist.
- Systolikum durch relative Pulmonalstenose
- Geringere Belastbarkeit
- Belastungsdyspnoe
- Häufige pulmonale Infekte
- Mangelnde Gewichtszunahme
- Herzrhythmusstörungen

- **Therapie**
- Zeitpunkt: im Vorschulalter
- Nichtoperativ: Verschluss eines isolierten ASD II mit ausreichendem Randsaum mittels Schirmchen während einer Herzkatheteruntersuchung
- Operativ unter HLM: durch Raffung und Zusammennähen des Geweberandes bzw. bei größeren Defekten durch Einsetzen eines Patchs (meist aus eigenem Perikard)
- Bei Sinus-venosus-Defekten ggf. Umleitung der fehlmündenden Lungenvene

10.4.1.5 Atrioventrikulärer Septumdefekt (AVSD, AV-Kanal)

Hemmungsmissbildung des Endokardkissens an der Stelle, an der Septum primum, Ventrikelseptum und die AV-Klappen zusammentreffen.
- Inkompletter oder partieller AV-Kanal: ASD I plus Spaltbildung (Cleft) Richtung Ventrikelseptum sowie der Mitralklappe mit variabler Klappeninsuffizienz.
- AV-Defekt vom Intermediärtyp: ASD I plus kleiner VSD (evtl. membranös verschlossen), es gibt zwei getrennte AV-Klappen, das Mitralsegel ist gespalten.
- Kompletter AV-Kanal: Zusätzlich besteht ein Inlet-VSD, wobei ASD und VSD ineinander übergehen, sodass ein großer Defekt besteht (◐ Abb. 10.5); es gibt nur einen AV-Klappenring und eine gemeinsame Klappe; es kommt zum Links-rechts-Shunt. Diese Fehlbildung tritt gehäuft bei Kindern mit Trisomie 21 auf.

- **Symptome**
- Bei partiellem AVSD: wie beim ASD
- Beim intermediären AVSD: abhängig von der Größe des VSD
- Bei komplettem AVSD: in der Regel in den ersten Monaten Herzinsuffizienzzeichen mit:
  – Tachypnoe
  – Hepatomegalie
  – Trinkschwäche und Gedeihstörung

10.4 · Angeborene Herzfehler

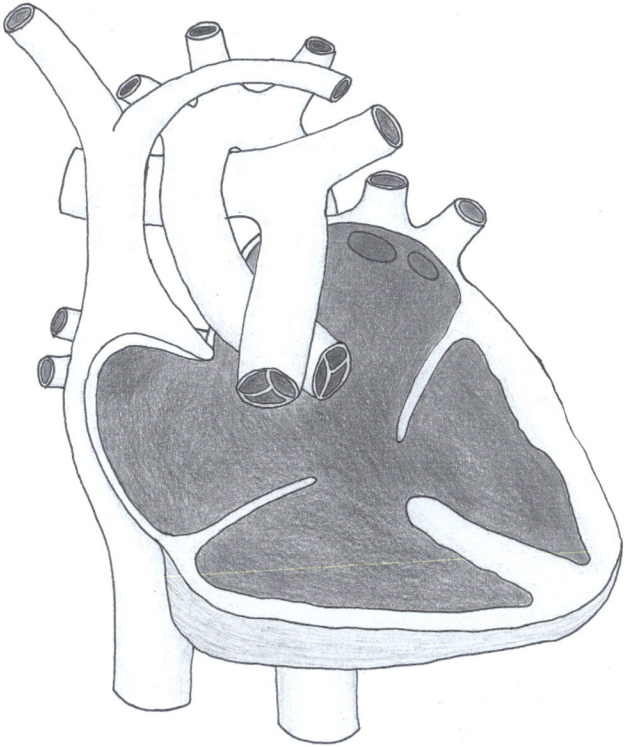

◘ Abb. 10.5 Atrioventrikulärer Septumdefekt (AVSD)

- Bei rechtsventrikulärer Ausflusstraktobstruktion zusätzlich Zyanose

■ Therapie
- Partieller AVSD: Therapie meist im Vorschulalter
- Intermediärer AVSD: sehr variabler Therapiezeitpunkt
- Kompletter AVSD:
  - Präoperativ: konservative Therapie (Herzinsuffizienztherapie)
  - Meist frühe operative Korrektur unter HLM, da sich sehr schnell eine pulmonale Hypertonie mit Gefahr der Shuntumkehr entwickeln kann; Verschluss des ASD und VSD mittels Patch, Zunähen des Schlitzes im Bereich der AV-Klappen und ggf. Rekonstruktion der Klappen
- Häufige Komplikationen: Restdefekte, AV-Klappeninsuffizienzen und -stenosen, Herzrhythmusstörungen, persistierender pulmonaler Hochdruck

10.4.1.6 Persistierender Ductus arteriosus Botalli (PDA)

PDA des Frühgeborenen ▶ Abschn. 7.5.10.
Persistierender Ductus jenseits der Früh- bzw. Neugeborenenperiode: Bei hämodynamischer Bedeutsamkeit meist interventioneller Verschluss mittels Coilembolisationsspirale oder Duct occluder oder operativer Verschluss im Rahmen einer linkslateralen Thorakotomie.

10.4.2 Angeborene Herzfehler ohne Zyanose (ohne Shunt)

10.4.2.1 Pulmonalstenose (PS)

Einengung im Bereich des Pulmonalarterienstammes oder der beiden Pulmonalarterien mit Behinderungen des Lungenzuflusses und Druckbelastung der rechten Kammer.
- Supravalvuläre Stenose: Hypoplasie des Pulmonalarterienstammes oberhalb der Klappe

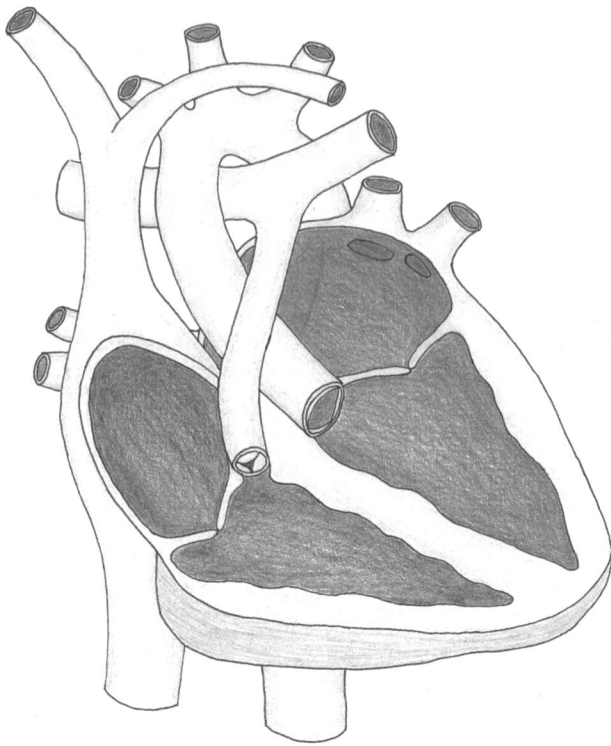

 Abb. 10.6 Pulmonalstenose (PS)

- Valvuläre Stenose: Pulmonalklappensegelstenose durch Verdickung der Segel und unvollständige Öffnung, Hypoplasie des Klappenringes, häufigste Form (Abb. 10.6)
- Subvalvuläre oder Infundibulumstenose: Verengung des muskulären Trichters unterhalb der Klappe, der in den Pulmonalarterienstamm mündet
- Periphere Stenosen: im Bereich der beiden Pulmonalarterien

Es kommt zur Rechtsherzhypertrophie, da der rechte Ventrikel gegen einen erhöhten Widerstand arbeiten muss.

- **Symptome**

Abhängig vom Schweregrad der Verengung, allerdings wird das HZV meistens durch eine Rechtshypertrophie aufrechterhalten.
- Systolikum
- Evtl. Dyspnoe und geringe Belastbarkeit
- Ventrikuläre Rhythmusstörungen
- Belastungszyanose bei kritischer Pulmonalstenose mit stark verminderter Lungendurchblutung
- Kritische Pulmonalstenose: schwere Hypoxie des Neugeborenen nach Ductusverschluss, Dekompensation des rechten Ventrikels, kein Austreibungsgeräusch

- **Therapie**
- Ballondilatation über Herzkatheter bei valvulären (Valvuloplastie) und evtl. peripheren Stenosen
- Operative Therapie unter HLM:
    - Valvuläre PS: Durchtrennen der verschmolzenen Klappenränder, ggf. Exzision
    - Subvalvuläre PS: Entfernen von einengendem und überschüssigem Muskelgewebe, ggf. Patch-Erweiterung oder Ersatz mittels klappentragendem Konduit

10.4 · Angeborene Herzfehler

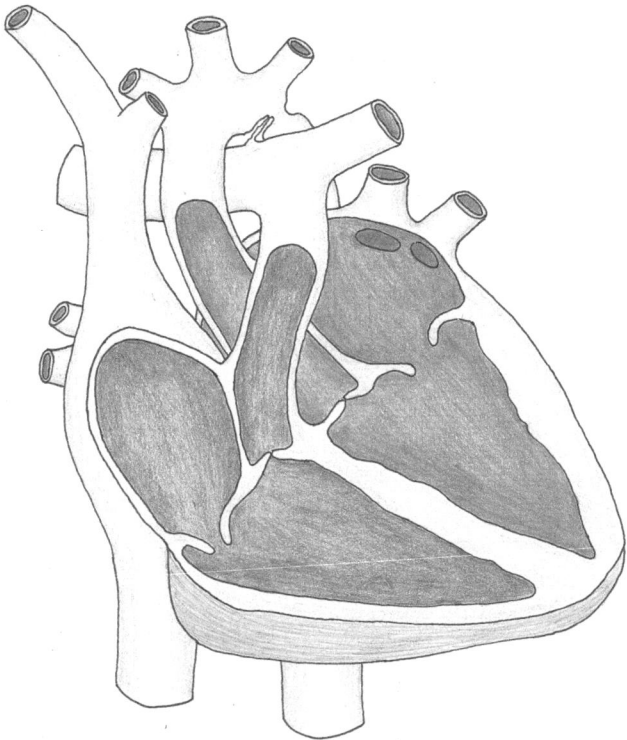

◘ Abb. 10.7 Aortenisthmusstenose (ISTA)

– Supravalvuläre PS: Patch-Erweiterung oder Resektion des betroffenen Segments und End-zu-End-Anastomose

10.4.2.2 Aortenisthmusstenose (ISTA)

Gefäßfehlbildung mit Einengung der Aorta descendens nach Abgang der A. subclavia sinistra im Bereich des Aortenisthmus (natürliche Enge zwischen A. subclavia und Ductuseinmündung), es kommt zur Linksherzhypertrophie durch die vermehrte Arbeitsbelastung (◘ Abb. 10.7). Im weiteren Verlauf bilden sich Kollateralkreisläufe mit erweiterten und stark geschlängelten Arterien. Die Aortenklappe kann bikuspid verändert sein und ein persistierender Ductus arteriosus Botalli kann bestehen. Bei 80 % finden sich weitere Herzfehler. Die frühere Einteilung in prä- und postduktale ISTA ist verlassen worden.
– Kritische ISTA des Neugeborenen mit ductusabhängiger Systemperfusion (sepsisähnliches Krankheitsbild nach Ductusverschluss mit Kreislaufdekompensation).
– Nichtkritische ISTA: führt zu einer Druckbelastung des linken Ventrikels und eines Hypertonus in der oberen Körperhälfte.

- Therapie
– Evtl. Versuch der Ballondilatation, nicht unter 6 Monaten wegen der Gefahr der Restenosierung
– Operative Resektion der Stenose und Verbindung beider Gefäßenden direkt oder mittels Patch ohne/mit HLM; ggf. Aortenbogenerweiterung an der HLM
– Selten Erweiterung des Bereichs der Stenose mittels Patch oder unter Einbeziehung von Teilen der linken A. subclavia („subclavian flap")

10.4.2.3 Aortenstenose (AS)

Durch eine Verengung im Bereich der Ausstrombahn des linken Ventrikels kommt es durch den ständigen Arbeitsdruck gegen den erhöhten Widerstand zur Linksherzhypertrophie (Jungen sind 4-mal so häufig betroffen). Je nach Grad der Hypertrophie kann die koronare Versorgung vermindert sein mit Ischämiesymptomen bei Belastung.

- Valvuläre AS: Aortenklappenstenose durch Verdickung der Klappensegel und/oder Verschmelzung der Kommissuren, evtl. findet sich eine bikuspid angelegte Klappe.
- Subvalvuläre AS: fibröser Ring, Muskelhypertrophie.
- Supravalvuläre AS: oberhalb der Aortenklappe durch fibröse Einschnürung, sie findet sich häufiger bei Kindern mit Williams-Beuren-Syndrom (seltener Gendefekt, der unter lebend geborenen Säuglingen mit einer Häufigkeit von 1:20.000 auftritt; Mikrodeletion des 7. Chromosoms, an der Stelle des Elastin-Gens) und in Kombination mit peripheren Pulmonalstenosen.

- Symptome

Symptomatik je nach Schweregrad der Stenose:
- Systolikum
- Zunehmende Ermüdbarkeit
- Angina pectoris
- Synkopen: kurze Bewusstlosigkeit infolge einer zerebralen Minderdurchblutung
- Kritische AS: postnatal Zeichen einer Herzinsuffizienz, ggf. ductusabhängige Systemperfusion

- Therapie
- Bei hochgradiger Stenose Therapie mit Prostaglandinen, z. B. *Minprog*, zum Offenhalten des Ductus bis zur operativen Korrektur
- Operative Korrektur unter HLM: Durchtrennen der verschmolzenen Klappenränder = Kommisurotomie, evtl. Ballondilatation bei valvulären Stenosen
- ROSS-OP: Austausch der Aortenklappe durch die eigene Pulmonalklappe, Ersatz der Pulmonalklappe meist durch Homograft

- Subvalvuläre Stenose: Myektomie bzw. Entfernen des fibrösen Ringes
- Supravalvuläre Stenose: Erweiterungsplastik mit oder ohne Fremdmaterial

10.4.3 Angeborene Herzfehler mit Zyanose

10.4.3.1 Zyanose

- Zentrale Zyanose

Sie wird bedingt durch den geringen Sauerstoffgehalt des Blutes. Die arterielle Sauerstoffsättigung ist erniedrigt.

Eine zentrale Zyanose wird erst sichtbar, wenn mindestens 5 g/dl Hb nicht mit Sauerstoff beladen sind, daher ist eine Zyanose bei anämischen Kindern meistens nicht sichtbar. Polyglobule Kinder dagegen sehen sehr schnell zyanotisch aus, wobei bei ihnen weniger die Gefahr einer Hypoxie besteht, da sie insgesamt viele Sauerstoffträger besitzen.

- Ursachen

Die zentrale Zyanose entsteht durch Mischblut in der Aorta infolge intrapulmonaler oder kardialer Mischung von venösem und arteriellem Blut (= Mischungszyanose) oder durch eine schlechte pulmonale Oxygenierung:
- Pulmonal: durch Pneumonie, Lungenödem, hyaline Membranen oder Missverhältnis zwischen Ventilation und Perfusion = pulmonaler Rechts-links-Shunt
- Kardial: Rechts-links-Shunt bei Herzfehlern mit kardialen Kurzschlüssen

- Periphere Zyanose

Auch Ausschöpfungszyanose, bedingt durch einen Sauerstoffmangel in der Peripherie bei schlechter Zirkulation → Akrozyanose. Die Schleimhäute und die Zunge sind im Gegensatz zur zentralen Zyanose rosig. Die arterielle Sauerstoffsättigung ist im Normbereich, die arteriovenöse Sauerstoffdifferenz vergrößert.

10.4 · Angeborene Herzfehler

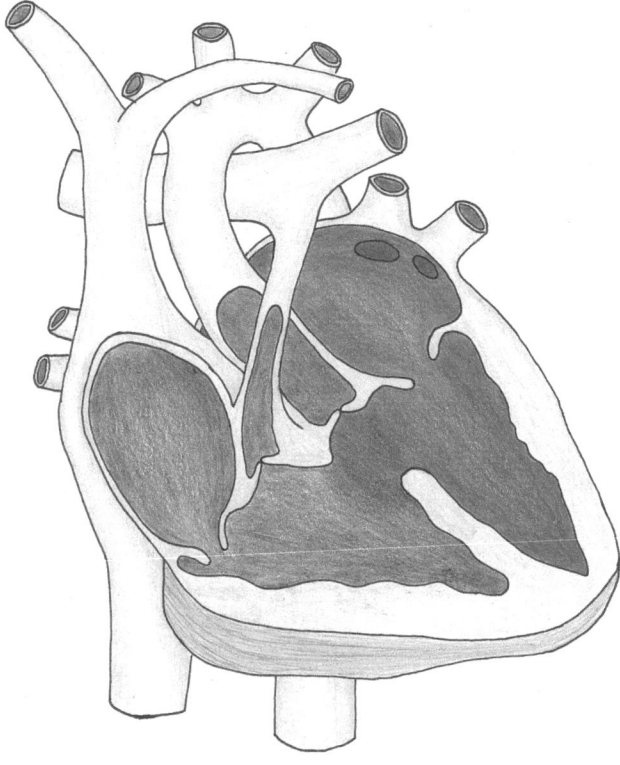

◘ Abb. 10.8 Fallot-Tetralogie (TOF)

Ursachen
- Geringes Herzminutenvolumen mit peripherer Minderdurchblutung, z. B. Volumenmangelschock, Kälte, Herzinsuffizienz, kardiogener Schock
- Erhöhter peripherer Sauerstoffverbrauch, z. B. septischer Schock, extrem hohes Fieber
- Lokal durch arterielle und venöse Verschlüsse

10.4.3.2 Fallot-Tetralogie (TOF)

Die Fallot-Tetralogie (◘ Abb. 10.8) ist eine Kombination aus:
- Pulmonalstenose (valvulär oder subvalvulär = infundibulär),
- VSD,
- Reitender Aorta über dem VSD (die Aorta entspringt untypisch weit rechts, es gelangt Blut aus dem rechten und linken Ventrikel in die Aorta),
- Rechtsventrikulärer Hypertrophie, da der Arbeitsdruck genauso hoch ist wie in der linken Kammer (es kommt zum Rechts-links-Shunt),
- Pink-Fallot: Es besteht keine Zyanose, da die Pulmonalstenose geringgradig und nicht signifikant ist, wodurch der Rechts-links-Shunt niedrig ist.

Symptome
- Systolikum
- Tachydyspnoe
- Zyanose = Mischungszyanose abhängig vom Grad der Pulmonalstenose
- Auftreten von hypoxämischen Anfällen mit Zunahme der Zyanose durch Kontraktion der Muskulatur im Bereich der Ausflussbahn des rechten Ventrikels oder durch körperliche Betätigung mit Absinken des peripheren Widerstands → Knie des Kindes gegen die Brust pressen zur Erhöhung des systemischen Widerstands (= Hockstellung), Sauerstoffgabe, Anxiolyse (Morphin), Gabe von β-Rezeptorenblocker, z. B. *Propranolol,* ggf. Nachlaststeigerung mit Norepinephrin

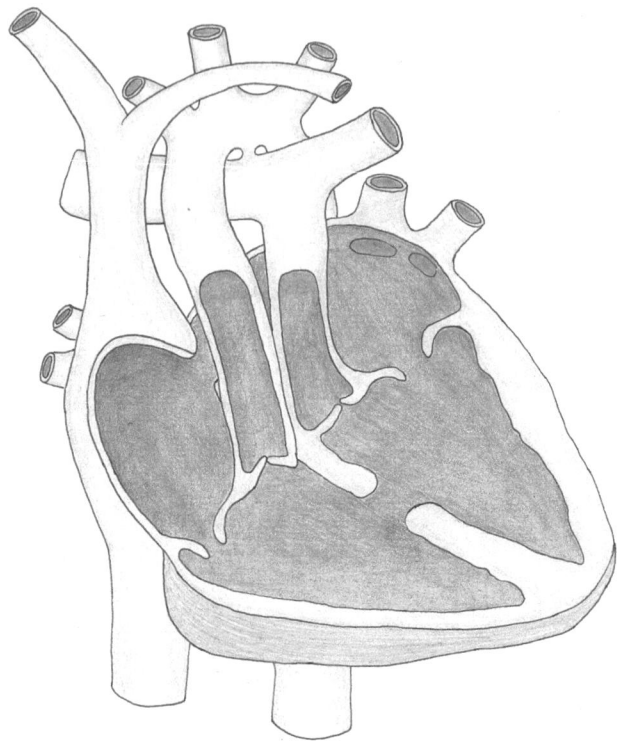

Abb. 10.9 Transposition der großen Gefäße (TGA)

- In Abhängigkeit der Hypoxie: Trommelschlägelfinger und Uhrglasnägel (heute nur noch selten)
- Im weiteren Verlauf Zeichen einer chronischen Herzinsuffizienz

- **Therapie**
- Palliative Operation bei hochgradiger Hypoplasie der Pulmonalarterie:
  - Aortopulmonaler Shunt mithilfe einer Kunststoffprothese
  - Modifizierte *Blalock-Taussig*-Anastomose: Verbindung einer A. subclavia mit einer Pulmonalarterie mittels einer Kunststoffprothese
  - Bei subvalvulärer Stenose: Resektion des Infundibulums
- Totalkorrektur unter HLM:
  - Verschluss des VSD mittels Patch
  - Erweiterung der Pulmonalstenose evtl. mittels Patch = Patch-Erweiterungsplastik, Infundibulektomie bei subvalvulärer Stenose

10.4.3.3 Transposition der großen Gefäße (TGA)

Die Pulmonalarterie entspringt der linken Kammer und die Aorta der rechten (= Parallelschaltung des Lungen- und Körperkreislaufs, eine Verbindung besteht nur über das offene Foramen ovale und/oder den PDA) (◘ Abb. 10.9).

- Komplexe TGA: Zusätzlich besteht ein VSD, eine Aortenisthmusstenose und evtl. eine Pulmonalstenose.
- ccTGA (kongenital korrigierte TGA): Keine Zyanose, da zusätzlich zur Transposition der Gefäße eine Vertauschung der Ventrikel besteht, sodass das systemvenöse Blut in die Lunge und das arterialisierte in den Systemkreislauf fließt.

10.4 · Angeborene Herzfehler

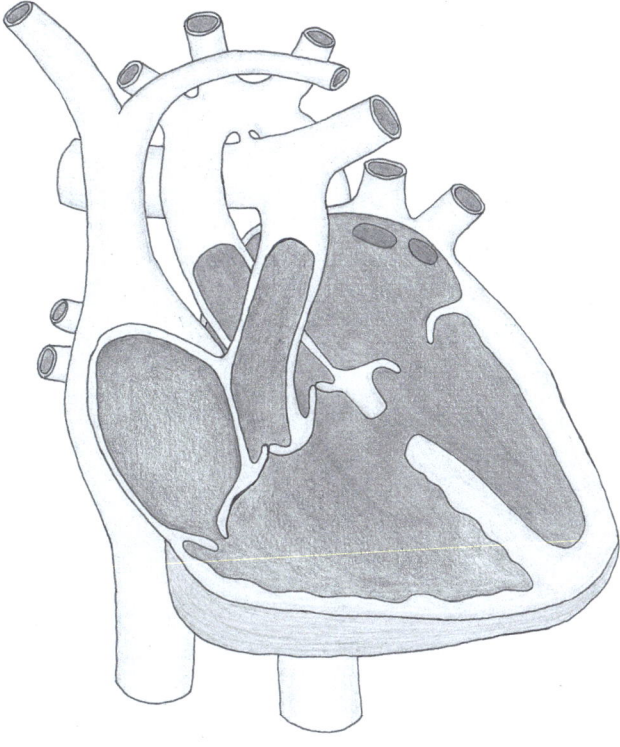

◘ Abb. 10.10 Double Outlet Right Ventricle (DORV)

- **Symptome**
- Generalisierte zentrale Zyanose, die wenig durch Sauerstoffgaben beeinflussbar ist
- Evtl. Zeichen einer Herzinsuffizienz

- **Therapie**
- Ggf. *Prostaglandin-E1*-Therapie zum Offenhalten des Ductus bis zur operativen Korrektur.
- Evtl. Ballonatrioseptostomie über Herzkatheter zur Erweiterung des Foramen ovale (= *Rashkind*-Manöver); Durchführung in der Regel auf der Intensivstation unter echokardiografischer Kontrolle.
- Totalkorrektur unter HLM: *Arterial-Switch*-OP (Umsetzen der Pulmonalarterie und der Aorta, inklusive Transfer der Koronararterien).
- Ein heute nur selten durchgeführtes Operationsverfahren ist die Vorhofumkehr nach Mustard bzw. Senning.

10.4.3.4 Double Outlet Right Ventricle (DORV)

Die Aorta und der Pulmonalarterienstamm entspringen beide überwiegend aus dem rechten Ventrikel. Es besteht immer ein VSD, es kann zusätzlich eine Pulmonal-, Aorten- oder Aortenisthmusstenose sowie ein ASD bestehen (◘ Abb. 10.10).

- **Symptome**
- Systolikum bei Aorten- bzw. Pulmonalstenose oder Aortenisthmusstenose
- Generalisierte Zyanose bei hochgradiger Pulmonalstenose durch Lungenminderdurchblutung
- Zeichen einer Herzinsuffizienz durch Lungenüberflutung, wenn keine Pulmonalstenose besteht
- Ggf. Ductusabhängigkeit

- **Therapie**

Operative Totalkorrektur unter HLM. Palliativoperationen:

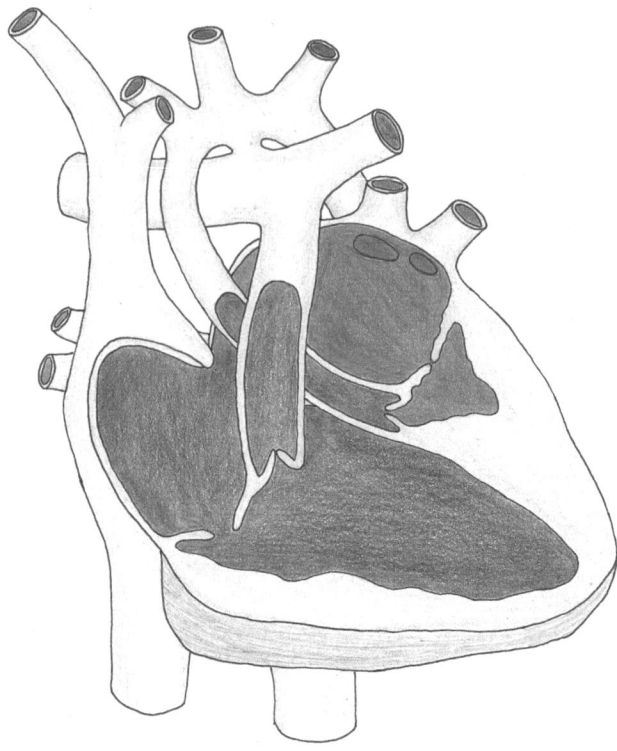

Abb. 10.11 Hypoplastisches Linksherzsyndrom (HLHS)

- Bei schwerer Herzinsuffizienz infolge vermehrter Rezirkulation in der Lunge: pulmonale Bändelung ggf. mit Atrioseptostomie
- Bei hochgradiger Zyanose infolge verminderter Lungendurchblutung bei Pulmonalstenose: Anlage eines aortopulmonalen Shunts
- *Arterial-Switch*-OP, Vorhofumkehr-OP nach *Mustard:* Univentrikularisierung (Verbindung vom rechten Vorhof mit der Pulmonalarterie unter Umgehung des rechten Ventrikels = Fontan-Zirkulation)

10.4.3.5 Hypoplastisches Linksherzsyndrom (HLHS)

Der linke Ventrikel ist hochgradig hypoplastisch oder überhaupt nicht angelegt. Die Aorten- und/oder Mitralklappe sowie die Aorta ascendens und der Aortenbogen sind ebenfalls hypoplastisch (evtl. auch Atresie der Klappen). Auf der Vorhofebene besteht ein Links-rechts-Shunt. Der Systemkreislauf wird über den offenen Ductus versorgt, evtl. auch die Koronararterien (retrograde Perfusion über den Aortenbogen) (◘ Abb. 10.11).

Symptome

Frühsymptom ist eine postnatale Tachypnoe bei sonst unauffälligen Neugeborenen. Mit beginnendem Ductusverschluss sowie dem Abfall des Lungengefäßwiderstands entwickelt sich ein kardiogener Schock mit folgender Symptomatik:
- Tachydyspnoe
- Blass-kühle Haut
- Arterielle Hypotension
- Schwache Pulse
- Gering erniedrigte arterielle Sauerstoffsättigung
- Progrediente metabolische Azidose
- Im weiteren Verlauf konsekutives Leber- und Nierenversagen sowie unter Umständen auch eine nekrotisierende Enterokolitis

- **Therapie**
- Offenhalten des Ductus über Prostaglandin-E-Infusion, evtl. Atrioseptostomie nach *Rashkind* (bei hochgradig restriktivem Foramen ovale teilweise nur operativ möglich); Diuretika und pharmakologische Vasodilatation z. B. mit Nitroprussidnatrium (→ Dilatation der Arteriolen) oder Phentolamin (α-Rezeptorenblocker → Dilatation von Arterien und Venen) zur Senkung der systemischen Nachlast und Vorlast; keine O_2-Zufuhr, um den Lungenwiderstand nicht zu senken; Beatmung möglichst vermeiden; physikalische Nachlastsenkung über externe Wärmezufuhr.
- Operative Therapie: Es sind mindestens 2 Operationen notwendig:
  - *Norwood*-OP wird im Neugeborenenalter durchgeführt: Durchtrennen und Verschluss der Pulmonalarterie im distalen Bereich des PA-Stammes; Verschluss des Ductus arteriosus Botalli; Anlage einer modifizierten Blalock-Taussig-Anastomose. Verbindung der PA mit der Aorta im Bereich des Aortenbogens mit Patcherweiterung des Aortenbogens; Verbindung der Aorta ascendens mit dem proximalen Teil des PA-Stammes (sog. „Neo-Aorta"), sodass der Systemkreislauf vom rechten Ventrikel versorgt wird; der Lungenkreislauf wird aus der Aorta über den Shunt zur PA versorgt; die Kinder haben anschließend noch eine Mischzyanose.
  - Modifizierte *Fontan*-OP erfolgt in 2 Einzelschritten (Hemi*fontan- oder* Glenn-OP im Alter von 4–6 Monaten und totale cavopulmonale Anastomose (TCPC) mit ca. 2 Jahren. Entfernen des Shunts zwischen Aorta und Pulmonalarterie; Verbindung von Pulmonalarterie und V. cava superior. Bei der Fontan-Komplettierung wird durch einen Kunststoffpatch im rechten Vorhof bzw. durch ein extrakardiales Konduit das Blut der V. cava inferior zur Verbindung von PA und V. cava superior geleitet, sodass das Blut aus beiden Hohlvenen unter Umgehung des Ventrikels direkt in den Pulmonalkreislauf gelangt, meist wird allerdings noch ein kleines Fenster als „Überlaufventil" bei Anstieg des PA-Drucks, z. B. beim Schreien, belassen, das später im Rahmen einer Herzkatheteruntersuchung mit einem Schirmchen verschlossen werden kann; das arterialisierte Blut gelangt über das funktionelle Monoatrium zur rechten Systemkammer; die beiden Kreisläufe sind getrennt; die Patienten haben nur noch eine geringe Zyanose.
- Herztransplantation.

10.4.4 Weitere Herzfehler

- **Singulärer Ventrikel:** Funktionell ist nur ein Ventrikel vorhanden, der andere ist hypoplastisch angelegt; die Vorhöfe münden beide in diesen Ventrikel (z. B. Double Inlet Left Ventricle).
- **Lungenvenenfehlmündung, partiell oder komplett:** Mündung einzelner oder aller Lungenvenen in Körpervenen oder den rechten Vorhof mit unterschiedlichem Schweregrad der Fehlbildung.
- **Trikuspidalatresie:** Verschluss der AV-Segelklappe zwischen rechtem Vorhof und Ventrikel.
- **Ebstein-Anomalie:** Die Segel der Trikuspidalklappe sind fehlgebildet und setzen zu tief an bzw. sind mit der rechten Ventrikelwand verklebt, sodass ein Teil des ursprünglichen Ventrikels zum Vorhof wird. Häufig kombiniert mit einem WPW-Syndrom (Wolff-Parkinson-White-Syndrom), supraventrikuläre Tachykardie durch Reentry-Mechanismus.
- **Truncus arteriosus communis (TAC):** Es gibt nur ein gemeinsames Auslassgefäß aus beiden Ventrikeln, die Pulmonalarterien entspringen an unterschiedlichen Stellen aus diesem Gefäß.

10.5 Pflege Neugeborener mit Prostaglandin-E-Therapie

Bei Herzfehlern (z. B. Pulmonalatresie, kritischer Pulmonalstenose) mit ductusabhängiger Lungenperfusion kommt es bei Verschluss des Ductus arteriosus Botalli zur hochgradigen Hypoxie. Als Sofortmaßnahme wird eine Prostaglandin-E-Therapie eingeleitet, mit z. B. *Minprog*. Meist kommt es nach ca. 15–30 min zum Anstieg der Sauerstoffsättigung. Eine Prostaglandin-E-Therapie ist außerdem indiziert bei Herzfehlern, bei denen die Systemdurchblutung ductusabhängig ist, z. B. bei hochgradigen Aortenstenosen/-atresien, kritischen präduktalen Aortenisthmusstenosen und unterbrochenem Aortenbogen. Die Prostaglandin-E-Therapie muss weitergeführt werden, bis der Herzfehler ausreichend diagnostiziert und notwendige chirurgische Eingriffe erfolgt sind. Die anfänglich höhere Startdosis kann häufig nach wenigen Stunden auf die Erhaltungsdosis reduziert werden. Die Therapie erfolgt i.v. über eine Dauerinfusion, schon kurze Unterbrechungen können die Lungenperfusion bzw. Körperperfusion negativ beeinflussen. Die Verabreichung muss über einen separaten Zugang erfolgen, der regelmäßig kontrolliert werden sollte.

- **Nebenwirkungen**
- Hypoventilation bzw. Apnoeneigung mit CO_2-Anstieg
- Blutdruckabfall
- Hypoglykämien
- NEC-Gefahr durch abdominelle Minderperfusion (Grunderkrankung)
- Hautrötung durch Vasodilatation der Hautgefäße (Flush)
- Ödembildung durch erhöhte Gefäßpermeabilität und verminderte Diurese
- Temperaturerhöhung
- Unruhe, Zittrigkeit, Muskelzuckungen
- Zähes Tracheasekret
- Übelkeit, Erbrechen, Bauchschmerzen
- Knochenschmerzen
- Berührungsempfindlichkeit

Die Nebenwirkungen sind abhängig von der Dosis und Therapiedauer.

- **Überwachung**
- Apparativ:
  - EKG/Respiration
  - Blutdruck peripher, evtl. arteriell
  - S_aO_2
  - Endexspiratorisches CO_2 (bei beatmeten Patienten)
  - Temperatursonde
  - BGA und Blutkontrolle (BB, Thrombozyten, Elektrolyte, Blutzucker, Nieren-/Leberwerte)
- Klinisch:
  - Aussehen des Kindes
  - Beobachtung des Stuhls (NEC?)
  - Auskultation der Lunge
  - Atmung (Tiefe, Frequenz, Rhythmus)
  - Beurteilung des Abdomens (NEC?)
  - Bilanzierung

- **Pflege**

Bestimmte pflegerische Maßnahmen sind schon durch die Grunderkrankung, den Herzfehler, bedingt:
- Optimal Handling
- Vorsichtiger oraler Nahrungsaufbau; die Kinder können in aller Regel gefüttert werden, bei Trinkschwäche werden sie teilsondiert
- Atemstimulation, z. B. Kontaktatmung (▶ Abschn. 9.3)
- Einbeziehen der Eltern in die Pflege; wenn möglich Känguruhen; den Eltern erklären, dass die mögliche Unruhe und das Unwohlsein der Patienten auf dem Arm zurückzuführen sind auf die Nebenwirkungen des Prostaglandins (Schmerzen, zentral bedingte Unruhe)
- Patienten häufig wickeln und gute Hautpflege im Genitalbereich
- Patienten regelmäßig umlagern, dabei jedoch wegen der Berührungsempfindlichkeit und der Knochenschmerzen sehr vorsichtig vorgehen
  - Weichlagerung zur Vermeidung von Schmerzen und zur Dekubitusprophylaxe
- Anpassen der Inkubator- bzw. Wärmebetttemperatur entsprechend der Körpertemperatur, Temperaturen bis 38 °C können toleriert werden

10.6 · Pflege eines kardiochirurgischen Patienten

- Evtl. bei wundem Gesäß auf rektale Temperatursonde oder rektale Temperaturmessung verzichten und evtl. axillar messen
- Oberkörperhochlagerung zur Atemerleichterung
- Für ruhige Umgebung sorgen, da Unruhephasen und Zittrigkeit sonst verstärkt werden können; in seltenen Fällen Gabe von Sedativa

10.6 Pflege eines kardiochirurgischen Patienten

■ **Richten eines Patientenplatzes**
- Bett dem Alter entsprechend mit einer Antidekubitusmatratze, möglichst mit Wärme-/Kühlfunktion (wenn das Kind nicht im Bett auf die Station kommt)
- Beatmungsgerät dem Alter entsprechend aufgerüstet und ausgestattet
- Monitoring: EKG, Atmung, Temperatur (periphere und rektale Sonden, Messung der Kerntemperatur z. B. über Blasenkatheter oder Thermistor des PA-Katheters), Sauerstoffsättigung (evtl. 2 Aufnehmer für prä- und postduktale Messung), endexspiratorischer CO_2, Noninvasive Blood Pressure (NiBP), Druckmessungen und Spülsysteme (auf Beschriftung achten!) für Pulmonalarteriendruck (PAP), für arteriellen Blutdruck, für ZVD und evtl. für linksatrialen Druck (LAP), evtl. NIRS (▶ Abschn. 2.4.7)
- Sauerstoffinsufflation
- Beatmungsbeutel, Maske und Stethoskop
- Absaugung und Zubehör
- Spritzenpumpen und Infusionspumpen nach Hausstandard
- Externer Herzschrittmacher (Pacer) mit Ersatzbatterien (erreichbar)
- Drainagensystem für Pleuradrainage und Mediastinaldrainage, 2 Klemmen
- Urinablaufsystem zur Bilanzierung
- Ggf. Ablaufbeutel für die Magensonde
- Fixierungsmanschetten
- Pflegetablett
- Dokumentationsmaterial
- Defibrillator (betriebsbereit und auffindbar)
- Medikamente nach initialer Verordnung und Hausstandard vorbereitet (Sedativa, Analgetika, Reanimationsmedikamente, Relaxanzien etc.)
- Thorakotomie-Notfallset (wissen, wo es zu finden ist)
- Infusionen: z. B. Adrenalin, Noradrenalin, Milrinon, Regitin oder Nitroprussid-Natrium, Morphin, Kaliumchlorid, Glukose 40 %, ggf. Insulin, eine Voll-Elektrolytlösung mit 5 % Glukose, Heparin, Volumenersatzlösungen (Hausstandard beachten)
- Bettenwaage falls vorhanden
- Evtl. Kühlmatte oder anderes Kühlsystem (mit dem auch gewärmt werden kann)

■ **Aufnahme auf der Station**
Die Aufnahme sollte überlegt und in Ruhe erfolgen, es sollten mindestens 2 Pflegepersonen und ein Arzt anwesend sein.
- Ausführliche Übergabe:
  - Diagnose
  - Operationsverlauf (Besonderheiten, Operation mit oder ohne Herz-Lungen-Maschine, Komplikationen, Aortenklemmzeit, Dauer der extrakorporalen Zirkulation, Hypothermiezeit)
  - Pleuren offen?
  - Beatmungssituation
  - Katheter und Drainagen (z. B. mehrlumiger ZVK, arterielle Kanüle, PA-Katheter, retrosternale Drainage, Perikarddrainage, Pleuradrainage, Blasenkatheter, Schrittmacherdrähte, evtl. LA-Katheter)
  - Laufende Infusionen, Katecholaminbedarf
- Falls nicht schon im OP erfolgt: Umlagern des Patienten (unter Beibehaltung der Transportüberwachung!), Flachlagerung
- Überwachung durch den Stationsmonitor einstellen: Diese muss schrittweise und nach genauer Absprache vom Transportmonitor auf den Stationsmonitor über-

nommen werden, sie darf dabei niemals komplett unterbrochen werden! (abhängig vom verwendeten Monitorsystem)
- Reihenfolge der Anschlüsse (durch Teamwork Arzt/Pflege fast zeitgleich):
  - Periphere Sauerstoffsättigung
  - Nichtinvasiver Blutdruck
  - Respirator, anschließend Auskultation der Lunge
  - EKG (Systolenton für den Verlauf der Aufnahme hörbar einstellen)
  - Arterielle Druckmessung, Nullabgleich
  - Übrige Überwachungsparameter
  - Übrige Druckmessungen (PA-, ZVD-, LA-Messung), Nullabgleich
  - Infusionen (möglichst Übernahme des Infusionsturms aus dem OP, um ein Umhängen und ggf. Dosisschwankungen zu vermeiden)
  - Drainagen; Sogeinstellung der Pleuradrainage, die Perikarddrainage auf Ablauf bzw. mit geringem Sog und Mediastinaldrainage (retrosternal) → Sogeinstellung nach Vorgabe des Operateurs; keine unterschiedlichen Sogeinstellungen bei Drainagen in derselben Körperhöhle (Mediastinalshift möglich)
  - Schrittmacher (Einstellung und Funktionskontrolle)
  - Magensonde und Blasenkatheter
- Einstellung der Alarmgrenzen
- Möglichst frühzeitig zentralvenöse BGA
- Arterielle Blutentnahmen (BB, Elektrolyte, Gerinnung, Nieren-, Leberwerte, BZ, CRP, Laktat, Gesamteiweiß, Creatinkinase [CK], CK-mb und BGA)
- Kaliumspritzenpumpe dem Wert entsprechend einstellen (Sicherheitsvorgaben beachten, z. B. nie ohne Volumenvorgabe laufen lassen)
- Thoraxröntgenkontrolle, EKG, Herzecho evtl. transösophageal, da durch die Verbände eine Untersuchung von außen schwierig sein kann
- Pupillenkontrolle, anschließend Augenpflege mit klaren Salben

- **Auswirkungen der extrakorporalen Zirkulation**
- Herzkreislauf:
  - Kontraktionsstörungen durch Ischämie, Ödem oder unzureichende Myokardprotektion
  - Pulmonale oder systemische Widerstandserhöhung
  - Herzrhythmusstörungen u. a. durch Hypokaliämie
  - Volumenmangel durch Blutung oder Flüssigkeitsverschiebungen infolge eines Kapillarlecks
  - Herzbeuteltamponade durch Blutung, Erguss oder kleinen Thorax
  - Mikrozirkulationsstörungen mit Gasaustauschstörungen und Azidose
  - Ödembildung
- Lunge:
  - Atelektasen
  - Ödem
  - Ergüsse
  - Sekretbildung
- Niere:
  - Prärenale Insuffizienz durch Volumen-/Eiweißmangel und geringe Auswurfleistung des Herzens (Low-cardiac-output-Syndrom)
  - Renale Insuffizienz durch Hypoxie, Schock und durch Crushniere (myorenales Syndrom) nach Hämolyse mit Gefahr von Funktionsstörungen → mangelnde Konzentrationsfähigkeit, Eiweißverlust oder Überwässerung
  - Postrenale Insuffizienz durch venöse Stauung infolge Rechtsherzinsuffizienz
- Blut:
  - Hämolyse
  - Anämie
  - Gerinnungsstörungen
  - Allgemeine Abwehrschwäche
- ZNS:
  - Krampfanfälle
  - Neurologische Schäden mit unterschiedlichsten Ausfallerscheinungen
  - Fieber
- Darm
  - Minderperfusion
  - Ödeme
  - Mangelnde Peristaltik

10.6 · Pflege eines kardiochirurgischen Patienten

■ Überwachung

Wegen der engmaschigen Kontrollen und der zahlreichen Komplikationsmöglichkeiten muss, wenn nicht sowieso Standard, in den ersten 24 h postoperativ eine Zimmeranwesenheit gesichert sein. Zu kontrollieren sind:

— HF, EKG (auf Rhythmusstörungen achten!)
— Atmung, Lungenbelüftung
— Periphere und arterielle Sauerstoffsättigung
— Endexspiratorischer CO_2
— Arterieller Blutdruck
— ZVD
— Ggf. Pulmonalarteriendruck (PAP) und linksatrialer Druck (LAP)
— Temperatur: peripher und rektal bzw. Kerntemperatur; das δ T sollte < 5 °C sein und die Körpertemperatur < 38,0 °C, evtl. Hypothermiebehandlung für 24–48 h
— Evtl. Messung des Herzminutenvolumens durch Thermodilution über den PA-Katheter
— Gemischtvenöse Sauerstoffsättigung über den PA-Katheter
— Bestimmung der arteriovenösen Sauerstoffdifferenz (avDO_2, Normwert 25–30 %)
— Hautfarbe, Hautbeschaffenheit, Beurteilung der peripheren Durchblutung, auf Ödeme achten
— Beurteilung des Abdomens
— Bilanzierung (auch der Drainagensekrete); getrennte Flüssigkeits- und Blut- bzw. Eiweißbilanz; die Urinausscheidung sollte mindestens 1 ml/kg KG und h betragen; es werden negative oder zumindest ausgeglichene Bilanzen angestrebt
— Aussehen und Beurteilung der Sekrete
— Bewusstseinslage, Pupillenkontrolle, evtl. GCS in den ersten 24 h
— Beobachtung der Katheter- und Drainageneintrittsstellen und der Wunden auf Nachblutungen
— Engmaschige Blutzucker-, Elektrolyt- und BGA-Kontrolle
— Tägliche Gewichtskontrolle (je nach Bettenausstattung und Kreislaufstabilität des Patienten)

■ Spezielle Pflege

— Minimal Handling!
— Auf normale Körpertemperatur achten (hoher Sauerstoffverbrauch bei Fieber); ab 38,5 °C fiebersenkende Maßnahmen (medikamentös und physikalisch)
— Nach Kreislaufstabilisation Oberkörperhochlagerung zur Verbesserung der Ventilation und des Ablaufs der Drainagesekrete, möglichst frühzeitig regelmäßiger Lagewechsel und kurzes Aufsetzen
— Absaugen nach Bedarf, möglichst unter Verwendung eines geschlossenen Absaugsystems oder zu zweit unter ausreichender Oxygenierung, nach ärztlicher Absprache Lunge evtl. nach dem Absaugen vorsichtig blähen, evtl. vorsichtige Physiotherapie
— Die Drainageschläuche dürfen nicht abknicken oder durchhängen, regelmäßig „kneten" und freien Ablauf gewährleisten; Verbandwechsel nach Standard; genaue Bilanzierung: ggf. Rethorakotomie wegen einer Nachblutung
— Sedierung und Analgesie nach Bedarf, Schmerzskalen führen
— Beim Umhängen der Infusionen darauf achten, dass die Katecholaminzufuhr nicht unterbrochen wird (neue Infusion vorlaufen lassen und erst dann umhängen)
— Magensonde offen ablaufend; evtl. Teespülungen, wenn der Magenrest hämatinhaltig ist; möglichst frühzeitige enterale Ernährung; Abführen am 2. Tag nach der Operation
— Nach manchen Operationen wird der Thorax nicht primär verschlossen, um im Notfall sofort direkt ans Herz zu gelangen, oder weil es bei den Kindern schon intraoperativ zu einer erheblichen Ödementwicklung gekommen ist; bis zum Verschluss nach 2–3 Tagen bleibt der Defekt mit Kunsthaut verschlossen; die Versorgung erfolgt entsprechend den Angaben des Chirurgen

■ Extubation

— Patient sollte wach sein
— Sauerstoffbedarf unter 40 %

- Normale Atemarbeit unter CPAP
- Stabile Herz-Kreislauf-Situation, keine größeren Nachblutungen
- Keine Untertemperatur
- Peripher warm
- Es sollte keine Azidose vorliegen

■ **Komplikationen**
- Herzrhythmusstörungen
- Verminderte Herzleistung durch Arrhythmien, zu geringe Vorlast oder zu hohen Systemdruck
- Verstärkte Hämolyse
- Thrombosierung und Stenosen im Bereich von Konduits
- Stoffwechselimbalancen und Elektrolytverschiebungen
- Nachblutungen
- Herzbeuteltamponade
- Pneumo-/Hämato- oder Chylothorax
- Atelektasen
- Infektionen
- Luftembolie
- Organschäden (Niere, Gehirn, Darm)
- Verletzungen des N. phrenicus mit Zwerchfelllähmung
- Bei Zufuhr von z. B. *Nipruss* in höherer Dosierung Gefahr der Zyanidvergiftung, daher muss dann z. B. *Na-Thiosulfat* gegeben werden

Bei schwerer Herzinsuffizienz muss ggf. auch postoperativ eine mechanische Kreislaufunterstützung erfolgen.

■ **Mechanische Kreislaufunterstützung**
- ECMO: ▶ Abschn. 9.10.1
- Berlin Heart (▶ Abschn. 10.8.2): pneumatisches pulsatiles Assist Device für eine längerfristige rechts-, links- oder biventrikuläre Unterstützung, vor allem als Überbrückung bei geplanter Herztransplantation; Vorteil: gute Erholung des Patienten und Mobilisierung sind möglich

10.7 Postoperative Schrittmachertherapie

Nach kardiologischen Eingriffen kommt es häufiger zu Herzrhythmusstörungen; daher werden intraoperativ prophylaktisch Schrittmacherelektroden epikardial aufgenäht und die Schrittmacherdrähte subkutan nach außen geleitet. Es werden meist Elektroden im Bereich des Vorhofes und im Bereich des Ventrikels angebracht. Auf der Station oder bereits im OP werden die Schrittmacherdrähte an den externen Herzschrittmacher angeschlossen. Der Pacer wird patientengerecht eingestellt, getestet und anschließend sicher fixiert. Ersatzbatterien müssen erreichbar sein. Haben die Patienten einen stabilen Sinusrhythmus, wird der Schrittmacher nicht angestellt oder läuft nur als Backup.

■ **Indikationen für eine Schrittmachertherapie**
- Sinusknotendysfunktion
- Sinusbradykardie
- AV-Block II. oder III. Grades
- Junktional ektope Tachykardie

■ **Auslösende Ursachen, postoperativ**
- Hypothermie
- Elektrolytverschiebungen
- Intraoperative Verletzungen des Reizleitungssystems
- Ödembildung im Wundbereich
- Hypoglykämie
- Hypoxie
- Bestimmte Medikamente

■ **Schrittmachereinstellung**
- Stromstärke zur Vorhofstimulation in mA = Output
- Stromstärke zur Ventrikelstimulation in mA = Output
- Intervall zwischen Vorhof und Ventrikelstimulation in ms für eine sequenzielle Stimulation
- Ventrikelfrequenz in Schlägen/min
- Ventrikelsensitivität in mV zum Registrieren der elektrischen Eigenaktivität der Ventrikel (QRS-Komplex) = Sensing

10.7 · Postoperative Schrittmachertherapie

- Vorhofsensitivität in mV zum Registrieren der elektrischen Eigenaktivität der Vorhöfe (P-Welle) = Sensing

Die Schrittmachereinstellung muss schriftlich fixiert sein und von jeder Schicht überprüft und evtl. neu angepasst werden.
Es gibt unterschiedliche Schrittmachergeneratoren und Möglichkeiten der Einstellung. Die Kennzeichnung erfolgt nach einer internationalen Kennung:
- 1. Buchstabe = Ort der Stimulation:
  - A = nur Vorhofstimulation
  - V = nur Ventrikelstimulation
  - D = dual, Stimulation von Vorhöfen und Ventrikel nach vorgegebenem Intervall = sequenzielle Vorhof-Ventrikel-Stimulation
- 2. Buchstabe = Ort der Wahrnehmung elektrischer Eigenaktivität:
  - A = im Bereich der Vorhöfe (P-Welle)
  - V = im Bereich der Ventrikel (QRS-Komplex)
  - D = dual, im Bereich der Vorhöfe und der Ventrikel
  - O = keine Wahrnehmung
- 3. Buchstabe = Art der Steuerung:
  - I = Inhibition: Registriert der Schrittmacher elektrische Eigenaktivität des Herzens, wird der Schrittmacherimpuls unterdrückt
  - T = Triggerung: Bei Abfall der patienteneigenen Herzfrequenz unter eine vorher bestimmte Frequenz wird je nach Einstellung nur der Ventrikel oder Vorhof bzw. der Vorhof und anschließend nach vorgegebenem Zeitintervall der Ventrikel stimuliert = sequenzielle Stimulation
  - D = Inhibition und Triggerung: Eigenaktivität des Herzens wird registriert und nur bei fehlender elektrischer Aktivität und Abfall der Herzfrequenz und einem vorher bestimmten Wert setzt die Triggerung durch den Schrittmacher ein. Wird nach Triggerung des Vorhofes eine patienteneigene R-Zacke registriert, wird die Impulsabgabe zum Ventrikel unterdrückt
  - 0 = keine Steuerung

■ **Häufige Schrittmachereinstellungen**
- VVI: Stimulation der Kammer bei Abfall der Herzfrequenz unter einen bestimmten Wert; sofern elektrische Eigenpotenziale der Kammer registriert werden, wird der Schrittmacherimpuls inhibiert.
- DVI: Sequenzielle Vorhof- und Kammerstimulation; werden elektrische Eigenpotenziale der Kammer registriert, wird der Schrittmacherimpuls inhibiert.
- DDD: Sequenzielle Vorhof- und Kammerstimulation; es werden elektrische Eigenpotenziale im Bereich des Vorhofes und Ventrikels registriert und entsprechend Vorhöfe und Ventrikel stimuliert bzw. der Schrittmacherimpuls unterdrückt.
- Weitere Kombinationen sind möglich.
- AVT-Pacing bei junktional ektoper Tachykardie (durch Vertauschen der temporären Schrittmacherkabel werden hierbei die Vorhöfe vor den QRS-Komplexen der JET stimuliert).

■ **Überwachung**
- Kontrolle der Schrittmachereinstellung und der Funktion (Ersatzbatterien erreichbar?)
- EKG möglichst mit Pacer-Erkennung (gute Ableitung, enge Alarmgrenzen!); der Schrittmacherimpuls ist an einem typischen „Spike" erkennbar, anschließend folgt ein QRS-Komplex
- S_aO_2
- Blutdruck, möglichst arteriell
- Periphere Durchblutung/Pulse
- Periphere Temperatur (Hautsensor)
- Bilanzierung mit Urinausscheidung von mindestens 1 ml/kg KG und h
- Beobachtung der Eintrittsstellen der Schrittmacherdrähte; auf Entzündungszeichen achten
- Atmung, evtl. kann das Zwerchfell durch die Schrittmacherimpulse stimuliert werden → Schluckauf

Bei einer notwendig werdenden Defibrillation oder Kardioversion muss der Schrittmacher ausgeschaltet sein, die Drähte dürfen keinen Kontakt mit den Defibrillatorelektroden haben. Ist der Schrittmacher nicht defibrillationsgeschützt, müssen die Drähte vom Generator getrennt werden, da er sonst beschädigt werden kann.

Die Schrittmacherdrähte werden bei komplikationslosem Verlauf meist innerhalb der ersten 7 bis 10 postoperativen Tage gezogen, indem sie durch vorsichtiges Ziehen vom Epikard gelöst und dann herausgezogen werden. Liegende Drainagen sollten evtl. erst später gezogen werden, da es zu Nachblutungen mit der Gefahr der Perikardtamponade kommen kann. Der Batteriewechsel am Schrittmacher sollte möglichst erfolgen, bevor die Batterie vollständig entleert ist. Die heutigen Schrittmacher haben zum Batteriewechsel einen internen „Puffer".

- **Probleme bei der Schrittmachertherapie**
- Der Schrittmacher gibt keine Impulse ab, z. B. bei verbrauchter Batterie, Defekten oder Dislokation der Schrittmacherdrähte → vorübergehender Einsatz eines ösophagealen oder transthorakalen Schrittmachers.
- Trotz Impulsabgabe erfolgen keine Herzkontraktionen, z. B. bei unzureichenden Kontakten der Schrittmacherdrähte mit dem Myokard oder bei zu geringer Impulsabgabe (der Strombedarf kann sich erhöhen durch Fibrinbeläge an den Elektroden bzw. durch Thromben- oder Narbenbildung nach Gewebeverletzungen).
- Elektrische Eigenaktivitäten des Herzens werden nicht erkannt und der Schrittmacher arbeitet ständig, z. B. bei zu niedrig eingestellter Empfindlichkeit oder unzureichendem Kontakt der Schrittmacherelektroden.
- P- oder T-Wellen des Herzens werden als QRS-Komplex (Ventrikelaktivität) registriert, obwohl keine Ventrikelkontraktion erfolgt ist; der Schrittmacherimpuls zum Ventrikel wird unterdrückt, z. B. bei zu hoch eingestellter Empfindlichkeit.
- Komplikationen: Infektionen, Myokardperforation, Stimulation von Muskeln und Nerven.

10.8 Mechanische Kreislaufunterstützung

Eine mechanische Kreislaufunterstützung kann bei fehlendem Ansprechen auf die konservative Therapie und nichtinfauster Prognose der Grunderkrankung erforderlich werden.

Für Kinder stehen zwei Systeme zur Verfügung, die extrakorporale Memebranoxygenierung (ECMO) und das „Ventricular Assisst Device" (VAD).

- **Indikation**
- Bridge to recovery – Überbrücken der Zeit bis zur Erholung
- Bridge to transplant – Überbrücken der Zeit bis zu einer Transplantation
- Bridge to decision – Überbrücken der Zeit bis zu einer Entscheidungsfindung

10.8.1 Venoarterielle ECMO/ECLS (Extracorporeal Life Support)

▶ Abschn. 9.10.1 – Unterstützungssystem bei therapierefraktärem Herz-Kreislauf-Versagen bzw. bei kombiniertem Herz-Lungen-Versagen
- Drainierende Kanüle im venösen Gefäßsystem
- Zum Patienten zurückführende Kanüle im arteriellen Gefäßsystem

10.8.2 Herzunterstützungssysteme

Herzunterstützungssysteme, sog. VADs – Ventricular Assist Devices, sind in unterschiedlichen Ausführungen verfügbar. Je nach Unterstützungsort sind sie als LVAD (linksventrikuläre Unterstützung), RVAD (rechtsventrikuläre Unterstützung) und Bi-VAD (für rechts und links) einsetzbar.

Während für Erwachsene implantierbare Systeme zum Einsatz kommen, kommt bei Kindern in der Regel eher ein parakorporales System zum Einsatz.

10.8 · Mechanische Kreislaufunterstützung

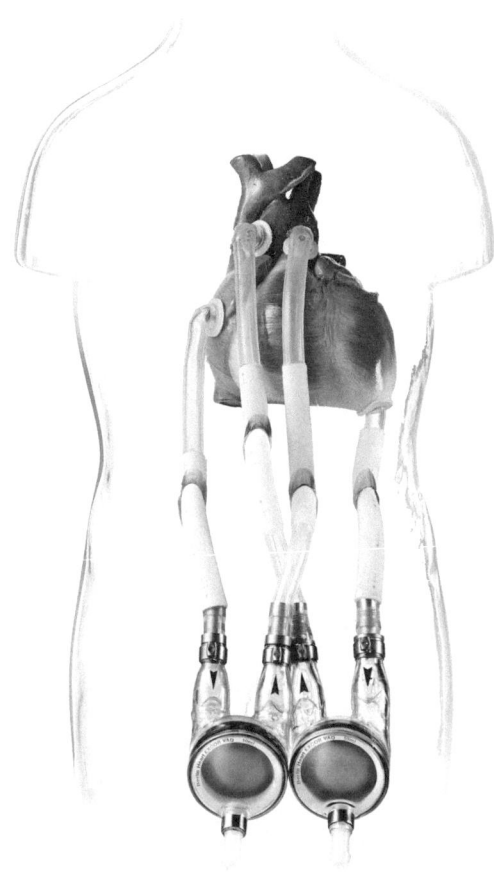

Abb. 10.12 Schema *EXCOR® Pediatric*. (Berlin Heart®, mit freundlicher Genehmigung)

10.8.2.1 Berlin Heart
Für Kinder steht in Deutschland das *EXCOR® Pediatric* der Firma Berlin Heart® zur Verfügung (Abb. 10.12). Dies ist ein parakorporales, pulsatiles System und ab einem Körpergewicht von 2200 g zugelassen.
— Als LVAD → Einlasskanüle Apex (linker Ventrikel), Auslasskanüle Aorta
— Als RVAD → Einlasskanüle RA, Auslasskanüle A. pulmonalis
— (Einlass = in die Blutpumpe aus dem Körper; Auslass = aus der Blutpumpe in den Körper)

- **Wundmanagement**
— Die Kanülen werden unterhalb des Rippenbogens aus dem Thorax ausgeleitet
— Wundversorgung/Verbandswechsel nach antiseptischen Standards:
  – 1.–10. Tag nach Implantation 1-mal täglich
  – 11.–28. Tag nach Implantation alle 2 Tage
  – Danach 2-mal pro Woche (bei unkomplizierter Wundheilung)
— Verband hat mehrere Aufgaben:
  – Steriler Wundverschluss
  – Immobilisierung der Kanülen im Austrittsbereich
  – Wirkt zugentlastend auf die Kanülen

- **Antikoagulation**
Die Gerinnung muss medikamentös so eingestellt werden, dass es weder zur Bildung von Ablagerungen in der Blutpumpe noch zu schwerwiegenden Blutungskomplikationen beim Patienten kommt. Die Antikoagulation erfolgt PTT- bzw. INR-gesteuert.

- - **Antikoagulationstherapie**
— **Heparin frühestens 24 h** nach der Implantation starten
— Frühzeitig auf orale Vitamin-K-Antagonisten umstellen

- - **Antiaggregationstherapie (Thrombozytenaggregationshemmung)**
— Kombination von Acetylsalicylsäure (ASS) und ggf. Dipyridamol und Clopidogrel

- - **Engmaschiges Gerinnungsmonitoring**
— Thrombelastografie (z. B. *Rotem®*)
— Kontrolle der Thrombozytenfunktion mithilfe der Aggregometrie (z. B. *Multiplate™*)

- **Pumpeninspektion/Monitoring**
Das VAD unterstützt die Blutzirkulation mechanisch. Im Standardmonitoring wird im EKG die elektrische Aktivität des Herzens abgebildet, die nicht gleichbedeutend mit dem Auswurf, also der Pulswelle ist. So erklärt sich ein Unterschied zwischen Herzfrequenz und Pulsfrequenz/VAD-Frequenz.
Da das Blut bei der Passage durch die Kanülen und die Pumpenkammer mit nichtbio-

Anpassung der Antikoagulationstherapie reagiert werden, bei thrombusartigen Clots wird die Blutpumpe durch die Kardiochirurgen ausgetauscht.

In der Luftseite der Pumpenkammer ist die zwischen Füllung und Leerung umschlagende Membran zu beurteilen und zu dokumentieren. Die Qualität der Membranbewegung lässt erkennen, ob die Antriebsparameter optimal eingestellt sind oder angepasst werden müssen.

- **Antriebsmanagement**

Das Antriebssystem (IKUS) ist mit einer manuellen Pumpe für den Notfallbetrieb ausgestattet und verfügt über eine Akkukapazität von 30 min. So besteht die Möglichkeit, das Kind zu mobilisieren (◘ Abb. 10.13), obwohl der Antrieb als stationäres System ausgelegt ist. Die Überprüfung und Einstellung der Antriebsparameter erfolgt über ein integriertes Laptop.

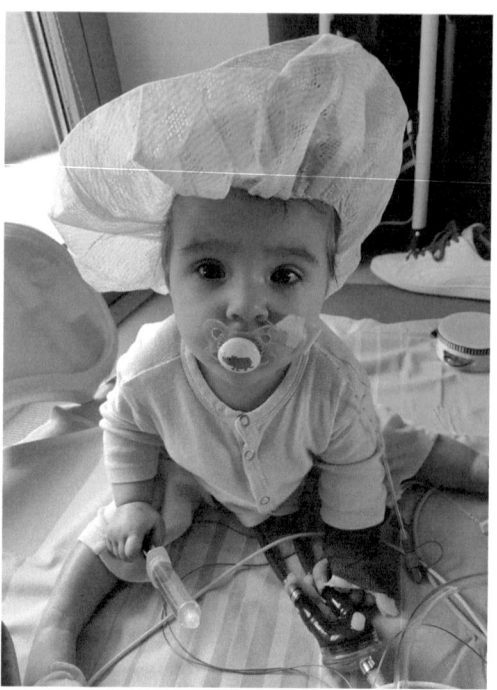

◘ Abb. 10.13 Spielerische Vorbereitung auf den bevorstehenden Verbandswechsel

logischen Oberflächen wie Silikon oder Metall in Kontakt kommt, koaguliert es (wie bei einer offenen Wunde). Die künstliche Oberfläche wird durch einen biologischen Film bedeckt (Biolayer). Um die Bildung des Biolayers zu verhindern/minimieren, wird das Kind mit gerinnungshemmenden Medikamenten behandelt, was ein engmaschiges Monitoring der Effektivität dieser Maßnahmen nach sich zieht. In regelmäßigen Abständen wird das Blut analysiert (z. B. durch INR-Messung mittels *CoaguChek®*), um zu kontrollieren, ob die Thrombozytenhemmung effektiv ist.

Genauso wichtig ist die regelmäßige Sichtkontrolle der Pumpenkammer und des sichtbaren Anteils der Kanülen. Bei Schichtwechsel (und ggf. öfter im Verlauf) kann nach dem „4-Augen-Prinzip" unter Zuhilfenahme eines Spiegels und einer Taschenlampe durch das transparente Gehäuse der blutführende Teil der Pumpenkammer inspiziert werden. Alle Auffälligkeiten werden in einem Protokoll dokumentiert. Auf kleinere Fibrinablagerungen kann mit einer

10.9 Herztransplantation

Die Herztransplantation (HTx) im Kindesalter gehört zu den etablierten Therapieverfahren der terminalen Herzinsuffizienz. In Deutschland sind 2019 44 Kinder und Jugendliche herztransplantiert worden (DSO 2019). Die mediane Wartezeit beträgt zwischen 2 und 4 Monaten, wobei mit einer Wartezeit von wenigen Tagen bis hin zu Jahren gerechnet werden muss.

Entscheidend für eine günstige Langzeitprognose sind:
- Sorgfältige Auswahl der Empfänger und Spender
- Wahl der chirurgischen Technik
- Kontrolle der Immunsuppression
- Behandlung von Abstoßungen
- Betreuung der psychosozialen Entwicklung
- Effektive Langzeitbetreuung durch ein größeres ärztliches Netzwerk

Aufgrund der Komplexität und der Notwendigkeit einer interdisziplinären Versorgung ist die initiale Behandlung solcher Patienten in einem spezialisierten Zentrum sinnvoll.

10.9 · Herztransplantation

- **Indikation**
  - Endstadium einer Herzerkrankung bzw. Lungenerkrankung mit fixierter pulmonaler Hypertonie
  - Begrenzte Lebenserwartung
  - NYHA-Stadium IV
  - Versagen der medikamentösen Therapie und Ausschluss von Kontraindikationen

- **Erworbene Herzerkrankungen**
  - Kardiomyopathien (ca. 60 %)
  - Lebensbedrohliche Arrhythmien
  - Benigne Herztumoren
  - Sekundäre pulmonale Hypertonie

- **Angeborene Herzerkrankungen**
  - Herzfehler ohne weitere operative Möglichkeiten (ca. 30 %)
  - Myokardiales Pumpversagen
  - Primäre pulmonale Hypertonie

- **Kontraindikation**

Als (relative) Kontraindikationen für Herz- und Herz-Lungen-Transplantationen im Kindesalter gelten:
  - Niedriges Geburtsgewicht (<1800 g)
  - Unklare kardiale Diagnose
  - Nicht behandelbare schwere Begleiterkrankungen
  - Neurologische Auffälligkeiten mit schlechter Prognose
  - Wesentliche weitere Organfehlbildungen

- **Vorbereitende Prophylaxemaßnamen**
  - Zahnärztliche Untersuchung und ggf. Sanierung des Gebisses
  - Kontrolle des Impfstatus → muss vollständig sein
  - Impfung mit Totimpfstoffen auch nach Transplantation möglich
  - CMV-Prophylaxe nach HTx je nach CMV-Konstellation

- **Postoperativ: Immunsuppression/Hygiene**
  - Lebenslang individuell angepasste Immunsuppression zur Vermeidung von akuter und chronischer Abstoßung
  - Standarddauertherapie (Kombinationstherapie nach Zentrumsstandard):
    - Calcineurininhibitor (Tacrolimus oder Ciclosporin) kombiniert mit einem
    - Antimetaboliten (Mycophenolat-Mofetil/Mycophenolsäure oder Azathioprin) oder einem
    - mTor-Inhibitor (Everolimus oder Sirolimus erst nach abgeschlossener Wundheilung)
    - Glukokortikoid: Prednison/Prednisolon (im Verlauf des ersten Jahres nach HTx ausschleichen)
  - Regelmäßige Kontrollen der Talspiegel
  - Beachtung zentrumsinterner Hygienestandards

- **Postoperative Intensivpflege**
  - Wie nach Herz OP (▶ Abschn. 10.6)
  - Achten auf Zeichen einer Abstoßung:
    - Schwächegefühl
    - Herzrhythmusstörungen
    - Fieber
    - Erbrechen
    - Blässe
    - Inappetenz
    - Wesensveränderung
    - Kopf- und Bauchschmerzen
    - Herzinsuffizienzzeichen

- **Umgang mit Immunsuppressiva**

Beachten der Fachinformationen besonders in Bezug auf:
  - Eigenschutz bei der Rekonstitution und Verabreichung von Immunsuppressiva (Tragen von Chemikalienschutzhandschuhen)
  - Nüchternzeiten vor und nach peroraler Verabreichung von Tacrolimus einhalten (1 h vor oder 2 h nach dem Essen einnehmen)

Interaktion von Immunsuppressiva (z. B. Tacrolimus/Ciclosporin A) und anderen Medikamenten beachten:

- **Spiegelanstieg**
  - Makrolidantibiotika (z. B. Erythromycin/Clarithromycin)
  - Antimykotika (z. B. Ketoconazol, Fluconazol)

- Calciumantagonisten (z. B. Diltiazem, Verapamil)
- Grapefruit

▪▪ Spiegelabfall
- Barbiturate (z. B. Phenobarbital)
- Johanniskraut

▪▪ Spiegelschwankungen
- Orale Magnesiumgabe, bei simultaner Gabe

▪▪ Verschlechterung der Nierenfunktion
- Nichtsteroidale Antiphlogistika (z. B. Ibuprofen, Diclofenac, Naproxen)
- Aminoglykoside (z. B. Gentamycin/Tobramycin)
- Antivirale Medikamente (z. B. Aciclovir/Gangciclovir)

- **Besonderheiten der enteralen Ernährung nach HTx**

Lebenslanger Verzicht auf:
- Rohe Eier, Rohmilch, Rohmilchprodukte
- Schimmelkäse
- Rohes Fleisch und rohen Fisch
- Grapefruit, Sternfrucht (Karambola), johanniskrauthaltige Produkte
- Frische Nüsse

Eier, Fleisch und Fisch dürfen nur gut durchgegart, Milchprodukte dürfen nur pasteurisiert verzehrt werden. Eis und Honig nur industriell hergestellt, abgepackt und in kleinen Packungsgrößen verwenden.

Für frisches Obst und Gemüse gilt in den ersten Monaten nach Transplantation: „Cook it, peel it, boil it or leave it!"

- **Risiken nach HTx**
- Häufigste Todesursache in den ersten 3 Jahren nach HTx sind Transplantatabstoßung und akutes Transplantatversagen.
- Im langfristigen Verlauf stehen Transplantatvaskulopathie und chronisches Transplantatversagen im Vordergrund.

- Kardiale Risikofaktoren wie die arterielle Hypertonie, Hyperlipidämie und Hyperglykämie sind zu überwachen und ggf. zu therapieren.
- Eine entscheidende Nebenwirkung der chronischen Immunsuppression mit Calcineurininhibitoren ist die Nephrotoxizität.
- Neben Hauttumoren kommt überproportional häufig eine lymphoproliferative Erkrankung (PTLD, Post-Transplant Lymphoproliferative Disorder") vor, die alle Organsysteme betreffen kann.

10.10 EMAH – Erwachsene mit angeborenen Herzfehlern

Nach der initialen chirurgischen Versorgung angeborener Herzfehler sind fundierte Kenntnisse der Anatomie und postoperativen Physiologie entscheidend für die Qualität der weiteren Patientenbetreuung. Während Kinder medizinisch gut versorgt sind, wird nur ein Viertel der betroffenen Erwachsenen durch einen Spezialisten betreut.

Aufgrund enormer Entwicklungen in der Kinderkardiologie, der Herzchirurgie und der Intensivmedizin erreichen aktuell mehr als 90 % der Kinder mit einem angeborenen Herzfehler das Erwachsenenalter. Allerdings kann trotz aller Fortschritte von einer Heilung des Herzfehlers nicht gesprochen werden. Dies führte zum Entstehen einer neuen Patientengruppe: Erwachsene mit angeborenen Herzfehlern (EMAH). Inzwischen leben in den westlichen Industrieländern mehr Erwachsene als Kinder mit angeborenen Herzfehlern.

- **Häufige Langzeitprobleme und Komplikationen bei EMAH**
- Herzinsuffizienz
- Infektiöse Endokarditis
- Arrhythmien
- Kontrazeption und Schwangerschaft

Überprüfen Sie Ihr Wissen

Zu 10.1
- Nennen Sie Ursachen und Formen der Herzinsuffizienz.
- Wie äußert sich eine Herzinsuffizienz?
- Welche Möglichkeiten der Behandlung gibt es?

Zu 10.2
- Nennen Sie die Ursachen einer Sinusbradykardie.
- Was ist ein AV-Block, welche Typen gibt es?
- Wie sehen die Behandlungsmöglichkeiten einer SVT aus?

Zu 10.3
- Welche diagnostischen und therapeutischen Möglichkeiten bietet eine Herzkatheteruntersuchung?
- Wie wird der Patient während und nach der Katheteruntersuchung überwacht?

Zu 10.4
- Nennen Sie die häufigsten angeborenen Herzfehler.
- Wodurch entsteht eine pulmonale Hypertonie, welche Komplikationen können sich daraus ergeben?
- Schildern Sie die Symptome bei einer Lungenüberflutung durch Links-rechts-Shunt.
- Welches können die Ursachen einer Zyanose sein?
- Welche Fehlbildungen gehören zur Fallot-Tetralogie?

Zu 10.5
- Wann und warum ist eine Prostaglandin-E-Therapie bei angeborenen Herzfehlern indiziert?
- Schildern Sie die Nebenwirkungen und die sich daraus ergebenden pflegerischen Maßnahmen.

Zu 10.6
- Wie wird der Patientenplatz für einen kardiochirurgischen Patienten vorbereitet?
- Schildern Sie die Aufnahme eines kardiochirurgischen Patienten.
- Welches sind die Auswirkungen der extrakorporalen Zirkulation?
- Wie sehen Überwachung und Pflege eines kardiochirurgischen Patienten aus?

Zu 10.7
- Nennen Sie Indikationen für eine postoperative Schrittmachertherapie.
- Worauf sollte bei der Überwachung und Versorgung geachtet werden?
- Welche Probleme können bei einer Schrittmachertherapie auftreten?

Zu 10.8
- Welche Möglichkeiten der mechanischen Kreislaufunterstützung kennen Sie?

Zu 10.9
- Nennen Sie Indikationen zur Herztransplantation.

Zu 10.10
- Welche Besonderheiten der Versorgung von EMAH-Patienten auf der Kinderintensivstation fallen Ihnen ein?

Nachschlagen und Weiterlesen

Blum U et al (2016) Kompendium angeborene Herzfehler bei Kindern. Springer, Berlin

Borth-Bruns T, Eichler A (2004) Pädiatrische Kardiologie. Springer, Berlin

Leitlinien der Deutschen Gesellschaft für Pädiatrische Kardiologie e. V. (DGPK); im Internet unter: ▶ https://www.awmf.org/leitlinien/aktuelle-leitlinien/ll-liste/deutsche-gesellschaft-fuer-paediatrische-kardiologie-ev.html

Leitlinien der Deutschen Gesellschaft für Pädiatrische Kardiologie e. V. (DGPK) Herztransplantation im Kindes- und Jugendalter sowie bei Erwachsenen mit angeborenen Herzfehlern (EMAH); im Internet unter: ▶ https://www.awmf.org/uploads/tx_szleitlinien/023-046l_S2k_Herztransplantation-Kinder-Jugendliche_Erwachsene-EMAH-angeborene-Herzfehler_2020-03.pdf

Pathologie der Herzfehler: ▶ https://embryology.ch/allemand/pcardio/planmodcardio.html

Neurologische/neurochirurgische Intensivpflege und Frührehabilitation

Dagmar Teising und Hannah Tönsfeuerborn

Inhaltsverzeichnis

11.1 Glasgow Coma Scale – 361

11.2 Hydrozephalus – 362

11.3 Meningitis/Enzephalitis (Infektionen des ZNS) – 363

11.4 Demyelinisierende Erkrankungen – 364
11.4.1 Guillain-Barré-Syndrom – 364
11.4.2 Akute disseminierte Enzephalitis (ADEM) – 364
11.4.3 Transverse Myelitis – 365

11.5 Status epilepticus – 365

11.6 Myelomeningozele – 365

11.7 Pflegeprobleme querschnittsgelähmter Patienten – 369
11.7.1 Atmung – 369
11.7.2 Vegetative Dysregulation – 370
11.7.3 Nahrungsaufnahme – 370
11.7.4 Ausscheidung – 371
11.7.5 Bewegungsapparat (Knochen, Muskeln, Sehnen) – 372
11.7.6 Haut – 373
11.7.7 Infektionen – 373

© Springer-Verlag GmbH Deutschland, ein Teil von Springer Nature 2021
H. Tönsfeuerborn et al., *Neonatologische und pädiatrische Intensiv- und Anästhesiepflege*,
https://doi.org/10.1007/978-3-662-62902-4_11

11.7.8	Temperaturregulationsstörungen	– 374
11.7.9	Schmerzempfinden	– 374
11.7.10	Sprachentwicklung	– 374
11.7.11	Psychische Belastung	– 375

11.8 Frührehabilitation – 375

11.9 Hirntod und Organspende – 376
11.9.1 Irreversibler Hirnfunktionsausfall (Hirntod) – 376
11.9.2 Betreuung eines hirntoten Patienten bis zur Organentnahme – 382

Nachschlagen und Weiterlesen – 384

11.1 Glasgow Coma Scale

Zur Beurteilung der Bewusstseinslage wurde die Glasgow Coma Scale (GCS) entwickelt, die inzwischen weit verbreitet und durch ein Punktesystem leicht anwendbar ist. Die Grundfunktionen des Bewusstseins können schnell und einfach überprüft werden. Schon am Unfallort erfolgt die erste Beurteilung nach der GCS. Durch regelmäßige Kontrollen können Veränderungen der Bewusstseinslage rasch erkannt werden, die GCS dient somit auch der Verlaufskontrolle bezüglich Tiefe und Dauer der Bewusstseinsstörung. Eine Bewusstseinstrübung ist gekennzeichnet durch Schläfrigkeit, eingeschränkte oder fehlende zeitliche, räumliche oder persönliche Orientierung, Augenöffnung ist möglich. Bei Vorliegen eines Komas wird die Umgebung und der eigene Körper nicht mehr wahrgenommen, auf äußere Reize erfolgt keine Reaktion, Spontanbewegungen sind jedoch möglich.

Tab. 11.1 Kontrolle mit der GCS

Augenöffnung	Spontan	4
	Auf Geräusch	3
	Auf Schmerz	2
	Keine	1
Verbale Antwort	Orientiert	5
	Verwirrt, desorientiert	4
	Inadäquate Antwort, Wortsalat	3
	Unverständliche Laute	2
	Keine	1
Beste motorische Reaktion	Folgt Aufforderungen	6
	Gezielte Abwehr auf Schmerz	5
	Ungezielte Bewegungen auf Schmerz	4
	Beugt auf Schmerz	3
	Streckt auf Schmerz	2
	Keine	1

- **Kontrolle**

Kontrolle mit der GCS siehe ◘ Tab. 11.1.

Bei der GCS sind insgesamt maximal 15 Punkte erreichbar.

Andere modifizierte Skalen (z. B. nach Ritz) berücksichtigen zusätzlich noch die Augensymptome. Es sind dann maximal 19 Punkte zu erreichen (◘ Tab. 11.2).

- **Beurteilung der Bewusstseinslage**

Ausgehend von einer 15-Punkte-Skala:
— 12–9 Punkte: mäßige Bewusstseinsstörung, das Kind ist somnolent
— 9–6 Punkte: soporös, semikomatös
— 5–3 Punkte: komatös, apallisch
— <9 Punkte: Intensivüberwachung erforderlich
— <8 Punkte: Intubation erforderlich (sehr schonendes Vorgehen, keine nasale Intubation bei Verdacht oder Vorliegen eines Schädelbasisbruchs, *cave:* keine Reklination des Kopfes bei Verdacht auf HWS-Fraktur)
— 8–6 Punkte: Hirndrucksonde zur Überwachung des intrakraniellen Drucks beim bewusstlosen Patienten mit Einklemmungsgefahr des Hirnstammes (Hinweis ICP-Messung)

Die GCS ist für Kinder unter 24 Monaten ungeeignet, da bei ihnen die verbalen Äußerungen noch nicht ausreichend beurteilt werden können. Einige Kliniken verwenden in diesen Fällen entsprechend modifizierte Skalen.

Ebenfalls ungeeignet ist die GCS, wenn der Patient während der Intensivbehandlung sediert und beatmet wird, da seine Reaktionen durch Medikamente und Tubus verfälscht werden. Daher sollte auf dem GCS-Verlaufsbogen vermerkt werden, ob der Patient Sedativa erhält und/oder intubiert ist, da die Bewertung dann meist niedriger ausfällt und der Patient neurologisch schlechter eingeschätzt wird.

Durch die Bewertung bei der GCS kann auch eine Aussage über den ungefähren Ort der Schädigung gemacht werden. Bei der motorischen Reaktion bedeuten z. B. Streckmechanismen meist eine Schädigung des Mittelhirns oder der oberen Brücke, Beugemechanismen kommen bei Störungen im Bereich der Großhirnhemisphären vor.

- **Pupillenkontrolle**

Zusammen mit der GCS werden immer die Pupillen kontrolliert, und zwar durch plötzliche

◘ Tab. 11.2 Punkteverteilung nach Leitlinie der AWMF (Arbeitsgemeinschaft der wissenschaftlichen medizinischen Fachgesellschaften) für Kinder von 1–24 Lebensmonaten

Augenöffnung	s. GCS (◘ Tab. 11.1)		Max. 4
Verbale Antwort	Fixiert, verfolgt, erkennt, lacht		5
	Fixiert und verfolgt inkonstant, erkennt nicht sicher, lacht nicht situationsbedingt		4
	Nur zeitweise erweckbar, isst und trinkt nicht		3
	Ist motorisch unruhig, jedoch nicht erweckbar		2
	Tief komatös, kein Kontakt zur Umwelt		1
Motorische Antwort	s. GCS (◘ Tab. 11.1)		Max. 6
Augensymptome	Konjugierte Augenbewegungen möglich, Lichtreaktion der Pupillen auslösbar		4
	Puppenaugenphänomen auslösbar, dabei konjugierte Augenbewegungen		3
	Divergenzstellung der Bulbi, besonders beim Auslösen des Puppenaugenphänomens oder Kaltspülung des Gehörgangs, Augenbewegungen bleiben aus		2
	Weite lichtstarre Pupillen		1

Belichtung einer Pupille bei geschlossener Gegenseite und nicht zu hellem Raum.
— Weite: eng, mittel oder weit?
— Form: normal oder entrundet?
— Reaktion: prompt, verzögert oder keine?
— Bulbusstellung: achsengerecht, d. h. in Mittelstellung, oder divergent?
— Blickrichtung: nach oben oder unten, zur Seite?
— Seitendifferenz?

Bei der Größe muss berücksichtigt werden, dass manche Opioide die Pupillen verengen, wie z. B. Fentanyl, Morphin, Pethidin und Piritramid, während Atropin eine Pupillenerweiterung verursacht.

Bei erhöhtem Hirndruck können Hirnanteile und der N. oculomotorius, der 3. Hirnnerv, im Tentoriumschlitz eingeklemmt werden, was zu einer Pupillenerweiterung meist auf der gleichen Seite führt. Eine Erweiterung beider Pupillen erfolgt durch Kompression beider 3. Hirnnerven, durch eine lokale Schädigung des Mittelhirns bzw. sekundäre Kompression des Mittelhirns durch Einklemmung.

Enge Pupillen kommen bei Kompression des Hirnstamms vor. Weite reaktionslose entrundete Pupillen kommen bei irreversiblem Ausfall der Hirnstammfunktion vor, d. h. bei tiefem Koma. Ein Nystagmus und Koordinationsstörungen weisen auf eine Kleinhirnschädigung hin.

11.2 Hydrozephalus

- **Aufbau des Ventrikelsystems**
— 1. und 2. Ventrikel = Seitenventrikel im Endhirn, sind über das Foramen interventriculare/Monroi (Zwischenkammerloch) mit dem 3. Ventrikel verbunden
— 3. Ventrikel im Zwischenhirn, ist über den Aquaeductus mesencephali (Aquädukt, engste Stelle im Ventrikelsystem) mit dem 4. Ventrikel verbunden
— 4. Ventrikel im Rautenhirn, setzt sich direkt ins Rückenmark fort
— Ausgefüllt mit Liquor cerebrospinalis
— Die 4 Ventrikel bilden den inneren Liquorraum
— Der äußere Liquorraum, der Subarachnoidalraum, ist mit dem 4. Ventrikel über das Foramen Magendii (Apertura mediana) verbunden

- **Liquor**
  - Liquor wird im Plexus choroideus im Bereich der beiden Seitenventrikel aus Blutplasma gebildet
  - Aufgabe: Schutz der Hirnmasse und der Hirnhäute vor Druck und Reibung, Ernährung und Abtransport von Stoffwechselprodukten
  - Klare farblose Flüssigkeit, Bildung von ca. 650 ml pro Tag beim Erwachsenen (10 ml/kg KG und Tag)
  - Liquorvolumen: Erwachsene 125–150 ml, Neugeborene ca. 50 ml
  - Zusammensetzung: Wasser und Salze, Eiweiß 15–30 mg/dl, Zucker 40–70 mg/dl, wenige Zellen

- **Klassifizierung Hydrozephalus**
  - Ort der Obstruktion, z. B. Foramen Monroi, Aquädukt, Foramina des 4. Ventrikels, Pacchioni-Granulationen (Arachnoidalzotten), venöser Ausflusstrakt
  - Ätiologie: posthämorrhagischer, bei Fehlbildungen (z. B. MMC), postinfektiöser, bei Tumoren des ZNS, posttraumatischer nach Schädel-Hirn-Trauma oder Schütteltrauma, idiopathischer Hydrozephalus
  - Chronizität bzw. Akuität des Auftretens
  - Alter des Patienten
  - Einteilung in internus und externus nicht mehr üblich

- **Symptome**
  - Beim Säugling:
    - Klaffende Schädelnähte
    - Vorgewölbte, pulsierende Fontanelle
    - Prominente Stirnpartie – Balkonstirn, kleiner Gesichtsschädel
    - Sonnenuntergangsphänomen
    - Vermehrte Kopfvenenzeichnung
    - Vermehrte Irritabilität
    - Entwicklungsverzögerungen
    - Nahrungsverweigerung, Erbrechen
    - Antriebsminderung
    - Bradykardie
  - Beim Kind:
    - Kopfschmerzen
    - Übelkeit/Erbrechen
    - Sehstörungen
    - Antriebsminderung

- **Diagnostik**
  - Messung Kopfumfang
  - Schädelschall, falls Fontanelle noch offen
  - cCT/MRT
  - Untersuchung des Augenhintergrundes

- **Therapie**
  - Behandlung der Grunderkrankung
  - Frühzeitige neurochirurgische Versorgung mit einem Shunt- oder Ableitungssystem

- **Pflege**
  - Standardmonitoring
  - Kopfumfangmessungen
  - Engmaschige Beurteilung der Vigilanz
  - Pupillenreaktion beurteilen
  - Ggf. spezielle Lagerung (Oberkörper hoch, Kopf in Mittelstellung)
  - Auf Zeichen der Über- oder Unterdrainage achten
  - Höhe des Drainagesystems nach ärztlicher Anordnung adjustieren (bei externer Ventrikeldrainage, EVD)
  - Postoperative Analgesie (regelmäßig Schmerzscore erfassen)

11.3 Meningitis/Enzephalitis (Infektionen des ZNS)

- **Definition**

Meningitis: Entzündung der Hirnhäute (Meningen), die das Gehirn und das Rückenmark umgeben.

Enzephalitis: Entzündung des Hirngewebes (Parenchym).

- **Ursachen (NG < 2. LM)**
- Bakterien
  - Gruppe-B-Streptokokken (> 50 %)
  - Gramnegative Bakterien (z. B. E. coli)
  - Listerien
  - Anaerobier
  - Andere gramnegative Organismen: Haemophilus influenza, Neisseria meningitidis (Meningokokken), Pseudomonas
  - Andere grampositive Organismen: Enterokokken, Streptococcus pneumoniae, Staphylokokken

- Viren
  - Herpes-simplex-Virus (HSV), humanes Herpesvirus (HHV)-6, Enteroviren, Arboviren („arthropode-born viruses"; von Gliederfüßlern übertragen, z. B. Mücken), Human Immunodeficiency Virus (HIV), Adenovirus, Varizella-Zoster-Virus (VZV), Ebstein-Barr-Virus (EBV), Zytomegalievirus (CMV), Masern, Mumps, Röteln, Influenza, Parainfluenza, Parvovirus B19 (Ringelröteln), Rotavirus u. a.

- **Ursachen Säuglinge > 2.LM und Kinder**
- Bakterien
  - Streptococcus pneumoniae und N. meningitidis (90–95 %)
  - Andere Organismen: Haemophilus influenza, Salmonella species, Gruppe-B-Streptokokken, Listerien
- Viren
  - Enteroviren, Arboviren, HSV, HHV-6, HIV, Adenovirus, VZV, EBV, CMV, Masern, Mumps, Röteln, Influenza, Parainfluenza, Parvovirus B19 (Ringelröteln), Rotavirus u. a.

- **Symptome**
- Fieber unklarer Ursache
- Übelkeit und Erbrechen
- Trinkschwäche (Sgl.)
- Apnoen (Sgl.)
- Vorwölbung der Fontanelle (Sgl.)
- Kopfschmerzen
- Nackensteife
- Fotophobie (Lichtscheue)
- Krampfanfälle
- Petechien/Purpura oder Hautausschlag
- Schock (Waterhouse-Friderichsen-Syndrom)

- **Therapie/Pflege**
- Kausale Therapie „blind" beginnen und nach Resistenzbestimmung anpassen
- Symptomatische Therapie
  - Analgesie
  - Bettruhe
  - Infusionstherapie/Behandlung des Schocks
  - Kontinuierliche Überwachung von
    - Atmung
    - Herz-Kreislauf-Funktion
    - Flüssigkeitshaushalt/Bilanzierung
    - GCS
    - Pupillenreaktion
    - Hirndruckzeichen
  - Hypoxie unbedingt vermeiden, nötigenfalls Intubation und Beatmung
  - Hirndruckprophylaxe (Oberkörperhochlagerung 15–30°, Kopf in Mittelstellung, Minimal Handling)

11.4 Demyelinisierende Erkrankungen

Myelin ist eine fetthaltige weiße Substanz, welche als Isolierschicht die Nervenfasern umgibt. Es existieren einige entzündliche Erkrankungen, die speziell die Myelinscheide angreifen und schädigen.
- Guillain-Barré-Syndrom (GBS)
- Akute disseminierte Enzephalomyelitis (ADEM)
- Transverse Myelitis

11.4.1 Guillain-Barré-Syndrom

Das GBS ist ein Autoimmunprozess, welcher nach Infektionen der Lunge oder des Gastrointestinaltraktes auftreten kann. Er präsentiert sich durch eine demyelinisierende Neuropathie mit bilateral aufsteigender Muskelschwäche. Der Verlauf ist extrem langwierig, grundsätzlich aber reversibel. Neben der Basisintensivtherapie (Sicherung der Atemwege, kardiozirkulatorische Stabilisierung und Aufrechterhaltung des Elektrolyt- und Flüssigkeitshaushaltes) werden die Kinder mittels Plasmapherese und/oder IVIG (intravenöse Gabe von Immunglobulinen) behandelt.

11.4.2 Akute disseminierte Enzephalitis (ADEM)

ADEM ist eine seltene Erkrankung, die in jedem Alter auftreten kann. Sie kommt häufiger bei Kindern als bei Erwachsenen vor und

wird häufig durch eine Infektion hervorgerufen. Enzephalitis und Entzündung des Rückenmarks gehen mit dem Verlust von Myelin einher und zeigen ein weites Spektrum an Symptomen:
- Enzephalopathie
- Verhaltensauffälligkeiten (Irritabilität, Verwirrtheit)
- Schwäche in den Extremitäten
- Ataxie (Verlust der Balance)
- Krampfanfälle
- Gesichtsnervenlähmungen
- Kopfschmerzen und Erbrechen

Diagnosestellung erfolgt auf Basis einer Bildgebung mittels MRT.

In schweren Fällen kann ein Intensivaufenthalt mit Beatmung notwendig sein.

Die Therapie erfolgt mittels Methylprednisolon-Pulstherapie für 3–5 Tage, ggf. IVIG und/oder Plasmapherese.

75 % der Patienten erholen sich nach der Behandlung rezidivfrei und komplett über Tage bis Monate.

Gelegentlich wird die spätere Entwicklung einer MS (multiplen Sklerose) beschrieben. Die Mortalität der ADEM liegt bei ca. 5 %.

11.4.3 Transverse Myelitis

Die transverse Myelitis ist eine immunvermittelte Demyelinisierung des Rückenmarks mit plötzlichem Auftreten von motorischen, sensorischen und autonomen Ausfällen/Symptomen. Die Therapie erfolgt symptomatisch und mittels Plasmapherese und IVIG. 33–55 % der Patienten erholen sich wieder vollständig.

11.5 Status epilepticus

- **Definition**

Krampfanfall länger als
- 5 min bei tonisch-klonischen Anfällen,
- 20 min bei fokalen Anfällen/Absencen.

Letztendlich können alle Formen epileptischer Anfälle zu einem Status epilepticus führen.

- **Management/Pflege**
- Sicherung der Atemwege/ggf. Beatmung
- Sicherung des Kreislaufs
- Antikonvulsive Therapie nach Verordnung
- Kontinuierliches erweitertes Monitoring
- Standardüberwachung
  - +aEEG
  - +engmaschige Kontrolle der Vigilanz

11.6 Myelomeningozele

Die Myelomeningozele (MMC) ist die häufigste Art der Spina bifida. Sie besteht in einem Verschlussdefekt des Neuralrohres mit Beteiligung der Meningen, der Wirbelbögen und der Haut. Das Rückenmark liegt bei Geburt offen auf Hautniveau und ist durch einen knöchernen Defekt hindurch mit dem Inhalt des Wirbelsäulenkanals verbunden.

Am häufigsten ist der lumbosakrale Bereich betroffen; von zervikal bis sakral ist jede Lokalisation möglich.

- **Ursachen**

Die Ätiologie ist unbekannt; evtl. genetische, auch exogene Faktoren (Folsäuremangel). Daher wird Frauen, die schwanger werden wollen oder sind, empfohlen, 3 Wochen vor bis 3 Monate nach der Konzeption 0,4 mg Folsäure täglich zu sich zu nehmen. Das Risiko eines Neuralrohrdefekts steigt, wenn zusätzlich noch ein Vitamin-B12-Mangel besteht.

- **Diagnose**

Die Diagnose wird häufig pränatal gestellt:
- Sonografie
- Erhöhung des α_1-Fetoproteins im Fruchtwasser und im mütterlichen Blut
- Erhöhung der Cholinesterase im Fruchtwasser

- **Formen der Spina bifida**

Fehlender Verschluss des Wirbelbogens über unterschiedlich viele Wirbelkörper. Je nach Ausmaß der Verschlussstörung unterscheidet man die folgenden Hauptformen.

- **Spina bifida occulta**
- Spaltdefekte einer oder mehrerer Wirbelbögen

- Geschlossene Haut über dem Defekt
- Unterschiedliche Missbildungen im Wirbelsäulenkanal (Lipome, Strangbildung etc.), die zu Verklebungen des Rückenmarks im Wirbelsäulenkanal sowie in der Wachstumsphase zu Funktionsstörungen führen können (Tethered Cord)
- Häufige Auffälligkeit: vermehrte Pigmentierung oder Haarbildung der Haut über dem Defekt
- Schleichend auftretende neurologische Ausfälle wie Urininkontinenz, Skoliosen oder Fußanomalien
- Diagnose durch MRT

▪▪ Meningozele
- Rückenmark normal geformt
- Spaltbildung in einem oder mehreren Wirbelbögen
- Zystenartiges Vorwölben der Meningen durch den knöchernen Defekt hindurch, über das Hautniveau hinausreichend
- Zele meist mit Haut bedeckt
- In der Regel keine neurologischen Ausfälle bei Diagnose
- Operationsindikation bei fehlender Hautabdeckung, neurologischen Ausfällen oder erheblicher Größe
- Sonst operative Korrektur nach dem 3. Lebensmonat möglich

▪▪ Myelomeningozele
- Schwerste und häufigste Form der Spina bifida
- Betroffen sind Rückenmark, Meningen, meist mehrere Wirbelbögen und die Haut
- Der Defekt ist nicht mit Haut bedeckt, die Neuralplatte liegt frei
- Liquor sickert aus dem Zentralkanal bzw. dem Defekt der Rückenmarkhaut
- Beobachtung schwerer neurologischer Ausfälle, als Folge der Schädigung des offenliegenden Rückenmarks durch den Kontakt zum aggressiven Fruchtwasser und der wachstumsbedingten Zugwirkung auf das festgewachsene Rückenmark

■ **Ausfallerscheinungen der MMC**
Je nach Lokalisation der Zele und Schwere der Missbildung kommt es zu unterschiedlich ausgeprägten Ausfallerscheinungen entsprechend einer Querschnittslähmung, die aber nicht komplett sein muss.
- Schlaffe Lähmung der Füße und/oder Beine mit Atrophie der betroffenen Muskulatur
- Paralytischer Klumpfuß, Hackenfuß
- Hüftdysplasie/-luxation
- Kontrakturen der Hüft- und Kniegelenke
- Partielle oder totale Lähmung des Beckenbodens, des Rektums und der Blase → Harn- und Stuhlinkontinenz
- Sensibilitätsstörungen

■ **Begleitende Fehlbildungen**
- Hydrozephalus – ca. 90 %; Entstehung als Folge der Arnold-Chiari-Missbildung:
  - **Chiari-Malformation I:** zu großes Foramen magnum (Öffnung an der Schädelbasis und Übergang der hinteren Schädelgrube zum Wirbelkanal) mit Verschiebung von Kleinhirnanteilen, des 4. Ventrikels sowie Teilen der Medulla oblongata in den Spinalkanal
  - **Chiari-Malformation II:** zusätzlich kleine hintere Schädelgrube mit Abknicken („Kinking") und Kompression der Medulla am Übergang zum Rückenmark durch Verlängerung und Verlagerung des 4. Ventrikels, Ponsfehlbildung → Einengung des oberen Halsmarks → Hydrozephalus (82 %)
- Balkenhypoplasie
- Urogenitalsystem: Hufeisennieren, Doppelnieren usw.
- Wirbelkörperbereich: Keilwirbel, Halbwirbel, Fehlen ganzer Wirbelkörper – Folgen sind Kyphosen und Skoliosen
- Tethered Cord: Das Rückenmark ist am unteren Ende angewachsen; durch den während des Wachstums des Kindes entstehenden Zug auf das Rückenmark kann es in der unteren Körperhälfte zu neurologischen Ausfällen kommen (OP-Indikation)

11.6 · Myelomeningozele

- Andere Anomalien: Herzfehler, Omphalozele, Blasenekstrophie
- Skoliosen (abhängig von der Höhe der betroffenen Wirbel)
- Demineralisierungsstörungen

Symptome einer Chiari-Malformation II

Die Symptome sind durch die Stammhirnkompression oder -dysfunktion bedingt.
- Ataxie
- Kau-/Schluckstörungen
- Stimmbandlähmung, Gaumensegelparese → schwache raue Stimme
- Schwäche in den Händen
- Daumenballenatrophie
- Augenschielen
- Zentrale und obstruktive Apnoen

Aufgrund der zu erwartenden Schwere der Ausfallerscheinungen bei der Arnold-Chiari-Malformation II wurde in den USA ein Verfahren entwickelt, die fetale Myelomeningozele im Rahmen eines fetalchirurgischen Eingriffs zwischen der 21.–27. SSW nach mütterlicher Laparotomie und Uterotomie operativ zu verschließen. Dadurch soll das Neuralgewebe geschützt, der Liquorabfluss gewährleistet und die Arnold-Chiari-Malformation korrigiert werden. Dieses Verfahren wurde inzwischen optimiert und ist auch als minimalinvasiver Eingriff möglich, was eine deutlich geringere Belastung für Mutter und Kind bedeutet.

- **Maßnahmen bei der Erstversorgung**
- Geplante Geburt durch Sectio zur Verhinderung einer Ruptur der Zele
- Steriles Abdecken des Wundbereichs je nach Ausmaß des Defekts; geschlossene Zele: sterile Kompressen; offene MMC: Abdecken mit angewärmten, mit NaCl 0,9 % angefeuchteten sterilen Kompressen und steriler Folie – Vermeidung einer Austrocknung und Infektion
- Nur latexfreies Material verwenden, um einer späteren Latexallergie vorzubeugen
- Infektionsprophylaxe
- Bei Intubationsnotwendigkeit Rückenlagerung; als Zelenschutz Verwendung eines sterilen weichen Ringes
- Weitere Maßnahmen je nach Zustand des Kindes
- Transport in Seitenlage bei gedeckten Zelen; bei offener Zele immer Bauchlage, wobei Becken- und Bauchbereich erhöht gelagert werden, um das Abtropfen von Liquor zu verhindern

- **Weitere Maßnahmen**
- Neurologische Untersuchung
- Beobachtung hinsichtlich einer Spontanbewegung der Beine
- Klaffender Anus?

- **Präoperative Maßnahmen**
- Benachrichtigung der Kinder- bzw. der Neurochirurgie und der Anästhesie
- Überwachung der Vitalparameter
- Evtl. Stabilisierung der Kreislaufsituation
- Anforderung einer Blutkonserve
- Gabe von Vitamin K i.v.
- Beobachtung des Kindes, besonders auf Hirndruckzeichen achten
- Kopfumfangmessung, Beurteilung der Fontanelle
- Unruhe und Schreien des Kindes vermeiden, es kann dabei vermehrt Liquor austreten
- Operation bei offenem Defekt meist in den ersten 24 h

- **Postoperative Versorgung**
- Häufig kurzfristige Nachbeatmung
- Überwachung der Vitalzeichen – *cave:* Temperaturregulation kann gestört sein
- Versorgung mit latexfreien Materialien
- Lagerung flach in Bauchlage auf einem Schaumstoffpodest, sodass die Beine herunterhängen können, Kopf leicht tief lagern, achsengerechte Lagerung (Fixation mithilfe von Sandsäcken), das Gesäß kann mit einem gespannten Windelstreifen fixiert werden; diese Lagerung dient zur Prophylaxe einer Hüftbeugekontraktur und gleichzeitig der Spitzfußprophylaxe
- Wundpflege:
  - Spannung des Defekts vermeiden
  - Mit sterilen Kompressen; zur Vermeidung von Wundverschmutzung wasserdichte Folie in Richtung Anus kleben

- Regelmäßiger Verbandwechsel durch den Operateur
- Beobachtung des Wundgebietes auf Hautnekrosen, Unterhauthämatome, Liquorkissen und Wundinfektion
- Bei normaler Wundheilung werden am 9.–10. Tag postoperativ teilweise Fäden gezogen (jeder 2.), die restlichen werden 2–3 Tage später gezogen
- Nabelpflege ist durch die Bauchlage problematisch:
    - Entfernen der Nabelklemme und Anbringen eines sterilen Baumwollbandes
    - Abdecken mit sterilen Kompressen
    - Vor Nässe schützen
- Dekubitus- und Kontrakturenprophylaxe:
    - Besondere Beachtung gelähmter Körperpartien
    - Weichlagerung
    - Lagerungswechsel erst nach der Fadenentfernung und nach besonderer Anordnung
- Ernährung:
    - Wie beim gesunden Neugeborenen
    - Je nach Allgemeinzustand Nahrungsaufnahme per os oder durch Magensonde
    - Durch die Bauchlage ist das Trinken erschwert
- Urinausscheidung (AWMF-S1-Leitlinie „Neurogene Blasenstörungen, Diagnostik und Therapie"):
    - Die Miktion ist häufig gestört
    - Möglichst früher Beginn der therapeutischen Maßnahmen
    - Evtl. Blasenkatheter legen bzw. steriles intermittierendes Katheterisieren
    - Später, wenn notwendig, sauberes intermittierendes Katheterisieren
- Mastdarmlähmung und Lähmung des Schließmuskels tritt häufig auf:
    - Symptome: Obstipation, Stuhlschmieren
    - Schließmuskellähmung: klaffender Anus, fehlender Analreflex
    - Maßnahmen: adäquate Ernährung (Milchzucker, ausreichende Flüssigkeitszufuhr), Einläufe, manuelle Ausräumung des Rektums, *cave:* Auftreten von Rhagaden, Fissuren oder Rektumprolaps
- Krankengymnastische Behandlung:
    - Schwerpunkt: Dehnbewegung der innervierten Muskeln, Kontrakturenprophylaxe; bei Gefahr der Fehlstellung Anbringen von Orthesen
    - Anfangs Hüftstreckung, Kniebeugung, Spitzfußprophylaxe
- Frühzeitige orthopädische Behandlung:
    - Abhängig vom Ausmaß bestehender Missbildungen, z. B. Klumpfuß, Spitzfuß, Hackenfuß, Wirbelsäulen- oder Hüftgelenksdeformationen

- **Hydrozephalus – Therapie und Pflege**
- Tägliches Messen und Dokumentieren des Kopfumfangs (zirkulär und bitemporal), Kopfumfangskurve führen
- Möglichst keine i.v.-Zugänge am Kopf
- Kopfform beobachten (weite Schädelnähte, Fontanelle gespannt)
- Hirndruckzeichen (Erbrechen, Ateminsuffizienz, Bradykardien, Sonnenuntergangsphänomen, Müdigkeit, Bewusstseinsstörungen, Krämpfe),
- Bildgebende Diagnostik (Schädelsono, MRT, evtl. CCT)
- Therapie: Operatives Einlegen eines ventrikuloperitonealen Shunts mit Ventil

- **Postoperative Pflege**
- Engmaschige Überwachung der Vitalfunktionen
- Flache achsengerechte Lagerung (Einklemmungsgefahr bei zu schnellem Liquorabfluss)
- Weichlagerung des Kopfes zur Dekubitusprophylaxe, außerdem Kopf nicht auf das Ventil legen

- **Langzeitprobleme**
- Neurogene Blasen- und Mastarmentleerungsstörungen
- Dysphagie mit Gedeihstörung → ggf. Anlage eines Gastrostomas
- Schlafstörungen durch zentrale und obstruktive Apnoen (verringerte Ansprechbarkeit, auch CO_2-Anstieg und O_2-Abfall), Schnarchen → Schlaflaboruntersuchung
- Atemstörungen → Therapie mit Methylxanthinen (Koffein, Theophyllin)

und/oder Sauerstoff bis hin zur nächtlichen/Dauerbeatmung; ggf. operative Dekompression des Hirnstamms
— Muskellähmungen: Ziel ist die größtmögliche Mobilität, Vermeidung einer Inaktivitätsosteopenie, Verbesserung der Durchblutung → Stehapparat/-ständer, Gehapparat/Rollstuhl, Orthesen
— Latexallergie

Durch die vielseitige Problematik dieser Kinder kommt es zu häufigen und z. T. langen Krankenhausaufenthalten. Regelmäßige Überwachung der Nieren und des ableitenden Harnsystems sowie Anbindung der Familie an ein sozialpädiatrisches Zentrum (SPZ) sind notwendig. Unterstützung finden betroffene Eltern auch in Selbsthilfegruppen, z. B. Arbeitsgemeinschaft Spina bifida und Hydrozephalus (ASbH).

11.7 Pflegeprobleme querschnittsgelähmter Patienten

Das Krankheitsbild der Querschnittslähmung bringt unterschiedliche Pflegeprobleme mit sich. Das Ausmaß dieser Pflegeprobleme hängt von der Höhe der Querschnittslähmung ab, bei Schädigungen oberhalb des Segmentes C3 sind die Patienten beatmungspflichtig. Bei Schädigungen im Bereich der Segmente C3–C5 kann der N. phrenicus teilweise betroffen sein, sodass eine Spontanatmung ggf. unter Einsatz der Atemhilfsmuskulatur möglich ist. Eine angeborene Myelomeningozele ist die häufigste Ursache für untere Querschnittslähmungen (► Abschn. 11.6).

Hohe Querschnittslähmungen sind im Kindesalter selten. Mögliche Ursachen sind:
— Autounfälle
— Entzündliche Prozesse wie transverse Myelitis, epidurale Abszesse
— Komplikation bei Wirbelsäulen- und neurochirurgischen Operationen
— Bei Jugendlichen: Sportunfälle (z. B. Reiten), Kopfsprünge in seichte Gewässer, Zweiradunfälle

— Infolge der hohen Querschnittslähmung kommt es zum neurogenen und spinalen Schock

■ **Neurogener Schock**
— Lähmung der glatten Gefäßmuskulatur mit Vasodilatation → Hypotonie, relativer Volumenmangel
— Bradykardie durch sympathische Denervierung (Ausschaltung des Sympathikus)
— Thermoregulationsstörung durch Ausfall der Gefäßregulation
— Blasen- und Mastdarmlähmung

■ **Spinaler Schock**
— Schlaffer Muskeltonus
— Dämpfung der Eigenreflexe bis zum kompletten Ausfall (kann reversibel sein)

Nach Abklingen des spinalen Schocks bilden sich spinale Automatismen wie Beuge- (eher in den Armen) und Strecksynergien (eher in den Beinen), die durch sensible oder vegetative Reize ausgelöst werden.

11.7.1 Atmung

— Spontanatmungsmöglichkeit abhängig von:
  – Lähmungsniveau
  – Ausmaß der Lähmung: komplett oder inkomplett
  – Funktion des N. phrenicus
— Verlegung der Atemwege durch Sekret, nasal wie tracheal
— Kein selbstständiges Abhusten möglich
— Erschwerte Atmung/Beatmung bei Zwerchfellhochstand bei vollem Magen, Obstipation, vermehrte Gasansammlung im Magen-Darm-Trakt sowie bei einschießenden Spastiken
— Evtl. vermehrte Sekretproduktion

■ **Beatmungsmöglichkeiten**
— Tracheostomaanlage und kontinuierliche/intermittierende Beatmung
— Zwerchfellschrittmacher, wenn der N. phrenicus stimulierbar ist

— Selten intermittierende Masken- oder Unterdruckbeatmung

- **Maßnahmen**
— Dauerbeatmung mit einem Heimbeatmungsgerät, PEEP zur Atelektasenprophylaxe
— Kontrolle der Beatmungsparameter
— Beatmungsparameter je nach BGA, wobei die Patienten „Lufthunger" äußern und eine leichte Hyperventilation mit Hypokapnie als adäquat empfinden
— Überwachung der Sauerstoffsättigung und evtl. des endexspiratorischen CO_2
— Absaugen unter sterilen Kautelen nach Bedarf – tracheal wie nasal; orales Absaugen möglichst vermeiden, wenn orale Nahrungsaufnahme geplant/möglich ist
— Regelmäßiges Umlagern zur Sekretmobilisierung und gleichmäßigen Belüftung, Sekretmanagement
— Bewusstes Trainieren der Atempausen, um bei versehentlicher Diskonnektion allzu große Angstzustände zu vermeiden
— Weaning sofern möglich

11.7.2 Vegetative Dysregulation

Bei einer hohen Querschnittslähmung sind die sympathischen Nervenfasern eher durch die Verletzung betroffen, da sie breiter über das Rückenmark verteilt sind als die parasympathischen Nervenbahnen. Dadurch kommt es zu einer vegetativen Dysbalance mit einem Überwiegen des Parasympathikus. Diese kann sich auch besonders im enterischen Nervensystem bemerkbar machen.

11.7.2.1 Orthostatische Hypotonie

— Blutdruckabfall beim Transfer oder Lagewechsel, da eine kompensatorische Engstellung der Gefäße und Tachykardie nicht möglich ist.
— Zusätzlich können Schwindel, Augenflimmern und ein Schwächegefühl auftreten bis hin zur Bewusstlosigkeit.

- **Maßnahmen**
— Vermeiden plötzlicher Lagewechsel
— Tragen von Kompressionsstrümpfen
— Kreislaufaktive Medikamente
— Langsame Stabilisierung mittels physiotherapeutischer Maßnahmen, Stehbrett etc.

11.7.2.2 Autonome Dysreflexie
— Wird durch Dehnung eines Hohlorgans ausgelöst, z. B. bei einer überfüllten Blase, einem vollen Magen, bei Obstipation oder Gasansammlung im Darm bzw. durch eine Irrigation, kann aber auch bei Menstruation, enger Kleidung oder Hautverbrennungen auftreten.
— Symptome: Hypertonie, Bradykardie, Kopfschmerzen, Missempfindungen sowie kaltschweißige Haut oberhalb des Querschnitts.

- **Maßnahmen**
— Erstmaßnahme: Aufsetzen, Beine senken und enge Kleidung lösen
— Möglichst sofortige Beseitigung der Ursache

11.7.3 Nahrungsaufnahme

— Kaum selbstständiges Schlucken
— Schnelles Spucken oder Erbrechen
— Nahrungsverweigerung

- **Ursache und Folgen**

Das Schlucken ist aufgrund der Kanüle sehr ungewohnt und erschwert, kann auch durch evtl. Läsionen hoher Zervikalwurzeln (C1–C4) zustande kommen. Durch den Beatmungsbedarf und die Nebenluft (die Kanüle darf nicht zu groß gewählt werden, die Patienten sollen bewusst Nebenluft haben, um diese zum Sprechen einsetzen zu können) kommt es zur intraabdominellen Luftansammlung; diese bereitet dem Patienten ein Völlegefühl bis hin zur Übelkeit und Erbrechen.

- **Maßnahmen**
— Frühzeitige Anlage eines Gastrostomas (▶ Abschn. 15.3)
— Darüber häufige kleine Mahlzeiten verabreichen

- Auf ausreichende Kalorien- und Flüssigkeitszufuhr achten
- Ausgewogene Nahrung bzgl. Vitaminen, Spurenelementen usw. verabreichen
- Keine blähende, obstipierende und säuernde Nahrung sondieren
- Häufig Luft aus dem Abdomen abziehen, im Bett Magensonde offen hoch hängen
- Korsett nicht zu eng schnüren, um den Magen nicht zu sehr einzuengen
- Soweit Schlucken möglich ist, nach Wunsch oral Nahrung anbieten, Essen in Gemeinschaft von anderen Personen fördern

11.7.4 Ausscheidung

Mastdarmlähmung und neurogene Blasenentleerungsstörung (spastische Blase mit Gefahr eines Refluxes (!), schlaffe Blase in der spinalen Schockphase bzw. bei Lendenwirbelsäulenverletzungen).
- Obstipation durch fehlende Bewegung und mangelnde Darmperistaltik bis hin zur Koprostase (Stauung von Kot im Dickdarm, z. T. Bildung von verhärteten Kotballen)
- Inkontinenz
- Harnwegsinfekte durch Restharnbildung
- Nephrokalzinose durch gestörten Calciumstoffwechsel
- Nierensteine durch fehlende Mobilisation
- Vegetative Reaktionen (autonome Dysreflexie) bei Blasenhochstand bzw. voller Ampulle

- **Maßnahmen**

Pflegemaßnahmen umfassen die Unterstützung der Defäkation sowie die Kontrolle der regelmäßigen Blasenentleerung.

- **Stuhlgang**

Erzielt werden soll eine kontrollierte, nicht spontane Darmentleerung, sodass keine Windeln mehr benötigt werden – Schonung des Hautmilieus im Genitalbereich.
Individuelles Darmmanagement:
- Stimulation der Darmentleerung einmal täglich oder alle 2 bzw. 3 Tage zu festgelegten Zeiten mittels Abführzäpfchen, Klistier, Irrigation oder Kolonmassage; weitere Möglichkeiten sind die anale Stimulation über digitales Reizen, bei spastischem Sphinkter über anales Stretching mit 1–2 Fingern bzw. das digitale Ausräumen der Ampulle.
- Zusätzlich ggf. orale Abführmittel, wie osmotisch wirksame Mittel (Weichmacher), Quell- oder Fasermittel oder Gleitmittel je nach Bedarf und ärztlicher Anordnung, diese sind auch für den Langzeitgebrauch geeignet im Gegensatz zu Stimulanzien (Drastika).
- Rektales Fiebermessen vermeiden, um keinen ungewünschten Entleerungsreiz auszulösen.
- Reichlich Flüssigkeit trinken.
- Ballaststoffreiche Nahrung, Vermeiden von Koffein, Süßigkeiten (Süßstoffe) und Weißmehlprodukten.

Symptome, die auf eine volle Rektum-Ampulle hindeuten können:
- Blähungen, Übelkeit, Völlegefühl
- Kopfschmerzen, Gesichtsrötung
- Erhöhter Blutdruck
- Gänsehaut, Schüttelfrost, Schwitzen, Schauder
- Vermehrt Spasmen

- **Urinausscheidung**

Erreicht werden sollen ein trockener Windelbereich und eine reizlose Haut im Genitalbereich.
- Regelmäßiges Einmal-Katheterisieren nach Plan, um einer spontanen Entleerung und somit einer Überlaufblase vorzubeugen.
- Medikamentöse Beruhigung oder Aktivierung der Blase (Detrusor-Sedierung/-Tonisierung), der glatten Muskulatur der Harnröhre und des Blasenhalses bzw. des Harnröhren-Sphinkters.
- Ggf. Anlage eines suprapubischen Blasenkatheters.
- Ggf. operative Verfahren wie Blasenaugmentation (Vergrößerung der Blase mit einem Stück Dünndarmwand), Anlage eines Bauchnabelstomas oder Ersatzblasen

wie Pouch, Neo-Blase oder Ileum-Konduit.

▪▪ Nierensteine
- Reichlich Flüssigkeit geben (auf Füllung der Blase achten und ggf. häufiger katheterisieren).
- Regelmäßige sonografische Kontrollen.
- Auf Urinausscheidung achten, ggf. bilanzieren.
- Einmal pro Woche Urinstix, besonders auf Blutbeimengungen achten.
- Bei Schmerzen oder Unwohlsein an Koliken denken; Nierenkoliken und Bauchschmerzen werden in vollem Ausmaß empfunden, da diese Nervenstränge nicht von der Lähmung betroffen sind.
- Ggf. Schmerztherapie.

11.7.5 Bewegungsapparat (Knochen, Muskeln, Sehnen)

11.7.5.1 Kontrakturen durch fehlende Motorik und Mobilisation

- **Maßnahmen**
- Regelmäßige Krankengymnastik, passive Mobilisierung durch Physiotherapeuten, Krankenpflegepersonal und die Eltern; der Patient soll passiv gut und weich durchzubewegen sein
- Lagerung der Gelenke in Funktionsstellung, Lagerungsschienen
- Korsett anziehen zum aufrechten Sitzen – Schonung der Wirbelsäule, Gefahr der Skoliosenbildung (*cave:* Behinderung der Atmung)
- Evtl. noch intakte Kopfkontrolle muss aufrechterhalten und gefördert werden

11.7.5.2 Spastiken an allen Extremitäten

Spastiken gehören zum Krankheitsbild.

- **Maßnahmen**
- Spastikverringernde Lagerung durch Außenrotation des Oberkörpers in Seitenlage und gestreckte Lagerung der Extremitäten bei Beugespastiken oder leichte Beugung der Hüft- und Kniegelenke in Rücken- oder 30°-Seitenlagerung, Lagerung im Schneidersitz oder Froschlagerung
- Nicht eingeengt lagern (verstärkt die Spastiken)
- Spastikverstärkende Maßnahmen vermeiden, z. B. Infektionen, Bauchmassage usw.
- Regelmäßiges Umlagern, möglichst bequem lagern
- Einsatz von Kinästhetik und basaler Stimulation
- Berührung empfindlicher Körperteile vermeiden (Fußsohlen, Bauchdecke)
- Starke Temperaturreize vermeiden
- Physiotherapie
- Medikamentöse Therapie, z. B. mit Baclofen

11.7.5.3 Lagebedingte Inaktivitätsödeme

- **Maßnahmen**
- Regelmäßiges Umlagern
- Krankengymnastik (Durchbewegen)
- Regelmäßiges Aufsetzen, evtl. Stehbrett
- Nicht zu lange sitzen (Fußrückenödeme)
- Evtl. Stützstrümpfe
- Zum Sitzen ein Korsett anziehen (kreislaufunterstützende Wirkung)
- Evtl. Flüssigkeitsbilanz

11.7.5.4 Osteoporose

- **Ursache und Folgen**

Aufgrund der Inaktivität kommt es zur sekundären Osteoporose, außerdem fehlt die Knochenstabilisierung durch die Muskeln, sodass die Knochen nicht ausreichend geschützt sind. So kann es durch leichte äußere Einflüsse schnell zu akzidentellen Frakturen kommen.

- **Maßnahmen**
- Vorsichtiges Handling, *cave:* der Körper ist ganz ohne Spannung, sodass Hände und Arme beim Tragen schnell außer Kontrolle geraten; zum Tragen die Hände evtl. kurzzeitig zusammenbinden

- Regelmäßige Kontrolle der Spurenelemente und der Elektrolyte (Ca, P), *cave:* Gefahr der Hyperkalziurie und Nephrokalzinose
- Vitamin-D-Haushalt
- Angepasste Nahrung
- Zum Sitzen ein Korsett anziehen (um die Wirbelsäule zu stabilisieren)
- Knochendichtemessung, ggf. Bisphosphonat-Therapie bei rezidivierenden Frakturen

11.7.6 Haut

- **Trockene Haut**

Die geringe Mobilisation führt dazu, dass die Peripherie schlechter durchblutet ist, zusätzlich fehlt die Transpiration über die Hautoberfläche, sodass die Haut trocken ist, zu Einrissen neigt und damit anfälliger für Hautinfektionen ist. Außerdem hat der Patient kein Schmerzempfinden über die Haut, sodass er Druckstellen nicht selber registrieren kann.

- **Maßnahmen**
- Gute Hautpflege, z. B. mit *Panthenol-Lotion* nach Bedarf
- Nicht zu häufiges Baden
- Sorgfältige Kontrolle auf Hautdefekte und -veränderungen
- Nicht zu enge, nicht zu weite Kleidung, auf Falten achten
- Korrektes Anlegen des Korsetts und der Orthesen
- Regelmäßig den Sättigungsabnehmer umkleben
- Dekubitusprophylaxe durch Antidekubitusmatratze im Bett und Antidekubitussitzkissen im Rollstuhl
- Regelmäßiger Lagewechsel

11.7.7 Infektionen

Problematisch bei Langzeitpatienten ist die Besiedlung mit opportunistischen Erregern wie Pseudomonaden und anderen multiresistenten Keimen.

11.7.7.1 Pneumonie

- **Ursache und Folgen**

Aufgrund der Beatmungssituation, dem fehlenden Hustenreflex und der fehlenden Motorik kann es zum Sekretstau und damit schneller zu Bronchitiden und Pneumonien kommen.

- **Maßnahmen**
- Infektionsprophylaxe durch Atemtherapie
- Sekretolyse über Inhalation
- Steriles Absaugen nach Standard
- Bei Bedarf bakterielle Trachealsekretkontrolle
- Regelmäßiges Umlagern zur Sekretmobilisierung und gleichmäßigen Belüftung
- Ausreichende Erwärmung und Befeuchtung der Beatmungsluft durch Verdampfer am Standgerät und im Rollstuhl durch Anbringen eines Wärme- und Feuchtigkeitsaustauschers zwischen Kanüle und Beatmungssystem („HME-Filter")
- Apparative Hustenhilfe
- Ausreichend Flüssigkeit anbieten

11.7.7.2 Infektionen durch das Tracheostoma

- **Maßnahmen**

Siehe ▶ Abschn. 2.8.
- Stomapflege nach Standard mindestens 1-mal pro Tag
- Kanülenwechsel je nach Kanüle und Hersteller bzw. nach Bedarf
- Beatmungssystemwechsel nach Standard 1-Mal wöchentlich

11.7.7.3 Infektionen am/durch das Gastrostoma

- **Maßnahmen**
- Ansatz der PEG-Sonde 1-mal/Tag unter fließendem Wasser mit einer Zahnbürste säubern.
- Sonde nach jeder Mahlzeit gut mit Tee durchspülen, um Nahrungsreste zu entfernen.

11.7.7.4 Harnwegsinfekt (durch häufiges Katheterisieren)

- **Maßnahmen**
- Steriles Katheterisieren
- Kontrollierte Ausscheidung erzielen; Überlaufblase vermeiden, damit der Genitalbereich reizlos bleibt
- Ausreichend Flüssigkeit anbieten
- Urinstix und bakterielle Urinkontrollen bei Bedarf

11.7.7.5 Konjunktivitis

- **Ursache und Folgen**

Zu dem Krankheitsbild gehört eine verminderte Tränenflüssigkeitsproduktion, was auch dazu führt, dass der Patient über häufiges Augenjucken klagt.

- **Maßnahmen**
- Augen 2- bis 3-mal täglich bzw. nach Bedarf mit Kochsalzlösung 0,9 % säubern und mit z. B. *Liquifilm*-Augentropfen nach ärztlicher Anordnung feucht halten.
- Bei Sonne zum Schutz eine Sonnenbrille tragen lassen.
- Luftzug vermeiden.

11.7.8 Temperaturregulationsstörungen

- **Ursache und Folgen**

Aufgrund des Krankheitsbildes ist die Temperaturregulation über die periphere Gefäßweit-/engstellung, die Verdunstungskälte bei der Transpiration sowie über Muskelzittern nicht möglich, daher muss über die Umgebungstemperatur und durch angepasste Bekleidung die Körpertemperatur reguliert werden.

- **Maßnahmen**
- Angepasste Raumtemperatur
- Im Bett nur leichte Kleidung und leicht zudecken, zu viele Lagerungskissen können einen Wärmestau verursachen
- Fußsohlen nicht zudecken, da eine Transpiration zwar nicht über die Haut, jedoch über die Fußsohlen möglich ist
- Der Außentemperatur angepasste Kleidung, für Sonnenschutz sorgen
- Axillare Temperaturkontrollen nach Bedarf
- Bei Bedarf Coldpacks (*cave:* Verbrennung/Kältebrand) oder Ventilator zur Kühlung bzw. angewärmte Decken
- Lagerungsintervalle nicht zu lang wählen, Umlagern nach Plan
- Genaue Beobachtung
- Nicht zu langes Sitzen im Rollstuhl
- Bei Kälte Kontrolle der Extremitäten und Schutz vor Auskühlung

11.7.9 Schmerzempfinden

Als Folge der Läsionen im somatosensorischen System ist zum einen das Schmerzempfinden aufgehoben, zum anderen können durch Verletzung peripheren oder zentralen Nervengewebes neuropathische Schmerzen entstehen. Sind diese in Körperteilen unterhalb der Läsion lokalisiert, wird von „Phantomschmerzen" gesprochen. Bei einer unzureichenden Schmerzbehandlung kann es zu einer Chronifizierung kommen, daher sind Schmerzäußerungen ernst zu nehmen und angemessen zu behandeln.

- **Maßnahmen**
- Mögliche Schmerzquellen maximal gering halten
- Vorsichtiges Heben in den Rollstuhl
- Auf Druckstellen achten
- Angepasste Wassertemperatur beim Waschen und Baden, um Verbrühungen zu vermeiden
- Angepasst temperierte Nahrung, um Verbrühungen zu vermeiden
- Nicht direkter Sonnenstrahlung aussetzen
- Bei Schmerzäußerungen nach einer möglichen Ursache forschen, ggf. Schmerztherapie einleiten

11.7.10 Sprachentwicklung

- **Ursache und Folgen**

Bedingt durch die Beatmungskanüle, aber auch durch das traumatische Ereignis kommt es zur verzögerten Entwicklung der Sprache und zu einer nicht altersentsprechenden Wahrnehmung der Umgebung. Zusätzlich können Kognitionsstörungen als Folge unfallbedingter zerebraler Begleitverletzungen bzw. hypoxiebedingt auftreten.

■ **Maßnahmen**
— Gezielte entwicklungsentsprechende Förderung der Sprache und Wahrnehmung
— Ungeblockte Trachealkanülen, um ein Sprechen zu ermöglichen
— Betreuung durch Logopäden/in und Ergotherapeuten/in
— Arbeiten mit einem Sprachcomputer („Talker")
— Umfeldsteuerung über Kinn- oder Pupillensteuerung
— Besuch eines behindertengerechten Kindergartens bzw. Schule
— Kontakt zu anderen Kindern ermöglichen

11.7.11 Psychische Belastung

■ **Ursache und Folgen**
Die Folgen der Querschnittslähmung stellen ausreichende Gründe für eine psychische Belastung dar: das Trauma zu verarbeiten, sich nicht selbstständig bewegen oder beschäftigen zu können, vollständig abhängig zu sein, anders zu sein als „alle" anderen.
Erreicht werden sollte, dass der Patient sein Krankheitsbild und dessen Folgen akzeptiert und dass er sich sicher in seiner Person fühlt.

■ **Maßnahmen**
— Beschäftigungstherapie
— Einen festen Stundenplan erstellen, damit sich ein Rahmenprogramm ergibt, an dem sich der Patient orientieren kann
— Gewohnte Dinge belassen und nur langsam an Neues gewöhnen
— Feste Bezugspersonen (nicht ständig wechselndes Pflegepersonal)
— Immer alles genau erklären
— Alle gewünschten und notwendigen Tätigkeiten für den Patienten ausführen
— Kontakt zu anderen Kindern ermöglichen

— Teilnahme in einer behindertengerechten Einrichtung
— Eltern in die Pflege frühestmöglich mit einbeziehen
— Patienten schnellstmöglich in den normalen familiären Alltag integrieren

11.8 Frührehabilitation

Die Rehabilitation des Intensivpatienten beginnt mit der Aufnahme auf der Intensivstation. Es geht hierbei nicht nur um das Verhindern von Schäden, sondern vor allem um die Aktivierung und den Erhalt der Ressourcen, die das Kind mitbringt.

Des Weiteren haben sich frührehabilitatorische Maßnahmen als Möglichkeit der Prävention eines Delirs mit allen seinen Folgen erwiesen.

Das gesamte Team erstellt einen individuellen Plan für den jeweils infrage kommenden Patienten. Dieser Plan (Stundenplan) für sich gesehen gibt Struktur im Tagesablauf auf der Intensivstation und damit sowohl dem Kind als auch den Angehörigen einen Orientierungsrahmen.

■ **Zusammensetzung des Teams**
— Ärzte und Pflegende der Intensivstation
— Physiotherapeuten
— Ergotherapeuten
— Logopädie (z. B. F.O.T.T. – Facio-orale-Trakt-Therapie, Schluck- und Sprechtraining)
— Sporttherapeuten
— Musiktherapie
— Patient/Eltern

■ **Zielsetzung der Frührehabilitation**
— Förderung und Forderung der Ressourcen von Kind und Eltern
— Umsetzung eines familienzentrierten Therapieansatzes
— Vermeidung der Entwicklung eines Delirs/Mildern der Symptome eines Delirs
— Verkürzung der Liegedauer auf der Intensivstation und damit verbundenen Komplikationen
— Vermeidung der Entwicklung von:

- ICUAW – Intensive Care Unit-acquired Weakness
- PICS – Post-Intensive-Care-Syndrom
- PTBS – posttraumatische Belastungsstörung

11.9 Hirntod und Organspende

11.9.1 Irreversibler Hirnfunktionsausfall (Hirntod)

- **Definition**

Die Feststellung des irreversiblen Hirnfunktionsausfalls als Tod eines Menschen wurde in Deutschland nach einer Empfehlung des wissenschaftlichen Beirats der Bundesärztekammer von 1998 festgelegt und mit der 4. Fortschreibung 2015 wie folgt definiert:

> Mit der Feststellung des endgültigen, nicht behebbaren Ausfalls der Gesamtfunktion des Großhirns, des Kleinhirns und des Hirnstamms (irreversibler Hirnfunktionsausfall) ist naturwissenschaftlich-medizinisch der Tod des Menschen festgestellt.(…) Die Frage nach dem eingetretenen irreversiblen Hirnfunktionsausfall stellt sich, wenn die während der Intensivbehandlung regelmäßig überprüften Hirnfunktionen erloschen sind, während durch kontrollierte Beatmung (…) der Gasaustausch sowie die Herz-Kreislauf-Funktion noch künstlich aufrechterhalten werden. (Bundesärztekammer „Richtlinie gemäß P. 16, Abs. 1, S. 1, Nr. 1 TPG für die Regeln zur Feststellung des Todes nach P. 3, Abs. 1, S. 1, Nr. 2 TPG und die Verfahrensregeln zur Feststellung des endgültigen, nicht behebbaren Ausfalls der Gesamtfunktion des Großhirns, des Kleinhirns und des Hirnstamms nach P. 3, Abs. 2, Nr. 2 TPG", 4. Fortschreibung 2015)

Eine weltweit einheitliche Definition gibt es in der Medizin nicht, jedoch sind die klinischen Symptome des irreversiblen Hirnfunktionsausfalls uneingeschränkt gültig, und deren Nachweis wird als sicheres Todeszeichen anerkannt. Die Leitlinie zur Feststellung des irreversiblen Hirnfunktionsausfalls findet keine Anwendung bei Frühgeborenen unter der 37. SSW und bei Anenzephalie.

Der Zeitpunkt des Todeseintritts ist nicht eindeutig feststellbar, daher gilt als Zeitpunkt die endgültige Feststellung des irreversiblen Hirnfunktionsausfalls, der in den amtlichen Totenschein eingetragen wird.

- **Teilhirntod**

Hier liegen schwere Hirnschädigungen vor, die jedoch nur in einzelnen Hirnregionen zum Funktionsverlust führen. Andere Bereiche können dabei uneingeschränkt funktionieren, daher wird dieser Zustand als „Neurologisches Defekt-Syndrom" oder „pseudokomatöser Zustand" bezeichnet:

- **Apallisches Syndrom:** Läsionen im Bereich der Großhirnrinde bzw. der afferenten Bahnen → Augenbewegung ohne Fixieren, ungezielte Bewegungen, orale Automatismen, Zähneknirschen, Kaubewegungen, Schluckreflex; Wachheit, aber kein bewusstes Wahrnehmen → keine Reaktion auf akustische, visuelle oder somatosensibel evozierte Potenziale (AEP/VEP/SSEP), „Primärdiagnostik"
- **Hirnrindentod:** irreversibler Ausfall des Großhirns → kein Bewusstsein, Nulllinien-EEG, Augenbewegungen sind möglich, Reflexe und Atmung sind vorhanden
- **Hirnstammtod:** Großhirnrinde noch aktiv → VEP positiv, Teile der Hirnstammfunktion können intensivmedizinisch aufrechterhalten werden, z. B. Atmung
- **Locked-in-Syndrom:** Schädigung im Bereich der Brücke, ähnelt einer hohen Querschnittslähmung; Bewusstsein, Wahrnehmung (Sehen, Hören, Schmerzreize) und Atmung (nicht beeinflussbar durch den Patienten) sind vorhanden, aber außer Augenbewegungen sind keine motorischen Äußerungen möglich (Schluckstörungen, Lähmung der Zunge) → Kommunikation über Augenbewegungen ist möglich
- **Akinetischer Mutismus:** → Schädigung des Frontallappens mit Sprach- und motorischem Zentrum, Patient kann bei geöffneten Augen für längere Zeit fixieren oder Augenbewegungen durchführen,

Schlaf- und Wachphasen sind erkennbar; der Patient ist durch Schmerzreize erweckbar, ohne dass er eine Abwehrreaktion zeigt; reversibel
- **Anenzephalie:** Neugeborene mit meist nur angelegtem Hirnstamm → zu Beginn häufig noch Eigenatmung vorhanden; Mortalität 95 %
- **Alzheimer-Demenz:** irreparabler Zellumbau des Gehirns mit nachfolgender Hirnatrophie

- Pathophysiologie

Zum irreversiblen Hirnfunktionsausfall kommt es aufgrund einer Hypoxie der Gehirnzellen infolge einer primären (z. B. SHT, Hirnblutung, -tumor, Entzündungen) und/oder sekundären Schädigung des Gehirns (z. B. Herz-Kreislauf-Versagen, Ertrinken, Verlegung der Atemwege, Atemlähmung, Vergiftung).

Folgen einer länger andauernden Hypoxie:
- Ausfall des Zellstoffwechsels mit Zusammenbruch der Na^+-K^+-Pumpe und damit des Membranpotenzials
- Natrium strömt in die Zelle → Aufnahme extrazellulärer Flüssigkeit in den Hirnzellen
- Entstehen eines Zellödems = zytotoxisches Hirnödem
- Kompression der Liquorräume durch die daraus resultierende Raumforderung und Begrenzung durch die knöchernen Schädelstrukturen
- Steigerung des intrakraniellen Drucks
- Hirnmassenverschiebung in das Hinterhauptloch mit Einklemmsymptomatik, Bulbärhirnsyndrom, und Kompression der Hirngefäße (Tamponade)
- Durchblutungsstopp, da der arterielle Blutdruck den hohen intrakraniellen Druck nicht überwinden kann
- Nekrose der Hirnzellen mit Ausfall der Hirnfunktion

Die Dauer des Ausbleibens der Hirndurchblutung ist entscheidend dafür, ob ein endgültiger Durchblutungsstillstand eintritt oder nur Teile des Gehirns zerstört werden = Teilhirntod.

11.9.1.1 Diagnostik des irreversiblen Hirnfunktionsausfalls

Die Diagnostik zur Feststellung des irreversiblen Hirnfunktionsausfalls (◘ Abb. 11.1) kann auf jeder Intensivstation ohne weitere apparative Zusatzdiagnostik durchgeführt werden. Die Symptome sollten unabhängig voneinander von zwei Fachärzten mit mehrjähriger Erfahrung in der Intensivbehandlung von Patienten mit akuten schweren Hirnschädigungen übereinstimmend festgestellt und auf dem Protokollbogen zur Feststellung des irreversiblen Hirnfunktionsausfalls dokumentiert werden. Mindestens einer dieser Ärzte muss ein Facharzt für Neurologie oder Neurochirurgie sein. Bei Kindern muss ein Facharzt für Kinder- und Jugendmedizin dabei sein. Im Fall einer geplanten Organexplantation dürfen diese Ärzte nicht dem Transplantationsteam angehören oder einem Mitglied gegenüber weisungsgebunden sein. Der erforderliche Untersuchungsabstand beträgt bei einer primären Hirnschädigung 12 h, bei einer sekundären 72 h. Zusätzliche apparative Diagnostik kann diese Abstände überflüssig machen.

Zusätzliche technische Untersuchungen sind nur in besonderen Fällen wie z. B. bei Kindern vor dem vollendeten 2. Lebensjahr erforderlich.

Als Todeszeit wird die Uhrzeit registriert, zu der Diagnose und Dokumentation des irreversiblen Hirnfunktionsausfalls abgeschlossen sind, d. h. mit Beendigung der 2. Diagnostik, die nach einem Zeitintervall von 12 h (primäre Hirnschädigung) oder 72 h (sekundäre Hirnschädigung) stattfinden kann. Mit dem Feststellen des Todes wird jegliche Therapie beendet, sofern nicht eine Organentnahme vorgesehen ist.

Ist bei einem Patienten mit akuter Hirnschädigung absehbar, dass eine Bestimmung des irreversiblen Hirnfunktionsausfalls durchgeführt werden muss, sollte die Möglichkeit einer Organexplantation geprüft werden. Dazu sollte Kontakt mit Transplantationszentren bzw. Eurotransplant aufgenommen werden. Hat eine Klinik keine Erfahrung mit dem Ablauf, können Mitarbeiter der Deutschen Stiftung für Organtransplantation (DSO) Hilfestellung beim weiteren Vorgehen leisten.

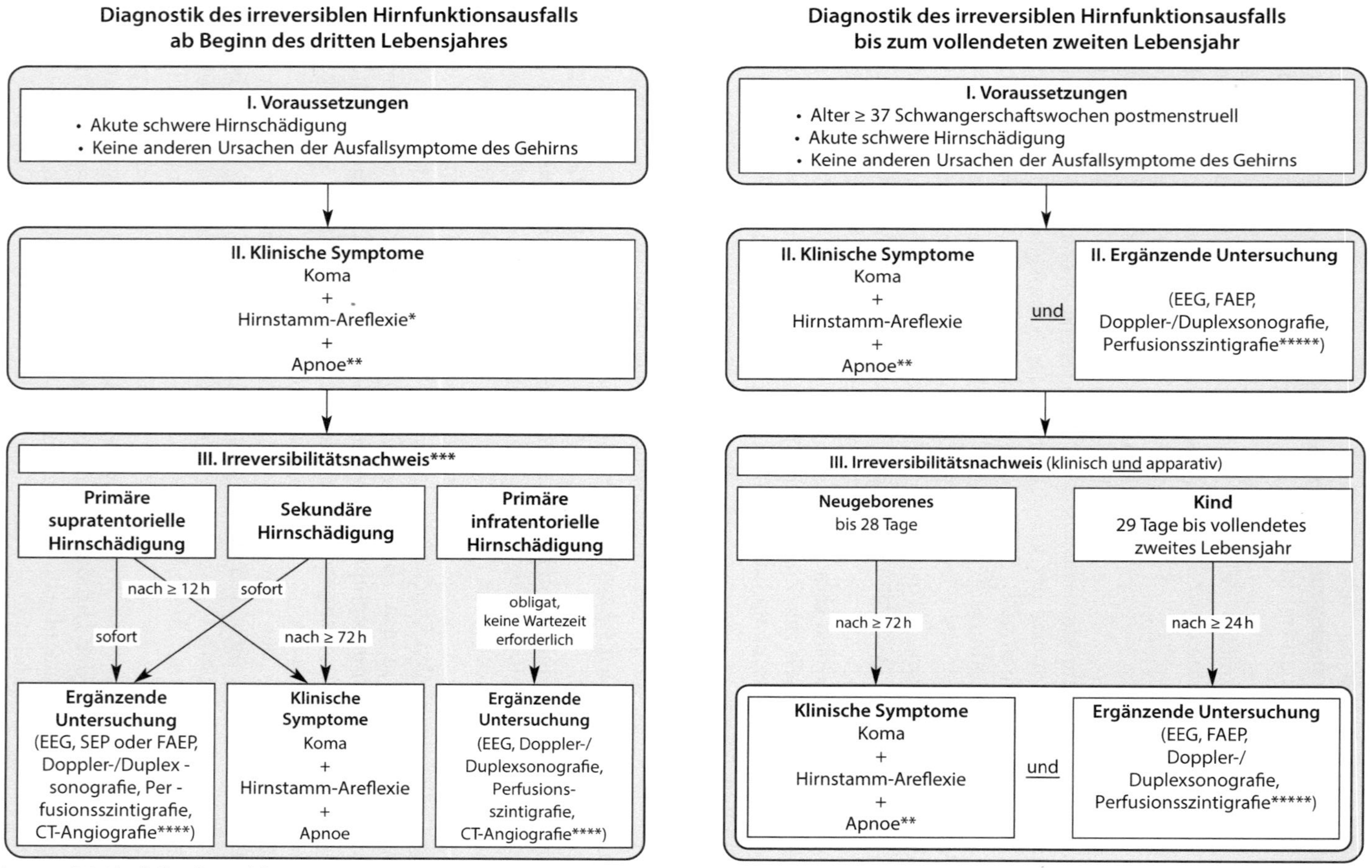

* wenn(2x) nicht alle klinischen Ausfallsymptome geprüft werden können, ist eine ergänzende apparative Untersuchung erforderlich.

** wenn der Apnoe-Test nicht durchgeführt werden kann oder bei Ausgangs-p_aCO_2 über 45 mmHg ist der Funktionsausfall des Hirnstamms zusätzlich durch den Nachweis des zerebralen Zirkulationsstillstandes zu belegen.

*** Zum Vorgehen bei kombinierten Hirnschädigungen siehe *Abschnitt 3* der Richtlinie.

**** siehe *Anmerkung 9* der Richtlinie (CT-Angiografie erst ab dem vollendeten 18. Lebensjahr validiert).

***** siehe(2x) *Anmerkungen 6 und 9* der Richtlinie (Perfusionsszintigrafie ist nach der zweiten klinischen Untersuchung nach der vorgesehenen Wartezeit erforderlich).

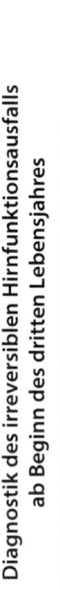

Abb. 11.1 Diagnostik Hirnfunktionsausfall nach den Richtlinien der Bundesärztekammer

11.9 · Hirntod und Organspende

Bestehen bei einem für hirntot erklärten Kind primär keine Kontraindikationen für eine Organexplantation, sollte der zuständige Oberarzt, ggf. mit Unterstützung eines Mitarbeiters der DSO, mit den Angehörigen diesbezüglich ein Gespräch führen. In einem Gesprächsprotokoll sollte ein mündlich erteiltes Einverständnis der Eltern dokumentiert und von mindestens zwei Personen mit Unterschrift bezeugt werden.

Die weitere Organisation sollte von erfahrenen Mitarbeitern übernommen werden. Sofern sich aus den empfohlenen weiteren diagnostischen Maßnahmen keine Kontraindikationen für eine Organentnahme ergeben, erfolgt gemeinsam mit dem OP-Management sowie dem/den Explantationsteam/s die Planung der genauen Abfolge der vorgesehenen Explantation.

In der Zwischenzeit muss die Intensivtherapie und -pflege so weitergeführt werden, dass eine adäquate Kreislauf- und Organfunktion gewährleistet ist (▶ Abschn. 11.9.2).

▪ Voraussetzungen

Mit einer Diagnostik des irreversiblen Hirnfunktionsausfalls kann nur begonnen werden, wenn folgende Punkte geklärt sind:
- Vorliegen einer akuten primären oder sekundären Gehirnschädigung
- Ausschluss von reversiblen Hirnfunktionsstörungen infolge von:
  - Intoxikation, ggf. toxikologisches Screening
  - Dämpfender Medikamenteneinwirkung, z. B. Sedativa, ggf. Spiegelkontrollen
  - Neuromuskulärer Blockade
  - Reversibler Erkrankungen des Hirnstamms/des peripheren Nervensystems
  - Primärer oder therapeutischer Unterkühlung (Hypothermie)
  - Kreislaufschock/Hypovolämie
  - Endokriner, metabolischer oder entzündlicher Erkrankung
- Tiefe Bewusstlosigkeit (Koma)

▪ Nachweis der tiefen Bewusstlosigkeit (Koma)

Der Patient zeigt keine bewussten Reaktionen auf äußere Reize wie Augenöffnen oder Abwehrbewegungen auf Schmerzreize bzw. Spontanlaute = Glasgow Coma Score von 3 (▶ Abschn. 11.1).

▪ Prüfung der Hirnstammreflexe

Die Prüfung der Hirnstammreflexe erfolgt auf fünf verschiedenen Ebenen:
- Pupillen-Licht-Reflex (*cave:* Augentropfen, Adrenalin und Atropin können einen Ausfall des Pupillen-Licht-Reflexes vortäuschen): Fehlende Pupillenreaktion auf Lichteinfall, mittelweite bis weite und meist entrundete Pupillen
- Okulozephaler Reflex: Bei rascher, passiver Bewegung des Kopfes in vertikaler oder horizontaler Richtung bleiben die Augen starr in Mittelstellung = Puppenkopfphänomen (darf bei Patienten mit Verdacht auf HWS-Fraktur oder Rückenmarkverletzungen nicht durchgeführt werden); normal: Augen bewegen sich in die entgegengesetzte Richtung
- Vestibulookulärer Reflex: Der äußere Gehörgang wird mit kaltem Wasser gespült → Nystagmus mit langsamer Bewegung zur Gegenseite, die 2–3 min anhält.
- Kornealreflex: Kein unwillkürlicher Lidschluss bei sanftem Bestreichen der Kornea beider Augen mit einem Zellstofftupfer
- Trigeminus-Schmerzreaktion: Beim Setzen eines Schmerzreizes an der Nasenschleimhaut fehlen physiologische Abwehrreaktionen, Muskelzuckungen oder Grimassieren
- Pharyngeale Reflexe: Kein Husten, kein Schlucken, kein Würgen z. B. beim Absaugen oder durch Druck mit dem Spatel auf den Zungengrund

▪ Prüfung des Ausfalls der Spontanatmung

Der Apnoe-Test sollte wegen der physiologischen Wirkung der Hyperkapnie als letztes und in Anwesenheit der beiden Untersuchenden durchgeführt werden, um eine Wiederholung zu vermeiden.

- Normoventilation mit Sauerstoffzufuhr von 100 % für 10–20 min, um eine maximale Sättigung des Blutes zu erreichen.
- Dann Hypoventilation über mehrere Minuten, um eine Hyperkapnie zu erreichen, die normalerweise einen starken Atemreiz bietet; eine ausreichende Sauerstoffversorgung muss mittels Sauerstoffsättigung überwacht werden.
- Bei Erreichen eines $paCO_2$ von mind. 60 mmHg (BGA-Nachweis) Beatmungsgerät auf Spontanatemmodus stellen bzw. diskonnektieren, weiterhin 100 % Sauerstoff in den Tubus einleiten.
- Wenn nach 30 s keine Eigenatmung nachweisbar ist (Auskultation, Anzeige Monitor bzw. Beatmungsgerät), ist der Ausfall der Spontanatmung erwiesen.

Bei Patienten mit chronischer Hyperkapnie oder bei Thoraxtraumen darf der Apnoe-Test nicht durchgeführt werden, stattdessen sind zusätzliche apparative Untersuchungen notwendig.

- **Ausfall weiterer Hirnstammfunktionen**

Als weiteren Nachweis für den Ausfall von Hirnstammfunktionen können folgende Regulationsstörungen herangezogen werden:
- Temperatur: Körpertemperatur hängt von der Umgebungstemperatur ab = Poikilothermie, vorerst können normale oder erhöhte Körpertemperaturen vorliegen (Homoisothermie = Warmblüter, Gegenteil der Poikilothermie = Kaltblüter):
  - Körpertemperatur kann nicht mehr aufrechterhalten werden.
  - Konstante Abnahme der Körperkerntemperatur, sie nähert sich der Raumtemperatur.
- Blutdruck: Durch Ausfall der sympathischen Steuerung der Gefäßmuskulatur sinkt der periphere Widerstand → Abfall des systemischen Blutdrucks, später Eigenregulation des Blutdrucks durch sympathische Strukturen im Rückenmark, teilweise therapieresistent oder medikamentös nur wenig beeinflussbar.

- **Apparative Diagnostik**

Eine apparative Diagnostik ist nur bei infratentorieller Hirnschädigung und bei Kindern bis zum vollendeten 2. Lebensjahr zwingend notwendig und nur im Zusammenhang mit den Verlaufsbeobachtungen der zweimaligen klinischen Untersuchung als Ergänzung aussagekräftig. Sie dient dem Nachweis der Irreversibilität der klinischen Ausfallsymptome und ermöglicht die Verkürzung des Beobachtungszeitraumes.
- EEG: obligatorisch bei infratentorieller Hirnschädigung und bei Kindern:
  - Nadelableitung aufgrund der niedrigen Elektrodenwiderstände, Ableitungsdauer 30 min mit mindestens 8 Kanälen und einer Empfindlichkeit von 2 μV/mm
  - Es sollte keine Hirnaktivität vorliegen = isoelektrisches Kurvenbild (Nulllinie)
- Hinweis: Bei Säuglingen und Kleinkindern sollte das EEG wegen der Unreife des Gehirns nach 24 h wiederholt werden
- Evozierte Potenziale: Spezielle EEG-Ableitung filtert Reizpotenziale von spezifischen Nervenbahnen; aussagekräftig bei supratentorieller und sekundärer Hirnschädigung, nicht anwendbar bei Hirnstammläsionen:
  - Somatosensibel evozierte Potenziale (SEP): Halsmarkläsionen mit Querschnitt müssen ausgeschlossen sein; keine Anwendung bei Früh- und Neugeborenen, da hier zu wenige Erfahrungen vorliegen
  - Frühe akustisch evozierte Potenziale (FAEP): Äußere Schallreize werden im Verlauf der Hörbahn gemessen und führen zu Schwankungen in der EEG-Ableitung, Hörnerv und Hörorgan dürfen nicht geschädigt sein, Kurvenausschläge (Peaks) sind beim „hirntoten" Patienten nicht mehr nachweisbar
- Zerebrale Perfusionsszintigrafie oder PET (Positronenemissionstomografie):
  - i.v.-Applikation einer radioaktiven Substanz, die normalerweise die Blut-Liquor-Schranke durchtritt

- Bei Perfusionsstillstand keine Anreicherung der Substanz im Gehirn
- Transkranielle Dopplersonografie (TCD):
  - Messung des Hirnarterienflusses extra- und intrakranieller Gefäße: Pendelfluss („spike flow") = Durchblutungsstopp, völliger Stillstand („zero flow")
  - Wiederholung nach 30 min notwendig
- Zerebrale Angiografie:
  - Kontrastmitteldarstellung der A. carotis und vertebralis
  - Kontrastmittel bleibt in der Hirnbasis oder am Anfang der großen Hirnarterie stehen → Hirnperfusion findet nicht mehr statt = irreversibler Zustand
- Funktionelles MRT: Bildgebendes Verfahren zur Darstellung der Hirndurchblutung

Der Nachweis des zerebralen Perfusionsstillstands ist bei der Diagnostik des irreversiblen Hirnfunktionsausfalls verwertbar, auch wenn noch erhöhte Medikamentenspiegel von Sedativa im Blut nachweisbar sind. Bei Säuglingen (offene Schädelnähte) bzw. nach neurochirurgischen Operationen mit Entfernen von Anteilen der Schädeldecke kann, trotz irreversiblem Hirnfunktionsausfall, aufgrund der veränderten Druckverhältnisse ein Perfusionsstillstand nicht nachgewiesen werden. Daher müssen alternative apparative Untersuchungsmethoden gewählt werden.

- **Besonderheiten bei Kindern < 3 Jahren**

Unabhängig von der Ursache des irreversiblen Hirnfunktionsausfalls beträgt die Beobachtungszeit zwischen den beiden klinischen Untersuchungen bei.
- reifen Neugeborenen mindestens 72 h,
- Säuglingen und Kleinkindern mindestens 24 h.

Der Nachweis der Irreversibilität der klinischen Ausfallsymptome wird durch eine zusätzliche apparative Untersuchung zu jeder klinischen Feststellung erbracht, wie z. B.:
- Null-Linien-EEG
- Fehlende FAEPs
- Zerebraler Perfusionsstillstand (dopplersonografisch)

Oder durch einmaliges Perfusionsszintigramm nach der zweiten klinischen Feststellung der Ausfallsymptome.

11.9.1.2 Zweifel am irreversiblen Hirnfunktionsausfall

Wenn Angehörige Zweifel äußern, weil sie bei hirntoten Patienten Bewegungen, Veränderungen der Vitalzeichen und das Erhalten bestimmter Organfunktionen wahrnehmen, dann ist es wichtig zu erklären, dass diese Bewegungen, Veränderungen bzw. Organfunktionen nicht durch Hirnaktivität gesteuert, sondern durch unterschiedliche Mechanismen außerhalb des Gehirns ausgelöst werden (spinale Reflexe).

- **Erhaltene Hormonregulation**

Erhaltung der Schilddrüsen- und Nebennierenfunktion durch Freisetzung von Steuerungshormonen, z. B. adrenokortikotropes Hormon (ACTH), thyroideastimulierendes Hormon (TSH) aus dem Hypophysenvorderlappen (Hirnanhangsdrüse):
- Räumliche Trennung vom Gehirn und die knöcherne Schädelbegrenzung schützt die Hypophyse vor Hirndruck.
- Durchblutung und Hormonabgabe bleiben vorerst auch bei zerebralem Perfusionsstillstand über die innere Halsschlagader (A. carotis interna) erhalten.
- Beim Durchblutungsstopp erfolgt die Hormonabgabe in die Blutbahn bis zum Aufbrauchen des Speichers.

- **Diabetes insipidus**

Überschießende Urinproduktion durch Mangel an antidiuretischem Hormon (ADH)/Vasopressin bei Schädigung des Hypothalamus. Der Diabetes insipidus tritt auf, wenn das im Hypophysenhinterlappen oder in den Nieren (Erfolgsorgan) gespeicherte ADH zur Regulation des Wasserhaushaltes verbraucht ist.
- Urinmenge > 5 ml/kg KG und h
- Spezifisches Gewicht im Urin < 1005
- Hypernatriämie im Serum

- **Spinale Reflexmechanismen**

Ein „hirntoter" Patient kann spontan oder als Reaktion auf äußere Reize typische Bewegungen der Extremitäten zeigen, wie z. B.:

- Hochbewegen der Arme
- Gehbewegungen der Beine (= „Lazarus-Zeichen" Johannes 11, 44 „... und der Verstorbene kam heraus")
- Bewegungen des Rumpfes

•• Ursachen

Aktivierende oder hemmende Neurone des Gehirns beeinflussen normalerweise das Rückenmark. Beim eingetretenen irreversiblen Hirnfunktionsausfall findet diese Beeinflussung nicht mehr statt, sodass es zur „Enthemmung" spinaler Reflexe kommt. Diese Reflexe können auch durch Reizung der Neurone bei einem akuten Sauerstoffmangel auftreten.

• „Schmerzreaktionen"

Durch Stimulation des Patienten kann sich der Muskeltonus erhöhen und es kann zu einem vorübergehenden Blutdruck- und Pulsanstieg kommen. Ursache dafür sind visceromotorische Reflexmechanismen des Rückenmarks, die aufgrund fehlender hemmender Einflüsse des Gehirns eine überschießende Reizantwort mit gleichzeitiger Stimulation der Nebennierenrinde und entsprechender Katecholaminausschüttung bewirken.

11.9.2 Betreuung eines hirntoten Patienten bis zur Organentnahme

Wurde der irreversible Hirnfunktionsausfall festgestellt und sind die Voraussetzungen für eine Organentnahme gegeben, wie Einwilligung der Angehörigen, ggf. Freigabe durch die Staatsanwaltschaft bei nicht natürlichem Tod, ist es Aufgabe des ärztlichen und pflegerischen Teams, die Therapie und Pflege des Patienten würdevoll so weiterzuführen, dass die Organe nicht geschädigt werden (Organprotektion). Da die Organentnahme möglichst durch spezielle Teams der Kliniken durchgeführt werden sollte, die auch die Transplantation durchführen, ist eine Koordination der verschiedenen Teams häufig sehr aufwendig und benötigt Zeit. Diese Aufgabe übernimmt in der Regel die Deutsche Stiftung Organtransplantation (DSO). Es kann sein, dass zwischen der Feststellung des irreversiblen Hirnfunktionsausfalls und der Organentnahme z. T. mehrere Tage vergehen, was für Angehörige und das betreuende Team sehr belastend sein kann. Eine spezielle seelsorgerische oder psychologische Betreuung kann dann sehr hilfreich sein.

• Diagnostik

Bevor die Diagnostik begonnen wird, muss eine ausführliche Anamnese durchgeführt werden (Vorerkrankungen, Risikoverhalten, Reiseanamnese, Impfanamnese, Alter). Die Diagnostik dient der Kontrolle der Organfunktion und damit der Eignungsklärung zur Transplantation sowie dem Empfängerschutz.
- Regelmäßige Blutkontrollen: BGA, Blutbild, Blutzucker, Gerinnung, Leber- und Nierenwerte, CRP, Urinstatus, Elektrolyte, ggf. Herzenzyme
- Blutgruppe, Gewebetypisierung
- Infektionsdiagnostik: Virusserologie (HIV, Hepatitis, CMV, EBV, Lues, Toxoplasmose), Blutkultur und ggf. Urinkultur, Trachealsekret bei schwerer Infektion/Sepsis
- Apparativ: EKG, Thorax-Röntgen, Sono-Abdomen, Herzechokardiografie, ggf. Bronchoskopie und Koronarangiografie je nach Indikation
- Es erfolgt die Anforderung des Transplantationsteams

• Kontraindikationen einer Organtransplantation

Bei folgenden Erkrankungen wird in der Regel von einer Organspende abgesehen:
- HIV-Infektion
- Aktive Tuberkulose
- Infektion mit multiresistenten Erregern
- Nicht behandelbare Infektionen (Tollwut, Creutzfeld-Jakob-Erkrankung)
- Malignome mit Neigung zur Metastasenbildung

Es gibt keine Altersbegrenzung für die Organspende. Zu den erweiterten Spenderkriterien gehören Virushepatitis, Sepsis mit positiver Blutkultur, Meningitis, maligner Tumor in der Anamnese und Drogenabhängigkeit. Hier treffen die organentnehmenden Ärzte die Entscheidung, ob die Organe transplantiert werden können. Es muss kritisch überprüft werden, ob ein Risiko für den Empfänger besteht, welches eine Organtransplantation ausschließt.

- **Therapeutische Maßnahmen**

Die therapeutischen Maßnahmen dienen dem Aufrechterhalten einer ausreichenden Sauerstoffversorgung und Durchblutung der Organe.
- Lungenprotektive Beatmung: meist druckkontrolliert (Spitzendruck < 30 mbar), PEEP (mind. 5 mmHg, Erw. 8–10 mmHg), normales AZV mit normalem pCO_2, I:E von 1:2
- Angepasste Sauerstoffzufuhr
- Kreislaufunterstützung mittels Infusions-/Volumentherapie, ggf. Einsatz von Katecholaminen

Die Patienten sollten möglichst mit einem mehrlumigen ZVK bzw. mehreren großlumigen peripheren Zugängen, einem arteriellen Zugang, Blasenkatheter und ggf. mit einem PA-Katheter versorgt sein.

- **Angestrebte Parameter**
- HF altersentsprechend, Erwachsene < 100/min
- MAD altersentsprechend (normal hoch), Erwachsene 70–100 mmHg,
- P_aO_2 > 80–100 mmHg, S_aO_2 ≥ 95 %, SvO_2 > 70
- Temperatur > 35° C
- Diurese 1–2 ml/kg KG und h
- ZVD 7–10 mmHg
- Elektrolyte, BGA im Normbereich
- BZ < 180 mg/dl (10 mmol/l)
- Hk 20–30 %
- Laktat < 3 mmol/l

- **Monitoring**
- EKG
- Respiration
- Invasiver Blutdruck
- ZVD
- Sauerstoffsättigung
- Endexsp. CO_2
- Rektale/ösophageale Temperatursonde (ggf. Thermistor PA-Katheter, Blasenkatheter)
- Bilanzierung
- Arterielle Blutgasanalysen

- **Komplikationen**
- Hypotonie, Hypovolämie
- Hypothermie
- Hypokapnie
- Diabetes insipidus
- Hypokaliämie, Hypernatriämie
- Gerinnungsstörungen
- Organdysfunktionen

- **Pflegerische Versorgung**

Die pflegerische Betreuung eines potenziellen Organspenders erfolgt genauso wie bei jedem Intensivpatienten.
- Grundpflege: Waschen, Betten, Haarpflege, Rasieren
- Sorgfältige Augenpflege bei geplanter Cornea-Entnahme
- Regelmäßiger Lagewechsel zur Aufrechterhaltung des Ventilations-Perfusions-Verhältnisses
- Freihalten der Atemwege durch endotracheales Absaugen, geschlossenes Absaugsystem verwenden
- Bilanzierung
- Vermeiden einer Hypothermie, ggf. Wärmematten, -lampen oder Warmluftgeräte einsetzen
- Versorgung von Kathetern und Sonden
- Infektionsprophylaxe

> Die Betreuung der Angehörigen in dieser schwierigen Situation erfordert viel Einfühlungsvermögen und gehört zu den schwierigsten Aufgaben einer Pflegekraft. Sie ist nur in Zusammenarbeit mit den Ärzten, dem pflegerischen Team, Seelsorgern und Psychologen zu leisten.

Überprüfen Sie Ihr Wissen

Zu 11.1
- Wofür wird die Glasgow Coma Scale eingesetzt?
- Was wird über die GCS im Einzelnen beurteilt und was sagen die Werte aus?
- Was umfasst die Pupillenkontrolle?
- Welche Medikamente beeinflussen die Pupillengröße?
- Erläutern Sie die zerebralen Ursachen der Pupillenveränderungen.

Zu 11.2
- Nennen Sie Ursachen für die Entwicklung eines Hydrozephalus.
- Welche Symptome und Möglichkeiten der Diagnostik kennen Sie?
- Was ist bei der Pflege eines Kindes mit Hydrozephalus zu beachten?

Zu 11.3
- Beschreiben Sie Vorbereitung und Ablauf der Versorgung eines Kindes mit Verdacht auf Meningitis.

Zu 11.4
- Welche pflegerischen Probleme können bei Patienten mit einer demyelinisierenden Erkrankungen auftreten?
- Welche demyelinisierenden Erkrankungen kennen Sie?

Zu 11.5
- Wann spricht man von einem „Status epilepticus"?
- Welche Arten des Monitorings kennen Sie, um einen Status epilepticus des Intensivpatienten zu erkennen?

Zu 11.6
- Welche verschiedenen Formen der Spina bifida gibt es, wodurch werden sie charakterisiert?
- Welches Ausmaß können Ausfallerscheinungen haben, wodurch sind sie bedingt?
- Welche begleitenden Fehlbildungen sind bekannt?
- Wie sieht die spezielle Versorgung im Kreißsaal aus?
- Worauf ist postoperativ pflegerisch besonders zu achten?

Zu 11.7
- Was wird unter einem neurogenen und was unter einem spinalen Schock verstanden?
- Welche einzelnen Probleme können sich bei einer hohen Querschnittslähmung ergeben?
- Was wird unter einer autonomen Dysreflexie verstanden und welche Maßnahmen sind zu treffen?
- Wie kann das Darmmanagement bei Querschnittpatienten ablaufen?
- Was ist besonders bei der Lagerung eines Querschnittpatienten zu beachten?

Zu 11.8
- Welches sind die Ziele der Frührehabilitation?
- Was verstehen Sie unter ICUAW?

Zu 11.9
- Welche Regelung zur postmortalen Organentnahme gilt in Deutschland?
- Erläutern Sie die Betreuung eines für hirntot erklärten Patienten bis zur Organentnahme.
- Nennen Sie die klinischen Zeichen des irreversiblen Hirnfunktionsausfalls.
- Nennen Sie die 5 Untersuchungen zur Prüfung der Hirnstammfunktion.
- Welche Besonderheiten sind bei der Diagnostik des irreversiblen Hirnfunktionsausfalls bei Kindern bis zum vollendetem 2. Lebensjahr zu berücksichtigen?
- Nennen Sie apparative Untersuchungsmöglichkeiten zur Feststellung des irreversiblen Hirnfunktionsausfalls.

Nachschlagen und Weiterlesen

AWMF (2015, in Überarbeitung) S1-Leitlinie Nicht-eitrige ZNS-Infektionen von Gehirn und Rückenmark im Kindes- und Jugendalter; AWMF-Leitlinie-Nr. 022/004. ▶ https://www.awmf.org/uploads/

tx_szleitlinien/022-004l_S1_Nicht-eitrige_ZNS_Infektionen_Gehirn_Rueckenmark_Kinder_Jugendliche_2015-12-abgelaufen.pdf

AWMF (2019) S3-Leitlinie Diagnose und Therapie des Guillain-Barré-Syndroms im Kindes- und Jugendalter; AWMF-Leitlinien-Nr. 022/008. ▶ https://www.awmf.org/uploads/tx_szleitlinien/022-008l_S3_Guillain-Barre_Syndrom_2019-03.pdf

AWMF (2012) S1-Leitlinie Diagnostik neuropathischer Schmerzen; AWMF-Leitlinien-Nr. 030/132. ▶ https://www.awmf.org/leitlinien

Bundesärztekammer Hrsg. (2015) „Richtlinie gemäß S. 16 Abs. 1 S.1 Nr 1 TPG für die Regeln zur Feststellung des Todes nach 3 Abs.1 S.1 Nr. 2 TPG und die Verfahrensregeln zur Feststellung des endgültigen, nicht behebbaren Ausfalls der Gesamtfunktion des Großhirns, des Kleinhirns und des Hirnstamms nach S. 3 Abs. 2 Nr. 2 TPG, 4. Fortschreibung"; Deutsches Ärzteblatt; Online publiziert 30.03.2015. ▶ https://www.bundesaerztekammer.de/fileadmin/user_upload/downloads/irrev.Hirnfunktionsausfall.pdf

Deutsche Stiftung Organtransplantation Hrsg. (2016) Leitfaden für die Organspende, 4. überarbeitete Auflage, Frankfurt/Main. ▶ https://www.dso.de/SiteCollectionDocuments/DSO_Leitfaden.pdf

ERC (2015) ERC-Leitlinien 2015; Vorabversion Kapitel 4 – Kreislaufstillstand unter besonderen Umständen. ▶ https://www.grc-org.de/leitlinien2015

Hamann G F (2012) S1 Leitlinie Hypoxische Enzephalopathie (HE) der deutschen Gesellschaft für Neurologie, AWMF-Leitlinien-Nr. 030/119. ▶ https://www.dgn.org/leitlinien/11-leitlinien-der-dgn/2376-ll-81-2012-hypoxische-enzephalopathie

Informationsportal der Manfred Sauer-Stiftung. ▶ https://www.der-querschnitt.de

Intensivpflege bei Erkrankungen der Niere

Dagmar Teising und Hannah Tönsfeuerborn

Inhaltsverzeichnis

12.1 Niereninsuffizienz/Nierenversagen – 388
12.1.1 Chronisches Nierenversagen (CNV) – 388
12.1.2 Akutes Nierenversagen (ANV) – 388

12.2 Hämolytisch-urämisches Syndrom (HUS) – 390

12.3 Nierenersatztherapie/Dialyse – 391
12.3.1 Peritonealdialyse – 391
12.3.2 Hämofiltration – CVVH und CVVHD – 396

12.4 Nierentransplantation – 399

Nachschlagen und Weiterlesen – 400

© Springer-Verlag GmbH Deutschland, ein Teil von Springer Nature 2021
H. Tönsfeuerborn et al., *Neonatologische und pädiatrische Intensiv- und Anästhesiepflege*,
https://doi.org/10.1007/978-3-662-62902-4_12

12.1 Niereninsuffizienz/ Nierenversagen

Beim Nierenversagen, dem teilweisen oder totalen Funktionsverlust der Nieren, wird unterschieden zwischen chronischem (CNV oder CNI) und akutem (ANV) Nierenversagen/-insuffizienz.

- **Einteilung nach Lokalisation**
- Prärenal: Störung der Organe oder zuleitenden Blutgefäße, die der Niere vorgeschaltet sind
- Renal: direkte Schädigung des Nierengewebes
- Postrenal: Störungen im Bereich der ableitenden Harnwege

12.1.1 Chronisches Nierenversagen (CNV)

Chronisches Nierenversagen wird unterteilt nach Ursache der Störung, Höhe der glomerulären Filtrationsrate (GFR) und Ausmaß der Albuminurie. Es wird definiert als pathologische Veränderung der Nierenfunktion, -struktur, welche > 3 Monate besteht.

- **Schweregrade des CNV (Klassifikation der KDOQI – Kidney Disease Outcomes Quality Initiative)**

Zu beachten ist, dass sich die glomeruläre Filtrationsrate im Laufe des ersten Lebensjahres noch entwickelt. Reife Neugeborene z. B. haben eine GFR von etwa 30 ml/min und 1,73 m² KOF.
- Stadium 1
  - Chronische Nierenschädigung
  - Erhaltene oder gesteigerte GFR (>90 ml/min und 1,73 m² KOF)
- Stadium 2
  - Leichte Einschränkung der glomerulären Filtrationsrate (GFR 60–90 ml/min und 1,73 m² KOF)
- Stadium 3
  - Mäßige Einschränkung mit GFR 30–60 ml/min und 1,73 m² KOF
- Stadium 4
  - Fortgeschrittene Einschränkung mit GFR 15–30 ml/min und 1,73 m² KOF
- Stadium 5
  - GFR 0–15 ml/min und 1,73 m² KOF bis hin zum vollständigen Verlust der Nierenfunktion

- **Ursachen**
- Angeborene Nieren- und Harntraktanomalien, z. B. Nierenhypoplasie, Nierendysplasie
- Polyzystische Nierenerkrankung
- Alport-Syndrom (X-chromosomal vererbte Störung der Kollagensynthese)
- Glomerulonephritis (nephrotisches und nephritisches Syndrom)
- Nephroblastom (Wilms-Tumor): häufigster Tumor im Kindesalter (Häufigkeitsgipfel zwischen 11 und 24 Monaten)

- **Symptome (abhängig vom Ausmaß der Niereninsuffizienz)**
- Störungen im Wasser- und Elektrolythaushalt
- Renale Anämie
- Osteopathie
- Hypertonie
- Wachstumsretardierung/Gedeihstörungen

- **Therapie**

Falls möglich, kausale Therapie der Grunderkrankung, sonst:
- Symptomatische Therapie
- Dialyse (◘ Tab. 12.1)
- Nierentransplantation

12.1.2 Akutes Nierenversagen (ANV)

Für das akute Nierenversagen (ANV) existieren in der Literatur > 30 verschiedene Definitionen. Das aktuelle Verständnis der Pathophysiologie führt zum Wandel des Begriffes „akutes Nierenversagen" zu „akute kidney injury" – AKI. Es beschreibt den schnell fortschreitenden, in der Regel jedoch vorüberge-

Tab. 12.1 Mögliche Verfahren der Dialyse auf der Kinderintensivstation. (Mod. nach Avner et al. 2009, Pediatric Nephrology, Springer)

Therapieverfahren	Vorteile	Nachteile
Peritonealdialyse (PD)	– Einsatz in jedem Lebensalter möglich – Kein Gefäßzugang nötig – Weniger kostenintensiv – Kontinuierliches Verfahren – Besserer Erhalt der Nierenrestfunktion	– Weniger effizient – Ultrafiltration abhängig von Blutdruck und Katheterfunktion – Peritonitisgefahr – Möglicher Zwerchfellhochstand mit respiratorischer Beeinträchtigung
Intermittierende Hämodialyse (HD)	– Kurze Behandlungsdauer – Genaue Ultrafiltration – Raschere Kaliumsenkung bei Hyperkaliämie – Geringere Infektionsgefahr	– Gefäßzugang (Dialysekatheter, Shunt) – Hämodynamische Schwankungen – Notwendigkeit der Antikoagulation – Gefahr eines Dysäquilibriumsyndroms
Kontinuierliche Verfahren (kontinuierliche venovenöse Hämofiltration – CVVH, kontinuierliche venovenöse Hämodialyse – CVVHD, kontinuierliche venovenöse Hämodiafiltration – CVVHDF)	– Ultrafiltration kann an den Patienten angepasst werden – Extrakorporale Volumina kleiner – Citratantikoagulation möglich	– Gefäßzugang (z. B. Shaldon)

henden Verlust von Nierenfunktionen und ist gekennzeichnet durch einen Anstieg der Nierenfunktionsparameter (Kreatinin, Harnstoff und Cystatin C) mit pathologischer Urinausscheidung:
- Oligurie < 300 ml/m² KOF und Tag
- Anurie < 100 ml/m² KOF und Tag
- Polyurie > 1200 ml/m² KOF und Tag

- **Phasen des ANV**
- **Initialphase**
  - Keine Symptome bzw. Symptome der auslösenden Erkrankung
  - Dauert einige Stunden bis Tage
- **Klinisch manifeste Phase**
  - Rückgang der Harnausscheidung (Oligurie/Anurie)
  - Dauert in der Regel ca. 10 Tage
  - Glomeruläre Filtrationsrate ist vermindert
  - Anstieg der Retentionsparameter
  - „Nichtoligurischer Verlauf" hat eine bessere Prognose
- **Polyurische Phase** (nach 1–2 Wochen; Erholungsphase)
  - Gekennzeichnet durch hohe Wasser- und Elektrolytverluste
  - Hält im Allgemeinen ca. 10 Tage an
- **Wiederherstellungsphase**
  - Nierenzellen werden mehr oder weniger wieder funktionsfähig
  - Vollständiges Ausheilen ist nicht immer möglich
  - Diese Phase kann bis zu 2 Jahre dauern

- **Ursachen**
- **Prärenal:**
  - Thrombose oder Embolie der Aa. renales
  - Herzinsuffizienz/LCOS (Low-cardiac-output-Syndrom)
  - Hypovolämie mit Minderdurchblutung der Nieren
  - SIRS/Sepsis mit Entwicklung eines Kapillarlecks

- Renal:
  - Glomerulonephritis/Pyelonephritis
  - HUS (▶ Abschn. 12.2)
  - Angeborene Nierenmissbildungen (polyzystische Nierenerkrankung, Alport-Syndrom)
  - Nephrotoxische Substanzen (u. a. Aminoglykosid-Antibiotika, Kontrastmittel, Immunsuppressiva)
- Postrenal:
  - Angeborene Ureterabgangsstenosen/Harnröhrenklappen
  - Tumoren
  - Verletzungen
  - Blasenfunktionsstörungen

- **Therapie**
- Identifizierung der zugrunde liegenden Ursache
- Überprüfen der Verordnung auf nephrotoxische Medikamente (ggf. Dosisanpassung bei Niereninsuffizienz beachten)
- Überwachung des Elektrolythaushaltes
- Aufrechterhaltung des intravasalen Volumens
- Vermeidung von Flüssigkeitsüberschüssen, engmaschige Bilanzierung
- Einsatz von Diuretika
- Nahrungsmanagement (hohes Risiko für Protein-/Energiemangelzustände)
- Ggf. Vasopressoren (Organperfusion erhalten/verbessern)
- Nierenersatztherapie ◘ Tab. 12.1

12.2 Hämolytisch-urämisches Syndrom (HUS)

Das HUS ist die häufigste Ursache für akutes Nierenversagen und die Notwendigkeit einer Nierenersatztherapie im Kindesalter. Es tritt mit einer Häufigkeit von 3/100.000 Kindern < 5 Jahren auf und wird in eine typische (enteropathische) und eine atypische Form unterteilt. Häufig liegt eine typische Symptomtrias vor:
- Akute hämolytische Anämie
- Thrombozytopenie
- Akutes Nierenversagen

Das typische HUS beginnt meist mit wässrigem Durchfall, der im Verlauf blutig wird. Als Komplikationen können gravierende extraintestinale Symptome wie die akute Niereninsuffizienz, aber auch neurologische Beteiligung (u. a. Krampfanfälle) und ein Herzversagen auftreten. Bis zu 10 % dieser schweren Verlaufsform endet letal. Es besteht Meldepflicht gemäß Infektionsschutzgesetz (IfSG).

- **Ursachen**
- Enterohämorrhagischer Escherichia coli (EHEC)
- Shigellen (Shigatoxin)
- Infektion verursacht durch:
  - Verzehr von kontaminierten Lebensmitteln
  - direkten Tierkontakt
  - Mensch-zu-Mensch-Übertragung

- **Komplikationen**
- Arterielle Hypertonie
- Überwässerung
- Krampfanfälle
- Neurologische, kardiale und pulmonale Beteiligungen

- **Weitere Formen des HUS**
- Idiopathisches HUS (atypisches HUS)
- HUS bei systemischen Erkrankungen (nach Knochenmarktransplantation, Glomerulonephritis, maligne Erkrankungen)
- HUS nach Toxinexposition (Ciclosporin A, Tacrolimus, Mitomycin, Bestrahlung, auch Kontrazeptiva und Kokain können eine Erkrankung auslösen)

- **Pflegerische Besonderheiten**
- Passagere Isolation von Patienten mit infektionsbedingter Erkrankung
- Pflege eines Patienten unter Dialyse (▶ Abschn. 12.3)

12.3 Nierenersatztherapie/Dialyse

12.3.1 Peritonealdialyse

Bei der Peritonealdialyse (PD) wird über einen Katheter das Dialysat in den Bauchraum gegeben. Das gut durchblutete Peritoneum wird als semipermeable Membran genutzt, um vor allem Wasser, Kalium, Harnstoff, Kreatinin, Ammoniak und Laktat aus dem Körper zu entfernen. Die Oberfläche des Peritoneums ist im Verhältnis zur Körperoberfläche beim Kleinkind und Säugling sehr groß. Daher ist die PD in dieser Altersgruppe das bevorzugte Verfahren; außerdem ist es ohne großen apparativen Aufwand überall durchführbar, z. B. auch zu Hause als CAPD (kontinuierliche ambulante PD).

- **Prinzipien**
- Diffusion: Sie ist das Bestreben der Moleküle, vom Ort der höheren zum Ort der niedrigeren Teilchenkonzentration zu wandern, bis ein Konzentrationsausgleich geschaffen ist. Welche Moleküle eine Membran passieren können, hängt von deren Porengröße ab.
- Osmose: Diffusion von Wasser an einer semipermeablen Membran, die für Wasser, aber nicht für Teilchen durchlässig ist. Wasser hat das Bestreben, vom Ort der niedrigen zum Ort der höheren Teilchenkonzentration zu wandern, um einen Ausgleich der Osmolarität zu schaffen (= Wasserverschiebung entsprechend dem osmotischen Gradienten).
- Konvektion: Wandert Wasser, werden dabei auch darin gelöste Substanzen mitgeführt.

- **Indikation**
- Akutes Nierenversagen mit Harnstoff > 100 mg/dl (> 16,7 mmol/l), starke Überwässerung, metabolische Azidose (pH < 7,1)
- Reversible urämische Zustände, z. B. HUS
- Exogene Vergiftungen mit dialysablen Substanzen, z. B. Barbiturate
- Bestimmte endogene Intoxikationen oder akute Krankheitsbilder, z. B. thyreotoxische Krise
- Hyperkaliämie > 7 mmol/l
- Chronisches Nierenversagen → CAPD

- **Kontraindikation**
- Peritonitis
- Blutungsneigung
- Entzündliche Darmerkrankungen, Ileus
- Intraabdominelle Verwachsungen
- Hautveränderungen im Bauchbereich
- Ventrikuloperitonealer Shunt

- **Vorteile**
- Keine Notwendigkeit eines intravasalen Dialysekatheters (Shaldon o. Ä.)
- Geringere kardiovaskuläre Probleme durch kontinuierliche Entwässerung, geringe Flüssigkeitsrestriktion
- Stabilere Stoffwechsellage, weniger Ernährungseinschränkungen
- Keine systemische Antikoagulation notwendig
- Größere Unabhängigkeit
- Restnierenfunktion bleibt meist länger erhalten

- **Zusammensetzung des Dialysats**
- Natrium, Chlorid, Calcium, Magnesium sind meist in physiologischen Mengen enthalten, da sie dem Körper nicht oder in geringem Maß entzogen werden sollen.
- Laktat (wird im Körper zu Bikarbonat umgewandelt) oder Bikarbonat als Puffer bei meist bestehender metabolischer Azidose.
- Zur Erzeugung des osmotischen Gradienten wird Glukose oder alternativ z. B. Icodextrin, Aminosäuren oder auch Kombinationen dem Dialysat zugefügt, da Glukose bei längerer Verweildauer ins Blut wandern kann → Hyperglykämiegefahr und Glukosemast; außerdem kann das Peritoneum durch den meist niedrigen pH-Wert der Glukoselösungen geschädigt werden oder auch durch die bei der Hitzesterilisation entstehenden toxischen Glukosedegradationsprodukte; je höher der osmotische Gradient des Dialysats im

Verhältnis zum Blut ist, umso mehr Wasser wird dem Blut entzogen.
- Kalium ist nicht enthalten, da es dem Körper entzogen werden soll.
- Heparin wird zu Beginn meist hinzugefügt, damit Blutbeimengungen das Innenlumen des Katheters nicht verstopfen.
- Antibiotika werden in den ersten Tagen nach Eröffnung der Bauchhöhle prophylaktisch, später nur bei evtl. Keimnachweis (Peritonitis) hinzugefügt.

■ Durchführung

Im Akutfall Durchführung der Dialyse über einen Stilettkatheter oder *Cook®*-PD-Katheter (Anlage per Seldinger-Technik), die auch auf der Station gelegt werden können. Bei geplanter Langzeitdialyse sollte ein *Tenckhoff*-Katheter chirurgisch implantiert werden. Der Punktionsort befindet sich im oberen Drittel zwischen Nabel und Symphyse auf der linken Seite (rechts Leber) des Abdomens. Die Katheterspitze muss im Douglas-Raum liegen, dem tiefsten Punkt.

Der *Tenckhoff*-Katheter besteht aus weichem Material (Silikon) und kann bis zu einem Jahr liegen. Er verläuft in einem subkutanen Tunnel in den Bauchraum und wird an der Subkutis und in der Peritonealhöhle fixiert, sodass die Infektionsgefahr gering ist.

■ Vorbereitung des Patienten
- Einwilligung
- Altersabhängige Aufklärung
- Sicherer venöser Zugang, vorteilhaft wäre ein zentraler Venenkatheter (ZVK) wegen der flüssigkeitsrestriktiven parenteralen Ernährung
- Offene Magensonde, nach Adaption an die Dialyse ist meist eine normale orale Ernährung möglich
- Blasenkatheter zur genauen Bilanzierung, falls noch eine Restfunktion vorhanden ist, außerdem muss die Blase bei Punktion leer sein → Sonokontrolle
- Intubationsbereitschaft, falls die Kinder nicht beatmet sind
- Darmentleerung zum Schutz vor Verletzungen bei der Punktion
- Evtl. Bettenwaage zur kontinuierlichen Gewichtskontrolle aufstellen
- Weiche Lagerung zur Dekubitusprophylaxe, Oberkörperhochlagerung zur Hirnödemprophylaxe und zur Erleichterung der Atmung
- Steriles Markieren der Punktionsstelle: diese sollte nicht in Hautfalten oder im Bereich der Gürtellinie liegen

■ Material zur Akutdialyse z. B. über Stilett-/Pigtail-Katheter
- Steriler Kittel, Handschuhe
- Mundschutz, Haube
- Hautdesinfektionsmittel, sterile Kompressen
- Sterile Abdecktücher, Lochtuch
- 1- und 2-ml-Spritzen, 17er- und 1er-Kanülen
- 20-ml-Spritze und Punktionskanüle
- Lokalanästhetikum, vorgewärmtes NaCl 0,9 %
- Dialysekatheter
- Skalpell
- Nahtmaterial, Nadelhalter, Pinzette
- Verbandsmaterial
- Wärme- und Lichtquelle
- Steril vorbereitetes Dialysesystem mit Zusätzen, luftleere Schläuche
- 4 Drainageklemmen, je nach System
- Wärmeplatte oder Infusionswärmer
- Infusionsständer mit Halterungen für die Ein- und Auslaufbürette
- Ggf. Dialyseprotokoll

■ Legen eines Dialysekatheters
- Aufklärung des Patienten
- Ermittlung des Ausgangsgewichts
- Sedierung und Analgesie (evtl. Narkose bei beatmeten Patienten)
- Entleeren der Blase über den Blasenkatheter: Sonokontrolle
- Darmentleerung
- Rückenlagerung, Oberkörperhochlagerung
- Fixierung des Kindes, vor allem des Beckenkamms und der Beine
- Desinfektion der Punktionsstelle
- Lokalanästhesie bis in die untere Bauchmuskelschicht

12.3 · Nierenersatztherapie/Dialyse

– Nochmalige Desinfektion
– Arzt kleidet sich steril an
– Abdecken der Punktionsstelle
– Punktion des Bauchraums mit einer dicken Punktionskanüle, darüber wird vorgewärmtes NaCl 0,9 % gegeben (ca. 20–30 ml/kg KG) = Erzeugung einer künstlichen Aszites, Kanüle ziehen
– Hautschnitt, Katheter kurz fassen und unter drehenden Bewegungen durch den Einstichkanal der Kanüle in den Bauchraum vorschieben
– Trokar entfernen, im Katheter steigt Flüssigkeit auf, dann Vorschieben in den Douglas-Raum (Gefahr der Verletzung des Darms und der Blase)
– Katheter abklemmen und mit einer Naht fixieren
– Einstichstelle verbinden
– Steriler Anschluss des Dialysesystems und erster Einlauf einer kleinen Menge des erwärmten Dialysats
– Perioperative Antibiotikatherapie zur Senkung des Infektionsrisikos

■ **Ablauf der Dialyse**
Die Dialyse wird in 3 Abschnitte unterteilt.
– **Einlaufzeit:** Das auf 35–37 °C erwärmte Dialysat (sonst Reizung des Peritoneums mit Schmerzen sowie Kontraktion der Gefäße bei zu kaltem Dialysat) lässt man über **ca. 10 min** einlaufen. Das Schlauchsystem muss luftleer sein (sonst Verkleinerung der Peritonealhöhle, schmerzhaft und Förderung des Wachstums aerober Keime), die **Einlaufhöhe soll maximal 40 cm betragen.**
– **Verweildauer:** Sehr individuell entsprechend dem Krankheitsbild und Substanzen, die eliminiert werden sollen, **zwischen 15–60 min bei der Akutdialyse** und 4–6 h bei der CAPD (Verweildauer je nach Elimination: Wasser – kurz, Kalium – mittel, Harnstoff und Kreatinin – lang); nach ca. 30 min weitgehende Sättigung des Dialysats mit kleinen Molekülen (Kalium, Harnstoff), danach könnten Eiweißmoleküle ins Dialysat und Glukose ins Blut wandern.
– **Auslaufzeit:** Dauer **ca. 20–30 min**; es sollte möglichst gesichert sein, dass mindestens die Einlaufmenge der Dialysierflüssigkeit wieder ausläuft; der **Auslaufbehälter sollte nicht tiefer als 10–15 cm unter Bauchniveau hängen,** sonst könnten Gerinnsel und Netzpartikel angesaugt werden.

■ **Dialysesystem als geschlossenes System**
Zum Dialysesystem gehören (◘ Abb. 12.1):
– Einlaufbeutel, der mit Dialysat in jeweils benötigter Konzentration gefüllt ist
– Einlaufbürette, um einlaufende Menge genau zu bemessen
– Leerer Auslaufbeutel mit vorgeschalteter Auslaufbürette, um die Auslaufmenge genau zu bestimmen
– Y-Stück mit Schlauch vom Dialysebeutel (über Einlaufbürette) und Schlauch zum Auslaufbeutel (über Auslaufbürette)
– Überleitungsgerät mit Drehklemme: kleiner Verbindungsschlauch vom Y-Stück zum Schraubverschluss, mit dem man das System an den PD-Katheter anschließen kann

Die Erwärmung des Dialysats kann über Wärmeplatten, auf die der Einlaufbeutel gelegt wird, erfolgen oder aber auch mithilfe eines Infusionswärmers, der das Dialysat während des Einlaufs erwärmt.

Vor dem Einlauf kann das System mit mindestens 100 ml Dialysierflüssigkeit gespült (Flush) werden, um den Einlaufschlauch mit angewärmtem Dialysat zu füllen und evtl. Keime aus dem System in den Auslaufbeutel zu spülen. Dann wird der Auslaufschlauch abgeklemmt, die Drehklemme zum Patienten geöffnet, und man lässt die vorher definierte Menge an Dialysierflüssigkeit (10–30 ml/kg KG) in die Bauchhöhle einlaufen; dabei ist eine gute Beobachtung des Patienten notwendig. Anschließend schließt man die Drehklemme und klemmt den Einlaufschlauch ab. Der Dialysatbeutel wird wieder auf die Wärmeplatte gelegt. Es folgt nun die Verweildauer. Zum Auslauf werden die Drehklemme und die Klemmen zur Auslaufbürette geöffnet. Es muss sichergestellt sein, dass mindestens die Einlaufmenge wieder abfließt. Nach der festgelegten Auslaufzeit beginnt der nächste Einlauf. Art der

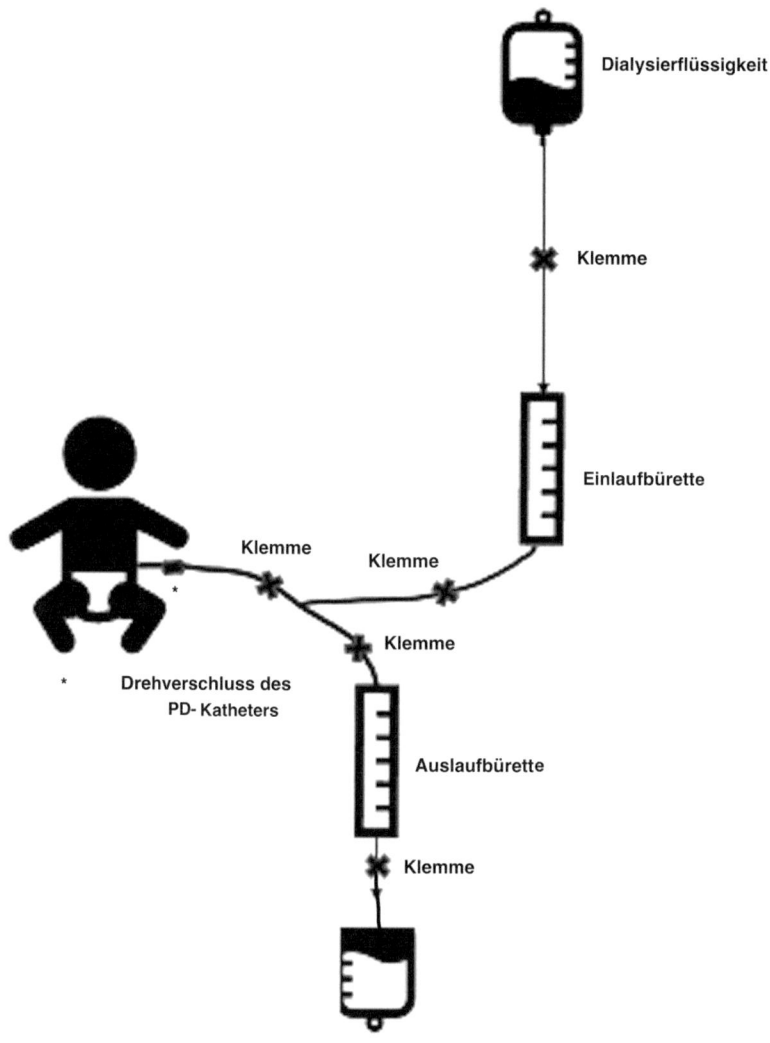

☐ Abb. 12.1 Schematische Darstellung Peritonealdialysesystem

Dialysierflüssigkeit, Einlaufmenge, Verweildauer, Auslaufmenge und Bilanz werden im Dialyseprotokoll dokumentiert.

Es gibt die Möglichkeit, bei Kindern, Jugendlichen und größeren Säuglingen die PD mit einer Peritonealdialysemaschine („Cycler") als automatisierte Peritonealdialyse (APD) durchzuführen. Für eine Dauer-/Heimtherapie bieten sich mehrere Varianten an:

- **CCPD:** „continuous cyclic peritoneal dialysis", kontinuierliche, zyklische maschinell-unterstützte Peritonealdialyse (APD) nachts mit 5–9 Dialysatwechseln über Nacht, eine Füllung verbleibt den Tag über im Abdomen
- **NIPD:** nächtliche intermittierende Peritonealdialyse als APD ohne verbleibende Füllung am Tag
- **IPD:** intermittierende PD als APD, wobei diese 3- bis 4-mal/Woche in einem Zentrum durchgeführt wird; in der Regel verbleibt keine Flüssigkeit im Abdomen

■ Systemwechsel

Ist der Dialysebeutel leer oder muss die Konzentration des Dialysats geändert werden, muss das komplette System gewechselt werden.

Das System wird unter sterilen Kautelen mit den angeordneten Zusätzen versehen, die gesamten Schläuche werden luftleer gefüllt und alle abgeklemmt. Die Pflegeperson trägt dazu Mundschutz, Haube und sterile Handschuhe. Das System wird in ein steriles Tuch geschlagen und zum Patienten gebracht. Die Verbindungsstelle wird großzügig mit Desinfektionsmittel abgewischt und auf einer sterilen Unterlage gelagert. Mit neuen sterilen Handschuhen wird das neue System angeschlossen. Der Systemwechsel wird im Protokoll dokumentiert.

- **Dialyseprotokoll**

Zusätzlich zur normalen Intensivkurve wird ein spezielles Dialyseprotokoll geführt:
- Name, Datum, Uhrzeit
- Art des Dialysats und Zusätze
- Einzelne Einlaufmenge
- Verweildauer
- Auslaufmenge mit Bilanz pro Auslauf bzw. 6-/12-/18-/24-h-Bilanz, zur Errechnung der Ultrafiltration
- Beutelwechsel
- Kontrollgewicht des Patienten
- Probleme bei der Dialyse (Schmerzen, schlechtes Ein- bzw. Auslaufen des Dialysats, Aussehen etc.)

- **Pflege und Überwachung**

Zu Beginn der Dialyse erfolgt eine sehr engmaschige Überwachung aller Parameter, um zu sehen, wie der Patient reagiert:
- Herzfrequenz, EKG
- Atmung (AF, Tiefe, Typ)
- Blutdruck evtl. über arterielle Druckmessung
- Temperatur (Sonde bei Säuglingen)
- Zentraler Venendruck
- Gewicht
- Sauerstoffsättigung
- Aussehen
- Hautturgor, Ödeme, Schleimhäute
- Schmerzen, Unruhe
- Evtl. Bewusstsein, Pupillenreaktion, Glasgow Coma Scale (GCS)
- Bilanz
- Stuhl auf Blut untersuchen
- Katheterlage, Einstichstellen (PD-Katheter, ZVK, Arterie)
- Dialysat (Farbe, Blutbeimengungen, Konsistenz, Mikrobiologie, Leukozyten, Erythrozyten, Elektrolyte)
- Blutzucker zu Beginn alle 1–2 h
- Blutgasanalyse, Elektrolyte, Harnstoff, Kreatinin alle 6–8 h

- - **Verbandwechsel**

Direkt nach dem Legen des Katheters wird die Eintrittsstelle mit einem sterilen Verband abgedeckt. Der Verbandwechsel (transparenter Folienverband) erfolgt je nach Art des Verbands alle 2–7 Tage sowie bei Durchfeuchtung und Verschmutzung. Regelmäßige Inspektion der Katheteraustrittsstelle auf Infektionszeichen. Beim *Tenckhoff*-Katheter kann bei einer reizlosen und vollständig epithelialisierten Austrittsstelle auf einen Verband verzichtet werden. Der Katheter sollte zur Zugentlastung zusätzlich am Körper fixiert werden.

- **Komplikationen**
- Verletzungen von Darm, Blase, Bauchwandarterie, evtl. Leber (wenn Katheter von rechts)
- Reizungen des Peritoneums durch Luft oder kaltes/heißes Dialysat
- Peritonitis (Fieber, trübes Dialysat, Schmerzen), „Tunnel"-Infektion
- Hyperglykämie mit Störung des Fettstoffwechsels
- Auslaufstörungen (hoher Eiweißgehalt, Gerinnsel, Netzpartikel, Darmschlingen, Fehllagen, Abknicken des Katheters)
- Eiweißmangel
- Leckagen
- Störungen des Wasser- und Säure-Basen-Haushalts
- Dysäquilibriumsyndrom (tritt unter der PD selten auf):
  – Durch zu schnellen Entzug von Harnstoff, Natrium und Kalium und zu schnellen Ausgleich des Wasserhaushalts wird Wasser in den Zellen zurückgehalten, es kann zum Hirnödem kommen
  – Symptome: extreme Kopfschmerzen, Übelkeit, Erbrechen, Krämpfe, Be-

wusstseinsstörungen, Hypotonie, ventrikuläre Herzrhythmusstörungen
— Langzeitkomplikationen durch Nierenversagen bedingt:
  – Renale Anämie, da die Niere weniger Erythropoetin bildet→ Therapie mit erythrozytenstimulierenden Faktoren (ESF)
  – Sekundärer Hyperparathyreodismus und renale Osteopathie aufgrund des nierenbedingten Vitamin-D-Mangels (Calcitriol→ Vitamin-D-Substitution) und der Hyperphosphatämie (→ phosphatarme Ernährung, orale Phosphatbinder)

- **Beenden der Dialyse**

Nach Einsetzen der Diurese und Normalisierung der Blutwerte wird die Dialyse beendet. Ein *Tenckhoff*-Katheter muss chirurgisch entfernt werden, ein per Direktpunktion gelegter Katheter kann auf Station gezogen werden.
— Verweildauer nach und nach verlängern und Einlaufmenge reduzieren
— Ziehen des Katheters nach dem letzten Einlauf (halbe Menge im Bauchraum belassen, damit der Katheter schwimmt)
— Vor dem Ziehen manuelles Freispülen, um das Netz wegzuschwemmen
— Ziehen unter Sedierung und Analgesie
— Einstichstelle bei Bedarf mit Tabaksbeutelnaht und Druckverband verschließen
— Katheterspitze in die Bakteriologie schicken
— Auf Nachsickern achten

12.3.2 Hämofiltration – CVVH und CVVHD

Zur Therapie eines akuten Nierenversagens gibt es neben der Peritonealdialyse auf der Intensivstation auch die Möglichkeit der Hämofiltration, welche auf der Intensivstation eher als kontinuierliche venovenöse Hämofiltration (CVVH) oder als kontinuierliche venovenöse Hämodialyse (CVVHD) eingesetzt wird.

- **Indikation**
— Akutes Nierenversagen, z. B. bei HUS, nephrotischem Syndrom, hämatologisch-onkologischen Erkrankungen oder nach Organtransplantationen
— Lungenödem durch kardiale Insuffizienz, z. B. nach Herzoperationen
— Entfernung toxischer Stoffwechselprodukte bei angeborenen Stoffwechselstörungen wie Ahornsirupkrankheit, Citrullinämie, Morbus Wilson, Cystinose
— Lebensbedrohliche Elektrolytstörungen sowie Störungen des Säure-Basen-Haushaltes

Die Hämofiltration folgt dem Prinzip der Niere; im externen Hämofilter wird wie beim Glomerulum der Niere ein Ultrafiltrat abgepresst.

Der Hämofilter ist mit vielen Kapillaren ausgestattet und seine semipermeable Membran durchlässig für mittelgroße Moleküle. Der Flüssigkeitsentzug findet durch Ultrafiltration statt, der Stofftransport erfolgt dabei mittels Konvektion, d. h., mit dem Wasser werden Moleküle mitgerissen, die die Membran von der Größe her passieren können. Bei den Filtern wird zwischen Low-Flux- und High-Flux-Hämofiltern unterschieden, in Abhängigkeit davon, wie viel Plasmawasser bei einem Transmembrandruck von 1 mmHg Druckdifferenz pro Stunde filtriert wird.

- **Arten**
— Kontinuierliche arteriovenöse Hämofiltration (CAVH):
  – Wird heute selten angewandt, da ohne Blutpumpe
  – Hier wird das arteriovenöse Druckgefälle als treibende Kraft genutzt; die Entnahme des Bluts erfolgt aus einem arteriellen Katheter, die Rückführung über einen venösen; das Ultrafiltrat entsteht durch Spontanfiltration aufgrund der hydrostatischen Druckdifferenz
  – Vorteil: geringerer technischer Aufwand
  – Nachteil: geringere Effizienz, Komplikationen durch arteriellen Katheter

12.3 · Nierenersatztherapie/Dialyse

- Kontinuierliche venovenöse Hämofiltration (CVVH):
  - Treibende Kraft für die Filtration ist eine Rollenpumpe vor dem externen Hämofilter, man spricht von pumpengetriebener Filtration, da die Clearance-Rate relativ unabhängig vom Blutdruck ist; der Transmembrandruck kann erhöht werden, indem durch eine Unterdruck- oder Saugpumpe auf der Ultrafiltratseite die Druckdifferenz zwischen Blut- und Ultrafiltratseite im Filter erhöht wird. Die Blutflussgeschwindigkeit liegt bei Kindern meist bei 30–50 ml/min, bei Erwachsenen bei 100–150 ml/min, wobei ein hydrostatischer Druck von 200–500 mmHg erzeugt wird. Die Ultrafiltratmenge liegt dann bei 1–2 l/h
  - Die Pumpen sind mit einem Steuerungsgerät verbunden, über das die Ultrafiltrationsmenge genau gesteuert werden kann; die Therapie ist dadurch gezielter, effektiver und schonender für den Patienten
  - Bei Kindern wird diese Methode bevorzugt, da die CAVH mit mehr Komplikationen verbunden ist, der Blutfluss zu gering sowie das arteriovenöse Druckgefälle meistens nicht stark genug ist

Das Ultrafiltrat enthält Plasmawasser und Substanzen mit einer Molekülmasse < 10.000–60.000. Da dem Körper dabei sehr viel Wasser und Elektrolyte entzogen werden, müssen diese je nach Blutwerten und angestrebter Flüssigkeitsbilanz vollständig oder teilweise durch Infusionslösungen (= Substituat) ausgeglichen werden (z. B. Ringer-Laktat ohne Kalium), die meist hinter dem Filter dem Blut beigegeben werden (= Postdilution) und über einen Infusionswärmer auf Körpertemperatur erwärmt werden. In manchen Fällen findet auch eine Prädilution statt, d. h., das Substituat wird vor dem Hämofilter zugeführt (bessere Fließeigenschaften und Clearance kleiner Moleküle).

Voraussetzung für die CAVH ist ein dicklumiger arterieller und venöser Katheter (meistens A. und V. femoralis). Für die CVVH werden entweder 2 venöse oder ein Doppellumen-Katheter benötigt. Eventuell ist auch nur ein einlumiger venöser Katheter ausreichend, über den dann abwechselnd Blut dem Patienten entnommen bzw. zurückgeführt wird = Single-Needle-Technik (geringere Effizienz). Bei Neugeborenen bieten sich auch die Nabelgefäße als Zugangsmöglichkeit an. Als Katheter kann z. B. ein doppellumiger Shaldon-Katheter verwendet werden, welcher *Teflon*-beschichtet ist und mehrere distale Öffnungen besitzt. Die erforderlichen Katheter werden über *Seldinger*-Technik gelegt. Alternativ kann chirurgisch ein getunnelter Vorhofkatheter implantiert oder ein arteriovenöser Shunt (Cimino-Fistel) gebildet werden. Diese Zugänge sind auch für Langzeitdialysen geeignet. Es ist immer eine Antikoagulation notwendig, die mit Citrat oder Heparin durchgeführt wird. Heparin wird dabei teilweise über den Hämofilter eliminiert, daher sind meist höhere Dosierungen notwendig. Citrat wird bei Patienten mit hoher Blutungsgefahr eingesetzt, da es direkt wirkt, die Blutgerinnung an sich aber nicht beeinflusst.

■ Vorbereitung

Beim Füllen des Systems und bei jeder Manipulation müssen Mundschutz und sterile Handschuhe, ggf. auch Haube, getragen werden. Das Füllen des Systems kann evtl. unter einem Laminar Air Flow erfolgen.

Ein steriles Hämofiltrationsset enthält:
- Kapillarhämofilter
- Zufuhrschlauch mit roter Anschlussverbindung und Rollerklemme
- Rückführschlauch mit blauer Anschlussverbindung und Rollerklemme
- System zur Ableitung des Ultrafiltrats mit gelber Anschlussverbindung und Rollerklemme

■ Durchführung der CVVH

- Verbinden der Systemschläuche mit dem Filter.
- Füllen des Systems vom Zufuhrschlauch aus mit NaCl 0,9 %/Heparin-Gemisch; dabei den Filter senkrecht halten, das

System langsam ohne großen Druck befüllen und die Luftblase vorsichtig „herausklopfen" (*cave:* höherer Druck und heftigeres Klopfen kann die Filtermembran beschädigen)
— Anschließend Rückführschlauch abklemmen und Ultrafiltratableitung öffnen, sodass die Spüllösung durch die Kapillarwände treten kann
— Es ist sehr wichtig, dass das System vollständig luftleer ist, evtl. ist dazu ein größerer Druck notwendig (Zusammenpressen des Infusionsbeutels bzw. Füllen des Systems mittels Infusionsspritze)
— Je nach System ist ein Füllvolumen von 50–250 ml erforderlich, evtl. muss die Füllung des Systems mit Spenderblut erfolgen
— Schläuche mit den Kathetern verbinden
— Öffnen der Rollerklemme des Zufuhr- und Rückführschlauches und Füllen des Systems mit Blut
— Öffnen der Rollerklemme am Ultrafiltratabgangsschlauch und Sammelbehälter, z. B. Leerbeutel oder Urinauffangsystem (unter Patientenniveau anbringen)
— In den Zufuhrschlauch muss kontinuierlich ein Heparingemisch geleitet werden, das den Filter vor Verstopfung durch Blutkoagel schützt
— Das Substituat wird mit dem Rückführkatheter verbunden und über eine Infusions-/Spritzenpumpe kontinuierlich gegeben

- **Überwachung des Patienten**
— EKG, Atmung
— ZVD
— Temperatur
— Blutdruck, möglichst arterielle Messung
— Aussehen
— Evtl. Körpergewicht über Bettenwaage
— Kontrolle der Kathetereintrittsstellen
— Bilanzierung, Hämofiltrationsprotokoll
— ACT („activated clotting time")-Kontrollen zur Steuerung der Heparinzufuhr → Zielbereich bei 120–180 s (Zentrumsstandard beachten)
— Blutkontrollen: z. B. Harnstoff, Kreatinin, Glukose, Elektrolyte, Gerinnung, Blutgasanalyse, Blutbild, Gesamteiweiß
— Regelmäßige Abnahme einer Blutkultur nach Hausstandard
— Spiegelkontrolle von filtrierbaren Medikamenten
— Überwachung der Hämofiltration: Drucküberwachung im zu- und abführenden System, Tropfenkammer auf Füllung und Blutkoagel sowie Luftdetektor kontrollieren

- **Pflege des Patienten**
Siehe ▶ Abschn. 12.3.1.
— Systemleitungen müssen gut fixiert sein und dürfen keinen Zug auf den Katheter ausüben
— Systemwechsel alle 72 h oder bei Bedarf, z. B. bei Verstopfung des Filters
— Pflege der Katheter und Eintrittsstellen

- **Beendigung der Hämofiltration**
— Zufuhrschlauch mit Rollerklemme verschließen und diskonnektieren
— Evtl. Spülen des Systems mit NaCl 0,9 %, um einen Teil des Blutes dem Patienten zurückzuführen (*cave:* Volumenüberlastung!)
— Rückführschlauch verschließen und diskonnektieren
— Beide Katheter spülen und Spüllösung bzw. Infusionslösung mit Heparin anschließen, um den Katheter offen zu halten

- **Komplikationen**
— Dysäquilibriumsyndrom (▶ Abschn. 12.3.1)
— Allergische Reaktionen gegen Membranbestandteile (Bronchospasmus, Nesselsucht, Übelkeit, Erbrechen, Ödeme im Bereich der Luftwege mit Atemnot) oder das Substituat
— Infektionen
— Blutungen durch Heparinisierung
— Elektrolytverschiebungen (besonders unter Citratdialyse), vor allem Calcium muss substituiert werden, da es vorwiegend plasmagebunden vorliegt und somit

stärker eliminiert wird → Gerinnungsstörungen
- Hypothermie, vor allem bei kleineren Kindern

Bei Kindern wird auf der Intensivstation die Hämofiltration der Hämodialyse vorgezogen, da sie kontinuierlich und dadurch kreislaufschonender ist. Außerdem können auch mittelgroße Moleküle entfernt werden; allerdings werden gerade harnpflichtige Substanzen sowie Kalium nicht so gut eliminiert.

- **Kontinuierliche venovenöse Hämodiafiltration (CVVHDF)**

Hier wird die kontinuierliche venovenöse Hämofiltration (CVVH) durch einen Gegenstrom im Hämofilter ergänzt. Die Clearance erfolgt über Diffusion und Konvektion, es ist immer eine Flüssigkeitssubstitution erforderlich.

12.4 Nierentransplantation

Die optimale Therapieform für Kinder mit terminaler Niereninsuffizienz ist die Nierentransplantation (NTx). Sie kann als postmortale Spende oder Lebendspende durchgeführt werden. Neben der gesteigerten Lebensqualität durch eine NTx verbessert sich sowohl die körperliche als auch die geistige Entwicklung der transplantierten Kinder deutlich. Häufigste Indikationen sind, mit ca. 50 %, Fehlbildungen der Niere mit Zysten und die chronische Nierenerkrankung. In Deutschland werden pro Jahr ca. 100 Kinder und Jugendliche transplantiert (Jahresbericht DSO 2019). Die präemptive (ohne vorherige chronische Dialyse) Nierentransplantation nach Lebendspende hat das beste Ergebnis. Ein Drittel der Nierentransplantationen bei Kindern und Jugendlichen bis 18 Jahre werden als Lebendspende (in der Regel von einem Elternteil) realisiert.

- **Kontraindikation**
- Floride Infektionskrankheiten
- Nicht heilbare, maligne Erkrankungen
- Schwerwiegende zusätzliche Erkrankungen, die ein vitales Risiko darstellen

- **Wartezeit (bei geplanter postmortaler Spende)**
- Kinder < 16 Jahre 1,5–2 Jahre (je nach Blutgruppe)
- Jugendliche ab 16 Jahren mit geschlossenen Wachstumsfugen werden bei der Organlokation wie Erwachsene behandelt: durchschnittliche Wartezeit 7–9 Jahre

- **Vorteile der Lebendspende**
- Spender meist jung und gesund
- Zeitpunkt der OP planbar
- Bessere Transplantatfunktion durch Reduktion/Wegfall der Organkonservierung vor OP
- Bessere immunologische Verträglichkeit (Haploidentität von Eltern und Kind; Dosis an Immunsuppressiva kann geringer gewählt werden)

- **Postoperative Überwachung und Pflege**
- Standardmonitoring
- ZVD Zielwerte 4–10 mmHg
- NIBP-Zielwerte:
  - MAD > 50er Perzentile bzw. systolischer Blutdruck > 100–120 mmHg (Kinder > 2 Jahre)
  - MAD 70–80 mmHg (≤ 2 Jahre)

❗ Anlage eines arteriellen Zugangs sollte vermieden werden, um die Möglichkeit einer zukünftigen Dialyse-Shunt-Anlage nicht zu gefährden.

- Stündliche Bilanzierung der Ein- und Ausfuhr über Blasenkatheter; angestrebte Diurese möglichst > 100 ml/m^2 KOF (je nach verbliebener Eigendiurese, Rücksprache mit den Nephrologen halten)
- Dokumentation der Drainageverluste
- Sollte der Patient beatmet aus dem OP kommen, wird eine rasche Extubation angestrebt
- Verabreichung und Überwachung der immunsuppressiven Therapie nach ärztlicher Anordnung (in der Regel peroral oder per Magensonde)
- Kontrolle aller Verbände 1-mal pro Schicht (Wechsel nach Hausstandard und bei Verschmutzung/Durchfeuchtung)

- Engmaschige Erfassung von Schmerzen und entsprechend analgetische Therapie

Überprüfen Sie Ihr Wissen

Zu 12.1
- Welche Formen des Nierenversagens sind Ihnen bekannt?
- Warum ist die Inzidenz einer Niereninsuffizienz bei Intensivpatienten größer?

Zu 12.2
- Was kennzeichnet ein hämolytisch-urämisches Syndrom?
- Welche Formen des HUS gibt es?
- Benennen Sie die unterschiedlichen Strategien in der Therapie und Versorgung eines Kindes mit HUS.

Zu 12.3
- Welches sind die Kriterien, einen Patienten mit Nierenersatztherapie zu behandeln?
- Nennen Sie die verschiedenen Formen der Nierenersatztherapie und ihre Charakteristika.
- Was wissen Sie über Peritonealdialyse?
- Wie sieht die Pflege eines Patienten unter CVVH(D) aus?

Zu 12.4
- Wie wird ein Patient nach Nierentransplantation versorgt?
- Welche Formen der Nierentransplantation kennen Sie?
- Wann wird beim nierenkranken Kind (im Idealfall) eine Nierentransplantation durchgeführt?

Nachschlagen und Weiterlesen

AWMF (2016) S2k-Leitlinie Hämolytisch-urämisches Syndrom im Kindesalter; AWMF-Register 166/002; im Internet unter: ▶ https://www.awmf.org/uploads/tx_szleitlinien/166-002l_S2k_Haemolytisch-Uraemisches-Syndrom_2016-11_verlaengert.pdf

AWMF (2020) S2k-Leitlinie Nierenzysten und zystische Nierenerkrankungen bei Kindern; AWMF-Register 166/006; im Internet unter: ▶ https://www.awmf.org/uploads/tx_szleitlinien/166-003l_S2k_Nierenzysten-zystische-Nierenerkrankungen-Kinder_2020-05_1.pdf

DGfN (2020) Dialysestandard; im Internet unter: ▶ https://www.dgfn.eu/dialyse-standard.html

Pflege bei hämatologisch-/onkologischen Erkrankungen

Dagmar Teising und Hannah Tönsfeuerborn

Inhaltsverzeichnis

13.1 Umgang mit Blutprodukten – 403
13.1.1 Thrombozytenkonzentrat (TK) – 403
13.1.2 Erythrozytenkonzentrat (EK) – 404
13.1.3 Fresh Frozen Plasma (FFP)/Gefrorenes Frischplasma (GFP) – 405
13.1.4 Granulozytenkonzentrat (GK) – 405
13.1.5 Verträglichkeitstest (vorher zu testen) – Bedside-Test – 405
13.1.6 Transfusionsvorbereitung – 406
13.1.7 Durchführung der Transfusion – 407
13.1.8 Komplikationen – 408
13.1.9 Immunglobuline – 409
13.1.10 Gerinnungsfaktoren – 410

13.2 Gerinnungsstörungen – 411
13.2.1 Disseminierte intravasale Gerinnung (DIC) – 411
13.2.2 Vitamin-K-Mangel – 411

13.3 Hämatologische und onkologische Intensivpflege – 411
13.3.1 Austauschtransfusion – 411
13.3.2 Sichelzellanämie/Sichelzellkrise – 414
13.3.3 Zellzerfallssyndrom/Tumorlysesyndrom – 415
13.3.4 Zytostatikatherapie – 415

© Springer-Verlag GmbH Deutschland, ein Teil von Springer Nature 2021
H. Tönsfeuerborn et al., *Neonatologische und pädiatrische Intensiv- und Anästhesiepflege*,
https://doi.org/10.1007/978-3-662-62902-4_13

**13.4 Komplikationen nach KMT/
Stammzelltransplantation – 419**
13.4.1 Lebervenenverschlusskrankheit (VOD/SOS) – 419
13.4.2 GvHD – 420

Nachschlagen und Weiterlesen – 420

13.1 Umgang mit Blutprodukten

Bei Bluttransfusionen werden korpuskuläre bzw. flüssige Blutbestandteile, selten Vollblut von einem Spender auf einen Empfänger übertragen.

- **Blutbestandteile**

Korpuskuläre Bestandteile:
- Erythrozytenkonzentrat (EK): ist bei einer Temperatur von 4 °C bis zu 42 Tage durch Zusatz eines ACD- oder CPD-Stabilisators (A = Zitronensäure, C = Natriumcitrat, D = Dextrose, P = Phosphatpuffer) lagerfähig; durch Waschen, Filterung oder Bestrahlung mit Kobalt können die Transfusionsreaktionen gemindert werden, da noch vermehrungsfähige immunkompetente Leukozyten in der Zahl reduziert bzw. zerstört werden, die bei immunsupprimierten Patienten zu einer Graft-versus-Host-Reaktion (GvHD) führen können. Bei Neu- und Frühgeborenen sollte ausschließlich CMV-freies, lysinarmes, filtriertes und bestrahltes Blut transfundiert werden.
- Thrombozytenkonzentrat (TK): für 250 ml werden ca. 5 Einzelblutspenden benötigt → gepooltes Konzentrat, es muss bei 22 °C unter gleichmäßiger Bewegung gelagert werden und sollte sofort verabreicht werden, da die Aktivität der Thrombozyten schnell abnimmt; nach 24 h ist kaum noch eine Aktivität nachweisbar. Auch das Thrombozytenkonzentrat wird gefiltert und ggf. bestrahlt und sollte CMV-frei sein. Die Herstellung leukozytendepletierter Thrombozytapheresekonzentrate erfolgt durch Zytapherese von einem Blutspender.
- Granulozytenkonzentrat (GK): strenge Indikationsstellung, da Spender wegen kurzer HWZ (6 h) des Produkts zur Spende einbestellt werden müssen. In der Regel sind mehrere Granulozytapheresen an aufeinanderfolgenden Tagen oder in kurzem zeitlichen Abstand von wenigen Tagen erforderlich. Die Granulozytenspende ist immer mit einer medikamentösen Vorbehandlung des Spenders (Mobilisation der Zellen) verbunden.

Flüssige Bestandteile:
- Fresh Frozen Plasma (FFP): ist tiefgefroren bei –40 °C bis zu 2 Jahre haltbar, enthält Plasmaproteine und Gerinnungsfaktoren, sollte bei Neu- und Frühgeborenen CMV-frei sein.
- Humanalbumin (HA): dient dem Eiweißersatz, ggf. als Plasmaersatzmittel.
- Gerinnungsfaktoren: werden gezielt bei entsprechenden Mangelerscheinungen verabreicht.
- Immunglobuline: werden bei primären Immunmangelzuständen oder sekundärem Antikörpermangel verabreicht.

- **Ziel**
- Aufrechterhaltung bzw. Wiederherstellung eines ausreichenden, zirkulierenden intravasalen Volumens
- Normalisierung der Sauerstofftransportkapazität
- Normalisierung des Gerinnungssystems
- Verbesserung der immunologischen Abwehrfunktion
- Um Fremdblut einzusparen, kann bei Jugendlichen vor geplanten großen Operationen über Eigenblutspenden von FFP und EK nachgedacht werden
- Während der Operation kann Blut aus dem Wundgebiet aufgefangen, gesammelt, gewaschen und anschließend retransfundiert werden = intraoperative Autotransfusion (IAT)

13.1.1 Thrombozytenkonzentrat (TK)

Kompatibilitätsregeln siehe ◘ Tab. 13.1.

- **Indikation**
- Fehlende oder mangelnde Gerinnung durch Thrombozytopenie:
  - (< 10.000/µl bei onkologischen Patienten)
  - < 30.000/µl ohne Blutungszeichen
  - 30.000–50.000/µl bei Blutungszeichen (Petechien, blutiges Trachealsekret, Nachblutung aus Punktionsstellen, Hirnblutung, Lungenblutung), prae OP, Koagulopathien

Tab. 13.1 Kompatibilitätsregeln für TK

Patientenblutgruppe	Kompatibles TK
0	0, A, B
A	A, AB, ggf. 0
B	B, AB, ggf. 0
AB	AB, A, B

Tab. 13.2 Kompatibilitätsregeln für EK

Patientenblutgruppe	Kompatibles EK
0	0
A	A, 0
B	B, 0
AB	AB, A, B, 0

- 50.000–100.000/µl nur bei blutendem Patienten (ICH, Makrohämaturie, Lungenblutung)
- > 100.000/µl keine Transfusionsindikation

- **Ursachen**
- Thrombozytopenie infolge starker Blutungen
- Angeborene Thrombozytopenien/-pathien
- Primäre oder sekundäre Knochenmarksinsuffizienz
- Disseminierte intravasale Gerinnung (DIC) z. B. im Rahmen einer Sepsis

13.1.2 Erythrozytenkonzentrat (EK)

Kompatibilitätsregeln siehe ◘ Tab. 13.2.

- **Indikation**
- Massive Blutungen
- Hb- oder Hkt-Abfall

Ein Hb < 7 g/dl gilt im Allgemeinen als unterer Grenzwert. Bei entsprechender Symptomatik, z. B. Sauerstoffbedarf, gehäuften Bradykardien und Sättigungsabfällen Früh- und Neugeborener, Kinder mit zyanotischen Herzfehlern muss früher transfundiert werden. Bei Früh- und Neugeborenen sowie bei schlechtem Immunstatus sollte möglichst bestrahltes EK verwendet werden.

- **Ursachen**
Einteilung der Ursachen nach Blutungszeitpunkt bzw. Störung der Blutbildung:

- **Pränatale Blutverluste**
- Fetomaternale Transfusion: Kleine, transplazentare Blutübertritte ereignen sich bei ca. 50 % aller Schwangerschaften. Bei ca. 1 % übersteigt der Blutübertritt 40 ml und kann zu fetalen Anämien führen.
- Fetoplazentare Transfusion: Verursacht durch frühes Abnabeln besonders bei Frühgeborenen sowie Lagerung des Kindes nach der Geburt oberhalb des Niveaus der Mutter.
- Fetofetale Transfusion: Bei eineiigen Zwillingen können Blutverschiebungen von einem Feten zum anderen vorkommen.

- **Perinatale Blutverluste**
- Blutungen aus Nabelschnur, Plazenta (Nabelschnurabriss, -einriss, Placenta praevia)
- Geburtstraumatische Blutungen (großes Kephalhämatom, intrakranielle Blutungen)

- **Postnatale Blutverluste**
- Morbus haemorrhagicus neonatorum – hämolysebedingte Anämie, z. B. bei Rh-Inkompatibilitäten
- „Iatrogene Anämisierung", besonders bei kleinen Frühgeborenen im Rahmen von Diagnostik und Therapieüberwachung
- Akuter Blutverlust, z. B. bei Dislokation venöser oder arterieller Katheter
- Chronischer Blutverlust, z. B. durch Stressulkus, Darmblutungen bei nekrotisierender Enterokolitis oder Vitamin-K-Mangel
- Blutverluste im Rahmen einer Operation
- Blut- und Infektionskrankheiten wie Thalassämien, Agranulozytosen, Sepsis

- **Blutbildungsstörungen**
- Eisenmangel: prophylaktische Eisensubstitution bei Frühgeborenen mit leichter

Anämie ab der 2.–4. Lebenswoche, wenn keine Transfusion vorausgegangen ist
- Erythropoetinmangel, z. B. bei Nierenerkrankungen: evtl. Erythropoetingaben i.m.
- Primäre oder sekundäre Knochenmarkinsuffizienz

13.1.3 Fresh Frozen Plasma (FFP)/ Gefrorenes Frischplasma (GFP)

Kompatibilitätsregeln siehe ◘ Tab. 13.3.
Dosis 10–20 ml FFP kg KG langsam transfundieren (1 ml/kg KG und min).
Cave: Citratintoxikation (▶ Abschn. 13.1.8).

- **Indikation**

Traumata oder perioperativ bei:
- Massivtransfusion
- Hohen Blutverlusten
- Globalen Gerinnungsstörungen
- Verlusten über Drainagen

13.1.4 Granulozytenkonzentrat (GK)

Kompatibilitätsregeln siehe ◘ Tab. 13.4.
Aufgrund der großen Leukozytenzahlen sind die Risiken von transfusionsbedingten Infektionen, des TRALI-Syndroms (transfusionsassoziierte Lungeninsuffizienz, ▶ Abschn. 9.9.5), Alloimmunisierung sowie auch der GvHD besonders groß.

- **Indikation**
- Anhaltende schwere Neutropenie und mit invasiven Infektionen, schwerer Sepsis oder Aspergillose

◘ **Tab. 13.3** Kompatibilitätsregeln für FFP

Patientenblutgruppe	Kompatibles FFP
0	0, A, B, AB
A	A, AB
B	B, AB
AB	AB

◘ **Tab. 13.4** Kompatibilitätsregeln für GK

Patientenblutgruppe	Kompatibles GK
0	0
A	A, 0
B	B, 0
AB	AB, A, B, ggf. 0

- Sepsis und andere schwere Infektionen nach Stammzelltransplantation

- **Kriterien zur Transfusion**
- Granulozytenzahlen < 3000/µl bei Neugeborenen in den ersten 2 Wochen und bei bakterieller Sepsis
- Prolongierte Granulozytenzahlen < 500/µl bei Kindern mit bakterieller Sepsis und Antibiotikaresistenz, Mykobakterieninfektion oder systemischer Aspergillose
- Nachgewiesene Infektionen bei Patienten mit einem qualitativen Granulozytendefekt und Antibiotikaresistenz
- Granulozytenzahlen < 500/µl bei Kindern nach Stammzelltransplantation und mit therapieresistentem Fieber unklarer Ursache

- **Zu beachten**
- Keine Amphotericin-B-Gaben 4 h vor und nach der Transfusion.
- Alle Granulozytenpräparate sollen prätransfusionell bestrahlt werden.
- Transfusionsdauer mind. 120 min (je nach pulmonaler Situation evtl. über 4–6 h!).

❗ Nach Granulozytentransfusionen kann es zu einem ARDS mit Beatmungspflichtigkeit kommen. Bei ersten Anzeichen von respiratorischen Störungen nach Granulozytentransfusion muss daher eine Röntgenthoraxkontrolle erfolgen.

13.1.5 Verträglichkeitstest (vorher zu testen) – Bedside-Test

Insgesamt sind ca. 20 Blutgruppensysteme von klinischer Bedeutung.

- Bestimmung der Blutgruppe (AB0-System)
- Bestimmung des Rhesusfaktors (Merkmal D)
- Bestimmung weiterer Blutgruppenantigene wie Kell-, Duffy-, Lewis, MNS-Faktor
- Antikörpersuchtest (AKS): Serum wird auf irreguläre blutgruppenspezifische Antikörper untersucht. Der AKS hat nur eine Gültigkeit von 4 Wochen, da sich nach entsprechender Exposition im Rahmen von Transfusionen jederzeit neue Antikörper bilden können
- Kreuzprobe: Sie ist die eigentliche Verträglichkeitsprüfung, eine Probetransfusion im Reagenzglas. Es soll festgestellt werden, ob Antikörper (AK) des Empfängers mit Antigenen des Spenders bzw. auch umgekehrt zu einer Agglutination oder Hämolyse führen. Die Kreuzprobe ist von der Deutschen Gesellschaft für Bluttransfusionen zwingend vorgeschrieben, dauert mindestens 30–45 min und ist dann für 72 h gültig. Sie besteht aus mehreren Tests:
    - Major-Test: Untersuchung des Empfänger-Serums auf AK, die gegen Antigene der Spendererythrozyten gerichtet sind
    - Minor-Test: Untersuchung des Spender-Serums auf AK, die gegen Antigene der Empfängererythrozyten gerichtet sind
    - In Notfallsituationen, z. B. massive Blutung, kann EK auch ungekreuzt und nicht blutgruppengleich transfundiert werden. Blut der Gruppe 0 und Rh-negativ gilt als Universalspenderblut und kann jedem verabreicht werden. Patienten mit der Blutgruppe AB kann auch Blut der Gruppe A oder Gruppe B Rh-negativ gegeben werden
    - Beim FFP dagegen ist Plasma der Gruppe AB als Universalplasma in Notfällen geeignet
- AB0-Bedside-Karte: Unmittelbar vor der Transfusion eines EK oder GK wird erneut ein AB0- und Rh-Identitätstest mit einer Testkarte durchgeführt. Patienten- und Konservenblut müssen blutgruppengleich sein. Hierdurch sollen Verwechslungen der Konserve verhindert werden
    - Gesetzlich vorgeschrieben ist nur der AB0-Identitätstest des Empfängers beim EK und GK, nicht beim TK und FFP. Die Überprüfung der Blutgruppe der Konserve ist nicht mehr zwingend vorgeschrieben bzw. bei TK und FFP nicht möglich
    - Dieser Test muss vor jeder erneuten Transfusion (Transfusionsserie) und bei Wechsel des transfundierenden Arztes (z. B. Schichtwechsel) wiederholt werden

13.1.6 Transfusionsvorbereitung

- Zunächst Entnahme von 5 ml (je nach Blutbank evtl. auch weniger) nichthämolytischen Patientenblutes für oben aufgeführte serologische Untersuchungen.
- Sorgfältige Beschriftung des Proberöhrchens; muss sofort von der blutabnehmenden Person beschriftet und unterschrieben werden (Name, Vorname, Geburtsdatum des Patienten und Ausfüllen des Blutanforderungsscheines).
- Wenn wiederholte Bluttransfusionen voraussehbar sind, sollten bei Früh- und Neugeborenen Babykonserven mit mehreren Einheiten (Teilmengen) angefordert werden, um dadurch die Zahl der Spender pro Patient gering zu halten.
- Einwilligung der Eltern muss nach entsprechender Risikoaufklärung vorhanden sein.
- Der Konserventransport von TK erfolgt bei Raumtemperatur, von EK in Kühlboxen (Temperatur < 10 °C), Konservenbegleitscheine müssen sicher an den Konserven befestigt sein, große Erschütterungen sind zu vermeiden.
- Konservenbegleitschein mit der Konserve vergleichen: Konservennummern, Angaben zum Inhalt (EK, TK, FFP), Blutgruppe, Menge; evtl. in das Transfusionsbuch eintragen.

13.1 · Umgang mit Blutprodukten

- Auf dem Konservenbegleitschein Namen, Vornamen und Geburtsdatum des Patienten kontrollieren.
- EK-Konserven können in einem rüttelfreien Kühlschrank, ohne die Kühlkette zu unterbrechen, bei 3–7 °C gelagert werden. Nicht benötigtes Blut wird der Blutbank vor Ablauf des Verfallsdatums, ebenfalls ohne die Kühlkette zu unterbrechen, zurückgeschickt.
- Thrombozytenkonzentrat muss bei 20–24 °C unter ständiger Bewegung gelagert werden und sollte sofort transfundiert werden.

13.1.7 Durchführung der Transfusion

- Falls nicht vorhanden, Anlegen eines venösen Zugangs.
- Arzt und Pflegekraft vergleichen sorgfältig die Daten auf dem Konservenbegleitschreiben und dem Etikett der Konserve, Verfallsdatum beachten, Gültigkeit der Kreuzprobe, außerdem die Identität des Empfängers überprüfen.
- Beurteilung der Konserve: Aussehen, Farbe, Beschädigung, Verklumpungen.
- Aufziehen des Blutes: je nach Bedarf steriles Anstechen der Konserve mit einem Transfusionsbesteck (Filter von 170–230 µ, ggf. mit speziellem Mikrofilter von 40 µ bei Massentransfusionen) oder steriles Aufziehen geringer Mengen Blut in eine Infusionsspritze über spezielle Filter, ggf. ebenfalls mit speziellem Mikrofilter. Infusionsspritzen müssen direkt und deutlich mit dem Patientennamen, der Chargennummer und Blutgruppe beschriftet werden, um Verwechslungen zu vermeiden.
  - Thrombozytenkonzentrat muss (!) über einen 200-µ-Filter aufgezogen werden, da es sonst zu einer Adhäsion der Thrombozyten in dem Filter kommt.
  - Zum Anstechen der Konserve wird die Folienkappe geöffnet und desinfiziert. Über die Öffnung wird das Transfusionsbesteck eingeführt. Die Konserve dann flach hinlegen und das Transfusionsbesteck mit geöffneter Rollerklemme schräg nach oben halten, sodass die Tropfkammer auf dem Kopf steht. Durch vorsichtigen Druck auf die Konserve die Tropfkammer füllen, bis der Filter benetzt ist, dann Transfusionsbeutel aufhängen und System langsam luftleer füllen. Soll das Blut in eine Infusionsspritze aufgezogen werden, wird der Filter ebenfalls schräg nach oben gehalten und durch Druck auf die Konserve vollständig gefüllt, dann kann die Infusionsspritze angeschlossen und das Blut *langsam* aufgezogen werden, sodass die Erythrozyten nicht beschädigt werden.
  - Jede Transfusion muss vom transfundierenden Arzt persönlich eingeleitet werden!
  - Zum Eigenschutz sollten bei der Handhabung von Blutkonserven immer Handschuhe getragen werden.
- Durchführung des Bedside-Tests.
- Konservenblut über ca. 30 min auf Zimmertemperatur erwärmen, evtl. Verabreichung über einen Blutwärmer bei unterkühlten Patienten oder Massivtransfusionen.
- Der Arzt muss Blutart, Konservennummer, Menge und Laufgeschwindigkeit schriftlich anordnen:
  - EK: 1 ml/kg KG erhöht den Hkt um 1 %,
  - TK: ca. 10 ml/kg KG,
  - FFP: 1 ml/kg KG erhöht den Quick um 0,5–1 %.
- Ausgangsblutdruck und Herzfrequenz notieren.
- Ist der Bedside-Test in Ordnung, kann die Transfusion durch den Arzt eingeleitet werden. Der Arzt muss auf jeden Fall in den ersten 10–15 min anwesend sein und trägt die Gesamtverantwortung.
- Bei Kindern muss langsam transfundiert werden, evtl. in mehrere Portionen, Infusionsspritzen dürfen dabei nicht wieder befüllt werden. Transfusionsgeschwindigkeit anfangs langsamer, kann dann gesteigert werden. Die Transfusion sollte aber innerhalb von 6 h erfolgen. FFP und Thrombozytenkonzentrat sollten

- möglichst innerhalb von 2 h transfundiert werden.
- Das Applikationssystem von Blutprodukten sollte alle 6 h erneuert werden (Kat. IC nach deutschem Transfusionsgesetz).
- Blut muss getrennt von anderen Infusionen laufen!
- In die Konserve dürfen keine Medikamente injiziert werden.
- In den ersten 10–30 min der Transfusion ist besondere Vorsicht geboten.

- **Apparative Überwachung**
- Anfänglich sehr engmaschige, d. h. viertelstündliche Überwachung der Herzfrequenz, des Blutdruckes, der Atmung, wenn möglich des zentralen Venendruckes, bei sehr kleinen Kindern auch der Körpertemperatur.
- Die Überwachung kann nach den ersten 30 min „gestreckt" werden, wenn die Transfusion augenscheinlich vertragen wird.
- Überwachung bis mind. 60 min nach Transfusionsende fortführen.

- **Klinische Überwachung**
- Aussehen, Schwitzen, Schüttelfrost, Unruhe, Schmerzen, Erbrechen, Atmung, Bewusstsein und Urinausscheidung (Menge, auf Blutbeimengungen achten = Zeichen einer Hämolyse).
- Überwachung der Punktionsstelle, der Laufgeschwindigkeit und des Aussehens des Blutes (Koagelbildung, Hämolyse).
- Produkt, Blutgruppe, Ergebnis des Bedside-Tests (Karte kann entsorgt werden), Chargennummer der Konserve, Menge, Beginn und Ende der Transfusion sowie Besonderheiten im Verlauf werden dokumentiert.
- Evtl. Eintragen der verabreichten Konserve ins Transfusionsbuch: Produkt, Chargennummer, Patientendaten, Menge, Datum.
- Der Transfusionsbeutel und die evtl. benutzten Infusionsspritzen sollten 24 h im Kühlschrank aufbewahrt werden für eventuelle serologische Nachuntersuchungen bei Komplikationen.

13.1.8 Komplikationen

13.1.8.1 Hämolytischer Transfusionszwischenfall

Bei Blutgruppen- oder Rh-Inkompatibilität: meist menschlicher Fehler. Die Sterblichkeit liegt bei 20–60 %. Bereits geringe Mengen können ausreichen, um eine schwere hämolytische Reaktion hervorzurufen.

- **Symptome**
- Schüttelfrost
- Rötung des Gesichts
- Kreuz- und Brustschmerzen
- Übelkeit und Erbrechen
- Tachypnoe und Tachykardie
- Blutdruckabfall
- Hämoglobinurie
- Diffuse Blutungen (z. B. im OP-Gebiet)

- **Folgen**
- Nierenversagen
- Gerinnungsstörungen

- **Therapie**
- Transfusion sofort abbrechen, venösen Zugang belassen
- Weiterhin sehr engmaschige Blutdruck- und Herzfrequenzkontrollen
- Bei Bedarf Sauerstoffgabe/Beatmung
- Flüssigkeitsbilanzierung (Ein- und Ausfuhr)
- Hämoglobinkonzentration im Urin bestimmen
- Je nach ärztlicher Anordnung Kortison, Katecholamine, Volumen, Elektrolytlösung, Mannit oder Furosemid aufziehen und injizieren
- In schweren Fällen wird eine Austauschtransfusion empfohlen

13.1.8.2 Fieber

Durch Pyrogene = fiebererzeugende Stoffe von abgestorbenen Bakterien.

- **Symptome**
- Gerötetes Gesicht
- Kopfschmerzen
- Temperaturanstieg

- **Therapie**
- Fiebersenkung

13.1.8.3 Metabolische Störungen

- **Hypokalziämie:** Das Citrat in der Konserve bindet das Calcium. Es kommt zum Mangel an ionisiertem Calcium.
  - Symptome: Hypotonie, erhöhter ZVD, QT-Intervall im EKG verlängert
  - Therapie: Bei Blutaustausch oder Massivtransfusionen Substitution von 2–3 ml Calcium/100 ml Citratblut
- **Hyperkaliämie:** Während der Konservenlagerung tritt Kalium aus den Erythrozyten aus und Natrium strömt in die Zelle hinein. Je älter die Konserve ist, desto höher kann der Kaliumwert in der Konserve sein. Der Natriumeinstrom in die Erythrozyten führt zusätzlich zu einer osmotischen Resistenz und somit zu einer Hämolyse. Bei Neugeborenen und bestehender Hyperkaliämie dürfen nur frische Konserven (nicht älter als 5 Tage) verwendet werden.
- **Azidose:** Kommt bei Massivtransfusionen vor und muss ggf. gepuffert werden.

13.1.8.4 Septische Reaktionen

Durch Verunreinigung der Konserve mit Bakterien.

- **Symptome**
- Schüttelfrost
- Fieber
- Bauchschmerzen
- Blutdruckabfall
- Evtl. Verbrauchskoagulopathie

- **Therapie**
- Breitbandantibiotika

13.1.8.5 Allergische Reaktionen

Allergie gegen transfundiertes Eiweiß.

- **Symptome**
- Hautrötung, Urtikaria
- Schüttelfrost
- Fieber

13.1.8.6 Übertransfusion – TACO (transfusionsassoziierte zirkulatorische Überladung)

Kreislaufüberlastung mit Linksherzinsuffizienz und Lungenödem. Besonders gefährdet sind herzkranke, anämische, junge und septische Patienten.

13.1.8.7 Infektionen

Hepatitis B (1:200.000), Hepatitis C (1:750.000), HIV (1:1.000.000), Zytomegalie (CMV), Lues, Malaria, Entero- und Herpesviren.

13.1.8.8 Weitere seltene Komplikationen

- Posttransfusionelle Purpura (PTP)
- Transfusionsinduzierte akute Lungeninsuffizienz (TRALI, ▶ Abschn. 9.9.5) durch granulozytenspezifische AK des Spenders
- Anaphylaktische Reaktionen bei Patienten mit angeborenem IgA-Mangel
- Graft-versus-Host-Reaktion bei immunsupprimierten Patienten nach Übertragung proliferationsfähiger Lymphozyten

13.1.9 Immunglobuline

Immunglobuline, auch Antikörper genannt, werden aus menschlichem Blut gewonnen und wirken als Arzneimittel genau wie natürlich im Blut vorkommende Immunglobuline.

- **Indikation**
- Substitutionstherapie bei
  - primären Immundefektsyndromen (PID)
  - sekundären Immundefektsyndromen (SID)
- Immunmodulation bei Patienten mit
  - primärer Immunthrombozythopenie (ITP) – bei hohem Blutungsrisiko oder prae OP
  - Guillain-Barré-Syndrom (GBS)
  - Kawasaki-Syndrom

◘ Tab. 13.5 Infusionsschema für IVIG (intravenöses IgG)

Zeit (min)	Gewicht (kg)					
	10 (ml/h)	20 (ml/h)	30 (ml/h)	40 (ml/h)	50 (ml/h)	60 (ml/h)
0	6	12	18	24	30	36
30	12	24	48	72	60	72
60	24	48	72	96	120	144
90	36	72	96	144	180	216
120	48	96	144	192	240	288

(0,3)–0,6 ml/kg KG und h Startgeschwindigkeit – Steigerung alle 30 min bis auf 4,8–(7,2) ml/kg KG und h

- multifokaler motorischer Neuropathie (MMN)

▪ **Zu beachten**
- Da das Präparat im Kühlschrank zu lagern ist, muss es vor Verabreichung auf Raumtemperatur gebracht werden (25 °C).
- Unerwünschte Wirkungen können durch langsame Infusion vermieden werden (◘ Tab. 13.5).
- Die resultierenden Laufgeschwindigkeiten von intravenösen Immunglobulinen (IVIG) sind den jeweiligen Fachinformationen zu entnehmen.
- Ist eine Verdünnung von IVIG erforderlich, so kann diese mit Glukose 5 % vorgenommen werden.
- Komplikationen können auch 1–6 h nach Immunglobulininfusion auftreten, deshalb sollte der Patient bis 6 h nach Infusionsende engmaschiger überwacht werden (▶ Abschn. 13.1.7).

▪ **Komplikationen**
- Nebenwirkungen:
  - Schüttelfrost
  - Kopfschmerzen
  - Schwindel
  - Fieber
  - Erbrechen
  - allergische Reaktionen
  - Übelkeit
  - Arthralgien
  - niedriger Blutdruck
  - mittelstarke Rückenschmerzen
- Anaphylaxie

- TRALI (▶ Abschn. 9.9.5)
- Reversible aseptische Meningitis
- Reversible hämolytische Anämie
- Thromboembolische Ereignisse
  - Schlaganfall
  - Myokardinfarkt
  - Lungenembolie
  - Tiefe Venenthrombose

13.1.10 Gerinnungsfaktoren

▪ **Antithrombin (AT) III**
Indikation: ATIII < 80 %, Schock, Verbrauchskoagulopathie.
Anwendung: als KI (i.v. Bolusgaben theoretisch möglich).

▪ **Haemate FVIII**
Indikation: Hämophilie A, erworbenes von-Willebrand-Syndrom (z. B. unter ECMO-Therapie).
Anwendung: als KI (max. 4 ml/min).

▪ **Fibrinogen Haemocomplettan**
Indikation: bei akutem Blutverlust und Serumspiegel < 100 mg/dl.
Anwendung: als KI (max. 4 ml/min).

▪ **Beriplex PPSB**
Indikation: akuter Blutverlust, Mangel an Faktor II, VII, IX oder X (z. B. durch Einnahme von Vitamin-K-Antagonisten).

▪ **F XIII (Fibrogammin)**
Anwendung: als KI (max. 4 ml/min).

- F VII (NovoSeven)
Anwendung: i.v. über 2–5 min.

- Protein C (Ceprotin)
Anwendung: i.v. 2 ml/min; bei Kindern < 10 kg KG, max. 0,2 ml/kg KG/min.

13.2 Gerinnungsstörungen

13.2.1 Disseminierte intravasale Gerinnung (DIC)

Erworbenes Syndrom mit Hämorrhagie und mikrovaskulärer Thrombose auf der Grundlage von Endothelschäden, hervorgerufen durch:
- Sepsis
- Trauma
- Malignome
- ARDS

Durch die überstimulierte Fibrinbildung kommt es zu einem Verbrauch an Gerinnungsfaktoren und Thrombozyten, weiterhin zur Fibrinolyse, mit dem klinischen Bild einer Diatheseblutung → Petechien bis akrale Gangräne, Thrombose und Endorganversagen.

13.2.2 Vitamin-K-Mangel

- **Ursachen**
- Antibiotikatherapie
- Mangelernährung/Malabsorption (CF)
- Neugeborene (postpartal ohne Vitamin-K-Prophylaxe)
- Massentransfusionssyndrom

- **Therapie**
- Vitamin-K-Substitution
- FFP bei aktiver Blutung

13.3 Hämatologische und onkologische Intensivpflege

13.3.1 Austauschtransfusion

- **Prinzip**

Schrittweiser Ersatz des Patientenblutes durch Spenderblut. Am ehesten findet die Austauschtransfusion Anwendung im Neugeborenenalter als Therapie des Morbus haemolyticus neonatorum oder der GALD (schwangerschaftsassoziierten alloimunen Hepatopathie); sie wird jedoch auch bei Erwachsenen zur Behandlung von schweren Transfusionszwischenfällen, Urämie, schweren Verletzungen, Verbrennungen und Vergiftungen eingesetzt. Bei Austausch des 2- bis 3-fachen Volumens wird eine Erneuerung von 50–90 % erreicht.

> Physiologisches Blutvolumen: 80 ml/kg KG.

Wenn möglich, Austauschtransfusion erst jenseits der 6. Lebensstunde wegen der besseren Verträglichkeit (kardiorespiratorische Adaption) durchführen.

- **Indikation**
- Blutgruppeninkompatibilität: Gefahr einer Hyperbilirubinämie und der Anämisierung durch eine Hämolyse aufgrund mütterlicher Antikörper → Entfernung mütterlicher Antikörper und Ersatz der geschädigten Erythrozyten
- Hyperbilirubinämie verschiedener Ursachen (Hämoglobinopathien, Enzymdefekte, Infektionen): Gefahr des Kernikterus in Abhängigkeit von der indirekten Bilirubinkonzentration bei Werten über 425 µmol/l = 25 mg/dl → Senkung des Bilirubins
- Protrahierter septischer Schock → Entfernung der Toxine

- Verbrennung, Vergiftung → Entfernung von Toxinen

Frühaustausch bei schweren Formen
- Nabelschnurbilirubin: >100 μmol/l = 6 mg/dl
- Nabelschnurhämoglobin: <12 g/l, Hämatokrit < 35 %
- Postnataler Bilirubinanstieg > 0,5 mg/dl/h über 6 h; Serumbilirubin > 250 μmol/l = 15 mg/dl in den ersten 48 Lebensstunden

Vorbereitung
Die Vorbereitung sollte zügig, der Blutaustausch selbst in Ruhe durchgeführt werden.

Diagnostik beim Kind
- Bilirubin gesamt und direkt, venöser Hkt, Blutgruppe, Rh-Faktor, direkter Coombs-Test (Suche nach IgG-Antikörpern, die an den kindlichen Erythrozyten gebunden sind), Kreuzblut, Elektrolyte, Blutbild (mit Ausstrich), Gesamteiweiß, Gerinnung, BZ, BGA, TSH, HIV-Serologie, ggf. Röntgen.
- Wenn möglich, Blutgruppe der Mutter bestimmen und indirekten Coombs-Test (Nachweis von IgG-AK gegen fremde Erythrozyten im Plasma der Mutter).

Austauschblut bestellen
- Erythrozytenkonzentrat und Plasma bestellen (Verhältnis 2 EK: 1 FFP)
- Bei einer Rh-Erythroblastose: AB0-blutgruppengleiches Blut, Rhesus negativ (im Notfall: 0 Rh neg. Erythrozyten in AB-Plasma)
- Bei einer AB0-Erythroblastose: ◘ Tab. 13.6

- Das Blut sollte nicht älter als 72 h sein. Die Kreuzprobe (▶ Abschn. 13.1.5) wird sofort nach Eintreffen des Blutes durchgeführt

Vorbereitung des Patienten
- Patienten evtl. auf eine offene Einheit umlagern
- Patienten nüchtern lassen, evtl. Magensonde offen ablaufend
- Wärmemanagement:
  - Anpassen der Wärmesteuerung der offenen Einheit/des Patientenbetts
  - Verabreichung der Blutprodukte über Infusionswärmer (37° C)
- Für optimale Lichtverhältnisse sorgen
- Vor Austauschbeginn an Analgosedierung denken (Rücksprache mit Stationsarzt)
- Überwachung: EKG-Monitor, Blutdruck (Intervalle sehr eng einstellen), rektale Temperatursonde, Sauerstoffsättigung
- Lagerung in Rückenlage und ggf. Fixierung des Patienten (Arme und Beine)
- Urinbeutel kleben (auch für spätere Bilanzierung)/Blasenkatheter
- Für NVK und/oder für NAK (▶ Abschn. 3.1 und 3.2) richten
- Für zentrale Venendruckmessung richten (▶ Abschn. 2.5.4)
- Bereitstellen: Wärmelampe, falls nicht am Bett vorhanden, Blutwärmgerät, Austauschsystem, Timer, Austauschprotokoll

Austausch
- Austauschweg:
  - 1 Katheter: über einen nicht zentral liegenden NVK, er sollte vor der Leber positioniert sein; ggf. großlumiger peripherer Zugang.

◘ Tab. 13.6 Blutgruppe des Austauschblutes bei AB0-Erythroblastose

Blutgruppe der Mutter	Blutgruppe des Kindes	Austauschblut
0	A	A_2 oder 0 anti-A-lysinarm
0	B	0 anti-B-lysinarm
A	B	0 anti-B-lysinarm
A	AB	0 anti-AB-lysinarm
B	A	A_2 oder 0 anti-A-lysinarm
B	AB	0 anti-AB-lysinarm

13.3 · Hämatologische und onkologische Intensivpflege

- 2 Katheter: einen NVK und einen NAK; diese Version ist kreislaufschonender.
- Bei größeren Kindern: über großlumigen ZVK oder peripheren Zugang; ggf. über arteriellen Zugang und ZVK.
- Unbedingt auf eine ausreichende Anzahl Zugangswege achten, um auch hochosmolare Medikamentengaben (z. B. CaGluc 10 %) und die Basisinfusionen des Kindes weiterlaufen lassen zu können.
- Einmal-Austauschtransfusionsgarnituren mit „geschlossenem System" bergen infektiologische Risiken und sollten nach Möglichkeit keine Verwendung mehr finden.

- **Ablauf**
- Austauschvolumen: 2- bis 3-faches kindliches Blutvolumen (=180–250 ml/kg KG)
- Austauscheinzelportionen:
  - Neugeborene > 2500 g: 20 ml
  - Frühgeborene 1500–2500 g: 10 ml
  - Frühgeborene < 1500 g: 5 ml
- Austauschgeschwindigkeit: maximal 125 ml/kg KG und h = 2 ml/kg KG und min
  - Eine langsame Austauschgeschwindigkeit verringert die Kreislaufbelastung, erhöht die Elimination von Bilirubin und vermindert die Nebenwirkungen des CPD-Stabilisators (Stabilisator zur Konservierung der Erythrozyten)
  - Die Dauer darf 2–3 h nicht unterschreiten
- Diagnostik aus der ersten Ausfuhr:
  - Bilirubin, Elektrolyte, CRP, Gesamteiweiß, Differenzialblutbild
  - Serologien: Toxoplasmose, Röteln, Zytomegalie
  - 10 ml Heparinblut für spätere Untersuchungen aufheben
- Erythrozytenkonzentrat und Plasma werden als kontinuierliche Infusion verabreicht (Laufrate nach Anordnung, EK i. d. R. doppelt so schnell wie das Plasma)
- Calciumgabe als Kurzinfusion (1 ml CaGluc 10 %/kg KG), wenn das Calcium in der Blutgasanalyse unter 1,0 mmol/l sinkt
- Bei Hypocalcämiesymptomen vorübergehend weitere Gaben von Calcium
- Blutgasanalysen alle 15 min
- Untersuchung bei Austauschende (letzte Ausfuhr): Bilirubin, Hkt, Elektrolyte, BZ, neues Kreuzblut entnehmen
- Da die Wirkspiegel lebensnotwendiger Medikamente durch den Blutaustausch absinken, ist ggf. eine zusätzliche Dosis oder ein Überprüfen des Medikamentenspiegels nach Austauschende erforderlich
- Der Austausch wird von einem Arzt durchgeführt und von mindestens einer Pflegeperson begleitet
  - Der Arzt ist für die Aus- und Einfuhr verantwortlich, die Pflegeperson für die sofortige und genaue Dokumentation
  - Um Fehler zu vermeiden, wird jede einzelne Portion sofort im Austauschprotokoll notiert
- Angebrochene Konserven 24 h aufbewahren für evtl. Nachuntersuchungen bei Transfusionszwischenfällen

- **Komplikationen einer Austauschtransfusion**

Im Verlauf können die folgenden Probleme auftreten:

- **Vaskulär**
- Thrombosen bzw. Embolien (Luft, Blutgerinnsel)
- Pfortaderstenose
- Hämorrhagische Infarzierung des Kolons
- Nekrotisierende Enterokolitis
- Myokardinfarkt

- **Kardial**
- Arrhythmien, Asystolie
- Hypervolämie (Anämie, kardiale und pulmonale Belastung)
- Biochemisch
- Durch Citratblut:
  - Hypokalzämie
  - Azidose
  - Hypochlorämie
  - Hypomagnesiämie
  - Hyperkaliämie
  - Hypoglykämie

- Erhöhte Sauerstoffabgabe im Gewebe (Rechtsverschiebung der Sauerstoffdissoziationskurve)
- Durch Heparinblut:
  - Hypoglykämie
  - Vermehrung freier Fettsäuren

Gerinnungsphysiologisch
- Thrombozytopenie
- Heparinüberdosierung

Infektiös
- Lues
- Zytomegalie
- Hepatitis
- HIV

Sonstige
- Perforation der Nabelvene
- Mechanische Schädigung der Erythrozyten
- Hypothermie
- Blutdruckschwankungen
- Lungenödem (bei zu raschem Austausch)
- Die Mortalität bei einer Austauschtransfusion liegt bei ca. 1 %

13.3.1.1 Hämodilution
- Austauschtransfusion mit dem Ziel der Blutverdünnung bei Polyglobulie. Eine Hämodilution wird bei einem Hkt > 70 % durchgeführt, wenn keine Symptomatik vorhanden ist, bzw. bei einem Hkt > 65 % bei vorhandener Symptomatik.
- Entnommenes Blut wird mit einer kristallinen Lösung, z. B. Ringer-Lösung, ersetzt. Je nach zu ersetzender Menge wird die Hämodilution wie eine Austauschtransfusion durchgeführt, bei geringeren Mengen wird das langsam entnommene Blut über eine parallel laufende Infusion ersetzt.

■ **Ursachen einer Polyglobulie**
- Chronischer intrauteriner Sauerstoffmangel, z. B. bei EPH-Gestose der Mutter, Nikotinabusus
- Fetofetale Transfusion bei Zwillingen
- Übergang plazentaren Blutes auf das Kind bei später Abnabelung in Tieflage

- Begleiterscheinung bei angeborenen Erkrankungen: Herzfehler, Down-Syndrom, Beckwith-Wiedemann-Syndrom
- Typisch bei Kindern diabetischer Mütter

■ **Symptome**
- Rosiges livides Aussehen
- Belastungszyanose
- Zittrigkeit
- Tachypnoe
- Tachykardie
- Laborparameter: Hypoglykämie, Hypokalzämie, Hyperbilirubinämie, Thrombozytopenie

■ **Komplikationen durch Mikrothromben**
- Persistierende pulmonale Hypertension des Neugeborenen (PPHN)
- Nekrotisierende Enterokolitis
- Nierenversagen
- Verbrauchskoagulopathie
- Krampfanfälle

13.3.2 Sichelzellanämie/ Sichelzellkrise

■ **Sichelzellanämie**
- Eine der häufigsten Erbkrankheiten der Welt, in Nordeuropa eher selten vertreten.
- Die betroffenen Erythrozyten sind unbeweglicher und kurzlebiger (statt 120 Tage nur 10–20 Tage).
- Es sind mehrere Formen der Erkrankung unterschiedlicher Ausprägung bekannt.

■ **Symptome der Sichelzellkrankheit**
- Schmerzkrisen (besonders Knochen)
- Entwicklung einer PAH
- Schädigung der Immunabwehr (häufige Infektionen durch Milzuntergang)
- ZNS-Schäden, Schlaganfall
- Schädigung des blutbildenden Systems – Anämie (hämolytische Anämie, aplastische Krise)
- Verzögerte körperliche Entwicklung
- Ikterus
- Milzsequestration (Blut kann in der Milz „versacken"; Notfallsituation, die zu Intensivaufenthalt führen kann)

- **Notfalltherapie**
- Analgesie
- Transfusion
- Ggf. partielle Austauschtransfusion (75 % des Blutvolumens)

13.3.3 Zellzerfallssyndrom/ Tumorlysesyndrom

Vor allem bei Patienten mit Leukämie oder Lymphomen unter Zytostasetherapie auftretender massiver Zerfall von Tumorzellen.

- **Symptome**
- Hyperurikämie (hohe Harnsäure im Blut)
- Schädigung der Nieren durch die Harnsäurekristalle
- Nierenversagen

- **Therapie**
Siehe ▶ Abschn. 12.1.2.
- Hydrierung/„Wässerung" unter Chemotherapie
- Medikamentöses Verhindern der Auskristallisierung von Harnsäure
- Bildung von Harnsäure verhindern (Allopurinolgabe)
- Abbau von Harnsäure durch Rasburicase

13.3.4 Zytostatikatherapie

13.3.4.1 Umgang mit Zytostatika

Auch auf Intensivstationen ohne onkologische Abteilung kommen gelegentlich Behandlungen mit Zytostatika wie Cyclophosphamid (z. B. *Endoxan*) vor. Indikationen dazu können z. B. eine Glomerulonephritis, autoimmunhämolytische Anämien oder eine Hämosiderose sein. Aufgrund des seltenen Einsatzes von Zytostatika ist der Umgang mit diesen den meisten Pflegekräften nicht geläufig.

Für Zytostatika gelten besondere Regeln. Diese sollten in schriftlicher Form allen Mitarbeitern verfügbar sein, z. B. das Merkblatt der Berufsgenossenschaft für Gesundheitsdienst und Wohlfahrtspflege oder der Deutschen gesetzlichen Unfallversicherung „Zytostatika im Gesundheitsdienst – Informationen zur sicheren Handhabung von Zytostatika". Weiterhin sollten eine Gefährdungsbeurteilung und ein regelmäßiges Umgebungsmonitoring stattfinden, um Kontaminationen aufzudecken.

Grundsätzlich ist Folgendes zu beachten:
- Zytostatika reizen direkt die Haut, Schleimhäute und evtl. Augenbindehaut.
- Die Aerosole wirken reizend auf die Atemwege.
- Zytostatika haben mutagene, teratogene und karzinogene Wirkungen.
- Schwangere und Frauen, die eine baldige Schwangerschaft planen, sollten möglichst nicht mit Zytostatika in Kontakt kommen.

> Extrem wichtig ist es, sich mit dem jeweiligen Zytostatikum und dessen Nebenwirkungen vertraut zu machen, um entsprechende Beobachtungen einschätzen zu können und rechtzeitig zu reagieren.

- **Arbeitsplatz**
- Ruhige Umgebung
- Luftaufwirbelungen vermeiden
- Arbeitsfläche muss desinfiziert und mit saugfähiger Unterlage ausgestattet sein
- Da ein spezieller Laminar Air Flow (Sicherheitswerkbank Klasse 2 → erzeugt Unterdruck) meist nicht vorhanden ist, sollte man den üblichen Laminar Air Flow ohne eingeschaltetes Gebläse benutzen (das Gebläse erzeugt Überdruck) oder eine separate Arbeitsfläche verwenden, die räumlich getrennt ist von anderen Medikamenten oder Produkten
- Bereithalten von speziellen Dekontaminationssets

- **Persönlicher Schutz**
- Latexhandschuhe, evtl. zwei Paar übereinander bzw. spezielle Zytostatika-Handschuhe
- Flüssigkeitsdichter Schutzkittel vorne geschlossen, langärmlig mit eng anliegenden Bündchen
- Mundschutz der Schutzstufe FFP2

- Schutzbrille mit Seitenschutz
- Evtl. Haube

- **Zubereitung/Aufbereitung**

Zytostatika sollten möglichst fertig zubereitet mit vorgefülltem Infusionssystem aus der Zentralapotheke bezogen werden. Für den Transport sollten sie in Folienbeuteln verpackt werden, die Transportkisten sind mit einer Warnaufschrift zu kennzeichnen, sie müssen flüssigkeitsdicht, verschließbar und bruchsicher sein. Die Aufbewahrung der Zytostatika sollte separat von anderen Medikamenten erfolgen.

Ist eine Zubereitung auf Station notwendig, sollte folgendermaßen vorgegangen werden:

- Zytostatika sollen möglichst in geschlossenen Systemen gelöst bzw. gemischt werden.
- Durchstechampullen: Zum Aufziehen von Trockensubstanzen sollte eine spezielle Nadel genommen werden (Druckausgleichsfilternadel, z. B. *Chemo-Mini-Spike*); beim herkömmlichen Aufziehen mit einer Kanüle entsteht ein hoher Druck, wodurch die Gefahr von Aerosolaustritt oder Spritzern besteht.
- Glasbrechampullen: Sie sind mit einem alkoholhaltigen oder sterilen Tupfer am Hals zu umfassen, sodass beim Öffnen die Aerosolbildung und die Verletzungsgefahr reduziert werden.
    - Zum Aufziehen sind großvolumige Aufziehkanülen (Nr. 1, Nr. 2) zu verwenden, um einen hohen Druck zu vermeiden.
- Immer nur die genaue Menge Zytostatika aufziehen.
- Intravenöse Leitungen sollen keine separaten Luftfilter haben, es könnte Lösung heraustropfen.
- Das Anschließen und Dekonnektieren der Zytostatika-Infusion bzw. der Injektion sollte mit Schutzkleidung erfolgen, da ein Kontakt möglich ist, z. B. durch das Abtropfen vom Schlauchsystem oder beim Entlüften der Leitung bzw. der Spritze.
- Unter die Konnektions-/Injektionsstelle eine saugfähige wasserdichte Unterlage legen.
- Auch bei der Zubereitung und Verabreichung oraler Zytostatika sollten Handschuhe getragen werden. Bei Applikationen über eine Magensonde möglichst flüssige Arzneimittelformen verwenden.

- **Kontamination**
- Persönliche:
    - Bei Kontakt mit Haut und Schleimhaut ist sofort mit reichlich Wasser zu spülen.
    - Augen müssen ebenfalls mit reichlich Wasser oder isotonischer Kochsalzlösung gespült werden, es ist ein Augenarzt aufzusuchen.
    - Vorfälle sind dem Betriebsarzt zu melden.
- Arbeitsplatz/Material:
    - Verschüttete Zytostatikalösungen müssen mit saugfähigen Einmaltüchern aufgefangen und sofort entsorgt werden, dabei persönlichen Schutz beachten (s. oben).
    - Danach wird die Fläche mit einer Desinfektionslösung gereinigt.
    - Schutzkittel/-wäsche wird wie Infektionswäsche behandelt.

- **Entsorgung**
- Materialien:
    - Sämtliche mit Zytostatika in Berührung gekommene Materialien (Tupfer, Leitungen, Einweghandschuhe etc.) sind möglichst am Entstehungsort der Kontamination in dicht abschließbaren, besonders gekennzeichneten Behältnissen zu sammeln und nach der hausinternen Vorschrift zu entsorgen (z. B. Sondermüll).
    - Kanülen sind ohne Aufsetzen der Schutzkappen in durchstichsichere Behältnisse zu werfen, Gleiches gilt für Glasampullen, Infusionssets usw.
    - Zytostatikareste dürfen nicht in den Ausguss geleert werden.

- Patientenausscheidungen:
  - Zytostatika sind in den Ausscheidungen nachweisbar, die meisten werden über die Niere ausgeschieden.
  - Beim Umgang mit Urin, Stuhl und Erbrochenem sind Handschuhe zu tragen (sollte im Allgemeinen sowieso Usus sein).
- Patientenwäsche/-müll:
  - Die Entsorgung erfolgt nach den Vorschriften der Krankenhaushygiene (z. B. Infektionsmüll/-wäsche).
  - Diese Schutzmaßnahmen sind bis 24 h nach Therapieende durchzuführen.
- Alle Abfall-/Wäschebehälter, die mit Zytostatika kontaminierte Materialien enthalten, müssen gut sichtbar gekennzeichnet sein.

13.3.4.2 Nebenwirkungen der Zytostatikatherapie und ihre Konsequenzen

Es werden hier nur die häufigsten Nebenwirkungen und ihre Konsequenzen für die Überwachung und Pflege aufgeführt.

- **Knochenmarkdepression**

Sie ist eine der häufigsten Nebenwirkungen, da Zytostatika nicht zwischen gesundem und Tumorgewebe unterscheiden können.

- **Infektanfälligkeit**

Sie ist Folge einer Neutropenie, unzureichender Antikörperbildung und einer Minderung der T-Zellen-Funktion; daraus ergibt sich eine Anfälligkeit vor allem auch gegenüber Infektionen, die bei Gesunden selten zu finden sind und bei Immunsuppression zu einem schweren Krankheitsverlauf führen können. Häufige Infektionen sind z. B. Pneumonie durch Pneumocystis carinii, Toxoplasmose, Candida- und Herpes-zoster-Infektionen.

- ■ **Maßnahmen**
- Aseptisches Arbeiten ist Voraussetzung
- Optimale Körperhygiene (Eltern einweisen)
- Regelmäßige Inspektionen der Haut und Schleimhaut
- Regelmäßige Temperaturkontrollen
- Regelmäßige Abstriche von Körperöffnungen, Urinstatus
- Besondere Aufmerksamkeit auch gegenüber kleinsten Infektionszeichen
- Bei Verdacht auf eine Infektion sofortige Antibiotikagabe nach Abnahme einer Blutkultur
- Evtl. Gabe von granulozytenstimulierendem Faktor bei extremer Neutropenie
- Ggf. prophylaktische antiinfektive Therapie

- **Blutungen**

Ursache ist meist eine Thrombozytopenie (<20.000/nl). Symptome sind Petechien, Zahnfleischblutungen (meist nach dem Zähneputzen), Nasenbluten, kleine Hämatome, schwarze altblutige Stühle (Melaena). Bei plötzlicher Verwirrtheit, Sehstörungen und Bewusstseinsänderungen muss an zerebrale Blutungen gedacht werden.

- ■ **Maßnahmen bei Thrombozytopenie**
- Zähne nur mit einer sehr weichen Zahnbürste reinigen bzw. sogar nur Mundspülungen erlauben
- Keine i.m.-Injektionen und möglichst keine Punktionen (z. B. Venenpunktionen, Lumbalpunktion); Blutentnahmen und Medikamentengaben möglichst über einen zentralen Zugang, z. B. *Broviac-Katheter*, Port-Anlage
- Herumtoben und Sport sind nicht erlaubt

- ■ **Überwachung**
- Körper regelmäßig auf Blutungszeichen untersuchen
- Kontrolle von Urin und Stuhl auf Blutbeimengungen
- Regelmäßige Thrombozytenkontrolle (ggf. Gabe von Thrombozytenkonzentrat)

- **Anämie**

Sie ist eine Folge der Knochenmarkdepression bzw. von stärkeren Blutungen.

Transfusionen sind notwendig bei großen Blutungen und schlechtem Allgemeinzustand bzw. Erythropoetingabe.

- **Stomatitis/Mukositis**
- Tritt meist 2–7 Tage nach Therapiebeginn auf; betroffen werden können Mund, Rachen, Ösophagus und der gesamte Gastrointestinaltrakt.
- Symptome sind Halsschmerzen, Schluckbeschwerden, retrosternale Schmerzen und Juckreiz bis Brennen am Anus.

Maßnahmen
- Nur eine Linderung ist möglich
- Mundspülungen mit Desinfektionslösungen und Lokalanästhetika
- Weiche Nahrung anbieten bzw. Ernährung umstellen, auch kalte Getränke und Eis anbieten
- Ggf. großzügige Gabe von Analgetika
- Bei Nahrungsverweigerung Absetzen der oralen Nahrung und totalparenterale Ernährung

- **Übelkeit/Erbrechen**
- Diese Nebenwirkung tritt sehr häufig bei der Verabreichung von Zytostatika auf, sie kann aber auch erst verzögert, z. B. nach 24 h oder später auftreten.
- Möglichst frühzeitig antiemetische Therapie, da gute Erfahrungen des Patienten entscheidend sind für die Akzeptanz weiterer zytostatischer Therapien. Außerdem besteht sonst die Gefahr einer antizipatorischen Übelkeit bzw. eines Erbrechens als Resultat einer Konditionierung durch unangenehme Erfahrungen mit vorangegangenen Zytostatika-Gaben.

Maßnahmen
- Antiemetische Medikamente prophylaktisch, teilweise schon am Vorabend verabreichen und bis zu 2–5 Tage nach Ende der Chemotherapie fortführen
- Nicht zum Trinken oder Essen zwingen, Wunschkost anbieten, kalte Speisen oder Getränke werden meist besser vertragen, ggf. Flüssigkeitsersatz über Infusionen
- Regelmäßige Elektrolyt- und BGA-Kontrollen – Gefahr einer hypochlorämischen Alkalose
- Während der Zytostatika-Therapie für Ablenkung sorgen, Erlernen von Entspannungstechniken
- Ggf. Patienten während und nach dem Erbrechen mit Handreichungen unterstützen

- **Gewichtsverlust**

Dazu kommt es meist durch die durch Übelkeit/Erbrechen und Mukositis verursachte Nahrungsverweigerung sowie Durchfall. Im Extremfall kann sich eine Kachexie entwickeln.

Maßnahmen
- Regelmäßige Gewichtskontrollen
- In den Therapiepausen darauf achten, dass ausreichend Nahrung aufgenommen wird; Nahrung evtl. kalorisch z. B. mit Öl oder Sahne anreichern
- Möglichst Wunschkost anbieten
- Bei Gewichtsabnahme von mehr als 10 % Legen einer Ernährungssonde (gastral oder duodenal) und Verabreichung hochkalorischer Sondenkost
- Ggf. hochkalorische parenterale Ernährung

- **Abdominelle Probleme**
- Sie können sehr vielseitig sein und hängen vom Zytostatikum ab
- Pankreasfunktionsstörungen → regelmäßige Blutzucker- sowie Enzymkontrollen (Amylase, Lipase)
- Leberfunktionsstörungen: Hepatomegalie, Ikterus, Blutungen durch Thrombozytopenie, Aszites → Kontrolle der Leberwerte
- Störungen im Bereich des Gastrointestinaltraktes:
    - Schleimhautläsionen, Gastritis, Ösophagitis durch häufiges Erbrechen und/oder Nahrungsverweigerung/-karenz → frühzeitige Prophylaxe durch Antazida
    - Obstipation

- Schleimhautläsionen und Infektionen im Bereich des Darms können zu Durchfällen und einer hämorrhagischen Enterokolitis führen → Abnahme von Stuhlkulturen, Stuhl auf Blutbeimengungen kontrollieren
- Nierenfunktionsstörungen: viele Zytostatika sind nephrotoxisch → regelmäßige Kontrolle der Nierenwerte (Harnstoff, Kreatinin, Harnsäure), Flüssigkeitsbilanzierung und Gewichtskontrollen, ggf. Gabe von Diuretika; manche Zytostatika erfordern zum Schutz der Niere eine Zusatztherapie, z. B. Alkalisierung des Urins, Mesnagaben
  - Eine Flüssigkeitsretention kann auch Folge einer inadäquaten ADH-Sekretion sein → Kontrolle des spezifischen Gewichts des Urins, Elektrolytkontrollen (meist Hyponatriämie)
  - Hämorrhagische Zystitis

- **Kardiale Probleme**
- Herzrhythmusstörungen während der Zytostatikagabe → Monitorüberwachung
- Gefürchtete Spätfolge ist z. B. eine Myokarddysfunktion mit schlechter Prognose, da sie resistent gegenüber einer konventionellen Digitalistherapie ist

- **Neurologische Probleme**
- Periphere Neuropathie: Kribbeln in den Fingerspitzen und Zehen bis zum Verlust der Feinmotorik → regelmäßige Kontrolle der Reflexe
- Zentrale neurologische Komplikationen: Bewusstseinsveränderungen, Krampfanfälle, Hirnnervenausfälle bis hin zum Koma → Pupillenkontrolle und GCS (► Abschn. 11.1)

- **Gewebetoxizität**
Die i.v.-Gabe einiger Zytostatika kann zu Venenreizungen bis hin zur Phlebitis führen; bei paravenösen Infusionen können tiefe Nekrosen entstehen = regelmäßige Kontrollen der i.v.-Zugänge, evtl. Anlage eines ZVK oder Dauerkatheters, z. B. *Broviac-Katheter* bzw. Port-Anlage, vor allem bei längerer Zytostatikatherapie.

- **Schmerzen**
- **Tumorbedingte Schmerzen:** durch Kompression bzw. Infiltration von umliegendem Gewebe, Knochenmetastasen, Nervenkompression
- **Therapiebedingte Schmerzen:** durch Schleimhautentzündungen nach Radio- oder Chemotherapie, nach Operationen bzw. Punktionen oder anderen invasiven Maßnahmen
- **Tumorassoziierter Schmerz:** bedingt durch Begleiterkrankungen bzw. Komplikationen, z. B. Neuralgien nach Herpes zoster, Beschwerden durch Thrombophlebitiden, Lymphstauungen

- ■ **Maßnahmen**
- Therapie der Grunderkrankung, z. B. operative Entfernung des Tumors, Tumorreduktion durch Radiotherapie
- Therapie der Komplikationen/Nebenwirkungen medikamentös oder interventionell, z. B. Legen eines Blasenkatheters bei Harnverhalt, ZVK-Anlage bei rezidivierenden Thrombophlebitiden
- Symptomatische Therapie mit Analgetika (WHO-Schema) bzw. nichtmedikamentösen Maßnahmen wie Massagen, Wärme-/Kälteapplikationen, Lymphdrainage

13.4 Komplikationen nach KMT/Stammzelltransplantation

Neben der Sepsis gibt es eine Vielzahl an Komplikationen, die nach einer Stammzelltransplantation/Knochenmarktransplantation (KMT) einer Intensivtherapie bedürfen. Die meisten KMT-Stationen sind heute als Intermediate-Care-Einheiten ausgelegt, sodass die Kinder nach Möglichkeit auf einer spezialisierten Station auch in kritischem Zustand behandelt werden können.

13.4.1 Lebervenenverschlusskrankheit (VOD/SOS)

Verschluss der kleinen Lebervenen, welcher bei 5–60 % der Kinder innerhalb von 30 Tagen nach Stammzelltransplantation auftritt.

Auch als VOD/SOS („veno-occlusive disease"/ „hepatic sinusoidal obstruction syndrome" der Lunge möglich. Es kann zu einer Ischämie der betroffenen Organe mit entsprechenden Symptomen (z. B. akutes Leberversagen) kommen. Die Mortalität beträgt bis zu 85 %.

- **Ursachen**
- Zytotoxische Substanzen/Chemotherapie
- Bestrahlung
- Intoxikation mit sekundären Pflanzenstoffen

- **Therapie**

Medikamentöse Gerinnungshemmung mittels Defibrotid (genaue Wirkweise ist noch Gegenstand der Forschung).

13.4.2 GvHD

Graft-versus-Host Disease („Gast-gegen-Gastgeber-Erkrankung") ist eine Immunreaktion verursacht durch allogene Spenderstammzellen gegen den Empfänger. Sie wird in 4 Schweregrade eingeteilt und betrifft mehrere Organsysteme:
- **Haut:** Am häufigsten betroffen und als Erstes auftretend (makulopapulöse Rötung von Hand- und Fußsohlen)
- **Gastrointestinaltrakt:** Durchfall, Übelkeit, Erbrechen, Gewichtsverlust, Bauchschmerzen
- **Leber:** Ikterus, schmerzhafte Hepatomegalie, bierbrauner Urin, achole Stühle, Ödeme, Juckreiz der Haut

- **Therapie**
- Steroide
- Polyklonale oder monoklonale Antikörper
- Supportive Therapie und Pflege

Überprüfen Sie Ihr Wissen

Zu 13.1
- Erläutern Sie den Umgang mit Blutprodukten.
- Was ist bei einer Transfusion zu beachten?
- Erläutern Sie den Umgang mit Immunglobulinen.
- Wie sind Gerinnungsfaktoren zu verabreichen?

Zu 13.2
- Welche Gerinnungsstörungen kennen Sie?
- Erläutern Sie das pflegerische Vorgehen im Umgang mit Patienten, die unter Gerinnungsstörungen leiden.

Zu 13.3
- Wann ist eine Austauschtransfusion indiziert?
- Beschreiben Sie den Ablauf und die Aufgaben der Pflege bei einer Austauschtransfusion.
- Welche hämato-/onkologischen Notfallsituationen sind Ihnen bekannt?

Nachschlagen und Weiterlesen

AWMF (2014) S2k-Leitlinie Sichelzellkrankheit; im Internet unter: ▶ https://www.awmf.org/leitlinien/detail/ll/025-016.html

BÄK (2007) Richtlinien zur Gewinnung von Blut und Blutbestandteilen und zur Anwendung von Blutprodukten (Hämotherapie). Aufgestellt gemäß Transfusionsgesetz von der Bundesärztekammer (BÄK) im Einvernehmen mit dem Paul-Ehrlich-Institut. Deutscher Ärzteverlag, Köln

BÄK (2009) Querschnitts-Leitlinien (BÄK) zur Therapie mit Blutkomponenten und Plasmaderivaten. In: (Hrsg) Vorstand der Bundesärztekammer auf Empfehlung des Wissenschaftlichen Beirats, 4. Aufl. Deutscher Ärzteverlag, Köln

Eber SW, Frank J (2014) Pädiatrische Transfusionsmedizin. Therapie Der Krankheiten Im Kindes- Und Jugendalter 1445–1459. ▶ https://doi.org/10.1007/978-3-642-41814-3_170

Gesetz zur Regelung des Transfusionswesens (Transfusionsgesetz-TFG) vom 1.7.1998. letzte Änderung Art. 11 2020 Im Internet: ▶ https://www.gesetze-im-internet.de/tfg/BJNR175200998.html

Tallen G (2019) Sichelzellkrankheit im Internet unter: ▶ https://www.kinderblutkrankheiten.de/sites/kinderkrebsinfo/kinderblutkrankheiten/content/e97222/e96941/e96942/e100551/e103862/Sichelzellkrankheit_aktuell.pdf (Erstveröffentlichung 2010)

Endokrinologie und Stoffwechsel

Dagmar Teising und Hannah Tönsfeuerborn

Inhaltsverzeichnis

14.1 Diabetisches Koma/Ketoazidose – 422

14.2 NNR-Insuffizienz – 424

14.3 Diabetes insipidus und SIADH – 425
14.3.1 Diabetes insipidus – 425
14.3.2 Syndrom der inadäquaten ADH-Sekretion (SIADH) – 425

Literatur – 426

© Springer-Verlag GmbH Deutschland, ein Teil von Springer Nature 2021
H. Tönsfeuerborn et al., *Neonatologische und pädiatrische Intensiv- und Anästhesiepflege*,
https://doi.org/10.1007/978-3-662-62902-4_14

14.1 Diabetisches Koma/ Ketoazidose

Im Kindesalter handelt es sich meist um Diabetes mellitus des Typs 1, wobei zwei Formen unterschieden werden:
— Typ 1a: immunologisch vermittelte Form mit genetischer Prädisposition
— Typ 1b: idiopathische Form

- **Ursachen Typ 1a**
— Antikörper gegen die insulinproduzierenden Inselzellen der Bauchspeicheldrüse = Inselzell-Antikörper; die Antikörper können schon Jahre vor dem Krankheitsausbruch produziert worden sein, die Krankheit bricht erst aus, wenn 80–90 % der Inselzellen zerstört sind.
— Antikörper gegen Insulin = Insulin-Autoantikörper.

- **Weitere Diabetesformen**

MODY-Diabetes (Maturity Onset Diabetes of the Young): Autosomal-dominante, monogenetische Erkrankungen (meist drei Generationen betroffen) mit genetisch bedingtem Defekt der Betazellfunktion. Die Erkrankung manifestiert sich meist vor dem 25. Lebensjahr. Bisher wurden 6 Gene bzw. Typen identifiziert, in Deutschland sind am häufigsten MODY-2- (charakterisiert durch erhöhte BZ-Nüchternwerte von Geburt an, meist nicht insulinpflichtig, Ursache eines Schwangerschaftsdiabetes) und MODY-3-Diabetes (starke Hyperglykämien, Ursache für Schwangerschaftsdiabetes, spät insulinpflichtig), wobei MODY 2 sich bereits im Kindesalter manifestieren kann.

Diabetes mellitus Typ 2: Kann bei stark übergewichtigen Kindern auftreten, dabei kommt es zu einem relativen Insulinmangel aufgrund einer Erschöpfung der B-Zellen durch Überbeanspruchung, oder es entsteht eine periphere Insulinresistenz durch Abnahme der Insulinrezeptoren an der Zelloberfläche. Die Zahl der Kinder und Jugendlichen mit einem Typ-2-Diabetes nimmt in den letzten Jahren zu und ist somit nicht mehr nur eine Erkrankung älterer Menschen.

Als weitere Form gibt es den **sekundären Diabetes** als Folge einer Pankreaszerstörung (z. B. bei chronischer Pankreatitis, zystischer Pankreasfibrose) oder bei hormonellen Überfunktionszuständen (Cushing-Syndrom, Phäochromozytom, Glukagonom).

- **Ketoazidose**

Die Ketoazidose als die wichtigste Komplikation ist Hauptursache für die Morbidität und Mortalität von Kindern mit Diabetes mellitus Typ 1. Dabei kommt es bei 0,5–1 % der Fälle zu zerebralen Komplikationen.

- **Symptome**
— Starker Durst = Polydipsie
— Polyurie (osmotische Diurese bei Glukosurie) mit nachfolgender Exsikkose (es liegt eine intrazelluläre Dehydratation vor, da durch den extrazellulären Glukoseanstieg dem Intrazellulärraum Wasser entzogen wird) → renale Verluste von Natrium und Kalium
— Nächtliches Einnässen
— Trockene Haut und Schleimhäute
— Gewichtsabnahme durch Exsikkose, Fett- und Proteinabbau (→ Glukose-Neubildung), Wangenrötung (Vasodilatation)
— Übelkeit, Erbrechen
— Bauchschmerzen (Hypokaliämie, Azidose)
— Tachypnoe bis hin zur Kussmaul-Atmung und Azetongeruch beim Ausatmen bedingt durch Ketoazidose
— Hypotonie und Tachykardie durch Vasodilatation
— Träge Reflexe
— Furunkel durch Infektabwehrschwäche, Pilzinfektionen im Genitalbereich bei Mädchen
— Konzentrationsstörungen bis Bewusstseinseintrübung (durch Elektrolytverschiebungen, intrazelluläre Dehydratation und Hypoxie durch Minderdurchblutung)

- **Laborwerte**

Je nach Laborwerten werden 3 verschiedene Schweregrade bei der diabetischen Ketoazidose unterschieden. Davon abzugrenzen ist

14.1 · Diabetisches Koma/Ketoazidose

das hyperglykämische nichtketotische Syndrom.
- Hyperglykämie > 205 mg/dl
- Glukosurie bei Hyperglykämie > ca. 170 mg/dl (Überschreiten der Nierenschwelle)
- Diabetische Ketoazidose: durch Abbau von Triglyzeriden zur Gewinnung von Glyzerol, welches zur Glukosebildung (Glukoneogenese) verwendet werden kann; die dabei frei werdenden Fettsäuren werden in der Leber zu Ketonkörpern umgebaut → metabolische Azidose, Verbrauch von Bikarbonat (→arterieller pH <7,3 und Serumbikarbonat <15 mmol/l)
- Ketonurie
- Spezifisches Gewicht des Urins erhöht, Hyponatriämie: renale Verluste durch Polyurie
- Hyperkaliämie im Blut bei intrazellulärem Kaliumverlust (der Abbau von Proteinen und Glykogen bewirkt einen Kaliumtransport aus der Zelle), dazu kommt es zur Abnahme der glomerulären Filtrationsrate im fortgeschrittenen Stadium (im frühen Stadium Hypokaliämie durch renale Verluste)
- Hyperosmolarität (durch Hyperglykämie und Harnstoffanstieg)
- Hyperchlorämie (durch Ketonverlust)
- 6–12 h nach Therapiebeginn Gefahr von Hypokalzämie, Hypophosphatämie, Hypomagnäsiämie

- **Ursachen einer diabetischen Ketoazidose**
- Diabetes-Erstmanifestation
- Fieberhafte Infektionen (erhöhter Insulinbedarf)
- Keine regelmäßigen Blutzuckerkontrollen
- Auslassen der Insulingaben
- Diätfehler
- Ende der Remissionsphase

- **Differenzialdiagnose**
- Hypoglykämischer Schock
- Intoxikation (Acetylsalicylsäure, Alkohol)
- Reye-Syndrom
- Angeborene Stoffwechselerkrankungen
- Meningoenzephalitis
- Trauma

- **Therapie**
- Legen von 2 großlumigen venösen Zugängen (einer für die häufigen Blutentnahmen)
- Volumengabe (normaler Bedarf und Dehydratationsausgleich über 48 h) mit einer bilanzierten Vollelektrolytlösung oder NaCl 0,9 %; bei Blutzucker (BZ) <300 mg/dl Beginn mit Glukosesubstitution zur Vermeidung eines zu raschen Glukoseabfalls und zur Deckung des intrazellulären Glukosebedarfs
- Insulindauerinfusion (0,5 IE Normalinsulin/kg KG ad 50 ml NaCl 0,9 %) initial mit 0,1 IE/kg KG und h = 10 ml/h (bei Kleinkindern 0,05 IE/kg KG/h = 5 ml/h), solange der pH-Wert < 7,3 ist (lokale Standards beachten). Der BZ sollte in der ersten Stunde um maximal 100 mg/dl und h und dann um 50 mg/dl und h gesenkt werden; bei einer schweren Ketoazidose sollte der BZ in den ersten 24 h nicht unter 250 mg/dl gesenkt werden, ein zu schneller Abfall kann zur Hirnödembildung führen
- Kaliumsubstitution nach Einsetzen der Diurese bzw. K-Werten <5 mmol/l, da mit der Insulingabe außer Glukose auch Kalium in großen Mengen in die Zellen geschleust wird; bei K-Werten <3,3 mmol/l muss die Insulinzufuhr gestoppt werden, da es sonst zu Herzrhythmusstörungen kommen kann
- Azidoseausgleich mit Natriumbikarbonat nur bei pH < 7,0–7,1; Infusion über 1–2 h
- Eine Intubation und Beatmung ist bei schwerem Koma, GCS < 8, notwendig
- Bei Jugendlichen mit Pubertätszeichen sollte zur Thromboseprophylaxe eine niedrig dosierte Heparinbehandlung durchgeführt werden

- **Überwachung**
- EKG
- Respiration (AF, Typ, Geruch)
- Blutdruck
- Temperatur (Neigung zur Hypothermie)
- GCS, Pupillenreaktion stündlich, Beobachtung des Verhaltens, auf Kopfschmerzen achten wegen der Gefahr eines Hirnödems

- Bilanzierung, evtl. Ausfuhr über Blasenkatheter
- Urin auf Glukose, Azeton und spezifisches Gewicht stixen
- BZ stündlich bis <250 mg/dl, dann 2-stündlich; bei BZ <100 mg/dl alle 30 min Kontrollen; bei BZ-Werten >250 und <50 mg/dl arbeiten Glukometer evtl. ungenau, daher ggf. im Labor gegenkontrollieren lassen
- BGA bis pH 7,30 und Elektrolyte (Kalium!) anfangs 2-stündlich
- Harnstoff und Kreatinin 12-stündlich
- Gewichtskontrollen

- **Pflege**
- Hautpflege (meistens trockene Haut)
- Dekubitusprophylaxe (schlechter AZ und reduzierter Hautturgor)
- Verletzungen vermeiden (schlechte Wundheilung)
- Mundpflege
- Thromboseprophylaxe bei entsprechender Indikation
- Hirnödemprophylaxe mit Oberkörperhochlagerung
- Vor Wärmeverlust schützen
- Ggf. Sauerstoffgabe über Sauerstoffbrille
- Bei Erbrechen oder Magenatonie evtl. eine Magensonde offen ableitend legen
- Oral frühzeitig ungesüßten Tee anbieten (wenn er vertragen wird)

- **Komplikationen**
- Hirnödem durch Hyperosmolarität, im weiteren Verlauf durch zu schnelles Absenken des Glukosespiegels und des Natriums extrazellulär
- Lungenödem, ARDS
- Herzrhythmusstörungen (bei Hyperkaliämie, Hypokaliämie!)
- Infektionen wie Pyelonephritis und Pneumonien
- Thrombose durch Volumenmangel und hoher Viskosität
- Rhabdomyolyse infolge Hyperosmolarität, Ketoazidose und Elektrolytstörungen

14.2 NNR-Insuffizienz

> Erworbene, reversible Nebennierenrinden(NNR)- Insuffizienz kann bei allen kritisch kranken Patienten auftreten, am häufigsten im Kontext von Sepsis und septischem Schock (15–52 %). Es kann zu einer Addison-Krise führen.

- **Definition**

Partieller oder totaler Ausfall der Produktion von Nebennierenrindenhormonen.

Primäre NNR-Insuffizienz: Ausfall der NNR (kombinierter Mangel an Glukokortikoiden, Mineralokortikoiden und Androgenen).

Sekundäre NNR-Insuffizienz: Störungen im Hypophysenvorderlappen (selektive Störung der Glukokortikoidproduktion).

- **Ursachen**
- Primäre NNR-Insuffizienz:
    - Autoimmunerkrankung
    - Sepsis
    - Adrenogenitales Syndrom
    - Medikamenteninduziert
    - Adrenoleukodystrophie, Zellweger-Syndrom
    - Angeborene Nebennierenhypoplasie
- Sekundäre NNR-Insuffizienz:
    - Bestrahlung
    - Tumoren (z. B. Kraniopharyngeom)
    - SHT
    - Hypophysitis, Sarkoidose

- **Symptome**
- Chronische Müdigkeit
- Schwäche/Lethargie

- Übelkeit/Gewichtsverlust
- Überpigmentierung der Haut (primäre Form)
- Niedriges Serumnatrium und erhöhtes Serumkalium

- **Addison-Krise**
- Akut auftretend
- Lebensbedrohlich
- Hypotension
- Schock
- Elektrolytstörungen
- Metabolische Azidose

Therapie muss evtl. ohne vorherige Diagnostik erfolgen.

- **Akuttherapie**
- Volumensubstitution mit kristalloider Lösung 10–20 ml/kg KG in der ersten Stunde
- Hydrokortison als i.v. Bolus (10 mg/kg KG)
- Danach Hydrokortison i.v. 4-mal tgl. bis zur vollständigen Stabilisierung des Kindes

14.3 Diabetes insipidus und SIADH

14.3.1 Diabetes insipidus

- **Ursachen**

Verminderte Sekretion von Vasopressin (antidiuretisches Hormon – ADH):
- Durch postentzündliche Prozesse
- Nach neurochirurgischen Eingriffen
- Traumatisch (SHT) bedingt

- **Symptome**
- Ständige Polyurie (5–10 l/Tag sind möglich)
- Dehydratation
- Exzessiver Durst
- Polydipsie (auch nachts!)
- Fieber (Durstfieber)
- Gedeihstörung
- Erbrechen
- Hypernatriämie

- **Diagnostik**
- Niedriges spezifisches Gewicht im Urin (Bestimmung bettseitig über Urinstix oder Refraktometer)
- Erhöhte Serumosmolarität
- Serumnatrium in der BGA (stark) erhöht/steigend

- **Therapie**
- Desmopressin (Minirin) Nasenspray
- Langsamer Elektrolytausgleich intravenös (Korrektur des Natriums < 0,5 mmol/l und h)
- Infusionstherapie zum Ausgleich von Flüssigkeitsverlusten (*cave!* langsam, bei Gefahr der Ausbildung eines Hirnödems)

14.3.2 Syndrom der inadäquaten ADH-Sekretion (SIADH)

- **Definition**

In Bezug auf die Plasmaosmolalität unangemessen hohe ADH-Sekretion.

- **Ursachen**

Hypotone Hyperhydratation mit Hyponatriämie und hyperosmolarer Urinausscheidung häufig nach:
- SHT
- Meningitis/Enzephalitis
- Neurochirurgischen Eingriffen
- Verbrennungen
- Hirntumoren
- Medikamenten (Zytostatika, Antidepressiva)
- Drogen (Ecstasy)

- **Therapie**
- Ursache finden und behandeln
- Flüssigkeitsrestriktion

- Furosemid
- In schweren Fällen langsame Infusion von NaCl 0,9 % oder 5,85 % (ZVK)

Überprüfen Sie Ihr Wissen

Zu 14.1
- Welche Formen des Diabetes gibt es?
- Wie äußert sich eine Ketoazidose bei einem Diabetiker?
- Welche metabolischen Störungen können auftreten, wie werden sie behandelt?

Zu 14.2
- Wodurch kann sich eine NNR-Insuffizienz zum Notfall entwickeln?

Zu 14.3
- Wann kann ein Diabetes insipidus auftreten?
- Welche Form der bettseitigen Untersuchung auf Diabetes insipidus fällt Ihnen ein und wie können Sie sie durchführen?
- Was kennzeichnet ein SIADH?

Literatur

AWMF (2015) S3-Leitlinie Diagnostik, Therapie und Verlaufskontrolle des Diabetes mellitus im Kindes- und Jugendalter; AWMF-Leitlinien-Nr. 057/016. ▶ https://www.awmf.org/uploads/tx_szleitlinien/057-016l_S3_Diabetes_mellitus_Kinder_Jugendliche__2017-02.pdf

AWMF (2018) S3-Leitlinie Therapie des Diabetes mellitus Typ 1; AWMF-Leitlinien-Nr. 057/013. ▶ https://www.awmf.org/uploads/tx_szleitlinien/057-013l_S3-Therapie-Typ-1-Diabetes_2018-08.pdf

Hummel M (2013) Notfallplan Ketoazidose und Diabetes-Differenzialdiagnostik Neumanifestation eines Diabetes mellitus. InFo Diabetologie, Heft 2013/6: 28–33. ▶ https://doi.org/10.1007/s15034-013-0454-9 (Online publiziert 02.02.2014 Springer, Berlin)

Ernährung, Gastroenterologie und Hepatologie

Dagmar Teising und Hannah Tönsfeuerborn

Inhaltsverzeichnis

15.1 Ernährung auf Intensivstation – 428

15.2 Umgang mit Ernährungssonden – 428
15.2.1 Magensonde – 428
15.2.2 Duodenal-/Jejunalsonde – 428

15.3 Gastrostoma – 429

15.4 GI-Blutungen – 435

15.5 Leberversagen – 436

15.6 Leberersatzverfahren – 438

15.7 Lebertransplantation (LTx) – 438

Nachschlagen und Weiterlesen – 440

© Springer-Verlag GmbH Deutschland, ein Teil von Springer Nature 2021
H. Tönsfeuerborn et al., *Neonatologische und pädiatrische Intensiv- und Anästhesiepflege*,
https://doi.org/10.1007/978-3-662-62902-4_15

15.1 Ernährung auf Intensivstation

Ernährung und der Ernährungszustand eines Patienten beeinflussen das Outcome von Intensivpatienten wesentlich. Leider ist die Studienlage dürftig, sodass die Empfehlungen zur Ernährung kritisch kranker Kinder auf Studien mit niedriger Evidenzstufe (Mehta et al. 2017) basieren. Nahrungskarenz erhöht die Permeabilität des Darms, erleichtert hierdurch die Translokation von Erregern aus dem Darmlumen und ist somit ein Risikofaktor für die Entstehung nosokomialer Infektionen.

> Enterale Ernährung mit ausreichender Energie- und Proteinzufuhr sollte in der Frühphase der Erkrankung innerhalb von 24–48 h begonnen werden.

- **Formen der Ernährung**
- Orale Zufuhr:
  - Günstigste und häufig risikoärmste Art der Ernährung
- Enterale Ernährung:
  - Fördert die Funktion des Magen-Darm-Trakts, allerdings unter Umgehung der Funktion des oberen Verdauungstraktes
  - Sondenkost wird gastral oder duodenal/jejunal verabreicht
- Parenterale Ernährung:
  - Applikation über ZVK (hyperosmolare Lösung)
  - Zufuhr aller benötigten Nahrungsbestandteile möglich, wenn der Magen-Darm-Trakt für die Ernährung nicht genutzt werden kann

Kontraindikationen für enterale Ernährung: Ileus, akutes Abdomen, unstillbares Erbrechen.

15.2 Umgang mit Ernährungssonden

15.2.1 Magensonde

Da viele Kinder auf der Intensivstation sediert und beatmet sind, werden Magensonden zur enteralen Ernährung, zur Verabreichung oraler Medikamente und als Steigsonde zur Vermeidung einer Magenüberdehnung durch Luftinsufflation durch das Beatmungsgerät unter High Flow, NIV/CPAP und Beatmung gelegt. Es besteht ein geringes Risiko, dass die Magensonde beim Einführen in die Lunge gelangt oder dass sie im Laufe der Liegedauer akzidentell disloziert. Es ist daher wichtig, dass vor jeder Nutzung der Sonde die Lage kontrolliert wird:

- Aspiration von Nahrungsresten/Magensaft
- pH-Messung mit Indikatorpapier: bei korrekter Lage pH < 5,5
- Röntgenbild (ist tatsächlich empfohlen, aber nicht immer praktikabel)
- Dokumentation und Kontrolle der Einführtiefe in cm am Naseneingang
- Vorsichtige Insufflation einer kleinen Portion Luft unter Auskultation des Magens

> Bis auf ein Röntgenbild ist keine der existierenden Methoden zur Positionstestung einer Magensonde völlig zuverlässig!

- **Applikation der Sondenkost**

Bolus vs. kontinuierliche Sondierung (Vor- und Nachteile sind in Studien nicht gut untersucht):

- Die Bolussondierung ist der physiologischere Weg der Nahrungsapplikation, sie begünstigt die Ausschüttung von Enzymen und gastrointestinalen Hormonen (Gastrin, Enteroglucagon u. a.; ◘ Tab. 15.1).
- Kontinuierliche Sondierung wird von einigen Patienten besser toleriert, sie erfordert lückenlose Überwachung, um eine Dislokation der Sonde rechtzeitig zu bemerken und somit Aspiration der Nahrung zu verhindern.

15.2.2 Duodenal-/Jejunalsonde

- **Indikation**
- Magenentleerungsstörungen
- Rezidivierendes Erbrechen und gastroösophagealer Reflux (GÖR) unter Intensivtherapie und im Weaning

Tab. 15.1 Magenkapazität nach Alter. (Nach Moules und Ramsey 1998)

Alter	Kapazität
Neugeborene	Max. 10–20 ml, der Magen dehnt sich langsam Tag für Tag entsprechend dem Muttermilchangebot der stillenden Mutter
1. Lebenswoche	30–90 ml
2.–3. Lebenswoche	75–100 ml
1 Monat	90–150 ml
3. Monat	150–200 ml
1 Jahr	210–360 ml
2 Jahre	500 ml
10 Jahre	750–900 ml
16 Jahre	1500 ml
Erwachsene	2000–3000 ml

Über Duodenalsonden (DDS) Jejunalsonden ist eine Bolussondierung nicht möglich.

❗ Cave: Dumping-Syndrom mit Durchfällen und Hypoglykämien durch beschleunigte Darmpassage ohne ausreichende Resorption von Nährstoffen.

- **Lagekontrolle**

Wichtig ist die Überwachung der Sondenlokation.

- **Wann muss die Lage einer DDS geprüft werden?**
— Direkt nach Anlage
— Vor jeder Nahrungsverabreichung
— Wenn der Patient nach Husten oder Erbrechen unerwartet respiratorische Symptome entwickelt

- **Wie kann die Lage einer DDS überprüft werden?**
— Röntgenkontrolle nach Neuanlage
— Luftprobe: 8–10 ml Luft langsam insufflieren und sofort wieder aspirieren; kann man < 2 ml Luft aspirieren, liegt die Sonde postpylorisch korrekt
— Über eine einliegende Magensonde sollte sich keine Nahrung aspirieren lassen

- **Nicht sichere Methoden der Lagekontrolle**
— Dokumentierte Insertionstiefe am Naseneingang überprüfen
— Aspiration von Dünndarmsekret und pH-Testung (≥ 6)

- **Applikation von Sondenkost/Medikamenten**
— Immer kontinuierlich (max. Laufrate: Tagesmenge Sondenkost/24 h in ml/h)
— Nach Möglichkeit immer auch eine Magensonde belassen und regelmäßig überprüfen, ob sich evtl. Sondenkost über die Magensonde aspirieren lässt (Zeichen für Dislokation der DDS)
— Medikamente, wenn möglich, über die Magensonde verabreichen (überprüfen, ob die Medikamente via DDS verabreicht werden können und beachten, dass die DDS durch Medikamentenpartikel nicht verstopft)

15.3 Gastrostoma

Ein Gastrostoma ist eine chirurgisch angelegte Öffnung bzw. Fistel, die vom Mageninneren durch die Magenwand nach außen verläuft. Über eine darin eingeführte Sonde wird eine enterale Ernährung unter Umgehung des Ösophagus ermöglicht.

- **Indikation**
- Schwere neurologische Erkrankungen mit Schluckstörungen (Tetraspastik, schwerstbehinderte Kinder, Koma)
- Ösophaguserkrankungen, -varizen
- Verletzungen/Operation im Hals-/Gesichtsbereich
- Tumore im naso-/pharyngealen Bereich
- Dystrophie bei onkologischen Patienten, Patienten mit zystischer Fibrose, chronischer Niereninsuffizienz oder Herzinsuffizienz
- Durch nasogastrale Sonden ausgelöster gastroösophagealer Reflux
- Strahlenbedingte Mukositis

- **Kontraindikation**
- Reflux (vorher Ösophagus-ph-Metrie), relative Kontraindikation
- Peritonitis
- Lokale Infektion
- Pathologische Magenwandveränderungen (ggf. vorher Magen-Darm-Passage – MDP)
- Blutgerinnungsstörungen
- Akute Pankreatitis
- Ileus (vorher MDP)
- Morbus Crohn (Gefahr der Fistelbildung)
- Aszites
- Venoportaler Shunt
- Wundheilungsstörungen
- Sepsis
- Anorexie

- **Vorteile**
- Nicht sichtbar, freies Gesichtsfeld
- Bewegungsfreiheit
- Bessere Sprach- und Schluckrehabilitation, da keine mechanische Störung im Bereich des NRR besteht
- Geringere Aspirationsgefahr
- Vermeiden von Schleimhautirritationen im Bereich der Nase
- Bessere Toleranz, kein Fremdkörpergefühl
- Lange Liegezeiten
- Geringere Gefahr der akzidentellen Entfernung

- **Möglichkeiten**

Für die Anlage des Gastrostomas gibt es verschiedene Möglichkeiten:

- **Gastrostomie**

Operative Anlage einer Magenfistel aus Schleimhaut im Rahmen einer Laparatomie unter Durchtrennung des Bauchmuskels und Eröffnung des Peritoneums. Durch die Fistel kann eine Ballonsonde, z. B. *Flocare Gastrotube*, eingeführt werden und als Ernährungssonde dienen, der aufgeblasene Ballon verhindert ein Herausrutschen der Sonde, und die äußere Halteplatte ermöglicht eine knickfreie Fixierung der Sonde auf der Bauchdecke. Der Ballonkatheter kann nach der Wundheilung problemlos gewechselt bzw. durch einen Button ersetzt werden. An den Button kann ein Verabreichungssystem zum Sondieren der Nahrung angeschlossen werden.

- **PEG – perkutane endoskopisch kontrollierte Gastrostomie**

Anlage eines Gastrostomas ohne Laparatomie perkutan, wobei die Sonde endoskopisch platziert und kontrolliert wird.
- Fadendurchzugmethode („Pull-Technik"), wird bei Kindern bevorzugt, Anlagedauer ca. 15 min, Methode mit der geringsten Komplikationsrate, wird in 80 % der Fälle angewendet
- Durchschubmethode mittels *Seldinger*-Technik
- Gastrale Direktpunktion nach vorangegangener Gastropexie (Push-Methode) und sofortigem Einbringen einer Ballonsonde
- Indikation: Hochgradige Stenosen im oberen GI-Trakt durch maligne Tumoren, sichere Vermeidung von Tumorverschleppung, passagere PEG-Anlage bei Kindern mit Erkrankungen des Ösophagus, die über eine nasogastrale Sonde nicht ernährt werden können

- **Weitere Möglichkeiten der Platzierung von Ernährungssonden**
- JET-PEG: Jejunal tube through PEG, mit gastralem und intestinalem Schenkel
- EPJ/PEJ: Perkutane endoskopisch gelegte Jejunostomie
- FKJ: Feinnadel-Katheter-Jejunostomie

- **Anlage einer PEG mittels Fadendurchzugmethode**
- Gastroskopie und Luftfüllung des Magens.
- Markieren der Punktionsstelle auf der Bauchwand und endoskopische Kontrolle (Druck mit einem Finger von außen auf die Magenwand an der geplanten Punktionsstelle, die Fingerbewegung muss durch das Gastroskop gesehen werden)
- Kleine Hautinzision mit einem Skalpell und Einführen des Trokars durch die Bauchwand in den Magen
- Entfernen der inneren Kanüle des Trokars und Einführen des Führungsdrahtes über die verbliebene Plastikkanüle in den Magen; das eingeführte Ende des Führungsdrahtes wird mit dem Gastroskop gefasst und durch den Ösophagus nach außen geführt
- Befestigen der PEG-Sonde an dem Ende des Führungsdrahtes, welcher durch den Ösophagus führt; indem am anderen Ende des Drahtes vorsichtig gezogen wird, wird die Sonde über den Ösophagus in den Magen ein- und weiter durch die Magenwand über die Plastikkanüle nach außen geführt, bis die innere Halteplatte ein weiteres Herausführen verhindert
- Anbringen der äußeren und festes Anziehen der inneren Halteplatte zur Adhäsion von Magenwand und Bauchdecke
- Anbringen der Klemme und des Luer-Lock-Anschlusses am Sondenende

Die PEG-Sonde kann frühestens nach 8–10 Tagen endoskopisch bzw. nach 4 Wochen durch einen Button oder eine Ballonsonde ersetzt werden, wenn sich entlang der PEG-Sonde eine stabile Fistel durch Verkleben von Magenaußenwand und innerer Bauchdecke ausgebildet hat.

Bei der Durchschubmethode mittels *Seldinger*-Technik wird statt eines Fadens ein Draht oralwärts herausgeführt, über den die Sonde „aufgefädelt" und von oral aus nach gastral vorgeschoben und über die Bauchdecke herausgeführt wird.

- **Gastrale Direktpunktion nach Gastropexie**
- Gastroskopie mit einem dünneren Endoskop, Luftfüllung des Magens.
- Mit einem speziellen Nahtapparat (Gastropexie-System) wird der Magen an 3 (evtl. auch nur 2) Stellen, die ein Dreieck bilden, von außen punktiert und die vordere Mageninnenwand mit Punktnähten an der Bauchdecke fixiert.
- In der Mitte dieses „Dreiecks" wird der Magen mittels einer großlumigen Trokarkanüle punktiert.
- Nach Entfernen des Trokars kann über das Lumen der Kanülen ein Ballonkatheter im Magen platziert werden, die Kanüle wird anschließend über den Katheter zurückgezogen.
- Somit wird eine optimale Einheilung des Stichkanals gewährleistet.
- Nach 30 Tagen kann die Push-PEG dann problemlos gegen einen *Gastrotube* oder Button ausgetauscht werden.

- **Vorteile gegenüber Fadendurchzugsmethode**
- Kein Durchzug einer unsterilen Sonde durch eine frische Wunde der Bauchwand
- Kein Durchzug einer relativ großen Kunststoffhalteplatte durch den Ösophagus
- Kein weiterer Eingriff notwendig, um PEG-Halteplatte zu entfernen, wenn die Sonde defekt ist oder auf einen Button gewechselt werden soll

- **Nachsorge**
- Wie bei der Fadendurchzug-PEG
- Wechsel auf Button nach 5–7 Tagen möglich
- Fadenentfernung nach 10–14 Tagen
- Obligater Katheterwechsel nach 4 Wochen aus Sicherheitsgründen empfohlen

- **Button**

Kurze transkutane Sonde mit Ballon, die in ein stabil ausgebildetes Stoma zwischen Bauchdecke und Mageninnenwand zur enteralen Ernährung gelegt werden kann; der Ballon verhindert ein Herausrutschen. An

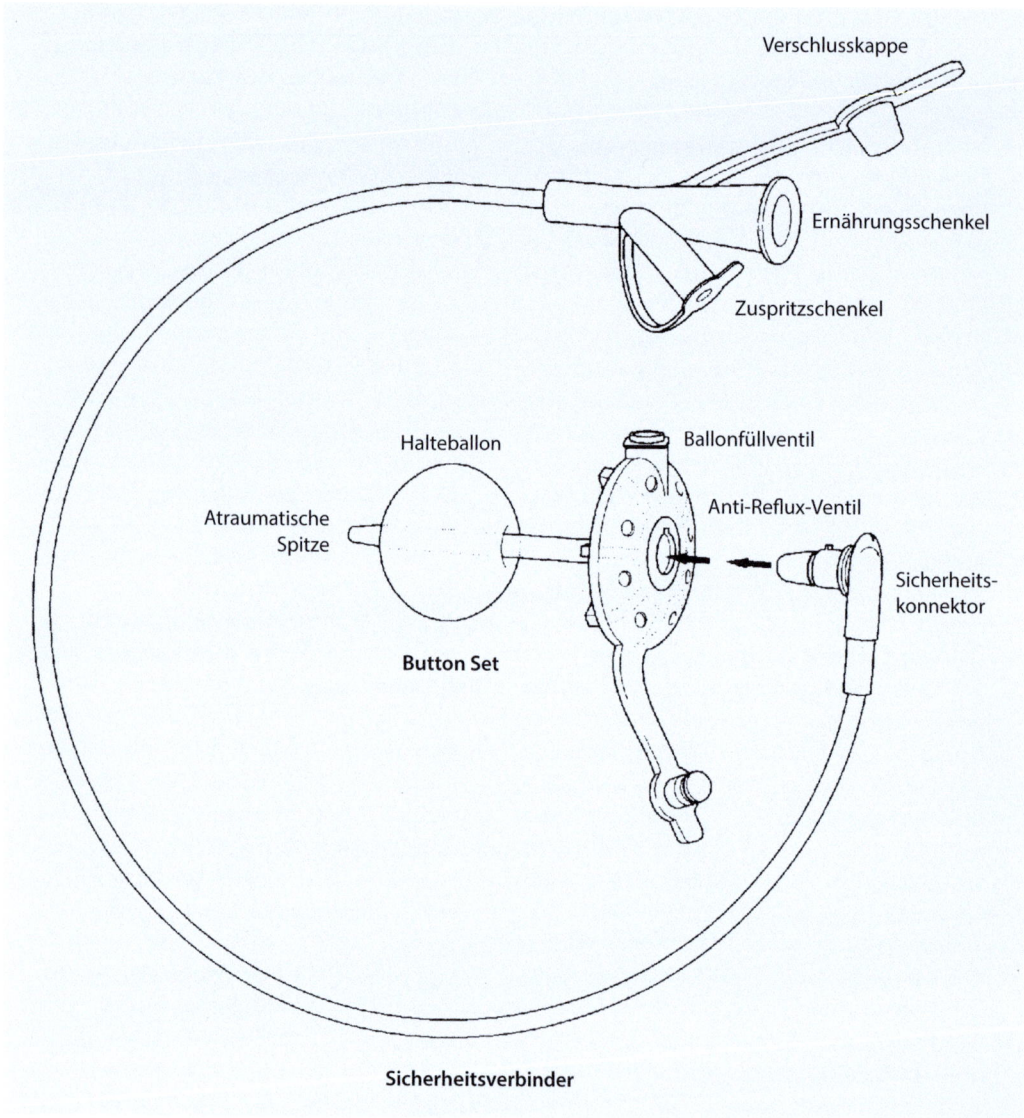

Abb. 15.1 Button-Set der Firma Pfrimmer Nutricia

den Button kann ein Verabreichungssystem zum Sondieren der Nahrung angeschlossen werden (Abb. 15.1).

Indikation
- Kosmetische Gründe bei mobilen Patienten mit intragastraler Langzeiternährung
- Komplikationen bei liegender PEG-Sonde (Ekzeme, Granulomneigung, erweitertes Stoma)
- Patienten, die zu Manipulationen an der Sonde neigen (Button schwerer greifbar)

Bei einer Gastrostomie kann die intraoperativ gelegte Sonde nach der Wundheilung durch einen Button ersetzt werden; die Sonde einer PEG kann frühestens nach 4 Wochen durch einen Button oder eine Ballonsonde, z. B. *Flocare Gastrotube,* ersetzt werden, da sich erst entlang der PEG-Sonde eine stabile Fistel

15.3 · Gastrostoma

durch Verkleben von Magenaußenwand und innerer Bauchdecke ausbilden muss.

Voraussetzung
- Stabiler Fistelkanal (PEG, *Gastrotube*)
- Bauchwanddicke <4,5 cm

Vorteile
- Zum Wechseln kein endoskopischer Eingriff notwendig
- Wechsel durch Fachpersonal/angelernte Laien möglich
- Freies Gesichtsfeld

Nachteile
- Geringere Haltbarkeit als PEG-Sonden, Liegedauer ca. 6 Monate
- Ballon- und Ventildefekte möglich → Austausch erforderlich
- Teurer, auch durch täglichen Wechsel der Verabreichungssysteme
- Dislokationen werden nicht bemerkt

Auswahl des Buttons
- Ausmessen der Steglänge (Abstand zwischen Mageninnenwand und äußerer Bauchdecke = Stomalänge)
- Optimale Buttonlänge 3–5 mm über der abgemessenen Stomalänge
- Durchmesser: Lumen sollte weitgehend ausgefüllt sein

- *Bard*-Button
- Der *Bard*-Button besitzt statt des Ballons einen kleinen pilzförmigen Silikonwulst.
- Zum Wechseln wird ein Metallstift in den Button hineingeschoben, wodurch der Silikonpilz in die Länge gezogen wird. Anschließend kann der Button aus dem Stoma herausgezogen bzw. in das Stoma eingeführt werden.
- Wechselvorgang ist schwieriger bei einem Ballon-Button und sollte nur von erfahrenen Personen vorgenommen werden. Der Wechsel wird häufiger als unangenehm oder gar schmerzhaft empfunden.
- Vorteil: Längere Haltbarkeit, kein Ballon, der platzen kann.

- **Postoperative Pflege**
- Nahrungsaufbau:
  - Nach Laparotomie: 24–48 h Nahrungskarenz, anschließend Teegabe und langsamer Nahrungsaufbau
  - Nach PEG-Anlage: vorsichtiger Nahrungsaufbau nach 2–6 h möglich laut AVO
- Bei einer PEG sollte die Halteplatte in den ersten 12–24 h dezent unter Zug bleiben, um Adaptation der Mageninnenwand an die Bauchdecke zu gewährleisten; anschließend vorsichtige Lockerung
- Beobachtung des Abdomens und der Wunde
- Erster Verbandwechsel durch den Chirurgen
- Nach erstem VW Reinigung des Stomas der Sonde und der äußeren Halteplatte mit Schleimhautdesinfektionsmittel (laut Hersteller kein Polyvydon oder Octenisept verwenden → greift das Material an)
- Lösung der Halteplatte frühestens nach 10 Tagen
- Regelmäßige Temperaturkontrolle zu Beginn (Infektion?)
- Duschen und Baden ist bei guter Wundheilung nach einer Woche möglich
- Auf Stuhlfrequenz und -beschaffenheit achten
- Auf Erbrechen und Würgen achten

- **Täglicher Umgang mit einem Gastrostoma**
- Vor der Nahrungsgabe Sondenlage überprüfen (pH-Messung, Magenrest bestimmen, Auskultationsmethode)
- Bei der Nahrungsgabe möglichst Oberkörperhochlagerung wegen der Aspirationsgefahr
- Verabreichung von spezieller Sondennahrung oder gut pürierter Nahrung am besten durch Nahrungspumpen oder durch Schwerkraftapplikation (offene Blasenspritze oder Nahrungsbeutel/-flasche etwas über Bauchniveau aufhängen und Nahrung hineinlaufen lassen); kein manuelles Spritzen (Gefahr der zu schnellen Verabreichung); ggf. Dokumentation

- der Nahrungsmenge (Bilanz, Ernährungsstatus), die Nahrung sollte mindestens Raumtemperatur, bei kleineren Kindern auch Körpertemperatur haben
- Nach der Nahrungsgabe Spülen der Sonde, um Verstopfungen zu vermeiden, dabei keine säurehaltigen Flüssigkeiten (Frucht- oder Gemüsesäfte, Früchtetees) verwenden, da es zur Ausflockung der Nahrung mit Verstopfungen kommen kann
- Medikamente möglichst als Tropfen oder Saft geben, Tabletten nur fein gemörsert mit Tee verdünnt verabreichen und gut nachspülen; *cave:* bestimmte Medikamente dürfen nicht gemörsert werden, z. B. *Antra*, Pankreon; keine Medikamentencocktails verabreichen. Sind Bestandteile von Kapseln mit Wasser sehr schwer zu suspendieren, kann in Einzelfällen Speiseöl, Sondennahrung oder Laktulose als Suspensionsmittel empfohlen werden; bei Retard- oder magenresistenten Formen zur Suspensionsherstellung Matrixtabletten wählen, die überzogene Pellets oder Granulatkörner enthalten („multiple unit")
    - Gefahr von Durchfällen oder lokalen Reizungen durch unphysiologische pH-Werte, eine hohe Osmolarität (>800 bis 1000 mosml/l) sowie ein hoher Gehalt an Zuckeraustauschstoffen
- Bei Sondenverstopfung Spülung der Sonde mit kohlensäurehaltigem Mineralwasser, evtl. auch Cola, Vitamin-C-haltigen Lösungen, Pankreasenzymen (Kapselinhalt zermörsern und mit Natriumbikarbonat versetzen) oder Pepsinwein, dabei zu starken Druck vermeiden; mindestens 3 min einwirken lassen und Lösung ggf. wieder abziehen (*cave:* nicht evidenzbasiert)
- Das Zuleitungssystem nach Nahrungsgabe gründlich unter fließendem Wasser reinigen, Beläge im Zuleitungssystem lassen sich am besten mit kohlensäurehaltigem Mineralwasser entfernen, die Sondenspritze oder Applikationssysteme einmal pro Tag erneuern
- Gute Mundpflege
- Beobachtung des Abdomens, der Stuhlfrequenz und Stuhlbeschaffenheit (Durchfall durch Infektionen, zu schnelles Sondieren oder zu heiße Nahrung)
- Auf Erbrechen und Würgereiz achten (Reflux, Luft im Magen, zu schnelles Sondieren der Nahrung, zu große Nahrungsmengen)

■ **Gastrostomapflege**
- Eintrittsstelle und Sonde und äußere Halteplatte täglich mit unsterilen Kompressen und warmem Wasser oder NaCl 0,9 % reinigen bzw. bei Entzündungen mit Schleimhautdesinfektionsmittel, z. B. Serasept®, verwenden, *cave:* bei reizloser Haut kann der Einsatz von Desinfektionsmitteln zu Hautreizungen führen und die Granulombildung fördern
    - Die äußere Halteplatte lösen und hochschieben, um besser an die Eintrittsstelle zu kommen
    - Alte Schlitzkompresse, z. B. *Medicomp*-Drainkompresse, entfernen
    - Inspektion der Eintrittsstelle (auf Entzündungszeichen und Sekretaustritt achten)
    - Beim Reinigen spiralförmig von der Eintrittsstelle weg arbeiten
    - Äußere Halteplatte von unten reinigen
- PEG bzw. Gastrotube 1-mal täglich unter drehenden Bewegungen ca. 1–2 cm in den Stomakanal schieben, um Verwachsungen der inneren Halteplatte/des Ballons zu vermeiden; Button einmal um 360° drehen
- Sonde bis zum spürbaren Widerstand zurückziehen
- Sonde mit der Halteplatte fixieren, mit Schlitzkompresse unterpolstern und so fixieren, dass die Halteplatte ca. 0,5 cm über Hautniveau ist
- Beim Button ist eine Unterpolsterung nicht zwingend notwendig
- Eintrittsstelle und Sonde mit Kompresse und z. B. *Fixomull stretch* abdecken, um eine Erweiterung des Stomas durch Bewegungen der Sonde zu vermeiden

- Sonde ggf. in eine kleine Schlaufe legen und mit „Pflasterzügel" fixieren (alternativ Klett-Fixiersysteme nutzen), um gegen Zug zu sichern
- Ansatz der PEG 1-mal/Tag mit lauwarmen Wasser reinigen, ggf. mit Zahnbürste, Ansätze der PEG können bei Defekten und starker Verschmutzung ausgetauscht werden
- Generell sollte die Sonde den Stomakanal ausfüllen und der Ballon bzw. die Halteplatte der Mageninnenwand dicht anliegen, um ein Herauslaufen von Nahrung durch das Stoma zu verhindern → Infektionsgefahr; rutscht die Sonde heraus, muss zügig eine neue gelegt werden, da sich das Stoma innerhalb von 3–5 h verschließen kann

▪▪ Besonderheiten beim Gastrotube/Button
- Regelmäßige Kontrolle der Blockung (Füllung 5–7,5 ml Aqua)
- Wechsel des Buttons/Gastrotubes, wenn defekt oder unansehnlich
- Bei versehentlichem Herausrutschen des Buttons/Gastrotubes, diesen zügig wieder hineinschieben bzw. Kanal mit Sonde offenhalten
- Beim Einbringen eines neuen Buttons unbedingt die Steglänge (Bauchwanddicke) berücksichtigen, es gibt Buttons in verschiedenen Stärken (Charrière) und unterschiedlichen Steglängen; Button darf kein „Spiel" haben

▪ Komplikationen
- Blutung intra- bzw. post-OP
- Magenperforation intraoperativ beim Legen einer PEG
- Infektionen der Einstichstelle bis hin zur Peritonitis (bei der PEG durch unzureichende Adhäsion von Magenwand und Bauchdecke)
- Verstopfung der Sonde
- Abriss der inneren Halteplatte bei der PEG
- Innere oder äußere Drucknekrosen durch die Halteplatten
- Leckage mit Nahrungsausfluss bei Missverhältnis zwischen Sonde und Gastrostoma
- Herauspressen/-reißen der Ballonsonden mit Gefahr von Stomaeinrissen
- Pneumoperitoneum, Bauchwandemphysem
- Hypergranulation → evtl. mit Silbernitrat ätzen oder mit kaltem Stickstoff veröden (Kryotherapie), ggf. lasern bzw. chirurgisch entfernen
- Burried-Bumper-Syndrom = Einwachsen der inneren Halteplatte bei der PEG
- Lockerung der Sonden bzw. Herausrutschen bei defektem Ballon

15.4 GI-Blutungen

Gastrointestinale (GI-)Blutungen im Kindesalter treten in der Regel als obere GI-Blutung auf. Seltener finden sich Blutungen aus Kolonpolypen mit nur geringen Blutverlusten.

▪ Ursachen
- Ösophagitis
- Portale Hypertension
- Ösophagusvarizen
- Ulkusblutungen (Magen- oder Duodenalulzera)

▪ Therapie
- Stabilisierung der Vitalparameter
- Bei entsprechenden Verlusten Transfusion von EK, TK, FFP
- Substitution von Vitamin K bei cholestatischer Grunderkrankung mit entsprechendem Faktorenmangel (FX, IX, VII, II)
- Senkung des Pfortaderdruckes mittels Dauerinfusion mit Somatostatin oder Octreotid
- Endoskopie mit z. B. Ligatur entsprechender Varizen
- Selten im Kindesalter: Anwendung einer Sengstaken-Blackmore-Sonde (maximaler Fülldruck oberer Ballon 50 mmHg; darf nicht länger als 24 h liegen → Gefahr von Kompressionsnekrosen)

- **Pflegerisch zu beachten**
- Bei Ankündigung des Patienten eventuelle therapeutische Notfallmaßnahmen antizipieren und ggf. vorbereiten
- Beruhigend auf Kind und Eltern einwirken (wenig Blut kann imposante Szenen verursachen, Panik vermeiden)

15.5 Leberversagen

Kinder mit Leberversagen präsentieren sich oft mit unspezifischen Symptomen wie Übelkeit, Erbrechen, Juckreiz oder Fieber. Hinweisend auf ein Leberversagen sind spezifische Anzeichen wie Enzephalopathie, Aszites und Sklerenikterus/Ikterus, welche im Verlauf der Erkrankung auftreten.

- **Definition**

Schwere Funktionsbeeinträchtigung der Leber mit.
- Hyperbilirubnämie
- Leberenzymerhöhung (Aspartat-Aminotransferase [AST], Alanin-Aminotransferase [ALT], Glutamatdehydrogenase [GLDH])
- Synthesestörung der Leber mit Quick < 40 % und Cholinesterase [ChE] < 2,5 kU/l
- Koagulopathie, die sich nicht mit Vitamin-K-Gabe korrigieren lässt
- Akutes Leberversagen (ALV): Auftreten der Symptome innerhalb von 8 Wochen bei Kindern ohne bekannte Lebererkrankung
- Fulminantes Leberversagen: Zeitintervall < 2 Wochen
- Subfulminantes Leberversagen: Zeitintervall bis zu 26 Wochen

- **Klinisches Erscheinungsbild**
- Ikterus
- Entfärbte Stühle
- Bierbrauner Urin
- Blutungen, Blutungszeichen
- Inappetenz, Erbrechen
- Aszites, ausladendes Abdomen
- Hypoglykämien
- Elektrolytimbalancen
- Krampfanfälle
- Hepatorenales Syndrom, Niereninsuffizienz
- Vigilanzänderungen

- **Ursachen**
- Infektiös/parainfektiös:
  - Virale Hepatitis (Hepatitis A, E, HSV)
  - Autoimmunhepatitis
- Toxisch (▶ Abschn. 16.5):
  - Knollenblätterpilz
  - Medikamente
  - Drogen (Ecstasy, …)
- Stoffwechselerkrankungen:
  - Hereditäre Fruktoseintoleranz
  - Morbus Wilson (autosomal-rezessiv vererbte Störung der Kupferausscheidung über die Galle)
- Ischämisch:
  - Lebervenenverschlusskrankheit (VOD), z. B. nach KMT (▶ Abschn. 13.4.1)
  - Budd-Chiari-Syndrom
- Andere Ursachen:
  - „Neonatale Haemochromatose"/GALD; mütterliche Sensibilisierung auf fetale Hepatozyten

> Bis zu 50 % aller Fälle von akutem Leberversagen sind unklarer Ursache!

- **Medikamentöse Ursachen des ALV**
- NSAR (ASS, Indomethacin)
- Antiepileptika (Valproinsäure, Phenytoin, Carbamazepin)
- Narkotika (Halothan)
- Antibiotika (Rifampicin, Nitrofurantoin)
- Zytostatika (Methotrexat, L-Asparaginase)
- Antiarrhythmika (Amiodaron)
- Antihypertensiva (Dihydralazin)

- **Hepatische Enzephalopathie**

Die Leber stellt u. a. 75 % der Glukoseproduktion für den Hirnstoffwechsel bereit. Durch den Ausfall der Leber in ihrer Synthese- und Entgiftungsfunktion (Hyperammonämie, Hypoglykämie u. a.) kann sich eine hepatische Enzephalopathie in unterschiedlicher Ausprägung entwickeln. Je jünger die Kinder sind, desto unspezifischer präsentieren sich die Symptome:

15.5 · Leberversagen

- Grad 1: schläfrig, müde, selten agitiert
- Grad 2: zusätzlich Hyperreflexie, Hyperventilation und Tremor
- Grad 3: Stupor
- Grad 4: Koma, Augenöffnen nur auf starken Schmerzreiz
- Grad 5: Ateminsuffizienz, Areflexie, lichtstarre Pupillen

Überwachung
- Standardmonitoring mit engen altersgerechten Alarmgrenzen
  - RR altersgerecht (bei hohen Werten an Bedarfshypertonie denken!)
  - ZVD 4–8 cm H_2O
- Tägliche Gewichtskontrollen (soweit möglich)
- Tägliche Messung des Bauchumfanges
- Engmaschige Flüssigkeitsbilanzierung, Bilanzziel: ausgeglichen
- Initial 4-stündliche BZ-Kontrollen (Soll >5 mmol/l bzw. 90 mg/dl)
- Engmaschige Überwachung der Neurologie (AZ, Pupillenreaktion u. a.)
- Schriftprobe (immer gleiches Wort/gleichen Satz wählen) mindestens 1-mal/Schicht (Scoring zur Erfassung des Schweregrades einer Enzephalopathie)
- Laborkontrolle von Transaminasen, Protein, Blutgasanalyse, BB, CrP, Kreatinin, Harnstoff, Ammoniak, und Gerinnung mit Faktor V mindestens täglich, je nach Verlauf auch häufiger

Therapie
Ist das Kind bei Aufnahme auf die Intensivstation noch ansprechbar und verständig, ist eine altersentsprechende Aufklärung und besonders Erläuterung der zu treffenden Maßnahmen essenziell für den Therapieerfolg. Dabei ist kommunikatives Geschick und sofortiger Beginn familienzentrierter Pflege erforderlich.

Supportivmaßnahmen
- Großlumige Magensonde (nil per os – NPO, Protonenpumpenhemmer, pH >4)
  - Kann das Kind oral ernährt werden, dann muss eiweißarme und ggf. fructose- und kupferreduzierte Kost verabreicht werden
- Anlage eines transuretralen Blasenkatheters zur exakten Flüssigkeitsbilanzierung
- ZVK zur Hypoglykämietherapie, ggf. auch Dialysekatheter
- Glukoseinfusion 5 g/kg KG und Tag (Ziel-BZ s. oben)
- Phosphatspiegel regelmäßig bestimmen (soll >1,4 mmol/l sein) und Phosphat substituieren (falls sich Leberzellen regenerieren, brauchen sie ATP zur Zellteilung → ohne Phosphat keine Hepatozytenbildung)
- Reduzierte Proteinzufuhr (0,5–1 g/kg KG und Tag) → Ammoniakentstehung bei der Proteolyse
- Laktulose (0,5–1 ml/kg KG und Tag in 3 ED)
  - Pressen beim Stuhlgang vermeiden (Blutungsgefahr)
  - Regelmäßigen Stuhlgang gewährleisten (Darmbakterien produzieren Ammoniak, den die erkrankte Leber nicht abbauen kann)
- Colistin, Paromomycin (*Humatin®*) oder Rifaximin (*Xifaxan®*; 2-mal 5 mg/kg KG) peroral zur selektiven Darmdekontamination (SDD)
- Amphotericin-B-Suspension/Nystatin per os (Pilzprophylaxe)
- Breite antibiotische und antimykotische Therapie
- Arterieller Zugang (Blutentnahmen, invasives Monitoring)
- Intubation/Beatmung (moderate Hyperventilation, möglichst Normokapnie)
- Ggf. Hirnödemtherapie (Mannitol, TRIS, Monnitorin ggf. über Hirndrucksonde)
- Flüssigkeitsrestriktion bei Hirn-/Lungenödem, Aszites oder Pleuraerguss
- Diuretika (Furosemid, Spironolacton), ggf. Dialyse/Hämofiltration
- Vitamin-K-Gaben bei Bedarf
- Substitution von Vitamin A und E
- Bei Quickwerten <20 und/oder Blutungszeichen Substitution von TK, EK und FFP (cave! hohe Eiweißlast) → Vervollständigen der Diagnostik *vor* der Gabe von Blutprodukten!
- Humanalbumin nur bei niedrigen Albuminwerten und Ödembildung

- Azidosetherapie mit Natriumbikarbonat/TRIS
- Somatostatin bei GI-Blutungen, Hämatemesis, Teerstühlen
- ACC-Infusion, wenn Paracetamol-Intoxikation nicht ausgeschlossen ist (100–200 mg/kg KG und Tag)

> ❗ Keine Paracetamolgaben, keine Benzodiazepine! Analgosedierung wenn nötig eher mit Metamizol und Morphin/Fentanyl.

Ursächliche Therapie
- Kupferbinder (D-Penicilamin) bei Morbus Wilson (*cave:* in der Akutphase kritische Indikationsstellung, da bei Kupferfreisetzung eine neurologische Verschlechterung eintreten kann)
- N-Acetylcystein (ACC) bei Paracetamolintoxikation
- Silibinin bei Knollenblätterpilzvergiftung
- Steroide bei Autoimmunhepatitis
- Immunglobuline und Aciclovir bei VZV als Ursache
- Austauschtransfusion und Immunglobuline bei GALD/„neonataler Haemochromatose"

Pflegerische Besonderheiten

Besonders engmaschige Krankenbeobachtung auf Zeichen einer Zustandsverschlechterung
- Hirndruck
- Okkulte gastrointestinale Blutung/Hirnblutung
- Sepsis/Pneumonie
- Hypoglykämie
- Krampfanfälle (auch okkulte → aEEG)
- Elektrolytstörungen (Kalium, Phosphat, Magnesium, Calcium)
- Überwässerung
- Störung des Säure-Basen-Haushalts

ALV ist eine potenziell reversible Erkrankung. Unter rein supportiver Therapie überleben allerdings nur maximal 30 % der Patienten. Ursächlich für das Versterben sind Hirnödem, Infektion und Blutung.

15.6 Leberersatzverfahren

Es gibt verschiedene Ansätze, ein Leberersatzverfahren zu entwickeln. Letztendlich werden diese zwar in spezialisierten Zentren eingesetzt, es konnte jedoch bisher kein signifikanter Einfluss auf das transplantationsfreie Patientenüberleben belegt werden. In der Pädiatrie kommen Leberersatzverfahren zum Überbrücken der Zeit zur Transplantation zur Anwendung (sehr selten).

Verschiedene extrakorporale Methoden der systemischen Detoxifikation stehen zur Verfügung:
- MARS-Leberdialyse:
    - „Molecular Adsorbent Recirculation System"
    - Anwendung findet eine albuminbeschichtete Membran
- Prometheus: Spezielles Verfahren der Albumindialyse
- SPAD (Single-Pass-Albumin-Dialyse)
- OPAL (Open-Albumin-Dialyse)

Indikationen hierfür sind vor allem eine hepatische Enzephalopathie, ein hepatorenales und/oder -pulmonales Syndrom.

15.7 Lebertransplantation (LTx)

Jährlich werden ca. 100 in Deutschland lebende Kinder lebertransplantiert. 2019 waren 177 Kinder auf der Eurotransplant-Warteliste für eine Lebertransplantation. 32 % der 2019 durchgeführten Lebertransplantationen bei Kindern konnten durch Lebendspende ermöglicht werden, weitere 32 % durch die sog. Splitlebertransplantation. Die mittlere Wartezeit auf ein Spenderorgan für ein Kind (0–15 Jahre alt) beträgt 1–2 Monate, wobei die Spannbreite zwischen wenigen Tagen bis hin zu mehreren Jahren variiert (Datenquelle: DSO Jahresbericht 2019).

Um eine Entwicklungsverzögerung der Kinder zu minimieren, wäre es wichtig, die Wartezeit so kurz wie möglich zu halten und das Kind so früh wie möglich zu listen.

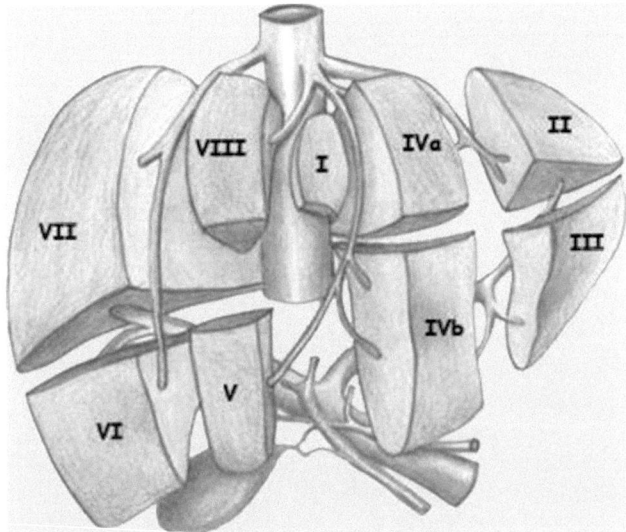

Abb. 15.2 Darstellung der Lebersegmente

Andererseits muss bei der Indikationsstellung zur Listung die mögliche Regenerationsfähigkeit der Leber ebenso bedacht werden wie die eventuell zweifelhafte Prognose oder Kontraindikation der Grunderkrankung.

- **Formen der Lebertransplantation**
- Postmortale Spende Vollorgan
- Postmortale Spende Splitleber
- Lebendspende Splitleber (meist Segment II und III, ◘ Abb. 15.2)

- **Indikation**

> Jede voranschreitende Erkrankung der Leber ohne Aussicht auf ursächliche Heilung stellt eine Indikation zur Lebertransplantation im Kindesalter dar.

- Cholestatische Erkrankungen
    - Gallengangsatresie (GGA), häufig nach Kasai-OP
    - Progressives familiäres intrahepatisches Cholestasesyndrom (PFIC)
- Hepatitis (B, C, Non-ABC, autoimmun, neonatal)
- Lebertumoren
- ALV/fulminantes Leberversagen
- Stoffwechselerkrankungen mit und ohne Leberzirrhose

- **Kontraindikation**
- Unkontrollierbare systemische Infektion
- Schwerwiegende und mutmaßlich irreversible neurologische Störungen
- Mitochondriopathien

- **Postoperative Versorgung**

Je nach Dauer der OP und postoperativer Wahrscheinlichkeit der Organschwellung wird das Kind mit offenem Abdomen (Abdomen apertum) und evtl. noch nicht angeschlossenen Gallengängen auf die Station gebracht. Mittels Sonografie wird die Perfusion der Leber engmaschig überwacht und das Abdomen nach 2 Tagen in einer Second-look-OP, nach Anschluss der Gallengänge, verschlossen.

- Standardmonitoring mit invasiven Druckmessungen (evtl. inklusive IAD, ▶ Abschn. 2.4.11)
- Flüssigkeitsbilanzierung mit Ersatz von Eiweißverlusten über die Drainagen
- Vermeiden von Hypotonien, Negativbilanzierung und hohem Hb (Soll <10 g/dl bzw. <100 g/l) zur Sicherung der Leberperfusion und Prävention von relativer Stase an den Gefäßanastomosen
- Supportive Therapie und Ernährung an die Leberfunktion anpassen (Speicher der Leber sind nach Transplantation noch leer und die Funktion wird erst nach und nach aufgenommen)

- Pflege bei Abdomen apertum (offenem Bauch) und einliegenden Drainagen:
  - Zieldrainage im Resektionsgebiet der Leber/Leberpforte (Blutungshinweise? Galliges Sekret als Hinweis auf ein Galleleck?)
  - Douglas-Drainage (tiefster Punkt der Bauchhöhle) zum Ableiten von Aszites
  - „Schlürfdrainage" bei Abdomen apertum (Silikonwelle in Kombination mit Jackson-Pratt-Drainage, um Flüssigkeitsansammlungen unter dem Folienverband mittels kontrolliertem Sog abzuleiten; der Sog wird z. B mit einer Thoraxdrainageeinheit erzeugt)
- Keine Positionierung in 90°-Seitenlage die ersten Tage nach Transplantation (transplantiertes Organ ist manchmal kleiner als das Eigenorgan, sodass es zu Zug auf die Gefäße kommen kann)
- Kind nüchtern belassen, wenn die enterohepatische Anastomose neu inseriert wurde (Kostaufbau nach ärztlicher/gastroenterologischer/chirurgischer Anordnung; Hausstandard beachten)
- Zur Vermeidung von Infektionen den lokalen Hygienestandard einhalten
- Zügige Extubation nach Bauchdeckenverschluss anstreben (Kinder haben eine hohes Risiko für langwierige Weaningprozesse und Ausbildung eines Delirs)
- Integration der Eltern und später auch des Kindes in die Besonderheiten der Medikamenteneinnahme (z. B. Nüchternzeiten vor Immunsuppression, regelmäßige Einnahme und Spiegelkontrollen)
- Auf klinische Zeichen einer Abstoßung achten:
  - Fieber, Unwohlsein, Irritabilität und Leukozytose
  - Anstieg von γ-Glutamyltransferase (GGT), Bilirubin und/oder Transaminasen

Überprüfen Sie Ihr Wissen

Zu 15.1
- Welche Besonderheiten der Ernährung unter Intensivtherapie gibt es?
- Aus welchen Gründen soll eine frühzeitige enterale Ernährung angestrebt werden?
- Welche Langzeitfolgen der parenteralen Ernährung fallen Ihnen ein?

Zu 15.2
- Erläutern Sie die Möglichkeiten der Nahrungsverabreichung über eine Magensonde.
- Erläutern Sie die Möglichkeiten der Nahrungsverabreichung über eine Duodenal-/Jejunalsonde.
- Was ist bei der Verabreichung von Medikamenten über eine Ernährungssonde (Magensonde, Duodenalsonde, Jejunalsonde) zu beachten?

Zu 15.3
- Erläutern Sie den Umgang mit einem Gastrostoma.

Zu 15.4
- Wie wird ein Patient mit GI-Blutung versorgt?

Zu 15.5
- Nennen Sie Ursachen für ein Leberversagen.
- Welche pflegerischen Besonderheiten sind beim ALV erforderlich?

Zu 15.6
- Nennen Sie die Möglichkeiten einer Lebertransplantation.
- Wie wird ein Kind mit Abdomen apertum nach LTx versorgt?

Nachschlagen und Weiterlesen

DSO (2019) Jahresbericht Organspende und Transplantation Deutschland. ▶ https://www.dso.de/SiteCollectionDocuments/DSO-Jahresbericht%202019.pdf

Mehta NM et al (2017) Guidelines for the provision and assessment of nutrition support therapy in the pediatric critically Ill patient: society of critical care medicine and American society for parenteral and enteral nutrition. JPEN J Parenter Enteral Nutr 41(5):706–742. ▶ https://doi.org/10.1177/0148607117711387

Unfälle und Verletzungen im Kindesalter

Dagmar Teising und Hannah Tönsfeuerborn

Inhaltsverzeichnis

16.1 Polytrauma – 442

16.2 Schädel-Hirn-Trauma – 442

16.3 Ertrinkungsunfall – 450

16.4 Verbrennung, Verbrühung – 454
16.4.1 Schweregrade – 454
16.4.2 Verbrennungskrankheit – 455
16.4.3 Erstversorgung am Unfallort – 456
16.4.4 Therapie und Pflege von Brandverletzten – 456

16.5 Ingestionsunfälle und Intoxikationen – 461
16.5.1 Magenspülung – 461
16.5.2 Antidotliste – 463

16.6 Battered Child – Gewalt gegen Kinder im häuslichen Umfeld – 463

Nachschlagen und Weiterlesen – 465

© Springer-Verlag GmbH Deutschland, ein Teil von Springer Nature 2021
H. Tönsfeuerborn et al., *Neonatologische und pädiatrische Intensiv- und Anästhesiepflege*,
https://doi.org/10.1007/978-3-662-62902-4_16

Schwere Traumata sind in Deutschland immer noch die häufigste Todesursache im Alter zwischen 1 und 15 Jahren. Allein im Straßenverkehr verunglücken > 28.000 Kinder pro Jahr, wobei die meisten Kinder als passive Verkehrsteilnehmer im Auto zu Schaden kommen.

Dennoch zeigen sich bei den Ursachen der erlittenen Traumen Altersunterschiede:
- Säuglinge bis 1 Jahr → häusliche Unfälle,
- Kleinkinder → befinden sich im „Kletteralter": Stürze aus großer Höhe (Fenstersturz),
- bis ins Jugendalter → Verkehrsunfälle.

Tab. 16.1 Verletzungsmuster des Polytraumas im Kindesalter

Verletzung	Anteil bei schwer verletzten Kindern (%)
Schädel-Hirn-Trauma (SHT)	ca. 40
Extremitätenverletzungen	ca. 20
Abdominaltrauma	ca. 15
Thoraxtrauma	ca. 15
Wirbelsäulenverletzungen (▶ Abschn. 11.7)	ca. 10
Beckenfrakturen	ca. 5

16.1 Polytrauma

- **Definition**

Gleichzeitig entstandene Verletzung mehrerer Organsysteme oder Körperregionen, wobei mindestens eine der Verletzungen oder die Kombination mehrerer Verletzungen lebensbedrohlich ist.

- **Verletzungsverteilung**

Im Säuglings- und Kleinkindalter überwiegen die schweren Schädelverletzungen. Kinder und Jugendliche weisen zunehmend schwere Extremitätenverletzungen auf. Mit zunehmendem Alter steigt ebenfalls die Aufenthaltsdauer auf der Intensivstation an, ein deutliches Indiz für die steigenden Schweregrade der Verletzungen (◘ Tab. 16.1).

- **Thoraxtrauma**

Beim kindlichen Thoraxtrauma kann es, im Gegensatz zum Erwachsenen, auch ohne knöcherne Verletzungen zu vital bedrohlichen Zuständen wie einem Hämato- oder Pneumothorax (▶ Abschn. 3.6.1) kommen.

- **Abdominaltrauma**

Verletzungen der große Bauchorgane (Leber, Niere, Milz) sind immer als potenziell lebensbedrohlich zu sehen, da der Blutverlust schon aus nur einem dieser Organe bis zu 40 % des Blutvolumens des Kindes betragen kann. Die Evaluation des Unfallmechanismus kann wertvolle Hinweise auf mögliche Abdominalverletzungen geben:
- Lenkstangenverletzungen bei Radfahrern
- Gurtverletzungen im PKW
- Stürze beim Sport (stumpfes Bauchtrauma mit möglichen Rupturen von Leber und Milz)
- Stürze aus großer Höhe, Fahrradunfälle, Skiunfälle (Dezelerationstrauma, verursacht Nierenrupturen und Gefäßabrisse)

16.2 Schädel-Hirn-Trauma

Unter einem Schädel-Hirn-Trauma (SHT) versteht man die durch Gewalteinwirkung verursachte Funktionsstörung und/oder Verletzung des Gehirns. Dies kann mit einer Prellung/Verletzung der Kopfschwarte, der Kalotte, der Gefäße und/oder der Dura einhergehen. Bestehen weitere Verletzungen im Bereich von Thorax, Abdomen und Extremitäten und ist eine Einzelverletzung für sich oder die Kombination mehrerer Verletzungen lebensbedrohlich, spricht man vom Polytrauma. Als Schädelprellung wird eine Kopfverletzung ohne weitere Gehirnverletzung bezeichnet.

- **Anatomie des Schädels**
- Haut
- Kalotte
  - (Epiduralraum)

16.2 · Schädel-Hirn-Trauma

Tab. 16.2 ICP-Normalwerte

Druck	Alter	Wert [mmHg]
ICP	Neugeborene	0–5
	Säuglinge	5–10
	Kinder/Erwachsene	6–15
MAD	Neugeborene	45
	Säuglinge	50–60
	Kinder/Erwachsene	>65
CPP (MAD – ICP)	Säuglinge	>40
	Kinder/Erwachsene	>50

- Dura mater
  - (Subduralraum)
- Arachnoidea
  - (Subarachnoidalraum)
- Pia Mater
- Gehirnsubstanz

■ **Physiologie der Hirndurchblutung**

Normalerweise ist die Hirndurchblutung kaum abhängig vom arteriellen Blutdruck. Veränderungen des mittleren arteriellen Drucks (MAD) werden durch Anpassung der präkapillären Sphinkter aufgefangen, sodass der Druck auf der arteriellen Seite der Kapillaren gleich bleibt. Diese Autoregulation ist bei Verletzungen/Erkrankungen des Gehirns aufgehoben und der ICP wird abhängig vom MAD.

Der zerebrale Blutfluss (CBF) wird im Übrigen über den arteriellen pCO_2, pO_2 und Veränderungen des pH-Wertes reguliert, z. B. führen ein pCO_2-Anstieg, ein pO_2-Abfall und eine Azidose zur Zunahme des CBF. Für die Versorgung der einzelnen Hirnzelle ist allerdings der zerebrale Perfusionsdruck (CPP) entscheidend, er errechnet sich folgendermaßen: CPP = MAD – ICP (ICP = Intrakranieller Druck, ◘ Tab. 16.2 zeigt die Normalwerte).

■ **Ursachen**
- Große Kinder:
  - als Fußgänger oder Fahrradfahrer von einem Auto angefahren
  - als Beifahrer
  - Sportunfälle
- Kleine Kinder:
  - Sturz aus dem Kinderwagen oder vom Wickeltisch
  - Kindesmisshandlung

■ **Entstehungsarten**
- Translationstrauma mit Contre-Coup (Schädigung des Gehirns an der gegenüberliegenden Stelle der Gewalteinwirkung).
- Rotationstrauma mit Zug- und Scherkräften, die zu Einrissen von Gefäßen (meist der Brückenvenen) und der weichen Hirnhaut führen, mit nachfolgender subduraler oder subarachnoidaler Blutung, Verletzungen der weißen Substanz und diffusem Hirnödem.
- Impressionsfraktur = Rindenprellung mit Schädeleindellung (Ping-Pong-Effekt), Durazerreißung und Schädigung der darunterliegenden Hirnanteile; kann durch Einriss einer Arterie zur epiduralen Blutung führen.
- Impakttrauma oder Beschleunigungs- und Verzögerungstrauma mit Schädigung am Stoßpol = Coup und Contre-Coup.

■ **Einteilung des SHT**

Es ist eine Einteilung nach verschiedenen Gesichtspunkten möglich.
- Gedecktes SHT ohne Verletzung der Dura, mit oder ohne Fraktur (Kalotten-, Impressions-, Schädelbasisfraktur).
- Offenes SHT mit Eröffnung der Dura und Ausbildung einer Liquorfistel oder einer Pneumatozele bzw. eines Pneumozephalons; es besteht eine Verbindung zwischen extra- und intrakraniellem Raum über eine Verletzung der Kopfschwarte und der Schädelknochen (direkt) oder über die Eröffnung der Nasennebenhöhlen (indirekt).
- Die Einteilung des SHT erfolgt nach der Glasgow-Koma-Skala (◘ Tab. 16.3, ▶ Abschn. 11.1). Die Erhebung sollte nach der Erstversorgung am Unfallort, nach Einlieferung ins Krankenhaus und dann weiter 6-stündlich erfolgen.

Tab. 16.3 Einteilung eines SHT nach der Glasgow Coma Scale (GCS)

Grad	GCS	Modifizierte GCS
Leichtes SHT	13–15 Punkte	17–19 Punkte
Mittelschweres SHT	9–12 Punkte	12–16 Punkte
Schweres SHT	8 oder weniger Punkte	11 oder weniger Punkte

- **Symptome**
- Bewusstseinsstörung; trotz Traumaanamnese müssen auch andere Ursachen bedacht werden, z. B. Intoxikation, Hypothermie, Hypoglykämie, ZNS-Infektionen, Hirnblutung aufgrund von Gerinnungsstörungen, Aneurysma
- Retrograde, evtl. auch anterograde (für die erste Zeit nach Erlangen des Bewusstseins) Amnesie beim schweren SHT
- Subjektive Störungen: Kopfschmerzen, Übelkeit mit/ohne Erbrechen, Schwindel, Benommenheit, Sehstörungen wie Doppelbilder, Schwerhörigkeit
- Objektive Verletzungen: Schwellungen am Kopf, Kopfwunden, Schädeldeformitäten, Blutungen aus Mund, Nase oder Ohr, Austritt von Blut, Liquor oder Hirngewebe
- Hinweis auf Schädigung des Nervensystems: Amnesie, Orientierungsstörungen, Lähmungen, Reflexauffälligkeiten, Krampfanfälle, Sprach- und/oder Koordinationsstörungen, vegetative Symptome, entsprechende Herdsymptomatik je nach betroffenem Bezirk
- Schocksymptome: Blässe, Blutdruckabfall, Tachykardie
- Beim schweren SHT massive Störungen der Kreislauf- und Atemfunktion, Pupillenerweiterung, fehlende Lichtreaktion der Pupillen, Paresen, Streck- und Beugesynergismen

- **Folgen des SHT**

Bei der Schädigung des Gehirns unterscheidet man primäre und sekundäre Läsionen.

■■ Primäre Schädigungen
- Zerstörung von Nervenzellen und Gewebe durch direkte Gewalteinwirkung
- Schädigung von Gefäßen mit intrakraniellen Blutungen (Kinder entwickeln etwas seltener intrakranielle Blutungen als Erwachsene):
  - Epidural (A. meningea media oder venöse Dura- bzw. Knochengefäße): initiale Bewusstlosigkeit meist mit anschließendem freien Intervall, dann erneute Bewusstlosigkeit, Hemiparese kontralateral, weite lichtstarre Pupillen meist auf der Seite der Blutung
  - Subdural (venöse Blutung, meist durch Einriss der Brückenvenen): meist langsam einsetzende neurologische Symptomatik mit Kopfschmerzen, Bewusstseinsänderungen, Hemiparese und evtl. Krampfanfällen
  - Subarachnoidal (blutiger Liquor)
  - Intrazerebrale Parenchymblutung
- Zerreißung von langen Nervenbahnen, z. B. beim Rotationstrauma durch Scherwirkung mit schweren neurologischen Defiziten ohne großen ICP-Anstieg

■■ Sekundäre Schädigungen

Sie sind durch eine inadäquate Therapie, häufig auch iatrogen, bedingt.
- Hypoxisch-ischämische Hirnschädigung durch arterielle Hypotension; verminderte Sauerstoffkapazität = niedriges Hämoglobin; respiratorischer Sauerstoffmangel; Verminderung des CPP
- Posttraumatische Hirnschwellung: Anstieg des CBF bei Störung der Autoregulation durch Mediatorenfreisetzung und/oder schlechtem venösen Abfluss durch Kompression der abströmenden Gefäße
- Hirnödem:
  - Vasogenes Ödem: Flüssigkeitsaustritt aus dem Gefäß ins Interstitium durch Schädigung der Blut-Hirn-Schranke infolge der Freisetzung von neurotoxischen Substanzen oder massiver Sympathikusaktivierung
  - Zytotoxisches Hirnödem: Wassereinstrom in die Endothel- und

Gehirnzellen aufgrund eines intrazellulären Natriumanstiegs, da die Natrium-Kalium-Pumpe durch Hypoxie und Substratmangel gestört ist
- Behinderung des venösen Abflusses durch interstitielle Flüssigkeitsansammlung (vasogenes Ödem)
- Krampfanfälle durch Quetschung des Stammhirns oder der Stammganglien
- Fettembolie
- Hirninfarkt
- Störung der Temperaturregulation
- Diabetes insipidus
- Intrakranielle Infektion bei offenem SHT

Bei geschlossenem Schädel kann maximal eine Volumenzunahme von 6 % durch Verdrängung des Liquors in den Lumbalkanal und Steigerung der Liquorresorption kompensiert werden, sonst kommt es zur Hirndruckerhöhung.

▪▪ Hirndrucksymptome
- Kopfschmerzen
- Übelkeit, Erbrechen
- Nackensteife, Opisthotonus
- Sehstörungen
- Wesensveränderungen
- Epileptische Anfälle
- Bewusstseinstrübung
- Hypertonie, Apnoen, Bradykardien
- Beim Säugling: gespannte und pulsierende Fontanelle, Sonnenuntergangsphänomen

▪▪ Häufige Begleitverletzungen
- Wirbelsäulenverletzungen
- Hämato-/Pneumothorax
- Rippen(serien)-Fraktur
- Stumpfes Bauchtrauma

▪ Primärdiagnostik
- Primäres CCT bei Aufnahme, wenn Bewusstseinsstörungen vorliegen, sowie evtl. notwendige neurochirurgische Versorgung (Ausräumen von Blutungen); evtl. auch MRT, vor allem bei Verdacht auf spinales Trauma oder bei neurologischen Störungen ohne pathologischen CT-Befund
- Genaue Anamnese bei Übernahme vom Notarzt:
  - Unfallhergang?
  - Art der Verletzungen?
  - Verlauf; Vigilanz?
  - Krämpfe?
  - Halbseitensymptomatik?
  - Beatmung?
  - Blutverluste, Volumenersatz?
  - Bisherige Medikamente, Infusionen, CCT, evtl. neurochirurgische Versorgung?
  - Vorgespräche mit Angehörigen, Telefonnummern?
  - Beim Umlagern Hinterkopf, Rücken und Steiß auf Wunden und Fremdkörper inspizieren (*cave:* bei bewusstlosen Kindern nach einem SHT muss auch immer an eine Wirbelsäulenverletzung gedacht und entsprechend gehandelt werden)
- Gründliche neurologische Statuserhebung: GCS, Pupillen, Korneal- und Hustenreflexe, Nackensteife, Extremitätenreflexe, Muskeltonus (beidseitig tonuslos = Verdacht auf Rückenmarkverletzung), Augenfundus; neuropädiatrisches Konsil
- Epileptische Anfälle (Seitenbetonung, Generalisierung, tonisch-klonisch, Streckkrämpfe, obere/untere Extremitäten)
- Hirndrucksymptomatik (Streckreaktionen, Pupillenerweiterung und/oder träge Lichtreaktion, keine Schmerzreaktion, Blutdruckanstieg, Bradykardie)
- Begleitverletzungen, evtl. Hinzuziehen weiterer Ärzte (Chirurg, Hals-Nasen-Ohren-Arzt, Augenarzt)
- Welche Katheter liegen (ZVK, Arterienkatheter, Blasenkatheter, Hirndrucksonde, Drainagen)?
- Transkranielle Dopplersonografie zur Darstellung des arteriellen Blutflusses
- Weitere Diagnostik (Röntgen: Thorax, Schädel, Extremitäten, HWS; Sono-Abdomen; EEG, evozierte Pozentiale (= EP), z. B. AEP (akustische EP), VEP (visuelle EP) zur Beurteilung der Hirnstammfunktion und SEP (somatosensorische EP)

zur Beurteilung der Rindenfunktion und bei Verdacht auf Halsmarkschäden, Blutkontrollen, ggf. Blutgruppe und Kreuzblut

- **Therapeutische Maßnahmen**

Sie dienen vor allem der Verhinderung von Sekundärschäden.
— Erhaltung eines normalen CBF mit einem CPP bei Kindern je nach Alter zwischen 40–65 mmHg und bei Erwachsenen 60–70 mmHg bei evtl. fehlender Autoregulation, ein zu hoher CPP kann eine reaktive arterielle Vasokonstriktion bewirken:
  – Adäquater MAD (nicht zu hoch, sonst entsteht ein vasogenes Ödem), evtl. Gabe von Katecholaminen (ist einer Volumengabe vorzuziehen); Schocktherapie mit z. B. Ringer-Lösung
— Senkung des ICP:
  – Kontrollierte Beatmung mit Normokapnie (pCO$_2$ um 35 mmHg) für 3 Tage zur Reduktion des Blutvolumens (durch Senkung des pCO$_2$ nimmt die Durchblutung der gesunden Hirnanteile ab, im geschädigten Gebiet bleiben die Blutgefäße hingegen dilatiert → Luxusperfusion, da sie auf die pCO$_2$-Senkung nicht adäquat reagieren).
  – Vermeidung von Schmerzen und Aufregung durch Analgesie und Sedierung bei Erhaltung der neurologischen Beurteilbarkeit; die Analgosedierung selber hat keinen ICP-senkenden Effekt, sondern soll einen Blutdruckanstieg mit einer Zunahme des CBF vermeiden, (z. B. *Fentanyl-Midazolam*-DT evtl. in Kombination mit Clonidin-DT; durch Clonidin kann die *Fentanyl*-Dosis gesenkt und damit die evtl. später auftretende Entzugssymptomatik gemildert werden); bei Versorgung Thiopental oder *Fentanyl* in Einzeldosen; *cave:* Opiate können zu einer geringen Steigerung des Hirndrucks führen
  – Normale Flüssigkeitszufuhr, bei bestehender Hyperglykämie mit kristalloider Lösung nach Hausstandard, bei Volumenmangel → Volumengabe
  – Sehr selten Gabe von Dexamethason – Wirkung umstritten, ist nur bei spinalem Trauma indiziert
  – Medikamentöse Senkung eines Hypertonus, nur sehr vorsichtig mit Nifedipin oder Clonidin, der CPP muss dabei gewährleistet sein
— Guter venöser Abfluss:
  – 15–30°-Oberkörperhochlage, Kopf achsengerecht in Mittelstellung, darf im Halswirbelbereich nicht abknicken, Extremitäten nicht abfallend lagern, Arme und Hände in Brusthöhe
  – Evtl. niedriger mittlerer Atemwegsdruck
  – Vermeidung von Husten, keine Bauchpresse (Abführen!)
— Ausreichendes Sauerstoffangebot:
  – Herzzeitvolumen normal bis hoch
  – Normales Hämoglobin, Transfusionen bei Hb < 9 g/dl, Hkt > 30 %
  – Gute Sauerstoffsättigung (95–98 %) bzw. p$_a$O$_2$ von 100–150 mmHg
— Senkung des Sauerstoffverbrauchs:
  – Normothermie
  – Reduktion der elektrischen Aktivität des Gehirns: Unterdrückung von Krampfaktivitäten durch Phenobarbitalgaben mit Spiegeln von 50–100 mg/l
— Ausreichende Nährstoffversorgung:
  – Vermeidung einer Hypoglykämie, da Glukose der Hauptenergieträger der Hirnzellen ist
  – Vermeidung eines Katabolismus durch angepasste Kalorienzufuhr, möglichst frühzeitige enterale Ernährung
— Vermeidung einer Störung der ADH-Sekretion (antidiuretisches Hormon aus dem Hypophysenhinterlappen); meist zentraler ADH-Mangel am 3.–4. posttraumatischen Tag = Diabetes insipidus, erkennbar an der Hypernatriämie und der Hyperosmolarität im Serum bei niedriger Urinosmolarität mit einem spezifischen Gewicht < 1008, evtl. Gabe von Desmopressinacetat (z. B. *Minirin*); es gibt aber auch das Syndrom der inadäquaten hohen ADH-Sekretion (SIADH) mit Hyponatriämie und Hypoosmolarität im Serum (Verdünnung) und einer vermehrten

Natriumausscheidung über den Urin; hier ist eine strenge Flüssigkeitsrestriktion indiziert
- Vermeidung eines neurogenen Lungenversagens
- Ggf. Protektion gegen Stressulkus, frühzeitige enterale Ernährung
- Antibiotikaprophylaxe nur bei offenem SHT
- Überprüfung des Tetanusschutzes bei offenen Verletzungen
- Thromboseprophylaxe mit niedermolekularem Heparin s.c. bei Kindern mit beginnenden Pubertätszeichen
- Bei massivem ICP-Anstieg zusätzlich:
  - Gabe von *Mannit* 20 % über 15–20 min als KI (Gefahr der Verstärkung des Hirnödems bei Übertritt in den Intravasalraum bei zu langsamer Infusion und wenn die Blut-Hirn-Schranke gestört ist); Nebenwirkungen: Tachykardie, Hypertension; Kontraindikation: gestörte Nierenfunktion, intrazerebrale Blutung
  - Furosemid zusammen mit dem Mannitol → Effekt wird verstärkt
  - Hyperventilation bis pCO_2 von 30 mmHg (nur wirksam für wenige Stunden, danach erfolgt eine Adaptierung der Gefäße an den niedrigen CO_2 und der Effekt geht verloren)
  - Oberkörperhochlagerung auf 30°
  - Evtl. milde Hypothermie von 34–36 °C durch Kühlsysteme; Probleme: Hypothermie verursacht Schmerzen, Gerinnungsstörungen, verlängert die Wirkung von Sedativa, Hypnotika und depolarisierenden Relaxanzien
  - Evtl. Barbituratkoma (Thiopental), *cave:* Blutdruckabfall, Beeinträchtigung der neurologischen Beurteilbarkeit; nur über ZVK und allein laufend zu verabreichen
  - Evtl. neurochirurgischer Eingriff mit Entlastungstrepanation durch temporäre Hebung oder Entfernung eines Teils des Schädeldaches (Hemikraniektomie), ggf. Duraerweiterungsplastik oder offene Liquorableitung

- **Überwachung**

Das Monitoring bei SHT ist komplex.

- **Apparativ (enge Alarmgrenzen!)**
- EKG (HF, Rhythmus)
- Atmung
- Sauerstoffsättigung (>95–98 %), endexspiratorische CO_2-Messung oder transkutane Kombisonde bei Säuglingen
- Arterielle Druckmessung → MAD so hoch halten, dass der CPP im Zielbereich liegt
- Temperatursonde: Ableitung möglichst über Blasenkatheter, ggf. rektal → Hyperthermie vermeiden, da die Ischämietoleranz abnimmt, evtl. Ableiten der Kopfhauttemperatur zur Regulierung der zentralen Temperatur (die Hirntemperatur liegt ca. 2 °C über der zentralen Temperatur)
- ICP-Messung (▶ Abschn. 2.4.6) bei GCS < 6 (▶ Abschn. 11.1), der ICP sollte möglichst < 20 mmHg liegen, vor dem Legen einer Hirndrucksonde müssen ein ausreichender Quick von > 60 % und eine ausreichende Thrombozytenzahl gewährleistet sein
- ZVD-Messung
- Bettseitiges aEEG, vor allem bei Barbiturat-Narkosen

- **Untersuchungen und besondere Messmethoden**
- BIS = Bispektral-Index: 2-Punkt-EEG zur Beurteilung der Bewusstseinslage/Narkosetiefe, EEG-Aktivitäten werden umgerechnet (100 = wacher Patient, 0 = hirntoter Patient bzw. Rindeninaktivität bei tiefster Sedierung, z. B. Barbituratnarkose)
- $SvjO_2$ = jugularvenöse Sauerstoffsättigung/Bulbussättigung: Messung mittels Fiberoptik über speziellen Katheter, der im Bulbus der V. jugularis platziert und mittels Röntgen kontrolliert wird (Normalwert 55–70 %, spiegelt den CBF wider)
- NIRS = transkranielle Nahinfrarotspektroskopie: Über eine auf der Haut

platzierte Klebeelektrode wird nichtinvasiv direkt die regionale Sauerstoffsättigung des Hb im Mikrogefäßsystem gemessen (Problem: Messung hauptsächlich im extrakraniellen Blut des Stirnbereichs, insgesamt anfällig durch Lageveränderungen und Lichteinfluss von außen)
- TCD = transkranielle Dopplersonografie: Messung des CBF im Bereich der basalen Hirnarterien mittels einer stabil positionierten Dopplersonde (Perfusion des Gehirns erfolgt in der Diastole → ist keine Diastole darstellbar, bedeutet dies einen Blutflussstillstand)
- ptiO$_2$ = Messung des intrazerebralen pO$_2$ über einen speziellen intraparenchymatös platzierten Katheter (Normalwerte 20–30 mmHg)
- Schädelsonografie bei Säuglingen mit offenen Schädelnähten
- Kontrolle der evozierten Potenziale und des arteriellen Blutflusses zur Verlaufsbeurteilung
- Kontroll-CCT oder -MRT vor Absetzen der Hirndrucktherapie

Klinisch
- Bilanzierung über Blasenkatheter (mindestens 0,5 ml/kg KG und h, Bestimmung des spezifischen Gewichtes: 1010–1020), ausgeglichene Bilanz wird angestrebt, *cave:* Diabetes insipidus und inadäquate ADH-Sekretion (SiADH)
- Aussehen
- Hautturgor, Ödeme
- Auf Krampfbereitschaft bzw. Krämpfe achten
- Beobachtung der Verbände (Blutung, Liquorkissen)
- Auf Liquoraustritt achten (Nase, Ohr, Orbitaschwellung)
- Kontrolle des Magen-pH einmal pro Schicht (pH 3–4)
- Regelmäßige Blutzuckerkontrollen, Hyperglykämien von > 150(–180) mg/dl (8–10 mmol/l), aber auch Hypoglykämien sind zu vermeiden, ggf. Insulintherapie
- Beurteilung der Pupillen stündlich (Weite, Reaktion, Form, Bulbusstellung, Seitendifferenz, Kornealreflex); sie geben Auskunft über die Funktion des Mittelhirns und des 3. Hirnnervs, Augenarztkontrolle auf Stauungspapille, *cave:* ggf. Medikamente berücksichtigen
- GCS stündlich zur Beurteilung der Komatiefe (Augenöffnung, motorische und verbale Antwort), nur bedingt aussagekräftig, solange die Analgosedierung läuft und die Patienten beatmet werden
- Bei Säuglingen Messung des Kopfumfangs einmal täglich, Beurteilung der Fontanelle, auf Sonnenuntergangsphänomen achten
- Besonders auf Zeichen einer akuten Hirndrucksteigerung achten
- Weitere Beurteilung von Spontanmotorik, Muskeltonus, Hirnstammreflexen (Korneal-, Husten-, Schluck-, Würg-, Niesreflex), Babinski, auf Nackensteifigkeit achten (bei Blutung in den Subarachnoidalraum)
- Narkosetiefe beurteilen: Tränenfluss, Gänsehaut, spontanes Anhusten, Würgen, Bewegungen, Kreislaufveränderungen bei Tätigkeiten am Kind
- Neuropädiatrisches Konsil alle 2–3 Tage

Pflege des SHT-Patienten
- In den ersten 3 Tagen, je nach Symptomatik evtl. auch länger, strenge Lagerung (s. Therapie), dabei gute Fixierung des Kopfes; dürfen die Kinder schließlich gelagert werden, trotzdem darauf achten, dass der Kopf achsengerecht in Mittelstellung bleibt und nicht abknickt
- Zur Vermeidung von Druckstellen Lagerung auf Antidekubitusmatratzen
- Regelmäßige Inspektion des Hinterkopfes (je kleiner die Kinder, umso größer ist der Auflagedruck), Durchführung von Mikrolagerungen
- Jeglichen Stress vermeiden (= ICP-Anstieg und Steigerung des Energiebedarfs), d. h. kein Betten, kein Waschen in den ersten Tagen; für ausreichend Ruhe im Zimmer sorgen, gute Sedierung, vor größeren Manipulationen Bolusgaben von Sedativa
- Bronchialtoilette nach Bedarf: Es können Bradyarrhythmien, pCO$_2$-Anstiege und

- S_aO_2-Abfälle auftreten, daher immer zu zweit; evtl. Verwendung von geschlossenen Absaugsystemen, um Nebenwirkungen des Absaugens und damit einen Hirndruckanstieg zu vermeiden; evtl. vorherige Hyperventilation und Präoxygenierung, *Fentanyl*- oder *Thiopental*-Bolusgabe und ggf. Relaxierung, um einen Hustenreflex während der akuten Phase zu vermeiden
- Augenpflege, 4- bis 6-mal pro Tag mit klaren Salben oder künstlichen Tränen zur Beurteilung der Pupillen
- Nasenpflege, dabei auf Liquorrhö achten (Liquor ist durch einen Blutzucker-Stix schnell nachweisbar), *kein* Absaugen der Nase bei Verdacht auf Schädelbasisfraktur, auch *keine* Magensonde nasal
- Mundpflege
- Vorsicht ist bei der Ohrenpflege geboten, wenn Liquor oder Blut aus dem Ohr tritt; dann muss unter sterilen Kautelen gearbeitet und das Ohr mit einem sterilen Verband abgedeckt werden.
- Regelmäßig für Stuhlgang sorgen (medikamentenbedingte Darmatonie), evtl. anspülen (kein Glycerol verwenden, kann resorbiert werden), Bauchpresse vermeiden, da es zum ICP-Anstieg kommen kann; bei Meteorismus Darmrohr legen
- Regelmäßige Blasenkatheterpflege
- Thromboseprophylaxe bei entsprechender Indikation
- Bei Patienten nach kieferchirurgischer Versorgung mit Drähten muss eine Drahtzange für Notfälle am Platz liegen; darauf achten, dass die Drahtenden keine Verletzungen an den Schleimhäuten verursachen → ggf. abpolstern
- Kontrakturenprophylaxe: Gelenke in Funktionsstellung; keine Spitzfußprophylaxe, da eine Spastik in den unteren Extremitäten dadurch erhöht werden kann; später vorsichtiges Durchbewegen der Gelenke
- Bei Hyperthermie: ab 38 °C Wadenwickel oder Kühlen
- *Nicht* im Zimmer über den Zustand des Patienten reden, da selbst komatöse Patienten etwas mitbekommen können; dagegen sollten dem Patienten alle pflegerischen und therapeutischen Maßnahmen in einfachen Worten angekündigt und erklärt werden; ihm erklären, was passiert ist, wo er sich befindet etc., ruhig die Erklärungen häufig wiederholen
- Die Eltern in die Pflege einbeziehen, sie ermuntern, mit dem Kind zu reden, ihm seine Lieblingsgeschichte vorzulesen, Kassetten vorzuspielen und ihm sein Kuscheltier oder Lieblingsspielzeug mitzubringen und in die Hand zu geben; darüber soll das Kind stimuliert und ihm die Angst vor der ungewohnten Umgebung und Situation genommen werden; es gibt Patienten, die aus Angst oder völliger Unsicherheit scheinbar länger im Koma verbleiben; *cave:* Überstimulation vermeiden
- Maßnahmen bei akutem ICP-Anstieg: Beutelbeatmung mit Hyperventilation; Sedierung; bei offener Liquorableitung den Liquor ablassen; evtl. Gabe von Osmodiuretika

Jede Volumenzunahme im Gehirn, die nicht kompensiert werden kann, bewirkt eine Massenverschiebung von Hirnanteilen in Richtung der einzigen größeren Öffnung in der Schädelkapsel, dem Hinterhauptloch. Bei einem größeren Druckanstieg kommt es erst zum Mittelhirnsyndrom (= obere Einklemmung im Tentoriumschlitz), bei weiterem Druckanstieg zum Bulbärhirnsyndrom (= untere Einklemmung im Hinterhauptloch).

- Mittelhirnsyndrom:
  - Anteile des Temporallappens werden im Tentoriumschlitz (zwischen Groß- und Kleinhirn) gegen das Mittelhirn gepresst, wodurch es u. a. zur Schädigung des N. oculomotorius kommt.
  - Symptome: Pupillen mittel bis weit, reaktionslos und entrundet, keine Spontanbewegung der stehenden Bulbi; Streck- bis Beugesynergismen auf Schmerzreiz; Enthemmung vegetativer Funktionen (Maschinenatmung, Blutdruckanstieg, Anstieg der Herzfrequenz, Hyperthermie, Hypersalivation, erhöhte Schweißsekretion); Fehlen einzelner Hirnstammreflexe; Muskeltonus und Reflexe gesteigert.

- Bulbärhirnsyndrom:
  - Anteile des Kleinhirns werden im Bereich des Hinterhauptlochs (Foramen magnum) gegen den Hirnstamm gepresst, Schädigung und Ausfall wichtiger vegetativer Zentren sind die Folge.
  - Symptome: Tiefste Bewusstlosigkeit, keine Spontanatmung, Pupillen eng oder weit entrundet, keine Reaktion, Verschwinden der Streckkrämpfe, Muskeltonus ist herabgesetzt, schwerste Dysregulation bis Ausfall vegetativer Funktionen (Hyperthermie, dann Anpassung an die Umgebungstemperatur; Blutdruck normal, dann abfallend; Bradykardie), fehlender Korneareflex; schließlich Atem- und Kreislaufversagen.

- **Rehabilitation**

Kinder, die stabil und nicht mehr beatmungspflichtig sind, sollten möglichst frühzeitig in spezielle Rehabilitationszentren verlegt werden. Häufig ist dort auch die Mitaufnahme eines Elternteils und evtl. auch von Geschwistern möglich. Nur dort sind meist die therapeutisch notwendigen Bedingungen für die Früh- und die spätere Rehabilitation gegeben, sodass die Kinder entsprechend ihrem Entwicklungspotenzial gefördert werden. Die Fortschritte lassen sich sehr gut mittels der Koma-Remissions-Skala beurteilen (KRS). Beurteilt werden:
- Erweckbarkeit, Aufmerksamkeit
- Motorische Antwort
- Reaktion auf visuelle Reize
- Reaktion auf taktile Reize
- Sprechmotorische Antwort

Die motorische Entwicklung kann sehr gut mit dem Barthel-Index (BI) erfasst werden, der allerdings kognitive, kommunikative und soziale Kompetenzen unberücksichtigt lässt. Mit dem erweiterten Barthel-Index (EBI) bzw. der Functional Independence Measure (FIM) werden auch diese Kriterien erfasst.

16.3 Ertrinkungsunfall

Der Ertrinkungsunfall ist eine der häufigsten nichtnatürlichen Todesursachen im Kindesalter, wobei Kleinkinder im Alter von 1 bis 3 Jahren besonders gefährdet sind, im eigenen oder benachbarten Gartenteich oder Pool zu ertrinken. Im Jugendalter bzw. bei jungen Erwachsenen ist das männliche Geschlecht häufiger betroffen, wobei riskante Verhaltensweisen und Alkoholkonsum ursächlich eine Rolle spielen. Hier sind auch häufiger Begleitverletzungen festzustellen, wie Schädel-Hirn-Verletzungen und Frakturen bis hin zu Querschnittslähmungen.

Unter Ertrinken wird nach der ILCOR (International Liaison Committee on Resuscitation) ein „Prozess, der in einer primären respiratorischen Verschlechterung durch Submersion/Immersion in einem flüssigen Medium resultiert", verstanden.
- Immersion: Untertauchen des Körpers ohne den Kopf; zum Ertrinken müssen mindestens Gesicht bzw. die Eingänge zu den Atemwegen eingetaucht sein, sodass ein Luftholen nicht möglich ist
- Submersion: Untertauchen des Körpers und des Kopfes

Die Unterscheidung zwischen Süß- und Salzwasser-Ertrinken spielt bei der Notfallversorgung keine Rolle, da eine Aspiration, unabhängig von der Art des Wassers, zu einer Reduktion der Gasaustauschfläche mit pulmonalem Rechts-links-Shunt und nachfolgender Hypoxie führt. Bei ca. 10–20 % der Ertrunkenen ist keine oder nur eine geringe Aspiration nachweisbar. Letztlich führt das Unvermögen, Luft zu holen, in allen Fällen zum hypoxischen Multiorganversagen. Neben der Hypoxie kann es infolge der Auskühlung zu Herzrhythmusstörungen mit nachfolgendem Kreislaufstillstand kommen.

- **Pathophysiologie**
- Kleinkinder: Der Kontakt des Gesichts mit kaltem Wasser führt reflektorisch zu

einem Laryngospasmus und einem Atemstillstand.
- Kinder und Erwachsene: Beim Eindringen von Wasser in den hinteren Rachenbereich bzw. den Kehlkopf wird reflektorisch die Luft angehalten.
- Durch Atembemühungen gegen die verschlossene Glottis gelangt eine größere Menge an Wasser in den Magen.
- Das verschluckte Wasser kann erbrochen und aspiriert werden, zumal es infolge der Luftnot zu einer unwillkürlichen Inspiration kommt.
- Die Aspiration auch kleiner Mengen führt zu einem Laryngospasmus und die zunehmende Hypoxämie schließlich zur Bewusstlosigkeit:
  - p_aO_2 sinkt von 92 auf 4 mmHg in 5 min,
  - pCO_2 steigt um 6 mmHg/min,
  - pH sinkt um 0,05/min → respiratorische und metabolische Azidose.
- Evtl. erfolgt die Aspiration auch erst nach Eintritt der Bewusstlosigkeit durch Aufheben des Laryngospasmus bzw. unter der Reanimation.
- Atelektasenbildung beim:
  - Salzwasser-Ertrinken durch das intraalveoläre Ödem mit Inaktivierung des Surfactants,
  - Süßwasser-Ertrinken durch das Auswaschen des Surfactants und durch den Alveolarkollaps.
- Die Schädigung der kapillar-alveolären Membran führt zum Austritt von eiweißreicher Flüssigkeit in die Alveolen mit nachfolgendem intraalveolären Ödem und Fibrinablagerungen → Zunahme des pulmonalen Rechts-links-Shunts und Abnahme der Lungencompliance.
- Gehirnschäden durch hypoxisch-ischämische Enzephalopathie mit Verlust der Autoregulation:
  - Durch den anaeroben Stoffwechsel fallen Laktat, zytotoxische Substanzen und freie Radikale an.
  - Azidose und zytotoxische Substanzen führen zu einer Membranschädigung und einem generalisierten zytotoxischen Hirnödem (bis zu 2–3 Tage danach).
  - Hyperkapnie und Hypoxie führen zu einer Dilatation der Hirngefäße, wodurch der zerebrale Blutfluss erhöht wird und sich das Hirnödem verstärken kann; es kann evtl. zu Krampfanfällen, sekundärer Bewusstseinseintrübung durch ICP-Anstieg kommen (▶ Abschn. 16.2).
- Pneumonie, falls eine Aspiration vorliegt:
  - Auftreten einer chemischen Pneumonie, wenn im Wasser ätzende Stoffe oder Badezusätze enthalten waren.
- Auftreten eines ARDS bis zu 3 Tage nach Reanimation durch Wiedereinsetzen der Sauerstoffperfusion und Freisetzung von toxischen Sauerstoffradikalen, durch das interstitielle sowie intraalveolare Ödem und durch Ablagerungen von Eiweiß, Fibrin, Leukozyten und Thrombozyten.
- Auftreten einer mesenterialen Ischämie durch die massive Zentralisation mit Durchfällen und Abschilferung der Darmmukosa, Verstärkung durch eine Hypothermie bzw. Katecholamingaben; dieses ist prognostisch meist ungünstig.
- Auftreten eines Ileus durch eine Hypokaliämie oder schockbedingt.
- Auftreten einer disseminierten intravasalen Gerinnung (DIC) durch eine schock- bzw. hypothermiebedingte Freisetzung von Thromboplastin.

■ **Prognose**
Die Prognose ist abhängig von:
- Art des Wassers, Temperatur
- Zeitpunkt des Auffindens
- Effektivität der Reanimation

Die Überlebenschance wächst mit sinkender Wassertemperatur, da durch die Reduktion des Stoffwechsels der Sauerstoffverbrauch sinkt (Reduktion um 6 % bei Abfall der Körpertemperatur um 1 °C) und weniger Laktat und andere zytotoxische Substanzen gebildet werden. Durch plötzliches Eintauchen in kaltes Wasser (= Diving-Seal-Reflex) und durch Angst kommt es zu einer ausgeprägten Bradykardie und massiven peripheren Vasokonstriktion und damit zur besseren Versorgung der zentralen Organe. Es besteht allerdings die Gefahr einer Fehleinschätzung der

Situation, weil man meinen könnte, der Patient sei schon tot, da bei einer Körpertemperatur von < 28 °C Kammerflimmern und bei < 22 °C eine Asystolie auftritt. Die Überlebenschance beträgt bei warmem Wasser ca. 10 min, bei kaltem Wasser ist ein Überleben ohne Hirnschäden bis zu 40 min möglich.

- **Primärversorgung**
- Kopftieflage, um das Wasser herauslaufen zu lassen, kein Erbrechen provozieren
- Initial 5-mal beatmen (alle Altersstufen)
- Herzdruckmassage (*cave:* Erbrechen und Aspiration) und Beatmung im Wechsel laut ABC-Schema
- Möglichst Gabe von 100 % Sauerstoff, Intubation
- Absaugen des Magens, ggf. endotracheal
- Schutz vor Auskühlung
- Venösen-Zugang legen, da dieses bei einer Hypothermie schwierig sein kann, intraossäre Kanüle bevorzugen
- Hypotherme Patienten möglichst wenig bewegen, da es zum Kreislaufzusammenbruch kommen kann, wenn bei Öffnung der Peripherie das warme Blut aus dem Körperkern abströmt und das kalte zum Körperkern fließt
- Fortführen der Maßnahmen, bis ein ausreichender Kreislauf vorhanden ist, ggf. Transport in die nächste Kinderklinik unter Reanimation (eine tiefe Hypothermie verhindert eine normale Herzaktivität)

- **Therapie in der Klinik**
- Patienten, die sofort nach Auffinden wieder eine gute Spontanatmung aufweisen und die bewusstseinsklar sind, sind mindestens 24 h klinisch, bei V. a. Aspiration (Thoraxröntgen) auch intensivmedizinisch zu überwachen (Kreislauf-, Atem- und neurologische Überwachung, evtl. EEG).
- Wache, aber ateminsuffiziente Patienten sowie primär bewusstlose und kurzfristig Reanimierte müssen wegen möglicher Spätkomplikationen mindestens 48 h auf einer Intensivstation überwacht/behandelt werden.
- Reanimationspflichtige Patienten müssen unter Reanimation in eine Klinik transportiert werden; bei einer starken Hypothermie sollte eine Wiedererwärmung über eine Herz-Lungen-Maschine oder ECMO erfolgen – dies ist bei der Auswahl der Zielklinik zu berücksichtigen:
  – Bei einer Körpertemperatur < 30 °C keine Medikamentengabe (kein Metabolismus), max. 3-mal defibrillieren.
  – Bei einer Körpertemperatur von 30–35 °C Intervall der Medikamentengaben auf das Doppelte verlängern (z. B. Adrenalin alle 6 min statt alle 3 min).
  – Abbruch der Reanimationsmaßnahmen, wenn die Herz-Kreislauf-Funktion auch bei Erreichen einer Normothermie nicht wiederhergestellt werden kann.
- Beseitigung der Hypothermie: Bis 30 °C möglichst schnelle Erwärmung, anschließend nur um 0,5–1 °C/h, da es sonst zu Reperfusionsschäden und durch die plötzliche Öffnung der Peripherie zu einem Kreislaufkollaps kommen kann; außerdem besteht die Gefahr der überschießenden Temperatur durch zentrale Regulationsstörungen.
  – Möglichkeiten: Wärmedecken, Warmluftgebläse, Erwärmung der Infusionen, Magen-/Blasenspülungen mit warmer Flüssigkeit, Einsatz von speziellen Erwärmungskathetern, Herz-Lungen-Maschine, ECMO.
- Primärdiagnostik ▶ Abschn. 16.2.
- Beatmung mit PEEP (5–15 mmHg zur Vermeidung von Atelektasen und Reduktion von intrapulmonalen Shunts), primär druckkontrollierte Beatmung, Normoventilation mit Normokapnie, ggf. leichter Hyperkapnie.
- Thoraxröntgen direkt nach Aufnahme und ca. 4–5 h später (Lungenödem?).
- Ausgleich einer schweren Azidose mit Natriumbikarbonat.
- Ausreichendes Sauerstoffangebot durch normales Hb, gute Sättigungswerte von 94–98 % (und normales HZV).
- Ruhigstellung z. B. mit *Fentanyl-Midazolam*-DT, evtl. Relaxierung; bei Maßnahmen Thiopental in Einzeldosen.
- Stabilisierung des Herz-Kreislauf-Systems durch Aufrechterhaltung eines

- ausreichenden Perfusionsdrucks, ausreichende Volumengabe über Ringer-Lösung, evtl. Gabe von Katecholaminen (auch für einen ausreichenden CPP). Behandlung von eventuellen Herzrhythmusstörungen aufgrund von Azidose, Hypoxie und Hypothermie (z. B. Kammerflimmern → Defibrillation, ▶ Abschn. 2.2, dafür muss die Körpertemperatur bei 28–32 °C liegen), Ausgleich von Elektrolytstörungen.
- Vermeidung einer Hypoglykämie, da Glukose der Hauptenergieträger der Hirnzellen ist, eine Hyperglykämie ist ebenfalls zu vermeiden.
- Bei Krampfaktivitäten ggf. Phenobarbital-Gaben, je nach EEG-Befund.
- Evtl. zielgerichtetes Temperaturmanagement (TTM) mit Normothermie bzw. milder Hypothermie für 24 h (▶ Abschn. 2.2.2).
- Antibiotikagabe nur bei nachgewiesener Aspiration oder Pneumonie und nicht prophylaktisch.
- Zurückhaltung bei Gaben von Fremdblut oder Blutderivaten wegen der Gefahr eines ARDS (Aggregation von Thrombozyten und Leukozyten); evtl. Gabe von bestrahltem Blut.
- Behandlung einer evtl. inadäquaten ADH-Sekretion.
- Ggf. Magenulkusprophylaxe, frühzeitige orale Nahrungszufuhr.

Überwachung
Das Monitoring umfasst die folgenden Parameter:

Apparativ (enge Alarmgrenzen!)
- EKG, auf Rhythmusstörungen achten
- Respiration
- Sauerstoffsättigung (95–98 %), Kapnometrie (Normokapnie)
- Arterieller Zugang wegen der häufigen arteriellen Blutgasanalysen und kontinuierlicher Blutdrucküberwachung (MAD!), der Blutdruck sollte normal bis leicht erhöht liegen zur Aufrechterhaltung des CPP (50–60 mmHg)
- Temperatursonde
- Bei ZVK → ZVD-Messung
- EEG-Kontrollen, evozierte Potenziale, transkranielle Dopplersonografie
- Schädelsonografie bei Säuglingen mit offener Fontanelle

Klinisch
- Bilanzierung über Blasenkatheter (mindestens 1 ml/kg KG und h), spezifisches Gewicht
- Aussehen
- Hautturgor, Ödeme
- Krämpfe
- Magen-pH einmal pro Schicht kontrollieren (3–4)
- Blutzuckerkontrollen
- GCS und Pupillenkontrolle; besonders auf Zeichen der akuten Hirndrucksteigerung achten
- Neurostatus
- Kontrolle auf Stauungspapille (evtl. durch Augenarzt)

Pflege
- Lagerung: In den ersten 3 Tagen strenge Rückenlage, Kopf achsengerecht in Mittelstellung, 15°-Schräglage, Gelenke in Mittelstellung zur Kontrakturenprophylaxe; später vorsichtiges Durchbewegen der Gelenke, wenn der Zustand es zulässt; anfangs auf Spitzfußprophylaxe verzichten, um die Entstehung eines Strecktonus nicht zu fördern; Lagerung auf Antidekubitusmatratzen zur Dekubitusprophylaxe; besonders auf den Hinterkopf achten
- Temperatur: Langsame Erwärmung um 0,5–1 °C/h, dazu das Zimmer gut erwärmen, Kind leicht zudecken; evtl. Lagerung auf einer Gelmatratze, die je nach Bedarf beheizt oder gekühlt werden kann und gleichzeitig der Dekubitusprophylaxe dient; keine Wärmelampe (wegen der Verbrennungsgefahr und der zu schnellen Erwärmung); frühzeitig kühlen, um ein Rebound-Fieber zu vermeiden; beim Beatmungsgerät die Atemgastemperatur nur um 1 °C höher einstellen als die Kerntemperatur, um thermische Schäden an der Trachea zu vermeiden, mind. aber auf 35 °C

- Minimal Handling: Maßnahmen der Grundpflege auf ein Minimum reduzieren, regelmäßige Mund- und Augenpflege (Augenpflege mit klaren Salben zur besseren Beurteilung der Pupillen); für Ruhe im Zimmer sorgen, am Bett mit dem Patienten, aber nicht über den Patienten, sprechen
- Gute Bronchialtoilette, vor allem bei Aspiration (evtl. Bronchiallavage); geschlossenes Absaugsystem verwenden; evtl. zusätzliche Sedierung; je nach Zustand des Patienten vorsichtiges Vibrieren, später gute Physiotherapie
- Der Patient darf nicht husten oder gegen das Gerät atmen, da es sonst zu einer Hirndruckerhöhung kommen kann; immer für ausreichende Sedierung sorgen
- Regelmäßige Blasenkatheterpflege
- Regelmäßig für Stuhlgang sorgen (medikamentenbedingte Darmatonie); Bauchpresse vermeiden, da dies zur Hirndruckerhöhung führen kann
- Ablaufende Magensonde, evtl. Magenspülung; frühzeitiger Beginn oraler Ernährung
- Dem Patienten alle Maßnahmen erklären
- Eltern in die Pflege einbeziehen

Therapie und Pflege zur Hirnödemprophylaxe siehe ▶ Abschn. 16.2.

- **Rehabilitation**

Zeigen sich bei dem Kind neurologische Schäden, sollte es möglichst frühzeitig in spezielle Rehabilitationszentren verlegt werden (▶ Abschn. 16.2).

16.4 Verbrennung, Verbrühung

Durch lokale Hitzeeinwirkung (bei Temperaturen über 50 °C) kommt es zur teilweisen oder vollständigen Zerstörung der Haut und deren Anhangsgebilden. Bei schweren Verbrennungen ab 10 % Körperoberfläche (KOF) besteht die Gefahr der Verbrennungskrankheit mit z. T. schweren Veränderungen im Wasser- und Elektrolythaushalt, im Stoffwechsel- und Immunsystem sowie im kardiopulmonalen System.

16.4.1 Schweregrade

Der Schweregrad der Verletzungen ist abhängig von der Temperatur und der Dauer der Hitzeeinwirkung. Die Verbrühung oder Kontaktverbrennungen der Hände (Herdplatte) bzw. Elektroverbrennungen durch Spiel mit Kabeln und Steckdosen stehen bei Kleinkindern (0–3 Jahre) im Vordergrund, dabei muss auch an Kindesmisshandlungen (Strafen) oder -vernachlässigung gedacht werden. Bei Schulkindern sind es wiederum Verbrennungen durch Spiel mit Feuer und Sprengkörpern. Jungen sind häufiger betroffen als Mädchen.

- **Tiefe**

Die Tiefe einer Verbrennung wird in Grad angegeben:
- Grad 1: Rötung, Schmerzen, keine Blasen, Spontanheilung ohne Narben, Epidermis betroffen
- Grad 2a: Oberflächliche dermale Schädigung mit Blasenbildung bzw. nassem, rotem, gut durchblutetem Wundgrund, schmerzhaft bei Berührung, Hautanhangsgebilde bleiben erhalten, Spontanheilung innerhalb von 14 Tagen, keine Narbenbildung
- Grad 2b: Tief dermale Schädigung mit Blasenbildung bzw. trockener, heller, schlecht durchbluteter Wundgrund, teilweise Verletzung von Nervenenden, dann mäßig schmerzhaft; Hautanhangsgebilde können betroffen sein, keine gute Spontanheilung (nur vom Wundrand her möglich, Dauer > 14 Tage bis zu mehrere Wochen), meist mit Narbenbildung, Spalthauttransplantation notwendig
- Grad 3: Blass-weißer bis schwarzer Wundgrund, keine Blasenbildung, keine Durchblutung, keine Schmerzen, lederartige Oberfläche, vollständige Zerstörung der Haut bis in das subkutane Fettgewebe und der Anhangsgebilde, Defektheilung, Spalthaut- oder Vollhauttransplantation ist erforderlich, schwere hypertrophe Narbenbildung
- Grad 4: Verkohlung mit Zerstörung des Unterhautfettgewebes, evtl. auch von

darunter liegenden Muskeln, Sehnen, Knochen und Gelenken, schwarzer trockener Wundgrund, lederartig, keine Schmerzen

- **Ausdehnung**

Die Ausdehnung wird in Prozent KOF angegeben. Gute Orientierungshilfe ist die modifizierte Neuner-Regel nach Wallace:
— Beim Säugling:
  – Kopf = 19 % der KOF
  – Rumpf vorn und hinten = je 15 % der KOF
  – Arm = 10 % der KOF
  – Bein = 15 % der KOF
— Beim Kind (ca. 5 Jahre alt):
  – Kopf = 16 % der KOF
  – Rumpf vorn und hinten = je 16 % der KOF
  – Arm = 9,5 % der KOF
  – Bein = 17 % der KOF

Ab dem 10. Lebensjahr ist die für Erwachsene geltende Neuner-Regel anwendbar.
— Beim Erwachsenen:
  – Kopf und jeder Arm = je 9 % der KOF
  – Rumpf vorn und hinten = je 18 % der KOF
  – Bein = 18 % der KOF

Als zusätzliche Hilfe: Die Handinnenfläche (vom Handgelenk bis zu den Fingerspitzen) des Patienten entspricht 1 % der KOF. Meist wird das Ausmaß (Körperoberfläche) überschätzt und die Schwere (Verbrennungsgrad) unterschätzt.

- **Indikation zur stationären Behandlung**
— Säuglinge: > 5 % der KOF, zweit-/drittgradig
— Kinder: > 5 % der KOF, drittgradig, oder > 10 % der KOF, zweitgradig
— Tiefe: zweitgradig und drittgradig
— Gesicht, Hände, Füße, Gelenke, Anogenitalbereich, zirkuläre Verbrennungen
— Inhalationstrauma (auch bei Verdacht), CO-Vergiftung (*cave:* falsch-hohe SO_2-Werte)
— Elektrotrauma
— Zusätzliche schwerere Begleitverletzungen
— Bei Verdacht auf Kindesmisshandlung

> Patienten mit großflächigen und tiefgradigen Verbrennungen sollten immer in Spezialkliniken für Schwerbrandverletzte von erfahrenem und speziell ausgebildetem Personal behandelt werden.

16.4.2 Verbrennungskrankheit

Bei Schwerbrandverletzten kann sich nachfolgend ein SIRS (systemisches inflammatorisches Response-Syndrom) oder eine Sepsis entwickeln, im Rahmen derer es zur Organdysfunktion bis hin zum Multiorganversagen (MOV) und einer „Verbrennungskrankheit" kommen kann, die aber dank der heutigen therapeutischen Möglichkeiten nur noch selten auftritt.

- **Stadien der Verbrennungskrankheit**
— Schock- und Ödemphase: 24–48 h
— Resorptions- und Intoxikationsphase (Ödemrückresorption, Hypervolämie, Toxineinschwemmung): 2.–10. Tag
— Infektionsphase (Fieber, kataboler Stoffwechsel, Immunsuppression): ab 4.–5. Tag
— Heilungs-(Reparations-)Phase: ca. ab 14. Tag

- **Komplikationen**
— Schock: durch eine erhöhte Durchlässigkeit der Kapillarmembranen, den hohen Flüssigkeitsverlust in den Extravasalraum sowie die massive Ödembildung, zusätzlich kann über die Wundflächen viel Exsudat verloren gehen
— Wundinfektionen: sekundäre Infektion der offenen Wundflächen
— Sepsis: Entwicklung aufgrund von Wundinfektionen und allgemeiner Abwehrschwäche (Mangel an Immunglobulinen, bedingt durch hohen Eiweißverlust)
— Pneumonie: durch Ruhigstellung und bei Inhalationstrauma
— ARDS: durch Inhalationstrauma und/oder Eiweißablagerung, bedingt durch das Kapillarleck bzw. Freisetzung verschiedener Mediatoren (▶ Abschn. 9.9.5)

- Nierenversagen: durch Hämolyse thermisch geschädigter Erythrozyten mit nachfolgender Hämoglobinurie
- Verbrennungskrankheit: führt zu Hirnödem, Schockleber, disseminierter intravasaler Gerinnung (DIC), Nierenversagen, ARDS und paralytischem Ileus
- Multiorganversagen (MOV): meist aufgrund einer schweren Verbrennungskrankheit

Eine vollständige Heilung ist auch bei maximalem Aufwand nicht möglich. Es bleiben immer Narben mit all ihren Folgen.

16.4.3 Erstversorgung am Unfallort

- Entfernen von der Hitzequelle
- Löschen noch brennender Kleidung
- Vorsichtiges Entfernen verbrannter Kleidung nur, wenn diese nicht mit der Haut verklebt ist, bei Verbrühungen erst kühlen und dann die Kleidung entfernen
- Kühlung nur der betroffenen Körperstellen innerhalb der ersten 30 min nach der 20er-Regel = maximal 20 % der KOF für maximal 20 min mit 20 °C warmem Wasser (Wasserqualität spielt keine Rolle) → Verhinderung des „Second Burn"; *cave:* Gefahr der Unterkühlung vor allem bei Säuglingen, daher anschließend nasse Kleidung ausziehen und vor weiterer Auskühlung schützen; eine Hypothermie < 35 °C kann zu zusätzlichen Komplikationen führen und ist mit einer erhöhten Letalität verbunden
- Schmerzbehandlung beginnt mit der Kühlung; Analgetika, z. B. Ketamin und Midazolam bzw. Opiate möglichst i.v.; intranasale Gabe über einen speziellen Sprühapplikator, i.m.- oder rektale Gabe ist im Notfall möglich
- Infusionstherapie mit Ringer-Laktat-Lösung sollte möglichst in den ersten 30 min nach dem Unfall beginnen (ca. 10 ml/kg KG und h, *cave:* Hypervolämie in den ersten 24 h vermeiden); periphere Verweilkanüle kann auch im Bereich der verbrannten Haut gelegt werden (steril), ggf. intraossäre Kanüle
- Abdecken der Verbrennung mit Metallinefolie, sterilen bzw. sauberen Tüchern
- Intubation bei entsprechender Indikation, z. B. bei Schock, Bewusstseinsstörung, Inhalationstrauma, Gesichts- und Thoraxverbrennungen, ausgedehnten Verbrennungen (benötigen starke Analgosedierung)
- Sauerstoffgabe bei Verdacht auf Kohlenmonoxidvergiftung → hyperbare Sauerstofftherapie
- Untersuchung auf Begleitverletzungen, die evtl. auch einer Primärversorgung bedürfen

■ **Symptome eines Inhalationstraumas**
- Verbrennungen im Gesicht
- Heiserkeit
- Dyspnoe
- Rußiges Sekret
- Rasselgeräusche über der Lunge
- Erhöhtes Met-Hb im Serum

16.4.4 Therapie und Pflege von Brandverletzten

Es gibt in Deutschland 20 Krankenhäuser (2019) mit speziellen Brandverletzteneinheiten für Kinder. Freie Betten werden über eine zentrale Anlaufstelle vermittelt. Die Brandverletzteneinheiten sind in der Regel von der übrigen Intensivstation abgetrennt und müssen über eine Schleuse betreten werden. In den Schleusen werden spezielle Bereichskleidung, OP-Schuhe, Mundschutz und Haube angelegt. Die Einheiten bestehen im Allgemeinen aus einem oder mehreren Patientenzimmern/-boxen, einem speziell ausgestatteten Bade-/Behandlungszimmer (mit Beatmungs-/Narkosegerät, Monitor, Infusionsgeräten, Notfallzubehör, Verbandswagen), Lager- und Schmutzraum. Die Einheiten sind mit Klimaanlagen ausgestattet, die eine individuelle Einstellung der Zimmertemperatur und -luftfeuchtigkeit erlauben. Zusätzlich kann ein Über- oder Unterdruck

16.4 · Verbrennung, Verbrühung

eingeschaltet werden, um das Eindringen von Keimen bzw. eine Luftverwirbelung zu vermeiden.

■ Vorbereitung des Zimmers (falls keine Verbrennungseinheit vorhanden ist)
- Übliche Ausstattung eines Intensivplatzes (▶ Abschn. 1.1)
- Bett auf eine Bettenwaage stellen, Matratze mit steriler Metallinefolie abdecken oder spezielle Schaumstoffmatratze, bestehend aus mehreren Lagen, verwenden → Sekret kann direkt ablaufen, Patient liegt trocken; alternativ kann ein Spezialbett verwendet werden (z. B. *Clinitron*: Patient „schwebt" auf einer mit Segeltuch bespannten und mit Quarzkügelchen gefüllten Matratze – kein Wundliegen, Sekret kann ablaufen)
- Zur Reinigung der Wunden wird ein Tisch benötigt mit sterilen Materialien wie Tupfern, Stoffwindeln, Waschlappen, Handtüchern, Waschschüsseln sowie desinfizierenden Lösungen, z. B. Octenidin, 0,02 % oder 0,04 % *Lavasept*-Lösung, *Prontosan*-Wundspüllösung
- Zur Wundversorgung ist ein Tisch notwendig mit sterilen Kompressen, Gaze, sterilen Scheren, sterilen Pinzetten und unterschiedlichen Wundtherapeutika je nach Wundstadium:
  - Desinfizierende Lokaltherapeutika: z. B. *Lavasept*-Gel, *Prontosan*-Wundgel, evtl. Silbersulfadiazin-Creme (z. B. *Flammazine* 1 %, bildet keinen Schorf, jedoch schwer entfernbare Pseudomembranen → keine Wundbeurteilung, täglich aufwendige und schmerzhafte Verbandwechsel)
  - Enzymatische Wundreinigung: z. B. *Iruxol*-Salbe, *Varidase*-Gel
  - Für epithelisierte Wunden: z. B. Panthenolsalbe
- Ablage mit sterilen Kitteln, sterilen Handschuhen, Mundschutz, Hauben
- Raumtemperatur 30–38 °C, relative Luftfeuchtigkeit 35–55 %
- Zimmer möglichst mit Vorschleuse

■ Erstversorgung in der Klinik und Wundreinigung
Bei großflächigen/tiefgradigen Verletzungen:
- Ermittlung des Körpergewichtes (ist wichtig für die Infusionstherapie und Medikamentendosierung)
- Analgesie und Sedierung, z. B. Ketamin und Midazolam bzw. Opiate; bei notwendiger Dauertherapie evtl. Clonidin zur Senkung des Opiatbedarfs
- Anlage eines möglichst mehrlumigen ZVK, häufig im Wundgebiet, da es primär steril ist → sicherer Zugang, ZVD-Überwachung möglich
- Durchführen der Blutentnahmen
- Gezielte Infusionstherapie mit Ringer- oder Ringer-Laktat-Lösung nach speziellem Infusionsschema:
  - Grundbedarf plus einer der verbrannten KOF entsprechenden zusätzlichen Menge, Azidose- und Elektrolytausgleich, Eiweißersatz (in der Regel nicht in den ersten 24 h, da hohes Kapillarleck)
  - Für die ersten 24 h gilt: Grundbedarf über 24 h, 50 % des Ersatzes in den ersten 8 h und 50 % in den folgenden 16 h
  - Zu Beginn besteht die Gefahr eines Volumenmangels durch das Kapillarleck und die Exsudation über die Wundflächen (nicht bei drittgradigen Verbrennungen), ab dem 3. Tag kommt es zur Rückresorption der Ödeme mit Gefahr der Flüssigkeitsüberladung
- Legen einer arteriellen Verweilkanüle zur invasiven Druckmessung
- Legen eines Blasen- oder besser suprapubischen Katheters (▶ Abschn. 3.6.6) → gute Bilanzierung, niedriges Infektionsrisiko
- Endotracheale Intubation, ggf. Umintubation auf nasal und Beatmung bei entsprechender Indikation
- Ggf. Legen einer Magensonde
- Die Fixierung über Pflaster kann z. T. problematisch sein, sodass Katheter, Tubus sowie Magensonde evtl. mit Spezialfixierbändern fixiert oder sogar angenäht werden müssen
- Überprüfen des Tetanusschutzes

- Hinzuziehen von weiteren Spezialisten, z. B. Augenarzt, HNO-Arzt
- Rasur von Körperhaaren (nicht Wimpern und Augenbrauen) in der Umgebung der betroffenen Hautbezirke
- Evtl. Abnahme von Wund- und Rachenabstrichen
- Ganzkörperwäsche, z. B. mit antibakterieller medizinischer Seife
- Debridement:
  - Abtragen von Hautfetzen und totem Gewebe
  - Alle Blasen werden eröffnet und abgetragen
  - Beurteilung der Wunden (Grad, Tiefe, Ausdehnung) und Dokumentation (Foto, Zeichnung)
  - Ein ebener vitaler Wundgrund wird angestrebt (erkennbar an punktförmigen Blutungen)
  - Reinigung der Wundflächen mit desinfizierenden Lösungen, z. B. Octenidin
- Bei allen weiteren Reinigungen nur die Wunden mit desinfizierenden Lösungen säubern, neu entstandene Blasen eröffnen und Hautreste und nekrotisches Gewebe entfernen
- Entlastungsschnitte (= Escharotomie) bis auf die Muskelfaszie, ggf. auch Fasziotomie bei tiefen zirkulären Verbrennungen mit Gefäßkompression zur Erhaltung der peripheren Durchblutung → Deckung mit Kunsthaut
- Weitere Wundversorgung

Wundversorgung

Die Wundversorgung kann offen oder geschlossen durchgeführt werden.

Offene Versorgung
- Wunden bleiben offen und werden ausschließlich mit desinfizierenden Lokaltherapeutika abgetupft bzw. gecremt, bis sich Schorf gebildet hat; evtl. lockere Abdeckung der Wunden mit sterilen Kompressen oder Fettgaze.
- Nach 6–10 Tagen werden die Wunden täglich gereinigt und der Schorf vom Rand her abgetragen.
- Vorteile:
  - Gute Beurteilung der Wunden
  - Keine schmerzhaften Verbandwechsel
- Nachteile:
  - Einzelzimmer notwendig (Isolation)
  - Starker Flüssigkeitsverlust
  - Immobilität

Geschlossene Versorgung
Möglich bei zweitgradigen Verbrennungen. Vorteile sind:
- Unterstützung der Wundheilung
- Mobilisierung möglich
- Vermeidung einer Isolation

Möglichkeiten:
- Passagerer synthetischer Hautersatz, z. B. *Mepitel,* beidseitig silikonbeschichtete Wundauflagen aus PU-Schaumstoffen, Viskose-Vliesstoffen oder Polyamid, verkleben nicht mit dem Wundgrund, für sezernierende Wunden geeignet (wird am häufigsten angewendet)
- *Suprathel:* Besteht weitgehend aus Milchsäure, ist durchlässig für Sauerstoff und Wasserdampf, nimmt Wundsekret auf, bildet eine Keimbarriere, ist verformbar, elastisch, nicht allergen und verbindet sich fest mit dem Wundsekret → wird nach wenigen Minuten transparent (gute Wundbeurteilung), nähert sich dem Haut-pH von ca. 5,5, löst sich vom abheilenden Wundrand her ab bzw. wird resorbiert → muss nicht aktiv entfernt werden; von außen evtl. zusätzliche Schicht aus Fettgaze sowie abschließendem Mullverband; erster Verbandwechsel nach 5–7 Tagen
- Vorteile:
  - Weniger Verbandswechsel
  - Weniger Narkosen
  - Kürzerer stationärer Aufenthalt
  - Weniger Schmerzen
  - Frühzeitige Mobilisation
- Nachteile:
  - Hohe Kosten
  - Höherer personeller Aufwand
  - Schlechtere Beurteilung der Tiefe
- Alternativ werden antibakterielle Lokaltherapeutika (z. B. Polyhexanid) dick auf fetthaltige Gaze oder sterile

Kompressen aufgetragen und auf die Wunden gelegt, bei nicht sedierten Patienten bzw. Stellen an Händen, Füßen, Armen und Beinen wird ggf. alles mit synthetischer Watte abgepolstert und mit elastischen Binden unter leichtem Druck fixiert; Verbandwechsel ca. alle 1–2 Tage bis zur Demarkierung tiefer zweitgradiger Verbrennungswunden (meist nach 4–6 Tagen) → anschließend Wundversorgung mit enzymatisch wirksamen Wundtherapeutika zur Wundreinigung und Lösung von Fibrinbelägen
- Nachteile:
  - Häufige Verbandwechsel, meist in Kurznarkose
  - Beurteilung der Wunde nur bei VW
  - Regulation der Körpertemperatur schwierig

Hydrotherapie

Sie wird vor allem in den Verbrennungszentren durchgeführt. Der Verbandwechsel erfolgt im Rahmen eines Voll-/Teilbads oder einer Reinigungsdusche mit desinfizierenden Lösungen.

Ziele:
- Körper- und Wundreinigung
- Schmerzarme Lösung von Verbänden
- Fördern der Wundheilung
- Bewegungstherapie

Verschorfung/Gerbung
- Wird nur noch selten durchgeführt
- Ist bei kleinflächigen nichtzirkulären Verbrennungen möglich, außer im Gesicht, an Händen, im Genitalbereich oder über Gelenken
- Durchführung in Narkose oder tiefer Analgosedierung
- Auftragen z. B. von Tannin 0,5 % und Silbernitrat 10 % und kalt trockenföhnen

Hauttransplantation
- Alle drittgradigen und tief zweitgradigen Wunden müssen chirurgisch versorgt und transplantiert werden.
- Der Zeitpunkt liegt beim 3.–5. Tag nach Demarkierung der Nekrosen.
- Operativ erfolgt eine Nekrektomie mit anschließender Deckung; pro Operation können ca. 15–25 % der KOF behandelt werden, d. h., bei großflächigen Verbrennungen/Verbrühungen ist alle 1–2 Tage eine Narkose und die chirurgische Behandlung eines betroffenen Körperareals notwendig.
- Möglichkeiten:
  - Autologe nichtexpandierte Spalthaut: Wird bevorzugt wegen des guten funktionellen und kosmetischen Ergebnisses; Entnahmestelle ist meist die behaarte Kopfhaut, der Vorteil ist die rasche Heilungstendenz (nach 7–10 Tagen kann erneute Entnahme erfolgen), außerdem ist nach dem Nachwachsen der Haare die Entnahmestelle nicht mehr sichtbar; weitere Entnahmestellen sind der Rücken, Ober- und Unterschenkel; evtl. wird die Haut „gestichelt", um den Abfluss von Wundsekret und Blut zu ermöglichen.
  - Mesh-graft-Technik: Meist bei stärker sezernierenden Arealen; Maschenhauttransplantation, dabei wird der Spalthautlappen durch eine Messerwalze gitterförmig geschlitzt → Oberflächenvergrößerung 1:1,5.
  - Micrografting-Technik nach *Meek:* Maschenhauttransplantation mit Oberflächenvergrößerung 1:3–4, Vorteile sind ein einfacheres Transplantieren und die bessere Modellierbarkeit des Transplantats.
  - Sandwich-Technik: Kombination aus Maschenhaut- und Spenderhauttransplantation.
  - Allogene konservierte Leichenhaut: Als vorübergehender Ersatz; sie wird von körpereigenen Zellen durchwachsen und vaskularisiert, nach 8–12 Tagen erfolgt dann die Abstoßung → Spalthautdeckung.
  - Kunsthaut: z. B. *Biobrane, Integra;* besteht aus zwei Schichten (Rinderkollagenfasern als Dermisersatz, Silikonschicht als Epidermisersatz), die Kollagenschicht wird von körpereigenen Zellen durchwachsen und vaskularisiert,

- nach ca. 14 Tagen wird die Silikonschicht entfernt und mit Spalthaut gedeckt, das Einwachsen kann durch eine Vakuumbehandlung beschleunigt werden.
- Steht nicht genügend Haut zur Verfügung, besteht die Möglichkeit, Zellkulturen aus Keratinozyten (hornhautbildenden Zellen) anzulegen. Kleine Hautflächen lassen sich so innerhalb von ca. 3 Wochen um das Tausendfache vergrößern.
- Transplantate werden in der Regel nicht angenäht, ggf. nur mit Fibrinkleber befestigt; Maschenhauttransplantate werden meist mit einem nicht haftenden Silikonnetz und anschließend mit fetthaltiger Gaze sowie Kompressen abgedeckt und mit elastischen Binden bzw. Netzgaze fixiert.
- Entnahmestellen werden mit Fettgaze belegt und anschließend verbunden. Nach 7–10 Tagen werden die Verbände entfernt und die Stellen mit Fettsalbe gepflegt.
- Der Patient wird tief sediert und fixiert, um jede Bewegung zu vermeiden, postoperativ besondere Vorsicht beim Umlagern ins Bett, Lagerungsvorgaben der Chirurgen strikt einhalten.
- Auf Nachblutungen achten, ggf. Blutstillung durch Kompression mit Sandsäcken, Kompression der elastischen Binden verstärken, ggf. chirurgische Versorgung.
- Der erste Verbandwechsel erfolgt meist nach 3–5 Tagen unter Narkose, die weiteren dann täglich bzw. alle 2 Tage meist unter guter Analgosedierung.
- Nach ca. 7 Tagen sollten die Transplantate angewachsen sein und benötigen keinen Verband mehr.
- Verheilte Areale mehrmals täglich mit Fettcreme massieren.

■■ **Rekonstruktive Techniken**
- Lokale Verschiebeplastik (Z-Plastik) bei gelenkübergreifenden Verbrennungen/Verbrühungen
- Autologe expandierte Spalthauttransplantation bei größerflächigen Wunden
- Vollhaut, wenn Gesicht oder Hände betroffen sind
- Hautersatz mit künstlicher Haut, bei großflächigen Wunden

■ **Allgemeine pflegerische Maßnahmen**
- Es sollte auf eine gute Analgosedierung geachtet werden, anfangs über Dauerinfusion, später über Einzelgaben zur Versorgung der Patienten
- Grundpflege und Prophylaxen müssen wie bei jedem Intensivpatienten durchgeführt werden, angepasst an die Bedürfnisse und Besonderheiten des Brandverletzten. Die Ganzkörperwäsche wird in Verbindung mit dem Verbandwechsel durchgeführt. Anschließend sollte eine Umlagerung des Patienten in ein frisches Bett erfolgen
- Verheilte Hautareale sollten mit Fettcreme bzw. Panthenolsalbe versorgt werden → vorsichtig einmassieren, um Elastizität zu erreichen!
- Endotracheales Absaugen bei Bedarf, bei Inhalationstrauma häufige Lavage und anfangs stündliches Absaugen. *Cave:* Surfactantauswaschung!
- Positionierung:
  – Möglichst nicht auf der verbrannten Haut
  – Gelenke in Funktionsstellung
  – Lagewechsel in regelmäßigen Abständen sofern möglich
  – Hochlagerung der verbrannten Extremitäten vor allem bei starker Ödembildung
  – Bei Verbrennungen im Bereich der Gelenke erfolgt eine Positionierung auf maßgefertigten Schienen
- Auf Infektionszeichen achten, ggf. Blut-, Urinkontrollen; Wundbeurteilung: gerötete Wundränder, schmierige Wunden, gelb-/ grünliche Beläge, auffällige/unangenehme Gerüche → Abstriche
- Ulkusprophylaxe und möglichst frühzeitige hochkalorische eiweißreiche orale Ernährung (Wunschkost)
- Pneumonie- und Thromboseprophylaxe, da die Patienten häufig länger ruhiggestellt werden

- Auf regelmäßigen Stuhlgang achten, ggf. Klysma oder Einläufe verabreichen
- Täglicher Wechsel der Materialien, die direkten Kontakt mit dem Patienten haben, z. B. Blutdruckmanschette, Fixierungsmaterial

- **Überwachung**
- EKG
- Blutdruck (möglichst arteriell)
- Sauerstoffsättigung
- Kapnometrie bei Beatmung
- Temperatur über Sonde (während der Resorptionsphase Fieberanstieg)
- ZVD zur Regulierung der Volumensubstitution
- Gewicht (Bettenwaage)
- Bilanzierung über Blasenkatheter oder suprapubischen Katheter, Urinmenge (1–2 ml/kg KG und h), spezifisches Gewicht
- Elektrolyte (Natrium, Kalium, Calcium)
- BGA
- Blutwerte: Hkt, Hb, BZ, Gerinnung, Kreatinin, Gesamteiweiß
- Sedierungs- und Analgesiegrad

- **Rehabilitation**
- Der Beginn der Mobilisation zur Funktionserhaltung bzw. -verbesserung erfolgt schon in der Akutphase durch Physiotherapeuten und Pflegepersonal.
- Die Kompressionstherapie sollte beginnen, sobald alle Wunden abgeheilt sind. Bei allen tiefgradigen und deshalb chirurgisch versorgten Verbrennungen kommt es zu hypertrophen Narbenbildungen, die sich mit der Zeit kontrahieren, besonders nach einem Wachstumsschub des Kindes. Deshalb werden alle Kinder mit maßgeschneiderten Kompressionsbandagen oder -anzügen (z. B. *Jobst*) versorgt, die 24 h/Tag und 12–18 Monate lang getragen werden müssen.
- Eine operative Nachbehandlung z. B. mit einer Lappenplastik ist bei kontrakten Narben mit drohendem Funktionsverlust oder chronischen, nicht heilenden Wunden indiziert.

- Eine psychosoziale (Verarbeitung des Unfallgeschehens und der folgenden Problematik wie Entstellungen, Funktionseinschränkungen) und schulische Betreuung (der Krankenhausaufenthalt ist meist sehr lang) muss gewährleistet sein. Die Betreuung, ggf. auch der Eltern und Geschwister, sollte über die Entlassung hinaus erfolgen. Unterstützung können Betroffene und Eltern auch über Selbsthilfegruppen erhalten, z. B. *Paulinchen* e. V.

16.5 Ingestionsunfälle und Intoxikationen

Im Kindesalter sind akzidentelle Ingestionen mit Arzneimitteln (Nasentropfen, Paracetamol), Tabak, Haushalts- und Lösungsmitteln am häufigsten, seltener mit Pflanzenschutzmitteln oder Giftpflanzen (z. B. Knollenblätterpilz). Bei Jugendlichen kommen Intoxikationen mit Tabletten in suizidaler Absicht vor, außerdem nach Einnahme größerer Mengen an Alkohol oder illegaler Drogen.
- **Ingestion:** Einnahme eines potenziell gefährdenden Stoffes
- **Intoxikation:** Vergiftungserscheinungen nach Aufnahme einer giftigen Substanz

> Fremdkörperingestion mit Knopfbatterien verursachen Kolliquationsnekrosen (von lateinisch: colliquefactus: „ganz geschmolzen") innerhalb von 60 min nach Verschlucken. Falls die Batterie im Ösophagus verblieben ist, muss sie **sofort entfernt** werden.

16.5.1 Magenspülung

Eine Magenspülung und die Gabe von Aktivkohle dienen der primären Gifteliminierung und sind bis zu 4–6 h nach der Giftaufnahme nur bei Vergiftungen sinnvoll, die zur Magenatonie führen (Schlafmittel, Anticholinergika, Psychopharmaka mit Retardwirkung), im Zweifelsfall sollte sie immer durchgeführt werden. Ist die Substanz bekannt, muss immer bei einer der Giftzentralen die adäquate

Therapie erfragt werden. Die sekundäre Giftentfernung erfolgt z. B. durch Hämodialyse, Hämoperfusion oder durch repetitive Gaben von Aktivkohle bzw. durch Gabe von spezifischen Antidoten.

- **Primärmaßnahmen bei oralen Vergiftungen**
- Wegen der Aspirationsgefahr wird das induzierte Erbrechen durch Salzwasser (lebensbedrohliche Elektrolytverschiebungen bei Kleinkindern) oder Ipecacuanha-Saft nicht mehr empfohlen.
- Einmalige Gabe von Kohle (0,5–1 g/kg KG) oder im Verhältnis Kohle zu Gift von 10:1 (wirkt neutralisierend, zur Adsorption von fettlöslichen und wasserlöslichen Giften) innerhalb 1 h nach der Ingestion als Suspension zu trinken geben oder über eine Magensonde applizieren. Bei einmaliger Gabe von Aktivkohle kann auf eine anschließende Laxanziengabe verzichtet werden.
- Bei folgenden Medikamenten werden wiederholte Gaben (1- bis 4-stündlich) von Aktivkohle empfohlen: Carbamazepin, Theophyllin, Phenobarbital und Chinin.
- Magenspülung innerhalb von 1 h nach der Ingestion von potenziell lebensbedrohlichen Mengen einer giftigen Substanz.
- Tabletten, Pflanzen, Substanzen etc. zur Identifikation aufbewahren.

- **Kurzanamnese**
- Alter, Gewicht des Kindes
- Was wurde eingenommen?
- Wie viel wurde ca. eingenommen?
- Wann erfolgte die Einnahme?
- Welche Symptome traten bisher auf?
- Welche Maßnahmen wurden schon ergriffen?

- **Kontraindikation**
- Drohende oder bestehende Perforation von Ösophagus oder Magen
- Bestehende Herz- oder Ateminsuffizienz
- Säure-, Laugenverätzung
- Langkettige Kohlenwasserstoffverbindungen, z. B. Lampenöle, Benzin

- **Vorbereitung der Magenspülung**
- Möglichst dicklumige Magensonden, damit festere Bestandteile die Sonde nicht verstopfen
- Gleitmittel, evtl. auch ein anästhesierendes Spray zur Lokalanästhesie der Rachenhinterwand
- Mundkeil, Guedel-Tubus, Mundspatel, Lichtquelle
- Blasenspritze oder Trichter, Schlauchklemmen, Verschlussstopfen
- Eimer, Messgefäß, wasserdichte Unterlagen
- NaCl 0,9 %, 500-ml-Flaschen auf 37 °C erwärmen
- Plastikschürzen, Handschuhe, ggf. Mundschutz und Schutzbrille zum Eigenschutz
- Stethoskop
- Absaugung und Zubehör
- Notfallwagen, Intubationsbesteck und -medikamente, *cave:* bei Ingestionen mit zentraldämpfenden Medikamenten sollte die Magenspülung unter Aspirationsschutz erfolgen
- Röhrchen für die Proben
- Kohle
- Glaubersalz (Natriumsulfat) zur Beschleunigung der Magen-Darm-Passage
- Monitoring: EKG, Atmung, Sauerstoffsättigung, Blutdruck

- **Vorbereitung des Patienten**
- Altersgerechte Aufklärung
- Venöser Zugang
- Monitoring: EKG, SO_2, ggf. RR
- Evtl. Atropingabe; nicht nach Ingestionen von Tollkirschen, Belladonna-Extrakten, Antihistaminika (Anticholinergika)
- Positionierung in stabiler Linksseitenlage, Kopftieflagerung (bei Intubierten) oder aufrechte Haltung (bei wachen Patienten)
- Abnahme von Blut, Urin, Stuhl für toxikologische Untersuchungen

- **Ablauf**
- Intubation bei Bewusstseinseintrübung oder komatösen Patienten
- Inspektion von Mund und Rachen auf Verletzungen

- Bei wachen Patienten die Rachenhinterwand mit einem anästhesierenden Spray betäuben, um den Würgereflex zu mindern
- Magensonde oral schieben, dabei wache Patienten zum aktiven Schlucken auffordern
- Lagekontrolle durch Aspiration (Mageninhalt für Untersuchungen aufbewahren) oder Luftinsufflation (dann Magengegend mit Stethoskop auskultieren)
- Evtl. Mundkeil oder Guedel-Tubus als Beißschutz
- Bei Intoxikation mit fettlöslichen Giften muss man Paraffin vor der Spülung geben, bei Schaumbildnern z. B. *Sab-Simplex*-Tropfen
- Spülung mit körperwarmer Flüssigkeit, ca. 400 ml bei Erwachsenen, 150 ml bei Kindern und 50 ml bei Säuglingen je Spülvorgang
- Wiederholung der Spülung höchstens bis zu 20-mal, der Mageninhalt muss klar sein
- Je nach Vergiftung sollte Kohle zur Giftadsorption (0,5–1 g/kg KG) verabreicht werden oder aber spezielle orale Antidote
- Evtl. Verabreichung von Glaubersalz (0,5 g/kg KG), sofern durch eine forcierte Diarrhö das Gift aus tieferen Darmabschnitten entfernt werden soll
- Abgeklemmte Magensonde nach vollständiger Entleerung des Magens ziehen
- Mundpflege

- **Sekundäre Giftelimination**
- Forcierte Diurese
- Hämofiltration/-dialyse
- Plasmaseparation
- Gabe von speziellen Antidoten

- **Komplikationen**
- Perforation von Ösophagus oder Magen
- Aspiration
- Laryngospasmus
- Herzrhythmusstörungen

16.5.2 Antidotliste

Nicht jedes Antidot ist auf allen Stationen verfügbar. Es muss bekannt sein, wo sich die zentrale Aufbewahrung für Antidota befindet und wie sie entnommen werden können (Tab. 16.4).

16.6 Battered Child – Gewalt gegen Kinder im häuslichen Umfeld

Definition Kindeswohlgefährdung (§ 1666 Abs. 1 BGB): Gefährdung des körperlichen, geistigen und seelischen Wohls eines Kindes.

Unterschieden werden muss zwischen Gewaltanwendung und Unterlassung.

- **Unterlassung**
- Mangelnde Gesundheitsvorsorge und Aufsicht
- Mangelernährung
- Körperliche Verwahrlosung
- Vernachlässigung in Erziehung und Ausbildung
- Emotionale Vernachlässigung

- **Gewaltanwendung**
- Seelische Misshandlung
- Körperliche Misshandlung (Schütteltrauma)
- Sexueller Missbrauch
- Sonderform: Münchhausen-by-proxy-Syndrom
  - Psychiatrisch erkrankte Eltern fügen ihren Kindern absichtlich Schaden zu, um durch die ärztliche Behandlung des Kindes selbst einen sekundären Krankheitsgewinn zu erlangen

Besteht bei einem Patienten der Verdacht auf Kindeswohlgefährdung und/oder Misshandlung, sollte neben den offiziellen Stellen auch die zuständige Kinderschutzambulanz kontaktiert werden.

Tab. 16.4 Indikationen und Dosierung von Antidota (Auswahl)

Substanz	Indikation	Dosierung
Aktivkohle	„Universales Antidot" zur Bindung vieler Noxen (mit Ausnahme von Alkoholen, Lösungsmitteln, Säuren und Laugen sowie Eisen, Lithium und anderen Metallen), bei potenziell schweren Vergiftungen	Kinder: initial 1–2 g/kg KG, dann 0,25–0,5 g/kg KG alle 2–4 h
Atropinsulfat	Nikotinvergiftung	Kinder: 0,02 mg/kg KG i.v., bei Bedarf mehr
	Digitalisvergiftung	Kinder: 0,02–0,04 mg/kg KG i.v., bei Bedarf mehr
Ethanol 96 % (v/v) (Konzentration 1 g/1,32 ml)	Intoxikation mit Ethylenglykol, Methanol; bei Diethylenglykol immer in Kombination mit Hämodialyse	0,75 g/kg KG initial als verdünnte Lösung i.v., dann 0,15 g/kg KG und h; auf etwa 1–1,5 ‰ Alkoholblutspiegel einstellen
Flumazenil	Intoxikation mit Benzodiazepinen, Zolpidem, Zopiclon, Zaleplon	Kinder: 0,01 mg/kg KG, Erhaltungsdosis 0,01 mg/kg KG und h
Fomepizol	Intoxikation mit Ethylenglykol, Methanol; bei Diethylenglykol immer in Kombination mit Hämodialyse	Erwachsene und Kinder: 15 mg/kg KG i.v. oder per os initial; Erhaltungsdosis: 10 mg/kg KG alle 12 h. Bei Hämodialyse Dosisanpassung gemäß Fachinformation! Verdünnt applizieren (Achtung: orale Gabe = Off-Label-Use!)
Methylenblau	Methämoglobinämie (>30 %), z. B. bei Intoxikationen mit aromatischen Amino- und Nitroverbindungen Toxizität von Ifosfamid	1–2 mg/kg KG langsam i.v., evtl. wiederholen bis max. 7 mg/kg KG
N-Acetylcystein	Paracetamolintoxikation; Amanita phalloides	Oral: 140 mg/kg KG initial als verdünnte Lösung, dann 17-mal 70 mg/kg KG alle 4 h; i.v.: 150 mg/kg KG während 15–60 min, dann 50 mg/kg KG über 4 h, dann 100 mg/kg KG (unter Hämodialyse 200) über 16 h
Naloxon-HCl	Vergiftungen mit Opiaten und Opioiden	Kinder: 0,01–0,1 mg/kg KG i.v., evtl. alle 2–3 min mehrmals wiederholen
Natriumthiosulfat	Cyanidvergiftung	Erwachsene und Kinder: 100–200 mg/kg KG (entspricht 1–2 ml/kg KG 10 %-Lösung) langsam i.v. während 10–20 min; bei ungenügendem Ansprechen Wiederholung innerhalb von 30–60 min mit der halben Dosis bzw. Infusion 100 mg/kg KG (entspricht 1 ml/kg KG 10 %-Lösung) pro Stunde
Phytomenadion	Intoxikation mit Cumarinderivaten	Kinder 0,25 mg/kg KG langsam i.v., nach Bedarf wiederholen; später per os unter Kontrolle der Prothrombinzeit (Quick, INR)
Silibinin	Intoxikationen mit Amanita phalloides (Knollenblätterpilz)	20 mg/kg KG und Tag in 4 Infusionen von mindestens 2 h Dauer
Simeticon	Einnahme von schäumenden Produkten	Kinder: 100–400 mg per os, bei Bedarf wiederholt

Überprüfen Sie Ihr Wissen

Zu 16.1
- Definieren Sie den Begriff Polytrauma.

Zu 16.2
- Was versteht man unter einem Schädel-Hirn-Trauma?
- Beschreiben Sie die Anatomie des Schädels.
- Erläutern Sie die Physiologie der Hirndurchblutung.
- Nach welchen Gesichtspunkten wird ein SHT eingeteilt?
- Nennen Sie primäre und sekundäre Schädigungen bei einem SHT.
- Erklären Sie vasogenes und zytotoxisches Hirnödem.
- Wodurch kann der intrazerebrale Druck niedrig gehalten oder gesenkt werden?
- Wie wird ein Patient mit einem SHT gelagert?
- Worauf ist bei der Pflege eines SHT-Patienten zu achten?
- Welche Maßnahmen können bei akutem ICP-Anstieg ergriffen werden?
- Erklären Sie den Begriff „Mittelhirnsyndrom" und nennen Sie Symptome.
- Erklären Sie den Begriff „Bulbärhirnsyndrom" und nennen Sie Symptome.

Zu 16.3
- Wie sieht die Pathophysiologie beim Ertrinkungsunfall aus?
- Wie läuft die Erstversorgung eines Ertrunkenen ab?
- Wovon ist die Prognose abhängig?
- Welche Probleme ergeben sich durch eine Hypothermie und wie sollte die Hypothermie behandelt werden?
- Worauf ist bei der Pflege eines Kindes nach einem Ertrinkungsunfall zu achten?

Zu 16.4
- Welche Grade der Verbrennung gibt es, wie werden sie charakterisiert?
- Wie sieht die Erstversorgung am Unfallort aus?
- Wie sieht die Ausstattung eines Patientenzimmers aus, wenn keine Brandverletzteneinheit vorhanden ist?
- Welche Möglichkeiten der Wundversorgung gibt es bei Verbrennungen?
- Welche verschiedenen Transplantationsmöglichkeiten stehen zur Verfügung?
- Schildern Sie die möglichen Komplikationen.
- Welche pflegerischen Besonderheiten sind bei Verbrennungspatienten zu beachten?

Zu 16.5
- Welches sind die häufigsten Ingestionsunfälle/Intoxikationen im Kindesalter?
- Warum ist die Ingestion von (Knopf-)Batterien ein akuter Notfall?
- Beschreiben Sie Indikation, Kontraindikation und Durchführung einer Magenspülung.

Nachschlagen und Weiterlesen

AWMF (2011) S2k-Leitlinie Das Schädel-Hirn-Trauma im Kindesalter; AWMF-Leitlinien-Nr. 024/018; im Internet unter: ▶ https://www.awmf.org/leitlinien

DGKiM, Herrmann B/Kinderschutzgruppe Kassel (2016) Vorgehen bei Kindesmisshandlung und -vernachlässigung. Empfehlungen für Kinderschutz an Kliniken; im Internet unter: ▶ https://dakj.de/wp-content/uploads/2012/10/empfehlungen-kinderschutz-kliniken-1.6-2016.pdf

Muth C-M, Georgieff M, Winkler BE (2013) Tauch- und Ertrinkungsunfälle. Notfall und Rettungsmedizin 2013(4):309–323. ▶ https://doi.org/10.1007/s10049-013-1691-0 (Online publiziert 01.06.2013 Springer, Berlin)

Papa L, Hoelle R, Idris A (2005) A Systematic review of definitions for drowning incidents. Resuscitation 65(3):255–264. ▶ https://www.sciencedirect.com/science/article/pii/S0300957205000730

Anästhesie: Einführung

Heike Jipp und Nadja Krause

Inhaltsverzeichnis

17.1 Komponenten der Narkose – 468

17.2 Anatomisch-physiologische Besonderheiten des kindlichen Patienten – 468
17.2.1 Frühgeborene – 468
17.2.2 Neugeborene und Säuglinge – 469
17.2.3 Kleinkinder, Schulkinder und Jugendliche – 469

17.3 Erwartungshaltungen – 470

17.4 Temperaturregulation im OP – 471

17.1 Komponenten der Narkose

In einem Zustand der Empfindungslosigkeit können chirurgische, therapeutische oder diagnostische Eingriffe durchgeführt werden, ohne dass der Patient Schmerzempfindungen hat oder Abwehrreaktionen zeigt. Dies wird durch die reversible medikamentöse Aufhebung von Schlüsselfunktionen des zentralen Nervensystems (ZNS) erreicht.

- **Ziel**
  - Bewusstlosigkeit (Hypnose)
  - Schmerzlosigkeit (Analgesie)
  - Reflexdämpfung
  - Muskelerschlaffung/Relaxierung

- **Durchführung**
  - Dämpfung bzw. Aufhebung von:
    - Reflexen
    - Atemantrieb
  - Blockade von:
    - Sensorik
    - Motorik
    - Bewusstsein

17.2 Anatomisch-physiologische Besonderheiten des kindlichen Patienten

Da Kinder keine „kleinen Erwachsenen" sind, weisen sie auch eine Fülle von Besonderheiten auf, die es bei der Durchführung einer Narkose oder Regionalanästhesie zu bedenken gibt. Sowohl für das Equipment als auch für die Narkoseeinleitung und -ausleitung sind diese anatomisch-physiologischen Abweichungen vom erwachsenen Patienten zu beachten. In jedem Lebensalter oder jeder Entwicklungsstufe weisen die Kinder unterschiedliche Merkmale auf. Aufgrund dieser Besonderheiten ist die Kinderanästhesie so abwechslungsreich und anspruchsvoll.

17.2.1 Frühgeborene

- **Atmung und Atemwege**
  - Enge Luftwege
  - Hoher Sauerstoffverbrauch bei gleichzeitiger extrapulmonaler Sauerstofftoxizität mit der Gefahr der Retinopathia praematurorum
  - Anzustrebende Sauerstoffsättigungswerte von 90–95 % entsprechen einem p_aO_2-Wert von ca. 80 mmHg
  - Geringere Compliance der Lunge aufgrund mangelhafter Bildung von Surfactant
  - Ausgeprägte Neigung zu Apnoephasen
  - Entwicklungsbedürftige Atemmuskulatur

- **Herz und Kreislauf**
  - Geringerer Anteil kontraktiler Fasern am Myokard
  - Keine Steigerungsmöglichkeit des Schlagvolumens
  - Herzminutenvolumen wird nur über die Herzfrequenz erhöht
  - Normalwerte: Herzfrequenz 120–170/min, arterieller Mitteldruck 1 mmHg pro vollendete SSW
  - Umstellung vom fetalen Kreislauf auf den extrauterinen Kreislauf
  - Ductus Botalli verschließt sich funktionell erst nach ca. 15 h, anatomisch sogar erst nach 4–6 Wochen
  - Ausgeprägte Reaktion des Herzens auf negativ-inotrope Medikamente
  - Asystolie wird hauptsächlich durch Hypoxämie ausgelöst
  - Blutvolumen 95 ml/kg KG (*cave:* fetales Hämoglobin)

- **Wasser- und Elektrolythaushalt**
  - Flüssigkeitsverluste über die Körperoberfläche aufgrund eines schlechten Verhältnisses zwischen Gewicht und Hautoberfläche
  - Ausgeprägte Natriumverluste aufgrund unreifer Tubulusfunktion
  - Erniedrigte Filtrationsrate aufgrund mangelnder Ausbildung der Glomeruli

17.2 · Anatomisch-physiologische Besonderheiten des kindlichen Patienten

- **Sonstiges**
- Erhöhtes Hirnblutungsrisiko bei Blutdruckschwankungen und Veränderungen der O_2- und CO_2-Partialdrücke
- Ausgeprägte Wärmeverluste aufgrund mangelnden Unterhautfettgewebes

17.2.2 Neugeborene und Säuglinge

- **Atmung und Atemwege.**
Siehe ▶ Abschn. 20.6.1.
- Enge Luftwege
- Nasenatmer
- Bauchatmung/Zwerchfellatmung aufgrund horizontaler Rippenstellung
- Funktionelle Residualkapazität gering
- Normalwerte: Atemzugvolumen 6 ml/kg KG
- Instabiler Thorax mit nicht vollständig ausgeprägter Atemhilfsmuskulatur
- Erhöhte Atemleistung gegenüber einem Erwachsenen
- Bei Anstrengung vermehrte Einziehungen sichtbar
- Spontanatmung am „freien Tubus" nicht möglich, da der Totraum zu groß ist und die Atemanstrengung durch den Säugling nicht geleistet werden kann
- Gleichwinklige Bronchialabgänge mit der Gefahr der sowohl links- als auch rechtsseitigen Intubation bei tiefer Tubuslage
- Doppelt so hoher Sauerstoffverbrauch wie beim Erwachsenen
- Kaum Apnoetoleranz
- Unreifes Atemzentrum führt zu erhöhter Sensibilität gegenüber Opiaten

- **Herz und Kreislauf**
- Geringerer Anteil kontraktiler Fasern am Myokard
- Keine Steigerungsmöglichkeit des Schlagvolumens
- Herzminutenvolumen wird nur über die Herzfrequenz erhöht
- Asystolie wird hauptsächlich durch Hypoxämie ausgelöst
- Normalwerte: 110–120/min, systolischer Blutdruck 80–90 mmHg
- Potenzielle Gefahr des Rechts-links-Shunts bei Erhöhung des Drucks im rechten Ventrikel oder der Erhöhung des pulmonalen Widerstands
- Blutvolumen beim Neugeborenen: 85 ml/kg KG; Säuglinge: 80 ml/kg KG

- **Wasser- und Elektrolythaushalt**
- Verminderte Rückresorption von Wasser und Elektrolyten aufgrund unreifer Nierentubuli
- Verlangsamte Ausscheidung von Medikamenten über die Niere
- Großer Extrazellulärraum
- Basisbedarf an Flüssigkeit: 4 ml/kg KG und h

- **Sonstiges**
- Relative Unreife des Gehirns: MAC-Wert-Erniedrigung (minimale alveoläre Konzentration – MAC) bei volatilen Anästhetika, Ausnahme: Sevofluran bei Neugeborenen
- Dosierung nichtdepolarisierender Muskelrelaxanzien ähnlich wie beim Erwachsenen, allerdings wird eine geringere Plasmakonzentration aufgrund des größeren Verteilungsquotienten erreicht
- Unreife der Leber führt zu erhöhten Plasmawirkkonzentrationen einiger Anästhesiemedikamente

17.2.3 Kleinkinder, Schulkinder und Jugendliche

Bei gesunden Kleinkindern, Schulkindern oder Jugendlichen treten in der Regel keine Schwierigkeiten während einer Narkose aufgrund anatomisch-physiologischer Besonderheiten auf. Allerdings sollte man sowohl die Normalwerte der Vitalparameter jeder Altersstufe kennen als auch ihre kognitive Reife, um eine angemessene Narkose durchzuführen. Bei allen gesunden Kindern ist die Metabolisierung und Ausscheidung von Medikamenten über Leber und Niere effektiver als beim Erwachsenen.

17.3 Erwartungshaltungen

Eltern und Kinder werden zunehmend als Kunden einer Klinik gesehen und kommen daher mit ganz anderen Erwartungshaltungen in eine Klinik als noch vor Jahren. Der kindliche Patient wird während seines Klinikaufenthaltes fast durchgehend von Angehörigen oder Freunden begleitet und umsorgt. Eine moderne Klinik muss sich folglich mit den Ansprüchen der Angehörigen und Kinder beschäftigen, um die klinikinternen Prozesse entsprechend zu verändern oder anzupassen. Gleichzeitig haben sowohl die Kinder als auch die Eltern nachvollziehbare Ängste, die ihr Handeln im klinischen Ablauf erheblich beeinflussen. Diese Ängste gilt es zu respektieren und, soweit möglich, durch optimale Informationen zu minimieren. Lange ungeplante Wartezeiten mit nüchternen Kindern oder auch in der Vorbereitung, wie z. B. beim Aufklärungsgespräch, sind für die Eltern störende Faktoren.

- **Erwartungshaltung der Kinder**
- Angstfreiheit
- Würdiges und liebevolles Verhalten
- Atraumatische Trennung von den Eltern
- Mitnahme von vertrautem Spielzeug in den OP
- Anwesenheit der Eltern beim Erwachen
- Schonende Lagerung
- Schmerzlosigkeit auch nach der Narkose
- Stillung von Hunger- oder Durstgefühlen

- **Erwartungshaltung der Eltern**
- Ausführliche Aufklärung über Risiken und Maßnahmen
- Reibungsloser Ablauf
- Geringe Wartezeiten
- Kurze Nüchternzeiten des Kindes
- Atraumatische Trennung vom Kind
- Ggf. Begleitung des Kindes in die Einleitungsräume
- Schnelle Information nach der Operation
- Anwesenheit beim Erwachen des Kindes nach der Operation

- **Erwartungshaltung der Anästhesie**
- Nüchterner Patient
- Gut aufgeklärte und vorbereitete Angehörige und Kinder
- Atraumatische Trennung von den Eltern
- Reibungsloser Ablauf

- **Ängste der Kinder vor einer Operation**
- Operationsbeginn, bevor das Kind schläft
- Erwachen während der Narkose
- Trennung von den Eltern/Verlassensängste
- Schmerzen
- Kunstfehler, falsche Operation
- Hunger, Durst

- **Ängste der Eltern vor einer Operation**
- Versterben des Kindes
- Verhaltensänderungen durch das Erlebte
- Postoperatives Misstrauen der Kinder den Eltern gegenüber
- Operationszwischenfälle/Kunstfehler
- Schmerzen des Kindes
- Macht- und Hilflosigkeit

- **Probleme des Pflegepersonals**

Was tun, wenn das Kind in der Einleitung weint?
- Innere Ruhe bewahren
- Eigenen Arbeitsrhythmus anpassen
- Das Kind eigene Entscheidungen fällen lassen
- „Icebreaker" (◯ Abb. 17.1) nutzen (Spielzeug, Reize, Gestaltung der Einleitungen, Wärme)
- Basale Stimulation

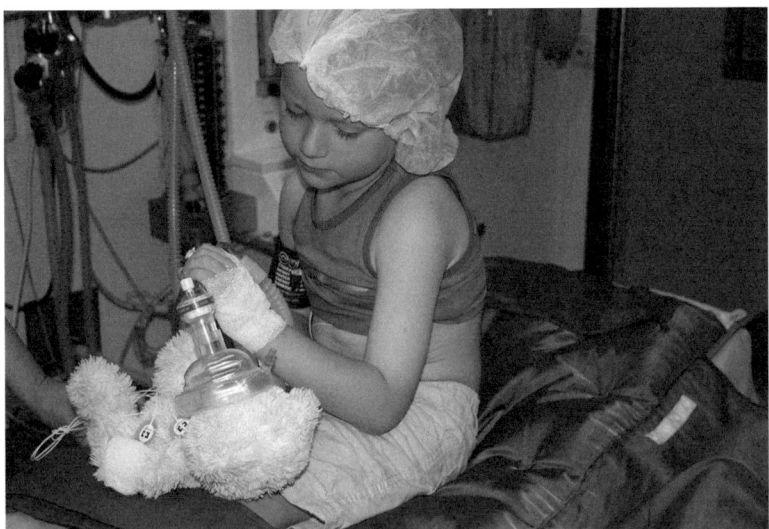

◘ Abb. 17.1   Teddynarkose

17.4 Temperaturregulation im OP

OP-Säle werden häufig bei einer Temperatur von 18–21 °C betrieben. Das hält zum einen die Keimzahl in diesem sensiblen Arbeitsbereich niedrig, zum anderen verhindert die niedrige Raumtemperatur ein übermäßiges Schwitzen der Operateure. Diese tragen neben ihrer Bereichskleidung noch sterile Kittel und häufig zusätzlich Röntgenschürzen.

In den meisten OP-Bereichen wird die Luft 7-mal pro h gefiltert und ausgetauscht, sodass eine kontinuierliche Luftbewegung entsteht. Die Klimaanlage drückt die saubere Luft direkt über dem Operationsfeld in den OP-Saal. Diese Klimatisierung widerspricht in hohem Maße den Ansprüchen des Patienten, der dem Luftstrom überwiegend unbekleidet ausgeliefert ist und auskühlt.

Säuglinge sind bei diesem Vorgang besonders gefährdet, da ihre Neutraltemperatur bei 32 °C und ihre kritische Temperatur bei 23 °C liegt, also oberhalb der Raumtemperatur. Ihr Unterhautfettgewebe hat eine 3-mal höhere Leitfähigkeit für Wärme. Eine Nachregulierung der Körpertemperatur ist nur durch die Erhöhung des Grundumsatzes möglich. Mittels ausgesprochen ineffizienter Verbrennung des braunen Fettgewebes versuchen Säuglinge, einen Wärmeausgleich herzustellen. Erst ab dem 5. Lebensjahr ist eine Temperaturerhöhung über ein Muskelzittern („Shivering") möglich. Dieses Muskelzittern wird intraoperativ jedoch medikamentös unterdrückt, da ein zitternder Patient naturgemäß schlecht durch den Arzt zu operieren ist.

- **Gründe einer Hypothermie im OP**
- Endogene Wärmeumverteilung
- Abnahme des Vasokonstriktorentonus
- Zunahme der Hautdurchblutung durch Narkosemittel
- Fehlende Eigenwärmeregulierung:
  - Nur 70 % der normalen Wärmeproduktion wird erzeugt
  - Relaxierung verhindert Muskelzittern
- Kaum Unterhautfettgewebe
- Große Körperoberfläche
- Hohes AMV bei Säuglingen
- Hoher Beatmungsflow bei inhalativer Einleitung
- Raumdurchlüftung hoch (Wärmekonvektion)
- Kalte Unterlagen (Wärmekonduktion)
- Hautdesinfektion (Verdunstungskälte)
- Kalte Infusionen und Spüllösungen

- **Negative Auswirkung ungewollter Hypothermie**
- Schlechte Wundheilung
- Höhere Blutverluste
- Unwohlsein, Zittern nach Erwachen
- Hoher O_2- und Energiebedarf
- Beeinflussung des Atemzentrums

- Hohe Sauerstoffbindung an das Hämoglobin
- Abnahme der Kontraktilität des Herzens
- Verlängerte Muskelrelaxanswirkung
- Abnahme der Nierenfunktion
- Abnahme des Metabolismus um 6–7 %/°C

- **Maßnahmen**
- Passive Erwärmung durch warme
  - Einleitungsräume
  - ggf. OP-Säle
  - Infusionslösungen
  - Desinfektionslösungen
  - OP-Tische
  - OP-Wäsche
  - Patientenbetten
- Aktive Erwärmung durch:
  - Patientenwärmesysteme (z. B. Warmluftgeräte, Wärmelampen, ◘ Abb. 17.2)
- Verminderung von Wärmeverlusten durch:
  - Lagerung: unbedeckte Körperoberflächen vermeiden
  - Low-flow-Beatmung
  - Angewärmte Atemluft
  - Kopftücher und Mützen für alle Patienten
- Prewarming! 30–60 min vor dem Eingriff

> Säuglinge und Kinder sind aufgrund ihrer anatomisch-physiologischen Voraussetzungen besonders gefährdet, während eines operativen Eingriffs auszukühlen, und bedürfen daher besonderer wärmeerhaltender Maßnahmen.

Überprüfen Sie Ihr Wissen

Zu 17.1
- Welche vier Komponenten gehören zu einer Narkose?
- Welche Ziele verfolgt eine effektive Narkose?

Zu 17.2
- Welche anatomisch-physiologischen Besonderheiten zeigen Frühgeborene im Bereich des Herz-Kreislauf-Systems, die es bei der Narkose zu beachten gilt?
- Inwieweit hat die Nieren- und Leberfunktion eines Neugeborenen Einfluss auf die Dosierung von Medikamenten, die während der Narkose verwendet werden?
- Welche Kreislauffunktionen verändern sich bei einer Hypovolämie bei Säuglingen und warum fällt die Reaktion so eingeschränkt aus?

Zu 17.3
- Angehörige und Kinder kommen mit unterschiedlichen Erwartungshaltungen zu einer Operation in eine Klinik. Beschreiben Sie die Ängste und Erwartungen der beteiligten Gruppen.

Zu 17.4
- Nennen Sie Gründe, warum es während einer Operation unter Narkose zu einer schnelleren Auskühlung des Kindes kommen kann.
- Welche negativen Auswirkungen hat eine ungewollte Hypothermie?
- Welche pflegerischen Maßnahmen sollten Sie ergreifen, um eine Hypothermie zu verhindern?
- Wie kann die Beatmung des Kindes verändert werden, um eine Auskühlung zu vermeiden?

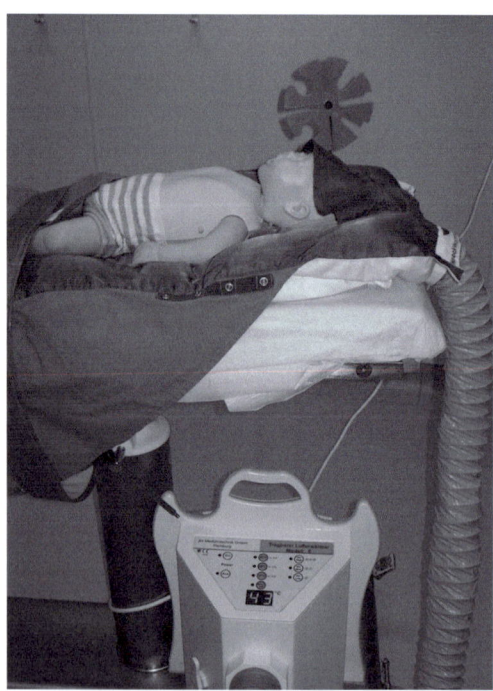

◘ Abb. 17.2 Patientenwärmesystem

Präoperative Vorbereitung

Heike Jipp und Nadja Krause

Inhaltsverzeichnis

18.1 Präoperative Informationssammlung – 474

18.2 Nahrungskarenzzeiten – 475

18.3 Prämedikation – 476

18.4 Standardüberwachung – 478

18.5 Zubehör und Material – 481
18.5.1 Allgemein – 481
18.5.2 Intubationszubehör – 481
18.5.3 Larynxmaske – 483
18.5.4 Narkosegeräte – 484

© Springer-Verlag GmbH Deutschland, ein Teil von Springer Nature 2021
H. Tönsfeuerborn et al., *Neonatologische und pädiatrische Intensiv- und Anästhesiepflege*,
https://doi.org/10.1007/978-3-662-62902-4_18

18.1 Präoperative Informationssammlung

Die präoperative Informationssammlung, Aufklärung und Einwilligung ist ein typisches Beispiel interdisziplinärer Zusammenarbeit zwischen Pflegenden und Ärzten. Bereits bei der Erhebung des Aufnahmestatus durch eine Pflegekraft werden wichtige Informationen für den späteren operativen Eingriff erhoben. Vorerkrankungen und Medikamenteneinnahmen sowie kognitive Leistungen und Entwicklungsstand des Kindes sind ebenso wichtig wie Lebensgewohnheiten, z. B. Schlaf- und Essverhalten.

Im Zuge der Vorbereitungen werden alte Akten, spezielle Konsile, z. B. vom Kardiologen oder HNO-Arzt, und Röntgenbilder angefordert. Die aktuelle körperliche Untersuchung kann durch einen Pädiater durchgeführt werden, auf dessen Konsil dann zurückgegriffen wird. Alle Unterlagen stehen zum Aufklärungsgespräch zwischen Eltern/Kind und Anästhesisten zur Verfügung.

Die anästhesiespezifische Informationssammlung, die medizinische Evaluation und das Einholen der Einwilligung können nur vom Narkosearzt durchgeführt werden, der zielgerichtet Risikofaktoren des Patienten erkundet. Darunter fällt vor allem die Befragung zu vorangegangenen Narkosen oder Narkosezwischenfällen beim Kind oder im Familienkreis. Hier wird unter anderem nach Hinweisen auf eine maligne Hyperthermie in der Familienanamnese gesucht, die für das Kind ein besonderes Risiko darstellt.

Nach Rücksprache mit dem Operateur werden die Dringlichkeit und der Operationszeitpunkt festgelegt und mit den Eltern besprochen.

- **Informationssammlung**
  - Krankengeschichte, Vorerkrankungen
  - Laboruntersuchungen
  - Befragung zu früheren Narkosen
  - Lebensgewohnheiten
  - Körperliche Untersuchung (Infekt?!)
  - Einstufung des Narkoserisikos (ASA)
  - Einstufung der Dringlichkeit
  - Allergien
  - Ggf. werden Anordnungen für weiterführende Untersuchungen getroffen (z. B. Lungenfunktionstest, Herz-Echo)

- **Aufklärung**
  - Ablauf allgemeiner Vorbereitungen inkl. Prämedikation
  - Geplanter Operationszeitpunkt und ggf. -verschiebung
  - Transport
  - Elternbegleitung in den OP
  - Narkoseeinleitung
  - Narkoseführung
  - Methoden, Umfang und Risiken der gewählten Verfahren
  - Ablauf der Schmerztherapie nach der Narkose
  - Nüchternzeiten

- **Einwilligung**
  - Die Aufklärung zur Narkose und die Einwilligung müssen vor der Prämedikation erfolgen.
  - Sorgeberechtigte/Patient willigen in die (juristische) Körperverletzung der Narkose ein.
  - Unterschrift beider Erziehungsberechtigten (soweit möglich) und des aufklärenden Arztes.

Ein 16-jähriger Patient ist rechtlich in der Lage, in einen (Notfall-)Operations- und Anästhesieeingriff selbst einzuwilligen. In der Praxis willigen aber die Sorgeberechtigten ein und der jugendliche Patient unterschreibt zusätzlich.

Bei einem Wahleingriff empfiehlt es sich, die Aufklärung in mehreren Stufen vorzunehmen:
1. Die Eltern erhalten zunächst schriftliches Material, in dem sie über geplante Maßnahmen und Abläufe aufgeklärt werden.
2. Im Anschluss findet ein Gespräch zwischen dem Anästhesisten und dem Patienten und seinen Angehörigen statt.
3. Die Einwilligung erfolgt erst nach einer ausreichenden Bedenkzeit.
4. Die Sorgeberechtigten erhalten immer eine Kopie der unterschriebenen Einwilligung.

> Bei Wahleingriffen sollten zwischen dem Aufklärungsgespräch und dem Operationseingriff 24 h liegen.

- **Dringlichkeit**

Angehörige und Kinder wünschen sich immer einen zügigen Ablauf. Wartezeiten können besonders mit kleinen oder hungrigen Kindern zu einer nervlichen Zerreißprobe für die beunruhigten Eltern werden. Um einen optimalen Ablauf zu gewährleisten und Nüchternzeiten so kurz wie möglich zu halten, wird in Zusammenarbeit mit dem Operateur eine Dringlichkeitsstufe der Operation festgelegt.

Dringlichkeitsstufen einer Operation
1. Geplant – im OP-Programm eingefügt und organisiert
2. Dringlich – nicht im OP-Programm enthalten, der Eingriff muss innerhalb der nächsten 24 h erfolgen
3. Notfall – Soforteingriff, die Vorbereitungszeit für Patient und Personal beträgt nur wenige Minuten oder Stunden

- **ASA-Klassifikation**

Die **American Society of Anaesthesiology (ASA)** führt seit 1963 eine Klassifikation des Gesundheitszustandes aller zu operierenden Patienten durch. Nach einigen Modifizierungen dient sie bis heute dem Zweck der standardisierten Risikoeinschätzung für jeden einzelnen Patienten. Die Klassifikation ist für Erwachsene entworfen worden, kann aber auch auf Kinder übertragen werden.

ASA-Klassifikation
— ASA 1: normaler, gesunder Patient
— ASA 2: Patient mit leichter Systemerkrankung, z. B. chronische Bronchitis
— ASA 3: Patient mit schwerer Systemerkrankung und Leistungseinschränkung
— ASA 4: Patient mit schwer beeinträchtigender, konstant lebensbedrohlicher Erkrankung
— ASA 5: moribunder Patient, der ohne Operation voraussichtlich nicht überleben wird
— ASA 6: hirntoter Patient, dessen Organe zur Organspende entnommen werden

Als Konsequenz aus dieser Einschätzung und Dokumentation gilt es, Folgendes zu klären:
— **Personalplanung:** Je höher die ASA-Klassifikation, desto erfahrener sollte das Personal sein. Es muss geklärt werden, ob das Personal zu diesem Zeitpunkt für den notwendigen Eingriff zur Verfügung steht.
— **Intensivbettenplanung:** Gibt es im Anschluss an die Operation ein Intensivbett? Kann der Patient überhaupt jetzt und in diesem Krankenhaus operiert und betreut werden?

18.2 Nahrungskarenzzeiten

- **Präoperativ: Kinder <1 Jahr**
— Bis 1 h präoperativ klare Flüssigkeit, z. B. Tee, Apfelsaft
— Bis 4 h Muttermilch
— Bis 6 h feste Nahrung

- **Präoperativ: Kinder >1 Jahr**
— Bis 1 h präoperativ klare Flüssigkeit, z. B. Tee, Säfte, Wasser (keine Milch)
— Bis 6 h präoperativ feste Nahrung

- **Postoperativ**

Trinken:
— Chirurgische/operative Einwände abklären
— Bei Routineeingriff sofort
— Klare Flüssigkeit

Feste Nahrung:
— Wenn flüssige Nahrung vertragen wurde
— Stillen oder leicht verdauliche Nahrung, Infusion entfernen

Kinder benötigen aufgrund ihres erhöhten Grundumsatzes viel Energie und Flüssigkeit. Die Nahrungskarenzzeiten sollten daher so eng wie möglich gehalten werden. Ist ein Kind nach der Operation wach und durstig, kann es bereits im Aufwachraum klare Flüssigkeit zu sich nehmen. Allerdings sollte immer vorher eine chirurgische Abklärung erfolgen, ob der Patient aus operativer Sicht trinken darf.

18.3 Prämedikation

- **Was soll eine Prämedikation bewirken?**
- Sedierung und Anxiolyse:
    - Atraumatische Trennung von den Eltern
    - Stressfreie Narkoseeinleitung
    - Kooperation bei einer Maskeneinleitung
    - Reduktion des Narkosemittelverbrauchs
    - Angemessener Sympathikotonus
    - Dämpfung vegetativer Reflexe
    - Ggf. Reduktion des Speichel- und Bronchialsekrets
- Amnesie
- Analgesie: z. B. bei schmerzhafter Umlagerung
- Antiallergische Reaktion
- Antiemetische Wirkung

> Eine orale Prämedikation mit einem Benzodiazepin sollte lange genug (30–45 min) vor dem Eingriff verabreicht werden, damit eine atraumatische Trennung von den Eltern möglich ist. Schlecht prämedizierte, weinerliche Kinder beunruhigen die Eltern und verlängern den Einleitungsprozess.

- **Praxis der Kinderanästhesie**

Es hat sich bewährt, den Kindern Midazolam 30–45 min vor der Narkoseeinleitung oral zu verabreichen (◘ Tab. 18.1). Die Anästhesiepflegekraft meldet sich auf der Station und der Patient erhält im Beisein der Eltern (auf dem Arm) die angeordnete Midazolammenge oral verabreicht. Größere Kinder trinken den Saft selbstständig aus einem Becher, Kleinkinder erhalten den Saft durch eine Pflegekraft mittels einer Spritze direkt in den Mund. Damit wird sichergestellt, dass ausreichend Substanz verabreicht wurde. Sollte ein Kind die gewünschte Prämedikation bei den Eltern nicht schlucken wollen, ist es für die Pflegekraft in der Regel einfacher, die Gabe durchzuführen, da sie mit dem Kleinkind nicht in einen Erziehungskonflikt gerät. Insgesamt ist die Akzeptanz bei Kindern und Eltern sehr hoch.

Säuglinge und Kleinkinder können auch rektal prämediziert werden. Hier ist die Wirkung bereits nach 20 min gut erreicht. Mittels eines rektalen Adapters wird die Ampullenlösung in das Rektum eingebracht. Da die meisten Kinder das rektale Fiebermessen kennen, stellt die Verabreichung kein Problem dar.

Schulkinder und Jugendliche erhalten ihr Midazolam in Tablettenform mit etwas Wasser. Sollte das Kind die etwas trockene Tablette doch nicht schlucken können, weicht man auf Midazolamsaft aus. Die Gabe kann 45–60 min vor der Einleitung erfolgen.

Als ungeeignet hat sich die intramuskuläre Prämedikation erwiesen. Die meisten Kinder haben Angst vor Schmerzen, sodass

◘ **Tab. 18.1** Dosierungen Midazolam (Benzodiazepin)

Alter des Kindes	Orale Gabe	Rektale Gabe	Intravenöse Gabe
Säuglinge <6 Monate oder <6 kg KG	Keine Prämedikation	–	–
Säuglinge >6 Monate	0,5 mg/kg KG	0,5–1,0 mg/kg KG	0,05–0,1 mg/kg KG
Kleinkinder	0,5 mg/kg KG	0,75–1,0 mg/kg KG	1–2 mg
Schulkinder	0,5 mg/kg KG Nicht >15 mg	0,75 mg/kg KG	1–2 mg

18.3 · Prämedikation

es nicht sinnvoll ist, ein Vorbereitungsmedikament zur Anxiolyse mittels eines schmerzhaften Einstiches zu verabreichen. Die nasale Applikation von Midazolam, die bei 0,2–0,4 mg/kg KG sehr schnell wirkt, ist eine weitere Prämedikationsmethode. Beachtet werden sollte aber, dass das Medikament nach Verabreichung in die Nase stark brennt.

Eine orale Prämedikation mit Clonidin ist bei Kindern, die auf Midazolam unerwünscht reagiert haben, ebenso möglich, allerdings sollte hier die wesentlich längere Anschlagzeit von ca. 1 h mitbedacht werden.

▪ Angehörige in der Einleitung

Für viele Eltern ist es wichtig, ihr Kind so lange wie möglich zu begleiten und soweit möglich auch während der Einleitungsphase zu betreuen. Unstrittig ist für alle Beteiligten, dass der unangenehmste Moment für den orientierten Patienten immer die Trennung vom Elternteil wäre. Fraglich bleibt jedoch, inwieweit die Kinder nach Erhalt einer Prämedikation diesen Moment als unangenehm empfinden. Die Erfahrung hat gezeigt, dass Eltern bei Weitem nicht so anxiolytisch für die Kinder sind wie eine effektive Prämedikation. Elterlicher Stress und Angst korrelieren mit dem kindlichen Angstempfinden. Heute geht man davon aus, dass nur sehr stille Kinder, unter 4 Jahren, bei denen die Prämedikation nicht optimal gewirkt hat, einen Gewinn davon haben, wenn die Eltern während der Einleitungsphase anwesend sind. Ist eine Begleitung durch die Eltern aus organisatorischer Sicht möglich, spricht jedoch aus Servicegedanken den Eltern gegenüber nichts dagegen.

▪ Patientensicherheit

Die Sicherheit des Patienten ist während des gesamten Anästhesie- und OP-Ablaufs zu gewährleisten und rückt bei der Erstellung prozessualer Abläufe im OP in den letzten Jahren immer mehr in den Vordergrund. Sinnvoll ist die Nutzung von Checklisten entsprechend der Vorgaben des Aktionsbündnisses für Patientensicherheit im OP, auf denen die Beteiligten ihre Kontrollen mittels Unterschrift bestätigen.

▪ Übernahme des Patienten

Gut prämedizierte Kinder kommen in der Regel ohne ihre Eltern in die OP-Patientenschleuse. Sie sind entweder schläfrig oder wach und entspannt. Ihre Reaktionen auf Ansprache sind häufig verlangsamt und ihr Sichtfeld eingeschränkt. Ein Übersteigen oder Rutschen auf den OP-Tisch ist nur mit Hilfe möglich, da den älteren Kindern schwindlig sein kann.

Es findet eine freundliche Kontaktaufnahme (◘ Abb. 18.1) und Identitätsüberprüfung durch eine Pflegekraft oder einen Arzt statt. Bevor der Patient in den gewünschten Einleitungsraum gebracht wird, finden folgende Kontrollen statt:
- Operations- und Narkoseeinwilligung vorhanden und unterschrieben
- Identität des Patienten prüfen:
  - Das Kind soll seinen Namen nennen (soweit vom Alter her möglich)
  - Pflegekraft oder Eltern nach dem Namen des Kindes fragen
  - Namensbändchen am Hand- oder Fußgelenk überprüfen

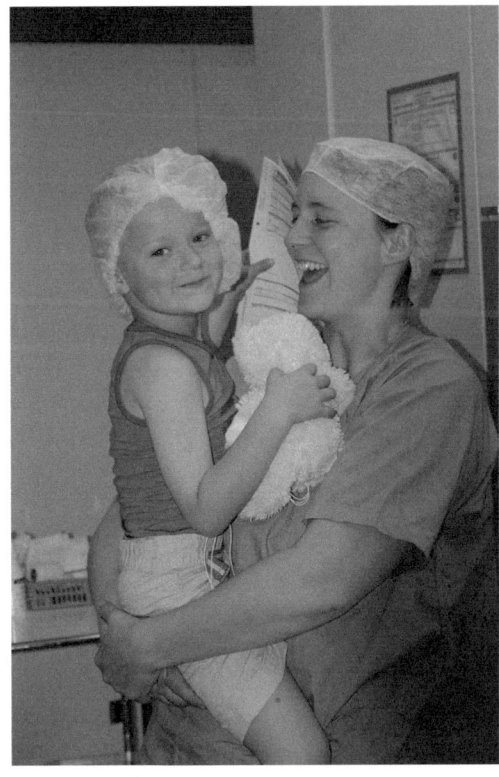

◘ Abb. 18.1   Übernahme des Patienten

- Namen und Alter mit den Daten auf dem OP-Programm abgleichen
- Markiertes Operationsfeld am Patienten mit dem OP-Programm und der Einwilligung vergleichen
- OP-Seitenangabe besonders beachten
- Nüchternheit erfragen
- Prämedikationswirkung bei älteren Kindern erfragen
- Zahnstatus erfragen (lockere Zähne, Zahnspangen)
- Vollständigkeit der Akte überprüfen, z. B. Röntgenbilder

Treten Abweichungen an irgendeiner Stelle auf oder erscheinen Angaben nicht plausibel oder kongruent, wird keine Narkose eingeleitet.

18.4 Standardüberwachung

Unabhängig von der Länge und Intensität des operativen Eingriffs erhält jeder Patient während einer Narkose eine Monitorüberwachung. Standard ist hierbei unabhängig von der Einleitungs- und Narkoseart eine Überwachung der Pulsoxymetrie, des EKG, des Blutdrucks und der Kapnometrie (Abb. 18.2). Eine Temperaturüberwachung sollte zusätzlich erfolgen, wird jedoch gelegentlich auf die Kontrollen vor und nach der Einleitung begrenzt, wenn der Eingriff inklusive der Narkose nur wenige Minuten dauert. Das präkordiale Stethoskop ist für geübte Mitarbeiter eine Überwachungsmethode, mit deren Hilfe sofort Veränderungen der Atmung und Herztätigkeit erkannt werden können. Zunehmend wird jedoch aufgrund des guten modernen Monitorings auf diese Überwachungsmöglichkeit verzichtet, da die ermittelten Werte nicht zu speichern bzw. später abzurufen sind. Der Nutzer wäre außerdem gezwungen, seine Erkenntnisse kontinuierlich im Team zu kommunizieren, sodass alle adäquat auf Veränderungen reagieren können.

Neben allen technischen Überwachungsmöglichkeiten sollte das Anästhesieteam niemals seinen klinischen Blick unterschätzen, sondern ihm stets Beachtung schenken.

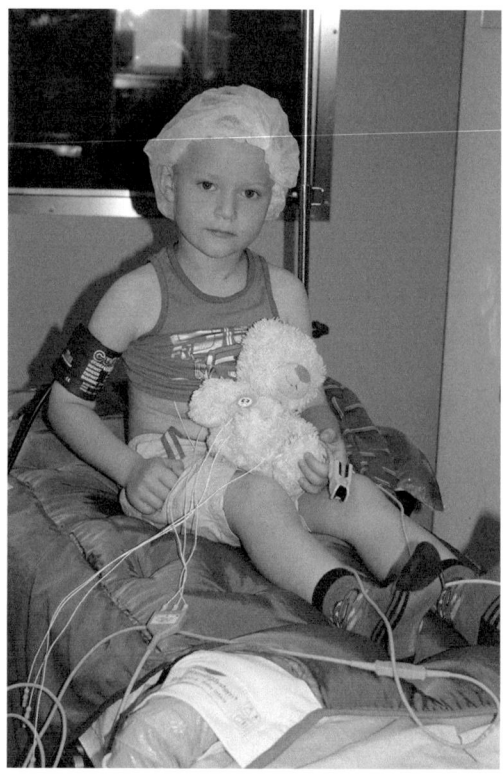

Abb. 18.2 Standardüberwachung

Selbst ohne ein adäquates Monitoring, z. B. bei sehr unruhigen Kindern, ist es möglich, den Patienten zu beurteilen. Parameter wie Hautfarbe, Schwitzen, Tränenfluss, Muskelbewegungen, Unruhe, Atmung/Thoraxbewegungen, Pupillenreaktion und Mikrozirkulation sind bei Weitem aussagekräftiger als ein Zahlenwert auf einem Bildschirm. Und auch intraoperativ kann ein Blick in das Operationsfeld weitaus aussagekräftiger sein als ein Monitorwert.

- **Überwachungsparameter**
- Pulsoxymetrie
- EKG-Monitor
- Blutdruckmessung
- Kapnometrie
- Temperatur
- Beatmungsüberwachung:
  - Beatmungsvolumina
  - Beatmungsdrücke
  - Exspiratorisches CO_2
  - F_iO_2

18.4 · Standardüberwachung

Abhängig vom operativen Eingriff oder vom Wunsch der Anästhesie, den Patienten auch postoperativ intensiv überwachen zu können, wird ein erweitertes Monitoring angeordnet. Die erweiterten Maßnahmen werden mit dem Operateur im Vorfeld abgestimmt und mit den Angehörigen besprochen.

Ein erweitertes Monitoring wird bei größeren Wahleingriffen mit mäßigen oder starken Blutverlusten durchgeführt, die allerdings als leicht ersetzbar gelten. Neben der Basisüberwachung, die in kürzeren Abständen durchgeführt wird, können ein ZVK, eine ZVD-Messung und eine arterielle Kanüle zur invasiven Blutdruckmessung und die wiederholte Erhebung arterieller Blutgasanalysen angezeigt sein. Gleichzeitig bietet sich an, einen Blasendauerkatheter, mit integrierter Temperaturmessung zu legen, um die Bilanzierung und die kontinuierliche Temperaturkontrolle zu optimieren.

Ein umfassendes Monitoring wird bei großen Operationen oder schweren Traumen mit massiven Blutverlusten angestrebt. Hier wird zusätzlich z. B. eine intrakranielle Drucksonde gelegt und umfassende Blutuntersuchungen werden regelmäßig veranlasst.

- **Mögliche erweiterte Überwachungsparameter**
- Blasenkatheter
- ZVK-Anlage
- ZVD-Messung
- Arterielle Blutdruckmessung
- Wiederholte arterielle Blutgasmessung
- Kontinuierliche Temperaturkontrolle
- Intrakranielle Drucksonde
- Relaxometrie
- EEG-Überwachung

Blasenkatheter in der Anästhesie
- Bei geplanten Eingriffen länger als 3 h
- Regionalanästhesie der unteren Extremitäten
- Bei großen erwarteten Blutverlusten (Bilanz)

> Die Indikation für das Legen eines Blasenkatheters im Kindesalter sollte aufgrund der hohen Strikturgefahr bei Kindern eng gesetzt werden.

Relaxometrie

Die Relaxometrie (◘ Abb. 18.3) ist nicht nur im erweiterten Monitoring (neuromuskuläres Monitoring) zu finden. Gerade bei kürzeren Eingriffen ist eine Überwachung des Muskeltonus und des Relaxationszustands besonders wichtig, damit kein Patient mit einem Relaxansüberhang extubiert wird.

Die Kontrolle der neuromuskulären Übertragung kann mit einem Relaxometer

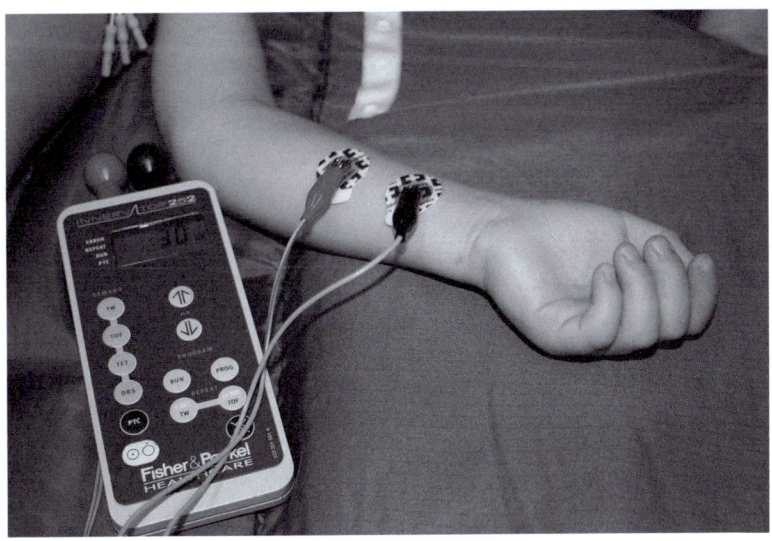

◘ Abb. 18.3 Relaxometrie

erfolgen. Der Nervenstimulator ist mit 2 Elektroden ausgestattet (oder man verwendet kabellose EKG-Elektroden), über die der Nervus ulnaris stimuliert wird. Die Elektroden werden dabei bei großen Kindern 2–4 cm proximal der Handgelenkfurche (Kleinfingerseite) aufgeklebt. Die Elektroden sollen zwar eng nebeneinander geklebt werden, damit eine ausreichend hohe Stromdichte den Nerv erreicht, allerdings hat man bei Säuglingen eher das Problem, überhaupt 2 Elektroden auf dem Unterarm zu platzieren. Eine Elektrode wird dabei proximal, die andere distal angeschlossen. Sitzen die Elektroden optimal, so innerviert man nur den N. ulnaris und stimuliert den M. adductor pollicis, sodass sich der Daumen im Grundgelenk bewegt. Wird auch der N. medianus stimuliert, zeigt sich ein Mischbild.

Die Stimulation ist unangenehm und für ein waches Kind nicht akzeptabel. Daher bietet sich folgendes Vorgehen an: Nachdem die Elektroden platziert wurden, erhält das Kind ein Hypnotikum oder volatile Anästhetika. Vor der Verabreichung eines Muskelrelaxans wird die supramaximale Reizstromstärke ermittelt. Dafür wird per **Einzelreiz (Twitch = TW)** die mA-Stärke in 10er-Schritten erhöht, bis die maximale muskuläre Reizantwort visuell, taktil oder mittels Akzelerografie erreicht wurde. Nun kann ein 10 mA höherer Wert gewählt werden, um sicherzugehen, dass man auch im späteren Operationsverlauf, trotz veränderter Hautwiderstände (z. B. durch Unterkühlung), eine angemessene Reizantwort erhält. In der Regel bleibt man aber bei dem ermittelten Wert der supramaximalen Reizstromstärke.

Die mA-Stärken variieren bei Kindern erheblich, da sie aufgrund ihrer Physiologie unterschiedlich mit Muskel- oder Fettgewebe am Unterarm ausgestattet sind.

> Eine Ermittlung der supramaximalen Reizstromstärke vor der Relaxansgabe ist daher immer individuell durchzuführen. Die gewählten mA sollten aber auch bei jugendlichen Patienten nicht über 80 mA liegen.

Nach der Relaxansgabe kann nun die muskuläre Reizantwort über einen **Viererreiz (TOF, „Train of Four")** kontrolliert werden. Die Reize werden mit einem Abstand von 0,5 s in gleicher vorgewählter Stärke ausgesandt. Ist der Muskel nicht relaxiert, zeigen sich vier gleich starke Reizantworten. Ist der Muskel teilrelaxiert, kommt es zur Entleerung des Acetylcholinspeichers, und die Reizantwort wird schwächer. Nun werden die Zuckungsamplituden des ersten und vierten Reizes verglichen und ergeben daraus den **Train-of-Four-Quotienten (T4/T1-Quotient)**. Allerdings reagiert der Muskel erst vermindert auf den TOF, wenn bereits ein Großteil der zuständigen Rezeptoren blockiert ist. Hier liegt auch die Gefahr, dass sich der Anästhesist vor der Extubation ausschließlich auf die TOF-Werte der Relaxometrie verlässt. Das Kind reagiert zwar auf einen TOF-Reiz mit einer adäquaten Antwort, allerdings können noch 30 % der postsynaptischen Acetylcholinrezeptoren blockiert sein und eine effiziente Eigenatmung des Kindes verhindern. Nur der klinische Blick und die Anzeichen eines Relaxansüberhangs, wie schaukelnde Atmung, Tachykardie, Unruhe, Schwitzen und Sättigungsabfälle bei hoher Atemfrequenz, räumen Zweifel aus.

In dieser Phase ist die Verwendung der **Double-Burst-Stimulation (DBS)** aussagekräftiger. Das Relaxometer sendet in dieser Erholungsphase zwei Dreierstimuli im Abstand von 0,75 s an die Nervenzelle. Das Gerät errechnet zwar keinen T4/T1-Quotienten, aber durch eigene taktile Kontrolle des Anästhesiemitarbeiters ist es möglich, eine evtl. Abschwächung der Reizantwort zu ermitteln. Dieses **Fading** spricht für eine unzureichende Erholungsphase und der Patient ist nicht zu extubieren. Erst bei gleich starker muskulärer Antwort auf einen Double-Burst-Reiz ist die Blockade ausreichend abgebaut.

Vorgehen:
- Platzierung der Elektroden am N. ulnaris
- Einleitung der Narkose
- Ermittlung der supramaximalen Reizstromstärke mittels TW
- Relaxierung des Kindes
- Beobachtung des Relaxierungszustands über TOF
- Intubation bei fehlender Reizantwort
- Intraoperative Kontrolle des Relaxierungsgrades

> **Train-of-Four-Reizantworten**
> - T0: Komplette Relaxierung, keine muskuläre Reizantwort
> - T1–T2: Relaxierung in der Regel für einen chirurgischen Eingriff ausreichend
> - T3: Nachrelaxierung häufig sinnvoll
> - T4: Erholungsphase, Mindestvoraussetzung zur Extubation

18.5 Zubehör und Material

18.5.1 Allgemein

In der Kinderanästhesie ist jedes zu verwendende Material darauf zu prüfen, ob es für das Alter, die Größe oder das Gewicht des Patienten angemessen ist. Insgesamt hält eine Kinderanästhesieabteilung verhältnismäßig viele unterschiedliche Materialien vor, da es immer nur von einer kleinen Patientengruppe in Anspruch genommen werden kann. Außerdem müssen alle üblichen Materialien für die Erwachsenenanästhesie vorgehalten werden, da auch 15-jährige Jugendliche leicht eine Größe von über 1,80 m und ein Gewicht über 100 kg erreichen. Schwieriger in der Beschaffung sind eher Materialien für Säuglinge/Kleinkinder oder Frühgeborene unter 1000 g.

Selbst ein Handbeatmungsbeutel, der in der Erwachsenenanästhesie nur im Hersteller variiert, ist in der Kinderanästhesie in mindestens drei Größen vorzuhalten. Alle Materialien sollten latexfrei sein, um einer Sensibilisierung der Kinder vorzubeugen.

Für eine Narkoseeinleitung sollten folgende Materialien bereitgestellt und speziell auf Größe und Gewicht des Kindes angepasst werden:

- Kristalloide Infusionslösung
- Medikamente: Atropin, Muskelrelaxans, Opiat, NaCl 0,9 %, Hypnotikum
- Material für venösen Zugang/Venenverweilkanülen
- Intubationszubehör
- Magensonde und Auffangbeutel
- Masken:
  - Runde Masken ohne Nasenaussparung eignen sich besonders für Früh- und Neugeborene, allerdings auch für Kinder bis ungefähr 3 Jahren
  - Rendell-Baker-Masken passen sich gut den Gesichtern von Kleinkindern an; außerdem haben sie einen geringen Totraum und sind leicht zu handhaben
- Guedel-Tuben:
  - Latexfreie Guedel-Tuben erleichtern die Maskenbeatmung, indem sie das Zurückfallen der Zunge verhindern, gleichzeitig bieten sie einen Beißschutz in der Ausleitungsphase und dienen als Schienung für den endotrachealen Tubus; die Größenangaben variieren bei unterschiedlichen Herstellern etwas, da es nicht nur auf die Länge des Guedel-Tubus ankommt, sondern auch auf die Krümmung
  - Größen:
    - Frühgeborene 000
    - Neugeborene 00
    - Säuglinge 0
    - Kleinkinder 1
    - Schulkinder 2–3
    - Jugendliche 3–5
- Narkosegerät und gewichtsabhängige Beatmungsschläuche
- Handbeatmungsbeutel
- Absaugung und Katheter
- Standardpatientenmonitoring
- Relaxometrie und 2 Elektroden

18.5.2 Intubationszubehör

- Tubus: errechnete Größe sowie 0,5 mm ID größer und kleiner
- Ggf. Gleitmittel
- Laryngoskopspatel
- Laryngoskophandgriff
- Magill-Zange: altersentsprechend (sind in 3 Größen vorhanden)
- Führungsstab
- Blockerspritze und Cuffdruckmessgerät
- Fixierung

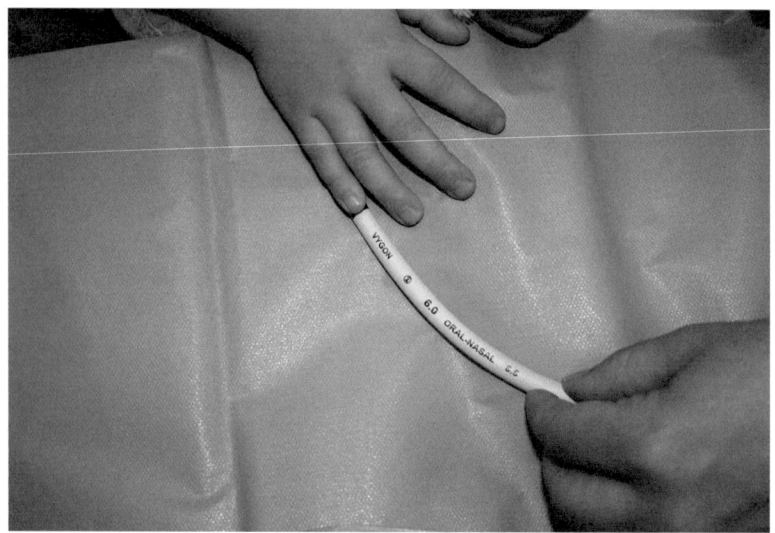

�‌ Abb. 18.4   Tubuswahl nach Kleinfingerregel

- **Tubusgröße**

Die Tubusgröße kann auf unterschiedlichste Weise errechnet werden. Üblich ist in der Anästhesie die Ermittlung mit folgender Formel:

$$\frac{18 + Alter}{4} = Tubusgröße$$

Berechnet wird der Innendurchmesser (ID) in Millimetern.

Beispiel:
Alter des Kindes: 6 Jahre

$$\frac{18 + 6\,\text{Jahre}}{4} = 6{,}0\,\text{mm ID}$$

Berechnet werden kann auch über eine weitere Formel, die allerdings nur für ältere Kinder zutrifft:

$$\frac{Alter + 4}{4} = Tubusgröße\ ID\ in\ mm$$

In der Regel wird der Innendurchmesser ermittelt, es ist aber teilweise auch noch üblich, in Charrière oder French zu rechnen. Hierzu muss man wissen, dass 1 French 1/3 mm entspricht. Eine Tubusgrößenermittlung ergibt sich mit folgender Formel: 19 + Alter = Größe in Charrière.

Viel wesentlicher ist die Ermittlung einer Tubusgröße bei Kindern, deren Alter wir nicht kennen. In solchen Notfallsituationen betrachtet man das Kleinfingerendglied des Kindes und gleicht es mit dem Außendurchmesser des gewählten Tubus ab. Stimmen sie überein, wird der Tubus voraussichtlich passend sein (Kleinfingerregel; ◌ Abb. 18.4).

- **Tubusmodelle**

In Kinderanästhesiefachkreisen wird die Diskussion um geblockte oder ungeblockte Tuben im Kindesalter vermutlich nie verebben. Durch die Entwicklung der Microcuff-Tuben, die der kindlichen Anatomie perfekt angepasst wurden, ist eine Intubation mit geblockten Tuben gut möglich. Ein Teil der Anästhesisten nutzt geblockte Tuben auch bei jungen Kindern, da mit ihnen eine atraumatische Intubation eher gewährleistet werden kann und ein zu klein gewählter Tubus nicht zwingend zu einer Umintubation führen muss. Andere Kinderanästhesisten bevorzugen ungeblockte Tuben bis zu einem Alter von 8–10 Jahren, da sie fürchten, Nekrosen in der Trachea zu setzen. Folgende Tubusmodelle sind in der Anästhesie üblich:

— **Vygon-Tuben:**
  – Größe: 2,0–6,5 mm ID ohne Cuff
  – Weicher Tubus

- **Mallinckrodt-Tuben:**
  - Größe: 2,0–8,5 mm ID ohne Cuff
  - Festerer Tubus, der knickstabiler als ein Vygon-Tubus ist
- **Portex-Tuben/Magill-Tuben:**
  - Größe: 5,0–8,5 mm ID mit Cuff
- **Microcuff-Tuben:**
  - Größe: 3,0–7,0 mm ID mit Cuff
  - Geblockter Tubus mit kurzer Spitze und kurzem Cuff, für Neugeborene > 3 kg
- **RAE-Tuben (Ring-Adair-Elwyn):**
  - Größe: 3,0–8,5 mm ID mit/ohne Cuff
  - Typischer HNO-Tubus
- **ONK-Tuben (Oxford Non-Kinking):**
  - Besonders geeignet für den Notfall
  - 90° gedreht
  - Atraumatische Spitze
  - Rechtwinklig vorgeformt
- **Woodbridge-Tuben:**
  - Mit Niederdruckmanschette
  - Dicht gewickelte Metallspirale
  - Nicht geeignet für Narkosen im MRT
- **Doppellumentuben:**
  - Rechts- und linksgedreht möglich

- **Laryngoskopspatel**
- Mit gebogenem Spatelblatt, MacIntosh:
  - Größe 0: Früh- und Neugeborene
  - Größe 1: Säuglinge bis zum 1. Jahr
  - Größe 2: Vorschulkinder
  - Größe 3: Schulkinder/Jugendliche
  - Größe 4: große Jugendliche/Erwachsene
- Mit geradem Spatelblatt:
  - Miller
  - Foregger
  - Welch-Allyn
  - Jackson-Wisconsin

Alle Laryngoskopspatel mit geradem Blatt sind besonders geeignet für Neugeborene und Frühgeborene, da ihre Epiglottis länger, höher und schwer aufzurichten ist. Für Jugendliche sind sie nicht gut geeignet, da sie leicht zur Beschädigung der Zähne führen. MacIntosh- und Miller-Spatel können am dickeren Laryngoskopgriff für Erwachsene konnektiert werden. Für alle anderen gibt es einen extra schmaleren Handgriff, der auch hinsichtlich des Gewichts entscheidend geringer ausfällt.

18.5.3 Larynxmaske

- **Einsatzbereiche**

Die Larynxmasken erfreuen sich auch in der Kinderanästhesie zunehmender Beliebtheit. Sie sind für alle Altersstufen verfügbar und eignen sich besonders bei kurzen Eingriffen in der Körperperipherie, bei HNO-Eingriffen, bei kleinen urologischen Eingriffen wie Zirkumzisionen und in der Kombination mit Regionalanästhesieverfahren. Grundvoraussetzung für den Einsatz einer Larynxmaske ist die strikte Nüchternheit des Kindes, da sie keinen sicheren Aspirationsschutz bietet. Die Dichtigkeit bei einem Beatmungsdruck von 20 cmH$_2$O hat in der aktuellen Generation an Larynxmasken jedoch erheblich zugenommen und auch die Insufflation von Luft in den Magen ist zu vernachlässigen.

Die Larynxmaske ist einfacher zu platzieren als ein endotrachealer Tubus und wird daher auch im Rettungsdienst für Kinder gern genutzt. Man benötigt keine weiteren Hilfsmittel. Die Maske wird tief in den Pharynx eingeführt, sodass die Spitze der Maske im Ösophaguseingang sitzt. Die Öffnung zeigt in Richtung Glottis. Ein ringförmiger Cuff dichtet die Maske so ab, dass kein Sekret aus dem Pharynxbereich absteigend aspiriert werden kann.

- **Larynxmaskengröße**

Siehe ◘ Tab. 18.2.

- **Ablauf**
- Maskengröße wählen
- Cuff auf Dichtigkeit prüfen
- Ggf. Gleitmittel auf der Rückseite verteilen
- Ggf. Gleitmittel vorsichtig auf der Vorderseite verteilen (*cave*: Aspirationsgefahr des überschüssigen Gleitmittels); viele Hersteller von Larynxmasken haben das Oberflächenmaterial so verändert, dass ein Gleitmittel nicht mehr notwendig ist

Tab. 18.2 Larynxmaskengröße

Größe	Gewicht des Kindes	Cuffvolumen
1	Neugeborene bis 6 kg	4–5 ml
2	Kleinkinder: 6,5–20 kg	Bis 10 ml
2,5	Kinder: 15–30 kg	10–15 ml
3	Kinder: >30 kg	Bis 25 ml
4	Kinder/Jugendliche >50 kg	Bis 35 ml
5	Jugendliche >90 kg	Bis 40 ml

- Maske leicht entblocken, sodass die Form erhalten bleibt und die Spitze nicht umschlägt
- Patient präoxygenieren
- Bolusgabe Anästhetikum
- Ausreichende Narkosetiefe abwarten
- Reklination des Kopfes
- Maske mit der Öffnung nach unten in den Mund einführen
- Entblockte Maske vorsichtig bis zum Kehlkopf vorschieben
- Maske loslassen
- Cuff aufblasen, bis keine Leckage zu hören ist
- Maske zentriert sich durch das Füllen des Cuffs selbstständig
- Handbeatmung und Prüfung auf Nebenluft
- Kapnometrie anschließen
- Beatmung mit einem Druck unter 20 cm H2O
- Fixierung

- **Vorteile**
- Hilfsmittel bei schwieriger Intubation
- Einfache Handhabung
- Geringe Atemwegswiderstände
- Kein Relaxans notwendig
- Risiken der endotrachealen Intubation werden vermieden
- Keine Heiserkeit, kein Stridor
- Keine Verletzung der Stimmbänder möglich
- Keine Reizung der Trachealschleimhaut
- Kein Maskenhalten/Nachjustieren einer Gesichtsmaske nötig
- Keine ösophagiale Fehllage möglich
- Maschinelle Beatmung problemlos möglich
- Kein Husten/Pressen dadurch Schonung der OP-Naht
- Schonende Ausleitungsphase, da kein endotrachealer Reiz vorhanden

- **Nachteile**
- Kein Aspirationsschutz
- Atemdrücke sind limitiert
- Ausreichende Narkosetiefe notwendig, um Atemwegsobstruktionen sowie Husten und Pressen zu vermeiden
- Maske kann die Epiglottis bei Kleinkindern nach hinten drücken und so die Atemwege verlegen
- Ödeme am Pharynx oder an der Epiglottis mit Obstruktion der Atemwege
- Auslösung eines Laryngospasmus durch Aspiration falsch platzierten Gleitmittels auf der Maske
- Aufblähen des Magens bei falscher Maskengröße möglich
- Nicht geeignet bei Verwendung von Desfluran, da es vermehrt zum Husten durch Schleimhautreizung kommt

- **Kontraindikation**
- Fehlende Nüchternheit
- Ileussymptomatik
- Ausgeprägte Adipositas
- Kardiainsuffizienz
- Verminderte Lungencompliance

18.5.4 Narkosegeräte

- **Narkosegerätetypen**
- Offene Systeme, z. B. Schimmelbusch-Maske
- Halboffene Systeme, z. B. Kuhn-System, Brain-System, Ayre-T-Stück
- Halbgeschlossene Systeme, z. B. Ulmer-Kreisteil
- Geschlossenes System, z. B. Physioflex

18.5 · Zubehör und Material

Die meisten modernen Narkosegeräte funktionieren nach dem Prinzip des halbgeschlossenen Systems oder des geschlossenen Narkosesystems. Gerätschaften wie die Schimmelbusch-Maske sind nur noch von historischem Wert und finden keinen Gebrauch mehr in der heutigen Anästhesie. Das Beatmungsprinzip des halboffenen Systems findet man heute nur noch an modernen Reanimationseinheiten für Neugeborene (Peri-Vent-System).

Halbgeschlossenes Narkosesystem
Siehe ◘ Abb. 18.5.

Vorteile
- Messbare Atemvolumina
- Messbare Atemwiderstände
- Geringe Wärme- und Flüssigkeitsverluste
- Partielle Rückatmung
- Geringer Frischgasflow
- Gute Steuerbarkeit der Narkose bei volatiler Anästhesie
- Narkosegasabsaugung leicht installierbar
- Handbeatmung jederzeit möglich

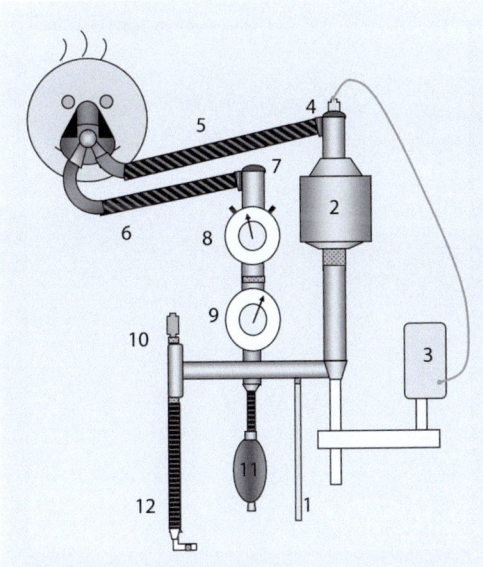

◘ **Abb. 18.5** Halbgeschlossenes Narkosesystem/Kreisteil: *1:* Frischgas, *2:* Absorber, *3:* Sauerstoffmessung, *4:* Inspirationsventil, *5:* Inspirationsschlauch, *6:* Exspirationsschlauch, *7:* Exspirationsventil, *8:* Volumeter, *9:* Manometer, *10:* Überdruckventil, *11:* Reservoirbeutel, *12:* Narkosegasabsaugung

Nachteile
- Schnelle Änderung der Narkosegaskonzentration nur durch Erhöhung des Flows möglich
- Systemundichtigkeiten können zu Raum- und Personalbelastung mit volatilen Anästhetika führen
- Der Absorberkalk bedarf regelmäßiger Kontrollen

Funktionsprinzip des Kreisteils
Über eine Frischgaszuleitung wird das am Rotameterblock voreingestellte Frischgasgemisch in das Kreisteilsystem eingeleitet. Das Frischgas kann aus reinem Sauerstoff, Raumluft mit 21 % Sauerstoffanteil oder aus einem Lachgas-Sauerstoff-Gemisch bestehen. Zusätzlich können über einen Narkosemittelverdampfer (Vapor) volatile Anästhetika zugemischt werden.

Das Frischgas strebt eine gleichmäßige Verteilung im Kreisteil an. Es fließt dabei durch den Absorbertopf, in dem sich Calciumhydrogenkarbonat befindet. Die Aufgabe des Absorbers besteht im weiteren Verlauf der Beatmung darin, den CO_2-Anteil aus dem Kreisteil zu entfernen und die Atemluft anzufeuchten und anzuwärmen. Das Calciumhydrogenkarbonat spaltet/bindet das anfallende CO_2. Dabei entstehen gleichzeitig Wärmeenergie und Wasser. Die Atemluft ist also für den Patienten klimatisiert. Gewechselt wird der Atemkalk, wenn sich ein Drittel des Kalks mittels Farbindikator erkennbar verbraucht hat oder das inspiratorische CO_2 auf 0,3 % gestiegen ist. Die Farbe des weißlichen Kalks schlägt aufgrund des veränderten pH-Wertes dann in eine lila Färbung um. Ein Wechsel erfolgt zum nächstmöglichen Zeitpunkt, da der ruhende Kalk farblich wieder weißlich umschlägt. Er ist dann zwar verbraucht, verfärbt sich aber nie wieder als Warnsignal.

Eine inspiratorische Sauerstoffmessung stellt nun im Gasfluss sicher, dass ein ausreichender Sauerstoffanteil vorhanden ist und der Lachgasanteil nicht überproportional im Kreisteil zirkuliert. Vor dem Eintritt in den inspiratorischen Patientenbeatmungsschlauch passiert das Atemluftgemisch das Inspirationsventil. Das Ventil erscheint zwar relativ patientenfern, da die Luftsäule in den dahinterliegenden Schlauchanteilen jedoch konstant bleibt, ist ein patientennahes In- und Exspirationsventil nicht notwendig. Der Gasfluss kann aufgrund der Ventile nur in eine Richtung erfolgen. Der Patient atmet ein bzw. aus und schiebt die Luftsäule über den Exspirationsschlauch durch das Exspirationsventil. Die Atemvolumina und Systemdrücke können am nachgelagerten Volumeter und Manometer oder patientennah über eine Küvette ermittelt werden.

Da ein kontinuierlicher Frischgasflow in das Kreisteil eingespeist wird und der Patient in der Regel keine Leckage entwickelt, muss in gleichem Maße Gas aus dem System herausgeführt werden, damit ein Überdruck, und somit ein Lungenschaden, vermieden wird. In Ein- bzw. Ausleitungsphasen wird mit einem hohen Frischgasflow von 4–6 l gearbeitet. Zum Erhalt der Narkose reicht ein Flow von 1 l meist aus. Das abzuleitende Gasgemisch wird über ein Überdruckventil (APL-Ventil) aus dem System geleitet und abgesogen. Es wird immer so viel Gas abgesogen, wie gleichzeitig als Frischgas in das System eingespeist wird. Um den Systemdruck zu erhöhen, kann man etwas weniger absaugen lassen, als Frischgas hineingegeben wird. Dafür wird die Stellschraube des Überdruckventils gedreht und dabei etwas verschlossen. Folge ist die bessere Füllung des Reservoirbeutels, den man zur Handbeatmung nutzt.

Fehlerquellen bei der Benutzung

Vor Inbetriebnahme an einem Patienten ist ein Gerätetest unabdingbar. Das Gerät muss dicht sein, und es dürfen keine Leckagen zu erkennen sein. In der Regel akzeptiert man an einem Kreisteil, das auch für kleine Kinder genutzt werden soll, eine maximale Leckage von 50 ml/min bei einem Systemdruck von 30 mbar. Die meisten modernen Geräte, die eine maschinelle Beatmung angeschlossen haben, gleichen eine Leckage bis zu 150 ml automatisch aus, indem sie das verloren gegangene Volumen nachschieben. Da viele Kindernarkosen allerdings mit volatilen Anästhetika durchgeführt werden, würde ein so großes Leck eine Erhöhung des Beatmungsflows bedeuten. Damit wäre die Atemluft nicht optimal klimatisiert, also kalt und trocken. Gleichzeitig erhöht sich die Mitarbeiterbelastung durch Inhalationsanästhetika.

Leckagen treten an Kreisteilen häufig an den Absorbertöpfen auf, da sich Atemkalkkörnchen bei der Reinigung der Behälter in den Dichtungen verklemmen. Weitere Fehlerquellen stellen alle Schraubverschlüsse dar, die korrekt angezogen werden müssen. Besonders gefährdet sind auch alle Beatmungsschläuche und Reservoirbeutel, die kontinuierlich im Gebrauch mechanisch beansprucht und durch die Reinigung belastet werden.

> Tritt eine Undichtigkeit mitten im Betrieb eines getesteten Gerätes auf, gilt die Regel, immer die Ursachensuche am Patienten zu beginnen. Möglich wäre eine Leckage z. B. durch Dislokation des Tubus, Diskonnektion des Tubusadapters, Diskonnektion des Spirometrieadapters.

Das Gerät wird als Letztes geprüft, wobei man den Weg der Luft als „Prüfweg" nutzt. So kann kein Geräteteil ausgelassen werden. Häufigste Ursache einer Leckage am Gerät im Betrieb ist allerdings das Abfallen eines Beatmungsschlauches, z. B. des Reservoirbeutels.

Praxis
— Zur optimalen Anwärmung und Anfeuchtung der Beatmungsluft sollte mit einem geringen Frischgasflow gearbeitet werden. Direkt nach der Einleitung kann die Flowmenge auf 0,5 l/min reduziert werden. Nur dann strömt genügend CO_2 durch den Absorber und kann seiner Aufgabe nachkommen. Gleichzeitig spart das Low-Flow- oder Minimal-Flow-Verfahren volatile Anästhetika und schont die Umwelt.
— Regelmäßige Kontrollen der Narkosegaskonzentration in den Anästhesieräumlichkeiten durch neutrale Messinstitute geben Aufschluss über versteckte Undichtigkeiten. Gleichzeitig geben sie hilfreiche Hinweise zur eigenen Überprüfung der

18.5 · Zubehör und Material

Handhabung der Maske bei inhalativen Einleitungen.
- Als Totraum wird der Anteil des Atemhubvolumens, der nicht am Gasaustausch teilnimmt, bezeichnet. Hierbei sind die Bronchialanteile, die Trachea, der Pharynx, die Beatmungsmaske, der endotracheale Tubus und der Winkeladapter der Beatmungsschläuche sowie die Beatmungsfilter gemeint. Um diesen Anteil gering zu halten, werden optimal passende Beatmungsmasken gewählt. Zusätzlich werden die Beatmungsschläuche dem Körpergewicht des Kindes angepasst. Kinder unter 30 kg KG erhalten kleine Schläuche mit einem kleineren Winkeladapter als beim Erwachsenen. Einige Hersteller von Einmal-Beatmungsschläuchen bieten inzwischen Kinderschläuche in nur einer Größe an, die für alle Gewichtsklassen geeignet sind. Zusätzlich sollten nur CO_2-Küvetten oder Spirometrieadapter genutzt werden, die einen geringen Totraum aufweisen. Dies gilt besonders für Frühgeborene und Säuglinge.
- Um das zirkulierende Volumen im Kreisteil gering zu halten, wird neben den kleineren, glatten Beatmungsschläuchen mit einer Compliance unter 0,2 ml/mbar nur ein Absorbertopf genutzt. Die eingestellte Menge an Narkosedampf erreicht den Patienten daher sehr viel schneller. Das An- und Abfluten des Inhalationsanästhetikums erfolgt rascher.
- Bei maschineller Beatmung kleiner Früh- und Neugeborener muss das Beatmungsgerät eine Software erhalten, die ein Tidalvolumen unter 50 ml ermöglicht, wenngleich die meisten Patienten dieser Größe eher druckkontrolliert und zeitgesteuert beatmet werden. Die meisten modernen Geräte weisen einen Pressure-controlled-ventilation-Modus (PCV) auf.

■ **Geschlossenes Narkosesystem**
Beispiel: Physioflex.

■■ **Vorteile**
- Sehr geringer Frischgasflow
- Keine Wärmeverluste
- Keine Feuchtigkeitsverluste
- Geringste Umweltbelastung durch Inhalationsanästhetika
- Geringer Narkosegasverbrauch

■■ **Nachteile**
- Schwierige Bedienung bei Maskeneinleitungen von Kindern, daher nicht als Einleitungsgerät geeignet
- Stromversorgung muss sichergestellt sein

■ **Mindestanforderungen an Narkosesysteme**
- Volumenkonstante und druckbegrenzte Beatmung
- Vorwählbare Einstellung und Abgabe eines Atemzugvolumens (V_t) von 50–600 ml
- Frequenzvariation 6–60/min
- Variable Überdruckbegrenzung
- PEEP bis 15 cm H_2O möglich
- Befeuchten und Vorwärmen der Atemgase
- Schnelles Umschalten auf Handbeatmung

■ **Überprüfung des Narkosesystems**
- Narkosegerät hat eine gültige Prüfplakette der sicherheitstechnischen Kontrolle (STK).
- Gasquelle: korrekter Anschluss, Druck?
- Flaschendruck? Flaschenfüllung angemessen?
- Geräteselbsttest bestanden?
- System dicht, Leckagen beseitigt.
- Widerstände im System aufgespürt und beseitigt.
- Rotameter frei beweglich?
- Absorberkalk: Farbumschlag?
- Inspiratorischen CO_2-Wert prüfen.
- Vapor für angeordnetes Narkosemittel wählen.
- Füllstand des Verdampfers für die Narkose angemessen?
- Materialien auf das Körpergewicht des Patienten anpassen.
- Patientenmonitor: Patientengruppe eingeben, Alarmgrenzen einstellen.
- Sekretabsaugung und angemessene Katheter vorhanden?

Überprüfen Sie Ihr Wissen

Zu 18.1
- Welche Informationen müssen zwingend vor einer Narkose über den kindlichen Patienten erhoben werden?
- Der aufklärende Anästhesist führt mit den Angehörigen und dem Patienten ein Einwilligungsgespräch. Welche Anteile sollen in diesem Gespräch vorkommen?
- Ab welchem Alter darf ein Patient juristisch in seinen operativen Eingriff und die Narkose im Notfall selbstständig einwilligen?
- Nennen Sie die Dringlichkeitsstufen, die es für einen operativen Eingriff gibt.
- Was beschreibt die ASA-Klassifikation und welchen Sinn hat sie?

Zu 18.2
- Wie lange vor einer Narkose würden Sie einem kindlichen Patienten das Trinken klarer Flüssigkeit erlauben?
- Nach wie vielen Stunden gilt ein Kind als nüchtern, wenn es feste Nahrung zu sich genommen hat?

Zu 18.3
- Was soll eine Prämedikation bewirken?
- Welches Medikament bietet sich zur Prämedikation von Kindern an und wie kann es oral verabreicht werden?

Zu 18.4
- Nennen Sie die Parameter einer Standardüberwachung zur Narkoseeinleitung.
- Wann würden Sie ein erweitertes Monitoring empfehlen und was bietet sich dafür an?
- Sie erhalten beim Einsatz einer Relaxometrie am Ende einer Operation einen T4-Ausschlag. Die Double-Burst-Stimulation zeigt allerdings ein Fading. Was müssen Sie vor der Extubation bedenken?

Zu 18.5
- Welches Material ist für eine Intubation zu richten?
- Sie wollen bei einer Intubation eines 6-jährigen Patienten assistieren:
  - Mit welcher Formel errechnen Sie die Tubusgröße?
  - Welche Tuben richten Sie?
  - Welchen Spatel wählen Sie aus?
- Sie wollen einen 5-jährigen Patienten, der 25 kg wiegt, mit einer Larynxmaske versorgen. Welche Maske wählen Sie aus und mit wie viel Luft wird sie geblockt?
- Welche Nachteile bietet eine Larynxmaske?
- Wann sollten Sie auf keinen Fall eine Larynxmaske verwenden?
- Beschreiben Sie kurz den Ablauf des Einführens einer Larynxmaske.
- Welche Art von Narkosesystem wird heute in der modernen Anästhesie hauptsächlich genutzt?
- Welche praktischen Umstellungen müssen an einem Narkosegerät durchgeführt werden, um es auch für Narkosen bei Säuglingen nutzen zu können?
- Was prüfen und testen Sie, bevor Sie ein Narkosegerät nutzen?
- Nennen Sie die wesentlichen Unterschiede zwischen einem Beatmungsgerät auf einer Intensivstation und einem Narkosegerät.

Narkoseeinleitung

Heike Jipp und Nadja Krause

Inhaltsverzeichnis

19.1	**Inhalationseinleitung – 490**	
19.1.1	Sevofluran – 491	
19.1.2	Lachgas (N_2O, Stickoxydul) – 491	
19.2	**Intravenöse Einleitung – 492**	
19.3	**Rektale Einleitung – 493**	
19.4	**Intramuskuläre Einleitung – 493**	
19.5	**Nicht-nüchtern-Einleitung/Rapid Sequence Induction – 493**	
19.6	**Intubation: Pflegerische Tätigkeit – 495**	
19.6.1	Intubation bei Säuglingen – 497	
19.6.2	Erwartete Intubationsschwierigkeiten – 499	
19.6.3	Unerwartete Intubationsschwierigkeiten – 501	
19.7	**Venenpunktion – 503**	

© Springer-Verlag GmbH Deutschland, ein Teil von Springer Nature 2021
H. Tönsfeuerborn et al., *Neonatologische und pädiatrische Intensiv- und Anästhesiepflege*,
https://doi.org/10.1007/978-3-662-62902-4_19

19.1 Inhalationseinleitung

Die Inhalationseinleitung ist bei Kindern im Kleinkindalter eine mögliche Einleitungsform. Der gut prämedizierte Patient kann in Begleitung seiner Eltern das volatile Anästhetikum (Sevofluran) durch eine Maske einatmen und schnell einschlafen. Erst nach der Exzitationsphase und in einem schmerzunempfindlichen Zustand werden weitere Maßnahmen durchgeführt. Dieser Umstand wird von Eltern und Kindern geschätzt (◘ Abb. 19.1).

Die lipidlöslichen Dämpfe werden zunächst vom Kind in Spontanatmung inhaliert und über Lunge und Blut zum zentralen Nervensystem transportiert, um dort eine reversible Veränderung an den Zellmembranen auszulösen. Die Weiterleitung der Nervenimpulse ist somit temporär unterbrochen und die Kinder sind bewusstlos, schmerz- und reizreduziert und die vegetativen Reflexe sind gedämpft. Der Muskeltonus ist bei ausreichender Konzentration herabgesetzt.

Das volatile Anästhetikum folgt dabei grundsätzlich der unterschiedlichen Verteilung von Partialdrücken im Körper. Ist die Konzentration/der Partialdruck des Anästhetikums in der Lunge besonders hoch, tritt ein Teil in das niedrig konzentrierte Blut über und wird dann durch das Blut weitertransportiert. Aber auch dieses gibt es wieder entsprechend dem Konzentrationsgefälle an die Gewebe ab. Je stärker ein Gewebe durchblutet wird, wie z. B. Gehirn, Herz, Leber oder Niere, umso schneller steigt hier die Konzentration. Gewebe, die während der Narkose nur wenig durchblutet werden, wie z. B. die Muskulatur, werden teilweise erst nach Stunden eine hohe Konzentration an Anästhetikum aufweisen. Je besser also ein Gehirn in der Narkoseeinleitung durchblutet wird, desto schneller schläft der Patient ein, und die Narkosetiefe korreliert dann mit dem Partialdruck des Anästhetikums am ZNS.

Im Vergleich zu einer intravenösen Einleitung tritt die Wirkung des volatilen Anästhetikums langsamer ein und gleichzeitig bedarf es einer relativ hohen Konzentration des Dampfes, um die Nebenwirkungen zu minimieren. Bei beiden Methoden finden im Körper Umverteilungsprozesse statt, bei denen die Wirkstoffe entsprechend der Gewebedurchblutung unterschiedlich verteilt werden. Die gute Steuerbarkeit der volatilen Variante liegt allerdings in der hervorragenden Durchblutung der Lunge. Abhängig von der physikalischen Fähigkeit des Dampfes, sich im Blut zu lösen, kann der Wirkstoff durch die Lunge im Blut aufgenommen werden. Volatile Anästhetika mit einem geringen Blut-Gas-Verteilungskoeffizienten zeigen nur eine geringe Löslichkeit auf und das Blut ist schnell gesättigt (Partialdruck ausgeglichen). Das Gas flutet also schnell an und die Wirkung am Kind tritt zügig ein. In der Ausleitung verläuft dieser Prozess genau andersherum, sodass der Wirkstoff schnell wieder abflutet.

Abhängig von Alter und Kooperationsfähigkeit ergeben sich zwei übliche Methoden der Inhalationseinleitung. Entweder das Kind atmet in normalen Atemzügen weiter und Sevofluran wird langsam zugemischt (alle 5–10 Atemzüge um 1 % gesteigert), oder

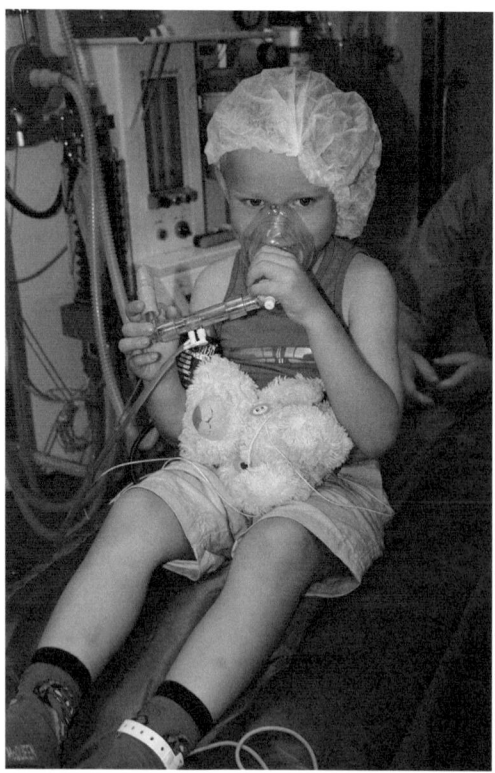

◘ Abb. 19.1 Inhalationseinleitung

das Kind wird aufgefordert, maximal auszuatmen und dann 3- bis 5-mal tief einzuatmen. Dabei wird bei einem Flow von 6 l die Sevoflurankonzentration auf 6% eingestellt. Empirisch ergibt sich keine Präferenz für eine der beiden Methoden.

Obwohl in allen Altersstufen Sevofluran schnell anflutet, gilt es zu beachten, dass kleine Kinder eine höhere Konzentration des Inhalationsanästhetikums zum Einschlafen benötigen. Ausgenommen sind hier die Neugeborenen. Sie bedürfen wegen der Unreife des Gehirns sowie der Blut-Hirn-Schranke weniger Anästhetika.

19.1.1 Sevofluran

- **Vorteile**
- Medizinisch:
  - Schnelles An- und Abfluten (geringer Blut-Gas-Verteilungskoeffizient: 0,65)
  - Geringe hämodynamische Wirkung
  - Keine Bradykardien in der Einleitung
  - Gute Venenverhältnisse durch Vasodilatation
  - Keine Schleimhautreizung
  - Bronchodilatation
  - Zentrale Reflexhemmung
  - Dämpfung zentraler Neurone (Muskelrelaxation)
  - MAC 1,5 (4% endtidal) zur Intubation ausreichend
- Für den Patienten:
  - Erträglicher Geruch des Narkosedampfes
  - Zügiges Einschlafen und Aufwachen
  - Kein schmerzhaftes Legen des Venenzugangs im Wachzustand
  - Gute zeitliche Steuerbarkeit der Narkosetiefe und -länge

- **Nachteile**
- Laryngospasmusgefahr während der Exzitationsphase
- Potenzial zu epileptiformen Episoden
- Unruhe in der Aufwachphase bei kurzen Mononarkosen
- Wirkungsverstärkung nichtdepolarisierender Relaxanzien
- Blutdruckabfälle durch Vasodilatation möglich
- Wärmeverluste durch Vasodilatation
- Hohe Raumbelastung bei unruhigen Kindern

- **Ablauf**
- Prämedikation
- Kontaktaufnahme und Identitätskontrolle
- Standardmonitoring anlegen
- Maske auf das Gesicht setzen
- Präoxygenierung
- Narkosegas zumischen und Maske fester aufsetzen
- Exzitationsphase abwarten
- i.v.-Zugang legen, soweit nicht bereits vorhanden
- Ggf. Opiat verabreichen
- Ggf. Muskelrelaxans verabreichen
- Intubation/Larynxmaske/Gesichtsmaske
- Magensonde einführen nach Intubation
- Augen vor Austrocknung schützen, z. B. Augensalbe
- Temperaturkontrolle

- **Kontraindikation**
- Verdacht auf/bestätigte maligne Hyperthermie
- Nicht nüchterne Kinder
- Hypovolämie
- Erhöhter intrakranieller Druck
- Herzinsuffizienz

19.1.2 Lachgas (N$_2$O, Stickoxydul)

Das Gas wurde 1772 von Joseph Priestley entdeckt. Die besonderen medizinischen Eigenschaften entdeckte der Chemiker Humphry Davy 1799 durch Selbstversuche. Ab 1844 wurde Lachgas, durch seine schmerzstillende Wirkung, besonders bei Zahnextraktionen eingesetzt. Lachgas riecht leicht süßlich. Beim Einatmen wirkt es analgetisch und schwach narkotisch. Die analgetischen Effekte treten ab einer Konzentration von 20% in der Atemluft auf. Für eine narkotische Wirkung ist eine Konzentration von 40–70% nötig. Beim Patienten können Halluzinationen und Veränderungen der Farbwahrnehmung auftreten. Im Körper verhält sich Lachgas eher träge. Es führt bei langer Anwendung zu einer Oxidation von Vitamin B_{12}. Wie die meisten Inhalationsnarkotika führt Lachgas zu einer leichten Erhöhung des intrakraniellen Drucks. Eine spezifische Nebenwirkung des Lachgases ist die Diffusionshypoxie, bei der das Lachgas in die Alveolen diffundiert und den Sauerstoff verdrängt. Um dieser Nebenwirkung vorzubeugen, wird am Ende der Narkose meistens reiner Sauerstoff zugeführt. Lachgas diffundiert in alle luftgefüllten Räume. Dies gilt nicht nur innerhalb des Körpers, sondern auch für luftgefüllte Räume wie Cuffblasen an geblockten Tuben. Lachgas wird heute als kurzwirksames Narkotikum vor allem zur Schmerzlinderung in der Geburtshilfe, in Notaufnahmen und bei der Zahnbehandlung eingesetzt. Man findet es unter dem Namen LIVOPAN® (▶ Abschn. 4.2.1). Es besteht jeweils zur Hälfte aus reinem medizinischen Lachgas und reinem medizinischen Sauerstoff.

19.2 Intravenöse Einleitung

Eine intravenöse Einleitung bietet sich bei Kindern spätestens dann an, wenn sie ein Körpergewicht über 25 kg erreicht haben und damit eine Inhalationseinleitung zu lange dauert (3–5 min). Diese Patienten haben meist das 6. Lebensjahr bereits erreicht und lassen sich, bei guter Vorbereitung der Punktionsstelle mit prilocainhaltigem Pflaster, problemlos eine Venenverweilkanüle legen.

Vorteilhaft sind der schnelle Wirkeintritt nach der Verabreichung des Hypnotikums und die kaum ausgeprägte Exzitationsphase. Je unerfahrener ein Anästhesieteam, desto eher sollte eine intravenöse Einleitung gewählt werden, da die meisten Zwischenfälle in der kritischen Exzitationsphase vorkommen (z. B. Laryngospasmus).

Bei kurzen Eingriffen sollte ein kürzer wirksames Hypnotikum gewählt werden, z. B. Propofol, da man insgesamt davon ausgehen muss, dass die Steuerbarkeit bei einer intravenösen Einleitung nicht so optimal wie bei einer inhalativen Einleitung ist. Nach einer intravenösen Einleitung bietet sich allerdings gleichzeitig eine Fortführung der Narkose als reine TIVA (totale intravenöse Anästhesie) an. Bei der intravenösen Einleitung mit Propofol besteht der große Vorteil, dass aufgrund der Medikamentenwirkung eine Intubation häufig auch ohne Relaxans möglich ist.

- **Mögliche Einleitungsmedikamente**
- Propofol *(Disopriван)*
- Thiopental *(Trapanal)*
- Etomidate *(Etomidate-Lipuro, Hypnomidate)*
- Ketamin *(Ketanest, Ketanest-S)*
- Methohexital *(Brevimytal, Brital)*
- Midazolam *(Dormicum)*

- **Ablauf**
- Prämedikation
- Kontaktaufnahme und Identitätskontrolle
- Standardmonitoring anlegen
- Venösen Zugang legen
- Präoxygenierung mit 100 % O_2 für mindestens 3 min
- Applikation eines Barbiturats/Hypnotikums
- Maske aufsetzen und assistierende Beatmung
- Ggf. Relaxanzien verabreichen
- Ggf. Narkosemittel per Verdampfer zumischen
- Intubation/Larynxmaske/Gesichtsmaske
- Magensonde legen
- Augen vor Austrocknung schützen, z. B. Augensalbe/Augenschutz kleben
- Temperaturkontrolle

- **Kontraindikation**
- Hypovolämie (*Etomidate* und *Ketanest* sind jedoch möglich)
- Herzinsuffizienz (*Ketanest* ist jedoch möglich)
- Obstruktive Lungenerkrankungen
- Barbituratunverträglichkeit (bei Thiopental)
- Allergie gegen Sojaöl (bei Propofol)

19.3 Rektale Einleitung

Die rektale Narkoseeinleitung wird nur in Ausnahmefällen angewandt und ist ausschließlich für kleinere, extrem verängstigte Kinder geeignet. In Anwesenheit der Eltern wird hierbei das Medikament Methohexital *(Brevimytal, Brytal)* 500 mg ad 5 ml verdünnt und körpergewichtsabhängig (25–30 mg/kg KG) mittels eines Adapters in das Rektum eingebracht.

Es sollte beachtet werden, dass es sich nicht um eine Prämedikation, sondern um eine Narkoseeinleitung handelt, die die Anwesenheit eines Anästhesieteams und die Vorhaltung aller Monitor- und Beatmungsgeräte verlangt. Es droht immer die Gefahr des Atemstillstands. 95 % der Kinder schlafen nach 8–10 min und die Narkose kann auf jede andere Weise fortgeführt werden.

Da das Medikament Methohexital einen pH-Wert von 11 hat, setzen die Kinder meist intraoperativ Stuhlgang ab. Wenn eine Neutralelektrode in der unteren Rückengegend geklebt werden soll, ist dieses zu beachten, damit es nicht ungewollt zu Verbrennungen kommt.

> Die rektale Narkoseeinleitung muss von einer rektalen Prämedikation unterschieden werden. Es droht immer eine Atemdepression.

19.4 Intramuskuläre Einleitung

Eine intramuskuläre Narkoseeinleitung ist in der modernen Kinderanästhesie unüblich geworden.

19.5 Nicht-nüchtern-Einleitung/ Rapid Sequence Induction

Die Narkoseeinleitung nicht nüchterner Patienten bedarf einer gründlichen pflegerischen Vorbereitung des Narkosearbeitsplatzes und einer effizienten Kommunikation im Anästhesieteam. Alle Materialien müssen vollständig und auf einwandfreie Funktion geprüft und griffbereit vorliegen. Medikamentendosierungen und der weitere Ablauf sollten untereinander abgesprochen werden, bevor die Narkoseeinleitung beginnt. Dem Patienten wird beim Erreichen der Einleitungsräumlichkeiten die gesamte Aufmerksamkeit geschenkt. Die Atmosphäre soll für das Kind ruhig und entspannt verlaufen. Das Risiko einer Aspiration während der Narkoseeinleitung hängt neben vielen medizinischen Ursachen auch vom Stresszustand des Kindes ab.

> Risiko der „Rapid Sequence Induction" (RSI) ist die Aspiration! Gefürchtet wird die Ausbildung eines Mendelson-Syndroms mit akuter Obstruktion der oberen Luftwege, Hypoxie, Lungenschädigung mit Ödemen und respiratorischer Insuffizienz, chemische Pneumonie und ARDS.

Bereits seit 2007 gelten gesonderte Richtlinien bei der Einleitung nicht nüchterner Kinder. Der Wissenschaftliche Arbeitskreis Kinderanästhesie (WAKA) empfiehlt aufgrund der unterschiedlichen Sauerstoffreserven während der Apnoephase einen veränderten Handlungsablauf im Vergleich zum Erwachsenen.

Kinder haben einen erheblich größeren Sauerstoffbedarf, und je kleiner die kindlichen Patienten sind, umso geringer sind die Sauerstoffreserven, selbst wenn eine ausgedehnte Präoxygenierung durchgeführt wurde. Das Risiko eines Kindes, während einer RSI einen hypoxischen Schaden zu erleiden, ist daher erheblich höher als die Aspirationsgefahr, zumal in den letzten 20 Jahren überhaupt keine kindlichen Todesfälle aufgrund von Aspiration beschrieben worden sind. Die Hypoxie ist bei kleinen Kindern eine viel häufigere und schwerere Komplikation als die Aspiration. Sie ist maßgeblich für die perioperative Morbidität und Mortalität verantwortlich. Eine Aspiration ist häufig Folge eines iatrogen ausgelösten Erbrechens im Rahmen der Intubation eines nicht vollständig relaxierten oder zu wachen Patienten. Ziel muss es daher sein, sehr schnell eine ausreichende Narkostiefe und Relaxierung zu erreichen, in der eine Intubation problemlos und zügig durchgeführt werden kann. Das Kind darf keine Abwehrreaktionen, Würgen oder Erbrechen zeigen, sondern der Atemweg soll bei der Intubation optimal einstellbar sein.

> Eine milde Beatmung mit geringen Beatmungsdrücken zwischen der Relaxansgabe und der Intubation wird ausdrücklich empfohlen.

- **Indikation**
- Nahrungsaufnahme fester Nahrung kürzer als 6 h
- Flüssigkeitsaufnahme kürzer als 1 h
- Akutes Abdomen, z. B. Ileus, Peritonitis
- Abdominelle Tumoren
- Blutungen im oberen Verdauungstrakt, z. B. Nachblutungen nach Adenotomie (AT)/Tonsillektomie (TE)
- Pylorusstenose
- Zwerchfellhernie
- Hiatushernie
- Schädel-Hirn-Trauma
- Polytrauma
- Adipositas permagna
- Fortgeschrittene Schwangerschaft

- **Pflegerische Vorbereitungen**
- Dicklumigen (ausgepackten) Absaugkatheter bereitstellen
- Absaugung auf Dauersog einstellen
- Oberkörperhoch- bzw. -tieflagerung ermöglichen (verstellbaren OP-Tisch wählen)
- Dicklumige Magensonde
- Medikamente richten:
  - Atropin
  - Rasch wirkendes Hypnotikum
  - Rasch wirksames Relaxans (Rocuronium, ggf. Succinylcholin)
  - Opiat
- Errechnete Tubusgröße sowie 0,5 mm ID kleiner und größer richten
- Ggf. geblockte Tuben verwenden
- Führungsstab bereithalten
- Zweites funktionierendes Laryngoskop
- Sicheren i.v.-Zugang legen oder liegende Venenverweilkanüle kontrollieren

- **Ablauf einer RSI**
- Frühzeitige Prämedikation für optimalen Prämedikationserfolg
- Standardmonitoring anlegen
- Lagerung: Oberkörperhochlagerung oder Neutralposition
- Schaffung optimaler Intubationsmöglichkeiten durch Lagerung
- Legen eines sicheren i.v.-Zugangs oder Kontrolle der liegenden Venenverweilkanüle
- Präoxygenierung des Kindes für 3–5 min
- Positionierung des Absaugkatheters unter Dauersog am Kopfteil des OP-Tisches
- Ggf. Atropingabe 0,01–0,02 mg/kg KG
- Magen über liegende Magensonde entleeren und danach entfernen
- Ggf. Legen einer Magensonde (Nutzen/Risiko abwägen)
- Opiatgabe
- Hypnotikum zügig injizieren:
  - z. B. 5–7 mg/kg KG Thiopental
  - 0,2–0,3 mg/kg KG Hypnomidate
  - 1–2 mg/kg KG Ketamin
  - 3–5 mg/kg KG Propofol
- Maske auf dem Gesicht belassen
- 1,0 mg/kg KG Rocuronium, Succinylcholin ist in der Kinderanästhesie obsolet
- Milde Maskenbeatmung mit einem Druck von 10–12 cm H_2O
- Medikamentenwirkung abwarten
- Laryngoskop und Tubus anreichen
- Orale Intubation
- Ggf. Cuff zügig blocken
- Kapnometrie anschließen
- Beatmung
- Auskultation
- Fixierung des Tubus
- Ggf. Anästhesiegase zumischen
- Legen einer dicklumigen Magensonde und Entleerung des Magens

Das gut prämedizierte Kind wird stressarm in den OP gebracht. Nach der Identitätskontrolle wird das Standardmonitoring angelegt. Die Kinder können auf Wunsch in Oberkörperhochlage positioniert werden. Um jedoch für den Anästhesisten optimale Bedingungen für die Intubation herzustellen, ist eine Rückenlagerung mit Neutralposition des Kopfes geeigneter. Da es sich bei einer RSI immer um eine intravenöse Einleitung handelt, muss ein sicherer i.v.-Zugang gelegt werden.

Hat das Kind bereits eine liegende Magensonde, z. B. bei Säuglingen mit einer Pylorusstenose, wird der Magen über diese entleert. An der Sonde wird durch Vorschieben und Zurückziehen so manipuliert, dass möglichst viel Mageninhalt abgesogen werden kann. Im Anschluss kann sie zur Optimierung der Intubationsbedingung entfernt werden. Hat ein Kind noch keine Magensonde liegen, gilt es zu prüfen, ob das Legen einer Magensonde angezeigt ist. Sind große Speiseteile aus fester Nahrung zu erwarten, sind diese mittels einer Magensonde nicht abzusaugen. Das Kind erleidet aber beim Legen der Sonde enormen Stress und das Aspirationsrisiko steigt hierdurch an. Das Legen einer Sonde könnte daher eher 1 h vor der Operation auf der Allgemeinstation erfolgen, damit das Kind sich noch davon erholen kann. Allerdings ist gerade dies in Notfallsituationen nicht möglich.

Unabhängig von dieser Risiko-Nutzen-Analyse und ihrem Ergebnis wird nach der Intubation immer eine Magensonde gelegt. Der Magen wird so gut wie möglich entleert, um das Aspirationsrisiko in der Ausleitungsphase zu minimieren.

Nach zügigem Injizieren der Narkosemedikamente wird in der Regel kein Krikoiddruck mehr empfohlen, da seine Effektivität wissenschaftlich umstritten ist. Eine orale Intubation wird aufgrund der schnelleren und atraumatischeren Durchführung bevorzugt. Sollte das Kind mit einem geblockten Tubus intubiert worden sein, ist dieser zügig zu blocken, um somit den Atemweg zu sichern.

- **Besonderheiten bei Kindern**

Laut Wissenschaftlichem Arbeitskreis Kinderanästhesie der DGAI:
- Die Hypoxie ist bei kleinen Kindern eine viel häufigere und schwerere Komplikation als die Aspiration.
- Trotz einer optimalen Präoxygenierung besteht aufgrund des höheren Sauerstoffbedarfs und der geringen FRC eine Hypoxiegefahr.
- Die Oxygenierung des Kindes steht im Vordergrund und rechtfertigt eine milde Beatmung zwischen der Relaxansgabe und der Intubation.
- Zur Relaxierung wird nicht mehr Succinylcholin, sondern ein nichtdepolarisierendes Muskelrelaxans wie Rocuronium empfohlen.
- Individuelles Abwägen, ob eine Magensonde vor der Narkoseeinleitung gelegt wird.
- Regelhaftes Legen einer Magensonde nach Intubation.
- Kein Krikoiddruck empfohlen.

19.6 Intubation: Pflegerische Tätigkeit

Unabhängig davon, ob für einen Patienten eine Maskennarkose oder ein Eingriff in Regionalanästhesie unter Zuhilfenahme einer Larynxmaske geplant ist, wird immer für eine Intubationsnarkose gerichtet. Da die Vorbereitungen bei den unterschiedlichen Gewichts- und Altersklassen bei Kindern zu individuell sind, findet immer eine Vorbereitung für den Notfall statt. Das passende Material wird bereitgelegt, wodurch der schnelle Zugriff möglich wird.

- **Pflegerische Tätigkeiten**
- Ggf. Legen eines intravenösen Zugangs
- Ggf. Spritzen des intravenösen Hypnotikums und Opiats
- Relaxometrie am Unterarm platzieren und supramaximale Reizstromstärke ermitteln, sofern ein Relaxans genutzt wird
- Ggf. Gabe eines Muskelrelaxans nach AVO
- Lagerung:
  - Bevorzugt Rückenlage
  - Patient und Wärmedecke am OP-Tisch mit Gurt fixieren
  - Kopf in Mittelstellung:
    - Bei Säuglingen in Schnüffelstellung
    - Bei Kindern in Schnüffelstellung oder verbesserter Jackson-Position

- Kopf unterpolstern mit Gelringen, Schaumstoffpolstern oder Seitenpolstern, ggf. Unterpolsterung des Thorax (z. B. mit Stoffwindel)
- Ggf. bei geplanter nasaler Intubation Schulkindern Nasentropfen verabreichen
- Instrumentarium überprüfen:
  - Leuchtfähigkeit des Laryngoskops
  - Spatelwahl: altersentsprechend und Form angemessen, z. B. Säugling: gerader Spatel
  - Errechnete Tubusgröße mit dem Kleinfingerendglied des Kindes abgleichen
  - Bei geblockten Tuben: Cuffdruckmanschette aufblasen, auf Dichtigkeit prüfen, Luft abziehen
  - Tubusspitze und Cuff mit geeignetem Gleitmittel benetzen (*cave:* kein Gleitmittel im Tubuslumen zurücklassen)
  - Cuffdruckmesser bereithalten
  - Ggf. Führungsstab mit Gleitmittel benetzen und der Länge des Tubus anpassen (Spitze des Führungsstabs darf nicht unten aus dem Tubus herausragen)
  - Sekretabsaugung mit aufgestecktem Absaugkatheter auf Dauersog am Kopf des Patienten positionieren
- Prüfung des Relaxationsstandes mittels Relaxometrie
- Kontinuierliche Vitalparameterkontrolle:
  - Veränderungen mit dem Intubateur besprechen
  - Ggf. Medikamente nachgeben laut AVO
  - Rechtzeitig auf SpO_2-Abfall aufmerksam machen, damit der Intubationsversuch abgebrochen werden kann
- Laryngoskop in die linke Hand des Intubateurs geben
- Optische Kontrolle:
  - Oberlippe links darf nicht vom Spatel eingeklemmt sein
  - Unterlippe links darf nicht umgeschlagen sein und auf den Zähnen liegen
  - Bei Säuglingen: Spatel drückt nicht gegen die Zahnleiste
  - Bei Kindern: Spatel berührt nicht die Schneidezähne
  - Sichtfeld des Intubateurs vergrößern: Ziehen der rechten Oberlippe nach außen
- Tubus dem Intubateur in die rechte Hand geben, ggf. Druck auf das Krikoid ausüben, z. B. BURP-Manöver („backward-upward-rightward pressure")
- Bei nasaler Intubation: Magill-Zange anreichen und wieder abnehmen
- Laryngoskop nach erfolgreicher Intubation abnehmen
- Ggf. Führungsstab entfernen
- Bei geblocktem Tubus: Tubus blocken und Cuffdruck kontrollieren
- Tubusfixation (durch Arzt oder Pflegekraft)
- Konnektion Beatmungsschläuche
- Konnektion der Kapnometrie: sofortige Kontrolle durch das Beatmungsmonitoring, um Fehllagen des Tubus auszuschließen
- Kommunikation mit dem Intubateur bei Erscheinen oder Ausbleiben der Kapnometriekurve
- Beatmungsschläuche gegen Zug sichern und im Narkosestern einklemmen
- Laryngoskopspatel einklappen und hygienisch ablegen:
  Nach Abschluss der Intubation Spatel laut Hygienerichtlinien desinfizieren oder entsorgen; ein sauberer Ersatzspatel bleibt kontinuierlich beim Patienten
- Bei oral intubierten Patienten: Guedel-Tubus oder feuchte Mullbinde als Beißschutz einführen, sodass der Tubus in der Exzitationsphase der Ausleitung nicht zugebissen wird und es zur Hypoxie kommt

■ **Ablauf**
- Narkoseeinleitung: wahlweise inhalativ oder intravenös
- Ggf. Venenverweilkanüle legen
- Maskenbeatmung wird durch Arzt sichergestellt
- Relaxans verabreichen (nur wenn Maskenbeatmung problemlos möglich ist)
- Medikamentenwirkung abwarten

- Lagerung
- Ggf. Nasentropfen
- Instrumentarium überprüfen
- Relaxometrie
- Vitalparameter durchgehend kontrollieren
- Laryngoskop anreichen
- Einstellen des Kehlkopfes durch Intubateur
- Optische Kontrolle
- Tubus anreichen
- Blickfeld vergrößern
- Ggf. Krikoiddruck oder BURP-Manöver
- Ggf. Magill-Zange anreichen
- Tubus durch die Stimmlippen einführen, bis die Markierung am Tubus nicht mehr sichtbar ist (immer ärztliche Tätigkeit)
- Laryngoskop abnehmen
- Ggf. Führungsdraht entfernen
- Ggf. Tubus blocken
- Tubusfixation
- Konnektion Beatmungsschläuche
- Beatmung des Patienten
- Kapnometrie
- Auskultation
- Dokumentation von Lage, Größe, Tiefe des Tubus und Intubationszeitpunkt

- **Intubationstiefe**

In der Anästhesie werden endotracheale Tuben unter Sicht platziert. Wenn die markierte Spitze des Tubus nicht mehr zwischen den Stimmbändern sichtbar ist, wird das Vorschieben des Tubus gestoppt. Das Laryngoskop wird aus dem Mund entfernt, während der Tubus mit zwei Fingern fixiert bleibt. Dann wird der Tubus losgelassen, mit Pflaster oder Band o. Ä. fixiert, und erst im Anschluss werden die Beatmungsschläuche konnektiert.

- **Ermittlung der korrekten Lage des Tubus**
- Platzierung unter Sicht
- Auskultation nach Intubation
- Fühlen der Tubusspitze im Jugulum (bis zum 10.–12. Lebensjahr)
- Tubuslänge ab Zahnreihe = 12 cm + 0,5 cm pro Lebensjahr:
    - Nasal: 20 % mehr

19.6.1 Intubation bei Säuglingen

Da sich die Maskenbeatmung eines jungen Säuglings nicht immer einfach gestaltet, ist die Sicherung des Atemweges mittels endotrachealer Intubation vermehrt angezeigt. Zur optimalen Oxygenierung des Kindes muss die Maske dicht auf dem Gesicht sitzen. Der prominente Hinterkopf erschwert eine einfache Lagerung, sodass auch geübtes Personal gelegentlich die Maske im Verlauf einer Narkose nachregulieren muss. Die endotracheale Intubation verhindert diese Manipulationen und ist die einzige Möglichkeit, den irritablen Atemweg sicher frei zu halten. Abhängig von der Operationsindikation ist eine Intubation häufig unumgänglich.

Aufgrund der veränderten Anatomie des Larynx und der Trachea beim Säugling ist die technische Durchführung der Intubation anspruchsvoll. Gleichzeitig ist der Intubateur mit dem Umstand konfrontiert, dass die Säuglinge eine erheblich geringere Apnoetoleranz aufweisen und der Vorgang der endotrachealen Intubation zügig durchgeführt werden muss. Trotz optimaler Präoxygenierung mit 100 % Sauerstoff bleibt dem Arzt nur eine Zeitspanne von rund 30–45 s für die Einführung des Tubus.

> Um Verzögerungen bei der Intubation zu verhindern, sollten sich Pflegekräfte und Ärzte sowohl mit den speziellen technischen Gerätschaften wie kleineren Laryngoskopen und geraden Spateln als auch mit der Anatomie des Säuglingskehlkopfes vertraut machen.

- **Besonderheiten beim Säugling**
- Nasenatmer
- Nasengänge relativ eng
- Schleimhäute reagieren sehr empfindlich mit Ödembildung oder Blutung
- Kleine Mundöffnung
- Tubusfixation gründlich durchführen:
    - Minimale Tubusbewegungen führen zu Lageverschiebungen
    - Kopfbewegungen führen zu Tubusbewegungen

- Endobronchiale Tubuslage bei Tubusbewegungen
- Ungewollte Extubation bei mangelhafter Fixierung
- Stridor nach Extubation bei ständigen Tubusbewegungen
- Schleimhautschwellungen nach Extubation bei ständigen Tubusbewegungen
— Auskultation aufgrund fortgeleiteter Geräusche ist kein sicheres Zeichen für richtige Tubuslage

■ **Besonderheiten des Larynx**
— Oropharynx relativ eng
— Neigung zur Sekretion bei Manipulation
— Zunge groß und fällt leicht zurück
— Neugeborene: Epiglottis auf Höhe C2 (2–3 Vertebralkörper höher als beim Erwachsenen)
— Krikoid in Höhe C4 (Erwachsener C6–C7)
— Epiglottis:
  - Groß und lang
  - U-förmig
  - Schwer aufzurichten
— Engste Stelle liegt subglottisch (Krikoid) mit sehr empfindlichem Schleimhautwall

■ **Besonderheiten der Trachea**
— Trachea relativ eng
— Schleimhäute vulnerabel
— Trachea bei Neugeborenen 4 cm lang
— Bronchusabgänge fast gleichwinklig
— Zu tiefe Intubation rechts- wie linksbronchial möglich
— Tubusspitze soll zwischen Glottis und Carina platziert werden

■ **Pflegerische Besonderheiten**
Die räumlichen Gegebenheiten sind so eng, dass der Intubateur und die Pflegekraft wenig Platz am Patienten haben. Die Mundöffnung des Kindes ist klein und der Intubationsspatel füllt den Mundraum nahezu aus. Um dem Arzt eine bessere Sicht zu verschaffen, wird die Lippe maximal zur Seite gezogen und der Tubus niemals über die Mundöffnung des Kindes gehalten, da er dort das Blickfeld des Arztes verkleinert. Die Pflegekraft hält den Tubus so auf die rechte Kopfseite des Kindes, dass er blind gegriffen werden kann. Nach Einführen des Laryngoskops ist gemeinschaftlich darauf zu achten, dass Ober- und Unterlippe nicht eingeklemmt sind.

Wird eine nasale Intubation angestrebt, führen viele Intubateure den Tubus zunächst oral ein, um die Größenverhältnisse zu testen und bei sehr instabilen Patienten eine Zwischenbeatmung durchzuführen. Erst dann wird der Tubus nasal platziert und die Pflegekraft reicht eine Magill-Zange zur Führung des Tubus vor die Stimmritze an. Eine Absaugung mit kleinem Absaugkatheter (Ch. 8) steht unter Dauersog bereit und kann vom Arzt dann selbstständig gegriffen werden.

Die Lagerung des Kopfes ist während des ganzen Intubationsvorgangs zu überwachen und zu optimieren. Kleine Sandsäckchen oder Ringe verhindern das Wegkippen des Kopfes. Während die Maskenbeatmung bei prominentem Hinterkopf immer in Neutralposition erfolgt, wird während der Intubation der Kopf diskret rekliniert. Ein Hebeln mit dem Laryngoskop ist zu unterbinden, da hierbei das Laryngoskop gegen den Oberkiefer gedrückt wird. Obwohl noch keine Zähne vorhanden sind, darf kein Druck ausgeübt werden, da sonst die darunterliegenden Zahnanlagen geschädigt werden.

Nach der Auskultation ist nicht immer eine sichere Aussage über die Tubuslage zu machen, da fortgeleitete Geräusche beim Säugling den Befund verschleiern. Daher ist umgehend nach der Intubation eine Kapnometrie anzuschließen, um sicherzustellen, dass der Tubus in der Trachea liegt.

■ **Laryngoskope**
Um eine achsengerechte Stellung von Oropharynxbereich, Trachea und Epiglottis zu erzeugen, ist die Wahl des Laryngoskopspatels entscheidend. Der Krikoidbereich liegt bei Neugeborenen in Höhe von C4, also 2–3 Vertebralkörper höher als beim Erwachsenen. Gleichzeitig ist auch die Epiglottis höher gelegen (C2) als beim erwachsenen Patienten. Um optimale Intubationsbedingungen herzustellen, bietet sich der Gebrauch besonders langer Spatel an, die die große Epiglottis besser aufrichten können. Auch ein Aufladen

der Epiglottis ist theoretisch mit diesen Spateln möglich. Insgesamt sind die Spatel eher schmaler, was den Gebrauch bei der kleinen Mundöffnung der Säuglinge begünstigt.

Neben dem gebogenen MacIntosh-Spatel für ältere Säuglinge haben sich Spatelmodelle von Miller, Foregger, Welch-Allyn und Jackson-Wisconsin mit langem geraden Spatelblatt etabliert. Sie sind alle in den Größen 0 und 1 für Frühgeborene, Neugeborene und Säuglinge auf dem Markt erhältlich.

19.6.2 Erwartete Intubationsschwierigkeiten

Während des Prämedikationsgespräches ist der Anästhesist in der Lage, den Patienten zu untersuchen und zu befragen. Während dieses Gespräches können die Angehörigen oder das Kind Auskunft über vorangegangene Narkosen und etwaige Intubationsschwierigkeiten geben. Diese Hinweise werden überprüft und abgewogen. Ist es bei einer Vornarkose zu Intubationsschwierigkeiten gekommen, weil das Kind Verletzungen im Mund oder Gesichtsbereich hatte oder wiesen bereits damals anatomische Besonderheiten auf erwartete Schwierigkeiten bei einer Intubation hin?

Kam es nachweislich zu Problemen bei der Intubation, besitzen die Kinder einen gelben Anästhesieausweis, der von dem Arzt ausgefüllt wurde, der das erste Mal ein Intubationsproblem vorfand. In diesem Ausweis wird die Problematik kurz beschrieben und ggf. Tipps für eine erfolgreiche Intubation gegeben.

Bei der körperlichen Untersuchung können dem Anästhesisten besondere Merkmale auffallen, die immer für eine erwartet erschwerte Intubation sprechen. Diese werden an die Pflegekräfte weitergegeben, damit entsprechende Maßnahmen und Gerätschaften vorbereitet werden können.

Gleichzeitig sollte überprüft werden, ob eine Intubation zwingend notwendig ist oder ob die Operation auch in einer Maskennarkose mittels Gesichtsmaske oder Larynxmaske durchzuführen ist. Das Risiko einer traumatischen oder problematischen Intubation mit möglichen hypoxischen Episoden oder einer Fehlintubation wird gegen das Aspirationsrisiko abgewogen. Bei Wahleingriffen kann in der Regel die Nüchternheit des Kindes abgewartet werden, und nur die operative Notwendigkeit einer Intubation ist zu prüfen. Dies gilt z. B. bei mehrstündigen Operationen oder bei Bauchlagerung sowie bei operativen Eingriffen wie Laparoskopien oder Laparotomien. Aber auch Kinder mit speziellen Vorerkrankungen, z. B. einem gastroösophagealen Reflux, bedürfen eines gesicherten Atemweges durch einen endotrachealen Tubus. Gleiches gilt für besonders kreislaufinstabile Patienten.

- **Merkmale einer erwartet schwierigen Intubation**
- Fliehendes Kinn
- Kurzer dicker Hals
- Eingeschränkte Beweglichkeit des Kiefergelenks
- Eingeschränkte Beweglichkeit des Atlantookzipitalgelenks
- Makroglossie
- Lippen-, Kiefer- und/oder Gaumenspalte
- Langer, hoher Gaumen
- Enge Mundhöhle
- Kleine Mundöffnung
- Großer Abstand Kinnspitze–Zahnreihe
- Sehr große Schneidezähne
- Verletzungen im Mund-Rachen-Bereich

- **Erkrankungen mit erwartet schwieriger Intubation**
- Pierre-Robin-Syndrom aufgrund des fliehenden Kinns
- Tumoren im Mund-Rachen-Bereich
- Akute entzündliche Vorkommnisse, z. B. Peritonsillarabszess
- Speichererkrankungen, z. B. Mukopolysaccharidose
- Klippel-Feil-Syndrom aufgrund von Anomalien im HWS-Bereich
- Down-Syndrom aufgrund der großen Zunge

◘ Tab. 19.1	Score nach Mallampati
I	Gaumenpfeiler und Uvula vollständig sichtbar
II	Gaumenpfeiler und Uvula sichtbar, Uvulaspitze von Zungenbasis verdeckt
II	Nur Uvulabasis sichtbar
IV	Uvula nicht sichtbar, nur weicher Gaumen sichtbar

- **Score nach Mallampati**

Hat das Kind eine ausreichende kognitive Reife und ist kooperativ, kann vor dem Eingriff ein Test nach Mallampati durchgeführt werden. Das Kind wird aufgefordert, den Mund maximal zu öffnen und die Zunge herauszustrecken. Der Arzt betrachtet die anatomischen Gegebenheiten und legt das Risiko eines Intubationsproblems nach vorgegebener Skala fest (◘ Tab. 19.1).

- **Hilfsmittel und Maßnahmen**
- Tubus wählen:
  - Kleineren Tubus
  - Härteren Tubus: Mallinckrodt/Portex anstelle von Vygon-Tuben
  - Gekühlten und dadurch festeren Vygon-Tubus
- Führungsstab:
  - Metallführungsmandrin
  - Kunststoffmandrin
  - Bei Säuglingen: Magensonde als Führung
- Laryngoskopspatel wechseln:
  - Eine Nummer größer wählen
  - Bei Säuglingen zum Aufladen der Epiglottis: schmale gerade Spatel, z. B. Miller, Welch-Allyn, Foregger
  - McCoy-Spatel mit abknickbarer Spatelspitze (◘ Abb. 19.2)
- Lagerung:
  - Kopflagerung in Mittelstellung: bei Säuglingen mittels Sandsäckchen, bei Klein- und Schulkindern mittels Gelringen oder Schaumstoffringen
  - Überstreckung des Kopfes
  - Unterpolsterung des Kopfes mit Gelringen oder Schaumstoffringen mit Loch
  - Bei Säuglingen ist die Unterlagerung des Kopfes aufgrund des prominenten Hinterkopfes nicht notwendig

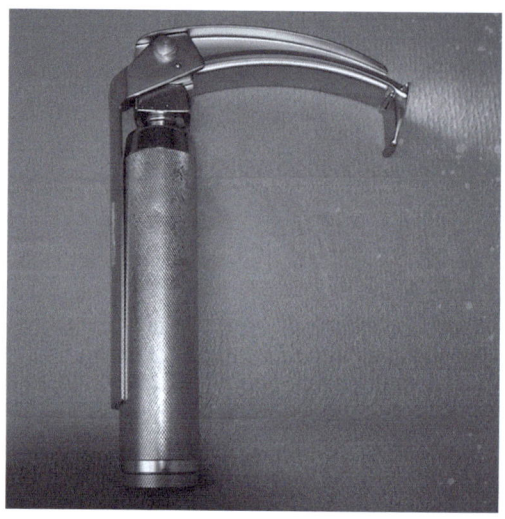

◘ Abb. 19.2 MacCoy-Spatel mit abgeknickter Spitze

  - Unterpolsterung des Brustkorbs mit Tüchern zum Zurückfallen des Kopfes
- Krikoiddruck: Wird auf Anweisung des Intubateurs durchgeführt – entweder drückt der Arzt selbst gegen das Krikoid, oder die Pflegekraft übernimmt das Drücken; Ziel des Krikoiddrucks ist die Optimierung unterschiedlicher Achsen zwischen Rachenraum und Tubusführung sowie zwischen Laryngoskop und Trachea/Kehlkopf; die üblichen Druckrichtungen entsprechen dem BURP-Manöver
- Larynxmaske
- Videolaryngoskopie
- Fiberoptische Intubation

- **Ablauf**
- Weiterleitung aller relevanten Informationen aus dem Prämedikationsgespräch an die Anästhesiepflege
- Vorbereitung des Anästhesiearbeitsplatzes für eine Intubation mittels aller zur Verfü-

gung stehenden Hilfsmittel sowie einer fiberoptischen Intubationsvariante
- Optimale Prämedikation des Kindes
- Narkoseeinleitung mit volatilen Anästhetika möglich
- Intravenöse Narkoseeinleitung, z. B. mit Propofol bevorzugt; die Induktionsmenge wird titriert und die Spontanatmung so lange wie möglich erhalten
- Sicherstellung einer Maskenbeatmung
- Vermeidung einer Relaxansgabe
- Herstellung einer adäquaten Narkosetiefe für eine Intubation zur Vermeidung von Laryngo- oder Bronchospasmus

Ist der primäre Intubationsversuch erfolgreich, kann der Patient relaxiert werden. Ist der Intubationsversuch frustran, kann eine Zwischenbeatmung über die Gesichtsmaske oder Larynxmaske durchgeführt werden.

Ist eine herkömmliche Intubation von vornherein ausgeschlossen, wird primär eine fiberoptische Intubation nach der Narkoseeinleitung angestrebt. Diese kann in Analgosedierung bei erhaltender Spontanatmung oder mittels Maskenbeatmung durchgeführt werden.

Sollte der eingeführte endotracheale Tubus eine Leckage aufweisen, wird der Patient zunächst über den Tubus oxygeniert und dann mittels Cook-Exchanger umintubiert. Der Cook-Katheter bietet die Möglichkeit, den Patienten durchgehend zu oxygenieren, wenngleich dabei viel Nebenluft entsteht. Der einmal gefundene Weg in die Trachea bleibt jedoch gesichert.

19.6.3 Unerwartete Intubationsschwierigkeiten

Kommt es zu einer unerwartet problematischen Intubation, ist der Patient meist bereits in tiefer Narkose und häufig auch schon relaxiert. Daher ist ein zügiger Abbruch der Bemühungen nicht mehr möglich. Die Beatmung muss zumindest bis zum Wirkende des Relaxans aufrechterhalten werden. Für den Fall einer unerwarteten Intubationsschwierigkeit muss in jeder Abteilung eine Handlungsanweisung vorliegen, die dem Personal klare Verhaltensrichtlinien an die Hand gibt.

- **Mögliche Handlungsrichtlinie**

Sofortige Klärung: Ist der Luftweg über eine Maske freizuhalten?

- **Maskenbeatmung möglich**
- Intubationsversuch abbrechen
- Maskenbeatmung: Oxygenierung des Kindes steht im Vordergrund; vor weiteren Maßnahmen oder einem erneuten Intubationsversuch erhält das Kind optimale Sauerstoffreserven, um eine verlängerte Apnoezeit zu ermöglichen
- Hilfe holen: Diese Hilfe sollte aus einem anderen Intubateur, z. B. Oberarzt, erfahrenem Kinderanästhesisten, bestehen, aber auch eine erfahrene Kinderanästhesiepflegekraft kann die Bedingungen für eine erfolgreiche Intubation erheblich verbessern; eine gute Kommunikation und Erfahrungsaustausch sowie eine Absprache über das Vorgehen begünstigen das weitere Geschehen
- Erneuter Intubationsversuch unter optimalen personellen und materiellen Bedingungen (maximal drei Intubationsversuche unter Zwischenbeatmung durchführen):
  – Erfahrener Intubateur
  – Erfahrene Pflegekraft
  – Lagerung
  – Krikoiddruck
  – Spezielle Tuben
  – Spatelwechsel
  – Führungsstab

- **Intubationsversuch erfolgreich**
- Prednisolongabe
- Extubation unter fiberoptischer Bereitschaft
- Dokumentation im Narkoseprotokoll
- Information der Angehörigen
- Ausstellung eines Anästhesieausweises

- **Intubationsversuche frustran**

Klärung zwischen Anästhesist und Operator, ob eine Maskennarkose beim geplanten operativen Eingriff möglich und ausreichend ist.

• Maskennarkose ausreichend
- Maskennarkose fortführen
- Larynxmaske einführen
- Dokumentation im Narkoseprotokoll
- Information der Angehörigen
- Ausstellung eines Anästhesieausweises

• Intubation notwendig
- Technikwechsel:
  - Larynxmaske/Intubationslarynxmaske
  - Fiberoptische Intubation über die Larynxmaske: Intubation erfolgt durch die Larynxmaske; es wird entweder der errechnete Tubus oder eine halbe Nummer kleiner verwendet; eine Umintubation ist im Anschluss mittels Cook-Katheter möglich
  - Videolaryngoskopie
  - Combitube
  - Kombination: Videolaryngoskopie via Bonfis-Stab bei sehr kleiner Mundöffnung
- Direkte fiberoptische Intubation
- Blind-nasale Intubation bei Säuglingen

Steht kein adäquates Personal oder Material zur Verfügung, sollte der Patient aufwachen und ein erneuter Termin geplant werden, zu dem dann alle Bedingungen geschaffen werden. Es ist in der Regel problemlos, wenn den Eltern in dieser absoluten Ausnahmesituation klargemacht wird, dass ein Kind bei einer Intubationsschwierigkeit noch einmal in Narkose versetzt wird. Das Risiko einer traumatischen Intubation ist leicht zu verdeutlichen.

Ist eine Intubation notfallmäßig durchzuführen und alle Intubationsversuche bleiben frustran, ist bei Kindern unter 10 Jahren eine transtracheale Ventilation nach dringlicher Tracheotomie oder bei Kindern über 10 Jahren eine Koniotomie anzustreben.

Direkte fiberoptische Intubation
Eine weitere Möglichkeit stellt die direkte fiberoptische Intubation dar.

• Material
- Endoskop und Lichtquelle (und ggf. Ersatzbatterien)
- Sauger ohne Fingertipp für Endoskop
- Fingertipp zum Aufstecken auf den Sekretabsauger
- Nierenschale und Schälchen mit Spülwasser (Aqua)
- Antibeschlagmittel (Tücher/Flüssigkeit) und unsterile Kompressen
- Lidocainlösung in 5-ml-Spritzen mit jeweils 1 ml Lidocain und 2 ml Luft zum Einspritzen in das Endoskop
- Nasentropfen
- Gleitmittel: Spray oder Gel
- Tuben
- Maske mit Bronchoskopieadapter oder Endoskopiemaske
- Sauerstoffsonde mit Adapter für das Kreisteil oder Sauerstoffbrille mit getrenntem O2-Anschluss
- Ggf. Führungsdraht, Cook-Katheter
- Tubusfixierung
- Medikamente laut AVO
- Zusätzlich immer Succinylcholin vorhalten
- Kapnometrieadapter

• Vorbereitung des Patienten
- Prämedikation
- Verabreichung von Nasentropfen auf der Station zum Abschwellen der vulnerablen Nasenschleimhäute
- Erneutes Verabreichen von Nasentropfen in der OP-Schleuse
- Eingriff findet, wenn möglich, in Spontanatmung und Analgosedierung statt
- Ggf. Oberkörperhochlagerung (keine Kopftieflage)
- Platzierung der Sauerstoffsonde
- Patient spontan atmen lassen
- Analgosedierung laut AVO, z. B.:
  - Propofol: Bolus 1,5 mg/kg KG; ggf. repetierend und weiter 6 mg/kg KG
  - Ultiva: Bolus 0,5 µg/kg KG und min und weiter 0,1 µg/kg KG und min
  - Keine Relaxierung
  - Spontanatmung beobachten

• Ablauf
- Prämedikation und Nasentropfen verabreichen
- Standardmonitoring anlegen
- O_2-Sonde platzieren

- Oxygenierung des Kindes
- Analgosedierung starten
- Kontrolle der Vitalparameter (Sättigung/Atmung)
- Nasen-Rachen-Raum mit altersentsprechendem Katheter absaugen
- Endoskopiematerial und Larynxmaske richten
- Medikamente laut AVO sowie Lidocain 1 % und Succinylcholin richten
- Kopf überstreckt lagern
- Ggf. Nasen-Rachen-Raum mit Lidocainspray anästhesieren
- Tubus innen und außen mit Gleitmittel benetzen
- Tubusadapter entfernen und Tubus über das Endoskop fädeln
- Tubus mit Pflaster am Endoskop fixieren
- Endoskop mit Gleitmittel benetzen
- Ggf. Narkose einleiten
- Endoskop durch die Maske fädeln
- Endoskop durch die Nase – unter Sicht – vor dem Kehlkopf platzieren
- Lokalanästhetikum durch Arbeitskanal sprühen:
  - In den Nasenrachenraum
  - Vor den Kehlkopfeingang auf die Stimmbänder
  - Nach Passage der Stimmritze in die Trachea
- Nach Passage der Stimmbänder die Position des Endoskops am Nasenflügel merken
- Tubus außen mit Gleitmittel benetzen
- Unter Drehung und vorsichtigem Schieben den Patienten intubieren
- Endoskop zurückziehen und entfernen
- Fixierung des Tubus
- Aufsetzen des Tubusadapters
- Lagekontrolle durch Kapnometrie
- Tubuslage auskultieren
- Endoskopisch die Lage des Tubus kontrollieren

Nachsorge
- Lichtquelle ausschalten
- Spülflüssigkeit durch Endoskop saugen, damit kein Sekret im Arbeitskanal des Endoskops eintrocknet
- Endoskop von außen abwischen (Grobreinigung, Außenreinigung)
- Dichtigkeitstest und Reinigung laut Hygieneplan

> Wurde der Patient fiberoptisch intubiert, bleibt das Endoskop sowohl während der gesamten Operation als auch in der Ausleitungsphase am Patienten in Bereitschaft stehen, um den sofortigen Zugriff sicherzustellen.

19.7 Venenpunktion

Viele Ärzte und Pflegekräfte aus der Erwachsenenmedizin fürchten sich vor einer Venenpunktion bei Kleinkindern und Säuglingen. Die Kinder sind häufig unkooperativ oder halten bei einer Punktion nicht still, da ihre kognitive Reife hierfür noch nicht ausreichend ist. Gleichzeitig sehen die Gefäße der Kinder klein und durchscheinend aus, oder sie verbergen sich unter einem Fettpölsterchen. Das Handling mit sehr kleinen Venenverweilkanülen ist ebenso ungewöhnlich wie die Punktionsstellen selbst. Dabei ist die Punktion der Kopfschwarte bei Säuglingen häufig eine optimale Möglichkeit, da der Zugang während der Narkose gut erreichbar ist und bei wenig Haarbewuchs optimal beobachtet werden kann. Ebenso geeignet erweisen sich Hand- und Fußrücken sowie die Innenseite des Handgelenks.

Wann immer möglich, sollte die Punktion in der Ellenbeuge vermieden werden. An diesen Stellen besteht immer die Gefahr, die Arterie zu punktieren oder den Nervus medianus zu verletzen. Sollte das Hypnotikum Thiopental versehentlich arteriell injiziert werden, kann es bei seinem pH-Wert von 11 zu schweren Gewebeschäden führen, was letztlich auch den Verlust eines Armes bedeuten kann.

Bei der Venenstauung ist immer zu beachten, dass der systemische Blutdruck eines Kleinkindes weit unter dem eines Erwachsenen liegt. Die Venenstauung sollte daher immer dem Blutdruck angemessen durchgeführt werden. Oft bietet sich eine Stauung des zu punktierenden Gefäßes mit dem eigenen Finger des Mitarbeiters an und nicht mit einem Stauschlauch oder einer Blutdruckmanschette.

Bei größeren Kindern und geplanten Eingriffen kann eine Optimierung der Punktionsumstände durch das Aufkleben eines prilocain-/lidocainhaltigen Pflasters herbeigeführt werden. Dabei ist jedoch zu beachten, dass das Pflaster auch wirklich ausreichend lange vor dem Eingriff geklebt wurde, um seine Wirkung zu entfalten. Da die Haut durch das Pflaster etwas aufgeweicht erscheint, wird das Pflaster in der Praxis häufig ungefähr 20 min vor der Punktion entfernt. Die Wirkung des Lokalanästhetikums hält weitere 1,5 h an und die Haut erholt sich etwas. Durch leichtes Klopfen auf die Punktionsstelle kommt dann das Gefäß gut zum Vorschein.

Nicht zu unterschätzen ist auch die Gefäßfüllung. Um diese zu optimieren, sind kurze Nüchternzeiten wichtig. Auch bei einer Verzögerung im OP-Plan sollte das Kind noch einmal 1 h vor dem Eingriff klare Flüssigkeit trinken, um einem Mangelzustand mit schlechter Gefäßfüllung vorzubeugen.

Häufig wird für eine Punktion der linke Handrücken gewählt. Da die meisten Kinder Rechtshänder sind, können sie direkt nach der Operation ihre bevorzugte Hand normal nutzen. Dieser zunächst unwesentlich erscheinende Umstand erhöht bei den Kindern die Akzeptanz einer Venenverweilkanüle erheblich.

Laut Biostoffverordnung ist die Anwendung von stichsicheren Kanülen auch in der Pädiatrie bindend. Inzwischen haben die meisten Hersteller auch stichsichere Venenverweilkanülen ab einer Größe von 24 G im Sortiment. Allein die 26-G-Kanülen sind noch problematisch zu erhalten. Sollten die Mitarbeiter trotzdem eine nicht stichsichere Kanüle verwenden, werden sie in Zukunft schriftlich hierzu eine Dokumentation mit Begründung ableisten müssen.

- **Günstige Voraussetzungen**
- Anxiolyse und Ablenkung
- Sedation
- Gute Gefäßfüllung durch kurze Nüchternzeiten
- Lokalanästhesie
- Optimale Beleuchtung, ggf. Kaltlichtlampe
- Geübtes Personal

- **Vorbereitung**
- **Prilocainpflaster,** z. B. *Emla-Pflaster*
- Mindestens 90 min vor der Punktion auftragen
- Ggf. Okklusionsverband
- 20 min vor geplanter Punktion entfernen
- Ggf. Wärmebehandlung
- Wahl: linker Handrücken

- **Ablauf**
- Hautdesinfektion der Punktionsstelle
- Vene stauen, z. B. Stauschlauch, Blutdruckmanschette, Handstauung
- Ggf. Tieflagerung
- Ggf. Bewegung („Pumpen") mit der Hand
- Ggf. Klopfen auf der Oberfläche
- Spannen des Gefäßes
- Hautdesinfektion
- Direktpunktion der Vene
- Mandrin zurückziehen
- Venenverweilschlauch vorschieben
- Stauung lösen
- Fixierung
- Stahlmandrin unter Kompression der Vene entfernen
- Konnektion mit einer Verbindungsleitung
- Zusätzliche Fixierung der Verbindungsleitung
- Kontrollinjektion von NaCl 0,9 %

> Jede Venenverweilkanüle muss während des operativen Eingriffs zugänglich und auf Paravasate zu kontrollieren sein.

Überprüfen Sie Ihr Wissen

Zu 19.1
- Warum stellt die Exzitationsphase bei der Inhalationseinleitung ein besonderes Risiko dar?
- Welche medizinischen Vorteile besitzt das volatile Anästhetikum Sevofluran und warum wird es bei Kindern gerne verwendet?

- Welche Nachteile hat Sevofluran in der Kinderanästhesie?
- Wann würden Sie Sevofluran nicht verwenden?
- Was bezeichnet man als „Diffusionshypoxie" bei Narkosen mit Lachgas?

Zu 19.2
- Worin liegt der Vorteil einer intravenösen Narkoseeinleitung gegenüber einer inhalativen Einleitung?
- Welche Wirkstoffe/Medikamente eignen sich für eine i.v.-Einleitung?
- Wann würden Sie eine i.v.-Einleitung mit Propofol nicht empfehlen?

Zu 19.3
- Was gilt es bei einer rektalen Narkoseeinleitung mit Methohexital zu beachten?

Zu 19.4
- Welches Medikament sollte das Kind nach einer Narkoseeinleitung mit Ketamin zusätzlich erhalten?
- Worin liegt der Vorteil in einer Einleitung mit Ketamin?

Zu 19.5
- Welches Risiko besteht bei der Narkoseeinleitung nicht nüchterner Kinder?
- Welche Folgen kann eine missglückte RSI für den Patienten haben? Was bezeichnet man als Mendelson-Syndrom?
- Bei welchen Indikationen sollte eine RSI angestrebt werden?
- Welche besonderen Empfehlungen gibt es für Kinder, um eine RSI durchzuführen?
- Was richten Sie als Anästhesiepflegekraft speziell für eine RSI?

Zu 19.6
- Beschreiben Sie die pflegerischen Tätigkeiten bei der Assistenz zur Intubation!
- Was bezeichnet man als „BURP-Manöver" bei der Intubation?
- Beschreiben Sie kurz den Ablauf einer Intubation.

Zu 19.6.1
- Welche allgemeinen Atemwegsbesonderheiten weisen Säuglinge auf, die für die Intubation relevant sind?
- Welche anatomische Besonderheit des Larynx erschwert die Intubation von Säuglingen?
- Welche Art von Laryngoskopspatel ist bei Säuglingen aufgrund der Anatomie geeignet?

Zu 19.6.2
- Bei welchen klinischen Merkmalen könnte es bei einem Kind zu Intubationsschwierigkeiten kommen?
- Bei welchen Erkrankungen oder Syndromen gehen Sie auch von einer erschwerten Intubation aus?
- Welche Hilfsmittel oder Maßnahmen können Sie ergreifen, um eine Intubation trotzdem zu ermöglichen?
- Wozu dient der Cook-Katheter und welchen Vorteil bietet er?

Zu 19.6.3
- Bei einer Narkoseeinleitung kommt es unerwartet zu Intubationsschwierigkeiten. Der Patient ist allerdings über die Maske zu beatmen. Welche Maßnahmen sollten Sie ergreifen?
- Beschreiben Sie kurz den Ablauf einer fiberoptischen Intubation.

Zu 19.7
- Was sollten Sie bedenken, wenn Sie keine stichsicheren Instrumente zum Legen einer Venenverweilkanüle nutzen?

Narkoseführung

Nadja Krause

Inhaltsverzeichnis

20.1 Totale intravenöse Anästhesie (TIVA) – 508

20.2 Balancierte Anästhesie – 509

20.3 Volatile Anästhetika – 510

20.4 Neuroleptanästhesie – 511

20.5 Analgosedierung – 511

20.6 Kontrolle der Narkosetiefe – 512

© Springer-Verlag GmbH Deutschland, ein Teil von Springer Nature 2021
H. Tönsfeuerborn et al., *Neonatologische und pädiatrische Intensiv- und Anästhesiepflege*,
https://doi.org/10.1007/978-3-662-62902-4_20

20.1 Totale intravenöse Anästhesie (TIVA)

Eine totale intravenöse Anästhesie ist eine gängige Narkoseform in der Kinderanästhesie, vor allem aber, wenn der Gebrauch von volatilen Anästhetika kontraindiziert ist. Hierzu gehören Kinder mit einer Disposition zur malignen Hyperthermie (MH) oder einer nachgewiesenen MH der blutsverwandten Angehörigen sowie Patienten mit einer Muskeldystrophie. Für Patienten mit einer PONV-Anamnese („postoperative nausea and vomiting") oder bei speziellen Eingriffen wie ophtalmologischen Operationen und Tonsillektomien wird die TIVA empfohlen. Vorteilhaft ist die totale intravenöse Narkoseführung auch bei sehr kurzen Narkosen zusammen mit dem Gebrauch einer Larynxmaske oder bei diagnostischen Eingriffen wie MRT- oder CT-Untersuchungen sowie Bronchoskopien.

Die üblichen Narkosemittel zur Führung einer TIVA sind Propofol, Midazolam oder Ketamin. In Kombination mit Opiaten wie Fentanyl, Sufentanil, Alfentanil oder Remifentanil sind sie sowohl für längere als auch für kurze schmerzhafte Eingriffe geeignet.

- **Vorteile**
- Schnelles Erreichen der Blutkonzentration
- Schnelles Einschlafen
- Keine/gering ausgeprägte Exzitationsphase
- Sparsamer Gebrauch von Narkosemitteln
- Stimuliabhängige Steuerbarkeit der Narkose
- Zügiges Erwachen nach kurzen Eingriffen
- Wohlbefinden beim Erwachen
- Antiemetische Wirkung
- Empfohlen zur PONV-Prophylaxe
- Geeignet bei MH-Disposition, da keine Triggersubstanzen

- **Nachteile**

Wirkdauer der Medikamente wird beeinflusst durch:
- Umverteilungsphänomen
- Metabolisierungsfähigkeit in der Leber
- Ausscheidung über Galle und Niere

Die Wirkungsstärke wird beeinflusst durch:
- Grad der Plasmaeiweißbindung
- Injektionsgeschwindigkeit
- Dosis
- Herzminutenvolumen

Weitere Nachteile:
- Propofol:
  - Prolongiertes Erwachen möglich
  - Injektionsschmerz
  - Keine Zulassung für Kinder unter 1 Monat
  - Schwierige Dosierung bei Säuglingen, da Metabolisierung bei Unreife des hepatischen und renalen Systems schwankt
  - Gefahr der Awareness bei Säuglingen und Kindern aufgrund des höheren Stoffwechsels (erhöhter Grundumsatz)

Umverteilungsphänomen

Sowohl volatile als auch intravenös verabreichte Narkosemittel verteilen sich im Körper, indem sie dem Konzentrationsgefälle in den unterschiedlichen Geweben folgen. Wie schnell ein Gewebe gesättigt wird, hängt dabei maßgeblich von der Durchblutung ab. Gut durchblutete Gewebe wie das Gehirn, aber auch das Herz, die Leber und die Nieren werden schnell mit intravenös verabreichten Narkosemitteln gesättigt. Schlechter durchblutete Gewebe, wie Muskeln oder Körperfett, werden erst später gesättigt.

Direkt nach der Injektion des Narkosemittels strömt das Blut mit einer hohen Medikamentenkonzentration durch die gut durchbluteten Gewebe, und entsprechend dem Konzentrationsgefälle reichert sich das Anästhetikum zügig dort an. Die Wirkung am Gehirn setzt also umgehend ein. Die Blutkonzentration sinkt entsprechend ab, zumal das Blut auch an den schlechter durchbluteten Geweben vorbeiströmt und weiterhin seinen Medikamentenwirkstoff abgibt. Im weiteren Verlauf ist nun das Blut geringer konzentriert als die gut durchbluteten Gewebe, sodass das Anästhetikum wieder zurück aus dem Gehirn in das niederkonzentrierte Blut diffundiert. Von dort wird es in andere, „langsamere" Gewebe wie die

Muskulatur umverteilt. Später findet dann diese Umverteilung auch in das am schlechtesten durchblutete Fettgewebe statt.

Zu Beginn der Narkose wirkt das Medikament also vornehmlich im Gehirn, wird dann aber über das Blut zunächst in die Muskulatur und später in das Fettgewebe umverteilt. Ausschlaggebend bleiben die jeweilige Plasmakonzentration und das Konzentrationsgefälle im Blut und in den Geweben.

> Befindet sich der Wirkstoff aufgrund der Umverteilung hauptsächlich im Fettgewebe, kann man nicht mehr davon ausgehen, dass bei einmaliger Injektion des Medikaments ein ausreichender Wirkstoffspiegel im Gehirn vorhanden ist, um eine Narkosewirkung zu erhalten. Der Patient droht zu erwachen.

> Es gilt immer zu bedenken, dass die Wirkdauer erheblich kürzer ist als die Verweildauer des Medikaments im Körper. Nur eine kontinuierliche Injektion kann die Konzentrationsdifferenzen zwischen Gehirn, Muskulatur, Fett und Blut optimieren.

- **Kontraindikation**
- Hypovolämie
- Herzinsuffizienz

- **Ablauf einer TIVA mit Propofol**
- Vorbereitung der Punktionsstelle mit prilocainhaltigem Pflaster
- Prämedikation
- Identitätskontrolle des Patienten
- Kontaktaufnahme mit dem Kind
- Anlegen des Standardmonitorings
- Legen eines sicheren venösen Zugangs
- Präoxygenierung
- Opiatgabe, z. B. Remifentanil, Sufentanil
- Ggf. Lidocain 1 % verabreichen
- Langsame (über 90–120 s) Bolusgabe Propofol 1 % (2–3,5 mg/kg KG)
- Maskenbeatmung
- Ggf. Relaxierung
- Ggf. Larynxmaske oder endotrachealen Tubus einführen
- Kontinuierliche Propofolgabe (6–12 mg/kg KG und h):
  - Wenn möglich Propofolgabe über TIVA-Pumpen
  - Eingabe vom Körpergewicht des Kindes
  - Kontrolle der Eingabe nach dem „4-Augen-Prinzip"
- Kontinuierliche Kontrolle und Dokumentation der Vitalparameter

20.2 Balancierte Anästhesie

- **Komponenten der Allgemeinanästhesie**

Basierend auf den einzelnen Komponenten der Anästhesie wie Hypnose, Analgesie, Reflexdämpfung und Muskelrelaxation werden Medikamente und Regionalanästhesieverfahren kombiniert. Die Allgemeinanästhesie kennt dabei die klassische Mononarkose mit volatilen Anästhetika, die Neuroleptanästhesie, die TIVA und die balancierte Anästhesie. Hinzu kommen Regionalanästhesieverfahren und die Kombinationsanästhesie, bestehend aus einem Allgemeinanästhesieverfahren und einer Regionalanästhesie (Tab. 20.1).

Als balancierte Anästhesie wird somit die Kombination aus einem Hypnotikum oder einem volatilen Anästhetikum zum Einleiten und einem Opioid verstanden. Die Aufrechterhaltung der Narkose erfolgt dann über ein Inhalationsanästhetikum.

- **Ziel**
- Optimierung der Steuerbarkeit einer Narkose
- Wirkdauer und Wirkstärke der einzelnen Medikamente werden an die operativen Reize angepasst
- Reduktion des Medikamentenverbrauchs
- Reduktion der Nebenwirkungen einzelner Wirkstoffe
- Schnelleres Erwachen und Erholung des Kindes
- Optimierung der postoperativen Schmerztherapie

- **Vorteile**
- Balancierte Narkosen sind besser steuerbar als Mononarkosen.
- Die Gabe eines Opiats vor der Intubation begünstigt sowohl bei intravenöser als auch bei inhalativer Narkoseführung die Intubationsbedingungen.

Tab. 20.1 Komponenten der Allgemeinanästhesie

Technik/Medikament	Beispiele der Umsetzung
Intravenöse Hypnotika Sedativa	Propofol, Etomidate, Ketamin, Thiopental, Midazolam, Methohexital
Volatile Anästhetika	Sevofluran, Isofluran, Desfluran
Opioide	Fentanyl, Alfentanil, Sufentanil, Remifentanil, Piritramid
Periphere Analgetika	Paracetamol, Metamizol, Ibuprofen, Diclofenac
Muskelrelaxanzien	Rocuronium, Vecuronium, Atracurium, Cisatracurium, Mivacurium, Pancuronium
Regionalanästhesieverfahren	Peniswurzelblock, Iliohypogastricusblock (IHB), Kaudalanästhesie, Transversus-abdominis-plane-Block (TAP), Epidural- oder Spinalanästhesie, periphere Leitungsblockade, axillärer Block etc.

— Gibt man bei einer Inhalationsnarkose ein Opiat hinzu, kann der MAC-Wert des Inhalationsanästhetikums erheblich gesenkt werden. Dadurch kann die Konzentration reduziert werden und die Nebenwirkungen des volatilen Anästhetikums verringern sich. Diese Kombination ist besonders für kreislaufinstabile Patienten geeignet.
— Die frühe intraoperative Gabe eines länger wirkenden Opiats (Piritramid) zur postoperativen Schmerztherapie verbessert das Erwachen nach der Narkose und begünstigt die gesamte Schmerztherapie.
— Mononarkosen mit Sevofluran führen bei Kindern postoperativ zu ausgeprägter Agitiertheit. Die Gabe eines Opiats reduziert diese Unruhe.

- **Nachteile**
— Medikamentenüberhänge müssen für jeden einzelnen Wirkstoff isoliert betrachtet werden. Dies gilt vor allem für Muskelrelaxansüberhänge. Das Kind könnte bereits subjektiv erwacht sein, aber trotzdem unter einem Relaxansüberhang leiden und mit Stresssymptomatik reagieren.
— Die Gabe eines Opiats erschwert die Beurteilung der Pupillen und der Narkosetiefe.
— Bei Unverträglichkeiten des Kindes gegenüber einem Wirkstoff gestaltet sich die Ursachensuche wesentlich komplexer als bei Mononarkosen.
— Bei Einsatz eines Regionalanästhesieverfahrens mit einer TIVA kann der Patient keine Auskünfte über Wohlbefinden oder Komplikationen der Regionalanästhesie geben.

20.3 Volatile Anästhetika

- **Isofluran**

Isofluran ist aufgrund seines stechenden Geruchs und seines höheren Blut-Gas-Verteilungskoeffizienten als Sevofluran nicht als Einleitungsanästhetikums geeignet. Sein geringer Einfluss auf die Organfunktion des Patienten und die geringe Metabolisierungsrate sowie die gute anästhetische und muskelrelaxierende Wirkung machen dieses volatile Anästhetikum zu einem gerne verwendeten Narkosegas zur Narkoseführung. Das Zumischen über den Vapor ist einfach und der Verbrauch des Patienten über den Vergleich von inspiratorischer und exspiratorischer Konzentration gut zu monitoren.

- **Nebenwirkungen**
— Negativ-inotrop
— Stechender Geruch
— Schleimhautreizung
— Husten des Kindes bei inhalativer Einleitung
— Starke Vasodilatation
— Steigerung des ICP

Desfluran

Desfluran ist das volatile Anästhetikum mit dem geringsten Blut-Gas-Verteilungskoeffizienten und ist optimal zur Führung und Steuerung einer Narkose geeignet. Trotz seines ultraschnellen An- und Abflutens wird es nicht als Einleitungsgas genutzt, da sein intensiver unangenehmer Geruch stark schleimhautreizend ist. Es führt aufgrund einer Sympathikusstimulation in der Anflutungsphase zu Tachykardien beim Patienten. Verwendet wird Desfluran in speziellen vorgewärmten Vaporen.

Sevofluran

Obwohl Sevofluran häufig nur in Verbindung mit der Narkoseeinleitung gebracht wird, ist es auch bestens geeignet zur Aufrechterhaltung einer Narkose. Ein Wechsel des Narkosemittels ist somit nicht notwendig (▶ Kap. 19).

20.4 Neuroleptanästhesie

Die Neuroleptanästhesie (NLA) ist eine typische Narkoseform bei Operationen von Früh- und Neugeborenen. Früher wurde für eine Neuroleptanalgesie eine Medikamentenkombination aus dem Neuroleptikum Droperidol und dem Analgetikum Fentanyl genutzt. Der Patient war durch das Neuroleptikum stark sediert, antriebslos und gleichgültig. Das Analgetikum reduzierte die Schmerzen. Trotzdem konnte der Patient wach und kooperativ sein.

Heute kombiniert man meist das Benzodiazepin Midazolam mit einem Opiat, z. B. Fentanyl, Sufentanil oder Remifentanil. Zusätzlich ist eine Gabe von Muskelrelaxanzien möglich. Die NLA wird immer als Intubationsnarkose durchgeführt. Viele Neuroleptanästhesien sind heute durch TIVA ersetzt worden, allerdings finden sie immer noch dort ihren Einsatz, wo andere Medikamente noch keine Zulassung für sehr junge Kinder haben.

Indikation
- Wenn der Einsatz volatiler Anästhetika nicht angezeigt ist, z. B. Leberschäden oder Leberunreife, erhöhter Hirndruck
- Früh- und Neugeborenennarkosen
- Disposition zur malignen Hyperthermie

Ablauf
- Prämedikation bei Kindern über 6 kg KG oder 6 Monate
- Anschließen des Standardmonitorings
- Legen einer Venenverweilkanüle
- Präoxygenierung des Kindes
- Intravenöse Gabe von Midazolam
- Fentanyl-/Sufentanilgabe
- Maskenbeatmung
- Wenn Maskenbeatmung möglich: Relaxierung
- Intubation
- Kontinuierliche Kontrolle der Vitalparameter und der Narkosetiefe

Besonderheiten
- Der Muskelrelaxansbedarf ist erhöht.
- Beim Zumischen volatiler Anästhetika verlängert sich die Analgetikawirkung.
- Folge kann eine längere atemdepressive Wirkung sein. Eine Extubation nach der Operation gestaltet sich dann bei Frühgeborenen eher schwieriger, sodass ein Nachbeatmungsplatz sichergestellt werden muss.

20.5 Analgosedierung

Als Analgosedierung bezeichnet man die medikamentöse Schmerzausschaltung bei gleichzeitiger Sedierung. Im Unterschied zu einer Narkose bleibt die Spontanatmung erhalten. Die Kinder reagieren aber auf äußere Reize. Zur minimalen Sedierung eignen sich das Benzodiazepin Midazolam. Für die Anwendung von Midazolam spricht die Anxiolyse und die anterograde Amnesie. Für eine tiefere Sedierung eignet sich, durch seinen schnellen

Wirkungseintritt und kurze Wirkdauer, das Phenolderivat Propofol. Auch vor Sedierungen muss wie vor Allgemeinnarkosen die übliche Nahrungskarenz eingehalten werden. Der Arbeitsplatz sollte mit einem Narkosegerät ausgestattet sein. Das Standardmonitoring wie bei einer Allgemeinnarkose muss vorgehalten werden. Ein weiterer wichtiger Parameter ist die kontinuierliche Messung des endtidalen Kohlendioxids, damit eine Atemdepression erkannt wird. Hierzu eignen sich doppelläufige Nasensonden oder Nasensonden mit CO_2-Messung.

- **Kontraindikation**
- Aspirationsgefahr
- Stark eingeschränkte kardiovaskuläre Funktion
- Erhöhter intrakranieller Druck
- Kritischer Atemweg
- Respiratorische Insuffizienz

- **Überwachung nach einer Sedierung**

Nach einer Sedierung müssen die Kinder überwacht werden. Sie sollten in einer stabilen Seitenlage liegen und in einer Überwachungseinheit mindestens mittels Pulsoxymetrie überwacht werden. Das schmerzfreie, wache Kind mit stabilen Vitalfunktionen kann auf die Station verlegt werden. Ist eine Entlassung nach Hause geplant, gelten die gleichen Entlassungskriterien wie nach ambulanten Prozeduren.

20.6 Kontrolle der Narkosetiefe

Während einer Operation werden mittels Allgemeinanästhesie das Bewusstsein und die Schmerzempfindungen reversibel ausgeschaltet. Um eine zu flache, aber auch eine zu tiefe Narkose mit ihren unerwünschten Begleiterscheinungen zu vermeiden, ist es notwendig, die Narkosetiefe zu erfassen. Leider gestaltet sich dieses recht schwierig und eine zweifelsfreie Methode gibt es nicht. Daher bemüht sich die Anästhesie in den letzten Jahren immer mehr, die elektrischen Aktivitäten des Gehirns zu messen, da alle Anästhetika diese beeinflussen. Außerdem stehen dem Anästhesisten weitere klinische Parameter zur Verfügung, um die Narkosetiefe indirekt zu verifizieren.

Bei der Messung der Narkosetiefe geht es neben der Optimierung des Patientenkomforts und der Patientensicherheit auch um wirtschaftliche Aspekte. Bei einer auf den kindlichen Patienten abgestimmten Narkosetiefe wird ein punktgenaues Erwachen zum Ende der Operation angestrebt. Dieses verkürzt die personalintensive Ausleitungsphase, und die Überlappungszeiten (Zeit zwischen Naht und Schnitt des folgenden Patienten) verringern sich. Die gut geführte Narkosetiefe bringt somit eine wirtschaftlich optimale Auslastung eines OP-Saales und spart Anästhetika.

Viel wichtiger erscheinen jedoch die Vorteile für den Patienten. Gerade bei Kindern besteht die Neigung der Überdosierung von Anästhetika, wohl wissend um den Umstand, dass Kinder einen höheren Grundumsatz haben und dass das Risiko einer Unterdosierung mit intraoperativer Wachheit größer ist als bei anderen Patientengruppen. Bei angemessener Narkosemittelzufuhr und somit hämodynamisch stabilen Zuständen erwacht das Kind entspannt und verbleibt entscheidend kürzer im Aufwachraum. Es kann bei gutem Allgemeinzustand und kürzerer Rekonvaleszenzzeit die Klinik früher verlassen.

- **Methoden zur Überwachung der Narkosetiefe**

Bispektral-Index (BIS; ◘ Abb. 20.1):
- Ableitung der Hirn- und Muskelströme
- Durch auf die Stirn aufgeklebte Elektroden

- **Ziele der Überwachung der Narkosetiefe**
- Vermeidung einer zu flachen Narkose:
  - Verringerung der Inzidenz von Wachheitszuständen (Awareness)
  - Vermeidung von intraoperativem Stress
  - Verringerung von postoperativen Schmerzen
- Vermeidung einer zu tiefen Narkose:
  - Verkürzung des postoperativen Erwachens
  - Verkürzung der Wechselzeiten
  - Verkürzung der Aufwachraumzeiten
  - Verkürzung der Überwachungszeiten

20.6 · Kontrolle der Narkosetiefe

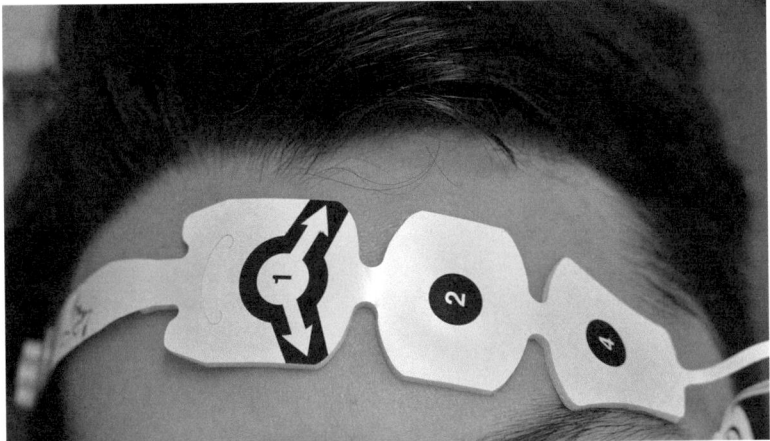

Abb. 20.1 Bispektral-Index (BIS)

- Optimierung des Narkosemittelverbrauchs
- Optimierung der hämodynamischen Stabilität

Zeichen einer zu flachen Narkose
- Ausgeprägte EEG-Aktivitäten
- Tränenfluss, Blinzelreflex
- Rote, gefäßinjizierte Bindehaut
- Schwitzen
- Stresssymptome
- Steigende Herzfrequenz
- Blutdruckanstieg
- Atmung:
  - Tiefe Atemzüge bei Spontanatmung
  - Tachypnoe
  - Gegenatmung am Narkosegerät bei intubierten Patienten
- Bewegungen beim nicht relaxierten Kind

Einige der Parameter für eine zu flache Narkose kommen jedoch auch bei einer angemessenen Narkosetiefe vor und dürfen nicht missinterpretiert werden. So kann das Kind durchaus eine Herzfrequenzsteigerung aufgrund von Hypovolämie, Hyperthermie, aber auch durch das Anfluten des Narkosemittels Desfluran erhalten. Auch Blutdruckveränderungen sind kein sicheres Zeichen, da gerade Säuglinge erst zeitverzögert auf Volumenverschiebungen mit Blutdruckveränderungen reagieren. Treten bei Schulkindern Symptome wie Schwitzen, Blutdrucksteigerungen und Herzfrequenzsteigerungen auf, sollte man auch an eine Stresssituation aufgrund einer Hypoventilation bei bestehender Muskelrelaxierung denken.

> Es ist wichtig, dass der Anästhesist regelmäßig in das Operationsfeld schaut, um den Narkosebedarf bei unterschiedlichen Eingriffen und Schmerzreizen einschätzen zu können. Der Narkose- und Schmerzmittelbedarf richtet sich auch nach der Reizstärke, die an den Geweben variiert.

Starke Stimuli – hoher Narkosemittelbedarf
- Endotracheale Intubation
- Hautschnitt
- Präparation thorakaler Gefäße
- Zug am Peritoneum
- Dilatation des Anus
- Manipulationen an der Knochenhaut
- Überdehnung der Harnblase
- Zug an den Augenmuskeln

Schwache Stimuli – geringer Narkosemittelbedarf
- Nekrosenabtragung
- Operationen ohne Zug an Muskeln oder Fasern

Kein wesentlicher Stimulus – kaum Narkosemittelbedarf
- Operationen am Gehirn
- Operationen an der Lunge

- Operationen am Darm
- Operationen an Bindegeweben

- **Maßnahmen bei zu flacher Narkose**
- TIVA:
  - Erhöhung der kontinuierlichen Hypnotikum- oder Barbituratförderrate
  - Bolusgabe des Hypnotikums oder Barbiturats
  - Bolusgabe eines Opiats
  - Ggf. Operation kurzfristig stoppen bis zum Wirkeintritt der Medikamente
- Inhalative Narkoseführung:
  - Erhöhung der volatilen Anästhetikumkonzentration (Vapor aufdrehen)
  - Erhöhung des Frischgasflows am Narkosegerät
  - Ggf. Hyperventilation
  - Ggf. Operation kurzfristig stoppen

- **Maßnahmen bei zu tiefer Narkose**

Ein relativ sicheres Zeichen für eine zu tiefe Narkose bei Schulkindern ist das Absinken des Blutdrucks. Wird mit einem volatilen Anästhetikum gearbeitet, wird dieses sofort reduziert und der Beatmungsflow erhöht, um das Narkosesystem zu spülen. Gleichzeitig wird Volumen per kristalloider Infusion zugeführt. Bei intravenöser Narkoseführung kann das Hypnotikum und Opiat an der Spritzenpumpe reduziert werden.

Überprüfen Sie Ihr Wissen

Zu 20.1
- Für welche Patientengruppe eignet sich eine totale intravenöse Anästhesie (TIVA) besonders?
- Welche Vorteile bietet eine TIVA?
- Was bezeichnet man als „Umverteilungsphänomen"?
- In welchen Fällen würden Sie keine TIVA mit Propofol empfehlen?

Zu 20.2
- Was bezeichnet man als „balancierte Anästhesie"?
- Nennen Sie drei Beispiele für Kombinationen einer balancierten Anästhesie.
- Beschreiben Sie die Vorteile einer balancierten Anästhesie gegenüber einer Mononarkose.
- Welchen Nachteil birgt die Kombination unterschiedlicher Anästhetika?

Zu 20.4
- Welche Medikamente werden heute zur Führung einer Neuroleptanästhesie (NLA) genutzt?
- Beschreiben Sie kurz den Ablauf einer Narkoseeinleitung bei einer NLA.
- Was müssen Sie in Bezug auf die Medikamentenwirkung beachten, wenn Sie eine NLA durchführen?

Zu 20.6
- Welches Ziel verfolgt die kontinuierliche Überwachung der Narkosetiefe?
- Welche klinischen Zeichen zeigt ein kindlicher Patient bei zunehmender Wachheit?
- Bei welchen operativen Stimuli bedarf der Patient eines besonders hohen Narkosemittelverbrauchs?
- Welche Maßnahmen sollten umgehend eingeleitet werden, wenn sich die Narkose als zu flach herausstellt?

Ausleitung einer Narkose

Nadja Krause

Inhaltsverzeichnis

21.1 Ablauf einer Ausleitung – 516

21.2 Extubation in der Anästhesie – 518

21.3 Zwischenfälle in der Anästhesie – 520
21.3.1 Laryngospasmus – 520
21.3.2 Bronchospasmus – 523
21.3.3 Aspiration – 524
21.3.4 Maligne Hyperthermie – 525
21.3.5 Hypoxie aufgrund verminderter Ventilation – 528

© Springer-Verlag GmbH Deutschland, ein Teil von Springer Nature 2021
H. Tönsfeuerborn et al., *Neonatologische und pädiatrische Intensiv- und Anästhesiepflege*,
https://doi.org/10.1007/978-3-662-62902-4_21

21.1 Ablauf einer Ausleitung

Zum Zeitpunkt der Ausleitung einer Narkose müssen immer eine Pflegekraft und ein Anästhesist den Patienten betreuen. Rechtlich ist eine Extubation nur durch einen Arzt durchzuführen. Gleichzeitig sind die multiplen Aufgaben in der sensiblen Ausleitungsphase auch nur durch zwei Fachkräfte zu leisten. Das Kind wird aus seiner Operationslagerung in eine Rückenlage gebracht und am OP-Tisch mittels eines Gurtes fixiert. Dieser soll das Herunterfallen des Kindes während der unruhigen Exzitationsphase verhindern. Er schützt das Kind jedoch auch, wenn es aufgrund des volatilen Anästhetikums Sevofluran zu einem unruhigen Erwachen kommen sollte.

Alle venösen oder arteriellen Zugänge, die im weiteren Verlauf der Behandlung nicht mehr benötigt werden, sollten vor dem Erwachen des Kindes gezogen werden. Eine schmerzfreie Entfernung und Betrachtung der Punktionsstellen unter ruhigen Bedingungen stellt nicht nur einen hohen Patientenkomfort dar, sondern sichert auch eine optimale Blutstillung und Beurteilung. Eine spätere Entfernung dieser Zugänge im Aufwachraum ist häufig schwieriger und verstärkt die Unruhe besonders bei Kleinkindern. Hat man die Wahl zwischen mehreren venösen Zugängen, so entfernt man bei Kleinkindern diejenigen, die an der bevorzugten Hand liegen, damit sie diese wieder frei zum Spielen haben. Schulkinder fühlen sich besonders durch Zugänge in den Ellenbeugen in ihrer Bewegung eingeschränkt.

Nach dem Abstellen des volatilen Anästhetikums wird dieses in den nächsten Minuten mittels eines hohen Flows „ausgewaschen". Es wird darauf geachtet, dass der endexspiratorische CO_2-Wert angemessen hoch ist, um eine Spontanatmung zu initiieren. Eine kurzzeitige Hypoventilation kann dafür hilfreich sein. Setzt die Spontanatmung ein und der Patient erreicht ein Tidalvolumen von mindestens 6 ml/kg KG und alle Schutzreflexe sind vorhanden, kann eine Extubation angestrebt werden. Nach optimaler Oxygenierung wird die Exzitationsphase abgewartet und der Patient bei ruhiger Spontanatmung extubiert.

- **Ablauf**
- Umlagerung in Rückenlage
- Entfernung der Augenpflaster/des Augenschutzes
- Entfernung von OP-Fixierungen, z. B. der Arme
- Fixieren der Beine (Gurt)
- Abstöpseln/Ziehen überflüssiger Venenverweilkanülen
- Ggf. Entfernung einer arteriellen Kanüle
- Abstellen der volatilen Anästhetika
- Ggf. Hypoventilation, bis Eigenatmung einsetzt
- Spontanatmung abwarten (mindestens 6 ml/kg KG)
- Ggf. assistierend beatmen
- Ggf. absaugen von Sekret
- Oxygenierung
- Exzitationsphase abwarten
- Kontrolle der Schutzreflexe
- Extubation

- **Umlagerung nach Extubation**
- Wachheitsgrad nicht unterschätzen
- Manipulationen vermeiden
- Fixierung des Patienten am OP-Tisch
- Transport zum Patientenbett oder Bettenschleuse
- Umlagerung mit ausreichend Personal
- Umlagerung mit Hilfsmitteln wie Rollbrett, Tuch, Rutsche
- Erschütterungen = Schmerzen
- Umlagerungen ohne Zug an Infusionen und Drainagen
- Gewärmte Betten und Decken nutzen
- Seitenlagerung des Patienten

Es stellt einen großen Patientenkomfort dar, wenn die Ausleitung der Narkose in einem ruhigen Umfeld stattfindet. Kinder sind kurz nach dem Erwachen ausgesprochen empfänglich für jede Art von Reizen, dies gilt sowohl für akustische als auch taktile. Wird eine Ausleitung im OP-Saal vorgenommen, so sollte umgehend nach Operationsende das OP-Licht gelöscht werden, damit es die Kinder nicht blendet. Leider ist ein ruhiges Erwachen im OP-Saal aus rein organisatorischen Gründen kaum möglich, denn das OP-Pflegepersonal ist gezwungen, die Operationsinstrumentarien fachgerecht zu entsorgen, was unabdingbar einen gewissen Lärm hervorruft. Allerdings sollte das Anästhesieteam verhindern, dass der Operateur nach dem Erwachen des Kindes noch Manipulationen an ihm durchführt. Eine optische Kontrolle der Wunde ist zwar erwünscht, die Auslösung eines Schmerzreizes durch Druck oder Bewegung allerdings nicht. Die Kinder reagieren auf solche Reize häufig überschießend mit Husten, Pressen oder Unmutsäußerungen. Im schlimmsten Fall reagieren die Kinder mit einem gefürchteten Laryngo- oder Bronchospasmus.

> Sollte der Operateur nach Erwachen des Kindes zwingend noch Manipulationen an ihm durchführen müssen, so muss zunächst durch die Anästhesie eine Schmerztherapie begonnen werden.

Die Umlagerung des Patienten in sein vorgewärmtes Bett erfolgt so schonend wie möglich. Säuglinge und Kleinkinder werden durch mindestens eine Fachkraft getragen, ohne dabei Zug auf Infusionen oder Drainagen auszuüben. Gewichtigere Patienten müssen mit ausreichend Personal und angemessenen Hilfsmitteln, wie z. B. einem Rollbrett oder einer Rutsche, umgelagert werden. Selbst wenn die Patienten ausreichend wach sind, um allein in ihr Bett überzusteigen, sollte genügend Personal vorhanden sein, um ihnen zu helfen. Neben dem Aufsuchen der optimalen Lage nach der Operation, z. B. Beinhochlagerung nach einer Fußoperation, benötigen die Kinder Hilfe beim Anziehen der Kleidung. Soweit möglich, erhalten die Kinder ihre vertraute Unterwäsche und ein OP-Hemd in der Patientenschleuse übergezogen, da auch kleine Kinder bereits ein ausgeprägtes Schamgefühl haben können.

Die Einhaltung der stabilen Seitenlage für den Transport in den Aufwachraum ist wünschenswert. Die Seitenlage bietet den optimalen Blickkontakt zwischen Anästhesist und Patient und somit eine gute Beurteilbarkeit von Atmung und Hautfarbe. Gleichzeitig ist das Ablaufen von Blut und Sekret ungehindert möglich. Verweigert sich das Kind dieser erwünschten Lagerung und wählt eine andere, in der eine Beurteilung des Patienten jedoch noch möglich ist, wird dem Wunsch des Kindes entsprochen. Bei allen HNO-Eingriffen wird eine Seitenlage präferiert, da Nachblutungen frühzeitig erkannt werden können.

- **Verlegung auf eine Intensivstation**

Die Verlegung eines Kindes aus dem OP auf eine Intensivstation ist im Ablauf genauso gründlich zu strukturieren wie die Verlegung eines wachen Patienten in den Aufwachraum. Zwar wird die Narkose nicht beendet und zwingend eine Extubation angestrebt, trotzdem kann man hier pflegerisch von einer Ausleitungsphase sprechen. Der Patient wird sowohl medikamentös als auch körperlich auf eine Verlegung vorbereitet.

Nach frühzeitiger Information der Intensivstation (mindestens 30 min vorher) über die geplante Verlegung eines Kindes werden aus Sicht der Anästhesie multiple Vorbereitungen getroffen. Der Patient wird nach Abschluss der operativen Maßnahmen von allen Überwachungsparametern oder Infusionen, die nicht unbedingt während des Transportes notwendig sind, befreit. Gleichzeitig muss der Patient an ein Transportmonitoring angeschlossen werden, um Überwachungs- und Dokumentationslücken zu vermeiden. Abhängig von der Länge des Transportweges und der Erkrankung des Kindes wird ein maschinelles Beatmungsgerät genutzt oder eine Beatmung mittels Handbeatmungsbeutel durchgeführt. Die volatilen Anästhetika werden ausgestellt und durch eine Analgosedierung oder TIVA ersetzt.

> Zu jedem Zeitpunkt der Verlegung müssen alle eindeutig beschrifteten Notfallmedikamente und i.v.-Anästhetika griffbereit sein. Trotz vorheriger Kontrolle der Tubusfixation müssen immer alle Instrumentarien für eine Maskenbeatmung und Intubation vorhanden sein (Maske, Laryngoskop, Spatel, Tubus).

Ist der Patient schonend in seinem Bett gelagert worden, bleibt die arterielle Kanüle jederzeit für alle Mitarbeiter sichtbar. Sie wird niemals durch ein Laken zugedeckt. Gleiches gilt für die Beatmungsschläuche. Sie werden immer oberhalb der Bettdecke geführt. Keine Konnektionsstelle der Schläuche wird verdeckt. Infusionen und Blutkonserven werden zugedreht und können so gelagert werden, dass sie während des Transportes nicht aus dem Bett rutschen. Einzig die Infusion am ZVK muss kontinuierlich eine Förderrate aufweisen, da sie auch die Trägerlösung für Katecholamingaben darstellt.

Mündliche Übergaben zwischen dem Anästhesie- und Intensivteam sollten so kurz und strukturiert wie möglich durchgeführt werden. Da jeder Transport oder jede Umlagerung eine potenzielle Gefährdung des Kindes darstellt, bietet es sich an, das Kind so lange im OP-Saal am Beatmungsgerät zu belassen, bis die Übergabe abgeschlossen ist. Erst dann wird der Patient mit vereinten Kräften aufmerksam umgelagert und transportiert. Die Übergabe des Anästhesisten sollte sowohl an den Intensivarzt als auch an die Intensivpflegekraft erfolgen. Pflegerisch relevante Punkte der Anästhesie, wie z. B. spezielle Lagerung, Zustand der i.v.-Zugänge, Fixierung der Katheter, Verhalten des Kindes bei der Einleitung oder Körpertemperatur, können dann noch unter Sichtung des Patienten ausgetauscht werden. Bei der Übergabe der Medikamente ist auf die Konzentration der enthaltenen Wirkstoffe hinzuweisen, da die Medikamente in der Pädiatrie gelegentlich weiter diluiert werden als bei Erwachsenen. Dieses betrifft besonders OP-Abteilungen, in denen Kinder und Erwachsene parallel versorgt werden.

Ist der Patient sicher auf die Intensivstation verlegt worden, ist es wichtig, auch die wartenden Angehörigen zu informieren. Sind die Eltern auf eine Verlegung in eine Intensivüberwachungseinheit vorbereitet gewesen, werden sie kurz über den weiteren Ablauf informiert, und ihnen wird der Weg auf die Station gezeigt. Ist die Weiterbehandlung auf der Intensivstation ungeplant gewesen, sollte zunächst ein ärztliches Gespräch stattfinden, in dem die Eltern über die Ursachen der Verlegung informiert werden. Erst dann findet eine Begleitung zur Intensivstation statt.

▪▪ Ablauf einer Verlegung
— Frühzeitige Information der Station
— Angaben über Alter, Gewicht, Vorerkrankungen, OP-Eingriff, Beatmungsparameter, Katecholamine und/oder weitere Probleme
— Patientenbett vorwärmen lassen
— Fortführen der Narkose zum stressfreien Transport
— Transportable O$_2$-Flasche anschließen
— Transportmonitor konnektieren
— Tubusfixation kontrollieren und dokumentieren
— Maske, Ersatztubus, Laryngoskop bereithalten
— Notfall- und Narkosemedikamente eindeutig beschriftet bereithalten
— Verbleib am Beatmungsgerät im OP-Saal bis zum Abschluss der Übergabe
— Transport unter Beutelbeatmung oder maschineller Beatmung
— Umlagerung unter Diskonnektion des Beatmungsgerätes
— Mündliche Übergabe
— Übergabe der gesamten Akten und Röntgenbilder, soweit nicht elektronisch vorhanden
— Ggf. Begleitung des Patienten auf die Intensivstation

21.2 Extubation in der Anästhesie

▪ Voraussetzungen
— Isofluran endexspiratorisch unter 0,3 %
— Desfluran endexspiratorisch unter 1,0 %
— Sevofluran endexspiratorisch unter 0,5 %
— Kein Mukelrelaxansüberhang (Kontrolle über Relaxometer und klinische Zeichen)
— Rachenraum abgesaugt
— Exzitationsstadium durchlaufen
— Schutzreflexe vorhanden
— Spontanatmung: Frequenz altersentsprechend, Tidalvolumen 6–10 ml/kg KG
— Patient normotherm

Rechtzeitig zum Ende der Operation sollten Vorbereitungen zur Extubation getroffen werden. Der Patient wird aus der Operationslagerung in eine Rücken- oder Seitenlage gebracht, um eine Extubation durchzuführen.

21.2 · Extubation in der Anästhesie

Das Beatmungssystem wird mit einem Flow von 6 l eingestellt.

Auch das volatile Anästhetikum kann schon Minuten vor dem Operationsende reduziert oder ausgestellt werden. Abhängig vom Beatmungsflow, dem Blut-Gas-Verteilungskoeffizienten des gewählten Narkosedampfes, der Länge der Operation, aber auch den Körperfettdepots des Kindes wird das Anästhetikum aus dem Gewebe freigesetzt und abgeatmet.

Die Extubation kann bei einem spontan atmenden Kind sowohl vor der Exzitationsphase als auch nach der Exzitation erfolgen. In der Regel wartet man ab, bis die Kinder wesentliche Schutzreflexe wie Husten und Schlucken zeigen und ihre Arme heben können. Je kleiner die Kinder, desto wacher sollten sie bei der Extubation sein. Neugeborene werden erst wach mit erhobenen Armen und ggf. auch geöffneten Augen bei angemessener Spontanatmung extubiert.

> Das Entfernen des endotrachealen Tubus während der Exzitationsphase ist obsolet, da die Kinder in dieser Zeit hochgradig irritabel sind und mit einem Laryngo- oder Bronchospasmus reagieren könnten.

Die Extubation vor der Exzitationsphase bietet sich nur bei besonderen Patientengruppen an, z. B. für Kinder nach Augenoperationen, bei denen es nicht gewünscht ist, dass sie unkontrolliert gegen den Tubus anhusten oder pressen. Hierzu gehören auch Kinder mit Asthma bronchiale. Sie sollen nicht im Wachzustand durch den Tubus irritiert werden und daraufhin vermehrt husten. Das Auslösen eines Asthmaanfalls soll vermieden werden. Nachteilig bei diesem Verfahren sind die durchzuführende Maskenbeatmung und das erhöhte Aspirationsrisiko.

> Der endotracheale Tubus wird in der Kinderanästhesie grundsätzlich nach Blähung der Lunge entfernt. Eine Extubation unter Absaugung ist unerwünscht, da sie die große Gefahr der Atelektasenbildung enthält. Dieses gilt besonders für Säuglinge und Kleinkinder.

Im weiteren Verlauf der Extubation nehmen Säuglinge die „Schnüffelstellung" ein und Schulkinder werden im Esmarch-Handgriff gehalten. Zu diesem Zeitpunkt ist das Risiko der extrathorakalen Atemwegsverlegung durch das Zurückfallen der Zunge oder Sekretverlegung besonders hoch. Die Atemgeräusche über der Lunge sind zwar normal, aber ein inspiratorischer Stridor und interkostale Einziehungen bei paradoxer Atmung mit Sättigungsabfällen würden auf eine Verlegung hinweisen. Erst wenn sichergestellt wurde, dass die Zunge nicht zurückgefallen ist und eine Beurteilung der Atmung erfolgt ist, wird der Esmarch-Handgriff gelöst und das Kind ggf. in die Seitenlage gebracht.

- **Ablauf einer Extubation**
- Oxygenierung des Patienten
- Rachenraum absaugen
- Tubusfixation lösen
- Tubus unter Überblähung ziehen
- Esmarch-Handgriff
- O_2-Vorlage über Maske
- Ggf. Wendl-Tubus
- Seitenlage
- Beobachtung von Atmung und Sauerstoffsättigung

Nach der Extubation ist nicht nur die Sauerstoffsättigung des Kindes von Bedeutung, sondern auch die Qualität der Atmung. Atemfrequenz, Atemantrieb, schaukelnde Atmung und Atemgeräusche, wie Stridor oder Schnarchen, geben Auskunft über mögliche Medikamentenüberhänge oder Atemwegsverlegungen.

So wird sich bei einem **Relaxansüberhang** eine hochfrequente, flache Atmung zeigen, wobei das Kind Atemnot verspürt. Daraus erwächst zunehmende Unruhe und Stress, die sich in Tachykardie und erhöhten Blutdrücken äußern. Wird der Relaxansüberhang nicht therapiert, kommt es zügig zu einer Hypoxie mit Zyanose des Patienten. Handelt es sich um ein nichtdepolarisierendes Muskelrelaxans, ist eine Antagonisierung mit Neostigmin *(Prostigmin)* möglich. Dabei handelt es sich um einen Cholinesterasehemmer, der den Abbau der Acetylcholinesterase behindert. Daraus folgt eine Konzentrationserhöhung des Acetylcholins (ACH). Übersteigt die Konzentration des Acetylcholins die des nichtdepolarisierenden Muskelrelaxans, verdrängt das ACH das Relaxans von den Rezeptoren und eine Muskelkontraktion ist wieder möglich. Die Wirkdauer des Antagonisten Neostigmin ist jedoch kürzer als die der meisten nichtdepolarisierenden Muskelrelaxanzien, sodass das Kind mindestens eine Stunde überwacht wird, um einen Rebound-Effekt des Muskelrelaxans zu bemerken.

Wurde der Patient mit Rocuronium oder Vecuronium relaxiert und zeigt Anzeichen eines Überhangs, ist die Anwendung von Sugammadex möglich. Es besitzt eine hydrophile Außenseite und eine lipophile Innenseite und ist somit in der Lage, das Relaxans einzuschließen (Enkapsulierung). Die Wirkung erfolgt somit nicht an der muskulären Endplatte, sondern direkt am Molekül. Die Relaxanswirkung ist nach wenigen Minuten beendet, und ein Rebound tritt nicht auf.

Noch offensichtlicher ist ein **Opiatüberhang**. Die Kinder zeigen keine Stresssymptome, sondern eine auffällig niederfrequente Atmung bei altersentsprechendem Tidalvolumen. Auf Ansprache atmen die Kinder spontan (sog. Kommandoatmung). Die Pupillen sind eng und reagieren kaum auf Lichteinfall.

> Bei einem Opiatüberhang laufen die Patienten Gefahr, einen Atemstillstand mit nachfolgendem Herzstillstand zu erleiden.

Der Einsatz eines Opiatantagonisten führt zur Sympathikusaktivierung und hebt die Wirkung des Opiates auf. Das verwendete Naloxon *(Narcanti)* wirkt in einer Dosierung von 0,01–0,02 mg/kg KG i.v. nach wenigen Minuten und die Atmung des Kindes normalisiert sich. Da die Opiatrezeptoren nicht mehr mit Opiaten besetzt sind, verspürt der Patient schlagartig Schmerzen. Folglich muss auf andere Schmerzmittel zurückgegriffen werden.

Auch das Naloxon hat eine kürzere Halbwertszeit als ein Opiat. Die Kinder werden mindestens 1 h nach einer Antagonisierung im Aufwachraum überwacht, um ggf. einen erneuten Wirkeintritt des Opiats mit drohender Ateminsuffizienz frühzeitig zu erkennen.

21.3 Zwischenfälle in der Anästhesie

Zwischenfälle mit lebensbedrohlichen Situationen sind in der Kinderanästhesie selten, müssen aber beim Auftreten schnell und zielgerichtet behandelt werden. Da Säuglinge und Kleinkinder nur eine sehr geringe Toleranz gegenüber Sauerstoffmangel haben, kann eine längere apnoeische Phase nicht akzeptiert werden.

> Die Oxygenierung des Kindes innerhalb kürzester Zeit steht immer im Vordergrund aller Maßnahmen, da sonst eine finale Bradykardie aufgrund von Hypoxie droht.

- **Relevante lebensbedrohliche Zwischenfälle in der Kinderanästhesie**
- Laryngospasmus
- Bronchospasmus
- Postoperatives Erbrechen mit Aspiration
- Maligne Hyperthermie

- **Weitere Zwischenfälle**
- Hypothermie intra- und postoperativ
- Hyperthermie intra- und postoperativ
- Hypoxie aufgrund verminderter alveolärer Ventilation
- Extrathorakale Atemwegsverlegung

21.3.1 Laryngospasmus

Grundsätzlich unterscheidet man zwischen einem vollständigen und einem unvollständigen Laryngospasmus. Beim vollständigen oder auch „echten" Laryngospasmus handelt es sich um einen Krampfzustand der Stimmbänder, Taschenklappen („falsche Stimmbänder") und der aryepiglottischen Falten. Eine Zirkulation von Atemluft ist nicht mehr möglich. Häufiger sieht man jedoch einen Glottiskrampf bei den Patienten, wobei es sich um eine ausschließliche Verkrampfung der Stimmbänder handelt. Dieser löst sich in den meisten Fällen selbst auf, wenn der verursachende Reiz wegfällt.

- **Ursachen**
- Berührung der Rachenhinterwand oder des Kehlkopfes, z. B. Absaugen von Sekret
- Flache Narkose
- Sekret/Blut im Rachen
- Manipulationen während der Exzitation
- Schmerzreize nach Extubation
- Infekt der oberen Luftwege

Laryngospasmen drohen besonders in der Kinderanästhesie in den kritischen Einleitungs- und Ausleitungsphasen. Obwohl die inhalative Einleitung mit volatilen Anästhetika sehr geschätzt wird, da die Patienten schmerzfrei innerhalb von wenigen Minuten einschlafen, gibt es einiges zu beachten. Das schnelle Erhöhen der Konzentration von Inhalationsanästhetika, aber auch die Wahl eines reizenden Narkosedampfes kann bereits zum Laryngospasmus führen. So eignet sich Sevofluran am besten für Kinder, da es am wenigsten schleimhautreizend ist.

> Besonders während einer inhalativen Einleitung kann jeder unangemessene Reiz zum Auslöser eines Laryngospasmus werden.

Das Einführen eines Guedel-Tubus zur Optimierung der Beatmung kann bei zu flacher Narkose genauso die vegetativen Reflexe auslösen wie der Versuch einer Intubation. Der Körper reagiert auf die Vagusstimulation entweder mit einem Laryngospasmus, mit Bradykardie oder Bronchospasmus.

Da gerade bei Kindern der Narkosemittelbedarf unterschätzt wird, kommt es immer wieder zu Manipulationen am Patienten bei unzureichender Anästhesie. Ein besonders hohes Risiko geht das Anästhesieteam bei einer rein inhalativen Maskennarkose ohne Opiatunterstützung ein, bei der Schmerzreize mit unterschiedlicher Intensität auf das Kind einwirken.

Einen ähnlichen unangemessenen Reiz stellt die Extubation des Kindes in der Exzitationsphase dar. In diesem Stadium sind die Kinder für alle äußeren Reize besonders empfänglich und der Körper reagiert überschießend bei Berührung oder Schmerz. Eine Extubation darf daher nur nach dem Durchlaufen der Exzitationsphase unter ruhiger Spontanatmung durchgeführt werden. Die Extubation stellt jedoch noch eine weitere Risikoquelle dar. Sollte der Rachenraum des Kindes nicht vor der Extubation gründlich abgesaugt worden sein, können nach dem Entfernen des endotrachealen Tubus Sekret oder Blut auf die Stimmbänder oder den Kehlkopf tropfen und wiederum einen Laryngospasmus auslösen. Kinder nach HNO-Operationen sind dabei besonders gefährdet. Ähnliches gilt für Kinder, die kurz nach der Extubation erbrechen. Als Schutz vor Aspiration reagiert der Körper mit einem Verschluss der Atemwege.

- **Symptome**
- Keine Atemgeräusche hörbar
- Quietschen bei fehlendem Atemgeräusch über der Lunge
- Inspiratorischer Stridor, kräftige frustrane Atembewegungen/Schaukelatmung
- Hypoxie/Zyanose

Auffälligstes Symptom eines Laryngospasmus ist das Fehlen jeglicher Atemgeräusche bei gleichzeitigen Atembewegungen. Bei einem kompletten Verschluss wird keine Luftströmung hörbar oder fühlbar sein, das Kind bemüht sich jedoch massiv, Atembewegungen durchzuführen. Bei diesen Atembewegungen wird die gesamte Atemhilfsmuskulatur eingesetzt. Es wird eine paradoxe Schaukelatmung beobachtet, bei der sich der Brustkorb einzieht und der Bauch vorwölbt. Starke Einziehungen sind zu erkennen. Bleiben diese Atembemühungen frustran, kommt es bei Säuglingen und Kleinkindern innerhalb 1 min zur Zyanose und zu Sättigungsabfällen.

Hat ein unvollständiger Verschluss stattgefunden, sind Atemgeräusche in typischer Weise hörbar. Die ineffiziente Atmung wird von einem dominanten inspiratorischen Stridor sowie von jauchzenden Geräuschen begleitet. Die Kinder haben zu diesem

Zeitpunkt maximalen Stress, sind tachykard und bemühen sich um jeden Atemzug.

- **Maßnahmen**
- Ursache erkunden und beheben
- CPAP-Beatmung über Maske
- 100 % Sauerstoffgabe
- Esmarch-Handgriff
- Atropingabe
- Hypnotikumgabe, z. B. 1–2 mg/kg KG Propofol
- Maskenbeatmung/Reintubation

Trotz der z. T. hochdramatischen Situation des Laryngospasmus sollte ein systematisches Vorgehen angestrebt werden. Zunächst sind die Ursache des Laryngospasmus und der auslösende Reiz zu ergründen. Handelt es sich um Sekret oder Blut im Rachenraum, wird dieses zügig abgesaugt. Handelt es sich um äußere Reize, z. B. Schmerzreize durch den Operator oder ähnliche Manipulationen, werden diese augenblicklich unterbrochen und ein schnell wirksames Schmerzmittel, z. B. Piritramid, verabreicht.

Ist die Ursache eine zu flache Narkose, kann diese durch eine intravenöse Hypnotikagabe vertieft werden. Ist der Spasmus in der Einleitungsphase aufgetreten und es liegt noch kein intravenöser Zugang, muss schnellstmöglich eine Venenverweilkanüle gelegt werden. Dieses wird durch den erfahrensten Mitarbeiter durchgeführt, wobei der Punktionsort zunächst eine untergeordnete Rolle spielt. Gleichzeitig wird die Sauerstoffkonzentration auf 100 % erhöht. Die Maske wird dicht auf das kindliche Gesicht gesetzt und ein Druck von bis zu 15 mbar aufgebaut. Ein höherer Druck oder eine forcierte Maskenbeatmung ist ungeeignet, da die Luft nur den Magen aufbläst und Erbrechen hervorrufen kann. Das Gesicht des Kindes wird unter Überstreckung des Kopfes und Subluxation des Unterkiefers (Esmarch-Handgriff) fixiert.

> Die Oxygenierung des Kindes steht immer im Vordergrund der Maßnahmen.

Sollten die Atembemühungen und die sanfte assistierende Beatmung nicht erfolgreich sein und sich eine zunehmende Hypoxie einstellen, muss der Laryngospasmus medikamentös unterbrochen werden. Die Gabe von Atropin allein führt nicht zu einer Unterbrechung des Spasmus, verringert aber das Risiko einer Bradykardie aufgrund der Hypoxie. Nach der Atropingabe wird ein Hypnotikum und ggf. auch ein schnell wirksames Muskelrelaxans, verabreicht. Nach Wirkeintritt kann das Kind entweder eine Maskennarkose erhalten, bis die Wirkdauer der Medikamente abgeklungen ist, oder es erfolgt eine Intubation.

Die Vorstellung, dass sich ein Laryngospasmus bei tiefer Hypoxie des Kindes selbstständig löst und sich damit das Problem ohne weitere Maßnahmen behebt, ist unrealistisch, selbst wenn dann eine Beatmung wieder möglich wäre. Tritt eine so ausgeprägte Hypoxie bei Kindern auf, müssen erhebliche Maßnahmen zum Erhalt der Vitalfunktionen durchgeführt werden. Die Hypoxie mündet in der Regel in eine Bradykardie mit folgendem Herzstillstand, noch bevor sich der Spasmus löst. Von erheblichen Folgeschäden für das Kind muss ausgegangen werden.

> Ungeeignete Maßnahmen bei einem Laryngospasmus sind die Intubation ohne vorherige Relaxansgabe oder die Maskenbeatmung mit hohen Beatmungsdrücken.

- **Prophylaxe**
- In der Einleitungsphase:
  - Konzentration des Inhalationsanästhetikums nicht zu rasch steigern
  - Narkosetiefe den Reizen anpassen
  - Venenverweilkanüle erst nach Abschluss der Exzitationsphase legen
- In der Ausleitungsphase:
  - Mund-Rachen-Raum gründlich absaugen
  - Extubation vor oder nach der Exzitationsphase

- Frühzeitiger Beginn der Schmerztherapie
- Bolusgabe Lidocain 1,5 mg/kg KG i.v. 30–60 s vor Extubation

21.3.2 Bronchospasmus

Beim Bronchospasmus kommt es aufgrund unterschiedlicher auslösender Mechanismen zu einer Kontraktion der Bronchialmuskulatur. Diese akute reflektorische Verengung der Atemwege tritt besonders bei Kindern mit hyperreagiblem Bronchialsystem auf. Hierzu gehören Kinder mit einer positiven Anamnese für allergisches Asthma, Krupp oder vermehrte Infekte der oberen Luftwege. Während der Narkose kommen nun noch weitere auslösende Faktoren hinzu, sodass auch jedes gesunde Kind einen Bronchospasmus während der Anästhesie erleiden könnte.

- **Ursachen**
- Manipulationen bei zu geringer Narkosetiefe:
  - Einführen eines Guedel- oder Wendl-Tubus
  - Einlegen einer Magensonde
  - Laryngoskopie
  - Intubation
  - Extubation
- Sekret oder Blut im Rachenraum
- Aspiration von Fremdkörpern
- Schmerzreize
- Tubus bei oberflächlicher Narkose
- Einseitige Intubation
- Anaphylaktische Reaktion auf Medikamente, z. B. Antibiotika
- Anaphylaktische Reaktion auf Materialien, z. B. Latex
- Anaphylaktoide Reaktion auf Medikamente, z. B. Barbiturate, Prostigmin
- Vorerkrankungen wie Bronchiolitis oder Pneumonie

- **Symptome**
- Beim wachen Patienten:
  - Exspiratorische Atemgeräusche: Giemen, Pfeifen
  - Schaukelatmung mit massiven Einziehungen
  - Tachypnoe
  - Tachykardie und Stress
  - Zyanose
- Beim intubierten Patienten:
  - Anstieg des Beatmungsdrucks
  - Hyperkapnie
  - Tachykardie
  - Sättigungsabfälle

- **Maßnahmen**
- Narkose vertiefen
- 100 % Sauerstoffgabe
- Lage des Tubus kontrollieren
- Relaxansgabe
- Sekret absaugen
- β-Adrenozeptoragonisten, zur Entspannung der Bronchialmuskulatur (über Tubus applizieren)
- 6–8 mg/kg KG Theophyllin i.v. über 10–15 min geben (verhindert die Verengung der Bronchien und die Ausschüttung von Histamin)
- Ggf. 1–2 mg/kg KG Ketamin i.v.
- Ggf. Suprarenin 0,001 mg/kg KG i.v.

Beim intubierten Patienten fällt der Bronchospasmus zunächst durch eine Erhöhung der Atemwegsdrücke und eine zunehmende Hyperkapnie auf. Zügiges Handeln ist bei Kindern gefordert, da ihre geringe Toleranz gegenüber Sauerstoffmangel schnell eine lebensbedrohliche Situation herbeiführt. Während die Narkose vertieft und die inspiratorische Sauerstoffzufuhr auf 100 % verstellt wird, beginnt die Ursachensuche. Nach einer Auskultation dürfte sowohl die Arbeitsdiagnose „Bronchospasmus" stehen als auch die Frage nach der seitengleichen Belüftung der Lunge geklärt sein. Ist das Atemgeräusch einseitig abgeschwächt, müssen die Platzierung und die Tiefe des endotrachealen Tubus kontrolliert werden. Die Gabe von β-Agonisten als Aerosol, z. B. Salbutamol, erfolgt über den Tubus mittels eines Spacers. Gleichzeitig kann in der Therapie auch Theophyllin intravenös über die nächsten 10–15 min verabreicht werden (verursacht Tachykardien!).

- **Prophylaxe**

Eine Prophylaxe gegen Bronchospasmen bietet sich bei allen Patienten an, die in ihrer Anamnese Hinweise für ein hyperreagibles Bronchialsystem haben, also Kinder mit einem Asthma bronchiale, einer sonstigen allergischen Anamnese oder vermehrten Infekten. Hier sollte geprüft werden, ob ein Eingriff überhaupt als ambulante Operation durchgeführt werden kann oder aus Überwachungsgründen ein stationärer Aufenthalt postoperativ folgen sollte.

Die Kinder werden gut prämediziert und die Wirkzeit wird abgewartet. Ein venöser Zugang wird schonend unter Lokalanästhesie mit Prilocainpflaster gelegt. Das Narkoseverfahren wird so gewählt, dass eine ausgeprägte Exzitationsphase vermieden oder gemildert wird und die Atemwegsreflexe gedämpft werden. Es bietet sich z. B. eine Kombination aus Etomidat und Opiat an. Eine Inhalationseinleitung mit Sevofluran hat zwar den großen Vorteil der Bronchodilatation, beinhaltet jedoch das Risiko einer ausgeprägten Exzitationsphase. Es ist immer von Vorteil, die Narkose mittels volatiler Anästhetika aufrechtzuerhalten. Zusätzlich muss geprüft werden, ob eine endotracheale Intubation zwingend notwendig ist oder eine Larynxmaske zur Beatmung ausreicht. Dies führt zu einer geringeren Manipulation und somit zu einem geringeren Risiko eines Spasmus. Trotzdem werden sowohl die Larynxmaske als auch der endotracheale Tubus immer in ausreichender Narkosetiefe eingeführt.

Die Beatmung wird mit einer verlängerten Exspirationszeit eingestellt. Maximal 5 min vor der Extubation werden die Atemwegsreflexe mittels 1–2 mg/kg KG Lidocain i.v. gedämpft. Die Extubation findet dann nach gründlichem Absaugen des Rachens in tiefer Narkose vor der Exzitationsphase statt. Es folgt eine sanfte assistierende Beatmung bis zum Einsetzen einer adäquaten Spontanatmung.

Muskelrelaxanzien werden zurückhaltend verwendet. Eine Antagonisierung mit Prostigmin wird vermieden, da sie sowohl zu einer Hypersalivation als auch zur Verengung der Bronchien führen kann. Prophylaktisch können 30–60 min vor der Extubation Steroide intravenös verabreicht werden. Darunter fallen u. a. 10–20 mg/kg KG Hydrokortison oder 2 mg/kg KG Methylprednisolon.

21.3.3 Aspiration

- **Ablauf bei gesicherter Aspiration**

Das Risiko einer Aspiration besteht in der Ausbildung eines Mendelson-Syndroms durch Eindringen sauren Magensafts in die Atemwege.

Bei einer gesicherten Aspiration ist ein zügiges Handeln gefordert. Hauptziele sind die Entfernung des Aspirats und die ausreichende Oxygenierung des Kindes. Nach sofortigem Absaugen des Oropharynx wird der Patient intubiert, endotracheal abgesaugt und oxygeniert. Mittels PEEP-Beatmung und einem F_iO_2 von 1,0 wird der Patient stabilisiert. Der F_iO_2-Anteil kann abhängig vom Verlauf und der p_aO_2-Messung reduziert werden. Sofort sollte eine Bronchoskopie durchgeführt werden, bei der aspirierte Partikel entfernt werden können.

Innerhalb der nächsten 2 h sind die Schwere der Aspiration und ihre Folgen durch den klinischen Verlauf abzuschätzen. In dieser Zeitspanne bietet es sich bei einem Wahleingriff an, den Patienten nach Rücksprache mit dem Operateur zurückzustellen. Bleibt das Kind innerhalb dieser Zeit unter Raumluft mit seiner Sauerstoffsättigung über 90 % und ist klinisch stabil, ist keine Verschlechterung mehr zu erwarten und der Operationseingriff kann stattfinden. Bleibt das Kind instabil, wird es auf einer Intensivstation weiter beatmet und der operative Eingriff verschoben.

- Absaugen aus dem Oropharynx
- Intubation
- Zunächst endotracheales Absaugen und dann Beatmung
- 100 % Sauerstoffgabe
- PEEP-Beatmung (5–10 cm H_2O)
- F_iO_2 schrittweise nach p_aO_2-Kontrollen reduzieren

- Frühzeitige Bronchoskopie: Inspektion, Dokumentation, Entfernung von Fremdkörpern
- Endobronchiale Lavage ist obsolet
- Keine Glukokortikoide
- Ggf. β_2-Mimetika (Salbutamol) initial i.v., später per inhalationem, oder Theophyllin
- Keine prophylaktische Antibiotikagabe
- Nur nach Nachweis einer Infektion: gezielte antibiotische Therapie
- Thoraxröntgen
- Engmaschige arterielle Blutgasanalysen
- Ggf. nach 2 h Extubationsversuch, wenn das Kind klinisch unauffällig und stabil ist
- Ggf. Verlegung auf eine Intensivstation und Nachbeatmung

- **Ablauf bei Verdacht auf Aspiration**

Die meisten Kinder sind vollkommen symptomlos. Allein aus den Umständen vermutet das Anästhesieteam, dass eine Aspiration stattgefunden haben könnte. Die Kinder werden wie üblich überwacht, allerdings verbleiben sie länger im Aufwachraum. Erst bei einer deutlichen Verschlechterung des Zustandes eines Kindes, wie z. B. Giemen, Sättigungsabfälle oder Sauerstoffbedarf, werden weitere Maßnahmen ergriffen:
- 2 h Überwachung im Aufwachraum
- Verlegung auf eine periphere Station oder bei ambulanten Kindern nach Hause

Bei Verschlechterung:
- Arterielle Blutgasanalysen
- Ggf. Thoraxröntgen

21.3.4 Maligne Hyperthermie

Die maligne Hyperthermie (MH) ist eine seltene, geschlechtsunabhängige, vererbbare Komplikation in der Anästhesie. Die Häufigkeit, eine MH-Krise zu erleiden, wird in der Kinderanästhesie mit 1:3000 bis 1:15.000 angegeben. Das Risiko für Erwachsene liegt ungefähr bei 1:60.000. Während diese Komplikation vor Jahren noch häufig mit dem Tode endete, sind aufgrund der Therapiemöglichkeit mit dem Medikament Dantrolen die Überlebensraten erheblich gestiegen. Kinder stellen eine Patientengruppe mit besonderem Risiko dar, da im Kindesalter gerne volatile Anästhetika verwendet werden, die als Triggersubstanzen für eine MH-Krise gelten. Gleichzeitig erleben die Kinder häufig ihre erste Narkose, sodass nicht auf Vorerfahrungen aus vorangegangenen Narkosen zurückgegriffen werden kann.

- **Pathophysiologie**

Der malignen Hyperthermie liegt im Körper ein vererbbarer genetischer Defekt der calciumspeichernden Membran der Skelettmuskelzelle zugrunde, der erst durch Triggersubstanzen Bedeutung erhält. Ist der pathophysiologische Mechanismus erst in Gang gesetzt, kommt es zu einer erhöhten Calciumionenfreisetzung über veränderte Ca^2-Kanäle in das Myoplasma sowie einer gestörten Rückresorption von Calcium und Aktivierung der kontraktilen Fasern sowie des Stoffwechsels durch Dauerkontraktionen. Daraus folgt ein exzessiver Sauerstoff- und Energieverbrauch mit hoher Kohlendioxidproduktion, einem Laktatanstieg und einer Muskelzellzerstörung.

- **Auslöser/Triggersubstanzen**

Beim Gebrauch von volatilen Anästhetika kann der Eintritt der MH-Krise schleichend über die nächsten 24 h erfolgen. Begünstigt wird ein Auftreten durch Stress oder Schmerzen der Kinder. Anders ist dies bei der Applikation von Succinylcholin. Die ersten Symptome wie Masseterspasmus mit Kieferklemme treten in der Regel direkt nach der Gabe auf.
- Inhalationsanästhetika:
  - Isofluran
  - Sevofluran
  - Desfluran
  - Enfluran
  - Äther
- Succinylcholin
- Stress

- **Sichere Substanzen**

Eine Narkose mit sicheren, „triggerfreien" Substanzen ist gut möglich und wird immer dann gewählt, wenn es den Verdacht gibt, dass das Kind eine Disposition für eine MH mitbringt. Hierzu gehören Aussagen der Eltern, dass es eine gesicherte oder vermutete MH-Komplikation bei ihnen oder im blutsverwandten Familienkreis gegeben hat oder es zu ungeklärten tödlichen Zwischenfällen während der Narkose bei Familienangehörigen gekommen ist. Gleiches gilt für Kinder mit Muskeldystrophie, z. B. vom Typ Duchenne oder anderen Muskelerkrankungen. Die Anzahl der MH-Komplikationen im Kindesalter sind nur aufgrund solcher präoperativer Befragungen relativ selten.

Gleichzeitig wird die Verwendung des depolarisierenden Muskelrelaxans Succinylcholin immer seltener, da es selbst für eine Nicht-nüchtern-Einleitung für Kinder vom Arbeitskreis Kinderanästhesie nicht mehr empfohlen wird. Das nichtdepolarisierende Muskelrelaxans Rocuronium hat den Platz des Succinylcholins mehrheitlich eingenommen.

Triggerfreie Substanzen
- Propofol
- Etomidat
- Barbiturate, z. B. Thiopental, Methohexital
- Opiate
- Benzodiazepine, z. B. Midazolam
- Lachgas
- Nichtdepolarisierende Muskelrelaxanzien, z. B. Vecuronium, Atracurium, Pancuronium, Rocuronium
- Lokalanästhetika

Symptome der MH-Krise
- Unklare Tachykardie
- Arrhythmie und Extrasystolen
- Anstieg des CO_2 endtidal, Sättigungsabfälle
- Tachypnoe bei Spontanatmung
- Rigor (Muskelsteife)
- Masseterspasmus bei Intubation
- Absorbererwärmung
- Farbumschlag des Absorberkalks
- Anstieg der Differenz zwischen inspiratorischer und exspiratorischer O_2-Konzentration
- Körpertemperaturanstieg:
  - Warme Haut
  - Ausgeprägtes Schwitzen
  - Fleckförmige Hauterscheinungen
  - Bei fulminantem Verlauf: bis zu 1 °C pro 5 min
  - Im Verlauf: Anstieg 1 °C pro 30 min
  - Werte über 40–43 °C (kein Frühsymptom!)
- BGA:
  - Kombinierte metabolische und respiratorische Azidose
  - Basenüberschuss
  - Hyperkapnie
  - Hypoxämie
  - Laktatämie
  - Bei fulminantem Verlauf: $paCO_2$ über 60 mmHG, Basendefizit über 8 mval/l bei schnellem Temperaturanstieg über 38,8 °C

> Bei Anstieg des exspiratorischen CO_2-Wertes und gleichzeitiger Tachykardie sollte immer die Verdachtsdiagnose maligne Hyperthermie diskutiert werden. Die Körpertemperaturerhöhung ist ein Spätsymptom und trägt primär nicht zur Diagnosefindung bei!

Diagnosesicherung
- Creatinphosphokinase(CK)-Anstieg auf Werte über 10,000 E/l
- Myoglobinämie
- Myoglobinurie
- Glutamat-Oxalacetat-Transaminase(GOT)-Anstieg
- Glutamat-Pyruvat-Transaminase(GPT)-Anstieg
- Kaliumanstieg
- Calciumanstieg

Maßnahmen bei Verdacht
- Triggersubstanzen stoppen!
- Ggf. Absorberkalk austauschen
- Vaporen aushängen
- Hyperventilation mit 100 % Sauerstoff
- AMV um Faktor 3–4 erhöhen
- Flow 10 l/min
- Narkose, falls nötig, als TIVA weiterführen

- **Hilfe holen** (2. Pflegekraft, 2. Arzt)
- Dantrolen 2,5 mg/kg KG in 5 min
- Ggf. Bolusgabe wiederholen
- Diagnosesicherung durchführen:
  - Blutgasanalyse
  - CK-Wert
  - Laktatbestimmung
  - Elektrolyte
  - Myoglobin in Plasma und Harn
  - Gerinnungsstatus
- Natriumbikarbonatgabe bei pH-Wert <7,0
- BGA-Kontrollen alle 10 min
- Monitoring erweitern:
  - Blasenkatheter
  - Arterielle Kanüle
  - ZVK
- Weitere i.v.-Zugänge legen
- Progressive Temperatursenkung

- **Weitere Maßnahmen**
- Ggf. weitere Dantrolengaben: 2,5 mg/kg KG, bis sich die Stoffwechsellage normalisiert hat
- Anschließend Dantrolen über 24 h mit 5 mg/kg KG, wenn die Initialdosis mit bis 5 mg/kg KG verabreicht wurde oder 10 mg/kg KG und 24 h, wenn die Initialdosis 7,5–10 mg/kg KG betrug
- Diurese mittels Schleifendiuretika fördern: mindestens 1–2 ml/kg KG und h, da die Nierenfunktion durch Muskelzerfall gefährdet ist
- Ggf. Heparinisierung
- Laborverlaufskontrollen
- Ggf. Glukose-Insulin-Perfusor zur Therapie der rhabdomyolyseinduzierten Hyperkaliämie
- Verlegung auf eine Intensivstation bei stabilen Vitalparametern

- **Spätkomplikationen beachten**
- Nierenversagen, Myoglobinurie
- Disseminierte intravasale Gerinnung
- Krampfanfälle (bei fulminantem Verlauf bereits frühzeitig sichtbar)
- Hirnödem
- Lungenödem
- Rhabdomyolyse

> Das Überleben des Kindes hängt vom unverzüglichen Einleiten der Sofortmaßnahmen ab. Allein bei dem Verdacht der malignen Hyperthermie muss gehandelt werden, noch ehe die Diagnose gesichert ist.

- **Dantrolen**

Dantrolen vermindert die Calciumfreisetzung aus dem sarkoplasmatischen Retikulum und beeinflusst somit die calciumabhängige Steigerung des Muskelstoffwechsels der Skelettmuskulatur. Gleichzeitig wirkt es stoffwechselstabilisierend. Die Wirkdauer beträgt ca. 5–8 h, in denen der Patient auch aufgrund der leichten muskelrelaxierenden Wirkung intensiv überwacht werden muss.

Es kann peripher verabreicht werden, allerdings bietet es sich an, es aufgrund seines venenreizenden pH-Wertes von 9,5 über einen ZVK zu applizieren. Da Dantrolen Mannit enthält, wirkt es sich günstig auf die Diurese aus.

Zubereitung

Jede Flasche enthält 20 mg Dantrolentrockensubstanz (Dantrolen-Natrium) und 3 g Mannitol:
- Trockensubstanz wird in 60 ml Aqua gelöst
- 1 ml = 0,3 mg
- Unbedingt Hilfe zum Zubereiten holen!

Alle Anästhesieabteilungen sind verpflichtet, Dantrolen in angemessenem Umfang vorrätig zu haben. Jeder Mitarbeiter der Anästhesie muss wissen, wo Dantrolen verwahrt wird und wie man es verabreicht! Für den Ernstfall sind eine vorher ausgearbeitete Handlungsanweisung und eine Checkliste hilfreich. Da auch erfahrenes Kinderanästhesiepersonal eine maligne Hyperthermie sehr selten oder niemals erlebt, sind Handlungsanweisungen und Trainingseinheiten notwendig und erhöhen gleichzeitig die Patientensicherheit. Dantrolenampullen sind schwierig anzustechen und bedürfen daher einer gewissen Übung, die man am besten beim Aufziehen abgelaufener Flaschen bekommt. Der Inhalt kann erst verabreicht werden, wenn die

Lösung durch Schütteln und Schwenken wieder eine klare Farbe angenommen hat.

> Bei einer Dantrolengesamtdosis von >20 mg/kg KG und Erfolglosigkeit der Therapie ist die Diagnose maligne Hyperthermie fraglich und sollte überdacht werden.

21.3.5 Hypoxie aufgrund verminderter Ventilation

Die Ursachen für eine hypoxische Periode aufgrund verminderter Ventilation nach einer Operation können vielfältig sein. Es können sowohl die bereits beschriebenen Zwischenfälle wie Laryngospasmus und Bronchospasmus im Vordergrund stehen, die aufgrund einer Atemwegsbehinderung zustande kommen, als auch Auslöser, die ihre Ursachen in der verminderten alveolären Ventilation haben. Hier sind besonders das Mendelson-Syndrom nach Aspiration als auch Medikamentenüberhänge oder Schmerzen zu beachten.

Es besteht eine große Gefahr darin, den Zustand der Hypoxie zu unterschätzen und nicht sofort Maßnahmen einzuleiten. Eine Hypoxie mündet bei mangelhafter Behandlung in eine Bradykardie mit folgender Herz-Kreislauf-Depression. Gerade Neugeborene und Säuglinge, aber vor allem ehemalige Frühgeborene bis zur 60. postkonzeptionellen Woche sind aufgrund ihrer mangelnden Toleranz gegenüber einer Hypoxie besonders gefährdet. Frühgeborene, die noch unter einem Apnoe-Bradykardie-Syndrom (ABS) leiden, machen dabei Apnoephasen von mehr als 20 s durch, die durch Opiate, Hypnotika oder Sedativa begünstigt werden. Die hypoxische Episode kann zu einem Rechts-links-Shunt führen, da der Pulmonalisdruck schlagartig ansteigt. Der Ductus arteriosus und das Foramen ovale öffnen sich und die Gesamtsituation des Neugeboren verschlechtert sich fulminant.

- **Ursachen von Atemwegsverlegungen**
- Laryngospasmus
- Bronchospasmus
- Verlegung durch Sekret und Blut, z. B. nach HNO-Operation
- Verlegung durch Fremdkörper und Erbrochenes
- Verlegung durch die Zunge, z. B. bei Sedativaüberhang
- Obstruktives Schlafapnoesyndrom (OSAS) mit Tonusverminderung der Zungengrund- und Pharynxmuskulatur
- Behinderung durch hyperplastische Tonsillen
- Laryngo- oder Tracheomalazie
- Ödeme nach traumatischer Intubation
- Ödeme nach Manipulationen bei HNO-Operationen
- HNO-Tumoren

- **Ursachen einer verminderten alveolären Ventilation**
- Zentrale Atemstörung:
  - Überhang an Muskelrelaxans
  - Überhang an Opioid
  - Überhang an Sedativum
  - Hypothermie
  - Übergeordnete Hirnstörungen mit unreifem Atemzentrum
- Mendelson-Syndrom nach Aspiration
- Pneumothorax, z. B. nach ZVK-Anlage
- Atelektasen
- Hypovolämie
- Flache Atmung durch Schmerzen

- **Symptome**
- Dyspnoe:
  - Tachypnoe mit erhöhter Atemanstrengung
  - Aktivierung der Atemhilfsmuskulatur: Einziehungen, Nasenflügeln
  - Ggf. Bradypnoe, z. B. bei Opioidüberhang
- Unruhe
- Tachykardie
- Atemgeräusche, z. B. Stridor, Giemen
- Sättigungsabfälle und Zyanose

- **Therapie**

Die Therapie der verminderten Ventilation wird kausal durchgeführt. Daher steht an erster Stelle die Suche nach dem auslösenden Reiz, wie z. B. eine Manipulation in der Exzitationsphase, ein Medikamentenüberhang oder Sekret im Rachenraum. Soweit möglich, wird der Reiz unterbrochen oder die Ursache behoben. Ist dies nicht sofort möglich, werden Maßnahmen ergriffen, die die Atemwege überbrückend sichern, z. B. Esmarch-Handgriff, Wendl-Tubus, Guedel-Tubus, Reintubation, Einführen einer Larynxmaske. Gleichzeitig kann medikamentös eingegriffen werden, z. B. Medikamentenüberhänge aufheben, Steroide verabreichen. Eine assistierende Beatmung findet mit 100 % Sauerstoff statt, um ein erlittenes Defizit auszugleichen. Bei Normalisierung der Situation und ggf. einer Blutgaskontrolle kann dieser schrittweise reduziert werden. Bei Früh- und Neugeborenen wird eine Sauerstoffsättigung von 93–95 % angestrebt, die es auch nicht zu überschreiten gilt.

- **Prophylaxe**

Zur Verminderung des Risikos einer verminderten Ventilation gibt es für alle Narkoseführungen und Ausleitungen einige Regeln. Diese sollten prophylaktisch bei jedem Kind durchgeführt werden, um den Ablauf einer Narkose sicherer zu gestalten:

— Wahleingriffe in einer infektfreien Zeit des Kindes planen
— Anamnese des Kindes beachten, z. B. irritables Bronchialsystem
— Früh- und Neugeborene: präoperative Behandlung mit 10 mg/kg KG Koffeincitrat per os
— Frühzeitiger Einsatz von Naloxon bei Früh- und Neugeborenen bei Apnoephasen nach intraoperativer Opiatgabe
— Steroidgabe oder Antihistaminika bei allergischer Anamnese erwägen
— Narkoseart anpassen, z. B. TIVA mit Remifentanil (*Ultiva*) steuern
— Larynxmaske statt eines endotrachealen Tubus erwägen, z. B. bei kurzen Eingriffen
— Intubation in tiefer Narkose
— Manipulationen in der Exzitationsphase vermeiden
— Vor Extubation den Rachenraum gründlich absaugen
— Extubation nach durchlaufener Exzitationsphase durchführen
— Extubation unter Überblähen der Lunge durchführen
— Postoperative Seitenlage bevorzugen
— Bei ersten Symptomen:
  – Frühzeitige Ursachensuche
  – Inhalation mit z. B. β-Agonisten, Suprarenin erwägen
  – Sauerstoffvorlage ermöglichen
— Überwachungslücken während eines Transportes in den Aufwachraum verhindern
— Effiziente Schmerztherapie einleiten
— Ggf. Thoraxröntgen bei Verdacht auf Pneumothorax, Atelektasen, Aspiration, Lungenödem

Überprüfen Sie Ihr Wissen

Zu 21.1

— Beschreiben Sie den Ablauf einer Narkoseausleitung.
— Was sollten Sie als Pflegekraft bedenken, wenn Sie einen kindlichen Patienten nach einer Narkose auf eine Intensivstation verlegen möchten? Welche Vorbereitungen sind zu treffen?

Zu 21.2

— Welche Voraussetzungen müssen bestehen, damit ein Kind nach einer Narkose extubiert werden kann?
— Nennen Sie die Symptome eines Relaxansüberhangs.
— Warum muss ein Kind nach einer Antagonisierung mit Prostigmin länger im Aufwachraum überwacht werden?
— Was bezeichnet man als „Kommandoatmung" und wobei tritt sie auf?
— Welches Medikament antagonisiert Opiate?

Zu 21.3

— Nennen Sie vier lebensbedrohliche Zwischenfälle in der Kinderanästhesie.
— Welche Ursachen kann ein Laryngospasmus bei Kindern haben?
— Wann treten sie besonders häufig auf?

- Welche Symptome zeigen die Patienten bei einem Laryngospasmus?
- Welche Maßnahmen müssen Sie umgehend ergreifen?
- Warum bietet sich nicht eine Maskenbeatmung mit hohem Druck an?
- Gibt es Prophylaxen gegen einen Laryngospasmus? Wenn ja, welche?

Zu 21.3.2
- Wie äußert sich ein Bronchospasmus?
- Welche Maßnahmen ergreifen Sie?
- Gibt es eine bevorzugte Narkoseart bei Kindern mit Bronchospasmusneigung? Wenn ja, welche?

Zu 21.3.3
- Welche Maßnahmen ergreifen Sie bei einer gesicherten Aspiration?
- Sie haben den Verdacht, dass ein Kind während der Narkose aspiriert haben könnte. Welche Maßnahmen ergreifen Sie und wie lange soll der Patient intensiver überwacht werden?

Zu 21.3.4
- Wozu führt der vererbbare genetische Defekt bei einer malignen Hyperthermie (MH), wenn Triggersubstanzen während der Narkose verwendet werden?
- Welche Triggersubstanzen lösen eine MH aus?
- Mit welchen Medikamenten könnte eine sichere Narkose bei Kindern mit einer Disposition zur MH durchgeführt werden?
- Welche frühen Symptome (Leitsymptome) treten zu Beginn der MH auf und erfordern unverzügliches Handeln?
- Beschreiben Sie das Ablaufschema einer MH-Behandlung.
- Welches Medikament ermöglicht als Einziges das Überleben des Patienten bei einer MH-Therapie?

Zu 21.3.5
- Warum sind gerade Früh- und Neugeborene besonders durch hypoxische Perioden gefährdet?
- Nennen Sie Gründe, warum es nach einer Narkose zur Verlegung der Atemwege kommen kann.
- Was kann eine optimale Ventilation verhindern?
- Gibt es grundsätzliche Maßnahmen zur Verhinderung einer Hypoxie nach einer Narkoseausleitung, die man prophylaktisch durchführen kann?

Postoperative Phase und Aufwachraum

Heike Jipp und Nadja Krause

Inhaltsverzeichnis

22.1 Ansprüche an einen Aufwachraum – 532

22.2 Verlegung des Kindes in den Aufwachraum – 532

22.3 Postoperative Pflege und Überwachung – 534

22.4 Typische Ereignisse im Aufwachraum – 537
22.4.1 Postoperative Übelkeit/Erbrechen (POV/PONV) – 538
22.4.2 Postintubationskrupp – 540
22.4.3 Verzögertes Aufwachen – 541
22.4.4 Muskelzittern – 542
22.4.5 Aufwachdelir (Emergence Agitation – EA) – 543

22.5 Betreuung von Eltern und Kindern im Aufwachraum – 544

© Springer-Verlag GmbH Deutschland, ein Teil von Springer Nature 2021
H. Tönsfeuerborn et al., *Neonatologische und pädiatrische Intensiv- und Anästhesiepflege*,
https://doi.org/10.1007/978-3-662-62902-4_22

22.1 Ansprüche an einen Aufwachraum

Der Aufwachraum ist ein fester Bestandteil der Anästhesieabteilung und wird auch von ihr geleitet. In unmittelbarer räumlicher Nähe zum OP liegend soll der Aufwachraum bei Komplikationen am Patienten ein sofortiges Einschreiten der Operateure und der Anästhesisten sicherstellen. Der Patient hat die Möglichkeit, ohne Zeitverzug zurück in den OP transportiert zu werden und in der Zwischenzeit intensivmedizinisch betreut zu sein. Überwachungslücken werden somit vermieden.

Der Aufwachraum stellt zusätzlich das Bindeglied zwischen dem OP und den Allgemeinstationen dar. Das Personal kann temporär die Aufgaben einer Intensivstation übernehmen und ist auch entsprechend ausgerüstet. Pro OP-Saal steht, abhängig vom Operationsspektrum, mindestens ein Aufwachraumbett zur Verfügung. Die Räumlichkeiten sollten ausreichend groß sein, um auf die Bedürfnisse der Kinder und ihrer Angehörigen eingehen zu können. Eltern sind in den meisten Kliniken mit kindlichen Patienten im Aufwachraum willkommen.

Voraussetzung für einen reibungslosen und komplikationsarmen Ablauf in einem Aufwachraum ist ausreichend geschultes Personal. Neben dem medizinischen Fachwissen wird eine ausgeprägte klinische Beobachtungs- und Beurteilungsgabe vom Personal verlangt. Außerdem sind psychologische Kenntnisse und geübte Strategien im Umgang mit Eltern und Kindern in Krisensituationen gefordert. Zusätzlich wird der Aufwachraum ärztlich betreut. Entscheidungen über die Verlegung eines Kindes auf eine Allgemeinstation werden ärztlicherseits gefällt und dokumentiert.

- **Minimalanforderungen**

Unmittelbar am Bett des Kindes verfügbar (laut Deutscher Gesellschaft für Anästhesiologie und Intensivmedizin – DGAI):
— EKG-Monitor
— NiBP
— O_2-Insufflation
— Pulsoxymetrie
— Absaugung

- **Minimalstandard**

Folgende Ausstattung soll in angemessener Zeit verfügbar sein:
— Temperaturkontrolle
— Defibrillator
— Notfallinstrumente
— Relaxometrie
— Beatmungsmöglichkeit: manuell mit O_2-Anreicherung
— Kommunikationstechnik

- **Empfohlene apparative Ausstattung**
— Invasive Blutdruckmessung
— ZVD-Messung
— Mehrkanal-EKG
— Infusions- und Infusionsspritzenpumpen
— Notfalllabor
— Kapnometrie

22.2 Verlegung des Kindes in den Aufwachraum

- **Voraussetzungen für die Verlegung**

Ein Patient ist immer dort am besten aufgehoben, wo für ihn die meiste Sicherheit gewährleistet werden kann. Dies bedeutet, dass der Patient unter optimaler Überwachung im OP-Saal zunächst am sichersten aufgehoben ist. Ein Transport zu einer weiterführenden Überwachungseinheit wie dem Aufwachraum stellt immer ein potenzielles Risiko dar und kann nur unter vorher festgelegten Bedingungen stattfinden. Eine Nutzen-Gewinn-Abwägung ist auch in diesem Falle sinnvoll. Der Patient besetzt zwar im OP-Saal den Arbeitsplatz für weitere Eingriffe, aber alle Notfalleinrichtungen sowie auch der Operateur und Anästhesist stehen für ihn bereit. Ein Erwachen auf dem OP-Tisch kann sich ggf. für den Patienten als unkomfortabel herausstellen. Außerdem werden in der weiteren postoperativen Überwachungsphase die Nachteile, wie z. B. unbequeme Lage, mangelnde Bewegungsfreiheit oder Auskühlung, immer gravierender. Daraus folgt, dass ein Transport unter festgelegten Bedingungen

22.2 · Verlegung des Kindes in den Aufwachraum

und optimaler Überwachung, Dokumentation und Betreuung für den Patienten gewinnbringend ist. Wichtig sind diese Gedanken immer dann, wenn ein Eingriffsort räumlich weit vom Aufwachraum entfernt liegt, wie z. B. ein MRT oder Herzkatheterlabor. Eltern und Kinder haben besonders im Kleinkindalter den Wunsch, direkt nach dem Erwachen zusammenzukommen. Die Eltern stellen für die Kinder Geborgenheit und Schutz dar und sind daher für die postoperative Betreuung von großem Nutzen. Bereits vor der Verlegung in den Aufwachraum wird es Kinder geben, die schlagartig nach einer Narkose erwachen und ihrem Bewegungsdrang nachkommen wollen. Diese Agitiertheit kann unterschiedlich gewertet werden. Es sollte unbedingt geklärt werden, ob das Kind Schmerzen hat und ggf. eine Schmerztherapie eingeleitet werden muss. Kleinkinder und Säuglinge wirken zwar gelegentlich sehr unruhig, sind aber bereits im OP mit einem Schnuller, einem warmen Tuch und basaler Stimulation zufriedenzustellen. Eine Sedierung ist dann nicht angezeigt.

Unabhängig von der Länge und Intensität des operativen Eingriffs werden alle Kinder, die eine Narkose oder Analgosedierung erhalten haben, für eine gewisse Zeit in einem Aufwachraum überwacht. Ein Transport in den Aufwachraum setzt bestimmte Vorbereitungen des Personals voraus.

- **Voraussetzungen des Personals**
- Aufgerüsteter Aufwachraum laut Empfehlung der DGAI
- Notfallmedikamente aufgezogen
- Möglichkeiten zur Schmerztherapie
- Fachpersonal (Kinderanästhesie-Intensivpflegekräfte, Anästhesiefachpflegekräfte, anästhesietechnische Assistenten)
- Fachpersonal in angemessener Anzahl
- Kinderanästhesist im Aufwachraum
- Sicherstellung einer Überwachung während des Transports
- Sicherstellung einer manuellen Beatmung während des Transports
- Sauerstoffgabe jederzeit möglich
- Bett des Kindes warm und abgepolstert
- Dokumentationsmöglichkeiten vorbereitet
- Anordnungen und Anweisungen für die Weiterbehandlung vollständig dokumentiert

Die meisten Aufwachräume im Bereich der Kinderanästhesie übernehmen extubierte Patienten. Kinder, die nachbeatmet werden müssen, werden gerne auf die Intensivstationen verlegt. Dies liegt überwiegend an den räumlichen Gegebenheiten, aber auch daran, dass z. B. ein ehemaliges Frühgeborenes nicht punktgenau extubiert werden kann. Auf einer Intensivstation kann in Ruhe der optimale Zeitpunkt der Extubation gefunden und auf die Bedürfnisse des Kindes abgestimmt werden. Im Anschluss an die Extubation kann ggf. eine nichtinvasive Beatmung wie Masken- oder Nasen-CPAP durchgeführt werden. Ist der Aufwachraum noch lange nach Ende des geplanten OP-Programms besetzt, kann die Nachbetreuung der intubierten Patienten auch dort erfolgen.

Alle kindlichen Patienten, die in den Aufwachraum transportiert werden, sollen vor der Verlegung einige Bedingungen erfüllen. Das Kind muss zum Zeitpunkt des Eintreffens in den Aufwachraum weder Alter noch Namen nennen können, zumal dies aufgrund kognitiver Einschränkungen evtl. noch gar nicht möglich ist.

- **Voraussetzungen des Kindes**
- Reaktion auf Ansprache
- Augen geöffnet
- Kurze Wachphase
- Vollständiger Muskeltonus
- Atmung frei und spontan
- Keine Apnoephasen
- Kreislauf stabil
- Schmerzfreiheit
- Normothermie oder milde Hypothermie

- **Übergabe des Kindes**

Das Kind wird vom Anästhesieteam unter Mithilfe von ausreichendem Personal in sein Bett übergelagert. Unter kontinuierlicher Überwachung, ggf. auch unter Zuhilfenahme eines Transportmonitors, wird der Patient entweder in den Aufwachraum gebracht oder vom Aufwachraumpersonal im OP abgeholt. Der Patient wird umgehend an das Überwachungsmonitoring des Aufwachraums angeschlossen, um sicherzustellen, dass alle Vitalfunktionen unverändert stabil sind. Es erfolgt eine mündliche Übergabe, in der folgende Punkte erwähnt werden:

- Name des Kindes
- Alter
- Kurzanamnese, falls relevant
- Art und Seite des operativen Eingriffs
- Art des Anästhesieverfahrens:
  - Prämedikationswirkung
  - Allgemeinanästhesie
  - Regionalanästhesie
  - Leitungsanästhesie
  - Bereits durchgeführte Schmerztherapie
- Anästhesiologische und operative Besonderheiten:
  - Blutverluste
  - Unplanmäßige Abweichungen von der avisierten Operationstechnik
  - Unplanmäßige Veränderungen der Operationslänge
  - Kreislaufinstabilitäten
  - Zwischenfälle bei Ein- oder Ausleitung
  - Ggf. Beatmungsprobleme
  - Ggf. Infekte der oberen Luftwege
- Körpertemperatur
- Drainagen: Art und Lage
- Zugänge: Größe und Lage
- Ggf. arterielle Kanüle
- Empfehlungen zu:
  - Schmerztherapie
  - Flüssigkeitsmanagement
  - Labordiagnostik
  - Lagerung

22.3 Postoperative Pflege und Überwachung

Obwohl der Aufwachraum gerne als Stiefkind der Anästhesie betrachtet wird, zeichnen sich gerade die Pflegekräfte im Aufwachraum durch große Flexibilität und Professionalität aus. Sie müssen jederzeit sofort Veränderungen der Vitalparameter des Kindes realisieren und zielgerichtet reagieren. Gerade in der frühen postoperativen Phase treten Komplikationen schnell auf und müssen genauso rasch therapiert werden. In hoher Eigenverantwortung und mit einer ausgeprägten klinischen Beobachtungsgabe wird der Zustand der Kinder beurteilt und dokumentiert. Gleichzeitig stellen die Angehörigen und Eltern gerade in dieser Phase hohe Ansprüche an das Personal. Sie wünschen über alle Belange des Kindes, Dauer und Verlauf der Operation, Trinktermine, Schmerzbehandlung und über den weiteren Ablauf informiert zu werden.

Bei Übernahme des Kindes im Aufwachraum werden Parameter zunächst als Istzustand erhoben und dokumentiert (Abb. 22.1). Sollten bereits jetzt Abweichungen von der Norm auffällig sein, so kann der Patient sofort therapiert oder zurück in den OP gebracht werden. Eine Pflegekraft kann immer nur an einem Patienten eine Erstbeobachtung durchführen und muss sie abschließen und dokumentieren, bevor ein weiterer Patient übernommen werden kann. Kommen mehrere Patienten gleichzeitig in den Aufwachraum, so müssen sie vom Anästhesieteam aus dem OP so lange weiterbetreut werden, bis Freiraum vorhanden ist. Am Ende der Erstbetrachtung werden alle Beobachtungen auf dem Aufwachraumprotokoll dokumentiert. Dies kann sowohl als Papierversion oder in elektronischer Form vorliegen.

- **Übernahme des Kindes**
- Bewusstseinslage
- Sauerstoffsättigung
- Herzfrequenz
- EKG
- Atmung:
  - Qualität
  - Frequenz
  - Atemgeräusche
  - Symptome eines Postintubationskrupps
  - Einziehungen, Nasenflügeln
- Hautfarbe
- Mikrozirkulation
- Muskeltonus

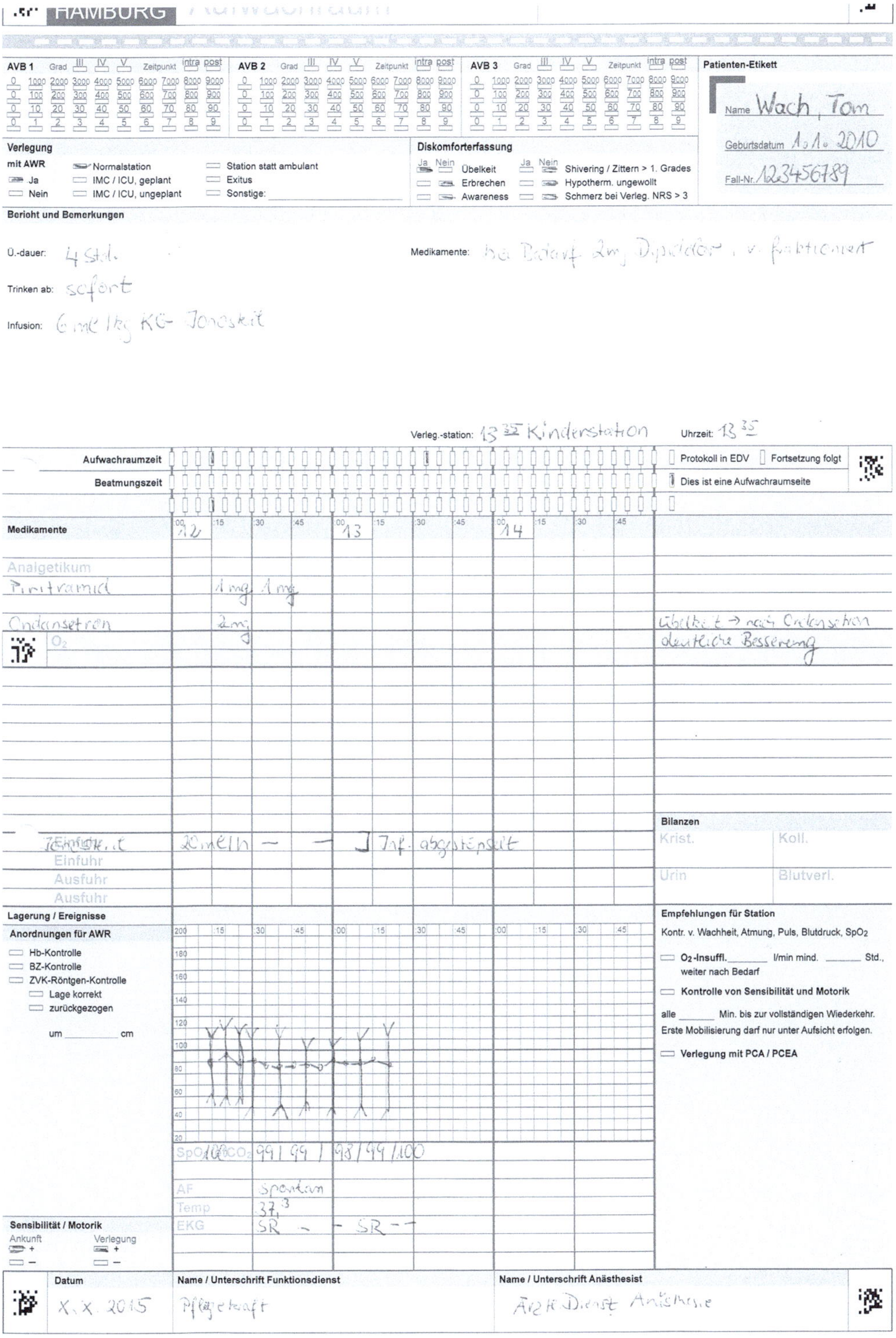

22.3 · Postoperative Pflege und Überwachung

◘ Abb. 22.1 Aufwachraumprotokoll

- Temperatur
- Ggf. Blutdruck
- Infusionstherapie:
  - Infusionsart
  - Fließgeschwindigkeit
- i.v.-Zugänge sichern
- Schmerzstatus: Fremd- oder Selbsteinschätzung
- Unruhe
- Muskelzittern
- Drainagen
- Verbände auf Nachblutungen betrachten
- Urinausscheidung
- Lagerung

- **Frühe Komplikationen in der Aufwachraumphase**
- Atemstörung/Ateminsuffizienz:
  - Hypoventilation
  - Hypoxie
  - Hyperkapnie
  - Verlegung der Atemwege, z. B. durch Sekret/Blut
  - Apnoephasen
- Nachblutung
- Herz-Kreislauf-Störung
- Hypothermie
- Muskelzittern
- Erbrechen mit Aspirationsgefahr

- **Verlängerte Überwachung**

Nach der Übernahme und Erstbeurteilung findet eine Information der Angehörigen statt. Eine standardisierte Gabe von Sauerstoff über eine Sonde, Maske oder Brille wird bei Kindern nicht angestrebt. Die Entscheidung, ob ein Patient sauerstoffbedürftig ist, fällt individuell und wird an Überwachungsparametern wie Sauerstoffsättigung und Atemqualität oder BGA-Ergebnissen festgemacht. Die Akzeptanz gegenüber einer Sauerstoffinsufflation ist besonders bei Kleinkindern nicht sehr ausgeprägt.

Die Kinder verbleiben abhängig von der Operationslänge, -intensität, von Alter und Vorerkrankungen unterschiedlich lange im Aufwachraum. Bei ambulanten Eingriffen in Allgemeinnarkose und bei angemessener Schmerztherapie verlassen die Kinder den Aufwachraum in der Regel nach 30–45 min wach und munter. Neugeborene sollten bei stationären Eingriffen gut 1 h im Aufwachraum verbleiben und nach Rücksprache mit dem Anästhesisten auch auf der Station noch weiterhin für 12–24 h per Monitor überwacht werden. Eine Überwachungsdauer im Aufwachraum über 2 h ist eher selten und bedarf besonderer Ursachen, wie z. B. ausgedehnte Schmerztherapie oder verzögertes Aufwachen.

Ursachen für eine verlängerte Aufwachraumüberwachung können folgende sein:
- Bei HNO-Eingriffen
- Bei Bronchoskopien
- Nach großem Blutverlust
- Bei Nachblutungsgefahr
- Bei speziellen Vorerkrankungen
- Bis zum postkonzeptionellen Alter von 55 Wochen (ehemalige Frühgeborene)
- Nach jeder Medikamentengabe, z. B. Antibiotika, Schmerzmittel
- Nach Antagonisierung von Opiaten oder Muskelrelaxanzien
- Bei Verdacht einer Aspiration

- **Ergänzende Überwachung und Pflege**

Neben der Standardüberwachung können im Laufe des Aufwachraumaufenthaltes noch weitere Parameter erhoben und ausgewertet werden. Unter der Devise „Probleme erkennen – Handlungen einleiten" ist das Aufwachraumteam gefordert, umfangreiche pflegerische Maßnahmen durchzuführen. Die Entscheidung, welche Maßnahme wann und bei welcher Indikation durchgeführt wird, entscheiden Pflegekräfte und Arzt gemeinsam. Auf die jeweiligen Befunde und Ergebnisse muss noch im Aufwachraum reagiert werden.

- **Parameter**
- Laborbefunde erheben:
  - Blutgasanalyse
  - Elektrolyte
  - Blutbild und Hämatokrit
  - Blutgruppenbestimmung, Kreuzblut und Bestellen von Konserven
- Nachblutungen:
  - Regelmäßige Inspektion der Verbände und Drainagen

22.4 · Typische Ereignisse im Aufwachraum

- Ggf. Operateur informieren
- Ggf. Blut transfundieren
- Sensorik bei Regionalanästhesie
- Schmerzzustand bei Regionalanästhesie
- Systemische Schmerztherapie durchführen
- Kinder mit Schmerzscores vertraut machen, z. B. Smiley-Skala
- Einweisungen der Patienten und Angehörigen in die Schmerztherapie (PCA)
- Harnverhalten erkennen
- Bilanzierung
- Ödeme
- Druckstellen unter Gipsverbänden
- Sensorik und Beweglichkeit nach Osteosynthesen prüfen, z. B. nach Unterarmfraktur
- Periphere Pulse palpatorisch nach Gefäßeingriffen prüfen
- Motorik der Beine nach Wirbelsäulenoperationen testen
- Beobachtung, Beurteilung und Dokumentation venöser Zugänge
- Infusionstherapie fortführen oder beginnen
- Wärmetherapie
- Unterstützung beim Trinken
- Eltern pflegerisch anlernen und anleiten

- **Entlassung aus dem Aufwachraum**

Sind während des Aufwachraumaufenthaltes keine nennenswerten Komplikationen aufgetreten oder konnten nachhaltig therapiert werden, kann das Kind auf eine Allgemeinstation oder in eine Einheit für ambulante Operationen verlegt werden. Anders als bei Erwachsenen (z. B. Aldrete-Score) werden bei Kindern häufig keine Scores zur Beurteilung der Verlegungsfähigkeit eingesetzt, sondern die medizinische und klinische Beurteilung des Personals als Maßstab genommen. Dies liegt vor allem daran, dass Kinder in den unterschiedlichen Altersstufen ihre Mitarbeit bei der Durchführung eines Scores verweigern oder noch nicht in der Lage sind, auf Informationen und Aufforderungen adäquat zu reagieren. Viel häufiger wird eine Ansprache mit unklaren Unmutsäußerungen beantwortet. Ausgesprochen bewährt ist jedoch der Einsatz von Schmerzscores wie KUS- oder Smiley-Skalen, um die Kinder entweder fremd zu beurteilen oder die Schmerzen selbst beurteilen zu lassen. Der frühzeitige Einsatz der Smiley-Skala hilft den Kindern auch im weiteren Aufenthalt in der Klinik, da ihre Schmerzen objektivierbar sind und besser wahrgenommen werden. So werden im Aufwachraumprotokoll die Ergebnisse der numerischen Ratingskala (NRS) dokumentiert.

Die Entlassung aus dem Aufwachraum erfolgt immer nach Rücksprache oder auf Anweisung eines Arztes. Das Kind wird nur an examiniertes Pflegepersonal übergeben. Bei Säuglingen sollten immer bei Transporten zur Station ein Handbeatmungsbeutel und ein mobiles Pulsoxymeter mitgeführt werden.

- **Verlegungsbedingungen**
- Frühe postoperative Komplikationen behandelt oder ausgeschlossen
- Stabile kardiopulmonale Verhältnisse
- Atemqualität: suffizient und ohne nennenswerten Stridor
- Kind wach oder erweckbar
- Augen auf Ansprache geöffnet
- Schulkinder nennen ihr Alter
- Schutzreflexe vorhanden
- Analgetische Versorgung ausreichend
- Ggf. Einweisung in PCA-Pumpe erfolgt
- Infusionstherapie ausreichend oder abgeschlossen
- Normothermie
- POV/PONV adäquat behandelt
- Hautfarbe normal, ggf. Laborwerte erhoben
- Therapieempfehlungen für die Stationen ausgearbeitet

22.4 Typische Ereignisse im Aufwachraum

In der Regel verläuft der Aufenthalt eines Kindes komplikationslos im Aufwachraum. Trotzdem gibt es eine Fülle von frühen Komplikationen, Ereignissen und Auffälligkeiten, mit denen das Anästhesiepersonal im Aufwachraum rechnen muss. Sie werden unmittelbar nach dem Auftreten erkannt, beurteilt und therapiert. Klare Handlungsanweisungen und Standards sind für das Personal vorzuhalten und die Abläufe müssen geübt sein. Ärztliche Anweisungen sind mittels Leitlinien im Vorhinein festgelegt, auf die jederzeit zugegriffen werden kann.

Zu den typischen Ereignissen im Aufwachraum gehören:
— Übelkeit und Erbrechen (POV/PONV)
— Postintubationskrupp
— Verzögertes Aufwachen
— Aufwachdelir
— Muskelzittern (Shivering)
— Hypothermie
— Hyperthermie
— Hypotonie
— Hypertonie
— Rhythmusstörungen
— Schmerzzustände
— Atemstörungen, wie Atemwegsverlegungen/Obstruktionen
— Hypoxie
— Medikamentenüberhänge
— Nachblutungen
— Elektrolytentgleisungen
— Agitiertheit
— Inakzeptanz von Drainagen, Kathetern, Überwachungskabeln und Venenverweilkanülen
— Allergische Reaktionen
— Kreislaufdysregulationen bei Angehörigen

22.4.1 Postoperative Übelkeit/Erbrechen (POV/PONV)

Postoperatives Erbrechen und Übelkeit sind in der Kinderanästhesie ein weit unterschätztes Phänomen. Während es eine Fülle von wissenschaftlichen Untersuchungen und Therapie- und Prophylaxeempfehlungen für die Erwachsenenanästhesie gibt, hat die Kinderanästhesie erst seit 2007 allgemeine Handlungsempfehlungen durch den wissenschaftlichen Arbeitskreis Kinderanästhesie der DGAI erhalten. Insgesamt ist das Problem nicht neu und wurde bereits 1846 durch J. Snow bei Äthernarkosen beschrieben.

An der postoperativen Übelkeit sind multiple Neurotransmitter und Rezeptoren beteiligt. Sowohl D_2-Rezeptoren (Dopamin), H1-Rezeptoren (Histamin), muskarinerge ACH-Rezeptoren (Acetylcholin) als auch 5-HT_3-Rezeptoren (Serotonin) und NK_1-Rezeptoren (Tachykininsystem) können emetogene Impulse hervorrufen. Dies ist für die Prophylaxe und Therapie insofern relevant, als die unterschiedlichen modernen Antiemetika an diesen Rezeptoren wirken. Bisher wurde eher unabhängig von diesen Rezeptoren oder der Art des operativen Eingriffs therapiert.

Im Kindesalter wird zwischen der postoperativen Übelkeit und Erbrechen (**PONV, „postoperative nausea and vomiting"**) bei Kindern über 4 Jahren und postoperativem Erbrechen (**POV, „postoperative vomiting"**) bei Kindern unter 3 Jahren unterschieden. Kinder über 4 Jahre sind kognitiv in der Lage, ihre Übelkeit zu verbalisieren und von allgemeinem Unwohlsein zu unterscheiden. Kinder unter 3 Jahre können sich nicht ausreichend ausdrücken und so ist eine Erfassung der Übelkeit kaum möglich. Eine Erfassung des allgemeinen Unwohlseins ist bei objektiver Betrachtung eher mittels der KUS-Skala (Kindliche Unbehagen- und Schmerzskala) möglich, die man aus der Kinderschmerztherapie kennt. In der Praxis wird häufig allerdings nur das Erbrechen betrachtet und dokumentiert.

Im Zuge der modernen „Fast-track-Konzepte" ist eine zielgerichtete Prophylaxe und Therapie unabdingbar. Kinder mit PONV/POV binden enorme Personalressourcen und benötigen intensivere medikamentöse sowie Infusionstherapie als andere Patienten. Neben den vielen „harten" wissenschaftlichen und wirtschaftlichen Gründen, postoperative Übelkeit und Erbrechen zu therapieren, gibt es auch sog. weiche Faktoren. PONV und das damit verbundene Unwohlsein der Kinder sind bei ambulanten Operationen eine häufige Indikation für eine stationäre Aufnahme und führen zu erheblicher Unzufriedenheit der Eltern.

▪ **Probleme durch PONV**
— Ausgeprägtes Unwohlsein

22.4 · Typische Ereignisse im Aufwachraum

Tab. 22.1 Vereinfachter, modifizierter Risikoscore (POVOC-Score) für Kinder mit Risikofaktoren für Erbrechen nach Narkosen. (Nach Empfehlungen des Arbeitskreises Kinderanästhesie 2007)

Risikofaktor	Punktbewertung
Operationsdauer ≥ 30 min	1 Punkt
Alter ≥ 3 Jahre	1 Punkt
Strabismusoperation, Adenotomie/Tonsillektomie	1 Punkt
Anamnese für PONV/Reisekrankheit, beim Kind, bei Geschwistern oder Eltern	1 Punkt

- Unzufriedenheit von Kindern und Eltern
- Erhöhung des Hirndrucks
- Mögliche, aber seltene Komplikationen:
  - Nahtinsuffizienz
  - Nachblutungen
  - Aspiration
  - Atemwegsobstruktionen
  - Dehydratation
  - Elektrolytimbalance
- Stimulation des autonomen Nervensystems: Blutdruck- und Herzfrequenzveränderungen

Tab. 22.2 Prognostizierte POV-Inzidenz – Prozent beim Vorliegen von x Faktoren. (Nach Empfehlungen des Arbeitskreises Kinderanästhesie 2007)

0 Faktoren	9 %
1 Faktor	10 %
2 Faktoren	30 %
3 Faktoren	55 %
4 Faktoren	70 %

- **Risikofaktoren bei Erwachsenen**
- Neigung zu Reisekrankheit
- Anamnestische Berichte über PONV bei vorherigen Narkosen
- Nichtraucher
- Übergewicht
- Frauen häufiger als Männer
- Junge Frauen häufiger als ältere
- Jahreszeitlich schwankend
- Opiate während der Narkose
- Lange Narkosedauer (je 30 min Narkosedauer Erhöhung des PONV-Risikos um 60 %)
- Insuffiziente Schmerztherapie
- Lachgasnarkosen
- HNO-Operation: besonders Adenotomien, Tonsillektomien
- Intraabdominelle Operationen
- Strabismusoperationen
- Zu frühe Mobilisation des Magen-Darm-Traktes
- Hypotension (auch nur kurzfristig) während der Narkose
- Zur Einschätzung des PONV-Risikos wird bei Erwachsenen üblicherweise die Apfel- oder Koivuranta-Skala genutzt

- **Zusätzliche Risikofaktoren bei Kindern**
Siehe Tab. 22.1 und 22.2.
- Insgesamt sind bis zu 89 % betroffen
- Kinder unter 3 Jahren: selten betroffen
- Ab 4 Jahren: erhebliche Steigerung des PONV
- 6- bis 10-Jährige sind am häufigsten betroffen
- Absinken der Inzidenz mit der Pubertät

- **Prophylaxe**
Siehe Tab. 22.3.
- Totale intravenöse Anästhesie (TIVA), z. B. mit Propofol
- Lachgasfreie Narkosen
- Reduktion von Opiaten
- Regionalanästhesie
- Vermeidung von emetogenen Substanzen, z. B. Etomidat, Ketamin, Cholinesterasehemmer
- Dexamethasongabe in der Einleitung
- Ggf. zusätzliche Ondansetrongabe
- Entleerung des Magens vor Ausleitung
- Ruhe, Anxiolyse
- „Reisekrankheit" im Bett vermeiden (Kinder nicht beim Fahren an die Decke schauen lassen)
- Akupunktur

Tab. 22.3 Dosierungen für die i.v.-Gabe von Antiemetika zur PONV-Prophylaxe. (Nach Empfehlungen des Arbeitskreises Kinderanästhesie 2007)

Substanz	Klasse	i.v.-Dosierung für Kinder
Dexamethason	Kortikoide	0,15 mg/kg KG
Ondansetron	5HT3-Antagonisten	0,1 mg/kg KG
Tropisetron		0,1 mg/kg KG
Granisetron		0,02 mg/kg KG
Dolasetron		0,35 mg/kg KG
Droperidol	Butyrophenone	0,01 mg/kg KG
Haloperidol		Keine Daten verfügbar
Scopolamin	Antihistaminika	0,5 mg/kg KG

Trotz aller Maßnahmen können nur maximal 70 % der Risikofaktoren reduziert werden. Eine generelle Einfachprophylaxe wird allerdings nicht empfohlen, da nur wenige Patienten davon profitieren und die Kosten zu hoch sind. Die gezielte Therapie hat Vorrang. Ausnahmen bleiben die Strabismuschirurgie und Tonsillektomien. Hier wird eine Einzeldosis Dexamethason empfohlen. Die Kinder profitieren nicht nur in Bezug auf PONV, sondern auch in der Schmerztherapie und nehmen somit früher wieder Flüssigkeit zu sich.

22.4.2 Postintubationskrupp

Bei einer atraumatischen Intubation sollte es bei den Kindern nach einer Narkose nicht zu Heiserkeit oder Stridor kommen. Es gibt allerdings Faktoren, die eine Heiserkeit im Aufwachraum begünstigen. Hierzu gehören Kinder, die gerade einen Infekt der oberen Luftwege überstanden haben oder im Begriff sind, einen Infekt zu bekommen. Sie reagieren auf die Manipulationen an den Stimmbändern mit einem Stridor oder auch bellendem Husten. Dieser imposante Husten ist zwar störend, verschwindet aber in der Regel innerhalb der nächsten Stunden von selbst.

Anders sieht es bei einer Verletzung der Stimmbänder aus. Sie kann durch eine traumatische Intubation, einen zu groß gewählten Tubus oder eine Blockung des Tubus innerhalb und nicht subglottisch der Stimmbänder erfolgen. Die Patienten entwickeln dann Druckschäden an den Stimmbändern, die zu anhaltender Heiserkeit, Stridor und einem Larynxödem führen. In seltenen Fällen kann es auch zu einer vorübergehenden Stimmbandlähmung kommen. Ähnliche Druckschäden entstehen auch, wenn der Cuff bei geblockten Tuben mit zu viel Luft gefüllt wird und ein zu hoher Druck entsteht.

Die Stimmbänder des Kindes können aber auch durch die minimalen Bewegungen am Tubus gereizt werden. Trotz korrekt sitzendem Tubus und atraumatischer Intubation kann es immer dann zu einem kruppösen Husten nach der Operation kommen, wenn währenddessen der Kopf des Kindes immer wieder bewegt werden muss und der Tubus an den Stimmbändern „reibt".

Die Schleimhäute im Nasen-Rachen-Raum von Säuglingen und Kleinkindern sind höchst vulnerabel und reagieren bei Weitem schneller mit Sekretion und Blutungen als beim Jugendlichen. Gleichzeitig ist gerade die Intubation von Säuglingen technisch anspruchsvoller als beim Erwachsenen. Zu einer atraumatischen Intubation gehört ein großes Maß an Erfahrung und Übung. Das Auslösen eines Ödems im Trachealbereich des Säuglings führt sehr schnell zu einer Verlegung der Atemwege. Daher wird ein Kind mit einem Postintubationskrupp besonders sorgsam im Aufwachraum beobachtet.

- **Ursachen**
- Schwierige/traumatische Intubation
- Tubus zu groß

22.4 · Typische Ereignisse im Aufwachraum

— Abklingender Infekt
— Bewegung des Kopfes bei liegendem Tubus
— Blockung des Tubus innerhalb der Stimmbänder
— Cuffdruck zu hoch
— Lange Intubationsdauer

- **Symptome**
— Heiserkeit
— In- und exspiratorischer Stridor
— Bellender Husten
— Unruhe

- **Therapie**
— Extubation unter ruhigen Umgebungsbedingungen
— Unnötige Manipulationen im Rachenraum vermeiden
— Ruhe im Aufwachraum
— Angehörige im Aufwachraum
— Kinder frühzeitig trinken lassen, Inhalation: 200 µg/kg KG Adrenalin ad 2 ml NaCl 0,9 %
— Ggf. Sedierung
— Kortikoidgabe, z. B. Prednisolon

22.4.3 Verzögertes Aufwachen

Bei Kombinationsnarkosen mit volatilen Anästhetika und einem gut steuerbaren Opiat, z. B. Remifentanil, kommen die Kinder häufig bereits wach in den Aufwachraum oder erwachen nach wenigen Minuten. Auffällig ist es jedoch, wenn ein Kind nach mehr als einer Stunde immer noch schläft und auf gezielte Ansprache und Berührung nicht reagiert. Dieser gezielte Weckversuch und das Setzen von Reizen werden durch eine Pflegekraft durchgeführt und nicht alleine den Eltern überlassen. Es wird nun nicht weiter abgewartet, sondern die Bewusstlosigkeit sollte ergründet werden.

Zunächst wird das Narkoseprotokoll zu Rate gezogen, um Informationen über den Prämedikationserfolg vor der Einleitung zu erlangen. Es gilt zu klären, ob die Prämedikation erst kurz vor dem Eingriff verabreicht wurde und die OP-Dauer kurz war oder ob das Kind bereits überprämediziert und schlafend in den OP kam. Dann könnte es sich um einen Überhang an Sedativum handeln, den man problemlos mit Flumazenil *(Anexate)* antagonisieren kann. Das Medikament wird je nach Wirkung milliliterweise verabreicht, und die Kinder erwachen spontan. Das Narkoseprotokoll wird auch im Weiteren Auskunft darüber geben, ob evtl. ein Überhang an Hypnotikum vorliegt.

Wichtig ist zu erfassen, ob sich der Zustand ggf. erst während des Aufenthalts im Aufwachraum verschlechtert hat und ob das Kind beim Überlagern zwischen OP-Tisch und Bett noch wach und ansprechbar war. Erste Ausschlussdiagnosen kann man mittels einer Blutgasanalyse und einer Blutzuckerbestimmung erhalten. Da die Kinder schlafen, stellt es kein Problem dar, eine Blutprobe zu gewinnen. Bei ausgeprägtem Nachschlaf könnte es sich um eine Hyperkapnie handeln (sog. CO_2-Narkose), die aufgrund von zu flacher Atmung und evtl. begünstigt durch falsche Lagerung eingetreten ist. Bestätigt sich diese Vermutung in der BGA, gilt es, ein assistierendes Beatmungsmanagement mit CPAP-Beatmung einzuleiten und die Lagerung zu optimieren. Gleichzeitig wird man auch eine Hypoxämie nicht übersehen. Bestätigt sich der Verdacht, dass der Blutzuckerwert entgleist ist, wird die Infusionstherapie angepasst. Gerade bei Säuglingen und Kleinkindern sollte man bei längeren Operationen auch eine Elektrolytverschiebung bedenken. Auch hier helfen Kontrollbestimmungen und eine zügige Anpassung des Infusionsmanagements.

Relaxansüberhänge dürften bereits direkt nach der Extubation auffällig geworden und mit Neostigmin antagonisiert worden sein. Da aber das Neostigmin eine kürzere Halbwertszeit als die nichtdepolarisierenden Muskelrelaxanzien hat, könnte es im Aufwachraum nach ungefähr 30 min zu einem sog. Rebound-Effekt kommen und die Kinder sind wieder anrelaxiert. Ihre Atmung wird angestrengter, flach und frequent sein, und obwohl die Kinder schlafend wirken, haben sie Stress und sind tachykard, weshalb eine erneute Antagonisierung mit Neostigmin in

Kombination mit Atropin angezeigt ist. Die Kinder verbringen eine weitere Stunde zur Überwachung im Aufwachraum. Sind die Kinder mit Rocuronium relaxiert worden und ein Überhang wurde bereits in der Ausleitungsphase mit Sugammadex (Handelsname: *Bridion*) antagonisiert, ist ein Rebound aufgrund der veränderten Abbaumechanismen ausgeschlossen.

Bei Patienten, die nach einer operativen Versorgung eines Traumas im Aufwachraum sind, sollte man immer daran denken, dass sie evtl. auch eine Commotio cerebri erlitten haben und aufgrund des steigenden Hirndrucks keine Wachheit erlangen. Gleiches gilt für Kinder nach einer Kopfoperation, z. B. der Implantation eines Ventils oder Shunts. Auch hier muss dringlich der Operateur informiert werden, um Maßnahmen zu ergreifen.

Sehr unspezifisch sind die Symptome des zentralen anticholinergen Syndroms, bei dem die Kinder durch ihre unangepasste Bewusstseinslage auffallen. Neben einer Sedierung bis hin zum Delir treten trockene Haut, Mydriasis und Hautflush auf. Ursache ist die Gabe von Anticholinergika, wie z. B. Atropin, die im zentralen Nervensystem muskarinartige Rezeptoren hemmen. Besteht der Verdacht, so wird Physostigmin intravenös verabreicht. Der Wirkeintritt kann bis zu einer Viertelstunde dauern. Die Kinder können mit Bradykardien reagieren. Eine längere Überwachung im Aufwachraum ist daher zwingend erforderlich.

- **Ursachen**
- Überhang an Sedativa
- Überhang an Hypnotika
- Überhang an Relaxans
- Schwere Hypoxie
- Hyperkapnie
- Hypoglykämie
- Elektrolytabweichungen
- Hirndruck
- Zentrales anticholinerges Syndrom

22.4.4 Muskelzittern

Säuglinge und Kleinkinder sind nicht in der Lage, ihre Körpertemperatur durch Muskelzittern in angemessener Weise zu erhöhen. Säuglingen ist es überhaupt nicht möglich, Muskelzittern durchzuführen. Zwar stellt auch für diese Patientengruppen die Hypothermie im Aufwachraum ein behandlungsbedürftiges Problem dar, aber das sehr unangenehme Muskelzittern (engl. Shivering) bleibt ihnen erspart. Schulkinder reagieren jedoch genau wie Erwachsene mit ausgeprägtem unwillkürlichem Muskelzittern, um die Körpertemperatur zu erhöhen. Dieses Shivering wird als hochgradig unangenehm empfunden und verbraucht viel Sauerstoff und Energie. Gleichzeitig entsteht entsprechend viel Kohlendioxid, was abgeatmet werden muss. Wird das Shivering nicht unterbrochen, fühlen sich die Kinder nachhaltig erschöpft. Dieser Zustand ist für die Genesung unerwünscht. Das reine Zuführen von Wärme ist meist nicht ausreichend, zumal Muskelzittern auch bei normothermen Patienten auftreten kann. Volatile Anästhetika führen in vielen Bereichen des ZNS zu einer Hemmung thermosensibler Neurone. Dieses ist genauso ursächlich wie der plötzliche Wegfall des Anästhetikums am Ende der Operation und die daraus resultierende Enthemmung von Rückenmarkreflexen.

Nicht sicher geklärt ist der Zusammenhang zwischen intraoperativer Hypotonie, selbst wenn sie nur kurzzeitig aufgetreten ist, und Muskelzittern in der postoperativen Phase. Besonders häufig tritt Shivering bei rückenmarknahen Eingriffen auf. Begünstigt wird es durch Stress oder Schmerzen beim Kind, sodass eine gute Abschirmung gegen diese Faktoren im Aufwachraum die weitere Therapie optimiert.

- **Ursachen**
- Hemmung thermosensibler Neurone im ZNS

Tab. 22.4 Pediatric Anesthesia Emergence Delirium Scale (PAED)

Merkmal	0	1	2	3	4
Augenkontakt	Sehr oft	Oft	Gelegentlich	Selten	Nie
Zielgerichtete Bewegungen	Sehr oft	Oft	Gelegentlich	Selten	Nie
Wahrnehmung der Umgebung	Sehr oft	Oft	Gelegentlich	Selten	Nie
Unruhe	Keine	Kaum	Etwas	Ausgeprägt	Extrem
Nicht zu trösten – zutreffend	Nein	Kaum	Etwas	Ausgeprägt	Extrem

Handlungsbedarf besteht ab einer Summe von 12 Punkten

- Gebrauch volatiler Anästhetika
- Plötzlicher Wegfall der Anästhetika
- Hemmung der Thermoregulation
- Hypothermie
- Schmerz
- Stress
- Vasodilatation
- Hypotonie
- Rückenmarknahe Eingriffe und/oder Anästhesieverfahren

- **Folgen**
- Unwohlsein
- Abgeschlagenheit
- Gesteigerter Sauerstoffverbrauch
- Anstieg des pCO_2
- Anstieg des Atemminutenvolumens
- Anstieg des Herzzeitvolumens
- Erhöhter Energieverbrauch
- Stress

- **Häufigkeit bei Erwachsenen**
- 50–60 % nach Inhalationsanästhesie
- 3–30 % nach TIVA
- 40 % nach Epiduralanästhesie

- **Therapie**
- Sauerstoffgabe
- Wärmezufuhr
- Schmerztherapie
- Clonidingabe intra- und postoperativ
- Pethidingabe *(Dolantin)*
- Ggf. Tramadolgabe

22.4.5 Aufwachdelir (Emergence Agitation – EA)

Während Erwachsene die meiste Zeit schlafend im Aufwachraum verbringen und nur sehr selten Unruhezustände aufweisen (in ca. 5 % der Fälle), zeigen mehr als die Hälfte (55 %) der Kinder innerhalb der ersten 30 min nach Narkoseende agitiertes Verhalten. Diese neurologische Problematik trifft besonders häufig Kinder im Alter von 2–5 Jahren. Zwar endet der Unruhezustand meist nach einer Viertelstunde, aber in dieser Zeit stellt er auch für die Eltern einen erheblichen Leidensdruck dar. Die Kinder sind nicht zugänglich, reagieren nicht auf die Reize der Eltern und laufen Gefahr, sich versehentlich Katheter und Zugänge zu ziehen. Die Eltern versuchen häufig, die Kinder auf den Arm zu nehmen, sodass sich die Patienten nicht selbst verletzen, was bei einem sich windenden 5-Jährigen schon eine körperliche Herausforderung darstellt. Wichtig bleibt für das Fachpersonal im Aufwachraum, den Zustand frühzeitig zu erkennen (z. B. mithilfe der Pediatric Anesthesia Emergence Delirium Scale – PAED) und zu therapieren (Tab. 22.4).

Zwar geht man davon aus, dass es sich bei der EA um einen folgenlosen Zustand für das Kind handelt, es deutet aber vieles darauf hin, dass es bei dieser Patientengruppe gehäuft zu Schlafstörungen, nächtlichen

Angstzuständen und Weinen sowie Enuresis in den Wochen nach der Narkose kommen kann. Kinder, die bereits vor der Narkose ängstlich sind, sind hierfür besonders prädisponiert. Eine angstfreie Einleitung kann somit bereits präventiv wirken, wenngleich die alleinige Gabe von Midazolam in evidenzbasierten Studien keine Garantie für das Ausbleiben eines Aufwachdelirs darstellt. Substanzen wie Clonidin oder auch Dexmedetomidin (α2-Adrenozeptoragonisten) könnten zwar zur Reduzierung der EA führen, haben sich aber aufgrund der frühzeitigen Gabe vor der OP noch nicht durchgesetzt. Eine Gabe wäre jedoch auch intraoperativ als i.v.-Applikation möglich.

- **Ursachen**
  - Kurze Narkosen mit Sevofluran
  - Narkosen mit Desfluran
  - Rasche Aufwachgeschwindigkeit

- **Prävention**
  - Clonidin oder Dexmedetomidin als Prämedikation verabreichen
  - Gut aufgeklärte Eltern und Kinder
  - Stressarme Einleitung der Patienten
  - Wahl des Narkoseverfahrens
  - Wechsel nach der Einleitung von Sevofluran auf eine i.v.-Narkose
  - TIVA
  - Propofol als Einmalgabe vor der Ausleitung applizieren
  - Stressfreie, langsame Aufwachphase ermöglichen
  - Analgesie vor der Ausleitung beginnen, z. B. mit Piritramid

- **Therapie**
  - Frühzeitige Anwendung einer Skala zur Sicherung der Diagnose, z. B. PAED-Skala
  - Eigengefährdung des Kindes verhindern
  - Opiatgabe: Fentanyl (1–2 µg/kg KG) oder Piritramid (0,05 mg/kg KG)
  - Dexmedetomidingabe (0,5 µg/kg KG)
  - Propofolgabe (0,5–1,0 mg/kg KG)
  - Clonidingabe (0,5 µg/kg KG)
  - Ggf. Midazolamgabe zur Sedierung
  - Einbeziehen der Eltern in die Therapie

22.5 Betreuung von Eltern und Kindern im Aufwachraum

> Für kindliche Patienten sind Eltern oder andere vertraute Angehörige der wichtigste und sicherste Bezugspunkt während eines Krankenhausaufenthaltes oder eines operativen Eingriffs. Trotz ihrer eigenen Unruhe und Sorgen personifizieren sie für ihre Kinder Wärme und Geborgenheit.

Allein aus diesen Gründen, aber auch damit Kinder Operationen ohne Traumen erleben können, gehören Eltern zu jedem sinnvollen Zeitpunkt an ihre Seite.

Kinder entwickeln sich psychisch auch aufgrund stressiger oder ereignisreicher Erlebnisse, wie z. B. einer Operation, weiter und wachsen an ihnen. Dies kann jedoch nur optimal geschehen, wenn sie in kritischen Momenten nicht von Verlassensängsten übermannt werden. Konsequenterweise sollten daher die Kinder im Aufwachraum, sofort nach dem Verlassen des OP-Saals, von den Eltern in Empfang genommen werden. Dies gilt natürlich nicht nur für Kleinkinder, sondern selbstverständlich auch für Schulkinder und Jugendliche. Auch jungen Erwachsenen tut es sehr gut, nach einer Operation das vertraute Gesicht der Freundin/des Freundes zu sehen und ein paar beruhigende Worte zu hören. Diese „Therapie" hilft gelegentlich besser als jedes Medikament.

Eltern sind nicht die einzigen Angehörigen, die im Aufwachraum willkommen sind. Großeltern oder große Geschwister haben in Einzelfällen einen weit positiveren Einfluss auf kindliche Patienten als besorgte Eltern. Sie strahlen die nötige Ruhe und Gelassenheit aus, die besonders Kleinkinder brauchen. Die Anzahl der Angehörigen, die das Kind im Aufwachraum besuchen können, ist mit den Eltern vor dem Eingriff zu besprechen. In der Regel einigt man sich auf zwei Angehörige. Ein ständiger Wechsel der Besucher schafft Unruhe und ist nicht erwünscht.

Eher aus organisatorischen Gründen muss jedoch noch in vielen Kinderanästhesieabteilungen auf die Eltern im Aufwachraum verzichtet werden. Begründet wird dieses mit dem fehlenden Platz für die Eltern oder dem räumlichen Anschluss des Aufwachraums an den OP. In diesen Fällen müssten sich die Eltern aus hygienischen Gründen umziehen und Bereichskleidung tragen. Allein der personelle und organisatorische Aufwand ist kaum zu bewältigen, zudem sprechen auch finanzielle Gründe gegen ein Einschleusen der Eltern. Dennoch bemüht sich das Personal in Einzelfällen, die Eltern in den Aufwachraum zu bitten, obwohl der personelle Aufwand zur Betreuung eines sehr unruhigen Kindes ähnlich hoch ist wie bei einer Einschleusung. Es ist ein Irrglaube, dass die Mehrzahl der Eltern im Aufwachraum kreislaufinstabil wird oder gar kollabiert. Dies geschieht nur in Ausnahmefällen und ein Anästhesieteam ist im Aufwachraum absolut in der Lage, eine solche Situation zu beherrschen. Gibt es im Vorhinein Unsicherheiten, wie in diesen Situationen zu reagieren ist, kann eine schriftliche Handlungsanweisung oder ein Megacodetraining helfen.

Optimalerweise ist der Aufwachraum jedoch aus dem OP-Trakt ausgelagert, liegt aber in seiner direkten räumlichen Nähe. Ist ein Zugang von außen in Alltagskleidung möglich, sind Angehörige willkommen. Der erste Anblick ihres schlafenden Kindes ist für Eltern häufig sehr emotional. Verständlicherweise löst sich ihre gesamte Anspannung und eine große Erleichterung macht sich breit. Sie haben ihre Kinder nach langer quälender Wartezeit wohlbehalten wieder zurück. Die Momente der großen Verlustängste und Hilflosigkeit sind vorüber und in den Eltern erwacht sofort ein großer Durst nach Informationen. Sind die Kinder bereits wach und munter, lässt man Eltern und Kinder einen Moment Kontakt aufnehmen und schließt währenddessen die Überwachung am Patienten an. Schon jetzt sind Eltern sehr hilfreich, denn sie geben Auskunft über Lebensgewohnheiten des Kindes, z. B. in welcher Lage es gerne schläft, welcher Daumen in den Mund gesteckt wird oder ob das Kind auf den Arm möchte.

Nach kürzester Zeit haben Eltern und Kinder sich gefunden, und die Angehörigen haben nun Zeit und Muße, weitere Informationen zu erhalten. Nach der Begrüßung und Vorstellung des Aufwachraumteams hilft eine ausführliche Information den Eltern, Sicherheit zu gewinnen. Besprochen werden Themen wie Narkoseverlauf, die voraussichtliche Verweildauer im Aufwachraum, die Überwachung während und nach der Aufwachraumzeit, der Trinktermin und weitere ergänzende Maßnahmen. Sollte der Operateur noch nicht mit den Eltern gesprochen haben, wird ein Termin für ein gemeinsames Gespräch vereinbart. Das geplante Schmerztherapiekonzept für ihr Kind wird mit den Eltern besprochen und durchgeführt.

Neben aller Offenheit den Angehörigen gegenüber sollte eine gewisse Privatsphäre für jeden Patienten erhalten bleiben. Hilfreich können Stellwände oder Vorhänge zwischen den Patienten sein. Das Aufwachraumteam achtet darauf, dass diese Grenzen eingehalten werden, und unterbindet alle unangemessenen Störungen anderer Patienten. Dies gilt auch für die Weitergabe von individuellen Informationen zu einem Patienten an die Eltern. Diese sind so leise und rücksichtsvoll auszutauschen, dass nicht alle anderen Angehörigen diese mitbekommen.

Kindliche Patienten sind einfühlsam und liebevoll zu betreuen. Da wegen der Narkose das Erinnerungsvermögen nur langsam zurückkehrt, versuchen sich gerade ältere Kinder durch Fragen nach Uhrzeit, Ort und Erfolg der Operation wieder zu orientieren. Diese Fragen werden häufig in kürzeren Abständen vom Patienten wiederholt und bedürfen einer geduldigen Antwort von Eltern und Personal.

Sollten gerade Kleinkinder trotz der Anwesenheit der Eltern weiterhin unruhig sein, werden die Ursachen hierfür ergründet. Ein unruhiges Kind sollte allerdings nicht mit einem Kind verwechselt werden, das ein therapiebedürftiges Aufwachdelir zeigt.

- **Ursachen für postoperative Unruhe (nicht „Emergence Agitation/Deliruim")**
  - Schmerzen
  - Durst
  - Hunger
  - Harndrang
  - Übelkeit
  - Störende Verbände, Gips
  - Unangenehme, ungewöhnliche Lagerung

- Hypothermie, Hyperthermie
- Muskelzittern
- Kind nicht auf die Operation vorbereitet
- Fehlende Orientierung

- **Handlungsmöglichkeiten**
- Klärendes Gespräch
- Bezugspersonen
- Unnötige Manipulationen vermeiden
- Trinken lassen
- Harndrang erfragen
- Schmerztherapie ausweiten
- Persönliche Kleidung und Spielzeug
- Ggf. Zugänge entfernen
- Ggf. Monitoring reduzieren
- Ggf. Sedierung

Es besteht häufig nur eine geringe Akzeptanz gegenüber Gipsverbänden, Wundverbänden, Drainagen und Venenverweilkanülen. Kleinkinder bemühen sich redlich, diese störenden „Anhängsel" zu entfernen und der Erhalt bedarf einer gewissen Überzeugungskraft von Eltern und Pflegepersonal. Haben die Kinder ein Alter von ungefähr 4 Jahren erreicht, stellen auch diese Anhängsel keine Probleme mehr dar. Vorsorglich sollten jedoch schon während der Narkose Maßnahmen ergriffen werden, die eine Venenverweilkanüle vor dem zügigen Herausziehen sichern.

Überprüfen Sie Ihr Wissen

Zu 22.1
- Nennen Sie die überwachungstechnischen Minimalanforderungen an einen Aufwachraum.
- Warum ist eine optimale personelle und technische Ausstattung eines Aufwachraums notwendig?

Zu 22.2
- Welche personellen und technischen Voraussetzungen müssen geschaffen sein, um einen kindlichen Patienten in einen Aufwachraum zu verlegen?
- Welche „Leistungen" muss das Kind erfüllt haben, bevor es in den Aufwachraum verlegt werden kann?
- Nennen Sie die wichtigsten Inhalte einer mündlichen Übergabe bei der Verlegung eines Patienten in den Aufwachraum.

Zu 22.3
- Was muss die Pflegekraft bei der Erstbetrachtung des Patienten im Aufwachraum beachten und dokumentieren?
- Nennen Sie typische Frühkomplikationen im Aufwachraum.
- Wann würden Sie einen Patienten länger als üblich im Aufwachraum überwachen?
- Welche medizinischen Bedingungen muss der Patient erfüllen, bevor er auf eine Station verlegt werden kann?

Zu 22.4
- Auf welche typischen Ereignisse und Auffälligkeiten muss das Personal im Aufwachraum reagieren können?
- Warum ist eine Unterscheidung zwischen PONV und POV sinnvoll und notwendig?
- Welche Probleme ergeben sich für die Kinder bei postoperativem Erbrechen?
- In welchem Alter leiden die Kinder am häufigsten unter postoperativem Erbrechen?
- Welche Risikofaktoren gibt es für Kinder, postoperatives Erbrechen zu erleiden?
- Welche Prophylaxen können in der Anästhesie bei hohem PONV-Risiko durchgeführt werden?
- Nennen Sie die Ursachen für einen Postintubationskrupp.
- Welche Maßnahmen sind durch das Aufwachraumpersonal bei einem verzögerten Erwachen zu ergreifen?
- Nennen Sie therapeutische Maßnahmen bei einem Aufwachdelir (AE).

Zu 22.5
- Warum könnte ein Kleinkind eine ausgeprägte Unruhe im Aufwachraum zeigen, obwohl die Angehörigen anwesend sind und kein Aufwachdelir vorliegt?
- Beschreiben Sie Ihre pflegerischen Handlungsmöglichkeiten.

Schmerztherapie und Regionalanästhesieverfahren in der pädiatrischen Kinderanästhesie

Nadja Krause

Inhaltsverzeichnis

23.1 Perioperative Schmerztherapie – 548

23.2 Regionalanästhesieverfahren im Kindesalter – 548

23.3 Neuroaxiale Verfahren – 550
23.3.1 Kaudalanästhesie – 550
23.3.2 Lumbaler Periduralkatheter – 551

23.4 Peniswurzelblock (PWB) – 552

23.5 Bauchwandblockaden – 552
23.5.1 Ilioinguinalisblock (IH-Block) – 552
23.5.2 Transversus-abdominal-plane-Block (TAP-Block) – 553

23.6 Blockaden der unteren Extremität – 554
23.6.1 Nervus-femoralis-Block – 554
23.6.2 Nervus-ischiadicus-Block – 555

23.7 Blockaden der oberen Extremität – 555
23.7.1 Lateraler sagittaler infraklavikulärer Block – 555
23.7.2 Supraklavikulärer Block – 556

© Springer-Verlag GmbH Deutschland, ein Teil von Springer Nature 2021
H. Tönsfeuerborn et al., *Neonatologische und pädiatrische Intensiv- und Anästhesiepflege*,
https://doi.org/10.1007/978-3-662-62902-4_23

23.1 Perioperative Schmerztherapie

Die perioperative Schmerztherapie beginnt mit der altersentsprechenden Aufklärung. Patienten und Eltern benötigen Informationen über die Narkose und die zu erwartenden Schmerzen sowie die Möglichkeiten der Schmerztherapie und der postoperativen Schmerzmessung.

- **Schmerzerfassung und Dokumentation**

Eine gute Schmerzbeurteilung stellt die Voraussetzung für eine effektive Therapie dar. Die Schmerzerfassung ist ein Instrument, um vorhandene Schmerzen zu messen. Bei Patienten, die sich nicht artikulieren können, bedarf es besonderer Aufmerksamkeit. Schmerzreaktionen können ausgedrückt werden durch:
- Mimik
- Motorik
- Weinen
- Schreien
- Motorische und vegetative Reaktionen (Herzfrequenzanstieg)
- Verminderte Aktivität
- Apnoe

Die Einschätzung der Schmerzstärke erfolgt abhängig vom Alter des Kindes durch verschiedene Schmerzskalen:
- Visuelle Analgoskala (VAS)
- Smiley-Analog-Skala (SAS)
- Numerische Rating-Skala (NRS)

- **Systemische Pharmakotherapie**

Basis der systemischen Schmerztherapie, nach Ermittlung der Schmerzstärke, sind:
- Nichtopioid-Analgetika:
  - Ibuprofen
  - Paracetamol
  - Diclofenac
  - Metamizol
- Opioid-Analgetika:
  - Tramadol
  - Piritramid

Die Basistherapie erfolgt mit Nichtopioiden, die in fester, gewichtsadaptierter Dosierung gegeben werden.

Opioide werden dagegen bedarfsorientiert gegen Schmerzen verordnet.

Jede Einrichtung sollte über ein eigenes innerklinisches Analgesiekonzept verfügen, welches auf die Bedürfnisse der Patienten zugeschnitten ist.

- **Durchführung der Schmerztherapie**

Auf subkutane oder intramuskuläre Verabreichungen sollte verzichtet werden.

Schmerzmedikamente können wie folgt verabreicht werden:
- Rektal
- Per os
- Intravenös
- Über liegenden Schmerzkatheter

- **Nebenwirkungen**
- Übelkeit
- Erbrechen
- Pruritus
- Obstipation
- Miktionsstörungen

- **Patientenkontrollierte Analgesie (PCA)**

Auch bei Kindern ist eine patientenkontrollierte Analgesie über eine Spritzenpumpe möglich (Abb. 23.1). Bei kleineren Kindern wird die PCA zur mutter- oder pflegegesteuerten Analgesie.

23.2 Regionalanästhesieverfahren im Kindesalter

- **Allgemeines**

Die Regionalanästhesie wird bei Kindern meist in Analgosedierung oder Narkose, vor allem zur postoperativen Schmerztherapie, eingesetzt. Durch die im Kindesalter bestehende Feinheit der Nervenstrukturen fällt deren Blockade leichter. Die Wirkdauer und die Zeit bis zum Wirkeintritt sind kürzer als bei Erwachsenen. Wo immer es möglich ist, wird

23.2 · Regionalanästhesieverfahren im Kindesalter

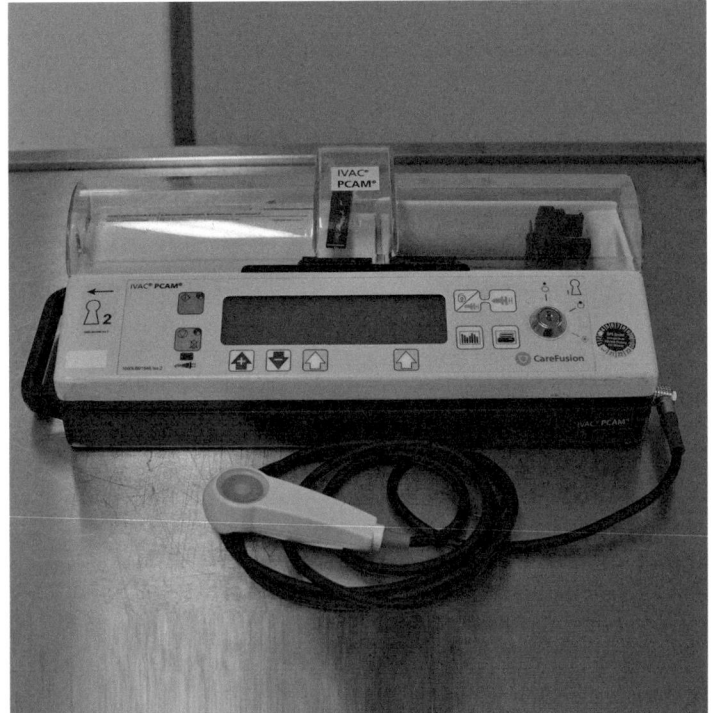

Abb. 23.1 Patientenkontrollierte Analgesie

unter Ultraschallkontrolle punktiert, ggf. in Kombination mit einer elektrischen Nervenstimulation. Die Punktionsnadeln sollten stumpf oder kurzgeschliffen sein, um eine Gefäß- oder Nervenverletzung zu vermeiden.

Lokalanästhetika
Zu den Lokalanästhetika in der Kinderanästhesie zählen Ropivacain, Bupivacain und Levobupivacain. Sie gehören zur Gruppe der amidhaltigen Lokalanästhetika. Ihr Wirkmechanismus beruht auf einer reversiblen Nervenblockade. Die Dosierung richtet sich nach Alter, Körpergewicht, der Körperregion und der Verwendung von Ultraschall.

Ropivacain
- Lange Wirkdauer
- Geringe Kardiotoxizität
- Meist verwendetes Lokalanästhetikum bei Kindern
- Dosierung: Einmalgabe 3–4 mg/kg KG, kontinuierliche Gabe 0,4 mg/kg KG und h

Bupivacain
- Hohe Kardiotoxizität
- Dosierung: Einmalgabe 2,5 mg/kg KG, kontinuierliche Gabe 0,25 mg/kg KG und h

Levobupivacain
- Lange Wirkdauer
- Geringe Kardiotoxizität
- Dosierung: Einmalgabe, 0,25 mg/kg KG, kontinuierliche Gabe 0,25–0,3 mg/kg KG und h

Hygienemaßnahmen und Material
Die Durchführung einer Regionalanästhesie sollte unter Einhaltung der Hygienestandards sehr sorgfältig durchgeführt werden. Bei Katheterverfahren sollten eine sterile Abdeckung, ein steriler Ultraschallbezug, sterile Handschuhe, Mundschutz, Haube und Kittel verwendet werden. Die Einstichstelle muss mehrfach mit einem alkoholischen Hautdesinfektionsmittel desinfiziert werden.

Mehrfachpunktionen sollten vermieden werden. Verwendung von stumpfen Nadeln unter Ultraschallkontrolle, wann immer möglich. Die Patienten werden während der Anlage einer Regionalanästhesie durch eine Blutdruckmessung, EKG-Ableitung und eine Pulsoxymetrie überwacht. Ein intravenöser Zugang ist bei der Anlage einer Regionalanästhesie eine Notwendigkeit.

- **Kontraindikation**
- Gerinnungsstörungen
- Fehlendes Einverständnis
- Allergien gegen das Lokalanästhetikum
- Infektion der Punktionsstelle

- **Lokalanästhetikaintoxikation**

Die Intoxikation mit einem Lokalanästhetikum ist eine eher seltene Komplikation. Toxische Symptome zeigen sich im zentralen Nervensystem und im kardiovaskulären System. Sie können die Folgen einer versehentlich intravenösen oder zufällig auftretenden Überdosierung sein. Eine Lipidlösung sollte vorgehalten werden.

- - **Symptome einer zentralnervösen Intoxikation**
- Metallgeschmack
- Periorale Taubheit
- Unruhe
- Zittern
- Übelkeit und Erbrechen
- Unregelmäßige Atmung
- Tonisch-klonische Krämpfe
- Puls- und Blutdruckanstieg
- Nystagmus

- - **Symptome einer kardiovaskulären Intoxikation**
- Herzfrequenzveränderung
- QRS-Veränderung
- QT-Zeit-Verlängerung
- Hypotonie
- Kammerflimmern
- Asystolie

- - **Vorgehen**
- Die Verabreichung von Lipidlösungen kann nach Lokalanästhetikaintoxikation zügig stabile Kreislaufverhältnisse wiederherstellen.
- Lokalanästhetikazufuhr umgehend beenden
- Sauerstoffgabe, ggf. Intubation
- Therapie eines Krampfanfalles (Benzodiazepine, Thiopental, niedrig dosiert Propofol)
- Infusion einer 20 %igen Lipidemulsion:
  - Bolus von 1,5 mml/kg KG über 1 min
  - Kontinuierliche Infusion mit 0,25 ml/kg KG und min (15 ml/kg KG und h)
- Intensivüberwachung

23.3 Neuroaxiale Verfahren

23.3.1 Kaudalanästhesie

Regionalanästhesie der unteren Körperhälfte, hauptsächlich für Urogenitaloperationen- und Operationen an den unteren Extremitäten. Zur intra- und postoperativen Schmerztherapie. Als Kaudalblock oder Kaudalkatheterverfahren (Abb. 23.2).

- **Indikation**
- Urogenitaloperationen
- Operationen an den unteren Extremitäten

- **Material**
- Abwaschset
- Alkoholisches Hautdesinfektionsmittel
- Sterile Handschuhe
- Hautpflaster *(Opsite)*

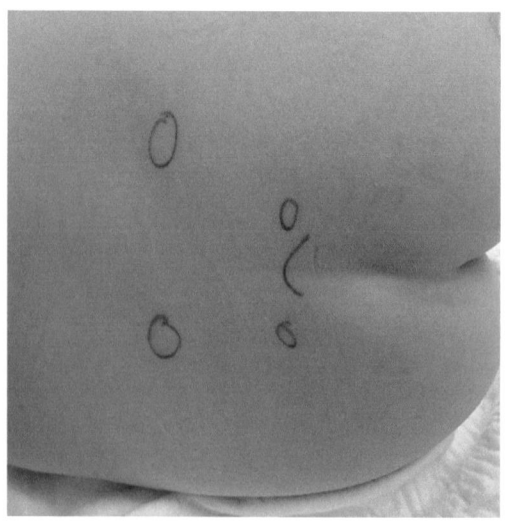

Abb. 23.2 Kaudalanästhesie

- Schlauchverlängerung
- Kaudalkanüle (z. B. *Epican Paed caudal*)
- Lokalanästhetikum (z. B. Ropivacain 0,2 %)
- NaCl 0,9 %
- Adjuvant (z. B. Clonidin 2 μg/kg KG)

- **Durchführung**
- Seitenlage des Patienten, 90°-Beugung der Hüfte
- Abwaschset anreichen, Desinfektionsmittel einfüllen, Spritzen, Kanülen evtl. Katheter, Lokalanästhetikum, NaCl 0,9 %, ggf. Adjuvant angeben
- Hautdesinfektion
- Sterile Handschuhe, sterile Abdeckung
- Punktion (ärztliche Tätigkeit) und langsame Injektion des Lokalanästhetikums
- Entfernung der Punktionsnadel, steriles Pflaster

- **Dosierung**
- Ropivacain 0,2 % (2 mg/ml)
- Genital: 0,5 ml/kg KG
- L1 Leistenband: 0,75 ml/kg KG
- Th10 Nabel: 1 ml/kg KG
- Th7 unterer Rippenbogen: 1,25 ml/kg KG (maximal 25 ml)

- **Monitoring**
- EKG, Beobachtung des EKG auf Bradykardien
- NiBP, Beobachtung des Blutdrucks auf Abfälle
- Pulsoxymetrie

- **Nebenwirkungen/Komplikationen**
- Sehr selten
- Zerebrale Krampfanfälle
- Hypotonie
- Bradykardie

23.3.2 Lumbaler Periduralkatheter

Rückenmarksnahe Katheterverfahren im Kindesalter sollten nur von Spezialisten mit Erfahrung durchgeführt werden. Beim Auftreten von Komplikationen wie epiduralen/spinalen Abszessen und Hämatomen muss zügig die bildgebende Diagnostik und bei gegebener Indikation die neurochirurgische Therapie erfolgen.

- **Indikation**
- Operationen an Becken, Knie, unterer Extremität, Abdomen und Urogenitalbereich

- **Material**
- Abwaschset
- Alkoholisches Hautdesinfektionsmittel
- Sterile Handschuhe und Kittel, sterile Abdeckung
- Periduralset je nach Größe des Patienten (z. B. 20er PDK)
- Lokalanästhetikum (z. B. Ropivacain 0,2 %)
- NaCl 0,9 %
- Sterile Spritzen
- Verband

- **Durchführung**
- Seitenlage, „Katzenbuckel-Position"
- Abwaschset anreichen, Desinfektionsmittel einfüllen, Spritzen und Katheter anreichen, Lokalanästhetikum, NaCl 0,9 %
- Hautdesinfektion
- Sterile Handschuhe, steriler Kittel, sterile Abdeckung
- Punktion des Zwischenwirbelraums mit der Tuohy-Nadel (ärztliche Tätigkeit), nach Loss-of-Resistance-Technik, Aufweitung des Periduralraums mit NaCl 0,9 %
- Katheter einführen und bis zur gewünschten Markierung vorschieben
- Konnektor anschließen, Aspirationskontrolle
- Steriler Pflasterverband und Sicherung des Katheters

- **Dosierung**
- Bolusdosis: Ropivacain 0,2 %, 0,3 ml/kg KG, Maximum: 20 ml
- Kontinuierliche Dosis nach Aufwachtest: 0,1 ml/kg KG, Maximum 8 ml/h

- **Monitoring**
- Vigilanz
- EKG, Beobachtung des EKG auf Bradykardien
- NiBP, Beobachtung des Blutdrucks auf Abfälle
- Pulsoxymetrie

- **Nebenwirkungen/Komplikationen**
  - Eingeschränkte Motorik
  - Hypotonie
  - Bradykardie
  - Infektion
  - Blutung
  - Harnverhalt
  - Nervenläsion bis hin zur Querschnittslähmung

23.4 Peniswurzelblock (PWB)

Beim Peniswurzelblock werden die beiden Penisnerven (N. dorsalis Penis), die ungefähr bei 2 und 10 Uhr liegen, durch das Regionalanästhetikum Bupivacain 0,5 % betäubt: Die Technik wird nach Narkoseeinleitung in Rückenlage durchgeführt (Abb. 23.3).

- **Indikation**
  - Zirkumzision
  - Hypospadiekorrektur

- **Material**
  - Alkoholisches Hautdesinfektionsmittel
  - Sterile Spritzen
  - Aufziehkanüle
  - Punktionskanüle (24 G)
  - Lokalanästhetikum
  - Handschuhe

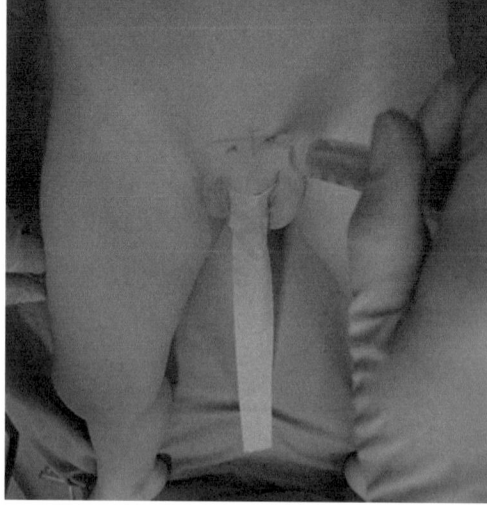

◘ Abb. 23.3 Peniswurzelblock

- **Durchführung**
  - Rückenlage des Patienten
  - Menge des Lokalanästhetikums aufziehen
  - Penis nach kaudal kleben oder halten
  - Hautdesinfektion
  - Injektion des Lokalanästhetikums durch den Arzt

- **Dosierung**
  - 0,1 ml/kg KG Bupivacain pro Seite
  - Maximaldosis 4 ml pro Seite

- **Monitoring**
  - EKG, Beobachtung des EKG auf Bradykardien
  - NiBP, Beobachtung des Blutdrucks auf Abfälle
  - Pulsoxymetrie

- **Nebenwirkungen/Komplikationen**
  - Verletzung von Nerven und Gefäßen
  - Unzureichende Analgesie

23.5 Bauchwandblockaden

23.5.1 Ilioinguinalisblock (IH-Block)

Beim IH-Block wird medial der Spina Iliaca superior anterior das Lokalanästhetikum in die Faszie zwischen M. transversus abdominis und M. obliquus internus gebracht. Dadurch werden die Haut- und Muskelschichten einer Leistenregion betäubt.

- **Indikation**
  - Leistenoperationen
  - Herniotomien
  - Orchidopexien

- **Material**
  - Alkoholisches Hautdesinfektionsmittel
  - Stumpfe Kanüle (23–25 G)
  - Ultraschallgerät/evtl. steriler Ultraschallbezug
  - Sterile Handschuhe
  - Ropivacain 0,2 %

23.5 · Bauchwandblockaden

- **Durchführung**
- Rückenlage
- Punktion durch den Arzt nach Hautdesinfektion und Ultraschallkontrolle

- **Dosierung**
- Single Shot: 0,1–0,3 ml/kg KG Ropivacain 0,2 %, Maximum absolut: 15 ml

- **Monitoring**
- EKG, Beobachtung des EKG auf Bradykardien
- NiBP, Beobachtung des Blutdrucks auf Abfälle
- Pulsoxymetrie

- **Nebenwirkungen/Komplikationen**
- Unzureichende Analgesie
- Verletzung intraperitonealer Organe
- Nervenverletzung

23.5.2 Transversus-abdominal-plane-Block (TAP-Block)

Beim TAP-Block wird an der lateralen Bauchwand Lokalanästhetikum in die Faszie zwischen M. transversus abdominis und M. obliquus internus gebracht (◘ Abb. 23.4). Dadurch werden die Haut- und Muskelschichten einer Bauchseite bis zum parietalen Blatt des Peritoneums betäubt.

- **Indikation**
- Offene Appendektomie
- Anus-praeter-Anlage oder Rückverlagerung
- Auch beidseitig für laparoskopische Appendektomie

- **Material**
- Alkoholisches Hautdesinfektionsmittel

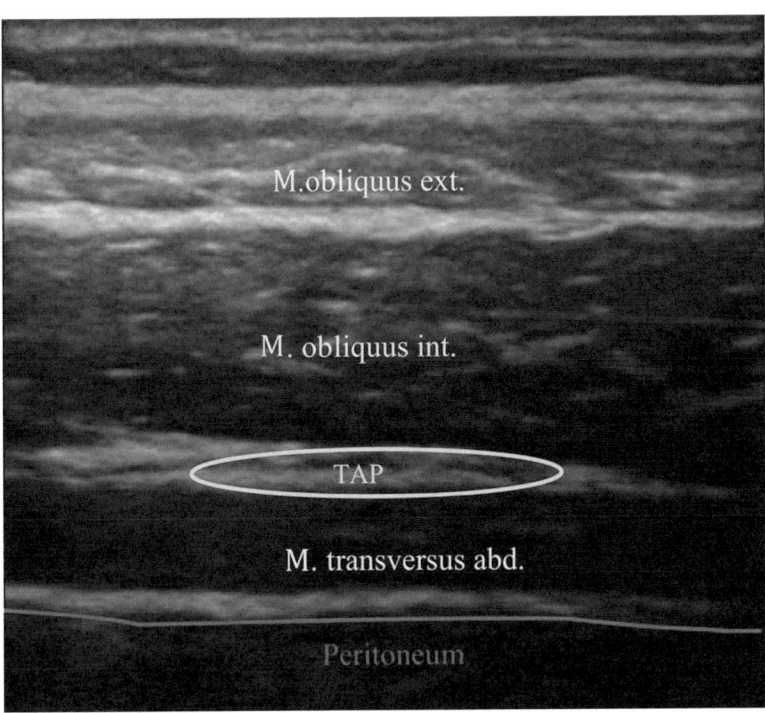

◘ Abb. 23.4 Transversus-abdominis-plane-Block

- Ultraschallgerät/evtl. steriler Ultraschallbezug
- Lokalanästhetikum
- Punktionsnadel
- Sterile Handschuhe
- Sterile Abdeckung

- **Durchführung**
- Rückenlage
- Punktion durch den Arzt nach Hautdesinfektion und Ultraschallkontrolle

- **Dosierung**
- Single Shot: 0,3–0,5 ml/kg KG Ropivacain 0,2 %
- Maximum absolut: 40 ml

- **Monitoring**
- EKG, Beobachtung des EKG auf Bradykardien
- NiBP, Beobachtung des Blutdrucks auf Abfälle
- Pulsoxymetrie

- **Nebenwirkungen/Komplikationen**
- Unzureichende Analgesie
- Verletzung intraperitonealer Organe
- Nervenverletzung

23.6 Blockaden der unteren Extremität

23.6.1 Nervus-femoralis-Block

Der N. femoralis verläuft in der Lacuna muscularis unterhalb des Leistenbandes. Er kann dort lateral der Gefäßloge angeschallt werden (Abb. 23.5). Man kann ihn sowohl in Single-Shot- als auch in Kathetertechnik blockieren.

- **Indikation**
- Operationen am Knie
- Knie-Arthroskopien
- Patella-Operationen

- **Material**
- Alkoholisches Hautdesinfektionsmittel
- Ultraschallgerät/evtl. steriler Ultraschallbezug
- Nervenstimulator
- Sterile Handschuhe
- Sterile Abdeckung
- Punktionsnadel
- Evtl. Katheterset
- Lokalanästhetikum

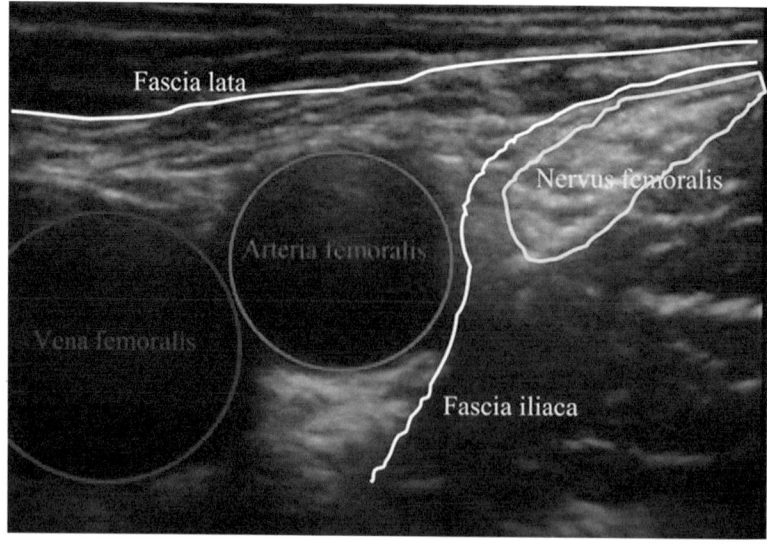

Abb. 23.5 Nervus-femoralis-Block

- **Durchführung**
  - Rückenlage
  - Punktion durch den Arzt nach Hautdesinfektion und Ultraschallkontrolle

- **Dosierung**
  - Single Shot: 0,3–0,5 ml/kg KG Ropivacain 0,2 %
  - Katheter: Bolus: 0,3–0,5 ml/kg KG Ropivacain 0,2 %
  - Kontinuierliche Dosis: 0,1–0,15 ml/kg KG Ropivacain 0,2 %
  - Maximum absolut: 40 ml Ropivacain 0,2 %

- **Monitoring**
  - EKG, Beobachtung des EKG auf Bradykardien
  - NiBP, Beobachtung des Blutdrucks auf Abfälle
  - Pulsoxymetrie

- **Nebenwirkungen/Komplikationen**
  - Unzureichende Analgesie
  - Gefäßpunktionen (A./V. femoralis)
  - Nervenverletzung

- **Kontraindikation**
  - Keine speziellen Kontraindikationen

23.6.2 Nervus-ischiadicus-Block

Der N. ischiadicus verläuft dorsolateral des Oberschenkelknochens. Er kann dort angeschallt werden. Man kann ihn oberhalb der Kniekehle (kranial der Bifurkation N. peroneaus/N. tibialis) sowohl in Single-Shot- als auch in Kathetertechnik blockieren.

- **Indikation**
  - Operationen am Fuß bis zum oberen Sprunggelenk

- **Material**
  - Alkoholisches Hautdesinfektionsmittel
  - Ultraschallgerät/evtl. steriler Ultraschallbezug
  - Nervenstimulator
  - Sterile Handschuhe
  - Sterile Abdeckung
  - Punktionsnadel
  - Evtl. Katheterset
  - Lokalanästhetikum

- **Durchführung**
  - Rückenlage, mit Erhöhung des betroffenen Beines auf eine Göpel-Stütze
  - Bei kleineren Patienten auch Seitenlage möglich
  - Punktion durch den Arzt nach Hautdesinfektion und Ultraschallkontrolle

- **Dosierung**
  - Single Shot: 0,3–0,5 ml/kg KG Ropivacain 0,2 %
  - Katheter: Bolus: 0,3–0,5 ml/kg KG Ropivacain 0,2 %
  - Kontinuierliche Dosis: 0,1 – 0,15 ml/kg KG Ropivacain 0,2 %
  - Maximum absolut: 40 ml Ropivacain 0,2 %

- **Monitoring**
  - EKG, Beobachtung des EKG auf Bradykardien
  - NiBP, Beobachtung des Blutdrucks auf Abfälle
  - Pulsoxymetrie

- **Nebenwirkungen/Komplikationen**
  - Keine speziellen
  - Unzureichende Analgesie
  - Gefäßpunktionen
  - Nervenverletzung

23.7 Blockaden der oberen Extremität

23.7.1 Lateraler sagittaler infraklavikulärer Block

Der Armplexus (Plexus brachialis) verläuft von einer Halsseite unter die Klavikula, in unmittelbarer Nähe zur Armarterie, in den Arm. Punktiert und sonografiert wird in der Mohrenheim-Grube. Es kann als Single Shot oder Katheterverfahren blockiert werden.

23.7.2 Supraklavikulärer Block

Supraklavikulärer Zugang zum Plexus brachialis.

- **Indikation**
  - Operationen der Hand
  - Operationen am Unterarm
  - Operationen an distalem Oberarm

- **Material**
  - Alkoholisches Hautdesinfektionsmittel
  - Ultraschallgerät/evtl. steriler Ultraschallbezug
  - Nervenstimulator
  - Sterile Handschuhe
  - Sterile Abdeckung
  - Punktionsnadel
  - Evtl. Katheterset
  - Lokalanästhetikum

- **Durchführung**
  - Lagerung: Rückenlagerung, Kopf wird auf die kontralaterale Seite gedreht
  - Evtl. Unterpolsterung des Schultergürtels
  - Desinfektion, sterile Abdeckung, Ultraschall

- **Dosierung**
  - Single Shot: 0,3–0,5 ml/kg KG Ropivacain 0,2 %
  - Katheter: Bolus: 0,3–0,5 ml/kg KG Ropivacain 0,2 % (oder 0,375 %)
  - Kontinuierliche Dosis: 0,1–0,15 ml/kg KG Ropivacain 0,2 %
  - Dosismaximum: 3 mg/kg KG

- **Monitoring**
  - EKG, Beobachtung des EKG auf Bradykardien
  - NiBP, Beobachtung des Blutdrucks auf Abfälle
  - Pulsoxymetrie

- **Nebenwirkungen/Komplikationen**
  - Unzureichende Analgesie
  - Gefäßpunktion
  - Nervenverletzung
  - Pneumothorax

- **Kontraindikation**
  - Thoraxdeformität

Überprüfen Sie Ihr wissen

Zu 23.1
- Nennen Sie 3 Schmerzreaktionen.
- Wie können Sie die Schmerzreaktionen messen?
- Nennen Sie verschiedene Schmerzskalen.
- Nennen Sie 3 Nichtopioid-Analgetika.
- Nennen Sie 2 Opioid-Analgetika.
- Nennen Sie 3 Applikationsformen von Analgetika.
- Nennen Sie Nebenwirkungen von Analgetika.

Zu 23.2
- Nennen Sie 3 Regionalanästhesieformen.
- Welche Lokalanästhetika kommen in der Kinderanästhesie zum Einsatz?
- Nennen Sie Gründe, warum eine Regionalanästhesie nicht durchgeführt werden kann.
- Nennen Sie Nebenwirkungen von Lokalanästhetika.
- Nennen Sie Symptome bei einer Lokalanästhetikaintoxikation.

Auswahl rechtlicher Aspekte

Dagmar Teising und Hannah Tönsfeuerborn

Inhaltsverzeichnis

24.1 Medizinproduktegesetz (MPG) – 558

24.2 Dokumentation – 558

24.3 Schweigepflicht – 559

24.4 Arbeitsteilung im Gesundheitswesen und Delegation – 560

24.5 Haftung des Pflegepersonals – 560

24.6 Einwilligung Minderjähriger – 561

24.7 Transplantationsgesetz – 562

Nachschlagen und Weiterlesen – 564

© Springer-Verlag GmbH Deutschland, ein Teil von Springer Nature 2021
H. Tönsfeuerborn et al., *Neonatologische und pädiatrische Intensiv- und Anästhesiepflege*,
https://doi.org/10.1007/978-3-662-62902-4_24

24.1 Medizinproduktegesetz (MPG)

Das MPG ist ein Gesetz, das aufgrund von EG-Richtlinien erlassen wurde. In diesem Gesetz sind die Vorschriften aus der Medizinischen Geräteverordnung (MedGV) von 1985 weitgehend übernommen worden. Eine Missachtung des Gesetzes hat ein strafrechtliches Verfahren zur Folge.

Da die Ursache von medizinischen Schadensfällen mit medizinisch-technischen Geräten weitgehend auf Bedienungsfehler der anwendenden Person zurückzuführen sind, wird im Gegensatz zur MedGV im MPG besonders darauf eingegangen. Das MPG ist verknüpft mit der Betreiberverordnung zum MPG (MPBetreibV), in der das Inverkehrbringen von medizinisch-technischen Geräten geregelt ist. Hier werden die Pflichten der Hersteller, Betreiber und Anwender genau definiert.

Krankenpflegepersonal als Anwender darf Medizinprodukte (MP) nur einsetzen, wenn bestimmte Bedingungen eingehalten werden:
- Inverkehrbringen und Inbetriebnahme müssen nach den Vorschriften des MPG erfolgen.
- Medizinprodukte dürfen nur ihrer Zweckbestimmung entsprechend (gemäß Herstellerangaben und Gebrauchsanweisung) eingesetzt und angewendet werden.
- Angaben der Gebrauchsanweisung, Hinweise der Instandhaltung sowie sonstige sicherheitsrelevante Informationen sind zu beachten.
- Geräte müssen funktionsüberprüft werden und sich in ordnungsgemäßem Zustand befinden.
- Prüfungen der Unfallverhütungsvorschriften und sicherheitstechnische Kontrollen müssen ordnungsgemäß und fristgerecht durchgeführt worden sein (Prüfplakette, Dokumentation im Gerätebuch).
- Patienten, Anwender oder sonstige Personen dürfen nicht gefährdet werden.
- Die Anwender müssen in die sachgerechte Handhabung durch befugte Personen (z. B. Hersteller, Gerätebeauftragter) eingewiesen worden sein.
- Die Anwender müssen entsprechend ausgebildet sein, die erforderlichen Kenntnisse und Erfahrungen besitzen sowie die Bedienungsanleitung aufmerksam gelesen haben.

Eine Einweisung sollte Folgendes umfassen:
- Funktion des Gerätes
- Anwendung, Handhabung
- Auf- und Abbau
- Reinigung, Desinfektion, Sterilisation
- Maßnahmen und Verhalten bei Störungen
- Kombinierbarkeit mit anderen Geräten

Die Einweisungen müssen im Gerätepass der Mitarbeiter sowie im Gerätebuch eingetragen werden. Das Gerätebuch sollte beim Gerät bzw. griffbereit auf der Station liegen. Dieses gilt ebenfalls für Gebrauchsanweisung und Bedienungsanleitung.

Bei Funktionsstörungen oder selbsttätiger Veränderung müssen die Geräte sofort außer Betrieb gesetzt und überprüft werden. Ein solches Gerät darf nur nach erfolgter Überprüfung bzw. Reparatur wieder eingesetzt werden. Dies muss in dem entsprechenden Gerätebuch vermerkt werden.

Sind gefährliche Mängel aufgetreten oder Patienten, Anwender oder andere Personen durch Funktionsstörungen, selbsttätige Veränderungen der Merkmale oder der Leistung sowie durch falsche Kennzeichnung oder Beschreibung geschädigt worden, muss dieses dem Bundesinstitut für Arzneimittel und Medizinprodukte sowie dem Amt für Arbeitsschutz gemeldet werden.

24.2 Dokumentation

Eine Dokumentationspflicht findet sich in der Berufsordnung der deutschen Ärzte sowie in den Berufsordnungen der Landesärztekammern. Im Krankenpflegegesetz dagegen findet sich nichts Entsprechendes. Da allerdings die geplante Pflege Bestandteil der Ausbildungs- und Prüfungsverordnung ist, ergibt sich daraus eine entsprechende Dokumentationspflicht der Pflegekraft. Eine geplante Pflege kann nur durch eine sorgfältige Dokumentation sichergestellt werden. Die Dokumentation ist damit ein Instrument zur Qualitätssicherung und sollte daher zum Berufsverständnis der Pflegenden gehören.

Die Dokumentation muss mit Kugelschreiber vorgenommen werden, sie muss leserlich und verständlich sein sowie von der Pflegekraft unterschrieben werden. Namenskürzel sind zulässig, sofern Name und Kürzel auf der Station dokumentiert und damit nachvollziehbar sind. Im Intensivbereich setzt sich auch allmählich die „papierlose" Dokumentation durch, auch hier muss klar erkennbar sein, durch wen die Dokumentation erfolgte.

Die Dokumentation dient im Einzelnen:
— der Sicherung der Therapie und Pflege,
— der Beweissicherung für eventuelle Schadensersatzansprüche vonseiten der Patienten und
— der Rechenschaftslegung dem Patienten gegenüber; der Patient hat das Einsichtsrecht bezüglich seiner Krankenunterlagen.

Der Umfang der Dokumentation richtet sich nach dem Zweck, z. T. sind Stichworte, gängige Abkürzungen oder Zeichnungen/Symbole ausreichend. Subjektive Äußerungen oder Einschätzungen sollten als solche erkennbar sein, z. B.: „Der Patient scheint Schmerzen zu haben", und nicht: „Der Patient hat Schmerzen".

Die Dokumentation hat zeitlich in unmittelbarem Zusammenhang mit der Maßnahme oder den Beobachtungen zu erfolgen. Korrekturen müssen erkennbar, das Original noch leserlich sein; Radierungen, Überkleben oder die Verwendung von *Tipp-Ex* sind zu unterlassen. Absichtliche Falscheintragung ist Urkundenfälschung.

Kommt ein Patient zu Schaden, muss er normalerweise den Beweis dafür erbringen, dass dies durch Fehler des Personals und/oder der Geräte etc. im Krankenhaus verursacht wurde. Fehlende, unvollständige oder eine verspätet vorgenommene Dokumentation können zu einer Beweislastumkehr führen, dann muss das Krankenhaus beweisen, dass der Schaden nicht durch Personal oder Gerätefehler verursacht wurde.

Für manche Bereiche gelten besondere gesetzliche Regelungen, die entsprechend zu berücksichtigen sind, so z. B. die Strahlenschutzverordnung, die Röntgenverordnung, das Betäubungsmittelgesetz.

24.3 Schweigepflicht

Die Schweigepflicht findet sich in den Berufsordnungen für die deutschen Ärzte sowie in der Berufsordnung der Landesärztekammern; Pflegekräfte werden über den Arbeitsvertrag bzw. den BAT (Bundesangestelltentarif) dazu verpflichtet. Außerdem ist die Schweigepflicht im Strafrecht verankert.

Die Schweigepflicht dient dem Schutz der Privatsphäre des Patienten und hat ihre Grundlage im Grundgesetz Art. 1 „Schutz der Würde des Menschen" und Art. 2 „Recht auf freie Entfaltung der Persönlichkeit".

Der Schweigepflicht unterliegen alle Tatsachen, an deren Geheimhaltung der Patient interessiert ist und die nur einem begrenzten Personenkreis bekannt sind. Dazu zählen:
— Tatsachen, die in unmittelbarem Zusammenhang mit der Gesundheit des Patienten stehen (Anamnese, Diagnose, Befunde, therapeutische Maßnahmen, OP-/Anästhesieprotokolle)
— Persönliche Tatsachen wie Name, Anschrift, Geburtsdatum des Patienten
— Berufliche Tatsachen
— Wirtschaftliche Tatsachen

Die Schweigepflicht bezieht sich nur auf Tatsachen, die man in Ausübung seines Berufes erfahren hat. Sie besteht grundsätzlich auch über den Tod hinaus.

Die Schweigepflicht besteht gegenüber jedermann, inklusive:
— Krankenhauspersonal, das nicht in die Behandlung einbezogen ist
— Krankenhausträger, Verrechnungsstelle
— Behörden
— Arbeitgeber des Patienten

- Private Kranken-, Unfall- und Lebensversicherungen des Patienten
- Verwandten, Ehegatten

Tatsachen, die der Schweigepflicht unterliegen, dürfen nur mit dem Einverständnis des Patienten weitergegeben werden; wenn jedoch das Leben oder die Gesundheit Dritter gefährdet ist und der Patient trotz Beratung und Ermahnung sein Einverständnis nicht gibt, kann dies auch ohne dessen Einverständnis geschehen.

24.4 Arbeitsteilung im Gesundheitswesen und Delegation

- **Arten**
- Horizontal: Kennzeichen ist Gleichordnung und Weisungsfreiheit der Beteiligten untereinander
Beispiel: Pflegepersonal einer Schicht auf einer Station, zusammenarbeitende Ärzte
- Vertikal: Kennzeichen ist fachliche Über- und Unterordnung
Beispiel: Verhältnis Chefarzt zum Assistenzarzt oder Assistenzarzt zum nichtärztlichen Personal

Bei der horizontalen Arbeitsteilung gilt der Vertrauensgrundsatz, d. h., sofern keine konkreten Anhaltspunkte für ein Fehlverhalten des anderen vorliegen, kann jeder davon ausgehen, dass der andere Beteiligte in seinem Aufgabenbereich die erforderliche Sorgfalt einhält und seine Pflichten erfüllt; jeder ist für seine Handlungen eigenverantwortlich.

Bei der vertikalen Arbeitsteilung hat der Übergeordnete ein Weisungsrecht dem Untergeordneten gegenüber. Es gelten ebenfalls der Vertrauensgrundsatz sowie die Eigenverantwortung, allerdings trägt der Übergeordnete die Gesamtverantwortung und hat eine Überwachungspflicht hinsichtlich der Fähigkeiten des Untergeordneten.

- **Sorgfaltspflichten bei einer Delegation**

Dies bezieht sich auf die Delegationen vom Arzt an das Pflegepersonal sowie auch auf Delegationen innerhalb der Berufsgruppe an untergeordnete Mitarbeiter.

- **Auswahlpflicht:** Der Delegierende muss die Person sorgfältig auswählen und sicher sein, dass sie den erforderlichen Ausbildungs-, Wissens- und Erfahrungsstand hat. Je größer die Gefährdungsmöglichkeit des Patienten ist, desto eher muss der Arzt die Tätigkeit selbst durchführen.
- **Instruktionspflicht:** Die Instruktionen müssen ausführlich, eindeutig und verständlich sein. Ärztliche Anordnungen müssen schriftlich erfolgen; mündliche oder telefonische Anordnungen sind nur in Ausnahmefällen zulässig; sie müssen von der Pflegekraft sofort schriftlich fixiert, wiederholt und vom Arzt bestätigt werden.
- **Überwachungspflicht:** Gelegentlich sollte der Delegierende die Durchführung der Maßnahmen überwachen, um sicherzustellen, dass die Person die erforderlichen Kenntnisse und Fertigkeiten besitzt.
- **Kontrollpflicht:** Nach Beendigung der Maßnahme sollte der Delegierende kontrollieren, ob alles korrekt durchgeführt wurde.

Die Anwesenheit des Arztes in der Nähe, mindestens aber dessen kurzfristige Erreichbarkeit ist Voraussetzung, denn der Arzt haftet (durch den Behandlungsvertrag) gegenüber dem Patienten sowohl für eigene als auch für Fehler und Pflichtverletzungen, die das nichtärztliche Personal im Rahmen der delegierten Leistungen begeht. Dies erfordert eine umfangreiche Dokumentation hinsichtlich der Auswahl, Anleitung und Überwachung.

Derjenige, der eine Aufgabe übernimmt, hat die Übernahme- und Durchführungsverantwortung. Fühlt sich jemand nicht in der Lage, eine ihm übertragene Aufgabe auszuführen, kann und muss er diese ablehnen.

24.5 Haftung des Pflegepersonals

Kommt ein Patient durch ein schuldhaftes Handeln einer Pflegeperson zu Schaden, haftet immer der Krankenhausträger aus vertraglichen Gründen, da er durch den

Krankenhausbehandlungsvertrag die Pflicht übernimmt, jeglichen Schaden vom Patienten abzuwenden (Garantenstellung). Eine Pflegekraft haftet aus unerlaubter Handlung oder pflichtwidrig, wenn sie vorsätzlich oder fahrlässig gehandelt hat. Sie kann zu Schadensersatz und Zahlung eines Schmerzensgeldes verklagt werden.

- **Situationen für eigenes Verschulden**
- Fehlerhaftes Handeln bei der Durchführung von Pflegemaßnahmen im Rahmen der Eigenverantwortung
- Verletzung der Aufsichtspflicht gegenüber der zu beaufsichtigenden Person, z. B. Kinder auf der Station
- Verletzung der Überwachungs- und Aufsichtspflicht gegenüber untergeordneten Mitarbeitern oder Auszubildenden
- Verletzung der Anordnungsverantwortung durch Delegation von Tätigkeiten an Personen, die zur Ausführung dieser Tätigkeit nicht geeignet sind
- Übernahmeverschulden, wenn eine Person eine Tätigkeit übernimmt, die sie nicht sicher beherrscht oder bei der sie sich momentan nicht in der Lage sieht, sie auszuführen; in diesem Fall muss die Übernahme abgelehnt werden
- Verletzung der Verkehrssicherungspflicht, wenn Gefahrenquellen geschaffen und nicht beseitigt oder gekennzeichnet werden
- Organisationsverschulden, wenn die Betreuung der Patienten durch Fehlplanungen der Arbeitskräfte oder der Abläufe nicht ausreichend gewährleistet ist

Bei leichter Fahrlässigkeit übernimmt die Haftung häufig der Arbeitgeber, nicht jedoch bei grober Fahrlässigkeit.

In Bezug auf Notfälle ist eine Pflegekraft verpflichtet, lebensrettende Sofortmaßnahmen einzuleiten, sie kann sonst wegen unterlassener Hilfeleistung strafrechtlich verfolgt werden. Werden die erforderlichen Sofortmaßnahmen vorsätzlich oder fahrlässig falsch ausgeführt, kann dieses eine Anklage wegen Körperverletzung zur Folge haben. Daraus ergibt sich für die Pflegekräfte die Verpflichtung, sich regelmäßig in diesem Bereich fortzubilden. Der Arbeitgeber muss entsprechende Schulungen ermöglichen und auch für die Ausstattung der Stationen mit Notfallgeräten sorgen.

24.6 Einwilligung Minderjähriger

In einer Kinderklinik ist für jede Art der Behandlung die Einwilligung der Sorgeberechtigten erforderlich, da schon eine Medikamentengabe eine Körperverletzung bedeuten kann. Bevor der Arzt jedoch die Einwilligung einholt, ist er verpflichtet, Diagnose, möglichen Verlauf, evtl. notwendige Eingriffe, Alternativen und Risiken verständlich darzulegen.

Auch für unbegleitete Minderjährige, die freiwillig oder durch Unfall zum Arzt kommen, gilt das Grundrecht der medizinischen Selbstbestimmung, sie müssen dem Behandlungsvertrag zustimmen. Etwa ab dem 14. Lebensjahr sind Jugendliche „einwilligungsfähig". Dies muss der behandelnde Arzt in jedem einzelnen Fall durch Fragen und Augenschein beurteilen, genau dokumentieren und die Dokumentation vom Patienten, möglichst auch von Zeugen, unterschreiben lassen, um straf- oder berufsrechtliche, u. U. auch zivilrechtliche Risiken zu vermeiden.

Als Kriterien für Einwilligungsfähigkeit gelten geistige und sittliche Reife, d. h. Einsicht, Urteilsfähigkeit und Entscheidungsreife. Im Einzelnen werden beurteilt:
- Wahrnehmung des persönlichen, familiären und sozialen Umfelds
- Darstellung der Lebensumstände, die Anlass für den Besuch beim Arzt sind oder sein könnten
- Fähigkeit, die ärztlichen Erklärungen zu verstehen und ihre mögliche Tragweite zu verarbeiten

Doch nicht in jedem Fall darf ein einwilligungsfähiger Minderjähriger auch allein entscheiden. Dies gilt vor allem für schwere, risikoreiche Eingriffe. Hier müssen beide Elternteile ihre Einwilligung geben, entweder persönlich oder durch eine Ermächtigung (notfalls telefonisch) für den anderen. Auch dies sollte der behandelnde Arzt schriftlich festlegen und unterschreiben lassen.

Wenn die Erziehungsberechtigten dem Behandlungsplan zustimmen, sollten Jugendliche trotzdem über alles informiert sein, d. h. am Aufklärungsgespräch teilnehmen, da sie ein Vetorecht besitzen. Falls sie sich dann gegen einen Eingriff stellen, ist er zunächst zurückzustellen, da das Kindeswohl im Vordergrund steht. Doch sollte durch altersgerechte Gespräche versucht werden, dem Jugendlichen die zu erwartenden negativen Folgen zu erklären und ihn von der Notwendigkeit der Maßnahme zu überzeugen.

> ... Unvernunft indiziert hier gewissermaßen die mangelnde Reife des Minderjährigen. Die Eltern sind dann rechtlich befugt, als Stellvertreter die Einwilligung zu erteilen. ... (Schelling und Gaibler 2012)

Eine ähnlich schwierige Situation kann entstehen, wenn ein Jugendlicher zwar einwilligungsfähig ist, aber den Arzt verpflichtet, z. B. den Eltern gegenüber zu schweigen. Auch in diesem Falle sollte das genau dokumentiert und durch Gespräche versucht werden, den Minderjährigen umzustimmen.

24.7 Transplantationsgesetz

Die Organspende und -transplantation ist im Transplantationsgesetz (TG) von 1997 geregelt. In Deutschland gilt die erweiterte Zustimmungslösung. Liegt ein Organspenderausweis vor oder wurde zu Lebzeiten mündlich der entsprechende Wille geäußert, ist damit die Einwilligung zur postmortalen Organspende gegeben. Fehlt die ausdrückliche Zustimmung, kann die Einwilligung zur Organentnahme durch Personen erfolgen, die in den letzten 2 Jahren engen Kontakt mit dem Verstorbenen gehabt haben (Angehörige oder eine ihnen gleichgestellte Person):

- Ehegatten oder eingetragene Lebenspartner
- Volljährige Kinder
- Eltern Minderjähriger, Vormund, Pfleger
- Volljährige Geschwister
- Großeltern
- Verlobte/r, Lebensgefährte/in
- Enge/r Freund/in (wenn diese/r während der Krankenhausbehandlung die Betreuung übernommen hat)

Die Organvergabe erfolgt in der Regel über Eurotransplant aufgrund eines Punktesystems. Für die Planung und Koordination der Organentnahme steht die DSO (Deutsche Stiftung Organtransplantation) als Koordinierungsstelle zur Verfügung (Abb. 24.1). Involviert werden sollten die DSO-Mitarbeiter, wenn bei einem Patienten unter kontrollierter Beatmung ein fortschreitender Verlust der Hirnstammfunktionen vorliegt und die Diagnostik des irreversiblen Hirnfunktionsausfalls in Erwägung gezogen bzw. begonnen wird. Sie werden konsiliarisch hinzugezogen und unterstützen das Behandlungsteam bei allen Fragen rund um die Diagnostik des irreversiblen Hirnfunktionsausfalls, Planung und Organisation der Organexplantation, organprotektive Intensivtherapie und bei Angehörigengesprächen.

- **Lebendspende**

Die Lebendspende ist ebenfalls im Transplantationsgesetz geregelt. Diese ist nur unter Verwandten ersten oder zweiten Grades, wie Ehegatten, Lebenspartnern, Verlobten oder Personen, die dem Spender persönlich nahe stehen, möglich. Liegt nach einer umfassenden ärztlichen Aufklärung die schriftliche Einverständniserklärung vor, muss eine Ethikkommission die endgültige Zustimmung zur Lebendspende geben.

Eine Lebendspende ist möglich bei:
- Paarig oder segmenthaft angelegten Organen oder Organen mit einer hohen Regenerationsfähigkeit wie Nieren oder Leber
- Reproduzierbaren Zellen oder Gewebe wie Blut, Knochenmark oder Eizellen

- **Totspende**

Folgende Organe oder Gewebe sind postmortal transplantierbar:
- Bauchspeicheldrüse
- Leber
- Lunge
- Niere
- Darm

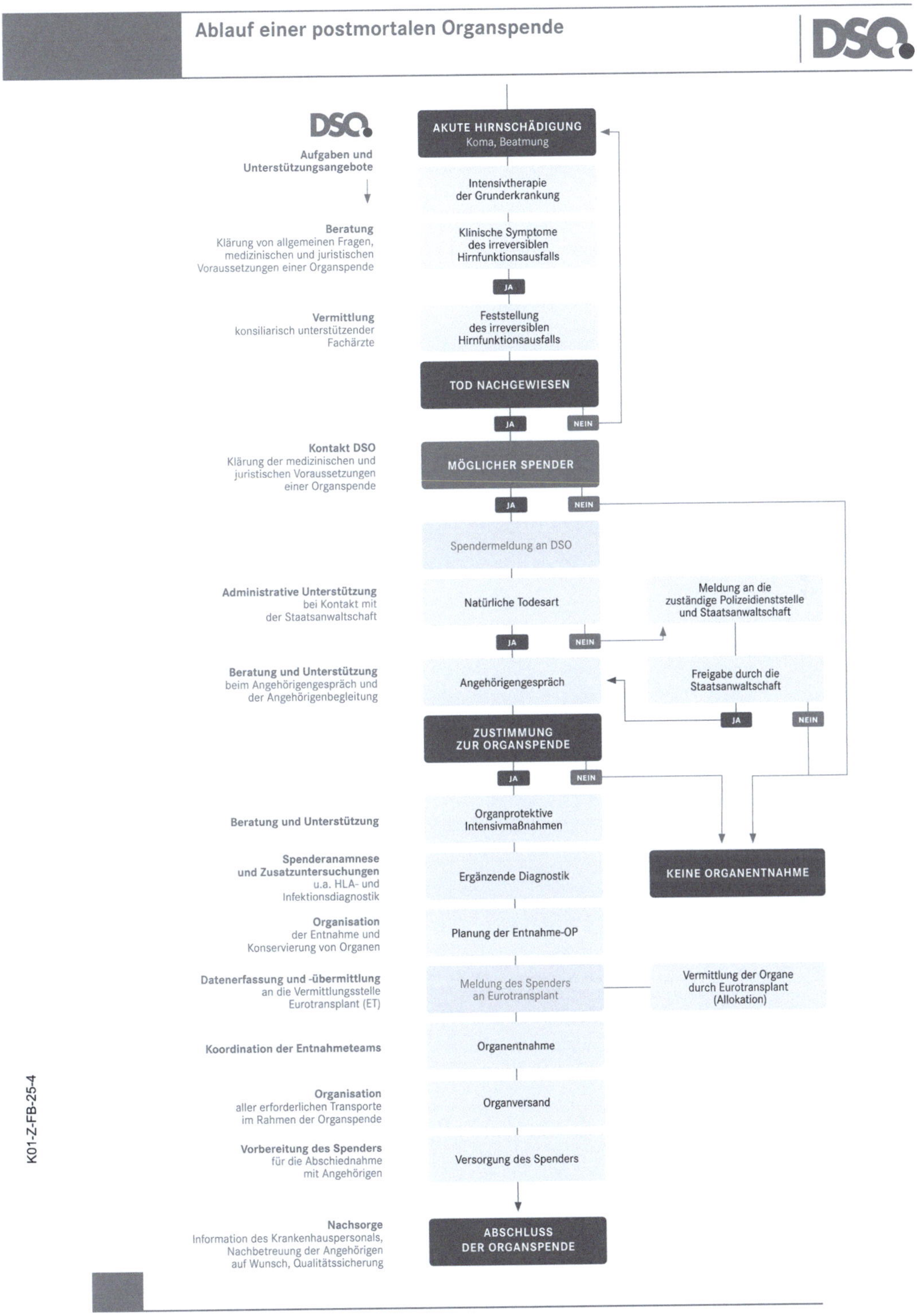

24.7 · Transplantationsgesetz

Ablauf einer postmortalen Organspende

DSO Aufgaben und Unterstützungsangebote

- **Beratung**
Klärung von allgemeinen Fragen, medizinischen und juristischen Voraussetzungen einer Organspende

- **Vermittlung**
konsiliarisch unterstützender Fachärzte

- **Kontakt DSO**
Klärung der medizinischen und juristischen Voraussetzungen einer Organspende

- **Administrative Unterstützung**
bei Kontakt mit der Staatsanwaltschaft

- **Beratung und Unterstützung**
beim Angehörigengespräch und der Angehörigenbegleitung

- **Beratung und Unterstützung**

- **Spenderanamnese und Zusatzuntersuchungen**
u.a. HLA- und Infektionsdiagnostik

- **Organisation**
der Entnahme und Konservierung von Organen

- **Datenerfassung und -übermittlung**
an die Vermittlungsstelle Eurotransplant (ET)

- **Koordination der Entnahmeteams**

- **Organisation**
aller erforderlichen Transporte im Rahmen der Organspende

- **Vorbereitung des Spenders**
für die Abschiednahme mit Angehörigen

- **Nachsorge**
Information des Krankenhauspersonals, Nachbetreuung der Angehörigen auf Wunsch, Qualitätssicherung

Ablauf:
AKUTE HIRNSCHÄDIGUNG (Koma, Beatmung) → Intensivtherapie der Grunderkrankung → Klinische Symptome des irreversiblen Hirnfunktionsausfalls → JA → Feststellung des irreversiblen Hirnfunktionsausfalls → TOD NACHGEWIESEN (JA/NEIN) → MÖGLICHER SPENDER (JA/NEIN) → Spendermeldung an DSO → Natürliche Todesart (JA/NEIN: Meldung an die zuständige Polizeidienststelle und Staatsanwaltschaft → Freigabe durch die Staatsanwaltschaft JA/NEIN) → Angehörigengespräch → ZUSTIMMUNG ZUR ORGANSPENDE (JA/NEIN → KEINE ORGANENTNAHME) → Organprotektive Intensivmaßnahmen → Ergänzende Diagnostik → Planung der Entnahme-OP → Meldung des Spenders an Eurotransplant → Vermittlung der Organe durch Eurotransplant (Allokation) → Organentnahme → Organversand → Versorgung des Spenders → ABSCHLUSS DER ORGANSPENDE

Abb. 24.1 Ablauf einer postmortalen Organspende (Deutsche Stiftung Organtransplantation)

- Magen
- Bauchspeicheldrüse
- Blutgefäße
- Gehörknöchelchen
- Haut, Teile der Hirnhaut
- Herz, Herzklappen
- Hornhaut der Augen
- Knochengewebe, Knorpelgewebe
- Sehnen

Primär hat die Entnahme eines Organs Vorrang vor Gewebe.

Überprüfen Sie Ihr Wissen

Zu 24.1
- Welche Voraussetzungen müssen erfüllt werden, bevor ein MP eingesetzt werden darf?
- Wann darf eine Pflegekraft ein MP anwenden?
- Beschreiben Sie den Umfang einer Einweisung.

Zu 24.2
- Wie muss eine Dokumentation aussehen – wann sollte sie erfolgen?

Zu 24.3
- Welche Tatsachen unterliegen der Schweigepflicht?
- Welchen Personen und Institutionen gegenüber gilt die Schweigepflicht?

Zu 24.4
- Arbeitsteilung – welche Arten gibt es?
- Was versteht man in diesem Zusammenhang unter Vertrauensgrundsatz, was unter Weisungsrecht?
- Was ist bei einer Delegation zu beachten?

Zu 24.5
- Zählen Sie einige Situationen auf, in denen eine Pflegekraft haftbar gemacht werden kann.

Zu 24.6
- Ab wann ist ein Jugendlicher einwilligungsfähig und welche Kriterien werden zur Beurteilung der Einwilligungsfähigkeit herangezogen?

Nachschlagen und Weiterlesen

Krull B (2015) Delegation ärztlicher Leistungen an nichtärztliches Personal: Möglichkeiten und Grenzen. Deutsches Ärzteblatt 112(3):59. ▶ https://www.aerzteblatt.de/archiv/167261?src=toc

Schelling P, Gaibler T (2012) Aufklärungspflicht und Einwilligungsfähigkeit: Regeln für diffizile Konstellationen. Deutsches Ärzteblatt 109(10):A 476–478. Online publiziert 09.03.2012. ▶ https://www.aerzteblatt.de/archiv/123624/Aufklaerungspflicht-und-Einwilligungsfaehigkeit-Regeln-fuer-diffizile-Konstellationen. Springer, Berlin

Teichner M (2012) Einwilligungsfähigkeit versus Einsichtsfähigkeit. Pädiatrie: Kinder- und Jugendmedizin hautnah, Heft 2012/4:282–283. Online publiziert 26.08.2012. ▶ https://www.springermedizin.de/einwilligungsfaehigkeit-versus-einsichtsfaehigkeit/3200740.html. Springer, Berlin

▶ https://www.info-krankenhausrecht.de/Rechtsanwalt_Arztrecht_Medizinrecht_Einwilligungsfaehigkeit_Einwilligungsfaehigkeit_01.html

Serviceteil

Stichwortverzeichnis – 567

© Springer-Verlag GmbH Deutschland, ein Teil von Springer Nature 2021
H. Tönsfeuerborn et al., *Neonatologische und pädiatrische Intensiv- und Anästhesiepflege*,
https://doi.org/10.1007/978-3-662-62902-4

Stichwortverzeichnis

A

Abdominalverletzung 442
Abdominelles Kompartmentsyndrom (AKS) 71
Absaugen
– endotracheal 13, 287
– Instillation 14
– oral und nasal 17
– subglottisch 16
Absaugkatheter, Größe 14
Absaugpumpe 15
Absaugsystem, geschlossenes 15
Absaugvorgang 15
Absorber 485
Abstoßung 355
ACE-Hemmer 130
Acetylcystein 141
Acetylsalicylsäure 117
Aciclovir 125
Acute Lung Injury (ALI) 302
Acute Respiratory Distress Syndrome s. ARDS
Adenosin 127, 329
ADH-Sekretion
– inadäquate 419, 448
– Störung der 446
Adrenalin 127
Adrenogenitales Syndrom 424
aEEG (amplitudenintegriertes EEG) 69
Akinetischer Mutismus 376
Akutes Nierenversagen 198, 388
Aldosteronantagonist 127
Alfentanil 118
Alkalose 242
– metabolisch 243
– respiratorisch 243
Allantois 232
Allergische Reaktion 409
Alpha-Sympathomimetikum 133
ALS – Advanced Life Support 45
Amikacin 122
Aminoglykosid 122
Amiodaron 128
Amnesie 444
Amphotericin B 122
Ampicillin 125
Analgesie, patientenkontrollierte 152
Analgetikadosierung 151
Analgetikum
– Nichtopioid 151
– nichtsteroidal, NSAR 116
– Opioid 118, 151
Analgosedierung 153
Anämie 418
Anästhesie, balancierte 509
Anästhetikum 135
– volatiles 510
Anenzephalie 377

Antiarrhythmikum 127, 128, 131, 132, 137
Antibiotikum 123
Antidekubitussystem 21
Antidepressivum 152
Antidot 141, 463
Antiepileptikum 136
Antihistaminikum 137
Antihypertensivum 130
Antikonvulsivum 133
Antikörper 144
Antikörpermangel 403
Antikörpermangelsyndrom 195
Antikörpersuchtest 406, 412
Antimykotikum 122
Anurie 389
Aortenisthmusstenose 339
– kritische 339
Aortenklemmzeit 347
Aortenstenose 339
Apallisches Syndrom 376
Apnoe 193
Apnoe-Bradykardie-Syndrom 193
Apnoe-Test, Hirntoddiagnostik 379
Arbeitsteilung 560
ARDS 302, 451, 455
– Stadien 303
Arnold-Chiari-Missbildung 366
Arrhythmia absoluta 330
Arrhythmie 327
Arterielle Druckmessung 64
ASA-Klassifikation 475
Asphyxie, peripartale 185
Aspiration 524
Asthma bronchiale 306
– pflegerische Maßnahmen 308
– Therapie 307
Aszitespunktion 104
Atelektasenbildung 250
Atelektasenprophylaxe 251
Atemantrieb 250
Atemgasbefeuchtung 247
Atemgasklimatisierung 284
Atemminutenvolumen 240, 271
Atemnotsyndrom (ANS) 289
– Primärversorgung 292
Atemtherapie 243
– Bauchlage 244
– Drainagelagerung 244
– Kontaktatmung 243
– Vibrieren 243
Atemunterstützung – CPAP 251
Atemwege, Funktion 283
Atmung 239
– Diffusionsstörungen 245
– Frühgeborene 468
– Neugeborene 469
– paradoxe 90

– Säuglinge 469
Atracurium 138
Atresie, Long-gap 225
Atrioventrikulärer Septumdefekt (AVSD) 337
Atriumseptumdefekt 336
– ASD I 336
– ASD II 336
Atropin 128
Aufklärung, Narkose 474
Aufsichtspflicht 561
Aufwachdelir 543
Aufwachen, verzögertes 541
Aufwachraum 532
Augenpflege 8
Auskultation 286
Ausleitung 516
Ausschöpfungszyanose 340
Austauschtransfusion 414
– Geschwindigkeit 413
– Komplikationen 413
– Volumen 413
Auswahlpflicht 560
Autoregulation
– intrazerebrale 451
– intrazerebrale Durchblutung 201, 444, 446
AV-Block 328
AV-Dissoziation 329
avDO$_2$ (arteriovenöse Sauerstoffdifferenz) 349
AV-Kanal 336
AVSD (atrioventrikulärer Septumdefekt) 336
Awareness 512
Azidose 184, 242
– metabolisch 243
– respiratorisch 243

B

Babykonserve 406
Babymassage 192
Ballonatrioseptostomie 332
Banding 336
Barbiturat 135, 136, 138
Barotrauma 295
Basale Stimulation 30
– Ganzkörperwaschung 33
– Wahrnehmung 31
Basiliximab 144
Bauchlage 18
Bauchwanddefekt 216
Bauchwandhernie 220
Beatmung 269
– Extubation 282
– HFO – Hochfrequenzoszillation 277
– Prophylaxen 287
– Reintubation 283
– Stickstoffmonoxid (NO) 278
– Weaning 281
– Zusatzfunktionen 276
Beatmungsform 274
– assistierte 275
– assistiert-kontrolliert 276

– kontrollierte 274
– Sonderformen 276
– Spontanatmung 275
Beatmungsgerät, Kontrolle der Parameter 285
Beatmungsparameter 270
Beatmungszyklus, Steuerung 270
Bedside-Karte 406
Bedside-Test 407
Befeuchtersystem 284
– aktiv 284
– HEATED Humidifier und HME 284
– passiv 285
Belastungsstörung, posttraumatische 168
Benzodiazepin 133, 134, 136, 476
Berlin Heart 353
Berührungsempfindlichkeit 346
Best-PEEP 304
Beta2-Sympathomimetikum 142
Beta-Laktam-Antibiotikum 123
Betäubungsmittelgesetz 152
Betreiberverordnung (MPBetreibV) 558
Bigeminus 330
Bilirubin 197
Bispektral-Index 69, 447
Blalock-Taussig-Anastomose 342
Blasenekstrophie 230
Blasenkatheter 98
– Dauerkatheter 479
– suprapubisch 101
BLS – Basic Life Support 42
Blutbestandteil 403
Blutbildungsstörung 404
Blutdruck 58
Blutdruckmessung
– invasive 479
– Oszillationsmethode 58
Blutgasanalyse (BGA) 240
– arterielle 479
Blutgruppeninkompatibilität 411
– Rh-Inkompatibilität 408
Blutung 417, 443
– gastrointestinale (GI-Blutung) 435
– intrakranielle 404
– subarachnoidale 443
– subdurale 443
Blutverlust 404
Blutvolumen 411
Bohrer, intraossär 53
BPD 294
– Pflege 296
Bradykardie 193
Bronchiallavage 107
Bronchopulmonale Dysplasie s. BPD
Bronchoskopie 105
– Fremdkörperentfernung 106
Bronchospasmus 16, 517
– Maßnahmen 523
– Prophylaxe 524
– Symptome 523
– Ursachen 523
Broviac-Katheter 87, 417
Brugada-Syndrom 330

Stichwortverzeichnis

BRUSHED Teeth 10
Bülau-Drainage 93
Bulbärhirnsyndrom 450
Bupivacain 549, 552
Burn-out-Syndrom 168
BURP-Manöver 261, 496
Burried-Bumper-Syndrom 435
Button 431
– Bard 433

C

Calciumglukonat 145
CAPD-Score (Cornell Assessment Pediatric Delir) 160
Carbapenem 123
Cardiac Index 81, 83
Cardiac Output 81
CAVH (kontinuierliche arteriovenöse Hämofiltration) 396
Cefazolin 123
Cefotaxim 123
Cefuroxim 123
Ceiling-Effekt 153
Cephaclor 123
Cephalosporin 123
chILD (Children's Interstitial Lung Disease) 313
Chloralhydrat 133
Chronisch obstruktive Lungenerkrankung (COPD) 297
Chylothorax 88, 350
Ciclosporin 143
Cis-Atracurium 139
Citratblut 409
Clearance, muköziliäre 250, 283
Clindamycin 124
Clonazepam 134
Clonidin 119, 153, 446, 477
Compliance 271
Congenital cystic adenomatoid malformation (CCAM) 298
Continous Positive Airway Pressure s. CPAP
Contre-Coup 443
Cook-Katheter 501
Coombs-Test 412
CPAP 251
– binasal 252
– Magensonde 254
– mononasal 252
– Nasenmaske 253
– Pflege 254
– Prongs 252
– Rachen-CPAP 252
Cuffdruck 262
Cuffdruckmesser 260
Cushing-Syndrom 145
CVVH (kontinuierliche venovenöse Hämofiltration) 397
CVVHDF (kontinuierliche venovenöse Hämodiafiltration) 399
Cycler 394

D

Dantrolen 527
Dauerkatheter 99
Debridement 458
Defibrillation 49
Defibrillator 48
Dekubitus 19
– Braden-Skala 20
– Kategorien 20
– Prophylaxe 19
– Risikofaktoren 20
Delegation 560
Delir 157
Desfluran 115, 511
Deutsche Stiftung für Organtransplantation (DSO) 377
Dexamethason 144, 446
Dexmedetomidin 153
Diabetes insipidus 425, 446
Diabetes mellitus
– Typ 1 422
– Typ 2 422
Diabetisches Koma 422
Dialyse 389
Dialysekatheter
– Demers 88
– Shaldon 88
Diaphanoskopie, thorakale 90
Diazepam 133
Diffusion 239, 391
Digitalis 129
Digitoxin 129
Digoxin 129
Dilatationstracheotomie, perkutane (PDT) 265
Disseminierte intravasale Gerinnung (DIC) 451
Diuretikum 126
Diving-Seal-Reflex 451
Dobutamin 129
Dokumentation 558
Dopamin 130
Dopplersonografie, transkranielle 381
Double-Burst-Stimulation 480
Double Inlet Left Ventricle 345
Double Outlet Right Ventricle (DORV) 343
Drainage, intraabdominelle 97
Dreikammersystem 91
Drucksonde, intrakranielle 479
Ductus arteriosus Botalli, persistierender 202
Dumping-Syndrom 429
Duodenalsonde 429
Dysäquilibriumsyndrom 395

E

Early-onset-Sepsis (EOS) 195
Ebstein-Anomalie 345
ECMO 313, 352
Einklemmung 449
Einschwemmkatheter 85

Einwilligung
- Minderjähriger 561
- Narkose 474
Eisenmangel 404
Eisenmenger-Reaktion 335
EKG-Monitor 56
Elastance 271
Eltern 6, 164, 449
- Früh- und Neugeborener 167
Eltern-Kind-Beziehung 168
Elterngespräch 165
EMAH (Erwachsene mit angeborenem Herzfehler) 356
Emergence Agitation (EA) 543
Enalapril 130
Energiebedarf Früh-/Neugeborener 199
Enterohepatischer Kreislauf 197
Enterokolitis
- hämorrhagische 419
- nekrotisierende 204, 404
Enterostoma 206, 233
- Pflege 215
- Stuhltransfer 216
Entlastungstrepanation 447
Entzündungsreaktion, systemische 195
Enzephalitis 363
Enzephalomyelitis, akute disseminierte (ADEM) 364
Enzephalopathie, hypoxisch-ischämische 185
Epiduralanästhesie 152
Epiduralraum 442
Epiglottitis 308
Erbrechen 418
Erhaltungsinfusion 112
Ernährung 428
- beatmeter Patient 288
- bei Enterostoma 215
Erstversorgung Neugeborener 178, 180
Ertrinkungsunfall 450
Erythroblastose 412
Erythromycin 124
Erythropoetin 405
Erythrozytenkonzentrat 403, 404
Escharotomie 458
Esketamin 135
Esmarch-Handgriff 519
Etomidat 134
Euler-Liljestrand-Mechanismus 246
Evaporation 181
Everolimus 144
Evozierte Potenziale 445
- Hirntoddiagnostik 380
EXIT-Manöver 227
Exspirationsventil 270
Exspirationszeit 272
Extrakorporale Membranoxygenierung s. ECMO
Extrasystole 330
Extubation 282, 516, 518
Exzitationsphase 490, 492, 516, 519
EZ-IO-System 54

F

Fading 480
Fahrlässigkeit 561
Fallot-Tetralogie 341
Familienzentrierte Pflege 165
Fentanyl 119
FETO (Fetal Endoscopic Tracheal Occlusion) 227
Fingerfeeding 200
Finnegan-Score 157
FIP (fokale intestinale Perforation) 204
Fissur, vesikointestinale 232
Flecainid 131
Flocare Gastrotube 430
Flolan 229
Flucloxacillin 125
Flumazenil 134, 136
Flüssigkeitsrestriktion 326
Folienbeutel 220
Foliensack 183
Fontan-OP 345
Foscarnet 125
Fototherapie 198
Frank-Starling-Mechanismus 325
Fremdkörperaspiration 310
- Maßnahmen 312
Fresh Frozen Plasma (FFP) 403
Frühehabilitation 375
Frühgeborenes
- Aufnahme 188
- Betreuung 189
- Ernährung 191
- Herz-Kreislauf-Instabilität 195
- Infektionsgefahr 195
- Nahrungsaufbau 200
- Probleme 192
Führungsstab, Intubation 260, 261
Full-Face-Maske 255
Furosemid 126
Fußpuls 333

G

GABA (Gamma-Aminobuttersäure) 133
Ganciclovir 125
Garantenstellung 561
Gastropexie 431
Gastroschisis 216
Gastrostoma 225, 429
- Pflege 433
Gastrotube 430
Gentamicin 122
Gerätebuch 558
Gerätepass 558
Gerbung 459
Gerinnungsfaktor 403
Geschwister 166

Stichwortverzeichnis

Gewebetoxizität 419
Gewichtsverlust 418
Glasgow Coma Scale (GCS) 361
Glaubersalz 462
Glenn-OP 345
Glukokortikoid 145
Glukuronyltransferase 197
Glyceroltrinitrat 131
Glykopeptid-Antibiotikum 124
Graft-versus-Host Disease (GvHD) 420
Groshong-Katheter 87
Guedel-Tubus 481
Guillain-Barré-Syndrom (GBS) 364

H

Haarpflege 8
Haftung 560
Halitosis 9
Hämatothorax 88
Hämodilution 414
Hämofiltration 396
Hämolyse 348, 409, 411
hämolytisch-urämisches Syndrom (HUS) 390
Hämorrhagie
– intraventrikuläre 202
– intrazerebrale (ICH) 202
Hautemphysem 94
Hautpflege 6
Hauttransplantation 459
Hautzustand 7
Heimbeatmung 256
Hepatische Enzephalopathie 436
Hepatomegalie 326
Herz-Kreislauf-Instabilität 195
Herzbeuteltamponade 348
Herzdruckmassage 45
– Neugeborenes 183
Herzfehler 334
Herzindex 81
Herzinsuffizienz 325
Herzkatheteruntersuchung 331
Herzminutenvolumen 81
– Messung 82
Herzrhythmusstörung 419, 424
Herztransplantation 354
Herz und Kreislauf
– Frühgeborene 468
– Neugeborene 469
– Säuglinge 469
Hickman-Katheter 87
High Flow Nasal Cannula (HFNC) 248, 251
Hilfeleistung, unterlassene 561
Hirnblutung 184, 201
Hirndruck
– akuter Anstieg 449
– Senkung 446
– Symptomatik 445
– Zeichen 445
Hirndurchblutung 443

Hirnödem 424, 444
– zytotoxisches 444, 451
Hirnrindentod 376
Hirnschwellung 444
Hirnstammreflexe 379
Hirnstammtod 376
Hirntod 376
Hirntoddiagnostik 377, 379
HLHS (hypoplastisches Linksherzsyndrom) 344
Hochfrequenzoszillation (HFO) 277
Hoffmann-Elimination 139
Hot-Pot-Tracheitis 283
Humanalbumin (HA) 403
Humidified High Flow Nasal Cannula (HHFNC) 255
Hybrideingriff 331
Hydrochlorothiazid 126
Hydrokortison 144
Hydrotherapie 459
Hydrozephalus 95, 202, 363
Hyperbilirubinämie 197, 411
Hyperglykämie 197
Hyperkaliämie 409, 423
Hyperoxie 247
Hyperthermie 193
– maligne 474, 491, 508, 525
Hypnotikum 133, 134, 137
Hypoglykämie 197
Hypokalzämie 409
Hypoplastisches Linksherzsyndrom (HLHS) 344
Hypothermie 181, 192
– im OP 471
– kontrollierte therapeutische 188
Hypothermiezeit 347
Hypoventilation 246
Hypoxämie 194, 245
Hypoxie 245, 528
Hypoxisch-ischämische Enzephalopathie 185

I

IAD (intraabdominelle Druckmessung) 71
– Blasendruckmessung 72
– Magendruckmessung 73
Ibuprofen 117, 204
ICP (intrakranieller Druck) 443
– Normalwerte 68
– Senkung 446
ICUAW (Intensive Care Unit-aquired Weakness) 376
Ileostoma, doppelläufiges 214
Imipenem 123
Immersion 450
Immobilität 24
Immunglobulin 403
Immunsuppression 355
Immunsuppressivum 143
Impakttrauma 443
Impedanzmessung 57
Impressionsfraktur 443
Indometacin 117, 204
Infektanfälligkeit 417

Infektion, konnatale 196
Infiltrationsanästhesie 152
Infrarotspektroskopie 63
Infusionsschema 114
Ingestion 461
Inhalationseinleitung 490
Inhalationstrauma 455, 460
Inhibition 351
Initialberührung 32
Inkompatibilität 112
Inlinefilter 113
Inselzell-Antikörper 422
Inspektion 286
Inspirationsdruck 271
Inspirationsventil 270
Inspirationszeit 272
Instruktionspflicht 560
Insuffizienz, akute respiratorische 269
Insulin 423
– Autoantikörper 422
Intensivtagebuch 168
Intoxikation 461
Intraabdominelle Druckmessung s. IAD
Intrakranielle Blutung 404, 444
Intrakranielle Druckmessung 67
Intrakranieller Druck 443
Intraossärer Zugang 52
Intrazerebrale Hämorrhagie (ICH) 202
Intubation 257, 495
– bei Säuglingen 497
– Durchführung 260
– fiberoptische 502
– Führungsstab 260
– Medikamente 260
– nasotracheal 258
– orotracheal 258
– Thoraxröntgenkontrolle 261
– Zubehör 481
Intubationsschwierigkeit
– erwartete 499
– unerwartete 501
Intubationstiefe 497
Ipratropiumbromid 142
Isofluran 115, 510
ISTA s. Aortenisthmusstenose

J

Jackson-Pratt-Drainage 98
Jejunalsonde 429
JET (junktional ektope Tachykardie) 329

K

Kachexie 418
Kaliumcanrenoat 127
Kammerflimmern 330
Känguruhen 167, 191
Kapillarleck 348

Kapnometrie 63
Kardioversion 49
Katabolismus 446
Katecholamin 127, 129, 130, 133
Kaudalanästhesie 152
Kernikterus 197, 198
Ketamin 135
Ketoazidose 422
– diabetische 423
Kinaesthetics
– in der Pflege 36
– Infant Handling 35
– und Pflegende Angehörige 36
Kinästhetik 33
– Grundpositionen 35
Kindeswohlgefährdung 463
Kleinfingerregel 482
Knochenmarkdepression 417
Knochenmarkinsuffizienz 405
Koffein 142
Kohle 462
Kohlenmonoxid (CO) 246
Kolostoma, doppelläufiges 214
Koma, diabetisches 422
Kombisonde 61
Kompressionsbandage 461
Konduktion 181
Kontaktatmen 18, 191
Kontinuierliche arteriovenöse Hämofiltration (CAVH) 396
Kontinuierliche venovenöse Hämodiafiltration (CVVHDF) 399
Kontinuierliche venovenöse Hämofiltration (CVVH) 397
Kontraktilität 326
Kontraktur 24
– Einteilung 24
– Prophylaxe 24
Kontrollpflicht 560
Konvektion 181, 391
Kornealreflex 379
Körperpflege 6
Körpertemperatur 349
Kortison 144, 153
Kreislaufunterstützung, mechanische 352
Kreuzprobe 406, 412
Krikoiddruck 495, 500
Krisenbegleitung 169
Kübler-Ross, Elisabeth 170
Kunsthaut 459
Kurzzeitbeatmung 281
KUS-Skala 537, 538

L

Lachgas 116, 491
Laminar Air Flow (LAF) 415
Laryngoskop 259, 498
Laryngoskopspatel 483

Laryngospasmus 517
– Maßnahmen 522
– Prophylaxe 522
– Symptome 521
– Ursachen 520
Laryngotracheobronchitis, akute stenosierende 308
Larynxmaske 261
– Einführung 483
– Einsatzbereiche 483
– Größe 484
– Kontraindikationen 484
– Nachteile 484
– Vorteile 484
Late-onset-Sepsis (LOS) 196
Lateraler sagittaler infraklavikulärer Block 555
Lebendspende 562
Leberersatzverfahren 438
Leberfunktionsstörung 418
Lebertransplantation 438
Leberversagen 436
Leonard-Katheter 87
Leukomalazie, periventrikuläre 201
Levobupivacain 549
Levosimendan 131
Lidocain 131
Links-rechts-Shunt 203, 334
Linksherzinsuffizienz 325
Liquordrainage 363
Liquorproduktion 96
Liquorrhö 449
Locked-in-Syndrom 376
Lokalanästhesie 152
Lokalanästhetikaintoxikation 550
Lokalanästhetikum 132, 549
Long-QT-Syndrom 330
Low-cardiac-output-Syndrom 348
Lumbalpunktion 103
Lungenentwicklung, intrauterin 290
Lungenerkrankung, chronisch interstitielle 313
Lungenersatzverfahren 313
Lungenreifung 290
Lungentransplantation 318
– pflegerische Besonderheiten 318
Lungenüberflutung 203
Lungenunterstützung, pumpenlos, extrakorporal 318
Lungenvenenfehlmündung 345
Luxusperfusion 446
LVAD (Left Ventricular Assist Device) 352

M

MAC-Wert 469, 510
Magensonde 428
Magensondenwechsel 7
Magenspülung 462
Magill-Zange 259, 496
Makrolid 124
Mallampati-Score 500
Mannit 447
Mantelpneu 89
MAS s. Mekoniumaspirationssyndrom
McCoy-Spatel 500
Mediastinaldrainage 348
Mediastinalshift 348
Medikamentenapplikation, intranasale 153
Medizinische Geräteverordnung (MedGV) 558
Medizinproduktegesetz (MPG) 558
Mekoniumaspiration 300
Mekoniumaspirationssyndrom (MAS) 300
– Therapie 301
Mendelson-Syndrom 493, 524
Meningitis 363
Meningozele 366
Meropenem 123
Mesh-graft-Deckung 459
Met-Hämoglobin 246
Metamizol 118
Methohexital 135
Metronidazol 124
Mezlocillin 125
Midazolam 136
– Dosierung 476
Mikrobewegung 21
Mikrolagerung 29
Mikrostimulationssystem 29
Milrinon 132
Minderjähriger, unbegleiteter 561
Minimal Handling 454
Minirin 446
Mischungszyanose 341
Misshandlung 463
Mittelhirnsyndrom 449
Mivacurium 139
MMC s. Myelomeningozele
MODY-Diabetes 422
Monitoring
– Basismonitoring 55
– Sauerstoffsättigung 60
– Temperatur 58
– transkutane Messmethoden 59
Morbus haemolyticus neonatorum 411
Morbus haemorrhagicus neonatorum 404
Morphin 120
Morphinantagonist 120
MPG (Medizinproduktegesetz) 558
Mukolytikum 141
Mukositis 418
Multiorganversagen 456
Mundpflege 9
Mundpflegemittel 11
Muskelrelaxans 138, 154
– depolarisierendes 140
– nichtdepolarisierendes 138–141
Muskelzittern 471, 542
Mycophenolat-Mofetil 144
Myelitis, transverse 364
Myelomeningozele (MMC) 365, 366
– Erstversorgung 367

N

N₂O 116
Nabelarterienkatheter (NAK) 76
– NAK-Set 76
Nabelpflege 13
Nabelschnurabriss 404
Nabelschnurbruch 219
Nabelvenenkatheter (NVK) 78
Nachschlaf 541
Nahrungsaufbau bei Frühgeborenen 200
Nahrungskarenzzeit 475
Nahrungsunverträglichkeit 199
Naloxon 120, 520
Narcanti 520
Narkose 468
– Ausleitung 516
– Informationssammlung 474
Narkoseeinleitung 476, 490
– intramuskuläre 493
– intravenöse 492
– nicht nüchterne 493
– rektale 493
Narkosegerät 484
– Anforderungen 487
– geschlossenes 487
– halbgeschlossenes 485
– Überprüfung 487
Narkosetiefe 512
Nasenmaske 252
Nasenpflege 12
Nasenspekulum 266
Natriumbikarbonat 184
Natriumnitroprussid 132
Nebennierenrindeninsuffizienz 424
Nekrotisierende Enterokolitis (NEC) 204, 404
Neostigmin 138–141, 155, 519
Nervus-femoralis-Block 554
Nervus-ischiadicus-Block 555
Nestlagerung 30, 191
Neugeborenensepsis 196
Neugeborenes
– Aufnahme 188
– Betreuung 189
Neuner-Regel nach Wallace 455
Neuroleptanästhesie (NLA) 511
Neuroleptikum 137, 152
Neuropathie 419
Nichtinvasive Ventilation s. NIV
Nichtopioid 151
Niederdruckcuff 262
Nierenfunktionsstörung 419
Nierentransplantation 399
Nierenversagen 388, 456
– akutes (ANV) 198, 388
– chronisches (CNV) 388
NIRS (Nahinfrarotspektroskopie) 68, 447
NIV (nichtinvasive Ventilation) 255
– Full-Face-Maske 255
– Nasenmaske 257
NNR-Insuffizienz 424

Noradrenalin 133
Norwood-OP 345
Notfallkoffer 178
Notfallmedikament 46
Notfallplatz in der Geburtsklinik 180
Notfallwagen 52
Nottaufe 173
Novaminsulfon 118
Nystatin 122

O

Obduktion 173
Oberflächenanästhesie 152
Ödem, intraalveoläres 451
Ohrenpflege 12
Oligurie 389
Omphalozele 219
ONK-Tubus 483
Operation, Informationssammlung 474
Opiatüberhang 520
Opioid 118, 151
Optimal Handling 190, 229
Oral Assessment Guide 10
Organentnahme, Pflege eines potenziellen Spenders 382
Osmose 391
Ösophagostoma, kollares 225
Ösophagusatresie 17, 223
Overdrivepacing 329
Oxygenierungsindex (OI) 316

P

PAH (pulmonal-arterielle Hypertonie) 297, 334
– hereditär 298
– primär, idiopathisch 298
– sekundär 298
Palliativversorgung 169
Palpation 286
Pancuronium 140
Pankreasfunktionsstörung 418
Paracetamol 118
Parasympatholytikum 128
Partialdruck 239
– intrazerebraler 448
Patientenaufnahme 4
Patientenkontrollierte Analgesie (PCA) 152, 548
Patientenplatz 3
Patientenwärmesystem 472
pECLA (pumpless extracorporeal lung assist) 318
PEEP (positiver endexspiratorischer Druck) 271
PEG (perkutane endoskopisch kontrollierte Gastrostomie) 430
Penicillin 125
Peniswurzelblock (PWB) 552
Perforation
– fokale intestinale (FIP) 204
– singuläre intestinale (SIP) 204
Perfusion 239

Periduralanästhesie 152
Perikardpunktion 105
Peripartale Asphyxie 185
Peritonealdialyse 391
– Durchführung 392
Peritonitis 395
Periventrikuläre Leukomalazie 201
Permissive Hyperkapnie 304
Persistierende pulmonale Hypertension des Neugeborenen (PPHN) 228, 297, 298
Persistierender Ductus arteriosus Botalli (PDA) 202, 337
Persistierendes Foramen ovale 336
Perspiration 181
Petechien, bei Meningokokkensepsis 364
Pethidin 120
Pflegepraxis, interkulturelle 164
Phenobarbital 136
Phenytoin 136
Phonationskanüle 265
Phosphodiesterasehemmer 132
Physostigmin 129
PiCCO 83
PICS (Post-Intensive-Care-Syndrom) 168, 376
Ping-Pong-Effekt 443
Piperacillin 125
Piritramid 121
Placenta praevia 404
Platzcheck 4
Pleuraempyem 88
Pleurapunktion 105
Plexusanästhesie 152
Plexus-axillaris-Block 555
Pneumatosis intestinalis 205
Pneumonie 224
– chemische 451
Pneumonieprophylaxe 18
Pneumothorax 89
– Spannungspneumothorax 89
– spontaner 89
– Symptome 90
– Ursachen 89
Polydipsie 422
Polyglobulie 414
Polytrauma 442
Polyurie 389
PONV (postoperative nausea and vomiting) 508, 538
Port 417
Portkatheter 87
Positionierung 26
– Arten 28
– beatmeter Patient 287
Positionierungsplan 27
Positiver endexspiratorischer Druck (PEEP) 271
Postintubationskrupp 540
Postoperatives Erbrechen (PONV) 538
Postreanimationssyndrom 51
Potenzial, evoziertes 445
POV (postoperative vomiting) 538
PPHN s. Persistierende pulmonale Hypertension des Neugeborenen

Präkapillärer Sphinkter 443
Prämedikation 476
Präoxygenieren 14
Prednisolon 144
Pressure-controlled-ventilation-Modus (PCV) 487
Promethazin 137
Prongs 253
Propofol 137, 492, 508
Prostaglandin-E-Therapie 346
Prostazyklin 229
Pseudokrupp 309
PTBS (posttraumatische Belastungsstörung) 376
PTLD (Post-Transplant Lymphoproliferative Disorder) 356
Pulmonal-arterielle Hypertonie s. PAH
Pulmonalarteriendruck 80
Pulmonalarterienkatheter 80
Pulmonalkapillärer Verschlussdruck 81
Pulmonalstenose 338
Pulskonturanalyse 83
Pulsoxymetrie 60
Pulsqualität 331
Pumpless extracorporeal lung assist (pECLA) 318
Pupillenkontrolle 362
Pyrogen 408

Q

Querschnittslähmung 369
– autonome Dysreflexie 371
– vegetative Dysregulation 370

R

Radiation 181
RAE-Tubus 483
Reanimation 42
– Ablauf 52
– Medikamente 184
– Neugeborenes 183
Reanimationsplatz in der Geburtsklinik 180
Rechts-links-Shunt 203
Rechtsherzinsuffizienz 325
Redon-Drainage 97
Reentry-Mechanismus 328
Reflux, gastroösophagealer 226
Regionalanästhesie 152, 548
Rehabilitation
– Ertrinkungsunfall 454
– SHT 450
– Verbrennung 461
Reintubation 283
Rekapillarisierungszeit 196
Relaxans 138
Relaxansüberhang 480, 519
Relaxierung 155
Relaxometrie 479
– NMT, TOF 70
Remifentanil 121
Resilienz 169

Resistance 271
Respiratoreinstellung 273
– Alarmfunktion 274
Respiratory Distress Syndrome (RDS) 289
Retinopathia praematurorum 200, 251
Rh-Erythroblastose 412
Rh-Inkompatibilität 404, 408
Richmond Agitation and Sedation Scale (RASS) 159
Rickham-Reservoir 97
Rocuronium 139
Ropivacain 549, 551
Rotameterblock 485
Rotationsbett 305
Rotationstherapie 29
Rotationstrauma 443, 444
RSI (Rapid Sequence Induction) 493

S

Salbutamol 142
Salve 330
Sauerstoff, Lungentoxizität 250
Sauerstoffdifferenz, arteriovenöse 349
Sauerstoffdissoziationskurve 240
Sauerstoffflasche, Berechnung des Inhalts 249
Sauerstoffmaske 248
Sauerstoffradikal 250
Sauerstoffsättigung
– gemischtvenöse 81
– jugularvenöse 447
Sauerstofftherapie 245
Sauerstofftoxizität 295
Saugen, non-nutritives 200
Saug-Schluck-Reflex 200
Säure-Basen-Haushalt 241
Schädel-Hirn-Trauma (SHT) 442
Schleifendiuretikum 126
Schleimhautläsion 418
Schlürfsonde 224
Schmerz 148
Schmerzanamnese 149
Schmerzarten 148
Schmerzerfassung 548
Schmerzscore 537
Schmerzskala 149
Schmerztherapie 548
Schmerzvermeidung 150
Schmerzzeichen 149
Schnüffelstellung 495, 519
Schock, bei Verbrennung 455
Schrittmachercode, internationaler 351
Schrittmachertherapie 350
– Notfall 50
Schweigepflicht 559
Sedativum 133
Seelsorge, transkulturelle 172
Sekretmobilisation 18
Seldinger-Technik 85
Sensing 350
Sepsis des Neugeborenen 196

SER (systemische Entzündungsreaktion) 195
Sevofluran 114, 491, 511
Shaldon-Katheter 397
Shivering 542
SIADH (Syndrom der inadäquaten ADH-Sekretion) 425
Sick-Sinus-Syndrom 328
Silastikkatheter 85
Sinusbradykardie 327
Sinus-venosus-Defekt 336
SIP (singuläre intestinale Perforation) 204
Sirolimus 144
SIRS (systemic inflammatory response syndrome) 195
Smiley-Skala 537
Sorgfaltspflicht 560
Spannungspneumothorax 89
Spatel
– Foregger 259
– Macintosh 259
– Miller 259
Sphinkter, präkapillarer 443
Spina bifida occulta 365
Spinalanästhesie 152
Spironolacton 127
Spitzfußprophylaxe 28
Spontanpneumothorax 89
Standardüberwachung 478
Status epilepticus 365
Steal-Phänomen, diastolisches 205
Sterbebegleitung 169
– Geschwisterkinder 170
– Hilfestellung für Angehörige 174
– Symptomkontrolle 172
Stethoskop, präkordiales 478
Stickstoffmonoxidtherapie 278
– Met-Hb 279
– pulmonale Vasokonstriktion 280
– Steuergerät 280
Stimulation 191
– auditiv 31
– oral 31
– somatisch 32
– taktil-haptisch 31
– vestibulär 32
– vibratorisch 32
– visuell 32
Stimulus
– schwacher 513
– starker 513
Stoma, endständiges 214
Stomatitis 418
Stridor 540
Stufenschema der WHO 150
Stuhltransfer 216
Subarachnoidalraum 443
Subduralraum 443
Submersion 450
Succinylcholin 140
Sufentanil 121
Sulfonamid 125
Supraklavikulärer Block 556

Surfactantmangelsyndrom 289
Surfactanttherapie 292
Swan-Ganz-Katheter 80
Swiss Neonatal Skin Score 7

T

Tachykardie
– junktional ektope 329
– paroxysmale supraventrikuläre 328
– supraventrikuläre 328
– ventrikuläre 330
Tacrolimus 143
TAP-Block (Transversus-abdominis-plane-Block) 553
TCPC (totale cavopulmonale Anastomose) 345
T-Drainage 97
Teicoplanin 124
Temperatur, niedrige 181
Temperaturregulation 471
Temsirolimus 144
Tenckhoff-Katheter 392
Tethered Cord 366
TGA (Transposition der großen Gefäße) 342
Theophyllin 142
Thermistor 81
Thermodilution 81, 82
– transpulmonale 83
Thermoregulation 180
Thiopental 138, 503
Thoraxdrainage 88
– Entfernen 94
– Legen 93
– Punktionsstelle 93
Thoraxtrauma 88, 442
Thoraxverschluss, sekundär 349
Thrombelastografie 353
Thromboseprophylaxe 25
Thromboseprophylaxestrümpfe, medizinische (MTPS) 26
Thrombozytenkonzentrat 403, 407
Thrombozytopenie 417
Tidalvolumen 239
TIVA s. Totale intravenöse Anästhesie
Todesursache
– nichtnatürlich 173
– unklar 173
TOF (Train of Four) 480
TORCH 196
Torsade-de-Pointes-Arrhythmie 128
Totale cavopulmonale Anastomose 345
Totale intravenöse Anästhesie (TIVA) 492, 508, 539
Totraum 487
– anatomischer 271
– Reduzierung 253
Totspende 562
Trachealkanüle 265
Trachealspreizer 266
Tracheostomie 264
Tracheotomie 264
– Dekanülierung 268

– Kanülenwechsel 267
– Koniotomie 264
– Minitracheotomie 265
– Nottracheotomie 264
– Translaryngeale retrograde Durchzugstracheotomie 265
Trägerlösung 112
Train-of-Four-Quotient 480
Tränenersatz 9
Tranquilizer 133
Transfusion
– Durchführung 407
– fetofetale 404
– fetomaternale 404
– fetoplazentare 404
– Vorbereitung 406
Transfusionsbesteck 407
Transfusionszwischenfall 411
– hämolytischer 408
Transkranielle Nahinfrarotspektroskopie 447
Transkulturelle Pflege 164
Transkutane Messmethode 61
Translationstrauma 443
Transplantationsgesetz 562
Transplantatversagen 356
Transport
– innerklinischer 38
– neonatologischer 178
– Verlegungstransport 36
Transportinkubator 178, 184
Transportprotokoll 184
Transportteam 37
Transposition der großen Gefäße (TGA) 342
Transversus-abdominis-plane-Block (TAP-Block) 553
Trendelenburg-Lagerung 29
Trigger 272
– Drucktrigger 272
– Flowtrigger 272
Triggerung 351
Trikuspidalatresie 345
Trophic feeding 200
Truncus arteriosus communis 345
Tubus 257
– Fehllage 262
– Fixierung 263
– Größe 259, 482
– Modelle 482
– Obstruktion 16
– Pflaster 263
Twitch (TW) 480

U

Übelkeit 418
Überflutung der Lunge 203
Übergabe 4
Übernahmeverschulden 561
Übertransfusion 409
Überwachung 478
– Parameter 478

Überwachungspflicht 560
Uhrglasverband 9
Umverteilungsphänomen 508
Unfallverhütungsvorschrift 558
Unruhe, postoperative 545
Urinauffangsystem 100

V

VACTERL-Assoziation 224
Vagusstimulation 329
Valsalva-Manöver 329
Valvuloplastie 332
Vancomycin 124
VAP-Bundle 19
Vapor 485
Vecuronium 141
Venae sectio 86
Venenkatheter, zentraler s. Zentraler Venenkatheter
Venenpunktion 503
Ventilation 239
Ventilations-Perfusions-Verhältnis 18, 270
Ventricular Assisst Device (VAD) 352
Ventrikeldrainage, extern (EVD) 95
Ventrikelseptumdefekt 335
Ventrikuläre Extrasystole 330
Verbrennung 454
– Erstversorgung am Unfallort 456
– Wundversorgung 458
Verbrennungskrankheit 454, 456
Vergiftung 461
Verschlussdruck, pulmonalkapillärer 81
Verschulden, eigenes 561
Versorgungsrunde 5
Vertrauensgrundsatz 560
Vesikointestinale Fissur 232
Videolaryngoskopie 261
Virchow-Trias 25
Virustatikum 125
Vitamin K 145
VOD (veno-occlusive disease) 420
Volumenbolus 50
Volumentherapie 112

Vorhofflattern 329
Vorhofflimmern 330
Vygon-Tubus 482

W

Wahleingriff 474
Wasser- und Elektrolythaushalt
– Frühgeborene 468
– Neugeborene 469
– Säuglinge 469
Waterhouse-Friderichsen-Syndrom 364
Weaning 281, 286
Wechseldruckmatratze 24
Wellendrainage 97
Wiegen 8
Wolff-Parkinson-White-Syndrom (WPW-Syndrom) 329

X

Xerostomie 9

Z

Zähneputzen 10
Zentraler Venendruck (ZVD) 65
– Messung 66, 479
Zentraler Venenkatheter (ZVK) 83
– Lagerung 84
Zerebraler Blutfluss (CBF) 443
Zerebraler Perfusionsdruck (CPP) 443
ZVD s. Zentraler Venendruck
ZVK s. Zentraler Venenkatheter
Zwerchfelldefekt 226
Zwerchfellhernie 226
Zyanidvergiftung 350
Zyanose 340
Zytostatikum 415
– Entsorgung 416
– Nebenwirkungen 417

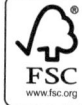

MIX
Papier aus verantwortungsvollen Quellen
Paper from responsible sources
FSC® C105338

If you have any concerns about our products,
you can contact us on
ProductSafety@springernature.com

In case Publisher is established outside the EU,
the EU authorized representative is:
Springer Nature Customer Service Center GmbH
Europaplatz 3, 69115 Heidelberg, Germany

Printed by Libri Plureos GmbH
in Hamburg, Germany